中 著

第四辑

现代著名老中医名著重刊丛书
方药中论医集

医学承启集

人民卫生出版社

图书在版编目（CIP）数据

医学承启集/方药中著．—北京：人民卫生出版社，2007.10

（现代著名老中医名著重刊丛书　第四辑　方药中论医集）

ISBN 978-7-117-08681-3

Ⅰ．医…　Ⅱ．方…　Ⅲ．中国医药学-文集　Ⅳ．R2－53

中国版本图书馆CIP数据核字（2007）第059185号

现代著名老中医名著重刊丛书（第四辑）

方药中论医集

医学承启集

著　　者：方药中
出版发行：人民卫生出版社（中继线 010-59780011）
地　　址：北京市朝阳区潘家园南里19号
邮　　编：100021
E - mail：pmph @ pmph. com
购书热线：010-59787592　010-59787584　010-65264830
印　　刷：北京虎彩文化传播有限公司
经　　销：新华书店
开　　本：850×1168　1/32　**印张：**25　**插页：**6
字　　数：638千字
版　　次：2007年10月第1版　2024年12月第1版第5次印刷
标准书号：ISBN 978-7-117-08681-3/R・8682
定　　价：48.00元

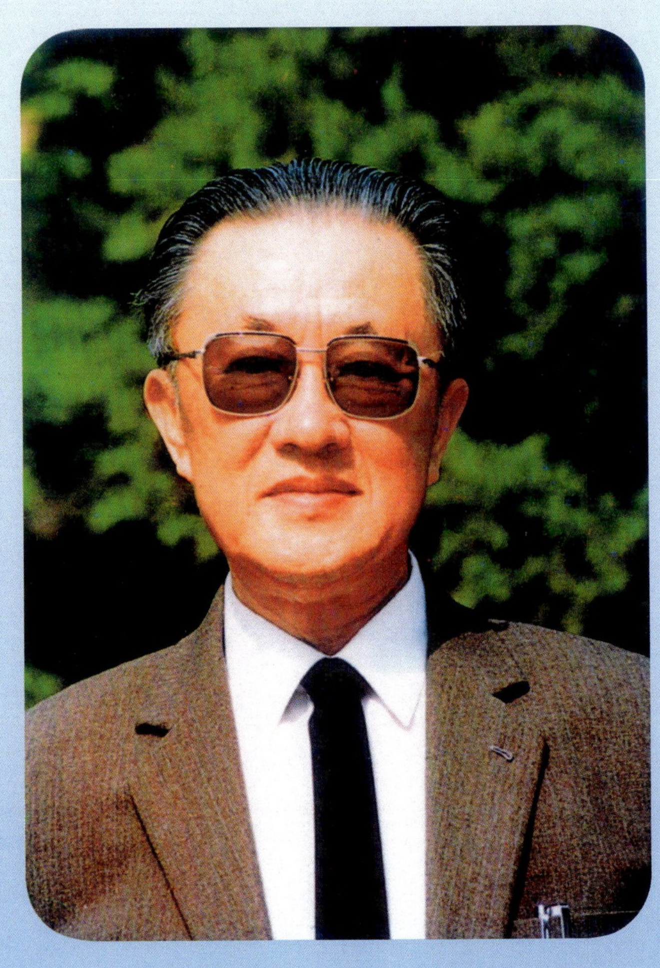

方药中

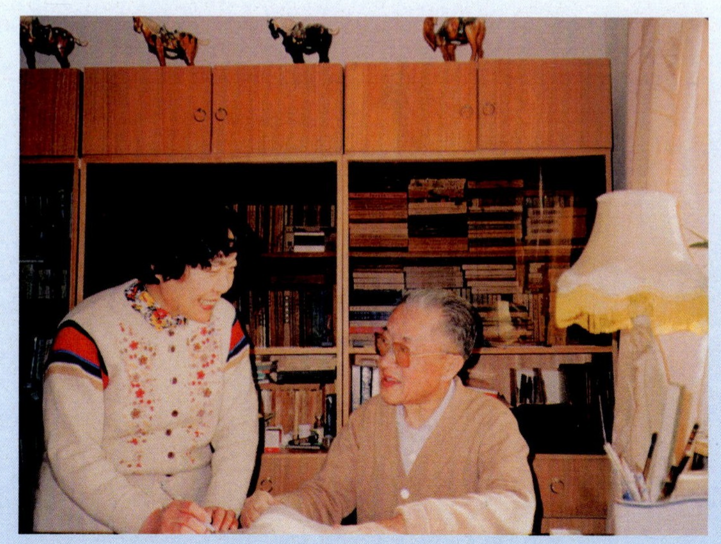

一起工作是生活中的第一快事

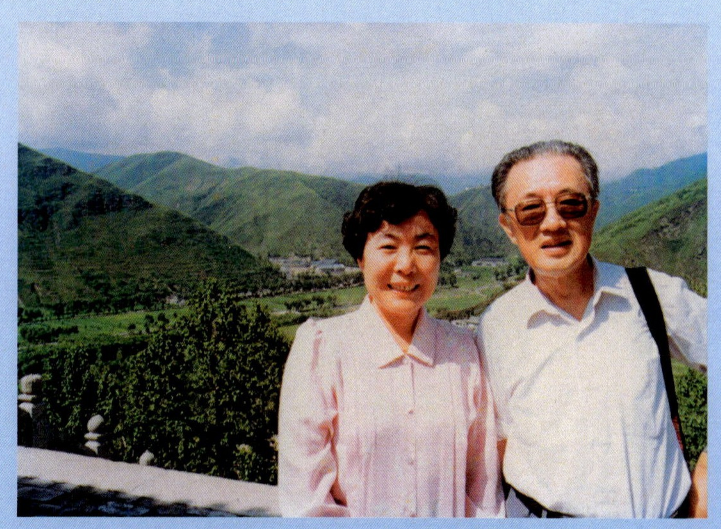

作者方药中（右）和许家松（左）

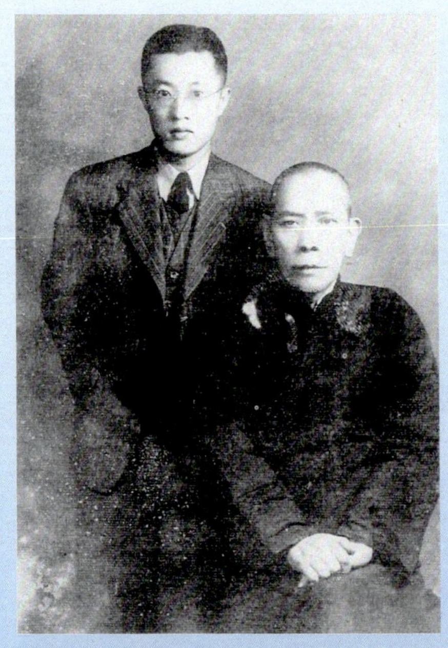

与我的老师著名老中医陈逊斋先生合影

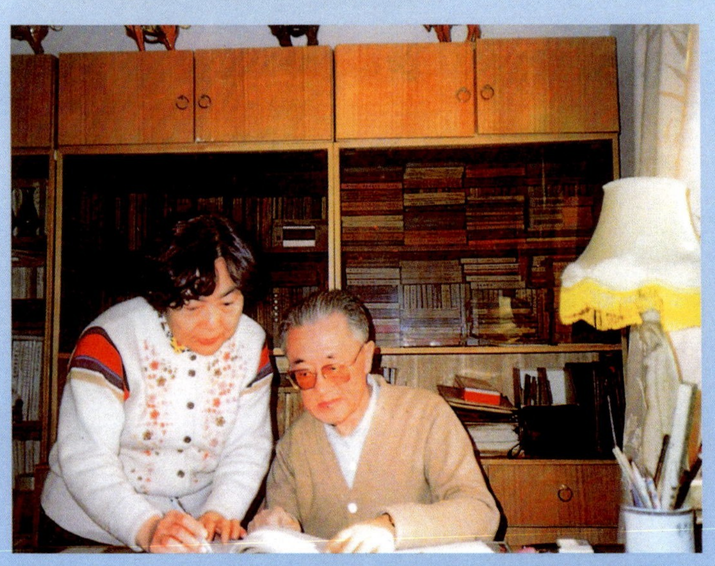

与我的夫人许家松教授一起工作

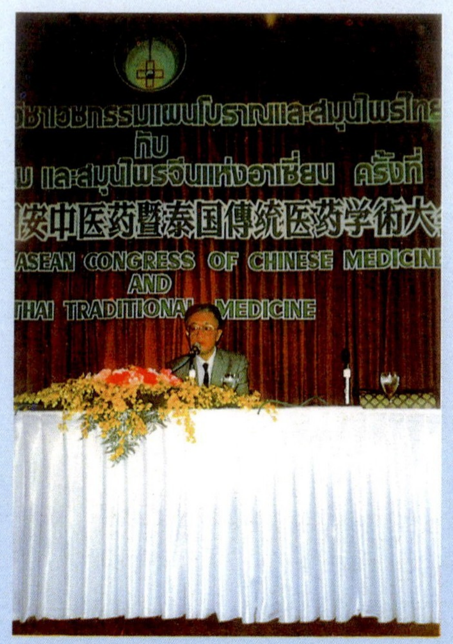

在泰国举行的第三届亚细安中医药学术大会上作学术报告

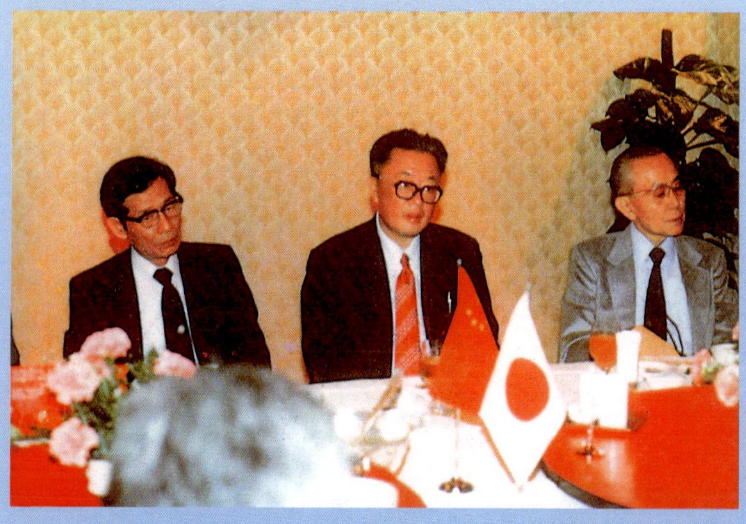

在日本与间中喜雄博士（左三）一起作学术交流

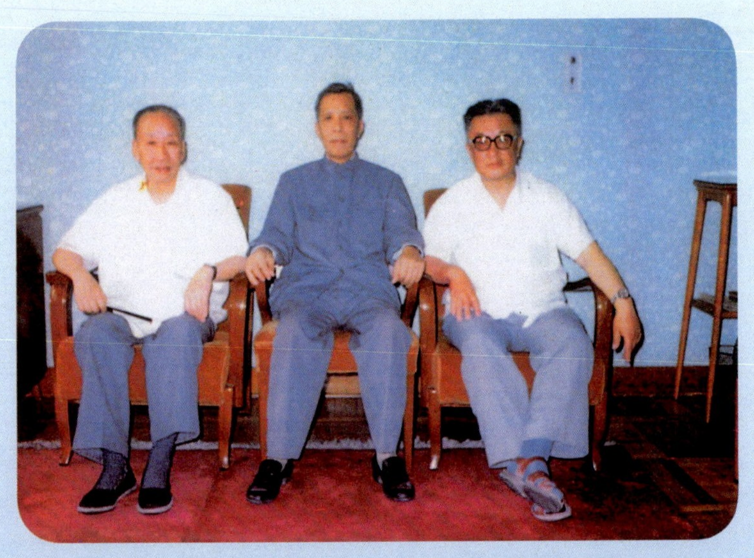

与著名中医专家任应秋教授（左一）、罗元恺教授（中）合影

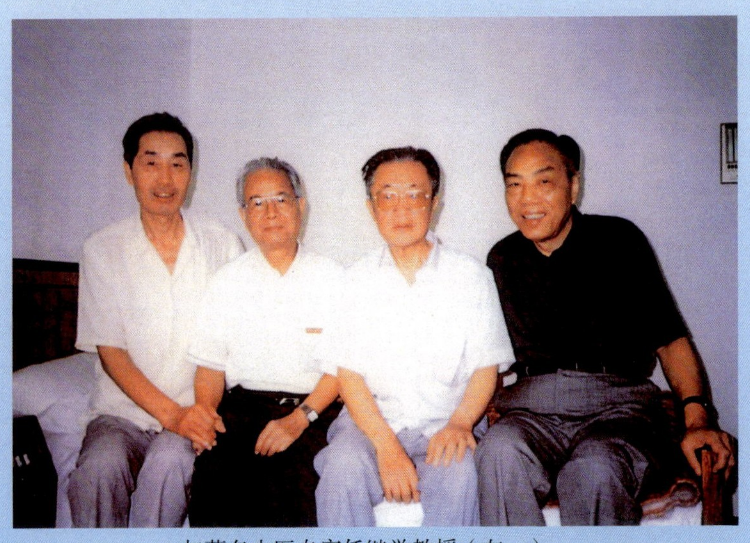

与著名中医专家任继学教授（左一）、
邓铁涛教授（左二）、颜德馨教授（左四）合影

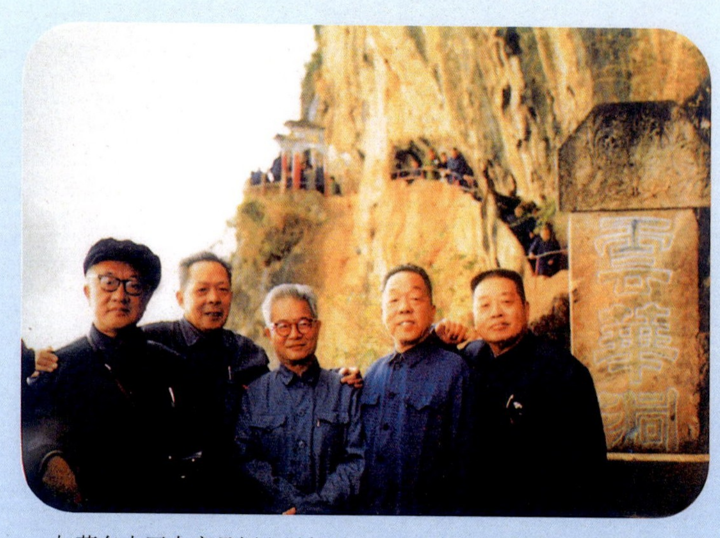

与著名中医专家吕炳奎局长（左二）、邓铁涛教授（左三）、杨医亚教授（左四）、袁家玑教授（左五）合影

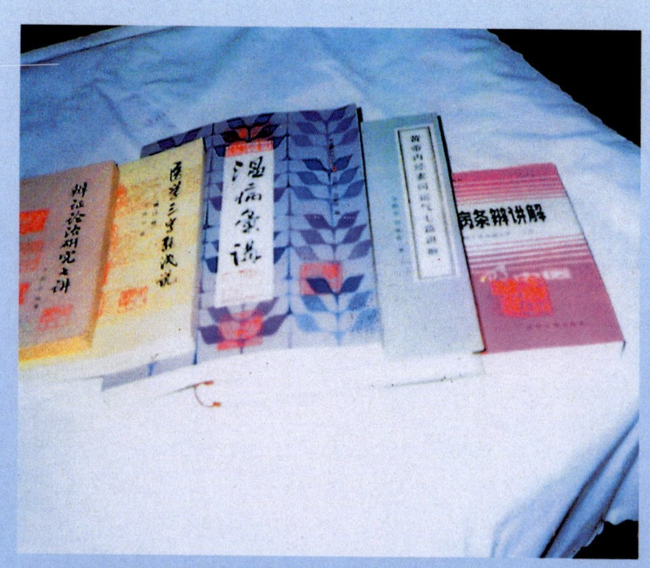

专著《医学三字经浅说》、《辨证论治研究七讲》、《黄帝内经素问运气七篇讲解》、《温病汇讲》、《温病条辨讲解》等

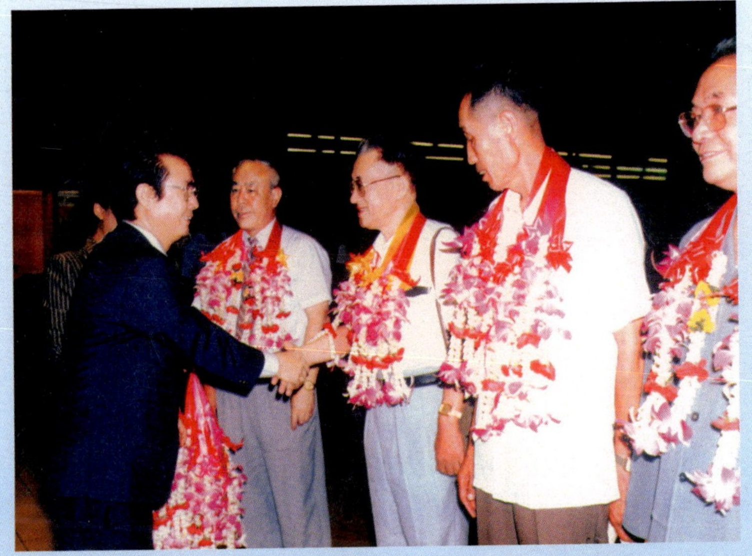

与胡照明副部长（左二）、任继学教授（左四）、欧阳琦教授（左五）一起参加第三届亚细安中医药及泰国传统医药学术大会

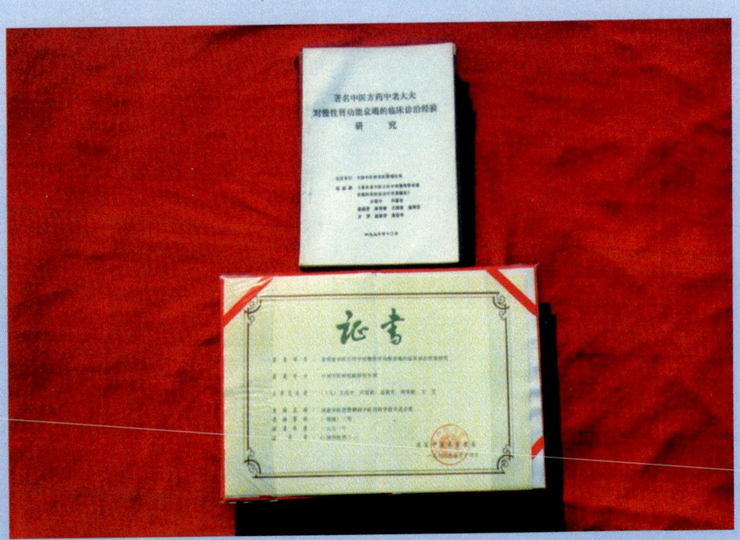

出版说明

自20世纪60年代开始，我社先后组织出版了一批著名老中医经验整理著作，包括医论医话等。半个世纪过去了，这批著作对我国近代中医学术的发展产生了积极的推动作用，整理出版著名老中医经验的重大意义正在日益彰显，这些著名老中医在我国近代中医发展史上占有重要地位。他们当中的代表如秦伯未、施今墨、蒲辅周等著名医家，既熟通旧学，又勤修新知；既提倡继承传统中医，又不排斥西医诊疗技术的应用，在中医学发展过程中起到了承前启后的作用。这批著作均成于他们的垂暮之年，有的甚至撰写于病榻之前，无论是亲自撰述，还是口传身授，或是其弟子整理，都集中反映了他们毕生所学和临床经验之精华，诸位名老中医不吝秘术、广求传播，所秉承的正是力求为民除瘼的一片赤诚之心。诸位先贤治学严谨，厚积薄发，所述医案，辨证明晰，治必效验，不仅具有很强的临床实用性，其中也不乏具有创造性的建树；医话著作则娓娓道来，深入浅出，是学习中医的难得佳作，为近世不可多得的传世之作。

由于原版书出版的时间已久，已很难见到，部分著作甚至已成为学习中医者的收藏珍品，为促进中医临床和中医学术水平的提高，我社决定将一批名医名著编为《现代著名老中医名著重刊丛书》分批出版，以飨读者。

第一辑收录 13 种名著:

《中医临证备要》 《施今墨临床经验集》
《蒲辅周医案》 《蒲辅周医疗经验》
《岳美中论医集》 《岳美中医案集》
《郭士魁临床经验选集——杂病证治》
《钱伯煊妇科医案》 《朱小南妇科经验选》
《赵心波儿科临床经验选编》《赵锡武医疗经验》
《朱仁康临床经验集——皮肤外科》
《张赞臣临床经验选编》

第二辑收录 14 种名著:

《中医入门》 《章太炎医论》
《冉雪峰医案》 《菊人医话》
《赵炳南临床经验集》 《刘奉五妇科经验》
《关幼波临床经验选》 《女科证治》
《从病例谈辨证论治》 《读古医书随笔》
《金寿山医论选集》 《刘寿山正骨经验》
《韦文贵眼科临床经验选》 《陆瘦燕针灸论著医案选》

第三辑收录 20 种名著:

《内经类证》 《金子久专辑》
《清代名医医案精华》 《陈良夫专辑》
《清代名医医话精华》 《杨志一医论医案集》
《中医对几种急性传染病的辨证论治》
《赵绍琴临证 400 法》 《潘澄濂医论集》
《叶熙春专辑》 《范文甫专辑》

《临诊一得录》
《妇科知要》
《中医儿科临床浅解》
《伤寒挈要》
《金匮要略简释》
《金匮要略浅述》
《温病纵横》
《临证会要》
《针灸临床经验辑要》

第四辑《方药中论医集》6种名著：

《辨证论治研究七讲》
《中医学基本理论通俗讲话》
《医学三字经浅说》
《温病条辨讲解》
《医学承启集》
《黄帝内经素问运气七篇讲解》

这批名著原于20世纪60年代前后至80年代初在我社出版，自发行以来一直受到读者的广泛欢迎，其中多数品种的发行量都达到了数十万册，在中医界产生了很大的影响，对提高中医临床水平和中医事业的发展起到了极大的推动作用。

为使读者能够原汁原味地阅读名老中医原著，我们在重刊时采取尽可能保持原书原貌的原则，主要修改了原著中疏漏的少量印制错误，规范了文字用法和体例层次，在版式上则按照现在读者的阅读习惯予以编排。此外，为不影响原书内容的准确性，避免因换算造成的人为错误，部分旧制的药名、病名、医学术语、计量单位、现已淘汰的检测项目与方法等均未改动，保留了原貌。对于犀角、虎骨等现已禁止使用的药品，本次重刊也未予改动，希冀读者在临证时使用相应的代用品。

人民卫生出版社

2007年8月

方药中先生生平与学术成就

1921年农历10月14日，方药中先生生于四川省重庆市。幼时先读三年经书，后入重庆市巴蜀小学。1940年在重庆市兼善中学高中毕业。毕业后考取重庆市邮局作邮务员。同年，拜门于清代著名医家陈修园后裔、京都“四大名家”之一的陈逊斋先生门下学习中医。为了维持生活并腾出白天时间学医业医，先生不得不在邮局作长达十年的夜班。1944年出师后，取得“中医师”资格证书和重庆市执业证书，开设了“方药中诊所”。主治脾胃病兼及内、妇、儿、针各科。从1944年起，先生开始在《国医药月刊》等中医杂志上发表文章，论述中医理论，反对借“中医科学化”之名，行“中医西洋化”，亦即消灭中医之实。1951年，调至西南卫生部中医科工作。1952年以“中学西”身份，考入北京大学医学院医疗系，系统学习西医五年。在学期间，陆续发表论述中医学术体系、介绍中医经典著作的多篇论文，并完成了第一部专著《医学三字经浅说》。1957年北医毕业后，分配到中医研究院从事临床、教学和科研工作。50、60年代，他承担了卫生部举办的“西学中”高级班的教学工作，并先后承担了北京各大医学院所举办的“西学中”班教学工作，讲授《内科学》、《方剂学》、《中医基础理论》、《伤寒论》、《金匮要略》以及《内经》运气学说等，并写成专著《中医学基本理论通俗讲话》。在临床方面，先后从事大叶性肺炎、肝硬化腹水的临床诊治和研究。60、70年代，曾多次参加医疗队，长期深入到甘肃、山东、山西、新疆等边远贫困地区、灾疫区参加浮肿干瘦病、丝虫病、布氏杆菌病的救治工作，多次被评为“先进工作者”。1971 年回京后参加筹建举办全国中医研究班工作，后参加创建并长期主持了中医研究院研究生班、研究生部的工作。作为中医首批硕士、博士研究生的指导教师，先后指导五十余名研究生。1979 年，出版专著《辨证论治研究七讲》。1983 年加入中国共产党。同年出版专著《黄帝内经素问运气七篇讲解》（与许家松合著）获 1989 年国家中医药局科技进步一等奖。1985 年，与黄星垣等主编出版《实用中医内科学》。1986 年编著出版《温病条辨讲解》（与许家松合著）。1986～1990 年主持并完成国家“七·五”攻关课题《著名中医方药中对慢性肾功能衰竭的诊治经验研究》，获 1991 年国家中医药局科技进步三等奖。1990 年被国务院授予首批国家级有突出贡献的专家。同年，获“阿尔伯特·爱因斯坦”世界科学奖荣誉证书。1993 年，出版论文集《医学承启录》。1995 年 3 月 3 日病逝于北京，享年 74 岁。

先生生前任中国中医研究院研究员、博士生导师、中国中医研究院研究生部主任、西苑医院副院长。国家科技进步奖评审委员会委员、国家自然科学基金评审委员会委员、国务院学位委员会学科评议组成员、卫生部药典委员会委员、药品评审委员会委员、中华全国中医学会常务理事等职。

方药中先生是一位在中医理论、临床、教育、科研等方面作出了全面发展、开拓与创新的著名医家。其学术贡献主要有以下五个方面：

一、一位有创见的中医理论家

1. 对中医理论体系的完善与全面论述：从 20 世纪 40 年代先生从医之日起，就不断著文坚持中医学有其固有的理论体系，并有效地指导着中医的临床。在1959年完成的专著《中医学基本理论通俗讲话》中，较全面地论述了中医理论体系的基本内容。1983年发表论文《论中医理论体系的基本内涵及其产生的物质基础》，从八个方面对这一体系作了全面论述与构建：①中医学的指导思想——整体恒动观；②中医学的理论基础——气化论；③中医学对人体生理和病理的认识——脏象论；④中医学对疾病病因与发病的认识——正邪论；⑤中医学对疾病病机的认识——求属论；⑥中医学诊断治疗疾病的主要方法与特点——辨证论治；⑦中医理论产生的物质基础——“候之所始，道之所生”；⑧中医学的论理工具——阴阳五行学说。这在中医学术界属首次从系统的角度，对中医理论体系的构成要素及其作用、地位、相互关系、结构所作的一次全面、系统、明确的表述，突破了长期以来认为中医学理论体系由“整体观”和“辨证论治”两方面组成的简约表述。先生认为，中医学的发展与创新必须遵循中医学的理论体系。

2. 对中医气化学说的整理、提高与再认识：中医气化学说是论述自然气候变化规律与生命活动、人体健康与疾病相应关系的理论。集中见述于《黄帝内经素问》“运气七篇”之中。其篇幅约占《素问》全书的三分之一。由于文字古奥、简约。且广泛涉及天文、气象、地理、物候、历法等多学科知识，历来被视为是中医的“天书”，高深莫测，长期被尘封。先生从50年代开始讲授“运气七篇”。80年代，历时四年有余，与许家松合著成《黄帝内经素问运气七篇讲解》一书，凡八十一万余言。该书的特点有三：第一，解读全文。作到逐句讲解，逐段述评，逐篇小结。作到不遗漏，不避难点、疑点，并在比较历代医家观点的基础上，进行评介，提出个人认识。该书被十余名著名中医专家评为自唐代王冰补注“运气七篇”以来的第一个全文讲解本。对中医理论与文献研究方法作了新的尝试。第二，整理其理论体系，发掘其理论实质与核心。全书总结了对“运气七篇”的理论体系，提出：自然气候自身存在着一个自稳调节机制，人与自然相通相应，也存在着自稳调节机制。“人与天地相应”才是气化学说的核心与精华。对气化学说的研究，应该突破对“五运六气运算格局”的现代气象验证这一局限，发掘和研究其实质与核心。第三，重新认识和评价中医气化学说及其在中医学中的地位。提出：中医学主要是从“气化”的角度来认识生命过程，人体生理、病理，疾病的诊断，治疗，养生康复等，因此，气化学说实属于中医学理论基础地位，体现了中医学的理论特点。

二、对辨证论治提出创新模式的一代名医

辨证论治是中医诊断和治疗疾病的主要方法与特点。古代医家对辨证论治的模式不断进行了丰富、创新与规范，先后创建了六经证治体系、三焦——卫气营血证治体系以及八纲、脏腑等辨证方法。先生认为，新的时代要求我们在继承前人经验的基础上，进行新的规范，探索新的模式以发展辨证论治。70年代，先生出版了中医第一部辨证论治专著——《辨证论治研究七讲》，对“辨证论治”模式提出了新的设计——辨证论治七步。后简化为五步，这五步是：第一步，按脏腑经络理论对疾病进行“定位”。第二步，从阴阳、气血、表里、虚实、风、热（火）、湿、燥、寒、毒对疾病进行“定性”。第三步，“必先五脏”，即在上述定位、定性的基础上，辨析出反映疾病本质的主要病理变化，完成“辨证”，提出中医诊断。第四步，“治病求本”，即找出相应的治法和方、药。第五步，“治未病”，即根据中医“五脏相关”的整体观，通过调节相关的未病脏腑，协助治疗已病脏腑，进行整体调控以提高疗效。随着时代进步，中医诊治的多是被西医明确诊断的许多疾病。中医如何探讨经西医“辨病”而又能充分体现中医“辨证论治”特点的辨病与辨证论治相结合的诊治模式，已成为中医临床无法回避和亟待解决的问题，也是中医辨证论治发展创新的一大关键。目前通行的“辨证分型定方”难以充分体现中医的整体恒动观和辨证论治优势。为此，在主持“七·五”国家课题《著名中医方药中对慢性肾衰的诊治经验研究》中，先生以“慢性肾衰”为例，设计了《慢性肾功能衰竭诊断治疗常规》。《常规》经过院内外临床验证，不但疗效领先，而且能较充分地体现中医辨证论治的优势和特点，并切实可行。为西医辨病和中医辨证论治相结合的诊治模式，提出了新的思路和设计，为中医辨证论治的发展与创新，作了新的探索。

在长达半个多世纪的从医生涯中，先生一生从不脱离临床，重点从事肝肾病的诊治研究。他创制的肝肾系列方中的黄精汤、苍牛防己汤，肾病系列方中的参芪地黄汤等，屡用屡验，久用不衰，成为一代名医留下的一份传世之宝。

三、中医研究生教育的开拓者、奠基者和一代宗师

教书育人伴随先生一生。从50年代教授西学中班到70年代开创研究生教育，先生为中医高级人才的培养倾注了一生的心血，铸成金针度人。1978年中医开始招收研究生，而对中医研究生要学什么、怎么学、培养什么样的人才，可谓史无前例，无可借鉴。先生遵循中央提出的“系统学习、全面掌握、整理提高”的一贯方针，在浩如烟海的中医典籍中，选取了《内经》、《伤寒论》、《金匮要略》、《温病条辨》四部古典医著的研读作为主干课程，以《中医各家学说研究》加以串连，以《临床系列专题》重点讲授当代新理论、新经验、新成果，共同组成中医研究生的课程体系。在学习方法上，提出“自学为主，提要勾玄”的教学方法。在培养模式上，提出了“懂理论、会看病、能讲会写”以培养适应性强的通才为主的人才培养模式。在培养途径上，采取课堂集中讲课与导师分散培养相结合。特别值得提出的是，他倡导学术开放、学术争鸣和宽松的学术空气，不搞一言堂。在艰难的物质条件下，靠自己的学术威望，遍请了近百名全国一流中医和中西医专家来班讲学交流和会诊，大大扩展了研究生的眼界和思路，大大提高了研究生班的学术地位，成为研究生教育的一面旗帜，被誉为“中医之黄埔”。他作为指导教师，培养出的大批博、硕士生，已成为中医教育、临床、科研管理的栋梁之材而遍布全国。

四、力主中医传统科研方法应与现代方法并举并重，为传统研究方法争得一席之地

先生从来不反对运用现代方法从事中医研究工作。他自己就学习了五年西医。但是反对忽视和取代中医传统方法。这是因为：其一，中医学的精深理论和丰富经验，都是运用传统方法研究和总结出来的。所谓“传统方法”，结合临床，也就是以整体恒动观为指导思想，把天地人作为一个统一整体，以“外候”为依据，以辨证论治为方法，认真收集和分析总结人体健康与疾病的变化规律与证治规律。其二，由于生命活动和疾病的极度多样化和复杂化，在中西医面前，对许多生命现象和疾病，还不能作出科学的说明，提出有效的诊治方法，未知的领域还很多。中医学从宏观入手，认真分析总结“证候”提出的诊治手段和方法相对有效，具有优势。其三，我国是一个发展中国家，具有现代科研设备和能力的机构与人员相对集中并占少数。如果把广大中医工作者从临床出发，运用传统方法总结新经验、新认识摒弃于科研大门之外，不但脱离现实，而且会铸成错误。因此，先生从七八十年代起，就为中医科研中传统方法的运用和合法地位不断呼吁。1988年国家中医管理局召开了“全国中医药传统科研方法研讨会”。会上，先生和中医前辈们一致呼吁和坚持，终于为中医传统科研方法争得一席之地。

五、一位坚定无畏的中医卫士

从1944年起，先生就著文指出，打着“中医现代化”的幌子，行消灭中医之实是“中医界的最大危机”。先生一生为维护中医大业仗义执言，刚正不屈，在中医界享有“中流砥柱”的威望。“文革”后期，“批林批孔批五行”的逆流扑面袭来，重重地撞击了先生忠诚中医的惓惓之心。先生认为，中医的理论与实践，虽来源于实践，但是，是借助于阴阳五行作为论理方法来进行总结和表述的。批五行废五行的实质是消灭中医。为此，先生不顾个人安危，奋笔疾书，发表了《评五行学说及其对中医学正反两方面的影响》一文。文中尖锐地指出，这“不是一场单纯的学术争论”，“是向中医学丰富的理论和宝贵的临床经验的进攻，企图以达到废医存药的罪恶目的”。其横眉怒对，浩然正气，犀利文笔，跃然文中。

在现代中医学史上，先生作为一位有创见的中医理论家，一位对辨证论治作出创新发展的一代名医，一位中医研究生教育的奠基人、开拓者和一代宗师，一位为捍卫中医大业不屈奋战的坚定卫士留下了自己的名字——方药中。

文以弘道，文以卫道
——《方药中论医集》妻序

《方药中论医集》是从现代著名中医学家方药中先生从医五十余载所写诸多医著中精选而成。

先生自1940年步入杏林以来，怀着对中华文明的民族尊严和对中医瑰宝的赤诚之心，精研岐黄，一生沉潜于方药之中，且笔耕不辍。作为一位有创见的中医理论家，在中医理论研究方面，他首次全面、系统地论述了中医学理论体系的基本内涵及其理论框架。首次全文诠释了中医理论中最艰深的部分——《黄帝内经素问》“运气七篇”，并在此基础上，提出“气化学说”是中医学的理论基础和理论特点。作为一代名医，他对辨证论治的模式提出了创新设计，并有效指导临床，起沉疴救危厄，给我们留下了屡用屡验的肝肾系列方。作为中医研究生教育的奠基人、开拓者和一代名师，他对中医高级人才的培养，从学习内容、方法到培养模式作了基础性工作和开拓性实践，培养出一大批中医的栋梁之材。作为中医事业坚定无畏的一名卫士，他不顾个人安危与得失，在逆流中著文为中医呐喊疾呼。这一切，均见于他的论著之中。先生讲理论，长于溯本求源，融会贯通、落实临床运用并能推陈出新，自成一家；论辨证，坚持“言必有征，无征不信”，强调理法方药的一致性；述经验，必验之于临床病例，并上升到总结证治规律。学术论争，说理透彻，义正词严，文笔犀利，气势宏阔，颇具孟轲文风。“孟轲好辩，孔道以明”。其论战文字，亦实属捍卫中医大业，不得不辩，弘道卫道而为之。综上所述，《方药中论医集》所收数百万言论著，无一不是用心血写成。先生之文，文以弘道，先生之文，文以卫道。

《方药中论医集》共六卷，包括《医学三字经浅说》、《中医学基本理论通俗讲话》、《辨证论治研究七讲》、《黄帝内经素问运气七篇讲解》，《〈温病条辨〉讲解》、《医学承启集》共六部专著。兹分别简介如下：

1.《医学三字经浅说》：《医学三字经》为清代著名医家陈修园所著。内容广泛，从医学源流到内、妇、儿各科疾病的诊治。由于用喜闻乐见的“三字”韵语写成，易诵易记，流传甚广，但内容和文字简约，指导临床尚有不足。方药中先生在20世纪40年代师从陈修园后裔著名中医陈逊斋先生，对陈门学术有深刻理解。50年代，先生在北京大学医学院学习西医之际，抱着“他山之石，可以攻玉”的态度，吸取西医的一些方法，来解读中医古籍，著成《医学三字经浅说》一书。该书以原著论列的疾病为纲，从病因、病机、症状证候、诊断、治疗、预后、预防等方面，博引近百种历代中医文献，进行系统整理和全面阐释。在治疗方面，补列了五百余首常用方剂，还补充了针灸治疗。实际上，《浅说》已将原书扩展成以内、妇、儿、针各科常见病、多发病的一部临床必备书。由于资料丰富，论述系统全面，具有很强的实用性。出版后十分畅销，成为中医师的临床必备书和西学中教材。80年代，作者对全书进行了较大修改和补充，出版了“修订版”。此次是在“修订版”的基础上，对文献出处等作了一些补充和修正。

2.《中医学基本理论通俗讲话》：此书是方药中先生全面

系统论述中医学基本理论的一本专著。该书原是先生在50、60年代为北京各大医学院、所“西医学习中医班”讲授中医基础理论而写的一本教材，经整理由内部印刷成多种单行本，流传甚广。由于历史原因，未能正式出版。书中从阴阳五行、天地人合一，藏象、经络、精气神、病因、病机、治则等八个方面对中医基本理论作了全面、系统论述。书中突出“天地人合一”的中医理论特色，对自然规律与人体生理、病理、疾病诊治、养生方面的密切关系所作论述尤有卓见和新意。该书说理深入浅出，表达通俗易懂，密切结合临床，是学习和理解中医基础理论的一部优秀的基础读物。

3.《辨证论治研究七讲》：该书是方药中先生研究辨证论治的一部专著，也是中医辨证论治研究的第一部专著。辨证论治是中医诊断治疗疾病的主要方法、特点和优势所在。因此，对辨证论治的理解、掌握也就成为中医提高临床疗效的关键所在，也是中医学发展和创新的关键所在。该书系统论述了辨证论治的概念、理论基础和基本精神。在继承和汲取前人各种辨证论治方法和优点的基础上，提出了辨证论治规范化、程序化的新模式——辨证论治七步。“七步”融外感内伤辨证于一系，汇理法方药于一体。书中对临床辨证的具体内容、步骤和方法一一论列，并以先生临床医案作出具体运用示范。该书以说理深入浅出、提出创新设计、紧密指导临床应用为特点。是中医工作者学习、掌握和研究辨证论治，提高临床疗效的一部必读书。

4.《黄帝内经素问运气七篇讲解》：中医气化学说是中医学的理论基础和理论特点。其内容集中见述于《黄帝内经素问》“运气七篇”之中，约占《素问》篇幅的三分之一。由于其内容博大深奥，文字简约，并涉及多学科知识，历来被认为是《内经》中最艰深的部分。该书对“运气七篇”进行了全面、系统的研究与论述。“总论”部分对“运气七篇”的指导思想、自然观、生理病理观、病因病机论、诊治法则、方药理论、运气计算方法及其在医学中的运用、运气学说在中医学中的地位和评价，作了全面系统的概述。“各论”部分对“运气七篇”原文逐句加以解释，逐段进行述评，逐篇作出小结。对全文中的难点、疑点和有争议的问题，在比较分析历代医家注释的基础之上，提出作者见解。全书对“运气七篇”总结其理论体系，揭示其科学内涵、精神实质和精华所在；阐述其临床指导意义；客观评价其在中医学中的地位与影响。该书被多位著名中医学家誉为自唐代王冰补注“运气七篇”以来的第一全文讲解本，对中医理论和文献研究进行了开拓创新性研究。获国家中医药管理局 1989 年科技进步一等奖。该书为方药中、许家松合著。

5.《温病条辨讲解》：《温病条辨》一书，系清代著名医家、“温病四大家”之一的吴瑭（鞠通）所著，流传甚广。在温病学诸多著作中，堪称是一部全面、系统、集大成、有创新、切实用的温病学专著。中国中医研究院自 1978 年招收首届研究生以来，即将《温病条辨》列入系统学习的四部古典医著之一，并作为研究生专业必修课的一门学位课程。《温病条辨讲解》就是作者在长期给研究生讲授《温病条辨》的基础上写成的。全书设总论和各论两部分。在“总论”中系统介绍了中医学对传染病的认识并评述伤寒与温病学派之争。对温病学的源流与发展、伤寒与温病的关系及全书基本内容作全面介绍。在“各论”中一是对《温病条辨》原文逐条进行了讲解。二是设“临证意义”，提示辨证和运用的要点。三是列“临床运用举例”，选录了吴瑭本人和现代十余位著名中医运用《温病条辨》理法方药诊治疾病的精彩医案，也收录了作者医案，作为例证，以助学以致用。此书为方药中、许家松合著。

6.《医学承启集》：该书是方药中先生业医五十年医学论文中的精品之作。在理论研究部分，对中医理论中的重大问题，如：中医学理论体系的基本内涵、气化学说、脏象学说、阴阳五行、伤寒与温病学派之争等，均进行了系统整理、精辟论述和深入研究。有些学术观点，如中医理论体系的基本内涵，在中医学术界系属首次提出。这些论文，不但反映了先生精深的学术思想，而且确属现代中医理论研究方面的高水平之作，并在国内外产生了广泛影响。在临床研究部分，对中医辨证论治的模式，提出新的设计和论证，并以个人验案说明其具体运用。对中医辨证论治的发展、研究和规范化具有指导意义。先生对肝炎、肝硬化腹水、慢性肾功能衰竭等疑难病症的诊治经验，不但疗效显著，并形成了系列方药。对“慢性肾衰”的诊治研究，属国家攻关课题，疗效居国内先进水平，并获国家中医药科技进步奖。对临床经验的阐述，文中不停留在一方一药和个案介绍，而是遵循中医理论体系，系统总结中医诊治规律，不但示人以方药，而且示人以规矩，便于指导后学。在杂文和商榷文字部分，有的文章，如《论五行学说》一文，是在“文革”批五行的特殊历史条件下写成的。先生挺身而出，据理力争。从中反映了先生坚定维护中医学这一中华文化瑰宝的耿耿忠心和勇气。总之，本书在理论研究部分，作到了溯本求源，系统整理，阐发提高，并形成了个人学术体系。在临床研究部分，作到了总结诊治规律，严格临床验证，理法方药一致。该书对中医学的继承、发扬与创新具有承前启后的作用。

此次对上述六本著作的整理，主要作了以下工作：①对原书稿中所引用的文献，补充了文献出处，核对了原文，作了勘误；②收集、整理、补进了从未收入的文章，如1944年发表的《目前中医界的一个最大的危机——一般人所说的中医科学化》，1994年写的《中医理论体系的发展》等，使论著的时间跨度达五十年之久；③对我们合写的论著在内容上作了一些修改和补充；④对全部书稿从文字上、体例上作了一些技术上的处理；⑤每本均配加了与著作年代同时的照片，其中如先生与陈逊斋先生的合影，据说是著名中医陈修园之后裔陈逊斋先生仅存的一张珍贵照片了。

把一生论著勒成一部，是先生心存久远的一大夙愿。多年来，我也不断收到读者来信，要求购书、寄书、甚至帮助复印书。因此这也是广大读者的诉求。怀着对先生绵绵无尽的思念、敬佩和责任感，支持我在已近古稀之年，不避寒暑、夜以继日、一字一句地完成了这二百余万言书稿的整理工作。在书稿的整理过程中，我更加领悟到中医理论的博大精深和中医经验的珍贵丰厚。我深深感受到了先生对中医学发展的高瞻远瞩、深谋远虑和睿智求实的良苦用心。在那气势浩荡，行云流水般的文字中，先生那心正口直、性刚气豪的性格跃然纸上。我屡屡被他那一颗为中医而跃动着的赤胆忠心而感动得热泪夺框……。一句话，先生著作，心血凝成。文以弘道，文以卫道，文如其人。

现在，先生夙愿终于得以实现了。书成之日，我将捧上《方药中论医集》敬献于先生墓前告慰先生：《方药中论医集》是您留给杏林的一方完璧，也是您眷恋的爱妻为您献上的一个永不凋谢的花环。

《方药中论医集》承蒙人民卫生出版社胡国臣社长的慨然承允，中医出版中心主任、编辑的全力支持才得以顺利出版。

在此谨致以深深的感谢。

我的学生马晓北博士，在紧张的工作中帮我打印文稿，查找文献并校稿，李洪涛硕士帮助校稿，在此一并致谢。

许家松

2007年8月于北京西苑

前　言

《医学承启集》是我国著名中医学家方药中教授的论文集。命曰“承启”者，用先生自己的话来说，取承前启后之意，亦即继承发扬中医药学遗产，为人类健康服务。

半个世纪以来，先生以其智慧和胆识，在中医这片沃土上，辛勤耕耘，艰苦铺路，奋力开拓，忠诚奉献。本书是从先生20世纪40年代初登岐黄论坛至90年代承担国家科研课题长达50年的从医历程中，所撰数百篇医学论文中精选出来的，堪称是先生用心血凝成。

全书收录论文61篇。依文章性质及著述时间分为四部分：理论探讨；临床研究；医案医话；商榷文字及杂文。

在理论探讨部分，先生对中医理论的诸多重大问题，如：整体观、气化学说、藏象学说、病因病机学说、阴阳五行学说以及伤寒学说、温病学说、伤寒与温病学派之争等，均上溯《内经》，下及诸家，一一作了系统整理，提要钩玄，缵绪探幽，弘道启新。如对气化学说的研究，突破了以运气格局为研究中心，或以现代气象验证为评估标准的研究模式，在认真整理研究运气原著的基础上，提出自然气候和人体存在着的自稳调节规律是气化学说的核心和精华所在，并且认为气化学说居中医学理论基础的地位。再如对阴阳五行学说的研究和评价，先生认为，中医的理论和经验，来源于与疾病作斗争的医疗实践。古人借助于当时先进的哲学思想——阴阳五行学说，作为一种论理工具，用以说明认识，总结经验。随着时代的前进和中医学的发展，中医学应该以更先进的论理工具逐步取代古老的阴阳五行学说。早在50年代，先生就著文指出，中医学有其固有的理论体系。他首次在中医学术界系统阐述了中医学理论体系的基本内涵，将其概括为七个方面：一、中医学的指导思想是整体恒动观；二、中医学的理论基础是气化论；三、中医学对人体生理和病理生理的认识是藏象论；四、中医学对疾病病因的认识是正邪论；五、中医学对疾病病机的认识是求属论；六、中医学对疾病诊断、治疗的基本方法和特点是辨证论治；七、中医学的论理工具是阴阳五行学说。主张中医的医疗、教学、科研工作，中医学的发展，都应遵循中医学理论体系，继续前进。以上所论，不但使中医理论体系首次得到系统、明确的表述，而且对如何遵循和是否遵循中医理论体系，提出了落在实处的具体要求和衡量标准。这些精辟论述，对中医理论的提高和发展，具有深远意义，展现了先生作为中医理论家的精深博大和远瞩高瞻。

在临床研究方面，先生认为，中医临床的主要方法和优势是辨证论治。其论源于《内经》，而发展于后世。仲景创建的六经辨证论治体系，叶天士、吴瑭建立的卫气营血、三焦辨证论治体系，标志着辨证论治的不断完善和走向规范。这种规范，大大促进了中医学的发展。在新时代条件下，辨证论治需要进行新的规范。在继承和融汇先贤辨证论治经验的基础上，先生提出了辨证论治步骤方法的新模式——辨证论治五步。这五步是：一、脏腑经络定位；二、阴阳、表里、气血、虚实、风、火、湿、燥、寒、毒定性；三、必先五胜，即在多脏腑、多性质的病理变化中，辨析起主导作用的病理变化及其转归；四、治病求本，即确定相应的治法和方药；五、治未病，即运用五脏相关理论，通过调理相关的未病脏腑以协助治疗已病脏腑，从而提高疗效。通过多年的临床验证，证实了这一设计较好地体现了辨证论治的基本精神，并具执简驭繁、易学易用的特点。文中对“辨证”内涵的理解和阐发及具体运用，更示人以新思路，开拓了新天地。对提高临床疗效，走向新的规范，具有指导意义。先生常说，中医的生命力在于能治病，治好病。先生50年如一日，从未脱离临床。20世纪50年代，他从事于大叶性肺炎、肝硬化腹水的诊治研究；60年代，驰骋西北高原，投身于布鲁氏杆菌病的治疗研究；70～80年代以来，致力于慢性肝病、慢性肾衰及若干疑难病症的临床研究。他创制的肝病、肾病系列方，屡屡起沉疴，救危厄，逆流挽舟，疗效卓著。先生临证，均以系统的中医理论为指导，以洞察全局，深究标本，细辨机转，审证立法，精选方药。他主持的临床科研，立足于中医诊治规律的总结，而不局限于一病一方或分型定方的通行模式。在临床研究这一部分，可以领略到先生作为一代名医精湛的医术并学习到具体的方药运用经验。

医案医话部分，系先生教书、育人、临证的实录。其解医经，阐发岐黄奥义，明白晓畅，多有新意；其析病证，贯穿理法方药，丝丝入扣，学以致用；其起危重，精析脉证标本，持本不惑，有胆有识；其述经验，立足临床应用，朴实无华，毫不虚夸。这些文章，言简意赅，先生传道、授业、解惑之良师风采，跃然纸上。

商榷文字及杂文部分，多属学术争鸣，有些则是在特殊历史条件下写成的论辩性文章。如在特殊历史时期，中医界大批五行的紧张气氛中，先生挺身而出，据理直言，力辩中医以五行学说来阐述其整体观念，归类其生理、病理认识，总结其治病经验等宝贵内涵，从而高度评价并肯定了五行学说。其滔滔辩才，其犀利文字，其铮铮傲骨，尽现文中。多年来，在关于中医发展方向问题上，先生一贯主张，必须遵循中医理论体系；在对待中西医学问题上，赞成吸收运用西医知识和现代科技手段，为发展中医服务，即“他山之石，可以攻玉”，并身体力行；在发展战略方面，主张突出中医优势，中西医取长补短，不打擂台；在发展步骤方面，主张分步进行，突出重点；在科研方法方面，倡导传统方法与现代方法并举并重。字里行间，先生对中医事业的耿耿忠心令人钦佩；先生对中医发展的高瞻远瞩发人深思。

先生在50余年的中医科研、临床、教学实践中，从基础理论到临床应用，形成了自己完整的学术思想体系。这一学术思想体系，广而言之，也就是中医学的理论体系。《医学承启集》一书基本上反映了先生的学术思想体系。相信本书的问世，对中医药学理论、临床和科研工作的深入开展，必将产生积极的推动作用和深远影响。

先生著述颇丰，其多种专著，如《医学三字经浅说》、《中医基本理论通俗讲话》、《辨证论治研究七讲》、《黄帝内经素问运气七篇讲解》、《温病条辨讲解》等均已先后出版，但尚有陆续发表的数百篇论文未能集中，实难尽窥先生学术思想之全貌，乃为是书之编。限于编者水平，在选材及编辑方面，未必精当，如有疏漏，望读者指正。

许家松

一九九三年六月二日

自 序

《医学承启集》今天正式出版和读者见面了。书名“承启”者，取“承前启后”之意。对中医药学来说，我的理解，也就是继承发扬中国医药学遗产，使之能更好地为我国及世界人民健康服务。“承启”，我认为这是党的中医政策的基本精神，也是我们广大中医药工作者工作中的大方向和总目标。

我是一名普通的中医工作者。自 1940 年从师于著名老中医陈逊斋先生学习，至今已经 50 余年了。50 年来，从主观上来说，我是努力沿着“承启”这个大方向在走的。在“承”的方面，我非常拥护党所提出的“系统学习，全面掌握，整理提高”十二字方针，力争能较好地学习和掌握前人给我们遗留下来的中医药学系统理论知识和丰富的临床经验。在“启”的方面，我强调了“师古而不泥古”，“古为今用”，要对前人给我们留下来的理论认识和临床经验不断地进行整理提高；要在临床实践的基础上，以能否提高疗效为中心进行再实践，取精去粗，去伪存真，从发展的角度来进一步研究和总结中医药在临床防治疾病方面的新认识、新经验、新规律；并在确具疗效、又能体现中医药优势的前提下，充分利用现代科技手段，使中医药学逐步走向现代化，并弥补现代医学之不足，从而形成具有中国特色的新医药学体系，为我国及世界人民的健康造福。

在这些认识的基础上，50 多年来，我结合自己的学习和从事医疗、教学、科研工作的心得体会，写了一些文章。在专著方面，20 世纪 50 年代我写了《医学三字经浅说》；60 年代我写了《中医学基本理论通俗讲话》；70 年代我写了《辨证论治研究七讲》；80 年代我和我夫人许家松教授合写了《黄帝内经素问运气七篇讲解》和《温病条辨讲解》等。同时，我还先后在国内外中医药杂志上发表了有关中医药学术性研讨文章二百余篇。其总字数约在 300 万字以上。

我的这些论著，其中心内容，基本上可以归纳为：中医学理论研究，中医学临床应用研究，中医理论与临床研究的步骤和方法问题，中西医结合及中医传统认识的现代表达形式问题等四个方面。

在中医学理论研究方面，我认为，中医学理论体系的产生和形成，是古人在长期与疾病作斗争中的经验总结。这也就是《内经》中所提出的："上穷天纪，下极地理，远取诸物，近取诸身。""候之所始，道之所生。""恍惚之数，生于毫氂，毫氂之数，起于度量，千之万之，可以益大，推之大之，其形乃制。"我把中医学理论体系的基本内涵，概括为以下七个方面：一、中医学的指导思想是整体恒动论；二、中医学的理论基础及自然观是气化论；三、中医学对人体生理及病理生理的认识是藏象论；四、中医学对疾病病因和发病的认识是正邪论；五、中医学对人体疾病病机的认识是求属论；六、中医学对人体疾病的诊断、治疗和预防特色是辨病与辨证相结合而以辨证论治为主，治未病，治养结合等；七、中医学的论理工具是我国古代先进的哲学思想阴阳五行学说。

在临床应用研究方面，我认为，必须以系统的中医理论来指导临床应用及研究。中医学理论既然是在实践的基础上形成和发展起来的，因而它与临床实际就必然是一个血肉相连，不可分离的关系。在临床实践的基础上形成的中医理论体系，完全可以直接指导临床；反过来，通过更多的临床实践，又必然不断地进一步完善、充实、发展中医学理论体系。因而中医学临床应用及其研究，必须要遵循中医理论体系，以临床实践为基础，把理论与临床实践密切结合起来。我反对脱离中医理论体系指导来进行中医临床及其研究；也反对脱离中医临床来进行中医理论研究。这也正如《内经》中所强调的："善言天者，必应于人；善言古者，必验于今；善言气者，必彰于物。"

在临床诊疗工作中，我在学习和运用前人辨证论治传统认识的基础上，结合个人体验，提出了辨证论治步骤和方法的新设计。70年代，我提出了"辨证论治七步"。这七步是：一、脏腑经络定位；二、阴阳、气血、表里、虚实、风、火、湿、燥、寒、毒定性；三、定位与定性合参；四、必先五胜；五、各司其属；六、治病求本；七、发于机先。80年代，为了删繁就简，减去了"定位与定性合参"，及"各司其属"两步，并把"发于机先"改为"治未病"，变"七步"为"五步"。辨证论治五步，熔理法方药于一炉，统外感内伤于一体。多年来，在我主持的临床、科研工作中进行了可行性验证，证实确能较好地体现辨证论治的基本精神，使其具体化、规范化、执简驭繁、好学易用，从而提高疗效。这一提法，我也曾在国内外学术活动中作过多次交流，反映良好。

在中医理论及临床研究的步骤和方法方面，我认为在研究步骤上要分三步走：第一步必须从系统学习、继承发掘、全面占有资料着手。因为没有继承不可能有发扬；不占有资料，则研究就无从做起。第二步是实践，通过实践来判定所占有的资料是否确有实际临床意义。因为前人资料中夸大不实者有之，牵强附会者亦有之。只有经过临床实践才能判别这些资料的实际价值。第三步才是在肯定疗效的基础上，尽量利用现代科技手段作进一步的深入研究，以求对所研究的具体内容在认识上得到发展，提高层次，从知其然到知其所以然。在研究方法上，我认为在当前的情况下，必须是传统的中医研究方法和现代医学研究方法同时并重。特别是在上述第一步的研究工作中，主要还是运用中医传统方法来进行研究。第二步在肯定疗效方面，可以结合现代医学研究方法进行，但也主要是用以明确诊断及疗效观察。只有在第三步进一步深入研究机制时，才能完全应用现代科学技术方法，包括现代医学方法在内的多种手段，来对中医学进行深层次的研究。中医理论及临床研究分三步走，中医传统研究方法与现代科学研究方法同时并重，并结合中医研究中的不同阶段，采用不同方法进行。这是由于中医学理论体系的形成和临床实际运用的特殊性所决定的。因而中医研究必须有步骤、有计划地进行，不能一哄而起，也不能先后不分。否则，必然是劳民伤财、事倍功半、昙花一现，得不出有实际价值的、高水平的科研成果。

在中西医结合方面，我完全拥护“中西医结合”方针。从我自己一生的经历来说，20 世纪 40 年代已从事中医工作，到了 50 年代初我却放弃了当时已有的较好的工作和生活条件，在比较艰难的情况下，来到北京医学院医疗系系统学习了五年西医。为什么这样做？我认为，学习现代医学基本知识，运用现代医学的一些思路、方法，有助于发掘整理研究中医；知己知彼，扬长补短，这对于继续发扬中医药学大有好处。这就是“他山之石，可以攻玉”。我还认为，“中西医结合”，应该是西医学和中医学的真正结合，并且在中西医结合工作中，要以中医为主体。因为，没有中医就无所谓中西医结合。没有高水平的中医内容和高水平的西医内容，也绝对出不了高水平的中西医结合成果。在当前的中西医结合研究工作中，我认为正走在我前述中医研究工作中的第一步和第二步上。在第一步上，我拥护并支持西医学习中医。50 年代以来，我积极从事西医学习中医的教学和研究生的培养工作；在第二步肯定疗效上，我认为西医在“辨病”方面，具有相对确切性，中医“辨病”有其不足之处，因而主张西医辨病与中医辨证相结合。我认为这样做，不但可以提高中医辨证论治水平，同时，也能提高西医诊断水平，有助于弥补现代医学诊断之不足。多年来，我在科研和医疗工作中，一直坚持中西医双重诊断、双重观察，并以此来分析、研究、总结中医的疗效。

在中医科研、教学和医疗工作中，对中医的一些传统认识的表达形式方面，我认为应该是以“候”为基础，尽可能用现代语言来表达。要使有一定文化基础的人能听懂、看懂所讲的中医知识。我既反对原文照搬中医古籍或直译古人论著，也反对毫无根据、信口开河，硬用现代哲学或科学语言牵强附会，以致令人啼笑不得。我认为中医理论中不少原始提法，都是从实践中总结出来，言简意赅，非常朴实。因而今天我们介绍或阐发这些内容时，就应该从理解其原有精神实质入手，深入浅出。这样做，不但能让人听懂、看懂中医内容，而且更有利于中医学的发展和提高。

回顾50年来，我的工作和写的一些专著及文章，也正是围绕上述四个方面来进行的。几本专著早已公开出版，读者可以参看；但发表的文章，还未能加以集中。现在，出版社将我50年来所发表的一些有代表性的文章，照历史原貌，按文章性质及时间，并收入数篇尚未发表的文章，集于一书，命曰《医学承启集》，深获我心，至感欣慰。因为本书的出版，为我提供了一个向广大中医同道汇报我的学术思想、临床经验、心得体会，并向大家请教的好机会。唐代韩愈文中有言：“昔者，孟轲好辩，孔道以明。”孟子亦曾自解：“予岂好辩哉，予不得已也。”为了振兴中医事业，弘扬中医传统认识，文中某些观点或与时贤相左，虽属研讨性质，或有辩意，但拙见如此，却又不得不直言。因此，亦有“不得已”之感。是耶？非耶？知我，罪我，悉在读者。

本书是在我的学生杨思澍研究员、王琦教授、傅景华研究员的积极倡议下出版的，并得到了出版社的大力支持；我的夫人许家松教授在查阅原始文稿及选材方面花了不少时间和心血；现在随我学习的博士生齐文升和徒弟孟凤仙大夫在书稿的抄写、校对方面也作了不少工作；在付梓之际，又蒙康殷先生题签，谨统致谢意。

方药中

一九九三年五月于北京

中国中医研究院时年七十有二

目　　录

理论探讨

临床研究

医案医话

商榷文字·杂文

理论探讨

从团结中西医与中医进修工作中所存在的问题谈到中医学术系统问题

（1953年）

一、从目前存在的问题谈起

“团结中西医”及“中医科学化”的呼声，到现在确已响遍全国。有关各方，不论是卫生行政机关，或中西医务工作者本身，确实也都认真地朝着这个方向走，三四年来成绩是很大的，然而不容讳言，缺点也是有的，存在着的问题不少，具体表现在三四年来中西医的团结工作始终是处于貌合神离的状态之下，中医进修工作则是使很多进修以后的中医感到苦闷彷徨，新学的知识自己也知道实在不够；原有的中医知识，也不知应该如何来联系新的东西，结果反倒使自己对自己原有的经验也失去了信心，于是新的不会用，旧的用不上，非鹿非马，不知所从。问题是严重的，如果我们实事求是，不打肿脸充胖子的话，那么凡属搞过中医工作的同志，我想都能够体会到上述问题的存在。今年四五月份，中央卫生部在北京召开了几次有关中医工作的座谈会，从与会者所报告的各地情况，具体地说明了上述问题的严重存在，显非笔者故作夸张。

二、为什么会产生这些问题

为什么有上述问题存在？而这些问题为什么老是延而不

决？我想这应该是我们所讨论的重心。以笔者拙见，当是由于进行中医工作以来，我们未能很好地重视中医学术系统而硬以西医学术体系去衡量中医，不从中医学术体系上来探求中医治疗疾病的基本法则，而只是割裂地机械地去找寻中医中药的一鳞片爪所产生的必然结果。由于此，所以大大地限制了中医药研究的范围。由于此，也大大地增加了中西医之间的隔膜，使西医对中医认识不足，认为中医治疗法则一无是处，因而思想上对中医存在着轻视。前者表现在对中药的研究上，对验方的处理上，后者表现在西医对中医的治疗成绩不相信上。对中药的研究方面，似乎永远也跳不出麻黄、常山、鸦胆子等少数早作定论的药物，对验方的处理方面，则更是收集的多，研究及实验的少。总的结论，多是科学根据不足，不能随便以人来做实验，一派官腔之后，于是乎参考、存查、归档，这个验方就算寿终正寝。至于后者，西医对中医治疗成绩既然根本不相信，因而更谈不上虚心。举个例子说，1951 年的夏天，我在西南卫生部工作的时候，我的爱人左乳中生一硬结，开始如小指大，不到半月即长大如铜元，当时由重庆市仁济医院诊断，说是乳瘤，需要开刀，第二次又找重庆市工人医院外科主任胡先华大夫看，胡也说是乳瘤，但良性恶性尚难确定，总之需要立即开刀。次日又找西南卫生部外科专家董秉奇教授看，董教授虽未完全确定为乳瘤，但也认为除开刀外别无他法。那时我爱人因为害怕开刀，于是遂由西南卫生部中医科龚志贤科长开了一剂中药方“仙方活命饮”叫她吃吃试试看，如不行再去开刀也不迟，哪知才吃两剂即觉乳块变软变小，继续服了十剂即完全消失，到现在已经二年多，亦无任何变化，足证她的病是完全好了。事后我曾对许多西医朋友谈起这一病例，但他们根本不相信，只说可能是诊断错误，不是乳部肿瘤，因为乳部肿瘤决不是内服药可以消失的，言语间丝毫不考虑或怀疑这个中药方是否有些作用。从这个例子，充分可以说明一般西医对中医治疗的看法。其实，类似这种例子多的是，若干老中医对于现代西医知识根本不懂，然而他们的疗效确实是很高，但是他们何偿能得到现代西医同志们的丝毫重视呢？试问在这种思想基础上来谈团结中西医，是可以团结好的吗？我们再分析一下西医同志们为什么会有这样思想呢？如说他们是有意如此，那是冤枉的，基本上还是由于他们不了解中医的一套治疗体系，而仅以他们所学的一套系统知识，来衡量中医的必然结果。

贺诚部长在 1950 年 8 月第一届全国卫生会议上总结报告中说："中医在中国历史久，民间基础深，有实际的治疗经验，在与疾病做斗争中，是一个相当大的力量，这个力量需要保存，需要扶持，怎样保存扶持呢？不是消极的而是积极的，也就是说需要在发展与进步的基础上加以保存，加以扶持……。"从这个报告中，我们很可以明显地体会到中医确实是需要提高，但主要的是团结中医，在中医现在已经具有的治疗基础上再提高一步，而不是完全认为中医一无是处，一切均皆加以否定。贺诚部长在 1953 年 4 月中医问题座谈会上又说："中医科学化这个口号，我也有意见，从这个口号上看，好像中医根本不科学似的，其实中医能治好病，就不能说他完全不科学……"贺诚部长这些谈话都是完全正确的，但这些都只是原则上的指示，至于如何才能使大家充分体会与接受这些指示的精神并具体地执行这些指示呢？我认为必须先明确与重视中医学术系统问题。只有在中医学术系统得到研究与重视之后，中西医才能做到更进一步的了解，西医才能明白中医究竟是怎样一回事，治好了病究竟是什么原因，只有到了这个阶段中西医才能谈到紧密团结，相互都无保留地进行帮助，相互都无成见地进行学习。否则你叫西医来学习在他认为一无是处的中医经验，西医接受不了。同样的，中医凭他的一套办法治好了病，你硬说他不科学，应该受到批判，中医也接受不了。

基于上述，所以我认为要解决中西医团结问题，中医进一步的研究与提高的问题，基本上必须先解决一个问题，那就是必须重视与如何来研究中医的学术系统问题。如果这个问题能够得到明确，其他问题必将迎刃而解，不决而决。

三、略论中医学术系统

中国旧医学，到现在为止，已经有了好几千年的历史。它是自古迄今好多年代经验的累积。它的学术体系就是由这些累积的经验定出来的许多治疗法则，而为一般人所诟病的“玄诞”是不能够代表中医学术体系的，充其量也只能说中医在某一个阶段，曾经因为受了当时社会变化的影响，被动地披上了儒、释、道的玄诞外衣，走入了左道旁门，停滞在某一个阶段上没有进步而已。如果对中医本身来讲，这些玄诞理论，并不足以动摇中医的根本，改变中医学术上本来的面目。为什么呢？因为这些玄诞理论，顶多只是对中医原有的一些实践经验作了一些附会和曲解，而对中医学术经验本身，影响并不很大。汉张仲景《伤寒论》和《金匮要略》历代注家，何止百数，注解的一套，可以说五花八门，无奇不有，但是何偿影响了本书凭脉辨证，按病处方，实事求是的精神一分一毫，这个例子是充分可以说明这个问题的。至于你偏要用一些附会曲解的杂论来认定就是中医学术理论，于是乎破口大骂中医的一套全属五行生克玄臆空论，我想那只能怨你自己对中医学术一知半解或根本不懂，同不懂京戏的人骂京戏一样，似乎与中医学术本身无干。

中医学术系统究竟是什么呢？仅就管见所及，略论如次：

中医治病自有其一套体系，其治疗疾病的原则，主张“以简驭繁”，以病人全身病势为对象，而不以局部病灶为对象。对自然和人体的看法，认为人类是自然界生物之一种，其内部组织变化情形，与自然界的一切变化情形，是可以完全相通的，观察自然即可以观察人体，所以有“天人合一”及“人生一小天地耳”的说法。对于人体和疾病的看法，则认为人既然是自然界生物之一种，他也就自然有适应自然界一切变化的能力的。如果人体能够在各方面保持正常的话，可以根本不病，直等到其生理功能衰竭时，才会归于死亡。其所以生病的原因，一定是他的生理功能发生障碍或由于外在的刺激，或由于内在的耗损，致使身体抗力减弱，不能适应于自然环境，因而产生疾患，缩短生命。可知中医对于人体和疾病的看法是认为只要你身体健康，功能正常，疾病在你身体当中，可以根本不起作用，病原菌由于抗力的影响，可以不治而减。中国古医书《素问·上古天真论》上说过这样一段话："黄帝问于岐伯曰：余闻上古之人，春秋皆度百岁而动作不衰，今时之人，年半百而动作皆衰者，时世异耶？人将失之耶？岐伯对曰：上古之人，其知道者……食饮有节，起居有常，不妄作劳，故能形与神俱，而尽终其天年，度百岁乃去。今时之人不然也，以酒为浆，以妄为常，醉以入房，以欲竭其精，以耗散其真，不知持满，不时御神，务快于心，逆于生乐，起居无节，故半百而衰也。"《金匮要略·脏腑经络先后病脉证》也说："服食节其冷热，苦酸辛甘，不遗形体有衰，病则无由入其腠理。"《素问遗篇·刺法论》又说："不相染者，正气存内，邪不可干。"这些文献上的理论，都足以说明中医对人体和疾病的基本看法。由于在病理上既然奠定了这种"正虚"则"邪入"的理论基础，因此在疾病与治疗上也就产生了"固正"即可以"祛邪"的办法。所谓"固正"就是扶持人体的自然功能；"祛邪"就是利用人体的自然功能来解决一切疾病。基于这种理论根据，所以中医在治疗原则方面，完全是以病人全身功能是否正常为主。不正常的就要把它搞正常，所谓"寒者温之"，"热者凉之"，"虚者补之"，"实者泻之"，勿令太过，勿令不及，补不足而损有余，总以能调和其功能，使趋正常为原则，并以"六经"（即所谓太阳、阳明、少阳、太阴、少阴、厥阴）分一切热病为六个阶段来统治一切流行性疾病，以八纲（阴、阳、寒、热、表、里、虚、实）来统治一切杂病。因为中医是这么一套治疗体系，所以在病原方面，也只着重了疾病的诱因（即中医所称的七情六淫），而未重视现代的细菌病原学说。因为这样，所以中医在治疗方面，也就没有很系统的病名，也没有一成不变的治法，因时、因人、因地而各有不同，完全以病人本身主观的情况及客观的情况如何，来决定治疗如何。而这些治法又都可以归纳到上述治疗原则之内。因此，中医对治疗和药物的看法，也就只着重了药物的调和功能，如发汗、利尿、强壮、兴奋等，而并不着重于病原菌的作用。有人这样说过："药性有所偏，人体亦有所偏，医者知药性之偏，用以矫正人体之偏，能够达到和平工作的，这就是好医生。"《素问·异法方异论》也这样写过："黄帝问曰：医者治病也，一病而治各不同，皆愈何也？岐伯对曰：地势使然也。……故圣人杂合以治，各得其所宜，故治所以异，而病皆愈者，得病之情，知治之大体也。"又说："疾病之来，虽由天之有偶偏，亦人身之有未和也。"这些都是对中医一针见血之谈。

北京中医进修学校朱颜先生在他的《中医学术研究》一书中，把中医治疗分为随症疗法与特效疗法两方面，其随症疗法方面与笔者上述一致；而其特效疗法方面，则指的是一般单方或单味药物的作用，所谓"单方一味，气死名医"。以笔者拙见，单方及单味药物的使用，在中医治疗体系来说还是居于辅助地位的。"单方一味，气死名医"的事，固然是有，但这还不是一般的现象，而单方一味误死病人的事，在民间却也是屡见不鲜。如果我们以这方面的经验，作为研究与参考的材料，是完全应该的；但是如果我们把它与中医治疗基本体系并列，则似乎容易使人混淆，难分轻重。有人讥笑中医全凭经验治病，无治疗理论基础，因此对中医治疗成绩也就多认为是"幸中"，找中医看病，要凭运气。而若干"中医科学化"工作者，也都集中全力把研究对象放在他们所谓的"验方"、"验药"上去，而忽视了中医治疗的基本体系与法则。几十年来的研究结果，现在似乎也觉此路难通，这不能不说是上述说法滥觞所产生的恶果。粗略地谈完了中医学术系统，附带再提这么一点，以就正于专家与前辈。

四、中西医学体系可以结合的理论根据

基于上述，中医治疗疾病，似乎另有其一套独立系统，表面上看，似乎与西医南辕北辙，颇难结合。然而吾人如再作进一步的观察，则这两系统实在是并无矛盾，完全可以相通。若干先进的西医同志，现在也很多体会到了这一问题，名西医张公让先生在《星群月刊》、《敬告西医界》一文中说："胃溃疡现在知道是缺乏维他命丙，是全身病之一分症，外科开刀后和产后，从前以为要绝对静卧，今则知其不然，这在中医界却早已知道了的。"《西南医学》二卷三期董秉奇教授发表的《治疗高血压之一法——皮下注射氧气》一文中曾经有这么一段："shukoreff 氏曾经发表了一个试验的结果，那便是将股动脉用钳子钳着一半，这样就使得下肢的血循环不够，同时受试验者的血压随即逐渐增高，及至去掉了钳子，使血管恢复原状，而血压随即逐渐降低到正常情况，这一个简单的试验，虽然没有证实高血压的原因，但是可以证明血不够是可以使血压增高的……。"其实这个结论，中医是早知道的，中医把这种情形，总结为"血虚肝旺"。说的名词虽然不同，而事实却是一个。这种病中医临床上用"平肝"、"益血"、"滋养"的方法来治疗它，每多取效。滋养强壮药中的"杜仲"，现在已经苏联试验证实，确为治疗高血压的有效药物。其实所谓平肝剂、滋阴剂、益血剂等，如果勉强冠以现代名词，那就是镇静剂、血管强壮剂、血压下降剂，发明于血管硬化，或血压过高之用。又如最近推行的组织疗法，它在原则上已经动摇了细胞病理学原菌学说及病原菌学说，而着重于加强人体的抵抗力来治疗一般顽固性的疾病，《健康报》转载费拉托夫《组织疗法的基本问题》一文中曾经谈到："生物原刺激素，系对全身起作用，而不是仅对发病的原因（细菌）起作用，所以才表现了他对身体作用范围的广大性。"朱琏同志在其所著《新针灸学》中也这样写："历来治病的方法，不论用药物或理学疗法，有些是祛

除外因（如杀菌），也有很多是对神经功能的调整（如阿司匹林的发汗，毛地黄的治心脏衰弱）。至于疫苗的接种，则可看成对神经功能的锻炼，使它以后遇到某种毒素的刺激，能指挥产生抗体的组织，会产生有效的抗体。过去对于许多病的治疗，虽说实际是调整神经功能，但是认识上却对这种治疗途径极不重视……过去在学理上所以忽视这个治疗途径，是由于过去医学的基础理论——细胞病理学对于神经在身体内的作用，重视不够，这是片面的、割裂的，只看现象，不看本质的看法……针灸疗法，不是直接以外因为对手，因而也不着重对患部组织的直接治疗，而是刺激和调整神经功能，以达到治病的目的。”朱局长的这一段话，虽然是旨在说明针灸治病的原理，但是它与中医的整个学术体系是完全一致的。上文所谈到的中医治病的法则，除去部分单方及单味药物所谓的特效疗法以外，无一不是激发与调整神经功能，以求达到治疗疾病的目的。又如中医治病强调病人体质，所谓先天后天，治疗方面也因人而异，而近来西医也在研究“心身并疗术”。诊病不是诊病、诊人，而是诊病人，身体与心理并重。中医治病，强调地域南北，因时因地而异，而西医也有地方病，流行性疾病的专门研究，我在这里说这一大套，不是说西医懂得的，中医也懂得，更不是自吹自擂，说西医现在知道的，中医早就知道了，而是想借此说明中西医在医学原则上，是完全可以结合的，因为这正是一个科学与经验的结合，事实上也只有这样结合起来，新中国的新医学才能得到开展与发展，从而走上一个新的阶段。

五、团结起来，为新中国新医学的新开展而斗争

团结起来吧！所有为新中国新医学而努力的同志们，不要为成见把我们阻隔开来，我们应该相信事实，承认事实，更进一步去探求这个事实产生的原因和道理，是就是，非就非，我

们的目的只有一个：那就是为搞好新中国的新医学而奋斗，为搞好人民的卫生事业而奋斗。我写这篇东西的动机自问是诚恳的，态度是严肃的，当然在议论上难免主观，仅作为讨论资料提出，希望同志们多提出批判意见。贺诚部长在1950年全国卫生会议上报告说："只有中西医开诚布公的紧密团结，相互都无保留的进行帮助，相互都无成见的进行学习，才能解决中国人民的健康问题，才能开辟新中国新医学的道路。"仅志此数语于篇末，以总结本文。

（原载《江西中医药》1953年10月复刊号第1期）

试讨论"中医治疗体系"中的几点基本认识（1955年）

前　言

中国旧医学是一门经验医学。它是自古迄今好多年代人们在对疾病作斗争过程中间经验的累积。所谓"中医治疗体系"事实上就是由这些累积起来的经验再经过分析归纳而定出来的许多治疗法则。由于在其产生过程中，一方面受了时代思想的影响，而另一方面又受到了工具的限制，因此在其内容上有其由实践中经验得来的合理核心，当然不可避免地也有其对中医实践经验穿凿附会的玄诞理论。但事实上，即中医实际临床应用上，则均系应用其合理核心部分，而对这些穿凿附会的理论是不大考虑的。此为中医治病所以尚有若干疗效的真正原因。因此这些附会的理论亦仅只局限于"理论"而已，实无多大用处。例如中医所谓的"太阳病"，这个名词骤听之下似甚刺耳，但实际上这个名词只不过代表某种疾病的某个阶段而已，并无多大意义。《伤寒论·太阳病篇》开宗明义第一条就给它下一个定义："太阳之为病，脉浮，头项强痛而恶寒。"意即凡是见有上述症状为主之疾病阶段，就可以叫它"太阳病"。治疗上则认为"太阳病"属"表"，即可以用发汗的方法来治疗它。然后再在太阳篇中列举了"太阳病"的各种不同情况与各种不同的治法。中医所谓的"太阳病"，著者认为也就只是简单如此，并非玄诞难测。那么"玄"在哪里呢？著者拙见认为主要"玄"在后来若干人对中医这些由实践中归纳得来的一些经验所妄加的一些"理论"，而这些所谓"理论"又大都掺杂在中医的实践经验之中，因此使人混淆不清，是非不明，于是以讹传讹，积非成是。这样就把中医拉入了玄妙之途。例如上面所说的太阳病，只不过一群证候的代名词而已，照说用不着什么特别的解释，但清·唐容川先生就硬来了一套理论，想入非非，他说："太阳者，天之巨阳也，……人身应之，天之有日，犹人之有心，天日下交则大地之水化气而上腾，心火下交则膀胱之水亦化气而上行，心火不能自交，以小肠下交于膀胱，小肠者，心之府也。"这一套心火藉小肠下交于膀胱化气上行以卫于全身的说法，实在与太阳病本来面目可谓风马牛不相及。而事实上中医治病也全系以证候群及其过程中所发生的一切变化情况为诊断与治疗的根据。如见发热、恶寒、脉浮、项强、头疼者，即认为病在太阳阶段，治疗上则以发汗健胃为主。如见症状不典型，有其他的变化，则按其变化情况随证治疗。有汗用桂枝汤，无汗而喘者用麻黄汤，脉沉迟者用桂枝加人参汤等等。思想上谁又有丝毫所谓心火藉小肠下交于膀胱的这类玄诞概念呢？又如中医对于阴阳五行方面的认识与应用，亦不过只应用以说明人体的统一整体观念及生理病理过程中各脏器组织间的相互关系而已，并非复杂难知。但附会者却又来了一大堆理论，说什么"太极生两仪，两仪生四象，四象变八卦……"，"头圆象天，足方象地……"，"东方生风，风生木，木生酸，酸生肝；南方生热，热生火，火生苦，苦生心……"等等理论，把朴实的、客观的阴阳五行学说，弄得光怪陆离，结果令人莫明其妙，反而淹没了其真正价值。根据上述各例，所以如果我们仅以中医书本上有了某一些牵强附会的玄说，就认为整个中医学术是荒谬不经的，没有什么研究价值，这是一种不正确的看法，中医在临床实际应用上，也绝对不是依据这些玄诞理论。事实上，中医如果真要根据这些东西来治病，也一样是无从着手，当然更谈不到能够治好病。因此这些东西只不过是中医学术体系在发展过程中的一些赘生物而已，谈不到有什么价值。

由于上述可知，中医学术体系中实际包含着两种成分：一种是合理的核心，即中医临床实际应用部分；另一种是核外赘生物，即其穿凿附会的玄诞理论部分。我们做中医研究工作必须要把这两部分分开，不能丝毫混淆。但如何来认识与理解这一部分合理核心呢？我想这将是我们讨论的内容。著者愿仅就自已所知道的，提出这些个人见解来供大家研究参考和讨论。希望通过一些讨论，能初步地在原则认识上对中医学术体系得到明确，对中医研究工作上产生一点效果。

一、中医对于生理及病理生理的一般概念

谈到中医对于生理及病理的认识，首先应谈到中医对于机体与疾病关系上的整体认识。中医从来不孤立地认识疾病。中医有这样一个基本看法，即认为人既是自然界生物之一种，那么他也就自然具有适应自然界一般变化的本能。认为如果人能在体内外各方面保持正常的话，则可以根本无所谓疾病。只有等到其生活功能衰竭时才会自然归于死亡。人所以会发生疾病的原因，必然是他身体的适应本能发生了变化，或由于外在环境的变化，或由于内部组织的异常所以才不能适应于自然环境因而产生疾患缩短生命，因此中医对于人体和疾病的看法是：只要你身体健康，功能正常，则疾病对你可以不起作用。《素问·上古天真论》：“乃问于天师曰：余闻上古之人，春秋皆度

百岁而动作不衰。今时之人年半百而动作皆衰者，时世异耶？人将失之耶？岐伯对曰：上古之人，其知道者，法于阴阳，和于术数，食欲有节，起居有常，不妄作劳，故能形与神俱而尽终其天年，度百岁乃去。今时之人不然也，以酒为浆，以妄为常，醉以入房，以欲竭其精，以耗散其真，不知持满，不时御神，务快于心，逆于生乐，起居无节，故半百而衰也。"《金匮要略·脏腑经络先后病脉证治》："服食节其冷热，酸苦辛甘，不遗形体有衰，病则无由入其腠理。"《素问·刺法论》："黄帝曰：余闻五疫之至，皆相染易，无问大小，病状相似，不施救疗，如何可得不相移易者？岐伯曰：不相染者，正气存内，邪不可干。"《内经》又谓："疾病之来，虽由天气之有偶偏，亦人身之有未和也。"仅就这几条记载，已经大致可以说明中医对人体和疾病的看法是整体的，人体与外界环境是统一协调的，绝对不离开周围环境与机体内在各种因素而来单独认识疾病。中医不但对机体与环境的统一协调有些初步的认识，而且对于机体内部的协调统一也有较正确的看法。《金匮要略·脏腑经络先后病脉证治》："师曰：夫治未病者，见肝之病，知肝传脾，当先实脾，四季脾王不受邪，即勿补之，中工不晓相传，见肝之病，不解实脾，惟治肝也。夫肝之病，补用酸，助用焦苦，益用甘味之药调之，酸入肝，焦苦入心，甘入脾，脾能伤肾，肾气微弱，则水不行，水不行，则心火气盛，心火气盛，则伤肺，肺被伤，则金气不行，……"《素问·生气通天论》："是故味过于酸，肝气以津，脾气乃绝。味过于咸，大骨气劳，短肌，心气抑。味过于甘，心气喘满，色黑，肾气不衡。味过于苦，脾气不濡，胃气乃厚。味过于辛，筋脉沮弛，精神乃央。是故谨和五味，骨正筋柔，气血以流，腠理以密。如是则骨气以精，谨道如法，长有天命。"《素问·玉机真脏论》谓："五脏相通，移皆有次。"当然这些记载是零星的，不成系统的。如果纯以现代科学眼光一字一句来看可能还有些毛病，有的地方不好解释，但就其总的精神而言，则可以说明一个问题，即中医似乎已经从实践经验中初步体会到人体生理的统一整体性，及病理生理情况下各脏器组织间的相互连锁性，以及外界环境对于生理情况及病理情况方面息息相关的重要性。这一点我想是初步可以肯定的。

中医当时为了能具体一些来说明这些关于机体生理上及病理生理上的统一整体认识及相互连锁的一般概念，因此首先用到了阴阳五行学说。中医以“阴阳”二字来归纳认识机体对内对外的一切平衡状态，把它作为一个纲领，作为一个认识机体生理状态或病理生理状态甚至在治疗方向上、药物区分上的一个指标。《景岳全书·传忠录》上卷阴阳篇谓：“凡诊病施治，必须先审阴阳，乃为医道之纲领，阴阳无谬，治焉有差，医道虽繁而可以一言以蔽之，曰阴阳而已。”由于中医把阴阳二字是作为一个纲领来看，因此它的含义是很广泛的而具有一切矛盾的普遍意义，即所谓的证有阴阳，脉有阴阳，药有阴阳等等。在生理和病理上则大致以所谓“阳”代表一切生理正常功能；以所谓“阴”代表构成人体内环境的体液。所以一切功能衰竭之疾患中医统称“阳虚”；一切功能亢进之疾患中医统称“阳亢”。一切体液不足如贫血、脱水、腺体分泌减退等中医统称“阴虚”；一切体液过多、水分不能渗透吸收正常排泄如水肿等中医统称“阴盛”。其他在病理过程中，凡是表现功能亢进、兴奋，具有积极意义的都可以叫作“阳”；凡是表现功能衰退、阻抑和具有消极情况的也都可以叫做“阴”。此外中医更常用“阴阳”二字的相对含义及其相互关系来说明人体的内部平衡与协调，《素问·阴阳应象大论》谓：“阴胜则阳病，阳胜则阴病，阳胜则热，阴胜则寒。”《素问·生气通天论》谓：“凡阴阳之要，阳密乃固，两者不和，若春无秋，若冬无夏，因而和之，是为圣度，故阳强不能密，阴气乃绝，阴平阳秘，精神乃治，阴阳离决，精气乃绝。”此外中医对“阴”、“阳”的看法，是把它们看为一体而不是单独孤立起来认识的。其相互关系上认为是彼此相互影响，相互制约。“阴盛”必由于

"阳虚","阴虚"必由于"阳亢",因此中医书上又有"阴阳互长"、"阴阳传变"、"阳生于阴"、"阴生于阳"等等说法。《景岳全书·传忠录·阴阳篇》:"道产阴阳,原同一气,火为水之主,水即火之源,水火原不相离也。"中医对于"阴阳"二字的认识,及其在医学上的实际应用,不过如此。至于"五行",中医是把它放在"阴"、"阳"纲领之下的,中医由于实践经验过程中体会出身体内部各脏器之间相互的关系,相互的协调,相互的制约,但因限于时代及工具无法作较深入的说明,于是只好假设几种肉眼可见的通俗东西即金、木、水、火、土等所谓"五行"。利用其彼此间的"生克"即其相互帮助,相互制约的关系来说明人体内部的相互关系。当然这样假说,是不一定完全适合的,而且是粗糙的。但是我们却可以从这里看出来中医对于人体和疾病关系认识上的整体性。虽然这些观念都是比较原始的,但是方向却是正确的,正因在这种正确方向的基础上,所以才可能有中医在治疗上的较大成效。这一点我们应该承认,不能因为它较抽象而将其正确的观点也完全抹煞。

基于上述各论,中医对于人体生理及病理生理上的一些现象观察,大致说来还是正确的。所谓的"阴阳五行",其目的不过旨在说明其所观察到的若干现象,如摒弃其若干附会理论,从实质上来体会它,则似乎亦并非玄诞难测,而且是一个极简单可寻的东西,并且某些观点与现代《病理生理学》相符合。按现代《病理生理学》对疾病的基本认识:"正常功能和各器官通过适当的调整过程,可以使功能发生很大程度上的改变,适应在生理范围内本身的负担变动和外界条件的变动,此整个机体以及机体的各器官的这种广泛适应性,就是健康的基本特征,相对的如整个机体或机体的某一器官或某一系统的这种适应性减退或丧失的时候,机体亦因之不能与外界环境维持一定平衡,此种不能适应的现象,作用于机体的结果就是疾病,疾病的发生是由于机体与周围环境相互关系的失调所造成的。在这种失调上,一方面是由于外界环境在强度上或分量上发生异常，另外一方面则是机体本身由于某种原因，对外界环境适应性的降低。”

现代《病理生理学》又认为：“在正常的复杂机体内，所有功能均由特殊的生理机制来调节，一切互相联系的过程才得以保持严密的协调以维持健康状况，在疾病时亦同样有功能调节进行否则生命即无法维持。但这种病理调节与生理调节不同，是在病理条件下来维持各种活动协调的过程，而疾病症状，则正是机体在病理调节下的一种全身表现，因此病理调节的机制是复杂的、多样的，孤立的病理过程是不存在的，任何轻微的疾病过程，均发生一定程度的全身变动，这种全身变动反过来又能影响局部的病理过程，就是说任何疾病都是全身整个机体的疾病，而无所谓全身与局部的区分，机体内任何一种疾病都是受到病因影响后在各种器官和系统所发生的病理过程互相联系起来成为复杂连锁的结果。”

根据上面所引述的一些现代病理生理学对疾病的基本认识，联系上面所谈到中医对疾病认识上的一般概念，可知中医在对疾病的基本认识上是有其一定程度上的正确的。这一点，是中医学术体系合理核心方面的主导部分。因为中医对一般疾病的诊断治疗以及医疗上的预防都是在这个原则上进行的，如果我们能先掌握它，则我们才有可能循着这个方向来找到中医的若干宝藏，所以著者认为了解中医对于人体生理及病理生理方面的一般概念及阴阳五行等术语的应用，这一点实有其极其重要的实践意义。

二、中医对于疾病原因的认识

中医对于疾病发生机转的认识既如上述，认为疾病的发生是外界环境与人体内部相互失调所造成的结果，因此在疾病发生原因上也认为是由于外因或内因所引起，《金匮要略》谓：“若五脏元真通畅，人即安和。客气邪风，中人多死，千般疢难，不越三条：一者经络受邪入脏腑为内所因也；二者四肢九窍，血脉相传，壅塞不通为外皮肤所中也；三者房室金刃虫兽所伤。以此详之，病由都尽。若人能养慎，不令邪风干忤经络，适中经络，未流传脏腑即医治之。四肢才觉重滞，即导引吐纳针灸膏摩，勿令九窍闭塞。更能无犯王法禽兽灾伤，房室勿令竭乏，服食节其冷热苦酸辛甘，不遗形体有衰，病则无由入其腠理。”当然这三条说得是不够细致而且比较模糊的。至宋代陈无择氏以六淫所感为外因，七情所伤为内因，饮食房室跌仆金刃所伤为不内外因。尤怡推重此种说法，谓：“无择合天人表里立论，故以病从外来者为外因，从内所生者为内因，其不从邪气情志所生者为不内外因，亦最明晰，虽与仲景并传可也。”(《金匮要略心典·卷上》)《金匮要略》虽然没有明白指出外因与内因，但所说的三条：一条为外皮肤所中，一条为经络受邪入脏腑，一条为房室金刃虫兽所伤，归纳起来实际则是内因与外因两种。陈无择明白地指出三因，在形式上好像清楚一点，但因为尊经恶习认为《金匮要略》有三条，于是便硬在内因与外因之间加上一个不内外因，其实所谓的饮食房室跌仆金刃所伤仍旧可以分别归纳入内因或外因之内，无须乎画蛇添足。陆士谔先生就比较说得更清楚了，陆著《医学南针·治病总论》：“病名虽多，内伤外感四字可以尽之，内因外因为病之根源……因此病之根源也，古人分内因外因不内外因三种，兹分两种便于认证也。”于此可知中医对于疾病致病因素的认识，名词上过去虽有所谓三因，而实际上则只是内因与外因两种。习惯上中医一般以所谓“六淫”即风寒暑湿燥火，（亦有谓“六淫”为阴阳风雨晦明者）为外因，以所谓“七情”即喜怒悲思忧恐惊等情志上的变化为内因。大致以病从外来或由身体内在原因引起而作上述区分。但这种习惯上的区分方法，是不大妥当的，因为风寒暑湿燥火等所谓“六淫”，在中医来说含义颇广，如认为是外因顶多只能指气候上变化情况而言，气候变化情况仅为许多外在原因之一，因此“六淫”所指代的范围似乎太小。而“七情”则是由于外因刺激以后所引起的精神上的变化，假如没有外在刺激便谈不上什么情志上的波动，因此说它是内因似乎有些欠妥。事实上中医诊断与治疗疾病时，先天后天、饮食习惯、年龄、体质、时行疫疠等都认为是病因之一，因此如只就七情六淫之说而认定中医所认识的病因就是这样不清楚，是不合适的，著者就自己所知道的试作如下归纳：

（一）外因

中医书上所谈到的病因，以现代看法应列入外来原因者约有下列数方面：

1. 气候上的变化：中医在疾病原因上非常重视气候，认为季节气候的变化大热大寒都可以使人致病，《素问·生气通天论》："因于露风，乃生寒热，是以春伤于风，邪气流连，乃为洞泄；夏伤于暑，秋为痎疟；秋伤于湿，上逆而咳，发为痿厥；冬伤于寒，春必病温。四时之气，更伤五脏。"《诸病源候论·冒热困乏候》谓："卒冒大热，热毒气入脏腑，则令人烦闷郁冒至于困乏也。"《诸病源候论·中热暍候》谓："夏月炎热人冒涉途路，热毒入内，与五脏相并，客邪炽盛，或郁瘀不宣，致阴气卒绝，阳气暴壅，经络不通，故奄然闷绝，谓之暍。"《金匮要略·痉湿暍病脉证治》亦谓："太阳中热者，暍是也。"于此，可知中医在疾病原因上是颇重视气候的。

2. 机械的原因：如上述的跌仆、金刃、禽兽所伤等等。

3. 化学物质的损害：即所谓"毒物"的伤害，《金匮要略·果实菜谷禁忌并治》："盐多食，伤人肺。""矾石生入腹，破人心肝。""水银入人耳口及六畜等，皆死。"至于砒剂及鸦片等可以使人中毒，则更是尽人皆知的事实，这些都应该列入化学原因的中毒。

4. "时行疫疠之气"：中医由于工具科学知识的缺乏，对生物病原可谓不大了解，但由于经验观察，似乎对于传染方面也有一点概念，《诸病源候论·毒注候》："毒者，是鬼毒之气因饮食入人腹内，……连滞停留，故谓之毒注。"《诸病源候论·恶注候》谓："恶毒之气，人体虚者受之，毒气入于经络，遂流移心腹，……故名为恶注。"《诸病源候论·殃注候》谓："人有染疫疠之气致死，其余殃不息，流注子孙亲族，得病证状与死者相似，故名殃注。"《诸病源候论·食注候》谓："人有因吉凶坐席饮啖，而有外邪恶毒之气，随饮食入五脏，……乍瘥乍发，以其因食得之，故谓之食注。"这些所谓"毒"、"疫疠之气"等等，古人似乎已体会到是疾病的原因而且可以流注他人或亲族子孙，流注方式大概多系经口传染，并且提出了"体虚者受之"的抵抗力与传染的关系，将近一千年前的著述，就已经观察到这些现象，不能不说还是难能可贵的。

5. 食物方面的异常：暴饮暴食，过饥过饱，在中医都认为是疾病原因之一，《素问·五脏生成篇》："多食咸，则脉凝泣而变色，多食苦，则皮槁而毛拔，多食辛，则筋急而爪枯，多食酸，则肉胝胎而唇揭，多食甘，则骨痛而发落。"《素问·刺法论》："欲令脾实气无滞，饱无久坐，食无太酸，无食一切生物，宜甘宜淡。"《素问·痹论》谓："饮食自倍，肠胃乃伤。"《素问·本病论》谓："饮食劳倦，即伤脾。"《备急千金要方》："安身之本，必资于食，……不知食宜者，不足以生存也。"从这些书本上的记载，可知中医把饮食方面的异常，是认为相当重要的原因之一的。

6. 精神方面的因素：精神方面的因素即中医所称的"七情"，习惯上中医把它列为"内因"，但我们认为把它列在外因比较合适，因为精神上的异常是由外界刺激引起的一种结果。中医对于精神因素尤其重视，《灵枢·玉版篇》："病之生时，有喜怒不测。"《灵枢·百病始生篇》："喜怒不节则伤脏。"《素问·阴阳应象大论》："怒伤肝"、"喜伤心"、"思伤脾"、"忧伤肺"、"恐伤肾"。中医书上类似这种情志伤身的论据很多，此不过略举数条而已。由于中医很重视精神致病因素，因此在预防疾病上中医也特别注意到精神问题。《素问·上古天真论》："有圣人者，处天地之和，从八风之里，适嗜欲于世俗之间，无恚嗔之心，行不欲离于世，被服章，举不欲观于俗，外不劳形于事，内无思想之患，以恬愉为务，以自得为功，形体不蔽，精神不散，亦可以百数。”又谓：“恬惔虚无，真气从之，精神内守，病安从来。”于此可见中医对于精神致病因素特别重视。

（二）内因

中医虽然很早就有“内因”之说，但是所举的“七情”，是并不恰当的，已于上文述及，兹就中医书上其他方面的病因加以归纳：

1. 体质与年龄：中医对于患者体质与年龄是高度重视的，所谓的“素体阳虚”、“素体阴虚”、“高年多属阳虚”、“少艾多属阴虚”、“小儿阳常有余，阴常不足”等等说法，都是指的“体质”与“年龄”而言，并以之为诊治的纲领。同一类型的疾病，因其体质年龄不同而治疗方法亦完全不同，例如，阳虚者患感冒，则虽在治疗感冒原则之下，也必须同样的要照顾他的体质情况，不能再泻其阳。“阴虚”者在同样情形之下也必须同样的要照顾到体质情况而不能再伤其阴。体强年壮的人，对于疾病往往很多可以适应，或能使病原潜伏不致发作。体虚的老年人对于疾病往往易于感受，或使潜伏在身内的疾病再发。《金匮要略·水气病脉证并治》谓：“始时尚微，年盛不觉，阳衰之后，荣卫相干，阳损阴盛，结寒微动，肾气上冲，喉咽塞噎，胁下急痛。”于此可见中医对于体质年龄和疾病的关系是如何重视，但中医也不认为体质是不可改变的，《景岳全书·传忠录·先天后天论》中张介宾先生特别指出“先天强厚者多寿，先天薄弱者多夭，后天培养者，寿者更寿，后天斫削者，夭者更夭，……先天之强者不可恃，恃则并失其强矣，后天之弱者当知慎，慎则人能胜天矣。”张氏所指的先天强厚与薄弱均是指体质而言，但他认为这尚不是完全决定因素而是可以随后天环境及各种条件所改变的，所谓“人能胜天”。远在明代的景岳先生能有这样卓越的认识，实在是了不起，这是中国医学遗产的宝藏。

2. 性别及生理情况的特殊变化：这一点中医也是很注意的，如妇女生产后、妊娠时、月经前后等等，中医亦认为与疾病的发生原因有密切的关系，《金匮要略·妇人产后病脉证治》谓："问曰：新产妇人有三病：一者病痉，二者病郁冒，三者大便难，何谓也？师曰：新产血虚，多汗出，喜中风故令病痉；亡血复汗，寒多，故令郁冒；亡津液，胃燥，故大便难。"《伤寒论》第150条："妇人伤寒发热，经水适来，昼日明了，暮则谵语，如见鬼状，此为热入血室。"于此可知中医在分析疾病原因时对于性别及生理特殊变化情况是很重视的一方面。

归纳上述可知，中医对于疾病发生原因不出乎内外两者，虽然在分类上著者重新作了一些区分，似与中医书上所称的内因外因有出入，但内容上则仍全是中医的东西并无丝毫杜撰，只不过略加归纳而已。当然由于时代及工具如显微镜等的限制，中医对于病因方面并不很系统与细致，如对细菌等并无认识，对遗传的认识也很不够，甚至把麻疹天花等病毒传染的疾病认为"胎毒"遗传，但就总的精神来说，我们仍应认为中医对于致病因素的认识是比较全面的，尤其是"正气存内，邪不可干"，"邪之所凑，其气必虚"的这种认识，确定了外因决定于内因的基本概念，我们应予以足够的估价。

按照现代病理生理学对于疾病致病因素的认识，也是将疾病的发生分为内外两种原因，刺激物的力量过强或性质特殊，此即疾病的外在因素，机体的正常反应能力发生了改变，此即疾病的内在因素。巴甫洛夫告诉我们："疾病症状乃是机体与某种非一般性的条件的遭遇和接触，或更正确些说是与扩大到非常程度的日常生活条件的遭遇和接触，就是说可受到的机械作用、冷热的侵袭，或病原体的侵犯超出了平常的尺度。"根据巴甫洛夫的意见，机体为了适应此种非常环境的刺激，认为假使"完整机体的联合力量没有耗尽，则在一定程度内能代偿那些失调的生理适应机制而起来发挥作用"。

由于上述现代病理生理学对于疾病因素的结语，可知中医对于疾病因素的认识是有一定程度上的正确的，它与现代病理生理学认识是有若干共同之处。中医治疗疾病的方向是在这些基本认识上确定的，所以人们研究它，应该是有其实际上的意义。

三、中医如何诊断与治疗疾病

（一）诊断方面

中医对于发病机转及致病因素的认识既如上述，因此中医对于疾病的诊断上主要是划分证候类型，然后再依据不同的证候类型，结合机体个别具体情况作各种治疗，这就是所谓的辨证论治。辨证论治的特点，主要在于注意患者全身证候，随证治疗，务使其生活正常功能恢复而后已，亦即使其病理机转变为生理机转。中医在诊断疾病上，由于时代及工具方面的限制，几乎完全是依靠医生感官的直觉。《素问·阴阳应象大论》谓："善诊者，察色按脉，先别阴阳，审清浊而知部分，视喘息听音声而知所苦，观权衡规矩而知病之所主，按尺寸观浮沉滑涩而知病所生，以治无过，以诊则不失矣。"因之"望"、"闻"、"问"、"切"四诊实为中医唯一观察与分析证候的方法。"望"诊相当现代医学的视诊，只不过现代医学视诊系以生理解剖知识为基础，而中医"望"诊则纯以现象观察作归纳而有所不同而已。中医望诊包括内容甚广，但着重在颜色、舌象，及神志上的观察等数方面，其中尤其着重于神志上的观察。《景岳全书·传忠录·神气存亡论》："经曰：得神志者昌，失神志者亡，善乎，神之为义，此生死之本，不可不察也……以形证言之，则目光精彩，言语清亮，神思不乱，肌肉不削，气息如常，大小便不脱，若此者虽其脉有可疑尚无足虑，以其形之神在也；若目暗睛迷，形羸色败，喘息异常，泄泻不止，或通身大肉已脱，或两手循衣摸床，或无邪而言语失伦，或无病而虚空见鬼……若此者，虽其脉无凶候，必死无疑，以其形之神去也。"任何疾病一见神志不清，中医即多断为凶候。

闻诊主要是医生辨别患者所发出来的一切声音，《金匮要略·脏腑经络先后病脉证》谓："病人语声寂寂然喜惊呼者，骨节间病；语声喑喑然不彻者，心膈间病；语声啾啾然细而长者，头中病。"《伤寒论》第 215 条："实则谵语，虚则郑声。郑声者，重语也。"《素问·脉要精微论》："声如从室中言，是中气之湿也；言而微，终日乃复言者，此夺气也；衣被不敛，言语善恶，不避亲疏者，此神明之乱也。"于此可知中医对于闻诊是很重视的，认为是诊断上的一个重要依据。

"问诊"在中医来说，是诊断疾病上最重要的一项。因为中医治疗疾病基本精神是辨证论治，如果问得不够清楚是不容易全面归纳证候类型的。《素问·徵四失论》："诊病不问其始，忧患饮食之失节，起居之过度，或伤于毒，不先言此，卒持寸口，何病能中，妄言作名，为粗所穷，此治之四失也。"《景岳全书·传忠录》上卷特别为此立了一个"十问篇"。有层次地来问病人痛苦所在，所以问的方面，中医是颇具功夫的，范围也很广，以限于文章内容，不在此详述。但仅此已可见中医诊断上对问病一项是有特别的重视，也可以说这就是经验医学的特色。

"切诊"就是切脉。一般人以为切脉是中医诊病的唯一方法，其实这是不对的。中医列"切"于"望"、"问"之后，只不过以脉象来印证前述三诊而已。不过在中医书中有的把"脉"说得神乎其神，庞杂异常，即以"脉"的名称来说多到二十八种之多，重复驳杂，令读者头晕目眩，至于理论方面则更流入玄妙无边。事实上"切脉"亦不过只能作中医辨证论治中一些参考而已。对此古人也早已提出了正确的意见，如吴又可《温疫论》："夫脉不可一途而取，须与形气神色病症相参，以决定安危为善。"

由于上述可知中医诊病不是专靠切脉的，而是要望闻问切四诊皆备。一般认为中医诊病主要是"看脉"，这是不全面的，"切脉"在中医来说只能做到辨别患者之体力属"实"属

"虚"，疾病之在"表"在"里"等大致轮廓而已。脉名虽多，浮、沉、迟、数、滑、弦、洪、微、芤、涩、结、代等十二种脉象已可尽之。这一点我们应加以重新正确的认识。

（二）治疗原则

中医在治疗疾病方面上文已经提到，划分不同证候类型辨证论治为中医治疗上之特色。中医把各种疾病症征归纳为八个纲领、六个阶段，以之来辨别所有疾病，八个纲领即所谓阴、阳、寒、热、表、里、虚、实；六个阶段即所谓太阳、阳明、少阳、太阴、少阴、厥阴。中医以所谓"八纲"来认识与分辨一切疾病的性质；以所谓"六经"来认识疾病在发生发展过程中的大致变化，而这些变化却又都可以分别包含于上述"八纲"之中而并不孤立。同属太阳病，但由于各别患者疾病性质上的差异，亦即上文所述病因中各人内在因素的不同而治疗上亦有所不同，《伤寒论》："太阳中风，阳浮而阴弱，阳浮者，热自发，阴弱者，汗自出，啬啬恶寒，淅淅恶风，翕翕发热，鼻鸣干呕者，桂枝汤主之。"（第12条）又谓："太阳病，头痛发热，身疼腰痛，骨节疼痛，恶风无汗而喘者，麻黄汤主之。"（第35条）此两种症状均列在太阳篇中，因为都合乎"太阳之为病，脉浮，头项强痛而恶寒"的原则，所以都划属于太阳阶段。但这两种症状是有些区别的，所以前一种情况用桂枝汤，而后一种情况则用麻黄汤了，这只是一般情况，但假使病人身体内在情况不同，即疾病性质上有所差异则治法因之也就大不相同，《伤寒论》："太阳病发汗，遂漏不止，其人恶风，小便难，四肢微急，难以屈伸者，桂枝加附子汤主之。"（第21条）又谓："脉浮数者，法当汗出而愈，若下之，身重心悸者，不可发汗，当自汗出乃解。所以然者，尺中脉微，此里虚，须表里实，津液自和，便自汗出而愈。"（第47条）仅从《伤寒论》的这几条有关太阳病的记载，已可知中医对于疾病的诊断与治疗上是整体的，把外因与内因是联系起来看的，其中尤其重视患者本身之内在各种因素，特别是重视病者本身对于疾病的适应性和抵抗能力。中医认为任何疾病只要一发展到了体力衰竭阶段，即应当以恢复患者体力为其首要任务。任何治疗方法，都必须要包含恢复患者体力的意图在内。《金匮要略·脏腑经络先后病脉证治》："问曰：病有急当救里救表者，何谓也？师曰：病，医下之，续得下利，清谷不止，身体疼痛者，急当救里，后身体疼痛，清便自调者，急当救表也。"沈明宗注解此条谓："此病分表里，治有先后也，问急当救里救表者乃病在表而医反下之诛伐无过，致伤脾胃之气，所以下利清谷不止，虽身痛表证未解，仍当救误下之逆为急，不可姑息表邪以致内伤下脱，必俟元阳恢复清便自调之后始当救表，然表当急救何也？盖恐内阳初复未充，外邪陷入，又变结胸痞满耳。"

由于中医在病理认识上既然奠定了这种"正虚"则"邪实"的理论基础，因而在治疗疾病上也就着重于"扶正"可以"袪邪"的办法。无疑的，所谓"正"，就是指机体对体内外变化的适应能力，所谓"邪"，就是指外在的各种刺激因素，所谓"扶正袪邪"即调整机体的适应能力使其能适应体内外的各种变化环境。使由外界刺激因素而引起的病理机转，转变为正常生理机转。基于这样一个基本概念，所以中医治疗疾病可以说绝大多数比重都是在划分疾病性质与类型之后再做调节的工作，《素问·阴阳应象大论》："治病必求其本。"《素问·至真要大论》："谨守病机，各司其属，有者求之，无者求之，盛者责之，虚者责之，必先五胜，疏其血气，令其调达，而致和平。"中医书上这种做调节工作的办法记载很多，难以尽举，要言之，不外汗、吐、下、消、和、温、清、补等八种方法。视病人之具体情况而予以具体应用，总以调整人体自然适应能力，恢复正常生理机转为第一要义。《素问·至真要大论》所谓："视其虚实，调其逆从，可使必已。""佐以所利，和其所宜。""各安其气，必清必静，则病气衰去，归其所宗。""寒热温凉，衰之以属，随其攸利，谨道如法。"总之治疗方面，过与不及所谓实其实而虚其虚，在中医认为均是大错。由于诊治疾病的标准是以证候群的不同类型及个别具体内在情况为主，因此中医在疾病的诊断与治疗上也就没有很系统的病名，也没有一成不变的治法，因人因地因时而各有所不同，完全以病者本身主观及客观情况如何来决定治疗如何。因此中医在对于药物及方剂的处理上也就多着重其调和功能如发汗、利尿、催吐、泻下、兴奋、强壮等，而并不着重于它对病原的作用。另外中医在治疗用药上有一个特点即甚少用单味药治病，差不多一般都是用复方治疗，即所谓的“七方”、“十剂”等。《素问·至真要大论》：“大则数少，小则数多，多而九之，少则二之，奇之不去则偶之，是谓重方，偶之不去，则反佐以取之。”强调用药处方，加减进退，纯视病者具体情况如何。但由于各人情况不尽相同，因此中医也绝无一成不变的治法，亦无一成不变的处方，认为“有成方而无成病”。所谓偏方治疗，验药验方在中医认为是不大靠得住的。虽然中医由于在发展过程中学派分歧，各家在治疗疾病的方法上，轻重先后上有些出入，但笔者以为这只是由于各家所处时代及地域环境等有差异，因而在认识上及其使用的方剂药物上也有些差异而已。总的原则，分析起来，则还是一致的。如果患者条件完全一致，则绝无甲用温补而乙用寒凉可以得到一样效果的道理，顶多只不过个人在用药习惯上及缓急轻重上出入，《素问·异法方宜论》：“医之治病也，一病而治各有不同，皆愈何也？岐伯对曰：地势使然也。……故圣人杂合以治，各得其所宜，故治所以异，而病皆愈者，得病之情，知治之大体也。”这是很正确的认识，有人讥笑中医诊病十个人看一个病可以开出十张不同的处方，因而认为中医荒唐，笔者认为假如这十张处方都没有错误的话，那么你可以深入的研究一下，这十张处方的基本精神及药物的性质必是类似的，不过因各人习惯不同，甲用“麻黄”、“桂枝”而乙用“羌活”、“防风”效果上则是接近的。这正如西医用解热镇痛药有的喜欢用阿司匹林，而有的则喜欢用氨基比林，但结果都可以达到解热镇痛的目的。因此顶多你只能说用后者毒性较大，不若前者安全但基本上你不能说他是错的一样。

于此，可知中医诊断与治疗疾病的原则，均不甚重视病原，而只着重在发病以后之病理生理机转。按现代病理学谓："致病动因直接作用所引起的那些变化，立即在连锁反应过程参加作用，疾病进一步的发展都是取决于这种连锁过程的，所以大多数病理过程的产生并不是由于致病动因直接作用于组织或器官所引进的，而是由于机体各系统方面的反应过程发展所致。"又说："致病动因本身并不是许多反应过程中每个过程的直接病原体，而是许许多多的反应过程联合到一起的时候形成疾病，不但如此，并且致病动因的作用往往在很短时间内即行结束（例如创伤、火伤、有毒物质）。有些病原性微生物的作用亦是如此，在此以后所发生的反应过程则按一定的顺序性和相互制约性发展……。"因此在发病学疾病发生的基础有两个异常重要的规律："一、病因因素不一定由始至终地存在于疾病过程中，也不一定直接引起疾病中的每一个现象，病因因素的存在对于一切疾病现象的继续发展不是必需的，也就是说病因因素的作用须要通过形成发病连锁的机体生理系统才能实现的；二、同是一种致病因素，发病连锁的发展方向可能是不同的，因而引起疾病的变异性和多型性。"

从以上所引述的现代病理生理学的一些基本概念，可知中医对于疾病的诊断与治疗的各项原则实有其一定程度的正确及其实际应用上的现实意义。

结　　语

综合以上各项论述，可知中医治疗体系的合理核心即其实际应用经验部分，其基本精神是合理的，与现代病理生理学的基本观点有其符合之处。不过现代病理生理学的研究是在巴甫洛夫高级神经活动学说和米邱林遗传学说、进化论的生物学观点基础上及现代科学实验基础之上建立的。因此，在理论方面有比较丰富的科学物质基础，而中医治疗体系则为一纯粹的经验医学体系。其对于疾病的体系认识，完全从经验中观察归纳得来，因此常知其然而不知其所以然。理论方面亦因之多涉及抽象与玄虚，缺乏科学上的论证，并且其合理部分与穿凿附会空想臆度部分掺杂混淆，令初学者难分皂白。“扶正”可以“祛邪”的正确观点始于《内经》，而东方生木，木生酸，酸生肝等说法亦见于《内经》，就是其正确认识部分亦多只能从其意而不能从其词。加以零星杂乱，卷帙浩繁，这是目前作中医研究与整理工作中比较困难而不容易全面归纳总结的原因所在。但是中医由于其对疾病认识上基本观点的正确，而中医治疗疾病的各种规律与法则又系在此基本观点指导之下产生的，所以在其实际应用方面实有其极丰富的内容，因此我们研究中医的基本认识及其治疗体系，使能在这些指标之下进一步而发掘出祖国医学遗产的宝藏以充实丰富现代医学内容，这不能不说有其实际上的积极意义当非徒作解说而已。笔者中医知识有限，现代医学更尚在学习过程中，半解一知，本不足以博大雅之一粲，但是笔者想如能因此而获得一些讨论线索，在大家共同讨论之下而使得中医学术体系的基本认识得到进一步的明确，使能成为今后中医具体研究工作中的一个指标，则当不能谓为完全无用，爰陈管见，以就正于高明。

（原载《中医杂志》1955 年第 5 期、第 6 期）

关于学习《伤寒论》与《金匮要略》的几点基本概念（1955 年）

祖国医学遗产的发扬与提高，关键在于西医学习中医学，这一点在今天已经成为一个正确的方向与必经的步骤。至于西医如何学习中医学亦经各方面酝酿，初步意见一致认为《内经》、《伤寒论》、《金匮要略》、《本草纲目》等为必读的书。其中应先从《伤寒论》、《金匮要略》学起，这是完全正确的。《伤寒论》、《金匮要略》在中医书籍中虽比较简要朴实，较少空洞理论，但其在归纳次序上及某些解说上仍然有其一定程度上的杂乱。因此在学习《伤寒论》、《金匮要略》以前，我们应该先对本书基本精神及书中若干术语有较多的了解，这是有必要的。为此，试作以下概念介绍与讨论。

一、辨证论治的基本原则

“辨证论治”是中医治疗疾病上的特色，即不以病原为诊治疾病的对象，而是以人体在受致病因素以后所引起的一切病理变化，主要是以“证”为诊断与治疗的依据。仲景谓：“观其脉证，知犯何逆，随证治之。”因此，《伤寒论》、《金匮要略》数十篇中无一篇不冠以“病脉证并治”或“病脉证治”的题目，凭证凭脉以为用药处方的标准。今以《伤寒论》桂枝汤证及《金匮要略》桂苓五味甘草汤证为例来说明仲景辨证论治的基本原则：

“太阳中风，阳浮而阴弱，阳浮者热自发，阴弱者汗自出，啬啬恶寒，淅淅恶风，翕翕发热，鼻鸣干呕者，桂枝汤主之。”（第12条）

“太阳病，头痛发热，汗出恶风，桂枝汤主之。”（第13条）

“太阳病，项背强几几，反汗出恶风者，桂枝加葛根汤主之。”（第14条）

“桂枝本为解肌，若其人脉浮紧，发热汗不出者，不可与之，当须识此，勿令误也。”（第17条）

“若酒客病，不可与桂枝汤，得之则呕，以酒客不喜甘故也。”（第18条）

“喘家作，桂枝汤加厚朴杏子佳。”（第19条）

“太阳病，发汗，遂漏不止，其人恶风，小便难，四肢微急，难以屈伸者，桂枝加附子汤主之。”（第21条）

“服桂枝汤，大汗出后，大烦渴不解，脉洪大者，白虎加

人参汤主之。”（第 26 条）

以上各条引自《伤寒论·辨太阳病脉证并治》。

“咳逆倚息不得卧，小青龙汤主之。”

“青龙汤下已，多唾口燥，寸脉沉尺脉微，手足厥逆，气从少腹上冲胸咽，……与茯苓桂枝五味甘草汤治其冲气。”

“冲气即低而反更咳胸满者，用桂苓五味甘草汤去桂加干姜细辛以治其咳满。”

“咳满即止而更复渴，冲气复发者，以细辛干姜为热药也。服之当遂渴，而渴反止者为支饮也。支饮者，法当冒，冒者必呕，呕者复纳半夏以去其水。”

“水去呕止，其人形肿者，加杏仁主之。其证应纳麻黄，以其人遂痹，故不纳之，若逆而纳之者必厥。所以然者，以其人血虚，麻黄发其阳故也。”

“若面色如醉，此为胃热上冲薰其面，加大黄以利之。”

以上引自《金匮要略·痰饮咳嗽病脉证并治》。

仅就以上所举的各条，我们就大致可以看出张仲景氏辨证论治基本精神，简单地加以解释就是说桂枝汤的主要适应证是发热、恶寒、汗出、头痛、脉浮但不紧，或有干呕等等症状。如果有其他合并症状则按其合并症状以综合治疗，项强者加葛根；喘者加厚朴、杏子；有汗出不止，小便难，四肢拘急，难以屈伸等中医所谓的“虚”象时，即加附子；有大烦大渴，脉搏大而有力中医所谓的“实”象时，则应改用白虎加人参汤等“甘寒”方剂，而不能再用桂枝汤；脉浮紧发热而不出汗的人，不用桂枝汤，因为它力量小；体质因习惯而有所改变的人，如酒客也不能用桂枝汤。桂苓五味甘草汤这张处方的应用精神也是与上述情况一样，咳逆倚息不得卧，多唾口燥，气喘为其主要的适应证，如果合并有呕吐者则纳半夏；形肿者加杏仁；面色如醉者加大黄等等。因此，就是有什么证就用什么方药，一切以病者表现于外的症征，再结合病者内在个别不同的体质情况（如上引的“若酒客病，不可与桂枝汤”），以为治疗时加减进退用药处方的依据。这就是张仲景氏辨证论治的基本精神所在，这种治病方法，粗看之下，好像不过是一种消极的对症疗法，头痛治头，足痛治足。但如深入研究，则仲景的辨证论治与消极的对症疗法是完全不同的。仲景在治疗上虽然也归纳症状，但其对症状的认识上，则完全着重在分析症状之病理发生机转，再根据病理发生机转以作各种不同的治疗。比如说，头痛这样一个症状，在张仲景的见解认为其病理发生机转上是多方面的，寒热虚实都可以发生头痛，因此在治疗上也就各不相同。《伤寒论》："太阳病，头痛，发热，汗出恶风者，桂枝汤主之。"（第13条）"伤寒不大便六七日，头痛，有热者，与承气汤。"（第56条）"病发热，头痛，脉反沉，若不差，身体疼痛，当救其里，宜四逆汤。"（第94条）"太阳中风，下利呕逆，表解者，乃可攻之，其人漐漐汗出，发作有时，头痛心下痞鞕满，引胁下痛，干呕短气，汗出不恶寒者，此表解里未知也，十枣汤主之。"（第157条）"干呕吐涎沫，头痛者，吴茱萸汤主之。"（第377条）仅就以上各条即可知头痛这样一个症状，可以是桂枝汤的适应证，也可以是承气汤的适应证，也可以是四逆汤的适应证，也可以是十枣汤的适应证，也可以是吴茱萸汤的适应证。这些方剂在性质上可以说完全是不相同的，何以区别应用呢？这完全在于医者参合其全身症征以分析其发病机转再作个别不同的适当治疗。所以仲景的辨证论治主要是在注意于机体病变的全身症征，务使机体生活功能恢复其正常状态，也就是说把患者全身病理机转改变而为生理机转而后已。其间斟酌损益，鉴别划分的关键所在，就在于辨证论治。这与头痛则给点止痛药，发烧则给点解热药，便秘则给点泻下药的消极对症疗法，实有其本质上不同的地方。辨证论治是《伤寒论》、《金匮要略》二书中的基本精神，因此我们在学习本书之先，对辨证论治的精神要有正确的了解，这是完全有必要的。

二、八纲、六经辨证在《伤寒论》、《金匮要略》中的运用

症状表现是多方面的，如何来辨别与归纳分析这些零乱复杂的症状呢？张仲景氏提出了所谓“八纲”与“六经”来归纳与辨别一切症状的基本性质及其变化发展情况：

（一）所谓“八纲”

即阴、阳、表、里、寒、热、虚、实八个字，总的说来，都是些具有相对意义的概念，即依据这些相对意义的概念以观察与辨别每一个症状的两方面。兹仅就《伤寒论》、《金匮要略》书中所谓的阴阳、表里、寒热、虚实等含义分别作简要的介绍：

1. 阴阳二字含义甚为广泛，至于在《伤寒论》、《金匮要略》中所指的“阴”、“阳”二字则似乎多系指疾病性质的虚实进退情况而言，所以张仲景氏有：“病有发热恶寒者，发于阳也；无热恶寒者，发于阴也”（第1条）的说法，其含义可以参看以下“虚实”项下解说。

2. “表”、“里”二字，在张仲景氏书中实包括有内外、轻重、深浅各方面的含义。《伤寒论》中有关“表里”的记载甚多，兹仅各举数条，以观仲景对此二字的看法：

“太阳病，脉浮紧，发热无汗，身疼痛，八九日不解，表证仍在，此当发其汗。”（第46条）

“脉浮者，病在表，可发汗。”（第51条）

“伤寒，大下后，复发汗，心下痞，恶寒者，表未解也，不可攻痞，当先解表。”（第169条）

“太阳病，下之微喘者，表未解也。”（第43条）

“小便少者，必苦里急也。”（第131条）

“伤寒十余日，热结在里。”（第190条）

“脉浮而紧，而复下之，紧反入里，则作痞。”（第156条）

“伤寒，瘀热在里，身必黄。”（第263条）

由此可见，所谓“表”证应该是：①症状表现出发热、恶寒、脉浮、无汗或有汗；②治疗上要用辛温发汗的方法。根据这两点我们似可以意味出“表”证可能是指各种热性病的初期，即热性疾病的前驱阶段，机体内在器官尚无甚大实质上的变化，所以症状上只有发热、恶寒、身疼、体痛、头痛等，这仅属于机体在受到病因刺激以后的一种反应现象，从治疗上应该用兴奋性的发汗药物（如麻黄、桂枝等，从效能上来看均有兴奋中枢的作用）去帮助抗力使它战胜病原，而不得用抑制性中医所谓的寒凉性药物（如泻剂等）以减低机体抗力而使病情逆转，此即仲景书中“表未解者，不可下也，下之为逆”的治疗原则。

所谓“里”证根据上举各条，“小便少”我们知道或者由于心脏病或者由于肾脏病。“痞”的原因很多，可能由于消化道的病变，或者肋膜炎症积水积液，或者由于肝脾等器官的肿大。至于“发黄”则更多属肝脏或胆囊等病变。由此可见，“里”证的范围多是指机体内在器官的病变，它是比较严重的，而多属于内在的疾病。由于仲景对“表”、“里”证的认识是以之代表疾病的轻重内外，所以仲景即依据此项认识以定出下列几项治疗原则，兹仍举本书原文三条为例以便说明：

“太阳病，外证未解，不可下也，下之为逆，若欲解外者，宜桂枝汤。”（第 44 条）

“中风，发热六七日，不解而烦，有表里证，渴欲饮水，水入则吐者，名曰水逆，五苓散主之。”（第 74 条）

“伤寒，医下之，续得下利清谷不止，身疼痛者，急当救里，后身疼痛，清便自调者，急当救表，救里宜四逆汤，救表宜桂枝汤。”（第 93 条）

此三条，第一条说明“表未解不可攻里”的原则，理由已如上述。第二条说明如果“表里两病”，即指机体抗力仍在对病原在继续的斗争，而同时机体内部器官已有较大的变化，此即仲景所谓的有“表里证”，因此一方面在治疗上要用药继续扶持机体抗力，而另方面又必须用药帮助机体对内在病变器官作生理的调节，此即所谓“表里两病，表里两解”的治疗原则。第三条则说明虽属表里同病，但机体内在病变已至极度严重程度，“下利”而至“清谷”，吃什么就泻什么，可见消化功能已至行将崩溃地步，因此温中健运已为首要任务，此即所谓“急当救里”的治疗原则，四逆汤中的附子、干姜，从经验上的效果来看都是这类的药物。

基于上面所述，可知张仲景氏著作中所谓的“表”、“里”二字实指疾病性质的轻重内外而言，这一点我们在读《伤寒论》、《金匮要略》之先，应对之有一个基本概念。

3. 在张仲景氏著作中，“寒”和“热”的含义，一般是指机体功能的衰减或亢奋而言。如《伤寒论》：

“自利不渴者，属太阴，以其脏有寒故也，当温之，宜服四逆辈。”（第277条）

“下利欲饮水者，以有热故也，白头翁汤主之。”（第372条）

上二条，前一条说明是消化功能衰减，所以叫“寒”证。后一条说明是炎症性下利，炎症在中医来说，认为是功能亢进的一种反应现象，所以叫“热”证。其中关键以“渴”与“不渴”来作鉴别。在《伤寒论》中所谓“寒”、“热”二字的概念，简单说来大致如此。但在仲景书中往往有一种寒热错综复杂的现象，这一点不能不知，如《伤寒论》有：

“病人身大热，反欲近衣者、热在皮肤，寒有骨髓也，身大寒，反不欲近衣者，寒在皮肤，热在骨髓也。”（第11条）

“少阴病，下利清谷，里寒外热，手足厥逆，脉微欲绝，身反不恶寒，其人面色赤，或腹痛，或干呕，或咽痛，或利止脉不出者，通脉四逆汤主之。”（第317条）

“伤寒，脉滑而厥者，里有热，白虎汤主之。”（第350条）

上述几条的证候归纳起来，即所谓“表热里寒”或“表寒里热”两类。“表寒里热”即一般中医说的真热假寒，表面看来好像是功能衰减，体温降低，属于“寒”证，而实则系由机体内部有某种急性病变所引起的中毒现象。相反的，“表热里寒”，即一般所谓的真寒假热，表面看来好像是功能亢进，属于“热”证，实则机体生活功能已至崩溃前夕，慢性病者末期或患者临危前往往是可以看到这种现象的，一般中医认为这叫做“阴盛格阳”，这可能是属于一种虚性兴奋的表现，“真寒假热”治疗上应予“温中”，即予兴奋强壮剂，如四逆汤等，“真热假寒”宜“清里”，即清热解毒剂，如白虎汤。典型的“寒”证或典型的“热证”，是容易识别的，而上述的杂难错综情况，则鉴别上是不明显的。中医辨证论治的技能高下与是否能对症状有分析综合的能力就在于此。

4．“虚”和“实”在仲景书中一般是以机体的适应能力和病理机转的相对情况而言。所谓“虚”，即指机体适应能力降低，抵抗力不足，“实”则是指机体在受病因刺激以后，病理机转亢进呈持续的强盛情况，兹仍举《伤寒论》数条以便说明：

“发汗病不解，反恶寒者，虚故也，芍药甘草附子汤主之。”（第68条）

“伤寒中风，医反下之，其人下利，日数十行，谷不化，腹中雷鸣……此非热结，但以胃中虚，……甘草泻心汤主之。”（第163条）

“下之后，复发汗，心振寒，脉微细，所以然者，以内外俱虚故也。”（第60条）

“阳明病，谵语……不大便，脉反微涩者，里虚也，为难治，不可更与承气汤。”（第219条）

“少阴病，脉微不可发汗，亡阳故也，阳已虚尺脉弱涩者，复不可下之。”（第286条）

“阳明之为病，胃家实是也。”（第185条）

“日晡所发热者，属阳明也。脉实者，宜下之。”（第242条）

“伤寒六七日，……无表里证，大便难，身微热者，此为实也，急下之，宜大承气汤。”（第254条）

“胸胁满而呕，……潮热者实也，先宜以小柴胡汤以解外，

后以柴胡加芒硝汤主之。”（第107条）

“少阴病，饮食入口则吐，……此胸中实，不可下也，当吐之。”（第324条）

综观以上引述各条，所谓“虚”，应该有这样一些情况：即有恶寒、脉微细、下利谷不化等等症状，而这些症状都可以因不适当的“发汗”或“泻下”所引起。所谓“实”，则应该有这样一些情况：即有大便困难、胸胁满、潮热、脉搏强而有力等症状。当然“虚”、“实”二字所指的症状甚多，中医对此尚有许多分析，上述者只不过略举一二，我们即大致可以看出“虚”、“实”二字的含义。恶寒、脉微细，很明显的是一种衰竭的征兆，下利谷不化，更可以看出消化功能的衰减。大便困难、胸胁胀满、脉搏强而有力、潮热等等，则可以说明，或由于病因刺激的强度异常，机体内部器官已有病变，或由于肠管蠕动障碍等等。从脉搏强而有力这一点上，更可以体会这样的病变完全是由外因所刺激而引起的，并非器官本身功能衰弱的结果，使能除去病因刺激，则病者即可恢复正常。因此仲景治疗法则上“实”证可以“汗”、可以“吐”、可以“下”，而“虚”证则不可“汗”、不可“吐”、不可“下”。所谓的“实”者有余，“虚”者不足治疗原则即《金匮要略》所指出的“损有余而补不足”，不能实其“实”而虚其“虚”。《素问·通评虚实论》谓：“邪气盛则实，精气夺则虚。”现代一般均认为中医所谓的“正气”大致是指体力而言，所谓“邪气”，大致均是指外界致病动因而言。因此我们把“虚”的含义理解为机体适应性的降低，而把“实”的含义理解为机体受病因刺激以后，病理机转亢进的持续，想来是合适的。

（二）所谓“六经”

即“太阳”、“少阳”、“阳明”、“太阴”、“少阴”、“厥阴”。关于六经含义，说法甚多，参以笔者见解，试作以下解说：

上文一再提到，“辨证论治”是张仲景氏诊治疾病的基本原则，但是症状是多样的，而且是随发展而表现不同的，从其中找出一定规律以之来认识与辨别疾病，当然有其必要。为此，仲景以各种症征就其性质上的特点及治疗方法上的不同而分别将其归纳为六个阶段，然后再分别加以讨论及进一步作细致的区别，如《辨太阳病脉证并治》或《辨阳明病脉证并治》等等，笔者认为，仲景大致以“太阳”代表一切热性病的初期，即疾病的前驱阶段，也就是上文所说的表证，如“伤寒一日，太阳受之”（第4条），“太阳之为病，脉浮、头项强痛而恶寒”（第1条）即凡属病症初起，有脉浮、发热恶寒、头痛等综合症状时便叫它作“太阳病”，把它划入“太阳”范围。总的治疗原则，可以用兴奋性的发汗药物来作治疗，如桂枝汤、麻黄汤等。在这样一个大前提之下，然后再根据个别不同的合并证候再作各别不同的合并治疗，选用各种不同的治疗方剂。

仲景“少阳”代一切热性疾病进行过程中之另一阶段，即病势进行过程中，所表现的症状，已非单纯的仅属受病因作用以后的一种反应现象，而是机体内在器官已经有了较重的器质上变化。《伤寒论》：“少阳之为病，口苦咽干目眩也”。（第264条）“伤寒五六日中风，往来寒热，胸胁苦满，默默不欲饮食，心烦喜呕，或胸中烦而不呕，或渴，或腹中痛，或胁下痞硬，或心下悸，小便不利，或不渴，身有微热，或咳者，小柴胡汤主之。”（第198条）

根据“少阳病”所述的各种症状，这很明显的，病变已经侵犯到机体内在器官而有一定程度上实质上的变化了，这比“太阳病”的主要证候只发热、恶寒、头痛、身疼体痛等，仅属于机体受致病因素刺激以后而引起的反应情况已经严重得多，因此在治疗上已非单独用发汗的方法可以解决，而必须要照顾到机体内在的病变，所以要用小柴胡汤这类表里两解的方剂了。

仲景以“阳明”代表疾病过程中的另一阶段，即机体受病因刺激以后，病理机转亢进的持续已达极期，《伤寒论》上有这样几个条文：

“阳明之为病，胃家实是也。”（第185条）

“不更衣内实，大便难者，此名阳明也。”（第186条）

"阳明病，其人多汗，以津液外出，胃中燥，大便必鞕，鞕则谵语，小承气汤主之。"（第218条）

仅以上述三条，已可以大致看出"阳明病"是由于病理机转亢进的持续已至体液耗竭，大便困难，而出现"烦渴"、"燥屎"等消化系统的病变，更因大便不通有毒产物不能正常排泄而更引起"谵语"等神经症状，情况是相当急迫而严重了，所以必须先其所急，应用通便及退热解毒之剂，以救其急，白虎汤、承气汤便是这一类方剂。

由于疾病的继续进行，机体病理调节及代谢功能已感不足，因而逐步就可能走入衰竭阶段。仲景以"太阴"代表消化功能的衰减，《伤寒论·辨太阴病脉证并治》谓：

"太阴之为病，腹满而吐，食不下，自利益甚，时腹自痛，若下之，必胸下结鞕。"（第273条）

"自利不渴者属太阴，以其脏有寒故也，当温之，宜服四逆辈。"（第277条）

仲景以"少阴"代心脏和全身功能的衰弱，《伤寒论·辨少阴病脉证并治》谓：

"少阴之为病，脉微细，但欲寐也。"（第281条）

"少阴病，恶寒身踡而利，手足逆冷者，不治。"（第295条）

"脉微细"、"但欲寐"，已可说明患者已有心力衰弱，精神不支症征，而"恶寒"、"身倦而利"、"手足厥冷"等症状，则更是患者已至心血管衰竭的地步。

至于"厥阴"是一个比较复杂的阶段，根据仲景厥阴病篇所述，笔者认为至少应该包含有两方面的含义：一方面是指机体抗力和疾病作最后挣扎的阶段，因此"厥热来复"为这方面的主要症征，即一时体温低降，一时又体温升高，这是机体对病变勉强作调节的挣扎表现，《伤寒论·辨厥阴病脉证并治》谓：

"诸四逆厥者，不可下之。"（第333条）

"伤寒先厥，后发热而利者，必自止，见厥复利。"（第331条）

因此在所谓"厥阴"阶段上，如果"热"多于"厥"，则机体尚能勉强作病理调节，因此尚能有好转的一线希望。若是“厥”多于“热”，则说明机体在病理调节上已有困难，前途难以乐观了，这种情况在病者死前是可以常常见到的。

另一方面可以认为“厥阴”是指“虚”人而有急性中毒的情况，亦即中医所谓的“正”虚“邪”实阶段，如何治法？这就全在医者视病者体力“虚”到如何程度，如体力尚能勉强支持则对症治疗，除邪为主，如患者体力大虚，败征已见，则扶正为急。因此在厥阴篇诸症中，有白虎汤证，有四逆汤证，亦有瓜蒂散证，亦有干姜黄芩黄连人参汤证，白头翁汤证，小承气汤证，小柴胡汤证等等。总的原则，就是患者有危象时如下利、脉微、肢厥等则救急强心扶阳为主，如无上述败征，则按症治疗，除邪为急。细观厥阴篇诸条文是可以得出这样一个结论的。

因此，我们可以意味出“六经”实际应该有两个含义：一个含义“六经”是某一类性质近似症征的归纳，如“脉浮”、“头项强痛”、“恶寒”、“发热”为主的症征，就叫“太阳病”。“高热”、“便难”、“谵语”为主的症征，就叫“阳明病”。“寒热”、“胸胁苦满”、“口苦”、“咽干”、“目眩”等为主的症征就叫“少阳病”。“自利不渴”、“腹满而呕”等消化功能衰减情况为主的症征，就叫“太阴病”。“脉微细”、“但欲寐”、“四肢厥逆”、“吐利”等为主的症征，就叫“少阴病”。久病重病之末期，“四肢厥冷”、“厥热来复”或“虚”人而有急性症征的就叫“厥阴病”等等。

另一个含义：“六经”是说明一切热性疾病的进行发展过程，即一般所谓的“六经传变”。但是应该指出，这种疾病进行发展情况，不是机械的，可以“传”，也可以“不传”。这就是说，假如病者体力好，适应性强，则在太阳阶段即可痊愈，不是非依次发展不可。《伤寒论》谓：“伤寒二三日，阳明少阳证不见者，为不传也。”（第5条）这就是指这类情况而言，亦可以由于病者体力不好，适应性低，或致病因素强度异常而病势进行发展加快，一开始就很严重，《伤寒论》中所谓的“太阳阳明合病”或“太阳少阳合病”或“三阳合病”等等，就是指这一类情况，至于所谓“三阴”的疾病原因是很多的，并不一定非由热性疾病引起不可，一切急慢性疾病末期，进入全身衰弱阶段，均可能引起此类结果。

总之，辨证论治是仲景的基本精神，所谓“八纲”，“六经”，就是辨别各种证候的重要指标，而且这当中是彼此联系，彼此关连，而不可分的，因此我们在学习《伤寒论》、《金匮要略》时必须先具有这样一个基本概念。有人把《伤寒论》、《金匮要略》割裂开来看，认为《伤寒论》是专谈传染病的书，而《金匮要略》则是谈热病以外的杂病的书，因此“六经”只属于《伤寒论》范围，在《金匮要略》则无所谓“六经”，这是不体会仲景“辨证论治”基本精神的说法。仲景在其自序中说“勤求古训，博采众方，撰用素问，九卷，八十一难，阴阳大论，胎胪药录，并平脉辨证为伤寒卒病论合十六卷，虽未能尽愈诸病，庶可见病知源，若能寻余所集，则思过半矣。”根本没有分开什么《伤寒论》、《金匮要略》。《金匮要略·脏腑经络先后病脉证》，很明显的就是全书总论，且事实上《伤寒论》、《金匮要略》书中条文互见，症候群及治法互见者甚多。《金匮要略·痉湿暍病脉证治》：“太阳病，无汗而小便反少，气上冲胸，口噤不得语，欲作刚痉，葛根汤主之。”和《伤寒论·太阳篇》“太阳病，项背强几几，无汗恶风，葛根汤主之。”（第31条）这两条在性质上及治疗原则上又有什么区别呢？《伤寒论》“伤寒表不解，心下有水气，干呕发热而咳，……小青龙汤主之。”（第40条）与《金匮要略》“咳逆倚息不得卧，小青龙汤主之。”这两条在治疗原则上又有什么不同呢？可见《伤寒论》、《金匮要略》是一体的，学习时应该综合参看，不容割裂。

三、对仲景脉学的几点认识

（一）病理机转的窥测

机体在受到致病因素引起病理变化以后，机体主动在高级神经领导之下进行病理调节。在这种调节过程中循环系统的作用是息息相关的，因此我们根据循环系统所表现于外的变化情况（如脉搏）来窥探病理机转，应当是可以推测出一部分情况的，试举《伤寒论》条文为例：

"伤寒一日，太阳受之，脉若静者为不传，颇欲吐，若躁烦，脉数急者，为传也。"（第4条）

"太阳病得之八九日，如疟状，发热恶寒，热多寒少，其人不呕，清便欲自可，一日二三度发，脉微缓者，为欲愈者，脉微而恶寒者，此阴阳俱虚，不可更发汗，更下，更吐也。"（第23条）

仅从这两条，我们已不难看出前一条是说明一个热性疾病的初期，如果患者脉搏安静自然，不疾不徐，这是由于病因刺激强度不大或者是机体适应能力很高，很迅速地就把病理情况调节到了正常，因此病势受到了制止，不致于继续发展，这就是仲景书中所谓的"不传"。相反的如果脉搏极快，则可以说明病因刺激强度甚大，或机体适应性降低，机体为了加强调节，所以心脏也就加重了负担以求适应，这是病理生理状态，所以病变有发展的可能，这就是仲景所谓的"此为传也"。至于后一条，常可以理解为疾病在进行一段时间之后，脉搏反而由浮紧急促而变为缓慢并且其人又无其他进行症状，消化功能也恢复正常（其人不呕，清便欲自可），这说明病热已经减退，机体将趋正常，心脏工作亦已解除其额外负担，因而这是疾病快痊愈了的前兆；相反的如果在疾病进行过程中，脉搏忽然变得微小，而且体温降低，这说明病情恶化，心脏已经由额外负担而至于负担不了，呈搏出量减少，血压降低，心血管衰竭的情况，这就比较严重。从上述二例，所以我们认为以脉搏的变化来窥测病理机转是可以找出一些线索的。

（二）治疗方法上的指标

据上述，根据脉搏变化可以窥测病理机转，因此当然也可能根据这些窥测线索以作治疗方法上的指标。《伤寒论》中有这样三条：

“桂枝本为解肌，若其人脉浮紧，发热汗不出者，不可与之也，当须识此，勿令误也。”（第17条）

“脉浮者，病在表，可发汗，宜麻黄汤。”（第51条）

“太阳中风，脉浮紧，发热恶寒，身疼痛，不汗出而烦躁者，大青龙汤主之。若脉微弱，汗出恶风者，不可服之，服之则厥逆，筋惕肉瞤，此为逆也。”（第38条）

这三条是很明显的，第一条说明脉浮而缓才是桂枝汤的适应证，如果脉浮而紧则是麻黄汤的适应证了，虽然麻黄汤、桂枝汤都是兴奋性的发汗剂，但是其强度上是有区别的，用桂枝汤不能解决问题，徒然贻误对疾病的及时治疗。第二条很明显，即脉浮为太阳病特点之一，因此可以作为参考而予以麻黄汤。第三条则说明发热恶寒、身疼痛、不汗出而烦躁，本应用大青龙汤，但如果患者脉搏微弱可知病者心脏已有衰弱现象，受不了大青龙汤这样发汗清里，表里两解的重剂了。

（三）预后的推测

根据脉搏变化既可以窥测病理机转线索，当然也可以因此推测患者预后情况：

“少阴病，下利，脉微者，与白通汤；利不止，厥逆无脉，干呕烦者，白通加猪胆汁汤主之。服汤，脉暴出者死，微续者生。”（第315条）

“伤寒，下利日十余行，脉反实者，死。”（第368条）

这两条，前一条可理解为一个心力衰弱的人，如下利甚剧是很危险的，因此应该用白通汤等以扶阳止泻。但如果不能解决，仍然泻下不止，而脉搏反而突然强大急促，这当然只能认为心脏最后挣扎了，所以预后是不良的。后一条的情况是和前一条情况类似的，这种情况在患者死前、久病重病末期我们是可以看到的。

根据以上所述，可见脉在疾病的诊断上是有若干价值的。不过应该特别指出的是仲景决不是单独依据切脉来诊断疾病，而主要是以症状结合脉象来综合观察，即所谓的“平脉辨证”。《伤寒论》中有这样两条可以说明：

“服桂枝汤，大汗出，脉洪大者，与桂枝汤，如前法。”（第25条）

“服桂枝汤，大汗出后，大烦渴不解，脉洪大者，白虎加人参汤主之。”（第26条）

这两条，就脉来说，都是“洪大”，但是症状有区别，一个有“烦渴不解”，而一个则没有，因此一个用桂枝汤，而另一个则用白虎加人参汤了。可见仲景在治疗上是“证”、“脉”合参的，或者根据症状，如本例所述，或者根据脉搏如上文大青龙汤例中所述，所以凭脉辨证论治，也是张仲景氏的基本精神，从本节所述，当更得到了一个有力的佐证。

《伤寒论》、《金匮要略》书中所可以看到有关“脉”的名目，据任应秋氏《脉学研究十讲》中统计共有一百零四种之多。这一点对于初学《伤寒论》、《金匮要略》的人来说是会感觉非常杂乱的，限于文章内容不能在此作详细的解说，但是归纳起来仍不出以上所举的“八纲”、“六经”的范畴。《中华医学杂志》一九五四年度第九号朱颜氏《中国古典医学症候治疗的一般性规律》一文中把中医的脉分为浮、沉、迟、数、滑、涩、弦、微、洪、芤、促、结代等十二种，这是合适的。《伤寒论》、《金匮要略》书中有关脉的方面，似亦不能超出此范围。这十二种脉象，朱颜先生作了些解释，读者可以参看原文。至于《伤寒论》、《金匮要略》书中所提到的如什么“数急脉”、“迟缓脉”、“大紧脉”、“洪大脉”、“浮迟脉”、“浮芤脉”、“细脉”、“微脉”等等，或为两种脉象的并见，或为重复，或为文字上多方面的含义。我们按照“六经”、“八纲”总的精神来加以体会即可，从其意而不从其词，不必每一个字地来推敲，这样来认识仲景脉法，我们认为是不难理解的。

四、在阅读原文方面应注意的几个问题

关于阅读《伤寒论》、《金匮要略》应有的几点基本概念大致已如上述。如果我们能具有这些概念以后再来读《伤寒论》、《金匮要略》，笔者认为在阅读上是没有什么困难的，不过有下列三点，应该先行在此提出：

（一）注意书中文字描述上的特点

汉以前的中国医书由于时代特点，其文字上均较简单，不若明清医书记录详尽易解，《伤寒论》、《金匮要略》当亦不能例外。因此我们在读本书时应该先注意其文字描述上的特点，否则是难以理解的。今举《伤寒论》中几个条文为例来说明：

“太阳病，发热恶寒，热多寒少，脉微弱者，此无阳也，不可发汗，宜桂枝二越婢一汤主之。”（第27条）

这一条，如果以一般文字描述习惯来看，显然是有问题的。既云太阳病发热恶寒何以又言不可发汗？既云不可发汗又何以方中用麻黄桂枝？既云脉微弱者，此无阳也，按照仲景治疗精神，“脉微无阳”，应该是四逆汤等的适应证，但何以方中又用寒凉的退热药石膏？这些当然是说不通的，因此历代注家为此条也颇多争论，或者说是传写错误，或者是作了些穿凿附会的解释，但如果我们认识了仲景文字描述上的特点，则就很容易理解了，因为发热恶寒这是“表”证未解，所以应当仍用麻桂等药以发其汗，但又因为热多寒少则可知病势是继续发展，所以加入石膏等调节体温的药物以照顾机体内在器官上的转变，这就是上节所读到的“表里两病”，“表里两解”的治疗原则。至于“脉微弱者此无阳也，不可发汗”，不过是仲景自己加的注解，即重复的告诉你一句，发热恶寒，热多寒少才是桂枝二越婢一汤的适应证，但是如果看见脉微弱的人则是病者体力已虚，那就不用再用这类方药了。这样来看这一个条文，我想当是很明确了。又如《伤寒论》“太阳病，桂枝证，医反

下之，利遂不止，脉促者，表未解也，喘而汗出者，葛根黄芩黄连汤主之。”（第34条）其中“脉促者，表未解也。”一句也是仲景注解，并不是葛根芩连汤可以治表不解。又如《伤寒论》：“伤寒，心下有水气，咳而微喘，发热不渴，服汤已，渴者，此寒去欲解也，小青龙汤主之。”（第41条）这一条中的“服汤已，渴者，此寒去欲解也。”一句也是仲景的注解，并不是寒去欲解了反而还要用小青龙汤。仲景书中这类例子非常之多，这是仲景文字描述上的特点，我们应该加以体会才能阅读《伤寒论》、《金匮要略》，否则打开书本，将会处处都成问题。

（二）应该综合的来认识各个条文

《伤寒论》、《金匮要略》是仲景治疗经验零星记载的累积并经后人编次，因此在次序上、系统上有的不太明显与细致，因此我们读本书时，不能以某一个孤立的条文就做出结论，必须加以综合归纳后再来认识。例如《伤寒论》“少阴病，下利便脓血者，桃花汤主之。”（第306条）这一条所描述的症状，只是下利便脓血，如果我们只根据这一条，一见下利便脓血就给予桃花汤，那往往就会出大乱子，因为桃花汤的组成是收敛药和温中药，如赤石脂干姜等，而一般下利便脓血则多属于消化道急性炎症，如果用桃花汤则一定会引起炎症的继续剧烈进行。所以你在认识这一条文时，必须理解到这是少阴病的条文，所以条文开始冠有“少阴病”三字。更应由此理解到少阴病是一切急慢性疾病的末期，机体已进入衰弱阶段，这时下利便脓血是机体调节功能衰败的征兆，将会因此更快的死亡，所以止泻扶阳应该是首要任务，因此才用赤石脂、干姜这一类的药物。又如“脉浮者，病在表，可发汗，宜麻黄汤”（第51条）这一条，仅有“脉浮”一个现象，而脉浮的疾病非常之多，太阳阶段的疾病差不多都是脉浮，因此如仅根据这一条即给予麻黄汤，显然是根据不足的，所以必须联系到前面的条文，先理解“伤寒”二字的症状“太阳病，或已发热，或未发热，必恶寒，体痛呕逆，脉阴阳俱紧者，名曰伤寒。”（第3

条）“太阳病，头痛发热，身疼腰痛，骨节疼痛，恶风，无汗而喘者，麻黄汤主之。”（第35条）这就是说麻黄汤的适应证必须是发热、恶寒、身体疼痛、不出汗、喘。如果仅根据一条，看见脉浮便给予麻黄汤，那就非出乱子不可。因此我们在学习《伤寒论》、《金匮要略》时必须是前后条文互相参证，综合地来辨证。孤立地、断章取义地来看仲景的某一个条文是不可以的。

（三）不能勉强解释与轻率地批判

《伤寒论》、《金匮要略》书中记载各条，虽然大部分说来还是简明朴实的，但其中不可理解者还是很多，如《伤寒论》“风家表解而不了了者，十二日愈。”（第10条）“病有发热恶寒者，发于阳也，无热恶寒者，发于阴也，发于阳者七日愈，发于阴者六日愈，以阳数七阴数六故也。”（第7条）“太阳病欲解时，从巳至未上。”（第9条）等等条文，在今天看来是难以理解的。作者认为正确的态度是暂时把它保留，不必管它，亦不可轻易的加以批判，因为这当中可能有的是古人的经验，或者其中有其他方面的含义，等我们学习研究一段时间，在实际中观察一些时候再说，更不可以勉强的加以解释，因为这样对于我们学习《伤寒论》、《金匮要略》都没有什么好处。

最后关于阅读《伤寒论》、《金匮要略》时的参考书籍，笔者想在此附带地提一下，《伤寒论》、《金匮要略》据仲景自序是总结前人经验及其自己认识的一部作品。阎德润先生谓《伤寒论》、《金匮要略》是中医的临床治疗学，《内经》是中医的基础医学，《本草纲目》那当然应当是中医的药物学了。所以读《伤寒论》、《金匮要略》时参阅一下《内经》及《本草纲目》，照道理上说应该是必要的，不过《内经》比《伤寒论》、《金匮要略》还要难读，《本草纲目》也比较乱，范围太大，初学中医者一开始就阅读这些书当不是没有困难的。因此作者认为在读这些书前，有必要先参看一下中、西药刊物发表近人有关《伤寒论》、《金匮要略》的著作。此外，脉学方面，任应秋先生所著《脉学研究十讲》，可算是一本有总结性的专著，虽然有缺点，但收集的材料很多，可供我们学习参考。药物方面《中国药学大辞典》及叶橘泉先生所著的《现代实用中药》都是比较好的参考书。至于《伤寒论》、《金匮要略》各家注解，开始时最好不看，因为各家注解穿凿附会者居多数，初学者不易加以分辨，反而容易造成混乱。综观本文全篇内容，可以有这样一个概念，即辨证论治为仲景书的基本治疗精神，只有在具有这样一个概念之下，才能正确的来认识《伤寒论》、《金匮要略》，才能够掌握张仲景氏的基本治疗法则。

（原载《江西中医药》1955年第5期第6期）

试论祖国医学中“神”的基本涵义及其在临床运用上的一般规律
（1960年）

祖国医学认为“神”是构成人体正常生理活动的根本。只有在“神”的作用正常情况下，人体的一切生理活动才能正常进行。所以在临床上都是惓惓以“神”为主。兹就祖国医学中“神”的基本涵义及其在临床运用上的一般规律，试作如下讨论。

一、神的涵义

神，指一切事物的活动在变化过程中所表现于外的正常现象。《素问·五运行大论》说：“神在天为风，在地为木，在体为筋，在气为柔，在藏为肝，其性为暄，其德为和，其用为动，其色为苍，其化为荣，其虫毛，其政为散，其令宣发……。其在天为热，在地为火，在体为脉，在气为息，在藏为心，其性为暑，其德为显，其用为躁，其色为赤，其化为茂，其虫羽，其政为明……。其在天为湿，在地为土，在体为肉，在气为充，在藏为脾，其性静兼，其德为濡，其用为化，其色为黄，其化为盈，其虫倮，其政为谧，其令云雨……。其在天为燥，在地为金，在体为皮毛，在气为成，在藏为肺，其性为凉，其德为清，其用为固，其色为白，其化为敛，其虫介，其政为劲，其令雾露……。其在天为寒，在地为水，在体为骨，在气为坚，在藏为肾，其性为凛，其德为寒，其色黑，其化为肃，其虫鳞，其政为静……。”可以看出，自然界中风、热、湿、燥、寒的正常变化及木、火、土、金、水的正常作用，所以风和日暖、寒暑适时，谓之有神；反之，谓之失神。在人体方面，言语、声音、动作举止、意识思维正常而有生气，谓之有神；反之，谓之无神。例如一个人，当他精神充沛、身体壮实、肤色红润、智力很好时，我们便说他有神或神气很好；当他精神委顿、身体羸弱、肤色晦暗、智力不好或意识障碍时，我们便说他失神或神气不好，《类经图翼·医易》说：“春夏为岁候之神，……昼午为日之神，……推之于医，则神圣工巧，得其神也，……精进日新，志之神也，……察之形色，则坚凝深邃，形之神也，……长洪圆亮，声之神也，……诊之脉色，则绵长和缓，脉之神也，……清苍明净，色之神也……。”指出神是指自然界中一切良好的、光明的、旺盛的、正常的现象。在人体来说，是指一切正常生理活动所表现于外的现象和体征。

二、神的来源

《灵枢·本神》说：“生之来，谓之精，两精相搏，谓之神。”《素问·生气通天论》说：“阴平阳秘，精神乃治”。这是说，神是由于阴阳正常变化而产生的。自然界是以天为阳，地为阴。自然界中的一切正常变化都是由于阴阳（天地）之间的正常作用。对人体来说，无形的功能为阳，有形的物质为阴，人体中的一切变化（神）的发生，是由于阴阳之间的作用正常，也就是无形的功能和有形的物质之间的作用正常。如水谷，是有形物质，属阴，体内运化水谷的作用，属阳。因此，营养充足、精神好、做事也有劲，这便是有神，这是饮食和体内运化水谷的功能相互作用的结果，也就是阴阳作用正常的结果。《灵枢·平人绝谷》说："神者，水谷之精气也。"《素问·六节藏象》说："五味入口，藏于肠胃，味有所藏，以养五气，气和而生，津液相成，神乃自生。"说明神的产生是由于阴阳之间的作用正常，是有形的物质和无形的功能相互作用的结果。

三、神在人体中的成长过程

《灵枢·天年》说："何者为神？岐伯曰：血气已和，营卫已通，五脏已成，神气舍心，魂魄毕具，乃成为人。"又说："人生十岁，五脏始定，血气已通，……百岁，五脏皆虚，神气皆去，形骸独居而终矣。"这是说神是随着人体的生长发育而逐渐成长，到人体发育比较成熟的时候（"血气已和，营卫已通，五脏已定"），神的作用才比较完整（"魂魄毕具"）而主宰全身（"神气舍心"），并具有正常生活的能力（"乃成为人"），到年老发育衰退的时候（"百岁，五脏皆虚"），神的作用也随之衰退（"神气皆去"），神的作用没有了，人也就死亡。（"形骸独居而终"）。说明神在人体中的成长过程与人体的整个发育过程是一致的，它随着人体的成长而成长也随着人体的衰退而衰退。

四、神的分类

根据文献中相关论述及其外在表现特点，所属脏器，阴阳属性，分为下列五类。

（一）神

神是由心所主。《素问·六节藏象》说："心者，生之本，神之变也。"《素问·灵兰秘典论》又说："心者，君主之官也，神明出焉。”《灵枢·本神》说：“心藏脉，脉舍神。”祖国医学所指的心，除包括一部分现代医学所说的心脏作用以外，更主要的是它还具有主宰全身的意义。

神在阴阳属性上属阳。因为神藏于心，心在人体五脏之中属阳，所以神也属阳，并且它在正常活动情况下，具有动的倾向。《素问·五常政大论》说：“升明之纪，正阳而治，德施周普，五化均衡，其气高、其性速，……其类火，……其脏心……。”升明之纪，在运气学说中指火运平气之纪，其气高，其性速，指活动的现象。即心在正常作用之下，一般具有气高，性速的特点。所以心在五行中属火，在五脏中属阳中之阳，神为心之所藏，故在阴阳属性上也属阳。

(二) 魂

魂也是人体精神活动之一。也具有神的作用，神指神智或意识的本身，魂除了这方面的作用，还指人体精神上的控制或者抑制作用，比如说，人体在精神活动上能够正常地控制或者抑制自己，谓安魂，是人体的正常生理现象。反之，谓不安魂，是病象。魂是由肝所主。《素问·六节藏象》说：“肝者，罢极之本，魂之居也。”《灵枢·本神》说：“肝藏血，血舍魂，”祖国医学所说的肝，不完全是现代医学所指的肝脏，它是在心的主持之下具有管理人体精神、神经作用的一个器官。《素问·灵兰秘典》说：“肝者，将军之官，谋虑出焉。”所谓肝藏魂，实际上是指人体精神活动中的控制、抑制作用，是在心主持下的一个具有管理人体精神作用的器官所主持。在阴阳属性上，也属阳，这是因为肝在人体中属阴中之阳脏，在五行中属木，木火同气，所以魂也属阳，《灵枢·本神》说：“随神往来谓之魂”。这是说，魂虽然由肝所主持，但它直接受神的影响并具有神的作用。神属阳，魂系随神往来，所以魂也属阳。

(三) 魄

魄是人体精神活动之一，魄的作用有二：其一指人体在精神上的振奋作用。《类经》说："魄之为用，能动能作。"其二指本能的动作或较低级的反应，《类经》又说："人之生也，始变化而为形，形之灵曰魄，魄内自有阳气，气之神曰魂，魂魄神灵之名，初生时耳目心识，手足运动，此魄之灵也，及其精神性识，渐有知觉，此则气之神也。"又说："魄之为用，……痛痒由之而觉也。"这是说，婴孩生来即具的本能动作（喜笑、啼哭、手足舞动及一些感觉作用）都属魄的功能。

魄由肺所主。《灵枢·本神》说："肺藏气，气舍魄。"《素问·六节藏象》说："肺者，气之本，魄之处也。"祖国医学文献记载的肺，不全是现代医学所指的肺脏，它也是在心的主持之下具有调节全身功能作用的一个器官，"诸气者，皆属于肺，……肺者，相傅之官，治节出焉。"就是说，肺在人体中有治理调节全身功能的作用，因此所谓肺藏魄者，实际上是指人体精神活动中的振奋作用（本能的感觉和动作），是在心所主持之下的一个具有调节全身功能作用的器官所主持。

魄在阴阳属性上属阴，这是因为魄的产生由来于气，而气又是在精的基础上产生的，所谓精足则气盛，气盛则魄强。《灵枢·本神》说："并精而出入者，谓之魄。"魄与精密切相关，精属阴，所以魄也属阴，同时魄与魂的作用不同，魂指较高级复杂的思维意识活动，魄指本能的反应和动作，其作用有复杂和简单之别。而魂属阳，所以魄便属阴，魂与魄之分属阴阳还有阴阳升降的涵义。

(四) 意

意是人体精神活动之一，《灵枢·本神》说："心有所忆谓之意"，这是说，意是指人的意念活动和记忆能力。人在精神活动方面意念丰富、联想力强、记忆力好，便是意的活动正常的表现。

意由脾所主，《灵枢·本神》说："脾藏营，营舍意"，祖国医学文献中所说的脾，既有运化水谷的作用，也有思虑的作用。《素问·阴阳应象大论》说："在藏为脾，……在志为思……。”《素问遗篇·刺法论》说：“脾为谏议之官，知周出焉”，所以人体的各种意念活动或记忆力，都属于脾的作用范围。

意在阴阳属性上属阴，因为脾属于阴脏，脾藏意，故意也属阴，且人的意念丰富与否，记忆力的好和坏，都与阴精充足与否有密切关系，故属阴。

（五）志

志是精神活动之一。《灵枢·本神》说：“意之所存，谓之志。”做事的目的，是在人的意念活动中逐渐积累而成的，所以说志是“意之所存”，一个人作事能有目的地来进行，便是志的活动的正常表现。

志由肾所主。《灵枢·本神》说：“肾藏精，精舍志。”《素问·六节藏象论》也说：“肾藏志”，肾的作用很多，其中之一有主宰意志、智慧的功能，所以《素问·六节藏象论》说：“肾者，作强之官，伎巧出焉”，由于肾为作强之官，而人的志又是作强的具体表现，所以人的志便属于肾的作用范围。

志在阴阳属性上也属阴，因为肾属阴藏，肾藏志，所以志也属阴。此外，“肾藏精，精舍志”，人的志活动正常与否，与肾的藏精充足与否有密切关系，而精属阴，志自然也属阴。

总之，神的分类一般分出神、魂、魄、意、志，其中神、志最重要。因为神为火之精，志为水之精，所以神、魂、魄、意、志者都可谓神，也都可谓志，或统称神志。

五、神的功能

（一）神是人体中一切生理活动的最高主宰

人体对内对外一切细致复杂的变化，都由神来主持。由于神是人体的最高主宰，所以藏神的心也就成为至高无上的器官。《素问》说：“心主神明”。《类经·藏象类》说：“心为一身之君主，禀虚灵而含造化，具一理以应万机，藏府百骸，惟听是命，聪明智慧，莫不由之。”又说：“心者，生之本，……

故主明则下安，以此养身则寿。……心正则万神俱正，……主不明则十二官危，使道闭塞不通，形乃大伤，以此养生则殃。”《灵枢·邪客》说：“心者，五藏六府之大主也，精神之所舍也，其藏坚固，邪弗能容也，容之则心伤，心伤则神去，神去则死矣。”说明神以及藏神的心在人体一切生理活动中的最高主宰作用。

（二）神是人体一切精神活动的源泉

神不仅主持所有器官的生理活动，也直接主持一切精神活动。《素问·八正神明》说：“帝曰：何谓神？岐伯曰：请言神，神乎神，耳不闻，目明心开而志先，慧然独悟，口弗能言，俱视独见，适若昏，昭然独明，若风吹云，故曰神”。“神，……在志为怒，……在志为喜，……在志为思，……在志为忧，……在志为恐……。”《灵枢·五色》说：“积神于心，以知往今。”这是说，人的智慧、情志变化、思维等，无一不是神的作用。也是人体一切精神活动的源泉，人的一切精神活动都是在神的直接主持下进行的。

六、神损伤的常见原因

（一）七情过用

七情，属神所主，因此七情过用，必然会使神受到损伤。《灵枢·本神》说：“是故怵惕思虑者则伤神。……因悲哀动中者，竭绝而失生；喜乐者，神惮散而不藏；愁忧者，气闭塞而不行；盛怒者，迷惑而不治；恐惧者，神荡惮而不收。”又说：“脾忧愁而不解，则伤意；……肝悲哀动中，则伤魂；……肺喜乐无极，则伤魄；……肾盛怒而不止，则伤志……。”说明过喜、过怒、过忧、过悲、过思、过恐、过惊，都可以直接伤神，七情过用伤神的另一方面原因是因为七情过用，可以伤害人体的精，而神又是在精的基础之上产生的，因此也就必然因伤精而伤神。

（二）邪气犯心或心包络

邪气，指一切致病因素。心包络，是心的外围，它的作用是代心用事，因此包络实际上也有心的作用。一切致病因素，只要侵犯了心或心包络就必然使神受严重损害。一般来说，邪气侵犯心时，首先侵犯心的外围——心包络，而不是心，这因为心抗邪能力较强，但假如一旦邪气侵犯到心，情况便极严重。因为心为君主之官，藏神，主持全身的作用。心受损害而不能藏神，则全身失却主宰，形成崩溃局面。《灵枢·邪客》说："故诸邪之在于心者，皆在于心之包络。"可见心不易伤，也不可伤，一旦受伤，就不能藏神，神去则死。

（三）继发于精气受伤情况之下

在病因作用之下，精或气受到严重损伤，神也必然会损伤。《类经图翼·真阴论》说："命门之火，谓之元气；命门之水，谓之元精。五液充则形体赖之而强壮，五气治则营卫赖以和调，此命门之水火，即十二脏之化源。故心赖之，则君主以明；肺赖之，则治节以行；脾胃赖之，济仓廪之富；肝胆赖之，资谋虑之本；膀胱赖之，则三焦气化；大小肠赖之，则传导自分"。《景岳全书》也说："精强神亦强，神强必有寿，精虚气亦虚，气虚必多夭。"说明神是在精气的基础上产生的，伤精伤气也必然会损伤神。

七、伤神的临床表现和治疗原则

（一）伤神的主要临床表现

神在病因作用下，受病后主要临床表现大致可以归纳如下：

1. 神明乱：即精神错乱，神态失常。《素问·阳明脉解篇》说："衣被不敛，言语善恶不避亲疏者，此神明之乱也，……阳明病甚，则弃衣而走，登高而歌，或至不食数日。踰垣上屋，所上之处，皆非素所能也。……妄见而妄言。"《难经·五十九难》说："狂疾之始发，少卧而不饥，自高贤也，自辨智也，自贵倨也，妄笑，好歌乐，妄行不休是也。""癫疾始发，意不乐，僵仆直视。”故神明乱，实包括下列几方面的内容：

（1）知觉方面的障碍：错觉幻觉的表现。

（2）思维方面的障碍：表现在各种妄想，尤其是夸大妄想。

（3）情感方面的障碍：表现在情绪高涨，焦虑或情绪低落、情感淡漠所谓“或有默默而不声，或复多言而谩说。”“好歌好舞，甚则弃衣而走，踰垣上屋，又甚则披头大叫，不避水火，且好杀人……。”

（4）运动方面的障碍：表现在运动性兴奋或运动性抑制。

（5）智能方面的障碍：表现有批判能力缺乏，或语言行动的改变。

总的来说，所谓神明乱，就是人体在病因作用以后所出现的精神活动失常的表现。

2. 情志活动上的失调：是指喜、怒、忧、思、悲、惊、恐等情志上的活动失去一般正常协调的状态。《素问·调经论》说：“神有余则笑不休；神不足则悲。……血有余则怒；不足则恐。……血并于上，气并于下，心烦惋，善怒……。”《素问·阳明脉解篇》又说：“恶人与火，闻木音则惕然而惊，……所谓少气善怒者，阳气不治，阳气不治，则阳气不得出也，肝气当治而未得，故善怒。……所谓恐，如人将捕之者……。”《素问·五常政大论》又说：“岁土太过，……民病意不乐。”又说：“岁木太过，甚则忽忽善怒。”又说：“伏明之纪，……其病昏惑悲忘。”又说：“太阳之复，……善悲，……甚则入心，善忘，善悲。”《灵枢·本神》说：“志伤则喜忘前言。”这些症状，如易笑、易悲、易恐、易忘、烦躁不安都属于情志活动的失调，是伤神的结果。

3. 形色脉的严重反常：形体、面色和脉象，不论在正常或病中都应该有它的相应表现。表现在正常范围的，谓有神，反之则失神。《素问·脉要精微论》说：“头者，精明之府，头倾视深，精神将夺矣；背者，胸中之府，背屈肩随，府将坏矣；腰者，肾之府，转摇不能，肾将惫矣；膝者，筋之府，屈伸不能，行则偻附，筋将惫矣；骨者髓之府，不能久立，行则振掉，骨将惫矣。得强则生，失强则死。”又说：“夫精明五色者，气之华也，赤欲如白裹朱，不欲如赭；白欲如鹅羽，不欲如盐；青欲如苍璧之泽，不欲如蓝；黄欲如罗裹雄黄，不欲如黄土；黑欲如重漆色，不欲如地苍。五色精微象见矣，其寿不久也。”这都是指无神气，失生机的人的面色的反常。《素问·平人气象论》又说：“春胃微弦曰平，……夏胃微钩曰平，……长夏胃微软弱曰平，……秋胃微毛曰平，……冬胃微石曰平。……真肝脉至，中外急，如循刀刃责责然，……真心脉至，坚而搏，如循薏苡子累累然，……真肺脉至，大而虚，如以毛羽中人肤，……真肾脉至，搏而绝，如指弹石辟辟然，……真脾脉至，弱而乍数乍疏。……诸真藏脉见者皆死，不治也。”这些都是指人的脉象方面的严重反常。不论形、色、脉，其表现在正常范围者，谓有神；严重反常者，谓失神。失神，是神在病因作用下严重损伤的结果。

（二）伤神的治疗原则

1. 治本：伤神的治本方法，大致可以分为下列三方面：

（1）除邪：《医学入门·外集·伤寒》说：“发狂者，热毒在胃，并入于心，遂使神昏不定，……皆因汗下失宜，阳气亢极，阴气暴虚，非大吐下不止。”《景岳全书伤寒典（下）》说：“邪入于阳则狂，是皆以阳明热邪上乘心肺，故令神志昏乱若此，此阳狂也，然伤寒病至发狂，是为邪热已极，使非峻逐火邪则不能已。”说明神伤系由于邪盛所致，在治疗上首先考虑除邪，除邪就是治本。

（2）扶正：《景岳全书》说：“或由失志而病，其病在心也；或由悲忧而病，其病在肺也；或由劳倦思虑而病，其病在肝脾也；或由失精而病，其病在肾也；此其本病已伤于内，而寒邪复感于外，则病必随邪而起矣，其证如狂，亦所谓虚狂也，……凡治此者，须辨阴阳，虚而无邪者，在阳分则宜四君、八珍、十全大补汤、大补元煎之类，在阴分则宜四物、六味、左归饮、一阴煎之类……。”（同上）这是说，伤神系由虚所致，治本的方法就是补虚。而补虚之中还要辨别阴阳，区分五脏，阳病补阳，阴病补阴，在心补心，在肾补肾……。

（3）精神治疗：伤神系精神疾病之一，在治本方面，也要考虑到精神治疗，首先是随从患者之所好，《中藏经·水法有六论》说：“其喜水者，以水济之，其喜冰者，以冰助之，病者之乐喜好，勿违背，亦不可强抑之也，为此从随，则十生其十，百生其百，疾无不愈耳。”《古今医统大全·心风门》说：“治法须以七情相胜，五志遂心。”其次，亦可给予适当的精神刺激，以达到治疗的目的，《丹溪活套》说：“五志之火，因七情而起，郁而成痰，故为癫痫狂妄之证，宜以人事制之，非药石所能疗也，须诊察其由以平之。”这些都算是治本的方法。

2. 治标：伤神的治标方法，大致可分为三方面：

（1）安神：伤神病患者，临床表现以躁动不安等症状为主者，治疗上可用安神法。《古今医统·癫狂门》说：“神明失守为狂，治宜镇心安神清上之剂。”即属于此类。

（2）提神：伤神病患者，临床表现以萎靡不振等症状为主者，治疗上可用提神法，提神与补气好像相似，实质上却不同。补气是从根本上恢复患者不足之功能，提神则只作暂时振奋，实际也属于兴奋的方法。

（3）开窍：伤神病患者，表现为卒然昏倒、神志不清、息促痰涌者，临床必须用开窍法处理。因为这些症状就是窍闭，开窍从作用上来说基本上也属于兴奋刺激法。

八、神的护养

（一）调七情

一切情志上的反常，都可以伤心并进而影响人体全身。《灵枢·邪客》上说：“心者，五脏六腑之大主也，……故悲哀忧愁则心动，心动则五脏六腑皆摇。”由于七情均可伤心，心主神，心病则神病，因此，在护养上首在调和七情，避免过用。

（二）顺四时

春温、夏热、秋凉、冬寒的气候，产生了春生、夏长、秋收、冬藏的特点。在生活起居上，如能与之适应，神就能保持正常，从而保证全身的健康，《素问·四气调神大论》说："夫四时阴阳者，万物之根本也，所以圣人春夏养阳，秋冬养阴，以从其根，故与万物浮沉于生长之门，逆其根则伐其本，坏其真矣，故阴阳四时者，万物之终始也，死生之本也，逆之则灾害生，从之则苛疾不起。"说明了顺应四时对于保证人体健康的重要意义。

（三）避免精气的损伤

由于神是在精气的基础之上产生的，精气受伤也必然使神受损伤。因此，在护养方面，必须要同时护养精气，避免精气的损伤。

（原载《广东中医》1962年）

论中医学的整体观（1976年）

中医学是我国古代劳动人民在长期生产、生活及与疾病作斗争的实践过程中，逐渐积累经验，并逐渐形成的一门自然科学。其指导思想，那也正是古人在长期的生产、生活及与疾病作斗争的实践过程中所逐渐形成的一套整体观。《淮南子》谓："古者民茹草饮水，采树木之实，食蠃蛖之肉，时多疾病毒伤之害，于是神农乃始教民，播种五谷，相土地，宜燥湿肥垸高下，尝百草之滋味，水泉之甘苦，令民知所辟就，当此之时，一日而遇七十毒。"刘恕谓："民有疾病，未知药石，帝始味草木之滋，尝一日而遇七十二毒，神而化之，遂作方书，以疗民疾，而医道立矣。”（《通鉴外纪》）方孝孺谓：“天下之疾，万变无穷，而风气古今之殊，资禀厚薄之异，服食之品，劳逸之差，静躁之度，奉养、嗜好、居处、习业，所遭之时，所遇之变，人人相悬也，苟非深思博考以周知其故，而欲按既试之法，铢比两较之，此奚异用乡射之仪于临敌制变之顷哉，其取败必矣。”（《原医》）从上面这些论述，不但可以十分明确地说明了中医学是来自于古代劳动人民长期的生产、生活及与疾病作斗争的实践经验，也十分明确地说明了在古人的实践经验基础之上所逐渐形成的对疾病认识上的整体观，并成为了中医学的理论指导思想。

由于整体观是中医学理论的指导思想，因而整体观也就贯穿到了中医学中的各个方面，兹分别作如下阐述。

一、天地一体观

“天地一体”就是说天地是一个整体。“天地”古人是指整个自然界而言。《内经》谓：“天覆地载，万物悉备。”（《素问·宝命全形论》）因此所谓“天地一体”，也就是说自然界是一个整体，也就是说自然界中的一切现象，它们之间都是相互影响，相互关系，相互依存而不是孤立的存在。体现天地一体最显著的，古人认为就是天地间季节和气候上的变化，这也就是中医学中的四时、六气学说。

（一）四时一体

“四时”就是指每年的春、夏、秋、冬四个季节，众所周知，四季各有特点：春温、春生；夏热、夏长；秋凉、秋收；冬寒、冬藏。所谓春温、春生，也就是指在春天里气候开始温暖了，一切枯萎了的树木开始萌芽生长，冰冻了的土地和泉水也解冻了，蛰藏着的小生物开始活动起来了。整个自然界中充满一片新生的现象。所谓夏热、夏长，也就是指在夏天里，气候比较炎热了，多数植物也都长得十分茂盛，各种生物活动也都更加活跃。整个自然界中充满了一片欣欣向荣的景象。所谓秋凉、秋收，也就是指在秋天里，气候开始较清凉了，植物生长的果实都成熟了，可以收取了，茂盛的树木开始凋落了，许多生物的活动也开始减少了。整个自然界中出现了一片收敛的现象。所谓冬寒、冬藏，也就是指在冬天里，气候转为寒冷了，多数植物也都枯萎了，泉水也冻结了，许多小生物蛰伏躲藏起来，停止活动了。整个自然界中的许多生命现象，好像藏伏起来一样。春温、春生；夏热、夏长；秋凉、秋收；冬寒、冬藏是一年四季的各自独有的气候和物化特点。但是，它们在实质上却又是一个不可截然划分的整体。因为只有了春温、春生，才有夏热、夏长，才有秋凉、秋收，才有冬寒、冬藏。这四个季节的变化是连续的，是在原有基础之上发生发展起来的，没有温热，也就无所谓寒冷，没有生长也就无所谓收藏，也就无所谓第二年的再生长。正因为四季是一个不可分割的整体，所以才会有温热凉寒，生长收藏的消长进退变化。正因为有了温热凉寒，生长收藏的消长进退变化，所以才产生了生命。有了生命也才可能正常地发育和成长。

（二）六气一体

"六气"其含义之一就是指自然界中风、寒、暑、湿、燥、火六种气候。空气流动就是风；气候寒冷就是寒；气候炎热就是暑或火；气候潮湿就是湿；气候干燥就是燥。这六种气候，基本上是在一年四季气候消长进退变化中产生出来的，所以这六种气候也是自然界应该有的正常现象，而且直接影响着生物的成长和变化，缺一不可。如果没有风，万物就不能萌芽生长；没有暑和火，万物就不能欣欣向荣；没有湿，万物就得不到正常的滋润；没有燥，自然环境就会过度潮湿；没有寒，万物就不能得到闭藏和安静，就会影响到来年的再生长。《内经》说："燥以干之，暑以蒸之，风以动之，湿以润之，寒以坚之，火以温之。"（《素问·五运行大论》）明确地说明了六气虽然是由于自然界气候变化所产生，各有特点，但是它们之间是互相作用的，互相调节的。因为自然界中有了六气变化，所以才有一年四季的温热寒凉和生长收藏的消长进退，因为有了六气的变化，所以自然界的气候才有可能互相调节以利万物的正常发育成长，并使整个自然界气候形成一个有机的整体。

（三）万物一体

天地间万物古人认为都不是孤立存在的，自然界中任何物与物之间，都是相互作用、相互影响，并依靠这个相互作用，相互影响而产生新的变化。西周末年史伯就曾说过："和实生物，同则不继，以他平他谓之和。""若以同裨同，尽乃弃矣。"（《国语·郑语》）春秋时代齐国的晏婴也说过："若以水济水，谁能事之，若琴瑟之专一，谁能听之？"（《左传·昭公二十年》）这里所说的"和"，简单地说，就是两种以上不同的事物的协调和统一。"以他平他"的"他"就是指各种事物或一个事物的各个方面的本身。"以他平他"就是指这两个"他"，相互作用，协调统一，也就是"和"。如果没有各种事物或一个事物的各个方面相互作用，则自然界或自然界中的某一种事物便不能够产生正常的变化或出现应有的效果。以饮食为例，如果没有各方面的相互作用，这个饮食便做不好或者根本做不出来，所谓："以水济水，谁能事之。"以音乐来说，没有音律协调，也就成不了一个乐曲，所谓："若琴瑟以专一，谁能听之。"这也就是所谓："以同裨同，尽乃弃矣。"这种物与物之间的关系，普遍存在于自然界之中。《内经》说："万物并至，不可胜量，虚实呿吟，敢问其方？岐伯曰：木得金而伐，火得水而灭，土得木而达，金得火而缺，水得土而绝，万物尽然，不可胜竭。"（《素问·宝命全形论》）这就是说这种物与物之间的相互关系和相互作用，普遍存在于自然界中。于此可见，古人从生活实践中确实是已经认识到了天地万物之间，它们是彼此密切相关的，是互相依存，互相制约，万物是一体的，这是古人通过当时的生产斗争，在当时农牧业，手工业生产技术知识及其对当时人们生活和生产中所不可缺少的如金、木、水、火、土等几种物质性质比较深入观察和了解的基础上，对客观世界物质的概括。

（四）成败倚伏生乎动

天地是一体的，四时六气是一体的，万物是一体的，但是这个一体，中医学认为，绝对不是静止的一体，而是在不断运动变化中形成，所以《内经》说："成败倚伏生乎动，动而不已则变作矣。"（《素问·六微旨大论》）自然界怎样在运动呢？《内经》中也说得很明确："帝曰：动静何如？岐伯曰：上者右行，下者左行，左右周天，余而复会也。""帝曰：地之为下否乎？岐伯曰：地为人之下，太虚之中也，帝曰：冯乎？岐伯曰：大气举之也。"（《素问·五运行大论》）这段话如加以语释也就是说：自然界是怎样运动呢？那就是人所居住的地方，并不是固定不动的，它是悬浮在宇宙之中，同时是不断地在自右而左上下的在转动着，自然界中一切变化，都是由于运动而产生。所以《内经》中说："动静相召，上下相临，阴阳相错而变由生也。"（《素问·天元纪大论》）没有运动便没有变化，没有生命。因此这个运动是不断的，连续的永不休止的，所以《内经》又说："帝曰：有期乎？岐伯曰：不生不化，静之期也，……出入废则神机化灭，升降息则气立孤危，故非出入则无以生长壮老已，非升降则无以生长化收藏。"（《素问·六微旨大论》）看来中医学不但认识到了整个自然界是一个整体，而且同时也认识到了自然界中的一切变化也都是在不断运动中形成。

二、五脏一体观

五脏就是一般所说的心、肝、脾、肺、肾。中医学认为五脏就是组成整个人体的五个系统，人体所有的器官都可以包括在这五个系统之中。这五个系统及其所属器官，虽然各有独特作用，但它们之间是密切相关的，是一个不能截然分离的整体。

心肝脾肺肾五脏，每一个脏都有它所属器官。心所属器官为小肠，肝所属器官为胆，脾所属器官为胃，肺所属器官为大肠，肾所属器官为膀胱，除此以外还有心包络和三焦，以上称十二官。人体所有器官均又分别属于这十二官之下，如舌与心的关系，目与肝的关系，肌肉与脾的关系，皮毛与肺的关系，生殖器官与肾的关系等等。这十二器官，中医学认为它们既各有职司，但同时也互相配合，《内经》说："心者，君主之官，神明出焉；肺者，相傅之官，治节出焉；肝者，将军之官，谋虑出焉；胆者，中正之官，决断出焉；膻中者，臣使之官，喜乐出焉；脾胃者，仓廪之官，五味出焉；大肠者，传道之官，变化出焉；小肠者，受盛之官，化物出焉；肾者，作强之官，伎巧出焉；三焦者，决渎之官，水道出焉；膀胱者，州都之官，津液藏焉，气化则能出矣。凡此十二官者，不得相失也。故主明则下安，以此养生则寿，殁世不殆。……主不明则十二官危，使道闭塞不通，形乃大伤，以此养生则殃。"（《素问·灵兰秘典论》）这一段话明确的提出了人体十二官中各个器官的职司以及心在各个器官中的主导作用。《内经》中又说："五脏受气于其所生，传之于其所胜，气舍于其所生，死于其所不胜。"又说："五脏相通，移皆有次。"（《素问·玉机真脏论》）又说："饮食入胃，游溢精气，上输于脾，脾气散精，上归于肺，通调水道，下输膀胱，水精四布，五经并行。"（《素问·经脉别论》）这些话都明确的提出了人体中各个器官的相互关系，关于人体脏腑，这里不想讲得太多，只作为举例来提提，但于此已可以看出，对于人体器官，不论从其各器官的职司来看，或者是从其相互关系来看，中医学都认为人体内部各器官完全是相互关联而不是彼此孤立的一个整体。

三、人与天地相应

“人与天地相应”这句话出自《内经》。《灵枢·邪客篇》谓“人与天地相应也。”已如前述。“天地”古人是指整个自然界而言，“相应”则是指自然界中一切变化都可以影响人体并与之相呼应，但应该说明的是，“人与天地相应”这句话，在中医学中也有两个解释，其一是指自然界中的一切变化都可以直接或间接影响人体生理作用并使之与相适应，例如《内经》中所说的：“平旦人气生，日中而阳气隆，日西而阳气已虚。”（《素问·生气通天论》）“天暑衣厚，则腠理开，故汗出，……天寒则腠理闭，气湿不行，水下流于膀胱，则为溺与气。”（《灵枢·五癃津液别》）等等。其二则是以天地间的一切自然现象来解释人体的一些解剖生理病理等现象，认为人体是一小天地，因而把人与天地等同起来，例如《内经》中所说的：“天圆地方，人头圆足方以应之；天有日月，人有两目；地有九州，人有九窍……。”（《灵枢·邪客篇》）“阳之汗以天地之雨名之，阳之气以天地之疾风名之……。”（《素问·阴阳应象大论》）等等。关于后者，其中有主观唯心之处是明显的。本文中所谈的是前者，而不是后者，即认为“人与天地相应”这句话，实质上就是指人与天地是一个不可分割的整体。人生长在自然界中就好像鱼生活在水中一样，无时无刻不受到大自然的作用和影响。因此，自然界中的一切变化也都可以直接或间接影响人体并使其与之密切适应。这样才是“人与天地相应”这句话的实质所在。

（一）人秉天地正常之气而生存

人的生命是由于天地间正常变化而产生的。如果天地间没有正常变化，人的生命就不会存在。《内经》说：“天覆地载，万物悉备，莫贵于人，人以天地之气生，四时之法成。”“人生于地，悬命于天，天地合气，命之曰人，人能应四时者，天地为之父母。”（《素问·宝命全形论》）这就是说，人是在天地正常作用下而产生的，人是万物中最宝贵的，但他也受着天地间正常变化规律所支配，并顺应着四时变化的规律而完成其生命活动过程。如果天地间变化严重反常，比如说只有火没有水，或者只有寒冷，根本没有温热，并超过极限，则根本不会产生生命，有了生命也不可能如正常变化中那样正常的发育和成长。

（二）天地变化对人体的影响

1．季节气候对人的影响：自然界中一切事物都是运动不息并不断地变化着，其中比较明显的就是季节气候的变化。一年四季气候及作用上的特点，已如前述。春温春生，夏热夏长，秋凉秋燥，冬寒冬藏，而这些气候和作用的特点由于人与天地相应，因此它们都直接与人体生理病理密切相关。《内经》中有大量篇幅记述“肝旺于春”，“心旺于夏”，“脾旺于长夏”，“肺旺于秋”，“肾旺于冬”，“春善病鼽衄，仲夏善病胸胁，长夏善病洞泄寒中，秋善病风疟，冬善病痹厥。”“春伤于风，邪气留连，乃为洞泄，夏伤于暑，秋为痎疟，秋伤于湿，上逆而咳，发为痿厥，冬伤于寒，春必温病，四时之气，更伤五脏。”（《素问·生气通天论》，《金匮真言论》）说明了季节气候变化与人体生理和病理上的密切关系。

2．晨昏昼夜对人体的影响：晨就是每天清晨，昏就是傍晚，昼就是白天，夜就是夜里。晨昏昼夜是各有特点的，早晨天刚亮，温度上开始转温，亮度上开始转明，白天里温度越来越高，亮度上越来越亮，傍晚温度又逐渐降低，亮度上又由明转暗，夜晚温度上更愈来愈低，亮度上也越来越暗。这些特点，中医学均认为与人体的生理变化及病理生理变化密切相关。在早上和白天里人体精神就充沛一些，在傍晚人的精神就开始衰退一些，晚上就需要休息，并认为人体的正气盛衰与晨昏昼夜的变化相应，因而表现在疾病的表现上也有轻重强弱的不同。以发热为例，我们在临床上常见到的现象是早晨多半体温正常，中午以后才逐渐升高，夜晚更重，到了第二天早上又降低。再以我们因故熬夜为例，常常是前半夜还可以，后半夜就较难受，到了早上精神又自然好转起来。这些现象如果从中医学来解释，都是人体中正邪相争，彼此进退的结果，正能胜邪，也就是说人体正常生理调节代偿能力能够战胜疾病因素，那么人就轻快，不一定表现症状，反之则否，而正气的胜衰则又由于人与天地相应的原因，与晨、昏、昼、夜密切相关，这也就是同一条件下而在晨昏昼夜表现各有不同的理由。《内经》说："夫百病者，多以旦慧昼安，夕加夜甚。……春生夏长，秋收冬藏，是气之常也，人亦应之，以一日分四时，朝则为春，日中为夏，日入为秋，夜半为冬，朝则人气始生，病气衰，故旦慧；日中人气长，长则胜邪，故安；夕则人气始衰，邪气始生，故加；夜半人气入脏，邪气独居于身，故甚也。"（《灵枢・顺气一日分为四时》）这些话明确地说明了临床症状表现与人体正气强弱的关系，也说明了晨昏昼夜对人体生理及病理生理变化的密切关系，为中医学人与天地相应学说提供了有力的例证。

3. 风雨寒热晦明对人体的影响：风就是刮风；雨就是下雨；寒就是寒冷；热就是炎热；晦就是阴天；明就是晴天。这些天气的变化，中医学认为都无一不与人体生理及病理生理变化密切相关，例如有些风湿病的病人，天气晴朗，出太阳的天气，他便觉得轻快一些，一到阴天雨天他便马上加重，甚至天气刚一变化，他便有明显的感觉。又例如有些咳嗽气喘的病人，天气热的时候，他便好一些，天气一冷，他便马上加重，这类例子是很多的。《内经》说："天地温和，则经水安静，天寒地冻，则经水凝泣，天暑地热，则经水沸腾，卒风暴雨，则经水波涌而起，邪之入于脉也，寒则血凝泣，暑则气淖泽。"（《素问・离合真邪论》）"是故天温日明，则人血淖液而卫气浮，故血易泻，气易行，天寒日阴，则人血凝泣，而卫气沉。"（《素问・八正神明论》）明显地指出了风雨寒热晦明等气候变化对人体生理、病理生理的密切影响。

4. 地区方域对人体的影响：不同的地区有不同的气候环境，因而人们也有不同的生活习惯，而这些中医学认为均与人体密切相关，并认为不同地区方域的人，其体质、疾病及治疗亦均有其各自不同的特点。拿我国来说，我国西北地区气候寒冷一些，地势也高一些，东南地区气候温和一些，地势也低一些，这些都直接影响人体的体质、疾病和治疗，《内经》说："东方之域，……鱼盐之地，海滨傍水，其民食鱼而嗜咸，……故其民皆黑色踈理，其病皆为痈疡，其治宜砭石；……西方者金玉之域，……砂石之处……，其民陵居，而多风，水土刚强，……其民华食而脂肥，故邪不能伤其形体，其病生于内，其治宜毒药；……北方者，其地高陵居风寒冰冽，其民乐野处而乳食，脏寒生满病，其治宜灸焫；……南方者……，其地下，水土弱，雾露之所聚也，其民嗜酸而食胕，故其民皆致理而赤色，其病挛痹，其治宜微针；……中央者，其地平以湿，天地所以生万物也众，其民食杂而不劳，故其病多痿厥，寒热，其治宜导引按跻。"（《素问·异法方宜论》）《内经》中的这些说法，由于时代的发展，条件的变化，现在来看当然已未必尽然，但从其精神来看，即地区方域对人体密切相关，这一点，无疑的仍然是十分正确的认识。

四、中医学对人体生理病理疾病的认识及其在预防诊断治疗上的整体观

（一）对人体生理病理认识上的整体观

对于人体生理病理的认识，中医学认为，首先是由组成人体的各个器官，如心肝脾肺肾等，在心的主持作用下，在经络的内外联络之下，互相协调的结果，这也就是本文前已述及的五脏一体观。五脏协调就是正常的生理状态，反之就是病理状态。其次是人体精气神互相作用的结果。根据中医书上"精者有形者也。"（《读医随笔·证治总论》）"寿命之本，积精自刚，然精生于谷。"（《医门法律·虚劳门》）"精化为气"、"化生

精”、“气生形”（《素问·阴阳应象大论》）“两精相搏谓之神。”（《灵枢·本神篇》）“推之于医，则神圣工巧，得其神也，……察之形声，则坚凝深邃，形之神也，……诊之脉色，则绵长和缓，脉之神也。……清苍明净，色之神也。”（《类经图翼·医易篇》）等说法。所谓“精”，就是指构成人体正常生理活动所需要的各类物质；所谓“气”其含义之一，就是指人体正常生理活动功能；所谓“神”，则是指表现于外的各种正常现象。人体正常活动的功能，是在构成正常生理活动所需要的各种物质的基础之上产生的，那就是中医学中所谓的“精化为气”。但反过来这些物质又是在正常生理活动功能的作用下才发生了变化，那就是中医学所谓的“化生精”、“气生形”。在物质和功能的相互作用下，便产生了现象，那就是中医学中所谓的“两精相搏谓之神”。精气神是构成人体正常生理活动的基础，但这三者之间不是孤立的存在的，而是互相作用、互为因果，根本无法截然划分的一个整体。精气神三者之间的关系正常，就是生理状态，反之就是病理状态。这些都是明显地说明了中医学在对人体生理病理认识上的整体观。

（二）对病因认识的整体观

关于病因，根据中医书上的论述，多数认识均是以外因和内因来分类的，以正邪之间消长进退来分析。所谓“外因”也就是指构成人体疾病的一些外在因素，例如“六淫之邪”（即严重的气候反常变化）、“疫疠之气”、“杂气”（即自然界某些特异性致病物质）以及饮食原因等等，这些外在因素中，中医学又把自然界严重的气候反常作为是其中的主要因素。例如中医书上说：“夫人禀五常，因风气而生长，风气虽能生万物，亦能害万物，如水能浮舟，亦能覆舟。”（《金匮要略·脏腑经络先后病脉证第一》）这里所说的“风气”实际是指整个自然气候环境。由于中医学把自然气候变化看作是构成人体疾病的主要外因，所以《内经》中也就有“故风者，百病之始也。”（《素问·生气通天论》）的说法。所谓“内因”那就是指构成人体疾病的一些内在因素，例如：精神情志、体质、性别、年龄、先天和后天等等。人体发生疾病的原因，不外乎上述两者，其中不是由于外因致病，就是由于内因致病，但是中医学认为外因和内因是密切相关的，是互为因果的，在一般情况下，外因往往决定于内因。换句话说，在一般情况下，外因只有在内因的作用之下才能发生疾病。外因和内因的关系，实际上就是正气和邪气的关系，邪气盛了可以致病，正气虚了也可以致病。但在一般情况下，正与邪之间往往是互为因果，互相作用，邪气盛往往是由于正气虚，正气虚所以才邪气盛。人体疾病的发生和发展则又往往是正邪之间消长进退的结果，致病的原因虽由于邪，但发病与否及转归良否关键又在于正。《内经》中有大量篇幅反复说明这个道理，例如所谓“邪之所凑，其气必虚。”（《素问·评热病论》）“五疫之至，皆相染易。……不相染者，正气存内，邪不可干。”（《素问遗篇·刺法论》）“风雨寒热，不得虚，邪不能独伤人，卒然逢疾风暴雨而不病者，盖无虚，故邪不能独伤人。”（《灵枢·百病始生》）《灵枢·五变》更是反复举例来说明这个道理，“一时遇风，同时得病，其病各异，……请论以比匠人，匠人磨斧斤，砺刀削，斫材木，木之阴阳，尚有坚脆，坚者不入，脆者皮弛，至其交结而缺斤斧焉。夫一木之中，坚脆不同，坚者则刚，脆者易伤，况其材木之不同，皮之厚薄。汁之多少，而各异耶！夫木之早花先生叶者，遇春霜烈风，则花落而叶萎，久暴大旱，则脆木薄皮者，枝条汁少而叶萎，久阴淫雨，则薄皮多汁者，皮溃而漉，卒风暴起，则刚脆之木，枝折杌伤，秋霜疾风，则刚脆之木，根摇而叶落，凡此五者，各有所伤，况于人乎。”张仲景在《金匮要略》中虽然一方面提出了“风气虽能生万物，亦能害万物，如水能浮舟，亦能覆舟”，强调了自然气候与人体健康的关系，但是在同篇中又明确提出了“若五脏元真通畅，人即安和”，“不遣形体有衰，病则无由入其腠理”，更强调了人体正气对于疾病发生与否的决定作用。这些论述，不但十分明确地说明了正气与邪气的相互关系，外因和内因的相互关系，也十分明确地说明了中医学在病因认识上的整体观。

（三）对病机认识上的整体观

所谓病机，即人体在致病因素作用以后的发病机转，亦即在致病因素作用以后所引起的一系列病理生理变化，关于病机分析，中医学是高度重视的，《内经》中有病机十九条专章讨论病机的问题，归纳病机十九条的基本精神有以下几点：其一，只凭寒热虚实来作对症处理，是不能完全解决问题的，如所谓“经言盛者泻之，虚者补之，余赐以方士，而方士用之，尚未能十全。”（《素问·至真要大论》）其二，要提高疗效，必须要认真审查病机，如所谓：“余欲令要道必行，桴鼓相应，犹拔刺雪污，工巧神圣，可得闻乎？岐伯曰：审查病机，无失气宜，此之谓也。”（同上）其三，如何分析病机呢？这就是首先根据患者临床表现，按五脏定位。如所谓“诸风掉眩，皆属于肝”，“诸寒收引，皆属于肾”等等，其次是根据临床表现，以风火湿燥寒等定性，如“诸躁狂越，皆属于火”，“诸暴强直，皆属于风”等等。风火湿燥寒等名词，其含义可以是指外界气候，但也可用以表示人体在致病因素作用以后引起的某种病理生理变化。病机十九条中的风火湿燥寒，其含义属于后者，这也就是说以风火湿燥寒等定性，实质上也就是根据患者在致病因素作用以后所出现的临床特点，确定其各个临床表现的病理生理变化。再其次是要从其相同的症状中，找出其不同的原因，如所谓“诸热瞀瘛，皆属于火”，“诸痉项强，皆属于湿”，“诸暴强直，皆属于风”等等。这里所说的“瘛”“痉”、“强直”，在临床上都是指拘急、抽搐。但是可以由于“火”，也可以由于“湿”，也可以由于“风”。说明了同一类似临床表现，其病理生理变化可以各不相同。其四，在这些错综复杂的临床表现中，要认真地分析其先后主次，孰为原发，孰为继发，然后从根本上进行处理，如所谓“谨守病机，各司其属，有者求之，无者求之，盛者责之，虚者责之，必先五胜，疏其血气，令其调达，而致和平。”（同上）这就是《内经》病机十九条的基本精神所在。在《内经》病机十九条中，处处体现了中医学对于病机的分析，并不是拘泥于某一个症状或某一群症状，而是“有者求之，无者求之，盛者责之，虚者责之，必先五胜”，即追本溯源，治病求本。《内经》如此，后世医家也莫不如此，例如张景岳提出的“六变”，亦即表里寒热虚实辨证。温热学派提出的卫气营血及三焦辨证。其中的由表入里，由里达表，寒极生热，热极生寒，正虚邪实，邪实正虚，卫之后方言气，营之后方言血，入营犹可透热转气，始于上焦，终于下焦等等论述，也均无一不是从全面来进行分析疾病的发病机转，这些也都是明确地说明了中医学对病机认识上的整体观。

（四）在疾病防治上的整体观

中医学在人体的生理、病理生理、病因、病机上的整体观既如上述，因此整体观也就自然贯穿到了对疾病的预防、诊断、治疗等各方面。根据中医学有关论述及中医学中的整体观，体现在临床对疾病防治上，基本上可以归纳为以下六个方面。

1. 治未病：所谓“未病”，就是指还没有发生疾病。因此，所谓“治未病”实质上也就是说医生治病，顶好是治病于其未病之先，换句话说也就是要预防为主。中医学中所说的“治未病”含义很广，其中包括以下两方面的内容：其一是摄生预防。这就是说要注意生活饮食起居精神情志方面的保养，维持身体的健康正常，这样就能保持人体正气充足，不易受外邪的侵犯，从而达到防病于未发之先的目的。《内经》说：“虚邪贼风，避之有时，恬淡虚无，真气从之，精神内守，病安从来。”（《素问·上古天真论》）“食欲有节，起居有常，不妄作劳，故能形与神俱而尽其天年，度百岁乃去。”（同上）这些都说明了摄生对于预防疾病，保持健康方面的重要意义。其二是杜渐防微。所谓杜渐防微，即对于疾病早期发现，早期处理，防止其由小到大，由轻就重，由局部到全身。《内经》说：“善治者，治皮毛，其次治肌肤，其次治筋脉，其次治六腑，其次治五脏，治五脏者半死半生也。”（《素问·阴阳应象大论》）张仲景说：“夫治未病者，见肝之病，知肝传脾，当先实脾”。（《金匮要略·脏腑经络先后病脉证》）《内经》还说：“上工救其萌芽，下工救其已成，救其已败。”（《素问·八正神明论》）所谓“皮毛”、“萌芽”等等就是疾病还轻、还浅；所谓“五脏”、“已成”、“已败”等等，就是疾病已重、已深。“上工治皮毛”，“救萌芽”，就是说疾病的治疗愈早愈好；“下工治五脏”、“救已成”、“救已败”，就是说疾病的治疗愈迟愈坏。病久了，病深了，治疗上是困难的，所以说“治五脏者，半死半生也”，“病久则传化，良医弗为”。于此说明了早期诊断、早期治疗在临床上的重要意义。治未病最好的方法，当然首先是摄生，因为摄生好了，可以从根本上防止疾病的发生。其次就是杜渐防微，因为未能预防疾病于未发之先，但尚能杜渐防微于发病之后，使疾病在渐而未深、微而未甚阶段，就能及时的制止，不致于波及蔓延其他未病器官，这也不失其为上策。由于如此，所以从摄生方面来预防疾病的发生，固然是治未病；从防微杜渐方面来预防其他未病的器官受波及和蔓延，也是治未病。对于治未病中医学是高度重视的，《内经》说：“圣人不治已病，治未病，不治已乱，治未乱，……夫病已成，而后药之，乱已成而后治之，譬如渴而穿井，斗而铸锥，不亦晚乎！”（《素问·四气调神大论》）这些话明确的说明了中医对治未病的高度重视，也说明了治疗未病是中医对疾病治疗上的最高原则，也说明了中医在预防疾病认识上的整体观。

2. 明标本：所谓“标”，就是标志或现象。所谓“本”就是根本或本质。明标本，就是说明医生在治疗疾病的时候，必须弄清楚整个人体疾病的各种症状的现象和本质。因为只有在明白了疾病的标本以后，我们在临床上才不致于为错综复杂，变化万端的各种临床表现所迷惑，在治疗上也才能步骤井然，有条不紊。《内经》说：“知标本者，万举万当；不知标本，是为妄行。”（《素问·标本病传论》）于此可见明辨标本在临床诊断治疗上的重要意义。

疾病的标本，中医学认为往往随具体疾病，具体病人而各有不同。以病因而论，引起这个疾病发生的原因是本，所表现于外的各种临床表现是标。以病变部位而论，原发病变部分是本，继发病变部位是标。以症状本身而论，原发症状是本，继发症状是标，以症状新旧而论，旧病是本，新病是标。疾病虽多，但总不出标本二字。由于此，所以一切错综复杂的症状，我们也都可以分析它们的标本，换句话说，也都可以透过他们的现象，来分析他们的本质，或者透过他们的本质，来分析他们的现象，从而使我们得出正确的诊断和治疗步骤和方法。

对于疾病的治疗，从原则上来说，中医学认为，首先是治本。《内经》说："治病必求于本。”（《素问·阴阳应象大论》）但这也不是千篇一律，这还要以疾病的轻重缓急，疗效出现的大小快慢为转移，在本病急、本病重的情况下，固然是首先要治本，不过如在标病急、标病重的情况下，有时却又要首先治标，或者标本同治。《内经》说："病发而有余，本而标之，先治其标，后治其本。”（《素问·标本病传论》）张仲景也说："病有急当救里，救表者，何谓也？师曰：病，医下之，续得下利清谷不止，身体疼痛者，急当救里，后身疼痛，清便自调者，急当救表也。”（《金匮要略·脏腑经络先后病脉证》）"夫病痼疾，加以卒病，当先治其卒病，后乃治其痼疾。”（同上）这些都是中医学中"急则治标，缓则治本”原则在临床中的具体应用。

为什么在对疾病的防治上一定要区分缓急，治本治标，这是因为中医学认为疾病的标本是整体，标和本是相移的，也就是互相影响的，因此我们在治疗上，一般情况下治本就是治标，但由于标本是相移的，标可以反过来影响本，因此有时治标也就是治本。对于人体疾病的治疗，临床上不外是从正和邪两方面着手。以标本说，正就是本，邪就是标。在治疗上固正就是祛邪，这也就是治本即是治标，但反过来除邪也可以扶正，这也就是治标即是治本。由于如此，所以人体的疾病，本可以及标，标也可以及本，因而在治疗上也可以本病治标，标病治本。《内经》说："病有标本，刺有逆从，……标本相移，故曰：有其在标而求之于标，有其在本而求之于本，有其在本而求之于标，有其在标而求之于本，故治有取标而得者，有取本而得者，……知标本者，万举万当。"（《素问·标本病传论》）这些话明确说明了标本相移的道理，也明确说明了中医学在诊断治疗、区别标本认识上的整体观。

3. 辨逆从：所谓"逆"、"从"，其含义之一，就是包括治疗上的正治与反治。所谓"正治"，也就是指针对患者临床表现，采取与症状相逆的办法来矫正其病因作用以后所发生的偏胜局面，以求恢复人体生理正常平衡的一种治疗方法。例如：发热就用清热药，呕吐就用镇吐药，腹泻就用止泻药，从原则上来说也就是我们一般所说的寒者温之，热者凉之，虚者补之，实者泻之，以热治寒，以补对虚，以泻对实，完全相逆，所以"正治"又叫"逆治"。所谓"反治"，则完全与此相反，在一定条件下，采取与患者临床表现上完全相同的办法来治疗，例如，呕吐病人还要再用催吐药，腹泻的病人，还要再用泻下药，肢冷的病人，还要再用清热药，高热的病人还要再用温热药，从原则上来说，也就是一般所说的"寒因寒用，热因热用，通因通用，塞因塞用"，完全与症状相从，所以"反治"又叫"从治"。为什么在治疗上有正治和反治的不同呢？不准备在本文中详细讲了，因为可谈的太多，但可以简单的说，那就是因为同一症状有不同的原因和不同的发病机转，以吐泻这一症状为例，这个可以由脾虚不能运化饮食而发生，但也可由于食物中毒，其症状的发生是人体正气驱邪外出的表现，前者我们就应该正治，采取补脾的办法，而后者则要帮助正气彻底的来排除邪气，所以就应该反治，不但不能给他止吐止泻，反而更要使他再吐再泻，以求有毒物质完全排出，毒物排出后，他的吐、泻症状便可自然停止。《内经》说："何谓逆从？岐伯曰：逆者正治，从者反治，从少从多，观其事也。……必伏其所主，而先其所因，其始则同，其终则异，可使破积，可使溃坚，可使气和，可使必已。"（《素问·至真要大论》）这些话不但解释了在治疗上逆治从治的含义，也说明了治疗上的逆从，其根据即在于对患者病机上的全面分析，即所谓"伏其所主，先其所因"，也同时说明了中医学在临床诊断治疗上的整体观。

4. 识同异：所谓"同"，就是相同，"异"就是不同。因此，所谓识同异，也就是指我们在临床对疾病的诊断治疗过程中，必须善于区别患者的不同情况，综合分析，区别对待，具体情况具体处理。由于如此，所以在临床上，有时尽管症状完全相同，但因为病因病机不同，所以诊断治疗上却完全不同，有的症状相同，病因病机也相同，但因为病人体质、年龄、性别不同，治疗上可以完全不同，有的症状、病因、病机、体质、年龄、性别都相同，但因为发病季节地域不同，治疗也可以完全不同。以同一腹泻症状为例，从症状上来说，都是腹泻，但从病因上来看，可以由于外感，也可以由于伤食，也可以由于情志因素……；从病机上来看，可以由于寒，也可以由于热；也可以系单纯的脾胃病，也可以继发于其他器官病变之后；从病人具体情况来看，患者可以是老人，也可以是小儿，也可能平时身体很壮实，也可能既往健康情况很不好……；从发病季节来说，也可能是夏秋，也可能是冬春；发病地域，可能在东南，也可能在西北等等。由于同一腹泻症状，它却有这么多不同情况，所以我们在临床上，就必须综合分析，区别对待，不同情况不同处理。由于外感的，重点在解表；由于饮食的，重点在于消导；由于情志因素的，重点在疏肝；由于热的重点在清热；由于寒的重点在温中；单纯性脾胃不和者，调节脾胃就可以了；继发于其他器官者，即就必须重点在治疗原发器官疾病；患者是老人，即就必须要注意养阳；患者是小儿，即就首先考虑养阴；冬春天气，选方用药不妨辛温之品；夏秋天气，就必须考虑芳香化浊之剂；东南方人体质较薄，用药宜轻；

西北方人体质较厚，用药不妨稍重等等，难以详举。总的来说，这也就是在治疗上一定要因人、因地、因时制宜。《内经》说："故治不法天之纪，不用地之理，则灾害至矣！"（《素问·阴阳应象大论》）"西北之气，散而寒之，东南之气，收而温之，所谓同病异治也。"（《素问·五常政大论》）"年质壮大，血气充盈……此肥人也，……刺此者，深而留之；瘦人者，皮薄色少，……易于脱气，易于损血，刺此者，浅而疾之。"（《灵枢·逆顺肥瘦》）"智者察同，愚者察异。"（《素问·阴阳应象大论》）这些都十分明确地说明了中医在临床诊断过程中辨识同异的重要意义和整体观。

5. 握分寸：所谓握分寸，也就是说我们在临床上对患者的治疗上要掌握分寸。换句话说，也就是指我们在临床治疗上不论在立法、制方、投药等各个方面都要十分谨慎、细致、小心，使治疗上无过、无不及，恰到好处的意思。对疾病的治疗正确与否，最主要的固然是取决于正确的诊断，但同时也决定于立法、制方、投药是否全面和合适，这就使得我们在如何更好地处理患者当时的临床表现时，不论是立法、制方、投药等各方面，都要严格地掌握分寸。从立法上来说，或治本，或治标，或是先治其标后治其本，或标本同治，要步骤分明；从制方上来说，或大或小，或重或轻，要配伍适当；从投药上来讲，或饭前服，或饭后服，或服药后温覆取汗，或中病则止，要恰到好处。张景岳说："治病之则当知邪正，当权轻重，用攻之法，贵乎察得其真，不可过也，用补之法，贵乎轻重有度，难从简也。"（《景岳全书·传忠录·论治》）这明确地说明了临床治疗上立法、制方、投药上握分寸，权轻重，无太过，无不及的重要意义和中医学在治疗中立法、制方、投药上的整体观。

6. 合治养：所谓合治养，也就是说人体发生了疾病必须要治疗与调养密切结合起来。对于疾病的治疗，中医学从来不主张完全依靠药物，认为使用药物只是在病邪很盛的时候用以顿挫其病势的一种手段。一旦病邪已衰，即可适可而止，特别是有毒药物，更应尽早停止。《内经》说："大毒治病，十去其六，常毒治病，十去其七，小毒治病，十去其八，无毒治病，十去其九，谷肉果菜，食养尽之，勿使过之，伤其正也。”（《素问·五常政大论》）“必养必知，待其来复。”（同上）“大积大聚，其可犯也，衰其大半而止，过者死。”（《素问·六元正纪大论》）“毒药攻邪，五谷为养，五果为助，五畜为益，五菜为充，气味合而服之以补益精气。”（《素问·藏气法时论》）这些都十分明确地说明了调养在治疗中的重要地位和中医学在治疗上的整体观念。

五、提挈天地、人能胜天

从以上所述，已经不难看出，中医学是具有一套理论体系的。其指导思想那就是古人在长期的生产、生活与疾病长期作斗争的实践中所逐渐形成的整体观。整体观贯穿到了中医学的各方面，而其中的天地一体观，又是其中的中心之中心，重点之重点。天地变化是复杂的，如《内经》所说：“天之道也，如迎浮云，若视深渊，视深渊尚可测，迎浮云莫知其极。”（《素问·六微旨大论》）但是中医学认为，还是可以通过一些自然现象来加以认识的，例如《内经》所说的“天之道也，此因天之序，盛衰之时也”，“阴阳之升降，寒暑彰其兆。”（《素问·五运行大论》）关于人能胜天《景岳全书·传忠录·先天后天论》中更是谈的比较具体、透彻，他说：“人生于地，悬命于天，此人之制命于天也，栽之培之，倾之复之，此天之制命于人也。天本无二，而以此视之，则有天之天者，谓生我之天生于无而由乎天也；有人之天者，谓成我之天成于有而由乎我也，……以人之禀赋言，则先天强厚者多寿，先天薄弱者多夭，后天培养者，寿者更寿，后天斫削者，夭者更夭，若以人之作用言，则先天之强者不可恃，恃则并失其强矣，先天之弱者当知慎，慎则人能胜天矣。”《素问·四气调神大论》中也明确提出了“提挈天地”的说法。所谓“提”就是用手把东西提起来，“挈”就是用手把东西举起来，质言之，也就是说天地变化规律不但可以为人所认识，并且可以在逐步认识的基础上逐步的掌握，从而树立起人能胜天的概念。这种见解是卓越的，也是中医学的精华所在。

（原载江西中医学院编《新医药资料》（内部资料）1976 年第 1 集）

谈中医学中藏象学说的基本内容及其在中医临床辨证施治中的具体运用

（1976 年）

一、藏象是什么

所谓“藏”，就是指人体内在的各种器官。“象”，就是指表现于外在的现象。因此所谓“藏象”，简单地说，也就是指人体内在的各种器官反映于外在的各种现象。中医书上说“象，谓所见于外，可阅者也。”（《素问·六节脏象论》王冰注）“藏居于内，象见于外，故名藏象。”（张景岳：《类经·藏象类》）明确地对“藏象”涵义作了解释。

对于人体内部器官解剖构造方面，古人确实也作了一些工作的。中国古书上也有许多记载。《史记·扁鹊仓公列传》：“臣闻上古之时，医用俞跗，治病不以汤液醴洒，针石跻引，按杌毒熨，一拨见病之应，因五脏之输，乃割皮解肌，决脉结筋，搦髓脑，揲荒爪幕，湔浣肠胃，漱涤五脏。”《汉书·王莽传》说：“莽诛翟义之徒，使太医尚方与巧屠共刳削之，度量五脏，以竹筳导其脉，知所终始，云可以治病。”《灵枢·经水》也有“夫八尺之士，皮肉在此，外可度量切循而得之，其死可解剖而视之，其脏之坚脆，府之大小，谷之多少，脉之长短，血之清浊，……皆有大数。”由于古人对于人体解剖构造方面确实作过一些工作，所以中医书中也有许多关于这方面的一些记述，如《灵枢·平人绝谷篇》、《难经·四十二难》等对于人体内的器官均作了在当时情况下比较详细的记述，以后更是代有发挥，例如明·赵献可对于咽喉、食道、气管、肺、胃等器官的描述。他说："脏腑内景，各有区别，咽喉二窍，同出一腔，异途施化，喉在前主出，咽在后主吞，喉系坚空，连接肺本，为气息之路，咽系柔空，下接胃本，为饮食之路，水谷同下，并归胃中，乃粮运之关津也，二道并行，各不相犯，盖饮食必历气口而下，气口有一会厌，当饮食方咽，会厌即垂，厥口乃闭，故水谷下咽，了不犯喉，言语呼吸则会厌张开，当食言语，则水谷乘气逆入喉腔，遂呛而咳矣，喉下为肺，两叶白莹，谓之华盖，以复诸脏，虚如蜂窝，下无透窍，故吸之则满，呼之则虚，一吸一呼，本之有源，无有穷也，乃清浊之交运，人身之橐钥。"（《医贯·卷一》）他把人体呼吸道与消化道描述得十分具体，从而说明了中医学对于人体内在器官的探索，不但很重视，而且也有一定程度上的了解。

但是应该承认，由于历史条件的限制，中医学对于人体解剖构造及功能的了解是十分粗糙的，很不全面的，因而它所谈到的人体内各个器官的功能和作用也是不全面的，有时甚至是张冠李戴，完全错误的。由于如此，所以中医学一般所说的脏腑，虽然不能完全除外可以包含有现代医学所说的脏器含义，但它主要方面却不是指人体脏器的本身，而是指各种外在现象的归类，换句话说也就是根据我们肉眼可能看到的或者可能感觉到的各种现象，根据其不同特点把它归纳到各个不同器官的范围并用之以指导临床实践。这就是我们现在讲的藏象学说的实质。

正因为中医学一般所谈的脏器名称不是指这个脏器的本身而是指的藏象，所以中医临床诊断治疗疾病也并不根据人体解剖构造而是依靠归纳证候。也正因为中医学中一般所谈的脏器名称不是指这个脏器本身而是指的藏象，所以我们也就不能应用现代医学中一般所谈脏器来对照它，因为它们在内容上本质上是不一样的。

二、脏　　腑

脏腑就是指人体内部的各个器官。人体的主要器官有十二个。这十二个器官从广义上说，一般都可以叫作脏，或者都叫作官，所以中医学上一般又有十二脏或者十二官的说法。不过这十二个器官在具体作用上和性质上是有所不同的。所以它们又可以分为脏和腑两大类。所谓“脏”，在中医书上又写做“藏”，“藏”也就是指储藏或闭藏的意思，也就是说这一类器官具有储藏或闭藏的特点，它们的作用是含蓄而深远的，并且不是直接对外的，它们是人体生理作用中的主持器官，所以中医书说：“脏属阴”，“脏藏神”，“脏者，藏精气而不泻也”。所谓“腑”，中医书上又写成“府”，“府”就是住宅的意思，如我们平常所说的张府、王府、李府、府上等等，住宅大家都知道是中空的，是有门窗对外交通，住宅里面是可以流动出入的，因此腑这一类器官也就同这个府一样，它也具有中空和直接对外的特点，它的作用主要是出纳转输，它本身并不储藏什么东西，它是在藏的主持作用之下进行活动的器官，所以中医书说：“腑属阳”，“腑者，传化物而不藏。”人体中的器官除了脏和腑两大类以外，另外还有一类器官叫做奇恒之府，所谓“奇恒”，也就是指异于寻常的意思。也就是说这一类器官既有腑的特点，但也有脏的特点，放在藏这一类器官中不合适，放在府这一类器官也不合适，所以把它另外列为一类，叫它“奇恒之府”。为了讲解清楚起见，现在我们把它们分开来谈：

（一）五脏

五脏就是人体心、肝、脾、肺、肾等五个器官。这五个器官都具有我们前面所谈到脏的特点，因此叫做五脏。有的书上把人体中心包络这个器官也放在脏里面，因此一般又有六脏的说法，不过一般仍以五脏的说法比较普遍一些，所以我们这里仍然也叫做五脏，至于心包络这个器官，因为它与心密切相关，所以我们把它附在心的后面来讲。

1. 心

（1）心的部位：心的部位在人体胸部的正中，为什么心的部位在人体胸部的正中呢？原因是手少阴心经的经脉，起于心中的缘故。因为心的部位在人体胸部的正中，所以人在胸部有不舒服或者疼痛的时候，我们一般称为心里难受，或者称为心痛。

（2）心的作用

①心为君主之官：心是人体中各个器官的最高主持者，人体中一切生理活动的正常进行都是在心的主持和领导之下进行的，所以说心是君主之官。因为心是君主之官，为人体中各个器官的首脑，所以人体中各个器官也都能在心的主持和领导下进行分工合作，并且相互协调以维持人体的健康。如果心有了疾病，丧失了它主持全身作用的能力，那么人体其他器官也就会因为失去主持而发生混乱，这样便会发生疾病。

②心主神明：所谓神明也就是人体的一切高级复杂的精神活动以及一切正常的意识思维。比如说我们对于一个问题的周详考虑和深入体会，一般就叫做神而明之，或者叫做心领神会；神志昏迷，言语错乱，举动颠倒，一般叫作神明之乱等等。人体的一切正常意识思维活动都是由心来主持的，所以说心主神明。临床上我们对于有神昏谵语、意识思维活动障碍等现象的患者，我们说这个病人的疾病在心，这也就是心主神明的缘故。

③心主血主脉：人体中血液的运行主要是由心来主持的，因为人体中血液的运行正常与否主要是由心来负责。心为什么主血呢？一方面因为血液的颜色是红的，红色在五行归类上属于心，另方面因为血液是流行在脉管之中倚靠脉管来运行的。脉也是属于心之所主的缘故。由于心主血脉，所以我们在临床上看见有些血液不能正常运行的疾病如象吐血，便血等等，我

们在证候定位上多半要考虑到心病，这理由也就是因为心主血主脉的缘故。

④心主火主热：人体中正常的热力以及各种由热力而产生的作用都是属于心的作用，所以说心主火主热。为什么说心主火主热呢？这主要是火热与心在五行归类上都属一类的缘故。由于心主火主热，所以人体中热力过甚，比如说人体发烧、体温升高、面红耳赤、狂躁不安等等疾病，或者人体体温不够、四肢厥冷、脉微身凉等等疾病，我们在临床证候诊断定位上多半便考虑到心病，前者我们说它是心火太盛，后者我们说它是心火不足。为什么这些症状要考虑心呢？这就是因为心的作用是主火主热的缘故。

（3）心与人体体表的关系

①其华在面：人体面部血脉最多，因为心主血脉的缘故，所以在人体面部可以看出人体心气盛衰情况。比如说，心气太盛，面部就会发红发热；心气不足，面部就会面色萎黄而失去应有的红润，为什么从面部可以看出人体心气的盛衰呢？就是因为心其华在面的缘故。

②开窍于舌：人体心气的作用正常与否，心气盛衰如何，不但从面部颜色可以看出来，而且从舌头上也可以看出来。比如说舌质红绛，一般便是心热，火气太盛的现象；舌质淡红，一般便是血虚，火气衰退的现象；舌头运动不灵，舌謇不能言语，一般便认为是心病极其严重的征象。为什么这些现象说是心病，理由就是因为心开窍于舌，为什么心开窍于舌呢？这是因为手少阴心经的经脉有支脉上连于舌的缘故。

③在声为笑：笑是心的作用表现，但是如果喜笑失常，比如说高兴发狂、大笑不止等等，中医认为这便是一种病态，属于心病。所以我们在临床上遇见有些精神病患者，如果他的精神症状表现主要是喜笑不止，或者莫名其妙的大笑一阵的话，我们在证候定位上便首先要考虑到心病，理由之一就是心在声为笑的缘故。

④在味为苦：人体在疾病中，口里常有苦味，中医认为这多半是心经有病，为什么口苦属于心呢？因为苦是火的味道，任何东西被火烧焦了都会有一些苦味，苦、火、心在五行归类上都是属于一类的缘故。

（4）心与周围环境的关系

①心旺于夏：每年的夏天是人体心气最旺盛的时候，所谓旺盛也就是说心的作用在夏天里最紧张的意思。太紧张了就容易发生疾病，因此旺盛并不等于是好现象。每年夏天因为天气很热，自然界中阳气旺盛，我们前面讲过了人与天地相应，所以在夏天里人体中心气也就相应地旺盛紧张起来。一般人在夏天里面色都比较红，脉搏也比较洪大，这就是心气比较紧张的缘故。

②苦入心：苦味的药物一般来说都有清热泻火的作用。热与火在五行归类上都是属于心，所以说苦味入心。临床上对于一般里热很盛，心气有余的病人，我们常常选用苦味的药物作治疗，这也就是因为苦味入心的缘故。

③喜伤心：人在过度欢喜，兴奋过甚的时候，常常可以因为高兴过甚的原因而表现出心气失常的现象。比如说一个人在高兴过度的时候，常常会表现出坐立不安、不能安静下来和平常一样做工作，在高兴过度的时候也常常会因为高兴而多梦失眠，在高兴过度的时候也常常会表现面红耳赤、心跳气短等等，一般来说都可以是心病的表现，所以说喜伤心。

附：心包络

心包络是人体中的一个器官，它与心有密切的关系，是心的外围，有保卫心的作用，所以叫做心包络。

心包络的部位，也在胸部的正中与心的部位一致，为什么心包络的部位也在胸部呢？一方面因为心包络是心的外围，所以它的部位与心一致；另外一方面是因为手厥阴心包经的经脉也起于胸中的缘故。

心包络的作用主要是代心用事，也就是说，心包络的作用主要是代替心脏受理一切问题。由于心包络的作用是代心用事，所以我们临床上一般所说的心病，很大一部分都是指心包络有病。比如说，有些发热的疾病，因为高烧而出现了神志昏迷等症状时，中医便说是邪入心包，便是这个意思。心脏本身有了病是很严重的，因为心是君主之官的缘故。心包络有病也是很严重的，因为心包络是心脏的外围，代心用事，它与心脏密切相关，它有了病一定会波及于心的缘故。

2. 肝

(1) 肝的部位：肝的部位在人体的两胁。为什么肝的部位在人体两胁呢？原因是足厥阴肝的经脉主要分布在人体左右两个肋胁的缘故；因为肝的部位在人体的两个肋胁，所以人在两胁部位有不舒服或者疼痛的时候，我们即认为是属于肝脏的病。

(2) 肝的作用

①肝为将军之官：肝是人体中很主要的器官，但它是在心的领导与指挥之下进行工作的。这就好像将军在君主领导指挥下进行工作一样，这是一方面；另一方面，肝在人体中具有生发作用，外邪侵入人体，人体肝脏首先反应并且首先发挥保卫作用，这就好像一个国家外敌侵犯，将军首先起来发挥保卫作用一样，再方面人体的肝脏有易动的特点，容易表现激动，这就好像古代将军的性格一般也比较急躁好动一样。因为人体肝脏有以上这些特点，所以我们说肝为将军之官，在人体中某些保卫作用，我们说是肝的作用。临床上遇见有些容易生气发怒的病人，我们说这是肝火旺盛，其病在肝，也就是这个缘故。

②肝藏魂：人体中肝有藏魂的作用，所谓“魂”，也就是人体中的一种精神活动。人体精神异常不能够控制自己，这就是魂有病的表现，比如说有些失眠的病人，心里很想睡觉，但是无论如何也睡不着；心里很想控制不想什么，但是脑子里风起云涌，万念杂陈，想控制也控制不了，这些现象中医临床上一般就认为是不安魂，认为在治疗上首先应该治肝，为什么这

些现象在治疗上要治肝呢？就因为肝的作用是藏魂，而这些现象都是由于肝不藏魂的缘故。

③肝藏血：在人体中肝有藏血的作用。所谓“藏血”，也就是指人体中的血液能够保持着一个正常运行的闭藏状态，不向外走的意思。人体中血液的正常运行我们前面讲过了主要是由于心来主持，但是肝与之是密切相关的。因为肝在生理作用上有易动的特性，同时肝与心在五行相互关系上是相生的关系，肝的作用要是旺盛紧张，一定会引起心火旺盛而使血液运行失去正常的闭藏状态，向外乱走，因为肝有易动特点以及肝心之间的相生关系，所以肝有藏血的作用，比如说临床上有些人有生气发怒之后的吐血，中医就认为是因为大怒伤肝，肝伤了不能藏血所致，因为生气发怒或者抑郁而致的失血疾病，中医在治疗上首先治肝。为什么这种现象要首先治肝呢？这就是因为肝有藏血作用的缘故。

④肝主筋：在人体中管理伸缩活动的器官中医叫做筋，筋是在肝的作用主持之下进行的，所以说肝主筋。比如说：人体四肢在病因作用之下，屈伸不利，能屈不能伸，或者能伸不能屈，就说是筋病。大吐大泻之后，下肢痉挛拘急，屈伸不利一般叫抽筋，或者叫霍乱转筋，临床上遇见抽筋转筋，四肢屈伸不利，活动障碍，在治疗上首先就要治肝。为什么筋病要治肝呢？这就因为肝主筋，而肝在五行归类上属于木，曲直是木的特性的缘故。

（3）肝与人体体表的关系

①其华在爪：爪就是爪甲，人体爪甲的坚脆厚薄与颜色的枯萎润泽，中医认为都与人体肝的作用有关。肝血不足的病人，常常可以出现爪甲软薄或者爪甲变形，颜色青白等症状，因此在临床上我们常常可以根据爪甲的情况来看人体肝气的情况。为什么我们可以根据爪甲来判断人体肝脏的作用呢？这就是因为肝的作用，其华在爪，爪为筋之余的缘故。

②开窍于目：人体肝气正常与否，盛衰如何，常常可以从

人体眼睛表现出来。比如说，两眼干燥、雀目羞明等等眼病，中医认为一般都是肝病。在眼科用药当中，很多都是归于肝经的药物。为什么眼科疾病与肝的关系如此密切呢？这就因为是肝开窍于目的缘故。

③在声为呼：呼就是呼叫，呼叫在人体中是属于肝的作用，但是如果表现异常狂呼乱叫，动辄乱叫，这便是一种病态，属于肝病。所以我们在临床上看见有些精神病人，如果他的精神症状表现主要是乱吼乱叫，或者动辄发怒，我们在证候定位上便首先考虑到肝病，理由之一也就是因为肝在声为呼的缘故。

④在变动为握：握就是两手握拳，手之所以能握，中医认为是肝的作用，因此如果在疾病情况之下，两手不能握拳或者握拳不能放开，在临床上就要考虑到肝病而在治疗上要治肝。为什么握的作用障碍要治肝呢？这也就是握的作用属于筋的作用，肝主筋在变动为握的缘故。

⑤在味为酸：人体在疾病中，口里有酸味，中医认为这多半是肝经有病，为什么酸味属于肝呢？因为酸是肝的味道，植物腐坏了便常常会有一阵酸味，而酸、木、肝在五行归类上都是属于一类的缘故。

（4）肝与周围环境的关系

①肝旺于春：每年的春天是人体肝气比较旺盛紧张的时候，太紧张了就容易生病，因此春天里容易发生肝病，一般人在春天里脾气较急躁些，脉搏一般比较偏弦一点，这就是因为肝旺于春的缘故。

②酸入肝：酸味东西，一般来说都有收敛固涩作用可以矫正肝旺易动的偏向，所以说酸入肝，我们在临床上对于某些疼痛疾病者常常的用带有酸味的药物来作治疗，这也就是酸味入肝的缘故。

③怒伤肝：人在大怒生气的时候，常常可以因为发怒的原因，表现出肝气的失常现象，比如说，在生气太甚以后常常可

以出现胸胁部疼痛或者不舒服，或者因为大怒而出现吐血泻血的情况，或者因为生气了而发生失眠的现象，胁下痛、吐血、失眠等等，一般说来都可以是肝病的表现，所以说怒伤肝，我们在临床上遇见有些因生气或抑郁发生疾病的病人，在治疗上首先要考虑到疏肝，这也就是因为怒可伤肝的缘故。

3. 脾

（1）脾的部位：脾的部位在人体上腹部的正中，为什么脾的部位在人体上腹部的正中呢？这因为是脾属中焦，中焦的部位在上腹部，同时因为足太阴脾经的经脉主要归在上腹中部的缘故；因为脾的部位在人体上腹部，所以人在上腹部有疼痛或者不舒服的时候，我们即首先考虑其病属脾。

（2）脾的作用

①脾为仓廪之官，主运化：所谓“仓廪”就是接受五谷的地方，“运”就是运输和分布，“化”就是变化，因此所谓“脾为仓廪之官，主运化”。这句话，简单的说也就是指脾的作用是接纳饮食，把它加以消化，并且把饮食被消化了以后所有精华运输分布到全身的意思。由于脾是仓廪之官，主运主化，所以临床上我们看见病人有消化不好或者津液运输分布障碍等症状时，在证候定位上首先便要考虑到脾。为什么人体消化运输方面的疾病要定位在脾呢？这就是因为脾为仓廪之官，主运化的缘故。

②脾藏意：所谓意，就是意念或者是记忆的意思。在人体中正常的意念和记忆能力是由脾的作用来主持的，所以说脾藏意。由于脾藏意的关系，所以我们在临床看见病人有意念活动很差，对事物的联想能力不够，或者记忆力很低，容易健忘等症状，我们便认为是脾病而在治疗上首先要考虑治脾。为什么这些现象要首先治脾呢？这就是因为脾藏意的缘故。

③脾统血：脾在人体中有统血的作用，所谓“统”就是统帅，脾统血也就是说脾有统帅血液运行的作用。血在人体中的正常运行，除了心主血、肝藏血的作用以外，另外一个重要的

原因就是因为脾能统血。脾为什么能统血呢？这是因为脾主运化，是人体元气的来源，血液的运行是在气的推动和统帅之下进行的，也就是说血在人体正常作用之下，才能够正常地运行。脾是元气的来源，因此说脾可以统血。脾统血和肝藏血在性质上是不一样的，肝病的出血是在肝动的情况下产生的，血液妄行多半是一种被动状态，而脾病出血一般则是在脾气虚弱不能统帅血液的情形下产生的，血液妄行多半是一种自动状态。如果我们以一个游行队伍的正常进行来表示血液正常运行，以这个游行队伍的混乱来表示血液的妄行的话，那么这个游行队伍的混乱是由于外力的原因，如像遇见了破坏爆炸等等所以才产生了混乱，这就属于肝不藏血出血；如果这个游行队伍的混乱是由于无人带队，所以大家自由散漫而成混乱，这就属于脾不统血。由于此，所以肝不能藏血的病人多半属于实证、热证；而脾不统血的病人一般则多半属于虚证、寒证。我们在临床上遇见有出血的病人，如果可以诊断脾虚的话，我们在治疗上一定要首先考虑补脾，这也就是因脾有统血的作用，脾虚了就不能统血的缘故。

④脾主肉：肉就是肌肉，人体肌肉的壮实丰满与否，与人体脾气的作用正常与否是密切相关的。为什么人体肌肉的壮实与脾相关呢？这也就是因为脾的主要作用是司运化，饮食营养的受纳变化以及运输分布都是通过脾的作用来进行的，而肌肉的壮实丰满与否又与饮食营养的受纳变化分布的正常与否有密切关系的缘故。我们在临床上看见肌肉消瘦的病人，一般均认为属于脾气衰败而在治疗上首先要考虑补脾，这就是因为脾主肉的缘故。

⑤脾主四肢：四肢的作用正常与否，与人体的脾气正常与否也有密切关系，所以说脾主四肢。我们在临床上看见有些四肢作用障碍的病人，除了考虑肝肾等疾病以外，必须要考虑到脾，这就是因为脾主四肢。为什么脾主四肢呢？这也就是因为脾主运化，四肢离人体中心较远，如果脾气失常，饮食水谷的

精华就运输不到，饮食水谷的精华运输不到四肢，四肢的作用就会发生障碍的缘故。

(3) 脾与人体体表的关系

①其荣在唇：唇就是口唇，人体口唇的活动与颜色的正常与否，中医认为都与人体脾的作用有关。脾有病的病人，常常可以出现口唇焦裂或者苍白无华，因此在临床上我们常常可以根据口唇的情况来看人体脾气的情况。为什么我们可以根据口唇来看人体脾脏的作用呢？这就是因为脾的作用，其荣在唇的缘故。

②在窍为口：人体的脾气正常与否，盛衰如何，常常可以从口的表现上看出来。比如说口的开合失常、吞咽困难，这些往往都是属于脾病。为什么口属于脾呢？这是因为人体饮食营养都要经过口才能够到达人体体内，而主持人体饮食营养变化与运输又是脾的主要作用的缘故。

③在声为歌：歌就是歌唱，在人体中属于脾的作用。脾气又叫作中气，所以有些人歌唱声音很洪亮的时候，一般说这是中气足；但是如果精神表现异常，一天到晚乱哼乱唱，这便是一种病态，属于脾病。比如说我们在临床上对于精神病人的处理，如果他的精神症状主要喜欢歌唱，那么我们在证候定位上便首先要考虑到属于脾病，而在治疗上也就首先考虑治脾，理由之一也就是因为脾在声为歌的缘故。

④在变动为哕：哕就是呃逆也叫做打呃。呃逆的发生，中医认为属于脾气失常所致，比如说一般人在消化不良的时候常常可以出现打呃，消化不好我们前边讲过了属于脾病，消化作用不好的时候，就可以出现呃逆的症状，所以我们说脾在变动为哕。

⑤在味为甘：甘味就是甜味，人在疾病中，口里面常有甜味，中医认为这多半是脾经有病，为什么甜味属于脾呢？这是因为脾的主要作用是运化水谷，而水谷在经过变化以后味道是甜的缘故。

（4）脾与周围环境的关系

①脾旺于长夏：每年的农历六月叫做长夏，在长夏里人体脾的作用比较旺盛紧张，太旺盛紧张就容易发生疾病，因此在夏天里容易发生脾脏疾病，一般人在夏天里饮食都比较差一些，容易闹肚子，这就是因为脾旺于长夏，脾的作用偏胜，容易致病的缘故。

②甘入脾：甜味的东西，一般说来都有滋补的作用，可以由脾加以运化以供给人体的正常需要，所以说甘入脾。我们在临床上对于有些脾病的患者，尤其是因为脾的运化作用不好在临床上表现有色黄唇萎，肌肉消削的患者，我们常用带有甜味的药来作治疗，这就是因为甘味入脾的缘故。

③思伤脾：人在思虑过度的时候，常常可以因思虑的关系而表现脾气的失常现象。比如说，一个人在用脑过度以后常常可出现不思饮食，或腹部气胀等现象，有些慢性胃肠病也常常是由于工作精神紧张思虑过多而引起，这些都是因为思伤脾的缘故。

4. 肺

（1）肺的部位：肺的部位在人体胸部的两侧。为什么肺的部位在人体胸部的两侧呢？这就是因为肺属于上焦，上焦的部位在胸部，同时因为手太阴肺经的经脉主要归在胸部两侧的缘故。因为肺在人体胸部的两侧，所以人在胸部有病尤其是胸部两侧有病，如象疼痛、压迫感觉等等，我们即首先考虑其病在肺。

（2）肺的作用

①肺为相傅之官，主治节：所谓“相傅”，就是帮助君主的主要大臣。“治节”，就是治理和调节的意思。因此所谓“肺为相傅之官，主治节”这句话，简单的说也就是人体的肺有协助人体心脏主持全身的作用。由于肺是相傅之官，主治节，因此我们在临床上看见有些心病的患者，常常要考虑合并治肺以加强其对心的协助作用。比如说出血的病人，在证候定位上应

该是属于心，所以我们在治疗上首先要治心，但因为肺是相傅之官的缘故，所以我们必须在治血的同时考虑治肺，或者说主要考虑治肺，就是这个道理。

②肺主气：所谓“气”，在中医临床上有两个意义，一个意义就是指气体的气；另一个意义就是指人体的正气也就是指人体的正常作用。自然界中的空气，中医书里面叫做天气，天气与人体是依靠肺的呼吸作用来相通的，所以中医书上说“天气通于肺”。人体内正常作用的发生也是受天气的作用而产生的，没有天气的作用，人的生命就要停止。所以中医书里说“人之有生惟赖此气”，因为天气是依靠肺来作内外交通，而人的一切正常生理活动又是依靠天气的作用来进行，所以说肺主气。由于肺主气的缘故，所以我们在临床上看见有呼吸障碍的病人或者全身正常生理作用失调的病人，在治疗上我们除了考虑其原发疾病，从根本治疗以外，另外必须考虑治肺。为什么要治肺呢？这也是因为肺主气的缘故。

③肺藏魄：所谓魄，也是人体正常精神表现的一种，换句话说也就是指人的气魄或者做事的魄力的意思。在人体中精神饱满或者作起事来很有魄力，这些现象都是由肺的作用来主持的，所以说肺藏魄。由于肺藏魄的关系，所以我们在临床上看见病人精神委顿，作起事来优柔寡断毫无魄力等症状时，我们便认为这是肺气不足，而在治疗一定要考虑到补益肺气。为什么这些现象要治肺呢？这就是因为肺藏魄的缘故。

④肺主声：所谓声就是声音，我们口里能够发出各种各样的声音，这都是由于肺的作用。因为发声是由于肺的作用，所以我们在临床上遇见了在发声方面异常，例如咳嗽、声嘶或哑或者不能发音的病人，一般便认为这是属于肺病，而在治疗上首先考虑治肺。肺为什么主声呢？这是因为肺在五行归类上属于金，发声是金的特性和缘故。

⑤肺有助脾布津的作用：人体中津液的分布主要是脾的作用，但是单独依靠脾的作用是不够的，必须还要有肺的作用来

帮助，人体中的津液才能得到正常的分布，所以我们说肺有助脾布津的作用，由于肺有助脾布津的作用，因此在临床上遇见有些津液不足的病人，我们除了考虑脾的运化作用有无问题以外，必须还要考虑肺的作用有无异常。肺为什么能够助脾布津呢？这是因为津液的正常分布必须是依靠气的作用来进行，而肺的作用又是主气的缘故，中医书里常说气行水亦行，气滞水亦滞也就是这个道理。

⑥肺知香臭：辨别气味的有无异常，是肺的作用，所以说肺能知香臭，由于肺有辨别气味的作用，所以我们在临床上遇见嗅觉不灵，不闻香臭的患者，我们一般认为其病在肺。肺为什么有知香臭的作用呢？这是因为肺主气，司呼吸，不闻香臭多半是呼吸不利的缘故。

（3）肺与人体体表的关系

①肺合皮毛：所谓皮毛主要就是指人体肌表的皮肤，人体肌表皮肤的作用与肺的作用是密切相关的。肺病可以影响肌表皮肤的作用，肌表皮肤有病也可以影响肺的作用，所以说肺合皮毛。为什么肺合皮毛呢？这是因为肺通天气，而人体肌表皮肤也通天气，作用一致的缘故。人在肺气不足的情况下，皮肤作用就会失去正常而发生自汗、盗汗、皮肤干燥等症状；肌表皮肤在外感作用如所谓寒邪束于肌表的情况之下，常常就会因为皮肤排汗作用的减弱而出现咳嗽、气喘、发热等症状。因为这样，所以我们在治疗上也常常是皮毛有病治肺，肺有病治皮毛。为什么要这样治呢？这也就是因为肺合皮毛的缘故。

②开窍于鼻：人体的肺气正常与否，常常可以从鼻的表现看出来，比如说鼻塞、鼻中流涕、鼻不能闻香臭，或者呼吸困难、鼻翼煽动等症状，这些都是属于肺病。为什么鼻属于肺呢？这就是因为天气通于肺，而鼻为肺之外窍，天气通过鼻才能进入人体的缘故。

③在声为哭：哭就是哭泣。哭泣在人体中是属于肺的作用。人在感情作用下哭泣是正常的。但如果表现异常，自己也

不知道为什么缘故总爱哭泣，这便是一种病态，属于肺病。比如说有些精神病人如果他的精神症状主要是爱哭，那么我们在证候定位上首先便考虑其病在肺。为什么哭泣常常考虑其病在肺呢？这也就是因为肺在声为哭的缘故。

④在变动为咳喘：咳就是咳嗽。咳嗽气喘都是属于肺气失常的表现，所以说肺在变动为咳喘。所谓变动也就是指肺气失常有病的意思。

⑤在味为辛：辛就是辛辣的味道，辛辣的味道属于肺。人在疾病过程中口里常有辛辣的味道，中医便认为这多半是属于肺经有病。

(4) 肺与周围环境的关系

①肺旺于秋：每年的秋季中医认为是肺旺的季节，因此每年从秋季开始，容易发生肺部的疾病，一般人在秋天以后容易发生咳嗽或者鼻孔干燥、鼻子出血等疾病。这些都是肺旺于秋的表现，为什么肺旺于秋呢？一方面是因为秋天气候较夏天干燥，肺的特性喜润恶燥，所以肺容易生病；另一方面是秋天天气已经开始转凉，人体肌表皮肤容易受凉，由于肺合皮毛的关系，所以也容易因此发生肺部的疾病。

②辛入肺：辛辣味道的东西可以对肺产生很大的作用。为什么辛辣的味道会对肺产生很大的作用呢？一方面这是因为辛辣的味道都有散肌表的作用。由于肺合皮毛的关系，所以发散作用的东西都可以作用于肺。比如说，我们在肌表受寒而引起的咳嗽气喘的时候，便常常用具有辛味的药物来作治疗，这也就是肺合皮毛的道理；另一方面辛辣味道的东西燥性都比较大，肺是喜润恶燥的，所以辛辣的东西也容易影响肺部发生燥的症状，比如说，我们吃生姜、辣椒等东西太多的时候，常常会引起人咽干、口燥、咳嗽、声哑、鼻血等症状的发生。辛辣味道的东西在一定条件下可以对肺产生好的作用，在一定条件下也可以产生坏的作用，但总的来说都是对肺产生的作用，所以我们说辛入肺。

③忧伤肺：人在过度忧愁的时候，常常可以因忧愁的关系而表现肺气失常的现象，比如说人在忧愁的时候常常可以出现精神不振、胸部闷满、失魂落魄的现象，这些都是忧伤肺的缘故。

5. 肾

（1）肾的部位：肾的部位在人体的腰部，为什么肾的部位在人体的腰部呢？这就是因为中医认为腰为肾之府，肾的居住之地是在腰部，同时也因为足少阴肾经的经脉主要归在人体腰脊部的缘故。因为肾的部位是在人体的腰部，所以人在腰部有病，如腰痛、腰痠、腰重或腰部活动障碍等等，我们便考虑这是肾病。

（2）肾的作用

①肾为作强之官，主伎巧：所谓“作强”，就是指人体正常充沛的体力，伎巧同技巧，也就是指人的智慧的意思。人体正常体力强弱和智慧的高下，中医认为都是与肾的作用正常与否密切相关的，所以说肾为作强之官，主伎巧。我们在临床上看见有些人体力很差，或者很迟钝，除了考虑其他方面的原因以外，必须首先考虑到这个人的肾气如何。为什么要这样考虑呢？这也就是肾是作强之官，主伎巧的缘故。

②肾藏精：所谓精，就是人体中各种精华物质，人体中的精，五脏都可以加以储藏，但是以肾为储藏的主要器官，所以说肾藏精。因为肾藏精的关系，所以肾就成为了人身体中最重要的器官。也就是说一切正常生理活动都是在肾的基础之上来进行。为什么肾在人体中地位如此高呢？理由是人体中的阳气是在人体中所藏阴精的基础上发生的。因为在阴阳变化的规律中阴为阳之基，没有阴也就不能产生阳的缘故。我们前面讲过了，肾是作强之官，主伎巧，为什么肾能主作强，主伎巧呢？也就是因为肾藏精，一切正常生理活动都可以在肾精充足的条件下产生的缘故。

③肾主发育生长：人体的正常生长发育，中医认为都是肾

气来主持的，所以说肾主发育生长。人体中肾气旺盛的时候，人体就开始发育；肾气旺盛到了极点的时候，人体各方面也就完全发育成熟；肾气开始衰退，人体的各方面也就开始衰退，肾气衰退到了一定程度，人体中某些正常生理现象也就逐渐消失。由于肾有主持生长发育的作用，所以我们在临床上遇见有些生长发育不好的病人，比如说身体长得过于矮小或者畸形高大，或者不来月经，或者不能生育等等，中医认为都要考虑肾病。为什么这些疾病都要考虑肾病呢？这就是因为肾主生长发育。肾之所以能主生长发育，也是因为肾藏精，一切正常生理现象都是在精的基础上产生的缘故。

④肾藏志：所谓志，就是指一个人的志气或者志愿，换句话说也就是一个人作事的目的。一个人作事有志无志，中医认为与肾的作用密切相关，所以说肾藏志，由于肾藏志的关系，所以我们在临床上看见有些失志的病人，比如说，他做了这件事，但他自己也不知道为什么要做这件事等等，我们便认为这是肾气失常的表现，而在治疗上一定要考虑到治肾。为什么这些现象要治肾呢？这也就是因为肾藏志的缘故。

⑤肾主骨，生髓，通脑：人体中的骨、髓和脑等器官，它们的作用都是由肾来主持的，比如说人体骨头方面的疾病，脑子方面的疾病，例如骨头失去了正常的支架作用不能站立、头晕脑转等等，中医认为都应该考虑肾病，而在治疗上首先要考虑以补肾的方法来作治疗。为什么肾有主骨、生髓、通脑的作用呢？这是因为肾藏精、精生髓、髓养骨，而脑为髓海是全身骨髓集聚最多之处的缘故。

⑥肾主水：水就是水份，人体中水份的保持和排泄，都是由肾的作用来主持，所以说肾主水。由于肾主水的关系，所以人体中水份方面保持和排泄失常，中医认为都是属于肾病。临床上我们看见病人小便不利，或者小便过多，或者水饮停聚，腹肿身肿等等，一般都认为其病属肾而在治疗上也要以治肾的办法来作治疗。这是因为肾主水，一切水证在证候定位上都应

该属于肾的缘故。

（3）肾与人体体表的关系

①其华在发：人体肾气的盛衰可以表现在人体头发的生长脱落上。肾气强的人头发便长得很好，肾气衰的人头发一般都长得不好，或头发容易脱落，临床上对于白发或者脱发的病人。一般都从补肾入手，这就是因为肾其华在发的缘故。

②肾在上开窍于耳、在下开窍于二阴；人体的肾气正常与否，可以从耳的作用和前后阴的情况看出来，比如说耳鸣、耳聋、阳痿失精、五更肾泻等等，中医认为多半都是属于肾病。为什么这些疾病属于肾呢？这是因为肾在上开窍于耳，在下开窍于前后阴的缘故。

③在声为呻：呻就是呻吟，呻吟在人体中是属于肾的作用，人在某种痛苦的情况下发出呻吟，这是正常的表现，但是无病呻吟，自己总觉得呻吟一二声才舒服一些，这便是病态，在疾病定位上一般认为这多半是属于肾病。

④在变动为栗：栗就是战栗，在一般没有发热和恶寒的情况之下发生战栗，一般都是属于肾病，或者肾受到重度刺激的表现，所谓变动也就是有变化的意思。

⑤在味为咸：咸就是咸味，咸味属于肾。人在疾病过程中，口里如果出现咸味，中医便认为这多半是肾经有病，或者是疾病已经波及到了肾。

（4）肾与周围环境的关系

①肾旺于冬：每年的冬季，中医认为是肾旺的季节，因此在每年的冬季容易发生肾病。一般人在冬季里常常有骨节疼痛，有关节病的人也常常会在冬季里加重，有些人在冬季里也常常会发生咳嗽气喘。骨节疼痛的原因是因为肾主骨的关系；咳嗽气喘的原因，一方面固然是因为冬天天气很冷，寒邪犯肺而发生，另方面也因为肺肾之间的关系是母子关系，肾病可以及肺的缘故。

②咸入肾：咸味的东西可以对肾产生作用，所以说咸入

肾。因为咸入肾的关系，所以我们临床上对于肾病患者便很注意咸味的东西的使用。水肿、小便不利的病人必须禁忌咸味的东西，因为咸能滞水使水肿加重。一般肾虚小便太多的病人在治疗上，则可以用咸味来帮助药力，比如说我们服用有些补肾丸药的时候用淡盐汤来吞服丸药，有些治肾的药物要用盐炒等等，这些都是因为咸入肾的缘故。

③恐伤肾：人在过度恐惧的时候，常常可以因过度恐惧的关系而表现肾气失常的现象。比如说一个人在过度恐惧的时候常常可以发生战栗，或者发生大小便失禁等现象，发生战栗是因为肾在变动为栗的缘故，发生大小便失禁是因为肾主水，肾开窍于二阴的缘故。

(二) 六腑

六腑就是指人体的胃、小肠、大肠、膀胱、胆、三焦等六个器官，这六个器官都具有我们前面所谈到腑的特点，所以叫做六腑。现在我们仍然分开来简单加以介绍。

1. 胃

(1) 胃的部位：胃的部位也在人体上腹部的正中。为什么胃的部位在人体上腹部的正中呢？一方面是因为胃为脾之府，脾的部位是在人体上腹部的正中，另方面是因为足阳明胃经脉也归在人体上腹部的缘故。由于胃的部位是在人体上腹部，所以我们临床上遇见了上腹部有病的病人，不是考虑脾病便是考虑胃病。

(2) 胃为水谷之海，司受纳：所谓水谷也就是饮食营养的意思，因此所谓胃为水谷之海，司受纳，也就是说胃的作用主要是受纳饮食的器官。由于胃的作用是这样，所以我们在临床上看见有饮食减退，或者不能受纳呕吐恶心的病人，我们便首先要考虑胃病。

(3) 胃主变化谷食，为人体后天的根本：胃不但能够受纳饮食而且还能够把纳入的饮食变化成为精华的东西以供人体的利用，所以说胃主变化谷食。由于胃也有变化谷食的作用，所以我们临床上看见消化有不好的病人，除了考虑脾病以外，也要考虑胃病，这也就是因为胃主变化谷食的缘故。由于胃主纳，而且有变化谷食的作用，所以脾胃是人体后天的根本，所以中医说“有胃气则生，无胃气则死”，这个道理很简单，因为人体一切正常生理活动的进行都要依靠饮食营养的供给，而胃又是受纳饮食和变化饮食主要的器官的缘故。

2. 小肠

（1）小肠的部位：小肠的部位在人体的下腹部，为什么小肠的部位在人体下腹部呢？因为中医认为胃之下口就是小肠的上口，同时因为手太阳小肠经的经脉，归在人体下腹部的缘故。

（2）小肠为受盛之官、主化物：所谓受盛之官，就是指接纳和装盛饮食营养的器官。饮食在胃里经过消化以后再到小肠里停留下来进行更好的变化，所以说小肠是受盛之官，主化物，化物也就是更进一步加以变化的意思。为什么小肠能更进一步的把饮食加以变化呢？这是因为小肠在五行归类上也是属于火，化物是火的特性的缘故。

（3）小肠有分别清浊的作用：因为小肠可以进一步变化谷食，所以小肠也就有了分别清浊的作用。所谓清，也就是指好的、精的。清的东西就可以通过脾的作用通输到人体各处去利用或者运到脏里把它储藏起来，浊的东西也可以通过腑的传导作用把它排泄出去。多余的水通过小肠把它排到膀胱然后再排到体外，所以中医说小肠就是膀胱的上源。某些小便的病，中医说是小肠经的病；渣秽就通过大肠把它排出体外，所以中医说小肠的下口就是大肠的上口，某些腹泻的病也要考虑到小肠。

3. 大肠

（1）大肠的部位：大肠的部位也在人体下腹部。为什么大肠的部位在人体的下腹部呢？因为中医认为大肠的上口就是小肠的下口，同时因为手阳明大肠经的经脉归于人体下腹部的缘故。

（2）大肠为传道之官：所谓传道，也就是传导的意思，大肠的上口就是小肠的下口，大肠的下口就是肛门。人体所进的饮食在胃和小肠变化以后，清的归入五脏，浊的就通过膀胱和大肠排出体外，因此大肠叫作传导之官，所谓传导也就是说大肠有传导人体饮食糟粕的作用的意思。

4. 膀胱

（1）膀胱的部位：膀胱的部位也在人体下腹部。为什么膀胱的部位在人体的下腹部呢？一方面是中医书中认为膀胱的部位在肾的下面，大肠的前面，大肠是在人体下腹部，另方面也是因为足太阳经的经脉归于人体下腹部的缘故。

（2）膀胱为州都之官、藏津液：所谓“州”即现在一般所说的洲字，都即渚字。洲者即水中的小块土地。因此所谓膀胱为州都之官这句话，简单地说也就是膀胱是管理人体水液运行的器官。津液是人体中有用的水，因此所谓藏津液，也就是说膀胱有盛水的作用，不过膀胱里面所盛的水，是人体不需要的，所以中医书上说：“津液之余者，入胞则为小便。”（《诸病源候类·五脏六腑病诸候》）这也就是说人体中多余的水就到膀胱变成小便，换句话说也就是膀胱有盛尿、排尿的作用。

5. 胆

（1）胆的部位：胆的部位在人体的两胁下，为什么胆的部位在人体的两个胁下呢？一方面是因为胆与肝相连，中医说“胆为肝之府”，肝的部位是在人体的两胁；二方面是因为足少阳胆经的经脉也归在人体两个胁下的缘故。

（2）胆为中正之官、主决断：所谓中正，也就是说不偏不倚，非常准确的意思。一个人作事有没有决断，这是属于胆的作用。由于胆是中正之官，主决断，所以我们在临床看见有些作事优柔寡断的人，尤其是有些精神衰弱的病人，便说其病在胆，而在治疗上要考虑治胆。这便是因为胆是中正之官、主决断的缘故。

(3) 胆主勇气：人做事有没有勇气，中医认为是由胆的作用来主持，由于胆主勇气的关系，所以有些勇气很大的人，一般来说这个人胆大，有些勇气不足的人，一般说这个人胆很小，这些都是由于胆主勇气的缘故。一个人的胆大胆小与一个人的决断是有关系的。胆之所以主勇气，从根本上来说，还是由于胆为中正之官、主决断的缘故。

(4) 胆主口苦：口苦除了可以受心影响以外，也可以因胆的作用失常而引起口苦。胆为什么能引起口苦呢？一方面这是因为中医认为胆里藏有精汁，精汁是苦的，精汁在胆有病的情况下可以上行到口内而引起口苦；另方面是因为胆在五行归类上也是属于火，苦是火的本味的缘故。

(5) 胆为奇恒之府，藏而不泻：所谓奇恒之府，就是这个器官有异于寻常的意思。胆是一个中空的器官，因此具有府的特点，但是它不象其他的府一样直接对外交通纳出，因此又与一般的府有所不同，所以说胆虽然可以把它放在六腑当中，但是也可以把它放在奇恒之府的里面。

6. 三焦

(1) 三焦的部位：三焦就是上、中、下三焦。三焦不是一个具体器官，而是人体上、中、下三个部分。人体膈以上的部位是上焦；膈以下、脐以上部位是中焦；脐以下部位是下焦。上焦部位所包含的脏器有心和肺；中焦部位所包含的脏器有脾和胃；下焦部位所包含的脏器有肝和肾。因为三焦是人体上中下三部分，所以膈以上的疾病例如心病和肺病，我们一般便说病在上焦；膈以下脐以上的疾病，例如脾病和胃病，我们一般便说病在中焦；脐以下的疾病，例如肝病和肾病，我们一般便说是病在下焦。

(2) 三焦的作用

①上焦主纳，上焦如雾：所谓纳，就是指受纳，人体所需要的空气饮食营养等等，都是从人体上部所属的器官进入体内，所以说上焦主纳。饮食营养空气等进入人体以后，分布到

全身各处无微不至，这就好像自然界中的雾气笼罩无微不至一样，所以说上焦如雾。总起来说也就是上焦的作用是受纳一切人体生理活动上所需要的物质并把它分布到全身各处。

②中焦主化，中焦如沤：所谓化，也就是指变化，空气饮食营养等人体所必需的物质从上焦纳入体内以后，主要是在人体中焦所属的器官里面发生变化，所以说中焦主化。“沤”字可以解释成为水上的气泡，水上发生了气泡，表示这个水已经在发生变化，因此所谓中焦如沤，也就是中焦主化的意思。

③下焦主出，下焦如渎：所谓出，也就是指排出，人体中从上焦纳入的各种物质，经过中焦变化以后，其精华部分就归于五脏利用或者储藏起来，其糟粕部分就从人体下焦所属器官排出体外，所以说下焦主出。所谓“渎”就是指暗沟，也就是指下水道。不用的废水，从暗沟里排出去，因此所谓下焦如渎，也就是下焦主出的意思，换句话说人体下焦的作用主要是排出人体中的废料。

(3) 三焦为孤府，是指人体整个全身而言：所谓孤，也就是孤单的意思。六腑之中的胃、小肠、大肠、膀胱、胆等五腑，都有相应的器官与它们配合，只有三焦是孤单的，所以说三焦是孤腑，为什么三焦是孤腑呢？理由很简单，因为三焦根本不是一个具体的器官，它是指人体的整体。为什么三焦又称为腑呢？这是因为就人体整个而言，人体是中空的，人体从上焦到下焦是有纳有出，传化不息的，也有我们前面所谈的腑特点的缘故。总的来说，三焦是指人体整个全身而言，它的作用也是指人体的整体作用，《中藏经·论三焦虚实寒热生死逆顺脉证之法》说：“三焦者，……总领五脏六腑……”，这句话我认为是很明确的说法。

(三) 奇恒之府

奇恒之府，就是指人体中的脑、髓、骨、脉、胆、女子胞等六个器官。这六个器官由于它们在作用上与其他脏腑不同，所以叫做奇恒之府。奇恒之府中的胆，也可以包括在六腑的当中，我们在前面已经谈过了，这里不再加以介绍，现在简单的谈一谈脑、髓、骨、脉、女子胞等五个器官的作用和它的特点：

1. 脑

(1) 脑为髓海：人体骨头中间所藏的液性膏样物质叫做髓。髓在人体中，中医认为以脑里面最多，所以说脑为髓海。脑里面的髓充足，人耳聪目明、行动灵活；脑里面的髓不足，人就会脑转耳鸣、头晕目眩。我们在临床上遇见有些眩晕的病人，常常诊断为髓海不足，这就是因为脑为髓海的缘故。

(2) 脑通督脉：督脉就是人体背部正中相当于脊柱部位的一条脉。这一条经脉，中医认为是与脑相通的，所以说脑通督脉。由于脑通督脉的关系，所以人体脊柱有病可以影响到脑，脑有病也可以影响到脊柱。

(3) 脑属肾：脑与肾的关系极其密切，脑髓是在肾气的作用下产生的，所以说脑属肾。为什么肾能生脑呢？这是因为肾的作用是藏精，可以生髓、脑为髓海的缘故。由于脑属肾的关系，所以我们在临床上看见有些内伤眩晕、脑转耳鸣的病人，便须从补肾入手也就是这个道理。

2. 髓

(1) 髓属脑属肾：脑为髓海，髓以脑里面藏的最多，所以说髓属脑。髓是由精生长变化出来的，所以说髓属肾。由于髓属脑属肾。所以人体髓有病的时候，便要治脑治肾。

(2) 髓养肾：人体骨骼的作用正常与否，与髓的充足与否密切相关，骨是依靠髓来营养的，所以说髓养骨。由于髓养骨的关系，所以人体骨骼有病的时候，首先就要治髓，而髓是由精生长变化出来的，所以治髓首先又要治肾。我们前面讲过肾主骨，为什么肾能主骨呢？这也就因为肾藏精，精生髓，髓养骨的缘故。

3. 骨

(1) 骨任身：所谓任身，也就是担任身体的重量的意思，骨是人体的支架，所以说骨任身，比如说不能久立，中医认为多半属于骨病，也就是骨任身的道理。

(2) 骨为髓之府，属肾："府"我们前面讲过，有住宅的意思。髓是在骨头里面藏着的，所以说骨为髓之府，由于骨需要髓来营养，而髓又是由精生长变化出来的，肾是藏精的主要器官，所以说骨属于肾。

(3) 胆与骨的关系：胆病可以影响到骨。为什么胆有病可以影响到骨呢？因为骨质是刚强的，胆是中正之官也是刚强的，在性质上相类的缘故。人在遇见恐怖事情的时候，常常因为害怕而站立不稳、全身发软，这一方面固然是恐伤肾，肾主骨的缘故，另方面也是因为胆气受伤影响及骨的缘故。

4. 脉

(1) 脉属心：人体的经脉都是由心的作用来主持的，所以说脉属心。

(2) 脉为血之府：血是在脉管里面流行的，所以说脉为血之府。由于血是在脉管里面流行，所以血多脉管也就充实，血少脉管也就空虚，中医书中说："脉实血实，脉虚血虚"。也就是这个道理。

(3) 脉为气血的通路：人体的气血是在人体循环运行不息的，通过什么来循环运行不息呢？那就是通过脉来循环运行不息，所以说脉是气血的通路。

(4) 诸脉皆上注于目：人体中五脏的作用都可以通过脉表现在人体的眼睛上去，所以说诸脉皆上注于目。我们前面讲过了肝开窍于目，就是指总的情况而言，细致地说五脏的精华都可以表现在眼睛上，具体的区分是瞳孔属肾，瞳孔外面黑眼珠属肝，白眼珠属肺，两眼角属心，上下眼胞属于脾，为什么五脏的作用都可以从眼睛上来认识与分析呢？这就是因为诸脉皆上注于目的缘故。

5. 女子胞

(1) 胞的含义：胞的含义有两个，一个是指膀胱，一个是指女子的子宫，由于胞有两个含义，所以在男子身上来说胞就指膀胱。在女子身上来说，除了膀胱的含义以外，还有子宫的含义，由于如此，所以子宫又可以叫胞宫。

（2）胞的作用

①主小便：因为胞有膀胱的含义所以胞主小便，这个我们在前面六腑里面已经讲过了，此处不谈。

②主月经：因为胞有子宫的含义，所以胞主月经。为什么胞主月经呢？因为中医认为妇女月经的正常与否主要与人体冲脉和任脉这两个经脉有关，而冲脉和任脉这两个经脉它们都起于胞中的缘故。

③主胞胎：妇女怀胎受孕，中医认为是胞的作用。一方面因为胞的作用主月经，月经正常才能怀胎受孕；另一方面胞是胎儿在母体中所居住的地方，由于此，所以女子胞又叫胞宫，胞宫的口又叫子门。

三、脏腑间的关系

（一）脏与脏之间的关系

人体中脏与脏之间的关系是极其密切的，它们之间的关系是彼此资生，彼此帮助，但也彼此克制，彼此约束。人体中脏与脏之间的关系，换句话说也就是五行之间的生克制化关系。五行之间的关系，我们在前面已经讲过了，它可以分为相生、相克、制化、相乘相侮、母子主从等五种关系，因此人体中脏与脏之间也具有相生、相克、制化、相侮相乘、母子主从等五种关系。现在我们分别加以简单介绍，并各举一例以为说明：

1. 相生关系：脏与脏之间相互资生，相互帮助的关系就是相生关系。脏与脏之间的相生关系是：肾生肝、肝生心、心生脾、脾生肺、肺生肾。这也就是说肾有帮助肝的作用，肝有帮助心的作用，心有帮助脾的作用，脾有帮助肺的作用，肺有帮助肾的作用。举一个例子来说，脾是有帮助肺的作用的，因此人体脾的作用好，肺的作用也好，脾的作用不好，肺也会因此发生疾病，因为这个道理，所以我们在临床上遇见有些慢性咳嗽气喘的病人，一般在治疗上常常不单纯治肺而主要去治脾，为什么肺病要去治脾呢？这就是因为脾有帮助肺的作用，补土可以生金，补脾就是治肺的缘故。

2. 相克关系：脏与脏之间相互克制，相互约束的关系就是相克关系。脏与脏之间的相克关系是肾克心、心克肺、肺克肝、肝克脾、脾克肾。也就是说，肾有制约心的作用，心有制约肺的作用，肺有制约肝的作用，肝有制约脾的作用，脾有制约肾的作用。举一个例来说，肾有制约心的作用，因此人体肾的作用正常，它便能把心制约得很好，心就不会发生什么异常妄动的情况，如果肾的作用不好，它便不能够制约心，于是心就会发生异常或者妄动的现象。因为这个道理，所以我们在临床上遇见有些体虚发烧的病人，我们就常常诊断为阴虚发热，一般在治疗上并不用清心退热的方法去退烧，而主要是以养阴补肾的方法来作治疗。为什么心病不治心而去治肾呢？这也就是因为肾有制约心的作用，补水就可以制火，治肾也就是治心的缘故。

3. 制化关系：人体脏与脏之间互相帮助互相制约同时发生综合关系，这就是脏与脏之间的制化关系。脏与脏之间的制化关系是：肾克心、心生脾、脾克肾；心克肺、肺生肾、肾克心；肝克脾、脾生肺、肺克肝；肺克肝、肝生心、心克肺；脾克肾、肾生肝、肝克脾。制化关系说明人体脏与脏之间，它们是即有相互帮助的作用，可又有相互制约的作用。脏与脏之间是互相影响的，也是互相牵制的。任何被克的一方面都有反过来克制对方的能力。因为脏与脏之间有这样一个关系，所以脏与脏之间也就因此不会生得太过，也不会克得太过，从而达到一个正常协调的平衡局面。举一个例来说，肝是可以克脾的，但因为脾有生肺的作用，肺可以克肝，所以肝便不能太过地去克脾。有些人在生气的时候，便不想吃东西，这是肝克脾的缘故，但有些人生了气，却食欲如常并不影响脾胃的正常作用，这便是因为这个人脾的作用好，因此他的肺气很强，可以克制肝的作用，因此肝不能犯脾的缘故。

4. 相侮相乘的关系：脏与脏之间在病理的情况下相克的关系失常发生反克就是相侮。因为制化关系失去平衡，被克的器官无力制止对方，因而对方乘虚侵犯，这就是相乘。举一个例子来说，脾本来是可以克肾的，但是一定情况之下，肾病可以影响脾，这便是相侮。在脾为肾侮的情况下，肾病更可以影响到心，这便是相乘，临床上我们看见有些小便不利、严重水肿的病人常常可以出现恶心呕吐的脾胃失常情况，同时严重一些还可以出现心悸、脉微、肢冷等心气失常情况，这些现象一般叫做水病侮土或者叫做水气凌心，实际上就是脏与脏之间在病理变化上相侮相乘的结果。

5. 母子主从关系：脏与脏之间都有生我我生，克我我克的关系，这种生我我生的关系就是母子关系，克我我克的关系，就是主从关系。为什么要谈脏与脏之间的母子主从关系呢？这是因为母病可以及子，子病可以及母，主病可以及从，从病可以及主的缘故。举一个例来说，肺生肾，肺就是母，肾就是子，肺病可以影响到肾，比如说有些肺气不足的病人常常可以在临床上表现多尿，或者全身软弱无力的现象，这便是母病及子。肾病也可以影响到肺，比如说：有些肾病小便不利、全身水肿的病人常常可以在临床上表现咳嗽气喘等现象，这便是子病及母。再举一个例来说，肝克脾，肝就是主，脾就是从，肝病可以影响到脾，比如说我们在生气的时候常常不想吃东西或者腹胀不适，这便是主病及从。脾病也可以影响到肝，比如说有些重度吐泻的病人，常常可以因吐泻过甚而发生四肢抽搐拘急，这便是从病及主，由于脏与脏之间有这样一个母子主从关系，所以我们在诊断及治疗上一定要时刻注意到母子主从之间的关系问题，子病治母，或者母病治子，从病治主或者主病治从，这些都是因为母子主从密切相关，相互影响的缘故。

（二）腑与腑之间的关系

1. 腑与腑之间的关系与脏与脏之间的关系一样：基本上也是五行生克制化的关系。为什么腑与腑之间的关系也是五行生克制化关系呢？这是因为六腑也都可以五行来加以归类，腑的作用也可以总的用脏来加以归类的缘故。比如说胃有病就可以引起大便不好，胃在五行中属于土，大肠在五行中属于金，胃病引起大便不好，这就是土不生金或者说是母病及子的缘故。由于此，所以我们在临床上治疗腹泻总是要首先治胃，这也就是补土生金的道理。

2. 腑与腑的关系是一个转化的关系：比如说饮食入胃到小肠，在小肠中变化之后，再到膀胱和大肠，这些都是传化的表现。为什么腑与腑之间有这么一个传化关系呢？这是因为腑这一类器官有中空的特点，并且是彼此相通，例如胃之下口即小肠之上口，大肠之上口即小肠之下口，膀胱之上源即小肠之下际的缘故。中医书上常说："胃虚则肠实，肠实则胃虚"，这些话都明显说明腑与腑之间传化相通的道理。

（三）脏与腑之间的关系

脏与腑之间的关系是一个表里关系或者也可以说是一个相合的关系，所谓"表里"、"相合"，换句话说也就是脏与腑之间，它们的作用基本上是一致的，只不过部位和脏器特点上有所不同而已。脏与腑之间的相合情况大致如下：

1. 肺合大肠：肺与大肠的关系是密切相关的，所以说肺合大肠。由于肺合大肠的关系，所以肺病可以影响大肠，大肠有病也可以影响肺。比如说，临床上我们看见有些肺气失调的病人，常常可以发生腹泻或者发生便秘，因而在治疗大肠有病的病人我们也首先要治疗肺脏，为什么要如此治法呢？这就是因为肺合大肠的缘故。

2. 心合小肠：心与小肠的关系是密切相关的，所以说心合小肠。由于心合小肠的关系，所以心病可以影响到小肠，小肠有病也可以影响到心，比如说，临床上我们看见有些心气失调的病人，常常可以发生小肠经的疾病，心气不足的病人小肠化物的作用就不好，心气有余的病人，小肠经也会产生火象而小便黄赤，这些都是心合小肠的具体表现，因为如此，所以临床上小肠经有病，我们常常要考虑治心，为什么如此治法呢？这便是因为心合小肠的缘故。

3. 肾合膀胱：肾与膀胱的关系是密切相关的，所以说肾合膀胱。由于肾合膀胱的关系，所以肾病可以影响膀胱，膀胱有病也可以影响肾。比如说，临床上看见许多肾气失调的病人常常不是尿多就是尿少，这些都是肾合膀胱的表现。为什么肾合膀胱呢？这是因为肾和膀胱都是水脏的缘故。

4. 脾合胃：脾与胃的关系是密切相关的，所以说脾合胃。由于脾合胃的关系，所以脾病可以影响胃，胃病也可以影响脾，比如说临床上有些恶心呕吐呃逆的病人，病变虽然主要表现在胃，但实际上是由于脾的运化作用失常所发生，同样的道理，脾的运化作用失常也一定会影响胃发生纳食不佳或者恶心反胃等症状。这些现象都充分地说明脾胃作用密切相关，也可以说脾和胃基本上是属于一体。

5. 肝合胆：肝与胆的关系也是密切相关的，所以说肝合胆。由于肝合胆的关系，所以肝病可以影响胆，胆病也可以影响肝。比如说临床上有些肝气失调的病人常常可以表现为口苦、咽干、目眩，同时做起事来往往是粗枝大叶，或者优柔寡断，缺乏决断，这些都是肝合胆的具体表现，为什么肝合胆呢？这是因为肝胆相连，在五行归类上都是属于木脏的缘故。

6. 三焦合心包络：人体三焦与心包络的关系是密切相关的，所以说三焦合心包络。人体上中下三焦任何部分有病都与心包络有关系，所以三焦有病可以影响心包络，心包络有病可以影响三焦。为什么三焦与心包络关系如此密切呢？一方面是因为三焦是指人的整体，心包络的作用是代心用事有主持全身的作用，二方面也是因为手厥阴心包络的经脉遍历全身三焦的缘故。

四、脏腑证治

(一) 各司其属

“各司其属”一语，含义是广义的，这里所指的各司其属，是指治疗方法上的相应归类而言。亦即藏象学说在临床辨证论治中的具体应用。

1. 肝（胆）病的治疗

（1）疏肝

①定义：对肝有疏通作用。如常用理气、活血、解郁等均属之。

②适应证：初病新病；有郁怒史；典型肝病症征，尤以胁肋胀痛为主要临床表现者。

③常用药物及方剂：常用药有：当归、芍药、柴胡、郁金、川楝子、香附、川芎……之属；常用方：逍遥散、四逆散、柴胡舒肝散……之属。

（2）清肝

①定义：对肝具有清凉作用。

②适应证：典型肝热症征，尤以头面部症状为主者；有热象而非太重，或患者热象虽盛而体虚不宜重剂者。

③常用药物及方剂：常用药有：丹皮、丹参、栀子、夏枯草、青蒿……之属；常用方：丹栀逍遥散、夏枯草膏、滋水清肝饮、青蒿鳖甲汤……之属。

（3）泻肝

①定义：对肝有泻火作用，与前述清肝近似，但程度较清肝为重。

②适应证：典型肝热、肝火症征：肝热较重，有清肝疗法效果不显著；患者体质较强实。

③常用药物及方剂：常用药有：龙胆草、大黄、黄连、黄芩、黄柏、芦荟……之属；常用方：龙胆泻肝汤、当归龙荟丸……之属。

（4）柔肝

①定义：对肝具有柔缓作用。

②适应证：典型肝躁症征；体质虚弱，或有长期失血、失精史，兼见阴虚证候和体征；临床表现以疼痛为主或有拘急痉挛振颤。

③常用药物及方剂：常用药有：芍药、甘草、枸杞、归身、山萸肉……之属；常用方：芍药甘草汤、当归芍药散、一贯煎……之属。

（5）平肝

①定义：具有使肝平静作用。

②适应证：具有肝旺症征，尤以头部症状为主，惊痫、抽搐、眩晕，或严重失眠，或烦躁不安，不能自已者，气旺显实症征。

③常用药物及方剂：常用药有：钩藤、天麻、僵蚕、全蝎、羚羊角、草决明……之属；常用方：天麻钩藤饮、麻菊散、羚羊角散……之属。

（6）镇肝

①定义：与平肝相似，但选药不同，多用金石重镇之品。

②适应证：同平肝；如有胃肠道症状慎用或与和胃药同用。

③常用药物及方剂：常用药有：磁石、铁落、龙骨、牡蛎、代赭石、石决明、珍珠母……之属；常用方：磁朱丸、桂枝加龙骨牡蛎汤、旋覆代赭石汤……之属。

（7）温肝

①定义：温运旺盛肝的作用。

②适应证：典型肝寒症征；临床表现以痉挛拘急或剧烈疼痛为主。

③常用药物及方剂：常用药有：附子、肉桂、乌药、沉香、小茴香……之属；常用方：暖肝煎、橘核丸、桂枝汤及其加味方，如桂枝加附子汤、桂枝附子汤、大小建中汤……

之属。

（8）养肝

①定义：具有滋养肝脏作用。

②适应证：典型肝燥症征；体质虚弱而以阴虚为主；无明显热证及寒证症征，特别是无脾胃虚寒症征；急性病后调养阶段。

③常用药物及方剂：常用药有：当归、白芍、山萸肉、木瓜、枣仁、玉竹、黄精、首乌、五味子……之属；常用方：归芍地黄汤、四物汤、黄精丹、首乌延寿丹、酸枣仁汤……之属。

（9）清胆

①定义：清除胆热。

②适应证：同肝热症征而以烦躁、失眠、眩晕、呕恶为主者；阳黄；口苦。

③常用药物及方剂：常用药有：青蒿、茵陈、栀子、大黄、龙胆草、青黛……之属；常用方：茵陈蒿汤、蒿芩清胆汤、黛矾散……之属。

（10）温胆

①定义：温运旺盛胆之功能。

②适应证：具有肝胆症征而无明显实热症征者；精神恍乱而无实热症征者，失眠而无实热症征者；肥胖体型、眩晕卒倒或跌仆或痰涎涌盛者。

③常用药物及方剂：常用药有：半夏、陈皮、南星、菖蒲、远志……之属；常用方：二陈汤及其加味方（温胆汤、导痰汤、加味温胆汤、半夏白术天麻汤）。

（11）疏风

①定义：疏通肌表，除风邪，使风证得以缓解。

②适应证：具肝病症征而以头痛、全身关节窜痛，或肢体麻木、运动障碍、口眼歪斜等症征为主；外感风寒、头痛身痛；鼻堵、鼻流浊涕。

③常用药物及方剂：常用药有：荆芥穗、防风、川芎、细

辛、辛夷、苍耳子……之属；常用方：九味羌活汤、疏风定痛丸、辛夷散……之属。

(12) 熄风

①定义：与平肝相似，使风证得以平定之法。

②适应证：惊痫抽搐。

③常用药物及方剂：常用药有：全蝎、蜈蚣、僵蚕、龟板、鳖甲、龙骨、牡蛎……之属；常用方：止痉散、大小定风珠……之属。

2. 脾（胃）病的治疗

(1) 健脾（助脾）

①定义：健旺脾胃功能。

②适应证：脾胃运化功能低下；泻吐后调理脾胃；妇女妊娠恶阻。

③常用药物及方剂：常用药有：人参、党参、白术、茯苓、生姜……之属；常用方：补中益气汤、香砂六君子汤、参苓白术散、薯蓣丸……之属。

(2) 滋脾

①定义：滋养脾胃。

②适应证：慢性脾胃病有热象、燥象者，例如：口干、便干、脉数、舌燥；高热或吐利之后。

③常用药物及方剂：常用药有：沙参、玉竹、黄精、麦冬、生地、扁豆、山药、花粉……之属；常用方：益胃汤、一贯煎、沙参麦冬饮……之属。

(3) 温脾（温中）

①定义：温运旺盛脾胃功能。

②适应证：脾胃虚寒证；健脾无效。

③常用药物及方剂：常用药有：附子、干姜、肉桂、吴茱萸、肉蔻、丁香、砂仁……之属；常用方：温脾汤、附子理中汤、神香散……之属。

(4) 醒脾

①定义：脾胃功能一时性失调，使之迅速恢复之法。

②适应证：一时性脾胃功能失调，例如：饮酒、中暑、异味、晕车、晕船等引起的呕吐、恶心等症。

③常用药物及方剂：常用药有：砂仁、蔻仁、藿香、佩兰、菖蒲、厚朴、陈皮、葛花……之属；常用方：藿香正气散、平胃散、六和汤……之属。

(5) 温胃

①定义：与温脾相同，着重在温运恢复胃之受纳作用。

②适应证：胃寒呕吐；胃寒满痛。

③常用药物及方剂：常用药有：胡椒、荜茇、吴茱萸、丁香……之属；常用方：吴茱萸汤、逐寒荡惊汤……之属。

(6) 养胃

①定义：同滋脾。

②适应证：同滋脾。

③常用药物及方剂同滋脾。

(7) 和胃

①定义：调和脾胃功能。

②适应证：急性消化不良，胃脘痛满；慢性脾胃病而有急性发作时。

③常用药物及方剂：常用药有：楂炭、神曲、木香、枳实、槟榔、青皮、莱菔子……之属；常用方：保和丸、木香槟榔丸、楂曲平胃散……之属。

(8) 清胃

①定义：清除胃火。

②适应证：胃火证，如消渴、口臭龈肿；消谷善饥。

③常用药物及方剂：常用药有：石膏、黄连、黄芩……之属；常用方：白虎汤、清胃汤……之属。

(9) 泻胃

①定义：凉泻胃火。

②适应证：胃火证而以便结、日晡所潮热或合并神昏谵语

者；热结旁流、下利纯清水者。

③常用药物及方剂：常用药有：大黄、芒硝、枳实……之属；常用方：承气汤类方。

（10）降胃

①定义：降上逆之胃气。

②适应证：呕恶嗳呃；噎膈反胃。

③常用药物及方剂：常用药有：旋覆花、竹茹、代赭石、半夏、生姜……之属；常用方：橘皮竹茹汤、大小半夏汤、旋覆代赭石汤……之属。

3. 肾（膀胱）病治疗

（1）滋肾

①定义：滋养肾阴。

②适应证：有失血、失精史；热证晚期；青壮年患者具肾虚症征。

③常用药物及方剂：常用药有：地黄、枸杞、龟胶、首乌、旱莲草、桑椹……之属。常用方：六味地黄汤及其加味方、左归丸……之属。

（2）温肾

①定义：温扶肾阳。

②适应证：强力入房或饮冷伤湿发病；具肾寒症征；真寒假热，阴盛格阳，龙雷之火上腾。

③常用药物及方剂：常用药有：附子、肉桂、鹿茸、鹿胶……之属；常用方：金匮肾气丸、右归饮……之属。

（3）补肾

①定义：补益肾阴、肾阳，有滋肾及温肾双重含义。

②适应证：肾阴肾阳均虚者；一时不易见功，需长期治疗者。

③常用药物及方剂：上列滋肾温肾药物兼而用之而以滋肾为主，佐以温肾药物。

（4）壮阳

①定义：旺盛性功能专用语。

②适应证：具备肾寒症征；阳痿、滑精、不育；妇女久带下。

③常用药物及方剂：常用药有：鹿茸、阳起石、韭菜子、雄蚕蛾、巴戟天、麝香……之属；常用方：阳起石丸、人参鹿茸丸、三鞭补肾丸……之属。

（5）固精

①定义：固涩精液、津液的反常溢流。

②适应证：遗精、滑精、早泄；遗尿；久病带下。

③常用药物及方剂：常用药有：芡实、莲须、龙骨、牡蛎、金樱子、桑螵蛸、益智仁、补骨脂……之属；常用方：金锁固精丸、金樱子丸……之属。

（6）利水

①定义：利小便。

②适应证：湿留膀胱，小便不利。

③常用药物及方剂：常用药有：茯苓、猪苓、车前、泽泻、大腹皮……之属；常用方：五苓散、五皮饮、大橘皮汤、猪苓汤……之属。

（7）通淋

①定义：通利小便，解除淋涩。

②适应证：小便不利、淋漓痛涩，有肾膀胱湿热症征。

③常用药物及方剂：常用药有：木通、滑石、车前、栀子、瞿麦、甘草梢、萹蓄……之属；常用方：八正散、导赤散、五淋散……之属。

（8）降火

①定义：清降肾膀胱邪火。

②适应证：具肾膀胱火热症征；骨蒸潮热。

③常用药物及方剂：常用药有：知母、黄柏、生地……之属。常用方：知柏地黄汤、大补阴丸……之属。

4. 心（小肠）病的治疗

（1）泻心

①定义：清泻心火。

②适应证：心（小肠）火（热）证；病情急重。

③常用药物及方剂：常用药有：大黄、黄连、黄芩、犀角（水牛角代，以下同此）……之属；常用方：泻心汤、犀角地黄汤、清宫汤……之属。

（2）清心

①定义：清降心热，与泻心相类而力略逊。

②适应证：具心热症征。

③常用药物及方剂：常用药有：元参、莲心、竹叶心、连翘心、麦冬……之属；常用方：清心莲子饮、清宫汤、清营汤、牛黄清心丸……之属。

（3）温心

①定义：温扶心阳。

②适应证：心阳暴脱、脉微肢厥。

③常用药物及方剂：常用药有：人参、附子、干姜、肉桂……之属；常用方：四逆汤、参附汤……之属。

（4）养心

①定义：滋养心阴。

②适应证：心血不足、燥象出现。

③常用药物及方剂：常用药有：当归、地黄、天冬、麦冬、五味子、酸枣仁、柏子仁……之属；常用方：补心丹、柏子养心丸、生脉散……之属。

（5）补心

①定义：心阴心阳并补。

②适应证：心阴心阳皆不足。

③常用药物及方剂：常用药有：人参、黄芪、桂圆肉、当归、地黄等补气药、补血药同用；常用方：归脾汤、人参养荣丸……之属。

（6）镇心

①定义：镇定心阳。

②适应证：心神不定、谵语狂妄。

③常用药物及方剂：常用药有：朱砂、龙齿、酸枣仁、远志、珍珠母……之属；常用方：镇心丹、朱砂安神丸……之属。

(7) 开窍

①定义：心气一时性障碍，叫窍闭或心窍闭塞；使之复苏，叫开窍。

②适应证：卒倒眩仆、神志昏迷。

③常用药物及方剂：常用药有：麝香、苏合香……之属。常用方：诸葛行军散、苏合香散、安宫牛黄丸、外用通关散……之属。

5. 肺（大肠）病的治疗

(1) 宣肺

①定义：使肺气向外宣发，有升提发表的含义。

②适应证：寒邪束表而有肺病症征；肺气不能下达而由于肺气不宣者。

③常用药物及方剂：常用药有：麻黄、桂枝、苏叶……之属；常用方：麻黄汤、通宣理肺丸……之属。

(2) 散寒

①定义：使肌表寒邪得以散解，与宣肺、疏风相类。

②适应证：同宣肺，但以头痛、身痛为主。

③常用药物及方剂：常用药有：麻黄、桂枝、苏叶、羌活、防风、白芷、细辛……之属；常用方：麻黄汤、桂枝汤、九味羌活汤、败毒散……之属。

(3) 降肺

①定义：使肺气下降。

②适应证：肺气上逆咳喘。

③常用药物及方剂：常用药有：苏子、莱菔子、款冬花、桑白皮、半夏、陈皮……之属；常用方：苏子降气汤、半夏厚

朴汤……之属。

(4) 清肺

①定义：清降肺热。

②适应证：肺热、肺燥证；外感化热；阴虚内热。

③常用药物及方剂：常用药有：竹叶、石膏、天冬、麦冬、桑白皮、芦根、茅根……之属；常用方：竹叶石膏汤、清燥救肺汤……之属。

(5) 泻肺

①定义：泻肺火或泻肺水（湿）。

②适应证：肺热太盛，清肺力弱时；水邪犯肺时。

③常用药物及方剂：常用药有：葶苈子、白芥子、桑白皮、地骨皮、甘遂、大戟、芫花、芒硝、黄连、黄芩、瓜蒌仁……之属；常用方：泻肺火常用泻白散、泻白汤、小陷胸汤；泻肺水常用葶苈大枣泻肺汤、大陷胸汤，重者用十枣汤等方。

(6) 润肺

①定义：滋润肺脏。

②适应证：阴虚肺燥。

③常用药物及方剂：常用药有：天冬、麦冬、石斛、玄参……之属；常用方：麦门冬汤、润肺饮……之属。

(7) 温肺

①定义：温养肺气。

②适应证：痰饮咳喘之属于肺寒证者。

③常用药物及方剂：常用药有：干姜、细辛、麻黄、桂枝……之属；常用方：小青龙汤、苓甘五味姜辛半夏杏仁汤、温肺汤……之属。

(8) 敛肺

①定义：收敛肺气。

②适应证：久咳喘、自汗、盗汗、久痢。

③常用药物及方剂：常用药有：白果、诃子壳、罂粟壳、浮小麦、麻黄根……之属；常用方：定喘汤、诃子散、真人养

脏汤、甘麦大枣汤……之属。

(9) 补肺

①定义：滋补肺气、肺阴。滋肺阴与润肺同义，补肺气较温肺而和平。

②适应证：肺病气阴两虚。

③常用药物及方剂：常用药有：人参、麦冬、五味子、阿胶、冬虫夏草……之属；常用方：补肺阿胶汤、麦门冬汤……之属。

(10) 祛痰

①定义：祛除痰涎。

②适应证：痰涎壅盛（热痰或寒痰）。

③常用药物及方剂：常用药有祛寒痰的常用药有：半夏、陈皮、南星、细辛、白芥子、皂角等；清热痰常用药有：苇根、冬瓜子、竹茹、竹沥、瓜蒌、礞石、贝母等；常用方：祛寒痰常用二陈汤、导痰汤、三子养亲汤等；清热痰常用苇茎汤、清气化痰丸、礞石滚痰丸等。

(二) 治病求本

1. 肝（胆）病

(1) 肝（胆）本经病：分别选用前述肝（胆）病治法，例如：肝热用清肝法；肝旺用平肝法等。

(2) 继发于其他器官疾病之后

①脾病及肝：重点在治脾，例如：脾胃虚寒吐泻，继发痉挛拘急，用温脾法，吐泻止则痉挛拘急自然缓解。

②肾病及肝：重点在治肾，例如：肾阴不足而致眩晕、失眠，用滋肾法，肾阴复则眩晕、失眠自然痊愈。

③心病及肝：重点在治心，例如：由高热致抽搐，用清心法，心热清抽搐自然缓解。

④肺病及肝：重点在治肺，例如：由肺热咳喘而致之不寐，用清肝法，肺热清而睡眠自安。

2. 脾（胃）病

（1）脾（胃）本经病：分别选用前述脾（胃）病治疗方法，例如：脾虚用健脾法；胃寒用温胃法等。

（2）继发于其他器官疾病之后

①肝病及脾：重点在治肝，例如：肝旺克脾而致之腹胀、胃疼，用疏肝法，肝气得疏，胃脘胀痛自然缓解。

②肾病及脾：重点在治肾，例如：肾寒水肿或癃闭而致之呕吐恶心，用温肾利水或降火通淋法，小便利则呕恶自消。

③心病及脾：重点在治心，例如：心虚心跳继发呕恶，用补心法，心慌、心悸止则呕恶自亦好转。

④肺病及脾：重点在治肺，例如：肺热剧烈咳嗽而继发呕吐恶心，用清肺法，咳嗽止则呕恶自然消失。

3. 肾（膀胱）本经病

（1）肾（膀胱）本经病：分别选用前述肾（膀胱）病治疗方法，例如：房劳伤肾，阳痿、滑精，用温肾壮阳法，或温肾固精法；肾阴不足，相火妄动而致遗精、早泄，用滋肾，降火法等。

（2）继发于其他器官疾病之后

①肝病及肾：重点在治肝，例如：由于肝风内动，惊痫抽搐而致小便失禁，用平肝熄风法，惊痫抽搐止，则小便自然恢复正常。

②脾病及肾：重点治脾，例如：由于脾虚而致之小便不利、浮肿大腹，用温脾法、健脾法，脾气复则自然尿利肿消。

③心病及肾：重点在治心，例如：由于心气不足心悸气短而继发之浮肿尿少，用温心、补心法，心气复则小便自利。

④肺病及肾：重点在治肺，例如：由于咳嗽而引起小便失禁，用治肺法，咳嗽止则小便自然正常。

4. 心（小肠）病

（1）心（小肠）本经病：分别选用上述心（小肠）病治疗方法，例如：心热神昏谵语，用清心开窍法；心虚心悸怔忡，用补心镇心法等。

(2) 继发于其他器官疾病之后

①肝病及心：重点在治肝，例如：由于肝旺而致失眠，继发心悸气短，首在平肝、养肝，肝气平则睡眠好，则心跳气短可自止。

②脾病及心：重点在治脾，例如：由于脾虚纳少而致之少血、出血、心悸、气短等血虚症征，首先在补脾、健脾，脾气复、纳食增、运化调，则自然达到补血目的，心悸、气短等症状自然改善。

③肾病及心：重点在治肾，例如：由于肾寒小便不利而致水气凌心以致心跳气短，首在温肾利水，小便利则心跳气短自然消失。

④肺病及心：重点在治肺，例如：由于长期咳嗽而致之心慌心跳、咳血、咯血，则首在治肺，肺病已则心病自然亦相应缓解。

5. 肺（大肠）病

(1) 肺（大肠）本经病：重点治本经，分别选用上述肺（大肠）病治疗方法治疗，例如：肺热咳嗽用清肺法；肺寒咳嗽喘用温肺法；痰涎壅盛用祛痰法等。

(2) 继发于其他器官疾病之后

①肝病及肺：重点在治肝，例如：由于肝风惊痫抽搐而引起之痰涎壅盛，首在平肝熄风，肝平风熄，惊痫抽搐停止则痰涎壅盛现象自然消失。

②脾病及肺：重点治脾，例如：由脾虚运化不行水湿停聚而致之痰饮咳喘，首在温脾、补脾，脾气复运化行则痰喘自然缓解。

③肾病及肺：重点在治肾，例如：由于肾气不足，水犯膀胱，小便不利水邪犯肺而致之咳嗽，首在温肾利水，小便利则咳喘自止。

④心病及肺：重点在治心，例如：由于心气不足而致之咳逆倚息不得卧，首在补心，心气复则咳喘自然消失。

以上所述，即治病求本，亦即重点治原发病，但治病求本不等于完全不治标，实际上常常要本标兼治，例如肝病及脾，临床治疗上是疏肝助脾或疏肝和胃同用，但重点在疏肝，例如逍遥散或四逆散的应用。脾病及肝，临床上常常是助脾补肝或和胃疏肝同用，但重点在助脾，例如香砂六君子汤的应用均其例证。余可类推。

（三）发于机先

《内经》谓："五脏受气于其所生，传之于所胜，气舍于其所生，死于其所不胜。"（《素问·玉机真藏论》）又谓："气有余，则制已所胜，而侮所不胜，其不及，则己所不胜侮而乘之，己所胜，轻而侮之。"（《素问·五运行大论》）这些话的涵义，在人体来说：就是说人体各个脏器之间是密切相关的，一个脏器有病，必然要涉及其他脏器，同时也必然受其他脏器的影响。因此，对于各个脏器的疾病不能绝对孤立的对待而必须要考虑其所影响的脏器以及本身又可能受到的影响，从而从全局观点来判断转归，决定治疗。这就是我们这里所讲的"发于机先"。

人体五脏既然密切相关，一个脏有病必然要影响其余四脏，但根据中医学认识，最重要者又在各个脏器的所胜和所不胜两个关系上，因此在分析病机、判断转归、决定治疗时，又必须首先考虑这两重关系，兹分别再简要作如下胪列。

1. 肝（胆）病：肝所胜者为脾，所不胜者为肺，因此凡属肝病，除考虑肝以外，还必须同时考虑脾和肺的问题。

（1）肝气有余，则传脾侮肺

①传脾：例如：肝旺时常常继发脾胃症状，如脘胀呕恶等等，因此在判断转归时首先要考虑脾胃，因而在治疗上，治肝之外，还要实脾，如逍遥散之用白术、生姜。

②侮肺：例如：肝旺时有时亦可继发肺大肠症状，如胸闷、气短或腹痛、腹泻，因而在判断转归时也要考虑到肺大肠，因而在治疗上，治肝之外，必要时要同时治肺，例如：痛

泻要方之用防风，补阳还五汤之用黄芪。

（2）肝气不足，则肺乘脾侮

①肺乘：例如：肝虚胁肋疼痛时有的可以出现口燥咽干、大便干结等肺燥、肠燥现象，因而在判断转归时要考虑可能影响肺大肠，因而在治疗上，治肝之外，不论其已否出现肺经症状，有时均要考虑同时治肺，例如：一贯煎之用沙参、麦冬。

②脾侮：例如：肝虚腹痛，有时常常出现脾胃症状，如纳少、胀满、呕恶、四肢无力等，因而在判断转归时，要考虑脾胃，而在治疗上，治肝之外，不论其已否表现脾胃症状，有时也需同时考虑治脾，例如：小建中汤之用饴糖，芍药甘草汤之用甘草，当归芍药散之用白术等均是。

2. 脾（胃）病：脾所胜者为肾，所不胜者为肝，因此凡属脾（胃）病，除考虑治脾以外，还必须同时考虑肾和肝的问题。

（1）脾气有余，则传肾侮肝

①传肾：例如：脾胃湿热呕恶常常继发尿少、尿黄，过食辛辣常常引起梦遗失精，因此在脾胃有病时要考虑到肾，因而治疗上治脾胃之外，不论其已否出现肾膀胱症状，有时也要考虑治肾，例如：夏月中暑，温热内蕴脾胃时，常用方藿香正气散之用大腹皮及六一散之用滑石。

②侮肝：例如：暴饮暴食伤胃，常常继发胁肋满痛，严重吐泻时，可以引起痉挛拘急，因此在脾胃有病判断转归时要考虑到肝，因而在治疗时，除治疗脾胃之外，不论其已否表现肝病症状，有时均要同时考虑治肝，例如，越鞠丸或越鞠保和丸之用川芎、香附，丹栀逍遥散之用丹皮、栀子。

（2）脾气不足，则肝乘肾侮

①肝乘：例如：脾虚腹满腹泻时常常合并胁肋疼痛，因而在判断转归时要考虑到肝，在治疗时不论其已否表现肝病症征，也要同时考虑治肝，例如：香砂六君子汤之用木香、砂仁，归脾汤之用木香。

②肾侮：例如：脾虚时常常出现浮肿、小便不利等症征，因此在治疗脾虚时，不论其已否出现浮肿、小便不利等症征，有时均同时治肾，例如：香砂六君子汤、参苓白术散之用茯苓。

3. 肾（膀胱）病：肾所胜者为心，所不胜者为脾，因此凡属肾（膀胱）病，除考虑治肾以外，还必须同时考虑心和脾的问题。

（1）肾气有余，则传心侮脾

①传心：例如：肾病小便不利、浮肿，常常因水气凌心，继发神识昏迷，因此在判断转归或治疗上除治肾外，要考虑到心，例如：八正散之用栀子、木通。

②侮脾：例如：肾病小便不利、浮肿时也常常因水气犯脾出现呕恶，因此在判断转归或治疗上除治肾以外还要考虑到脾，例如：五苓散之用白术。

（2）肾气不足，则脾乘心侮

①脾乘：例如：肾虚遗精，常常出现四肢无力、肌肉消减，记忆力减退，因此在判断转归治疗上除治肾以外，还要考虑同时治脾，例如：六味地黄汤之用山药。

②心侮：例如：肾虚遗精，常常合并心悸怔忡、盗汗，因此在判定转归或治疗上除治肾以外，还要考虑到心，例如：桂附地黄汤之用桂附，麦味地黄汤之用麦味。

4. 心（小肠）病：心所胜者为肺，所不胜者为肾，因此凡属心（小肠）病除考虑治心以外，还必须考虑肾和肺的问题。

（1）心气有余，则传脾侮肾

①传脾：例如：心热者常常合并咳喘，因此在判断转归或治疗上除治心以外，还要考虑肺，例如：酸枣仁汤之用知母。

②侮肾：例如：心烦心热者常常出现梦遗、小便淋涩黄赤，因此在判断转归或治疗上除治心以外还要考虑到肾，例如：八正散之用木通，大补阴丸之用知母、黄柏。

（2）心气不足，则肾乘肺侮

①肾乘：例如：心气不足，心悸怔忡常常出现浮肿、小便不利，因此在判断转归或治疗上除治心外，还要考虑到肾，例如：补心丹之用茯苓。

②肺侮：例如：心气不足，心悸怔忡，常常合并气短、自汗。因此在判断转归或治疗上除治心以外，还要考虑益肺，例如：归脾汤用之人参、黄芪。

5. 肺（大肠）病：肺所胜者为肝，所不胜者为心，因此凡属肺（大肠）病，除考虑治肺以外，还必须考虑肝和心的问题。

（1）肺气有余，则传肝侮心

①传肝：例如：肺热咳嗽者，一般均合并失眠或胸胁满痛，严重者可出现抽搐，因此在判断转归或治疗上，除治肺以外还要考虑到肝，例如：清燥救肺汤之用阿胶。

②侮心：例如：肺热咳嗽者，一般情况下均合并心跳，严重者可以咳血，甚至神识昏迷，因此在判断转归及治疗上，除治肺以外，还要考虑到心，例如：竹叶石膏汤之用竹叶。

（2）肺气不足，则心乘肝侮

①心乘：例如：肺虚咳喘常常合并咳血，因此在判断转归及治疗上，除治肺外，还要考虑到心，例如：百合固金汤之用地黄、补肺阿胶汤之用阿胶。

②肝侮：例如：肺虚自汗常常合并胸胁满闷，或合并失眠易惊，因此在判断转归及治疗上，除治肺以外还要考虑到治肝，例如：补中益气汤之用柴胡、当归，归脾汤之用木香、当归。

以上所述不过随便举例，其乘侮关系亦不必机械对待，总的精神不过以此说明人体五脏关系，不能孤立地来看一个脏器，要根据其相互之间的影响来综合考虑，杜渐防微，这样才能较妥善的处理疾病。这也就是中医学中五脏一体观在临床辨证论治中的具体作用。

（原文为1976年给海淀区西学中班讲课打印的讲稿）

谈病机十九条的基本精神及其在辨证论治中的具体运用（1978年）

前　　言

所谓“病机”，即发病机转。质言之，亦即人体在致病因素作用以后所产生的病理生理变化。中医学对于病机是高度重视的。中医书中关于病机的阐述很多，比较突出并能示人以规矩的，作者认为首推《素问·至真要大论》中的病机十九条。但是由于古人对于病机十九条的基本精神理解并不完全一致，因此在临床上究竟如何分析病机，并以之运用于临床辨证论治的实践之中，则见仁见智，莫衷一是，影响所及，直到今日，中医临床上对于辨证论治的涵义，以及如何进行辨证论治，仍缺乏统一的认识及明确的要求和规格。作者认为这是一个十分必要加以深入讨论并使之逐步明确的重要问题，关系到我们当前临床工作中究竟应该如何进行中医学诊断治疗的问题，为此，作者不自揣浅薄，愿就自己学习和临床实践中的点滴体会，对这个问题提出个人的一些见解以就正于读者。

一、病机十九条及其有关内容和基本精神

(一) 原文

“夫百病之生也，皆生于风寒暑湿燥火，以之化之变也，经言盛者泻之，虚者补之，余锡以方士，而方士用之，尚未能十全，余欲令要道必行，桴鼓相应，犹拨刺雪污，工巧神圣，可得闻乎？岐伯曰：审察病机，无失气宜，此之谓也。”

“帝曰：愿闻病机何如?”

“岐伯曰：诸风掉眩，皆属于肝；诸寒收引，皆属于肾；诸气膹郁，皆属于肺；诸湿肿满，皆属于脾；诸热瞀瘛，皆属

于火；诸痛痒疮，皆属于心；诸厥固泄，皆属于下；诸痿喘呕，皆属于上，诸禁鼓栗，如丧神守，皆属于火，诸痉项强，皆属于湿；诸逆冲上，皆属于火；诸胀腹大，皆属于热；诸躁狂越，皆属于火；诸暴强直，皆属于风；诸病有声，鼓之如鼓，皆属于热；诸病胕肿，疼酸惊骇，皆属于火；诸转反戾，水液浑浊，皆属于热；诸病水液，澄澈清冷，皆属于寒；诸呕吐酸，暴注下迫，皆属于热。”

“故大要曰：谨守病机，各司其属，有者求之，无者求之，盛者责之，虚者责之，必先五胜，疏其血气，令其调达，而致和平，此之谓也。帝曰：善。”

“帝曰：反治何谓？岐伯曰：热因寒（当作热）用，寒因热（当作寒）用，塞因塞用，通因通用，必伏其所主，而先其所因，其始则同，其终则异，可使破积，可使溃坚，可使气和，可使必已。”

“病之中外何如？岐伯曰：从内之外者，调其内；从外之内者，治其外；从内之外而盛于外者，先调其内而后治其外；从外之内而盛于内者，先治其外而后调其内；中外不相及，则治主病。”

“论言治寒以热，治热以寒，而方士不能废绳墨而更其道也。有病热者，寒之而热，有病寒者，热之而寒，二者皆在，新病复起，奈何治？岐伯曰：诸寒之而热者取之阴，热之而寒者取之阳，所谓求其属也，帝曰：善。服寒而反热，服热而反寒，其故何也？岐伯曰：治其王气，是以反也，帝曰：不治王而然者何也？岐伯曰：悉乎哉问也，不治五味属也，夫五味入胃，各归所喜攻，酸先入肝，苦先入心，甘先入脾，辛先入肺，咸先入肾，久而增气，物化之常也，气增而久，夭之由也。”

“故曰：知标与本，用之不殆，明知逆顺，正行无问，此之谓也，不知是者，不足以言诊，足以乱经，故大要曰：粗工嘻嘻，以为可知，言热未已，寒病复始，同气异形，迷诊乱经，此之谓也。”

“调气之方，必别阴阳，定其中外，各守其乡，内者内治，外者外治，微者调之，其次平之，盛者夺之，汗之下之，寒热温凉，衰之以属，随其攸利，谨道如法，万举万全，气血正平，长有天命。”

(以上均引自《素问·至真要大论》

(二) 基本精神

根据以上原文，如果再加以归纳，病机十九条及其有关内容的基本精神就是：

1. 人体的疾病的变化，从总的方面来看，都可以用阴阳、气血、虚实来加以概括，在性质上可以分为亢盛和衰退两大类，在治疗上也就可以相应的分为“补”和“泻”两种方法，这也就是原文所谓的“皆属于上”，“皆属于下”，“盛者泻之”，“虚者补之”，“治热以寒”，“治寒以热”。

2. 但是单凭寒热虚实温清补泻来治疗疾病是不够的，有时甚至不但不能够达到治疗目的，反而会产生新的问题，这也就是原文所谓的“而方士用之，尚未能十全”，“有病热者，寒之而热，有病寒者，热之而寒，二者皆在，新病复起”。

3. 如果要提高疗效，那就必须进一步分析患者的发病机转，这也就是原文所谓的：“欲令要道必行，桴鼓相应，犹拨刺雪污，工巧神圣，可得闻乎？岐伯曰：审察病机，无失气宜，此之谓也。”

4. 分析病机的方法。首先根据患者发病有关的各种表现进行脏腑定位，亦即首先确定患者的病变所在部位，这也就是原文所举的“诸风掉眩，皆属于肝；诸寒收引，皆属于肾”等例子。然后再进一步定性。亦即进一步确定其证候性质，这也就是原文中所举的“诸躁狂越，皆属于火”；“澄澈清冷，皆属于寒”等例子。然后再进一步从相同证候中求不同，这也就是原文所举的“诸热瞀瘛，皆属于火”；“诸痉项强，皆属于湿”；“诸暴强直，皆属于风”等例子，这些例子说明，同一抽搐症状有的属于火，有的属于风，而有的又属于湿，临床证候相同，但证候性质上却不同。另外从不同证候中求相同，这也就是原文所举的“诸转反戾，水液浑浊，皆属于热”；“诸呕吐酸，暴注下迫，皆属于热”，“诸胀腹大，皆属于热”等，这些例子说明吐泻、腹胀、转筋等在临床表现上虽然各不相同，但在证候性质上却属于热证却完全相同。然后再一步分析其所以然，这也就是原文所谓的“有者求之，无者求之，盛者责之，虚者责之”确定其是哪一个脏腑、哪一种病理生理变化在疾病中起主导作用，这也就是原文所谓的“必伏其所主，而先其所因”，“必先五胜”，“诸寒之而热者取之阴，热之而寒者取之阳，所谓求其属也”。

5. 疾病的部位确定了，证候性质确定了，是哪一个器官哪一种病理生理变化起主导作用确定了，于是便可以根据分析结果进行相应治疗。在治疗问题上，从治疗原则来说，治本是主要的，这里所谓的治本，亦即着重在治疗其原发情况。只有在无法弄清其原发情况的情况下，才能根据当前证候作对症处理，这也就是原文所谓的“从内之外者，调其内；从外之内者，治其外；从内之外而盛于外者，先调其内而后治其外；从外之内而盛于内者，先治其外而后调其内；中外不相及，则治主病。”从具体治疗措施上来说，要根据病情的急缓轻重决定治疗措施上的急缓轻重，这也就是原文所谓的：“微者调之，其次平之，盛者夺之，汗者（之）下之，”“气有多少，病有盛衰，治有缓急，方有大小。”要注意到药物的针对作用，亦即归经问题，这也就是原文所谓的“寒热温凉，衰之以属。”“五味入胃，各归其所喜攻，酸先入肝，苦先入心，甘先入脾，辛先入肺，咸先入肾。”在用药上要注意到适可而止，不能过用常用，这也就是原文所谓的“久而增气，物化之常也，气增而久，夭之由也。”（《素问·五常政大论》也指出：“大毒治病，十去其六，常毒治病，十去其七，小毒治病，十去其八，无毒治病，十去其九，谷肉果菜，食养尽之，无使过之，伤其正也。”

6. 以上各个方面，如果都能考虑到和做到，这样就一定能够提高疗效，较有把握地恢复患者的健康，这也就是原文所谓：“疏其血气，令其调达，而致和平。”“万举万全，气血正平，长有天命。”反之，如果不是这样全面地分析考虑问题，那就是东碰西撞，只能把病愈治愈糟，根本谈不上正确的辨证论治，这也就是原文所谓的：“不知是者，不足以言诊，足以乱经，”“粗工嘻嘻，以为可知，言热未已，寒病复始。”

二、病机十九条的基本精神在辨证论治中的具体运用

病机十九条的基本精神在中医临床辨证论治中的运用，作者认为基本上可以归纳为：

①脏腑经络定位；②阴、阳、气、血、表、里、虚、实、风、火、湿、燥、寒、毒定性；③定位与定性合参；④必先五胜；⑤各司其属；⑥治病求本；⑦发于机先等七方面。兹结合临床分别作如下阐述，其中关于病性方面，由于阴阳气血虚实表里等，其他资料中介绍已多，因此作者只重点介绍风火湿燥寒的定性问题，其他从略。

（一）脏腑经络定位

1. 肝（胆）病的定位

（1）从临床表现部位上的特点定位：人体头部的两颞侧及巅顶部位、两胁肋、少腹部、会阴及外阴均属肝（胆）部位，因此患者症状表现在上述部位时，例如两颞侧头痛、两胁肋疼痛、睾丸痛等，均可定位在肝（胆）。

（2）从功能上的特点定位：根据中医藏象学说主要有：主疏泄、藏血、主筋、易动几个方面，因此凡属有上述方面功能的失调，例如某些气滞血瘀现象，如胁肋胀满痞积、出血、运动方面的障碍及易兴奋激动，如失眠、易惊、不能自制等等表现，均可定位在肝（胆）。

(3) 从体征的特点来定位：根据藏象学说主要是：其华在爪、开窍于目、在声为呼、在变动为握、在味为酸、色青、脉弦等几种，因此凡属患者见上述体征，例如：爪甲干瘪、眼活动障碍、直视、斜视、视力减退、精神反常表现以忿怒呼号为特点、肢体不能伸屈自如、反酸、其色发青、典型弦脉等，均可以定位在肝（胆）。

(4) 从其发病季节与诱因上的特点来定位：肝（胆）的发病季节与常见诱因，根据藏象学说主要是：肝旺于春、春病在肝、郁怒伤肝、风入肝，因此凡属春季发病，或患者发病明显由于抑郁、忿怒，或者明显由于受风引起的，均可以定位在肝（胆）。

2. 脾（胃）病的定位

(1) 从部位上的特点定位：人体头部的前顶部、额部、胃脘部、四肢及全身肌肉等，均属于脾（胃）的部位，因此患者症状如表现在上述部位时，例如前顶或额部头痛、胃脘疼痛或胀满、肌肉疼痛、麻木、瞤动、瘦削、四肢运动障碍等，均可定位在脾（胃）。

(2) 从功能上的特点定位：根据中医藏象学说主要是：主运化、司受纳、布津液、统血等几个方面，因此凡属有上述方面的功能失调，例如一些消化道症状，如食欲不振、呕吐、腹水、呕吐、津液分布失调现象，如水肿、腹水、消渴、部分出血性疾病等等，均可定位在脾（胃）。

(3) 从体征上的特点定位：根据藏象学说主要是：其华在唇、开窍于口、在声为歌、在变化为呕吐呃噫、在味为甘、色黄，脉濡等几种，因此凡属患者见上述体征，例如口唇苍白无华、焦枯皴揭、口腔溃疡、精神反常表现以歌唱为特点、呕吐、噫气、呃逆、口中发甜、黄疸、典型濡脉等，均可定位在脾（胃）。

(4) 从其发病季节与诱因上来定位：脾（胃）病的发病季节与常见诱因，根据藏象学说主要是：脾旺于夏、思伤脾、湿入脾、饮食伤脾，因此凡在夏季潮湿气候中，或者发病明显由于思虑过度，或者明显由于饮食原因所引起的，均可以定位在脾（胃）。

3. 肾（膀胱）病的定位

（1）从部位上的特点定位：人体头部的枕后位、项部、脊背部、腰部、少腹部、下肢膝关节及腘窝、足跟、足心、外阴部等，均属肾（膀胱）的部位。因此凡患者症状表现在上述部位时，例如头痛以枕后部位为主、项背强痛、腰脊痛或不能转侧屈伸、少腹痛、膝部或足跟痛、外阴疾患等等，均可以定位在肾（膀胱）。

（2）从功能上的特点定位：根据中医藏象学说主要是：藏精、主发育生长、主骨、生髓、通脑、主水几个方面。因此凡属有上述方面的功能失调，例如人体某些生理必需的精微物质不能潜藏，反常的排出体外，如遗精、早泄、遗尿、尿血、阴道大量排液、消渴多尿、生长发育障碍、骨病、髓病、脑病、水液运行失调等等，在一定条件下均可以定位在肾（膀胱）。

（3）从体征上的特点定位：根据藏象学说主要是：其华在发、在齿、上开窍于耳、下开窍于二阴、在声为呻为欠、在变动为栗、在味为咸、色黑、脉石等几种。因此凡患者见上述体征，例如发脱、发白、齿动、齿脱、耳鸣、喜伸欠、战栗、口中发咸、面黑、典型石脉等，均可以定位在肾（膀胱）。

（4）从其发病季节与诱因上的特点定位：肾（膀胱）病的发病季节与常见诱因，根据藏象学说主要是：肾旺于冬、房劳伤肾、恐伤肾、寒入肾，因此凡在冬季严寒季节或发病明显由于房事过度，或恐惧惊吓原因所引起的，均可定位在肾（膀胱）。

4. 心（小肠）病的定位

（1）从部位上的特点定位：人体面部两颧部、舌体、前胸、左乳下、脉管、手心等部位，均属心（小肠）的部位，因此患者症状表现在上述部位时，例如面颧部苍白无华或发赤如涂朱、舌红或舌上生疮破溃、胸前区闷痛或左乳下虚里部位其动应衣、心悸心慌、手心潮热、多汗等等，均可以定位在心（小肠）。

（2）从功能上的特点来定位：根据中医藏象学说主要为：主神明、主血脉、主火、主热、主化等几个方面。因此凡属有上述方面功能失调，例如神志昏迷、精神错乱、各种出血症状、皮肤斑疹、消谷善饥、或完谷不化、发热或肢厥，均可以定位在心（小肠），或同时定位在心（小肠）。

（3）从体征上的特点来定位：根据藏象学说主要是：其华在面、开窍于舌、在声为笑、在味为苦、在液为汗、色红、脉洪等几种。因此凡属患者见上述体征，例如面赤、舌烂、口苦、精神反常表现以笑为主、自汗、洪脉或结、代、促、涩等等，均可定位在心（小肠）。

（4）从其发病季节与诱因上的特点定位：心（小肠）病的发病季节与常见诱因，根据藏象学说主要是：心旺于夏、喜伤心、热入心、大汗亡阳、苦入心。因此凡在夏季酷热季节或高温环境，或患者发病明显由喜乐兴奋过度或汗出太多以后引起的疾病，均可以定位在心（小肠）。

5. 肺（大肠）病的定位

（1）从部位上的特点定位：人体鼻、咽部、肛门、胸均属于肺（大肠）的部位。因此凡患者症状表现在上述部位时，例如鼻病、咽喉病、肛门疾病、胸疼、咳唾引痛等等，均可以定位在肺（大肠）。

（2）从功能上的特点定位：根据中医藏象学说主要为：主治节、主气、司呼吸、藏魄、主声、知香臭、主传导等几个方面。所谓“魄”，根据张介宾《类经》中的解释“魄之为用，能动能作”，“初生时，耳目心识，手足运动，此魄之灵也。及其精神意识，渐有知觉，此则气之神也”，“魄之为用，痛痒之所作也”。因此凡属上述方面功能失调，例如一切调节功能的失调，如汗出异常、大小便的异常、呼吸障碍、发声异常、或咳嗽音嘶等等，均可以定位在肺（大肠）。

（3）从体征上的特点来定位：根据藏象学说主要是肺合皮毛、开窍于鼻、在声为哭、在志为悲、在变动为咳喘哮、在味为辛、色白、脉毛等几种。因此凡属患者见上述体征，例如皮毛枯槁、肌表调节功能障碍如自汗、盗汗、面白、咳喘、口辛、精神反常表现为喜哭善悲、典型毛脉等，均可以定位或同时定位在肺（大肠）。

（4）从其发病季节与诱因上的特点来定位：肺（大肠）病的发病季节与常见诱因，根据藏象学说主要是：肺旺于秋、悲伤肺、形寒饮冷伤肺、辛入肺、燥入肺。因此凡在秋凉气候干燥季节，或患者发病明显由于大悲大哭之后，或明显由于受凉受寒，或明显由于多食辛辣食物引起的，均可考虑定位或同时定位在肺（大肠）。

（二）风火湿燥寒定性

1. 风病定性

（1）从临床证候特点定性：风的特点，根据中医学认识主要是："风者，善行而数变。"（《素问·风论》）"风以动之。"（《素问·五运行大论》）因此凡患者在临床表现上变化较快、来去不定、游走窜动、颤动抽搐、麻木瘫痪，例如阵发性头痛、游走性头痛肌肉痛、荨麻疹、惊痫抽搐、半身不遂等等，均可以定性为风。

（2）从发病季节与诱因上定性：风病的发病季节与诱因，根据中医学认识：春主风，因此凡发病在春季或患者发病明显与受风有关的，都可以考虑定性为风病。

2. 寒病定性

（1）从临床证候特点定性：寒的特点根据中医学认识主要是：寒性凝泣、澄澈清冷。因此凡属患者在临床表现上以凝泣不通、症状部位固定不移、患者外观或排泄物表现澄澈清冷，例如疼痛部位固定不移、小便清澈、四肢厥冷、完谷不化、人体生理调节代偿功能衰退或衰竭等等，均可定性为寒。

（2）从发病季节与诱因上定性：冬主寒，因此凡发病季节在冬季或低温环境，或患者发病明显与受寒有关，都可以考虑定性为寒病。

3. 湿病定性

（1）从临床证候特点定性：湿胜则肿，湿胜则濡泻，湿流关节，举凡人体在病因作用下所产生的一切液态病理生理产物，中医均认为属湿。因此凡患者在临床上以上述物质偏多或潴留为特点者，例如浮肿、多痰、泻痢、白带多、排泄不畅如小便不利、无汗等等，均可以定性为湿。

（2）从发病季节与诱因上定性：长夏主湿，因此发病季节在夏季潮湿重时期或患者发病是明显与受湿有关，例如冒雨、居住或工作环境潮湿较重等，均可以定性为湿病。

4. 火（热）病的定性

（1）从临床证候特点定性：火（热）的特点主要是：炎上、温热、洪亮、化物，因此患者在临床表现上以兴奋、亢进为特点者，例如躁狂、发热、红肿热痛、消谷善饥、烦渴引饮、便结、溲赤等等，均可以定性为（热）。

（2）从发病季节与诱因上定性：夏主火，主热，因此凡发病季节在夏季炎热酷暑时期，或患者发病明显与受热有关，例如在酷暑或高温环境中得病等等，均可以定性为火（热）病。

5. 燥病定性

（1）从临床证候特点定性：燥胜则干，诸涩枯涸，干劲皴揭，皆属于燥。因此凡属患者在临床表现上以干燥枯涸为特点者，例如口燥、咽干、皮肤干枯失润、大便干燥等等，均可以定性为燥。

（2）从发病季节与诱因上定性：秋主燥，因此凡发病季节在秋季或气候明显干燥时期，或患者发病明显与干燥有关，例如因高热消耗，汗、吐、下等体内津液丢失过多，或饮水不足等等，均可以定性为燥病。

（三）定位与定性合参

所谓合参，即根据患者各方面表现，在确定了疾病所在部位及其证候性质之后，再把两者结合起来。兹以风火湿燥寒定性为例结合定位简要作如下罗列。其他可以类推，从略。

1. 肝（胆）病

（1）可以定位在肝（胆），定性为风者，曰肝（胆）风。例如：卒然眩仆、惊痫抽搐。

（2）可以定位在肝（胆），定性为寒者，曰肝（胆）寒。例如：瘫痪肢厥、胁肋疼痛而喜热恶冷，或睾丸冷痛、阴囊发凉、发烦不寐而多痰、呕恶喜热饮。

（3）可以定位在肝（胆），定性为湿者，曰肝（胆）湿。例如：肢体不用而合并水肿、外阴肿胀、黄疸。

（4）可以定位在肝（胆），定性为火（热）者，曰肝（胆）火（热）。例如：眩晕惊痫而高热，或目赤肿痛，或喜怒易惊、不能自制。

（5）可以定位在肝（胆），定性为燥者，曰肝（胆）燥。例如：目干涩，或具有前述肝（胆）证候而同时出现燥象者。

2. 脾（胃）病

（1）可以定位在脾（胃），定性为风者，曰脾（胃）风。例如：阵发性吐泻、胃脘痛时发时止，或吐泻合并痉挛拘急。

（2）可以定位脾（胃），定性为寒者，曰脾（胃）寒。例如：吐泻腹痛、喜热喜按、吐泻物澄澈清冷或完谷不化。

（3）可以定位在脾（胃），定性为湿者，曰脾（胃）湿。例如：胃脘胀满、呕恶、泄泻。

（4）可以定位在脾（胃），定性为火者，曰脾（胃）火（热）。例如：消谷善饥、暴注下迫、泻痢赤白、呕苦、味酸、口烂生疮。

（5）可以定位在脾（胃），定性为燥者，曰脾（胃）燥。例如：口燥咽干、大便干结。

3. 肾（膀胱）病

（1）可以定位在肾（膀胱），定性为风者，曰肾（膀胱）

风。例如：癃闭、阵发性腰痛、浮肿初起发热恶寒、外阴瘙痒。

（2）可以定位在肾（膀胱），定性为寒者，曰肾（膀胱）寒。例如：腰疼、浮肿、小便不利、阳痿遗精而同时恶冷喜热、小便澄澈清长、阴冷。

（3）可以定位在肾（膀胱），定性为火（热）者，曰肾（膀胱）火（热）。例如：小便黄赤、涩痛淋漓、脓尿血尿、眩晕齿动。

（4）可以定位在肾（膀胱），定性为湿者，曰肾（膀胱）湿。例如：浮肿、小便不利、腰重。

（5）可以定位在肾（膀胱），定性为燥者，曰肾（膀胱）燥。例如：腰疼尿少、尿道热、发槁、齿枯、齿衄。

4. 心（小肠）病

（1）可以定位在心（小肠），定性为风者，曰心（小肠）风。例如：突然晕厥、谵语狂妄，《证治要诀》谓："心风者，精神恍惚喜怒不常，言语时或错乱。"或心前区疼痛时作时止。

（2）可以定位在心（小肠），定性为寒者，曰心（小肠）寒。例如：身冷、肢厥、油汗、完谷不化。

（3）可以定位在心（小肠），定性为湿者，曰心（小肠）湿。例如：心悸、肢厥而同时出现浮肿、痰涌。

（4）可以定位在心（小肠），定性为火（热）者，曰心（小肠）火（热）。例如：心烦、舌烂尿赤、便结。

（5）可以定位在心（小肠），定性为燥者，曰心（小肠）燥。例如：舌干、便结、尿少。

5. 肺（大肠）病

（1）可以定位在肺（大肠），定性为风者，曰肺（大肠）风。例如：鼻堵、哮喘、阵发性便血。

（2）可以定位在肺（大肠），定性为寒者，曰肺（大肠）寒。例如：咳嗽、气喘、痰液澄澈清冷、白泡沫痰、脱肛。

（3）可以定位在肺（大肠），定性为湿者，曰肺（大肠）

湿。例如：咳嗽多痰、下痢。

(4) 可以定位在肺（大肠），定性为火（热）者，曰肺（大肠）火（热）。例如：咳喘唾浓痰、咯血、泻痢赤白、肛门肿痛。

(5) 可以定位在肺（大肠），定性为燥者，曰肺（大肠）燥。例如：干咳无痰、咽干口燥、大便秘结。

（四）必先五胜

所谓“必先五胜”，即在分析各种发病机转中，要在错综复杂，变化万端的各种临床表现当中，根据其发生发展变化过程，确定其究属哪一个脏腑及哪一种病理改变在其中起主导作用。

1. 关于定位

(1) 肝（胆）病

①肝（胆）本经自病：即疾病原发在肝（胆），比较单纯。例如：郁怒伤肝（胆），因郁、怒、惊而出现胁肋疼痛或失眠、惊痫抽搐。

②继发于其他脏器病变之后：脾（胃）病及肝（胆），先有脾（胃）病，肝（胆）病系继发于脾（胃）病之后。例如：土败木贼、脾虚肝乘，患者吐泻之后，继发拘急痉挛或饱食夜寐不安；肾（膀胱）病及肝（胆），先有肾（膀胱）病，肝（胆）病系继发于肾（膀胱）病之后。例如：肾虚肝旺，患者先有遗精、阳痿，以后继发眩晕、失眠；心（小肠）病及肝（胆），先有心（小肠）病，肝（胆）病系继发于心（小肠）病之后。例如：血虚肝旺，患者先失血、心悸，以后继发眩晕、抽搐；肺（大肠）病及肝（胆），先有肺（大肠）病，肝（胆）病继发于肺（大肠）病之后。例如：肺虚肝侮，金不制木，患者先有咳嗽、气喘，以后继发痉挛拘急，或眩晕不寐。

(2) 脾（胃）病

①脾（胃）本经自病：疾病原发在脾（胃）。例如：饮食伤脾（胃），因暴饮暴食或饮食不洁之物而出现胃痛、吐、泻。

②继发于其他脏器病变之后：肝（胆）病及脾（胃），先有肝（胆）病，脾（胃）病系继发于肝（胆）病之后。例如：肝盛乘脾，肝气横逆犯胃，先有抑郁忿怒，然后相继出现胁痛、呕恶食减；肾（膀胱）病及脾（胃），先有肾（膀胱）病，脾（胃）病系继发于肾（膀胱）病之后。例如：命火不能生脾土，先有房劳伤肾，继发肌肉消瘦、食减便溏、五更泄泻，或先小便不利、全身浮肿而继发恶心呕吐；心（小肠）病及脾（胃），先有心（小肠）病，脾（胃）病系继发于心（小肠）病之后。例如：先有心跳气短，以后出现恶心、呕吐；肺（大肠）病及脾（胃），先有肺（大肠）病，脾（胃）病系继发于肺（大肠）病之后。例如：先有咳嗽，在剧烈咳嗽情况之下出现恶心、呕吐。

(3) 肾（膀胱）病

①肾（膀胱）本经自病：病原发在肾（膀胱）。例如：因房劳过度或极度恐惧情况下出现遗精、阳痿、尿失禁、腰痛。

②继发于其他脏器疾病之后：肝（胆）病及肾（膀胱），先有肝（胆）病，肾（膀胱）病继发于肝（胆）病之后。例如：由于长期抑郁或忿怒情况下而出现遗精、遗尿；脾（胃）病及肾（膀胱），先有脾（胃）病，肾（膀胱）病系继发于脾（胃）病之后。例如：先有食减、便溏，以后又出现腰痛、遗精、眩晕、耳鸣、脱发；心（小肠）病及肾（膀胱），先有心（小肠）病，肾（膀胱）病系继发于心（小肠）病之后。例如：先有心悸气短，以后出现浮肿、小便不利；肺（大肠）病及肾（膀胱），先有肺（大肠）病，肾（膀胱）病系继发于肺（大肠）病之后。例如：咳嗽后继发腰痛、尿血、尿闭、尿失禁。

(4) 心（小肠）病

①心（小肠）本经自病：原发在心（小肠）。例如：炎热酷暑或在高温环境中出现神昏肢厥，或由喜乐过度而出现心悸、心前区痛。

②继发于其他脏器疾病之后：肝（胆）病及心（小肠），

先有肝（胆）病，心（小肠）病系继发于肝（胆）病之后。例如：先有胁肋疼痛或惊痫抽搐，继发神志昏迷或出血；脾（胃）病及心（小肠），先有脾（胃）病，心（小肠）病系继发于肾（膀胱）病之后。例如：先有吐泻，继发神昏、肢厥、出血；肾（膀胱）病及心（小肠），先有肾（膀胱）病，心（小肠）病系继发于肾（膀胱）病之后。例如：先有阳痿、遗精或小便不利，然后心悸气短或神志昏迷；肺（大肠）病及心（小肠），先有肺（大肠）病，心（小肠）病系继发于肺（大肠）病之后。例如：先咳喘，然后继发心悸、出血。

（5）肺（大肠）病

①肺（大肠）本经自病：原发在肺（大肠）。例如：由形寒饮冷而出现咳喘、鼻堵、声嘶。

②继发于其他脏器疾病之后：肝（胆）病及肺（大肠），先有肝（胆）病，肺（大肠）病系继发于肝（胆）病之后。例如：先有胁肋满痛，或惊痫抽搐，以后继发痰鸣气喘、大小便失禁；脾（胃）病及肺（小肠），先有脾（胃）病，肺（大肠）病系继发于脾（胃）病之后。例如：先有吐泻或腹满食减，以后继发咳喘，或声低气微、下痢脱肛；肾（膀胱）病及肺（大肠），先有肾（膀胱）病，肺（大肠）病系继发于肾（膀胱）病之后。例如：先有小便不利、浮肿，以后继发咳喘；心（小肠）病及肺（大肠），先有心（小肠）病，肺（大肠）病系继发于心（小肠）病之后。例如：先心悸心慌，然后继发气喘、咳逆倚息不得卧。

2. 关于定性

（1）风证

①原发风证：一开始即表现为风证。例如：大怒后，卒然眩仆、半身不遂。

②继发风证：热极生风。先有热证，风证系继发于热证的基础之上。例如：先有高热，然后继发惊痫抽搐；寒胜拘急。先有寒证，风证系继发于寒证的基础之上。例如：先有汗漏不

止，或下利清谷，然后继发四肢拘急、难以屈伸。

（2）寒证

①原发寒证：一开始即表现为寒证。例如：吐泻不止、下利清谷、四肢厥逆。

②继发寒证：如阳虚生寒，先有一般阳虚症征，寒证系继发于平素阳虚的基础上。例如：患者久病阳虚，逐渐出现肢厥、脉微。

（3）湿证

①原发湿证：一开始即表现为湿证。例如：吐泻、浮肿、小便不利。

②继发湿证：因寒生湿，先有寒证，湿证系继发于寒证的基础之上。例如：先有心跳气短等心阳虚衰现象，以后再出现浮肿、小便不利；因热生湿，先有热证，湿证系继发于热证的基础之上。例如：先有发热或局部红肿热痛，以后再继发黄疸、脓痰，或局部渗出物。

（4）火（热）证

①原发火（热）证：即在病因作用下，直接表现为火（热）证。例如：发热、烦渴、汗出、局部红肿热痛。

②继发火（热）证：因热生火，先有热证，以后热象逐步增剧形成火象。例如：由一般发热而发展至高热神昏、谵语狂妄，或红肿热痛等局部病变由小到大，由轻到重；真寒假热，阴盛格阳，龙雷之火，相火妄动，先有寒证、虚证，火（热）证系继发于寒证虚证的基础之上。例如：某些慢性病出现的阳虚发热，或病人临危前所出现的躁扰、浮阳外越身热、回光返照等现象。

（5）燥证

①原发燥证：即在病因作用下，直接表现为燥证。例如：由摄入不足或消耗增多而引起的津液不足、口干、舌燥、便干。

②继发燥证：因热生燥，先有热证，燥象系继发于热证的

基础之上，例如：先有发热，以后再出现咽干口燥、大便干结；因寒生燥，先有寒证虚证，燥象系继发于寒证虚证的基础之上，例如：先有腹胀、便溏、浮肿、小便不利，以后再出现口渴欲饮。

总之，风、寒、火（热）、湿、燥都可以互相转化，也就是都可以在原有基础上继发其他病变。例如：在风证的基础之上可以继发火（热）、湿、燥、寒等等，上述着重在寒热两方面，不过举例言其常见者而言，其余可以类推，不可拘泥。

（五）各司其属

“各司其属”一语，含义是广义的，前述的五脏定位，六气定性，从广义来说，都应该是属于各司其属的内容，这里所指的“各司其属”，是指在治疗方法上的相应归类而言。

1. 肝（胆）病的治疗

（1）疏肝：增强肝的疏泄作用，使在病因作用下所出现的气滞血瘀现象能够因此得到治疗，临床上一般常用理气、活血、解郁等治法。

①具肝（胆）病症征，一般均可用疏肝法治疗：如初病新病，发病较急，有明显郁怒诱因；症状迁延，时作时止，目前正值发作时期，以胀满、疼痛为主要临床表现，如巅顶及两颞侧头胀痛、胁肋胀痛、少腹胀痛、睾丸胀痛等，或其他肝（胆）病临床表现而同时合并有胀满疼痛。

②常用药物如当归、芍药、郁金、川楝子、香附、川芎、枳实、木香等；常用方如逍遥散、四逆散、柴胡疏肝散、舒肝丸等。

③运用经验：运用疏肝疗法，以肝疏泄作用失职，并非由于肝气本虚而系由于一时性障碍者为最好，如系由于肝气本虚致疏泄失职者，原则上应治本，疏肝只能作治标。运用疏肝疗法，如运用得当，常收效甚速，往往一剂知，二剂已，如三剂无效即应考虑运用当否问题；单纯运用疏肝疗法，要注意中病则止，不宜长服久服；运用疏肝疗法，在制剂上以散剂为好，

如作煎剂，千万不可久煎，一般以煎15分钟左右为宜，久煎会影响药物效果，在服法上以空腹或半饥饱为宜。

（2）清肝：即清肝的热象，亦即指对肝具有清凉作用的一种治疗方法。

①具肝（胆）热症征：一般均可用清肝法作治疗，有下列条件之一者，更是清肝法的适应证：初病新病，发病较急或慢性情况而当前系属急性发作者，典型肝热症征，尤以头面部症状如眩晕、目烂赤等为主者，有热象而非太盛，或患者热象虽盛而体虚不宜用重剂者。

②常用药物如丹皮、栀子、夏枯草、青蒿、黄芩等；常用方如丹栀逍遥散、夏枯草膏、滋水清肝饮、青蒿鳖甲汤等。

③运用经验：运用清肝疗法，一般以肝热系由于阴虚所致者为最好，上述例方亦系滋阴养血药物与清肝药物同用，滋水清肝饮即典型方剂；单纯运用清肝疗法，运用得当，亦收效较速，如三到六剂无效，则应考虑运用当否问题；单纯运用清肝疗法，要注意中病则止，不宜长服久服，如与滋阴养血药物合用可以较长服用，但亦不宜过久；清肝药物在制剂上以煎剂为好，但不宜久煎，服法上以半饥饱为宜，服时以温服或凉服为宜，不宜热服。

（3）泻肝：即清泻肝火，亦即指对肝具有清泻作用的一种治疗方法，泻肝与清肝在作用上相似，但程度上较清肝为重。

①具肝（胆）火症征：一般均可用泻肝法作治疗，有下列条件之一者，更是泻肝法的适应证：初病新病，发病较急或慢性情况而当前系急性发作者；患者青壮年，平素体质较强实者；肝热较盛，用清肝疗法效果不显著者。

②常用药物如龙胆草、大黄、黄连、黄芩、黄柏、青黛等；常用方如龙胆泻肝汤、左金丸、当归龙荟丸等。

③运用经验：泻肝疗法运用得当，收效甚快，不但用于肝热所致之头面部疾病。如眩晕、耳鸣、耳聋、目赤等效果甚好，下部生殖器官疾病之由于肝火、肝热所致之疾病，如阳

强、梦遗、赤白带下等亦收效甚好；泻肝疗法，如三剂无效，即应考虑运用当否问题；泻肝疗法，只能暂用，不能长用；泻肝药物在制剂上以煎剂最好，不宜久煎，服法上以半饥饱冷服为宜，不宜热服。

（4）柔肝：即指对肝在肝本身由于疾病失去营润而呈现亢进紧张时，使之柔缓的一种治疗方法，柔肝又称缓肝。

①具肝（胆）燥症征：一般均可用柔肝法作治疗。有下列条件之一者，更是柔肝法的适应证：发病缓起，时作时止者，素体阴虚，有失血、失精史者，在失血、失精、失水等情况下，急性发作者；临床表现以疼痛、拘急痉挛、震颤为主者。

②常用药物如芍药、甘草、当归身、山萸肉等；常用方如当归芍药散、芍药甘草汤、一贯煎等。

③运用经验：柔肝疗法，运用得当，收效亦较快，但不如前述清肝、泻肝法见效快速，而且疗效系逐渐出现，因此如服药二三剂无明显效果时，尚不能轻易否定其治疗当否；柔肝药物可以长服；使用柔肝药物时，一般在处方中须酌加健脾和胃之品同用，否则容易出现腹满、食减等副作用；柔肝药物在制剂上以煎剂为好，急性症状控制后可以改用蜜丸。作煎剂时要久煎，以40分钟以上为宜，否则容易出现腹泻，服法上以半饥饱热服为宜。

（5）平肝：即指对肝在病因作用下而出现之亢进或紧张状态时使之平静安定的一种治疗方法，平肝与前述的清肝、泻肝、柔肝等方法本质上有所不同，前者是从肝盛的原因或病理生理变化上治疗，而后者则有强制安静之意。

①具肝（胆）旺症征：一般均可用平肝法治疗，有下列条件之一者，更是平肝适应证：素体阴虚、有失血、失精史者；发病较急者；临床表现以惊痫、抽搐、或严重失眠，或烦躁不安、不能自已者。

②常用药物如天麻、钩藤、僵蚕、全蝎、羚羊角、草决明等；常用方如天麻钩藤饮、麻菊散、羚羊角散等。

③运用经验：平肝疗法仅属治标，因此运用平肝疗法，常结合治本同时进行，如阴虚肝旺者，常须结合养阴法进行治疗，气虚肝旺如肺虚肝侮者，常须结合益气法进行治疗，热盛肝旺如热极生风者，常须结合清热法进行治疗，否则不易取得满意效果；平肝药物可以长服；平肝药物中植物类药物在应用上剂量宜大，以煎剂为好，虫类药物则剂量宜小，以散剂为好。

(6) 镇肝：即指对肝在病因作用下而出现之亢进或紧张状态时使之能得到镇定或镇静的一种治疗方法。镇肝与平肝在作用上相似，但选药不同，镇肝选药多用金石重镇之品，习惯上镇肝也可以叫平肝，但平肝却不能叫镇肝，其适应证同平肝。

①常用药物如磁石、铁落、龙骨、牡蛎、石决明、珍珠母等；常用方如磁朱丸、桂枝加龙骨牡蛎汤、旋覆代赭汤等。

②运用经验：镇肝药在应用上，剂量宜大，以不少于一两为宜，以煎剂为好，并应久煎；可以较长服用；有腹满、便秘症状者慎用。

(7) 温肝：指对肝在病因作用下而出现之功能衰退时使之得到旺盛或激发，从而恢复正常作用的一种治疗方法。

①具肝寒症征：一般均可用温肝法作治疗：有下列条件之一者，更是温肝的适应证：素体阳虚者；发病较急者；临床表现以痉挛拘急或剧烈疼痛为主者。

②常用药物如附子、肉桂、乌药、沉香、小茴香、吴茱萸等；常用方如暖肝煎、橘核丸、吴茱萸汤、桂枝汤及其加味方如桂枝加附子汤、桂枝附子汤、大小建中汤等。

③运用经验：温肝疗法运用得当，收效甚快，如三剂无效，即应考虑运用当否问题；单纯温肝，要注意中病则止，不宜长服久服，如与养血柔肝药物合用，可以较长服用，但亦不宜过久；温肝药物在制剂上视具体药物而异，如附子、吴茱萸等以入煎剂为宜，其中附子煎时不应少于60分钟；肉桂、沉香等则以制散为宜，如混合处方作汤剂时应后下；温肝药物以

热服为宜。如确属适应证而患者服药后出现口苦、咽干或恶心呕吐等，可以冷服或在处方中加少量黄连即可。

(8) 养肝：指肝病的发生系由肝阴不足者，补充肝阴，使肝得到滋养，从而恢复其正常作用的一种治疗方法，养肝与柔肝在性质上相似，但在用药上着重于滋养，与柔肝在用药上着重柔缓稍有区别。

①具肝阴虚、肝燥症征：一般均可用养肝法作治疗，有下列条件之一者，更是养肝适应证：素体阴虚，特别是有肾阴虚表现者；发病缓起，缠绵不愈者；急性热病后期或恢复阶段者；临床表现以头晕、耳鸣、视力减退或异常、失眠等为主者。

②常用药物如：黄精、何首乌、山萸肉、木瓜、五味子、酸枣仁、阿胶等；常用方如归芍地黄汤、四物汤、首乌延寿丹、黄精丹、胶艾汤、酸枣仁汤等。

③运用经验：养肝疗法只能逐步产生效果，因此观察养肝疗效，不能期之过急，需要有方有守；肝虚患者如同时合并有脾胃症状如腹满、便溏、纳减等，一般情况下应先治疗脾胃然后再逐步转向养肝或在使用养肝药物之同时使用健脾和胃药物，刚柔并用；养肝药物在制剂上，初用时可用煎剂，煎时要长，不少于40分钟，否则易出现腹满、腹痛、便溏等副作用，症状基本控制后，即可改用丸剂长服一段时间。

(9) 清胆：即清除胆热，清胆与清肝在性质上一致，而在范围上有所区别。清肝范围大，清胆基本上可以包括在清肝范围，清胆范围较小，仅在胆的作用范围内，因此在用词上仍有所区别。

①具胆热症征：一般均可用清胆法作治疗，有下列条件之一者，更是清胆的适应证：素体湿热偏盛者；阳黄；临床表现以躁烦不能自已、失眠、眩晕为主，同时伴有口苦、呕恶者。

②常用药物如青蒿、茵陈、栀子、大黄、芒硝、龙胆草、青黛等，常用方如茵陈蒿汤、蒿芩清胆汤、黛矾散等。

③运用经验：运用清胆疗法，一般以胆热而挟湿者为最好，挟湿与否的重要指征是黄疸或合并呕恶；单纯运用清胆法，运用得当，收效甚快，如服药一周以上仍无效果，则应考虑运用当否问题；单纯运用清胆法，要注意中病则止，不宜长服久服；清胆药物在制剂上视具体药物特点而异，其中茵陈、青蒿、龙胆草、栀子、大黄等可作煎剂，但不宜久煎；青黛可作散剂；芒硝则需冲服。

(10) 温胆：即指胆在病因作用下而出现之功能减退，作用失职时，使之得到旺盛或激发，从而恢复正常作用的一种治疗方法。

①具胆虚症征：一般均可用温胆法作治疗，有下列条件之一者，更是温胆适应证：肥胖体型；素体气虚痰盛者，或虽无明显气虚症征，但亦无明显实热症征者；临床表现以癫痫、眩晕、严重失眠、精神恍乱等症状为主者。

②常用药物如半夏、陈皮、南星、菖蒲、远志等；常用方如二陈汤及其加味方如导痰汤、十味温胆汤、半夏白术天麻汤等。

③运用经验：温胆药物可以较长使用，但如长用时，以加入益气、养阴药合用最好，上述十味温胆汤即其典型方剂；温胆药物中半夏、菖蒲，在初用时可以用较大剂量，半夏可以用至八钱，菖蒲可以用至一两，出现效果后，可以逐步减量至一般量，但必须作煎剂，并应久煎；半夏、南星生用有毒，必须经过炮制，生用制散剂口服，即小剂量亦可令人锁喉、失音，不可忽视。

(11) 疏风：即指通过疏通肌表的方法，使患者肌表气血运行恢复正常，从而使风证得以缓解或解除的一种治疗方法，与一般所说的“解表”性质相似，风证在归类上，归属于肝，因此与疏肝在性质上亦相似，但作用部位不同，疏肝作用在内脏、在里，而疏风作用在肌表、在四肢、在表，有所不同。

①具有肝病症征而在临床表现上又有风证特点者：一般情

况下均可用疏风法治疗之，有下列情况者，更是疏风法的适应证：发病较急，或慢性情况而有急性发作者；临床表现以头痛、全身关节痛或肢体麻木、运动障碍、口眼歪斜等症征为主者；外感风寒，发热、头痛身痛、鼻堵流涕者；鼻渊类病、鼻流浊涕、久而不已者；荨麻疹、风疹类病、发作性皮疹、瘙痒者。

②常用药物如荆芥穗、羌活、防风、川芎、细辛、白芷、辛夷、苍耳子等；常用方如九味羌活汤、疏风定痛丸、辛夷散、荆防败毒散等。

③运用经验：疏风疗法仅属治标，以临床表现系由一时性障碍者为最好，如系继发者，原则上应治本或标本并治；疏风药物，如运用得当，常收效甚速，三剂无效，即应考虑运用当否问题；用疏风药物，要注意中病则止，不宜长服久服；疏风药物在制剂上以散剂为宜，如作煎剂亦不宜久煎，服法上以热服为宜。

（12）熄风：即指使风证得以平熄的一种治疗方法。熄风与平肝、镇肝法在性质上相类似，但作用范围和部位上不同。平肝、镇肝范围大，作用于全身，因此平肝、镇肝可以包括熄风在内；熄风范围小，作用主要限于头颈四肢，因此熄风不能包括平肝内容，有所区别，由于其性质相似，因此临床习惯上常平肝熄风同称。

①具肝风症征：一般均可用熄风法治疗，如发病急；或慢性情况急性发作者；临床表现以眩晕欲倒、惊痫抽搐为主者。

②常用药物如全蝎、蜈蚣、僵蚕、地龙、龟甲、鳖甲、龙骨、牡蛎等；常用方如止痉散、牵正散、大小定风珠等。

③运用经验：熄风法仅属治标，如系继发者，原则上应治本或标本并治；熄风药物收效甚速，要注意中病则止，不宜长服久服；熄风药物中介类药物以作煎剂并应久煎为宜，虫类药物以作散剂为宜，并应注意其毒性，不宜大量。

2. 脾（胃）病的治疗

（1）健脾：即健旺脾胃功能而言，健脾亦称助脾。

①具脾气虚即脾运化功能减退症征者：一般均可用健脾法治疗。有下列情况者更是适应证：发病缓；疗程长；需要较长时间的治疗逐步恢复者；急性病恢复期，特别是急性吐泻后，需要调理脾胃者；妇女妊娠中出现脾胃症状或浮肿者。

②常用药物如人参、党参、白术、茯苓、生姜等；常用方如补中益气汤、香砂六君子汤、参苓白术散、薯蓣丸等。

③运用经验：健脾治疗，多系逐渐出现效果，因此可以较长服用，有方有守，不宜求急。典型脾气虚弱症征而用健脾治疗进展不大者，须同时考虑肝肾而兼予疏肝和利湿治疗；健脾药物的制剂，在症状明显时，可用汤剂，要细火久煎，以不少于40分钟为宜；如症状基本控制后，则可改用丸剂。

（2）滋脾：即补充脾在运化活动中所需要的物质之意。前人中有人机械地运用阴阳五行学说对待脾胃，认为脾为阴土、湿土，胃为阳土、燥土，提出脾喜燥恶湿，脾无滋法，滋阴只是滋胃阴之说，这种说法是不合适的，因为人体任何器官都应分阴阳，而阳生于阴，也就是任何作用也都是在物质基础上产生，无一例外。事实上滋脾法在临床上是常用的，麻仁滋脾丸就是一个常用方剂，本方明确提出“滋脾”二字，说明了上述无滋脾法的提法，不但在理论上违反阴阳学说在临床运用上的基本精神，对“阴”与“湿”字的涵义混淆不清，而且也不符合临床实际情况，值得商榷。

①具脾阴虚亦即脾运化功能障碍系由于脾阴不足所致或临床上表现脾运化功能失职，同时有阴虚症征者，一般均可用滋脾法作治疗。有下列情况者，更是适应证：素体阴虚或病史中有明显伤阴史，如长期低热、失血、失精、有热性、毒性药物治疗史之中壮年患者；发病缓起，病程迁延，需要较长时间治疗逐步恢复者；急性病恢复期，特别是急性热病后脾胃症状明显，需要调理者。

②常用药物如沙参、玉竹、黄精、麦冬、扁豆、山药、天

花粉、火麻仁等；常用方如益胃汤、沙参麦冬饮、一贯煎、麻仁滋脾丸等。

③运用经验：滋脾治疗，常系逐渐出现效果，因此可以较长服用，有方有守，不宜求急；滋脾药物在运用上以适当配伍少量健脾药或和胃药同用，刚柔相济，消补并行为宜。例如：滋脾药物中适当加入白术、陈皮或莱菔子、焦楂曲之类药物等，否则常会出现腹满、便溏、纳减等副作用，或使原有之脾运化失调症状加重；典型脾阴虚症征而用滋脾治疗无效或进展不大者，须同时考虑肝肾，而兼予以疏肝、清肝及滋阴、降火治疗；滋脾药物在制剂上以汤剂为好，汤剂要久煎，如症状基本控制后，可以改用膏剂，在剂量上初用剂量要稍大，维持时则剂量宜稍小。

（3）温脾：温脾亦即指旺盛或激发脾运化功能在病因作用下，所出现之衰退或衰竭状态的一种治疗方法。

①具脾阳虚症征：一般均可用温脾法治疗，有下列情况者，更是适应证：素体阳虚；老年患者，发病较急，或慢性情况急性发作者；脾气虚患者用一般健脾无效或进展不大者。

②常用药物如附子、干姜、肉桂、吴茱萸、肉豆蔻、丁香、砂仁等；常用方如附子理中汤、温脾汤、神香散等。

③运用经验：温脾治疗，如运用得当，出现效果甚快，三剂无效要考虑当否问题；温脾药物只能暂用，因此要注意中病则止，不宜长服，如必须长服，则应在处方中配伍养阴药物，要作到刚柔相济，例如加味理中地黄丸即其范例；温脾药物在制剂上以汤剂为宜，要细火久煎，热服为好；典型脾胃虚寒患者，予温脾治疗，不能接受，服药后恶心呕吐，或口苦咽干者，可酌加清肝、降火药物如胆汁、黄连、黄柏等，苦辛合用以反佐之，如有此种情况，服药以冷服并少量多次呷服为宜。

（4）醒脾：即指脾胃功能失调并非由于本虚而系由于在病因作用下，一时性失调，使之迅速恢复的一种治疗方法，正如人体出现抑制状态并非由于疾病而系熟睡，唤之使醒一样。

①素体脾胃正常：脾胃症状出现系由于病因作用下一时性障碍，例如：饮酒、中暑、异味、晕车、晕船、中恶等所引起的呕吐、恶心等症，一般情况下均可用醒脾法来治疗。

②常用药物如砂仁、蔻仁、藿香、佩兰、菖蒲、厚朴、陈皮、葛花等；常用方如藿香正气散、平胃散、六和汤、葛花解酲汤等。

③运用经验：醒脾治疗，运用得当，立见疗效，如一、二剂无效，即应考虑其他原因；中病则止，不必多服；制剂以汤剂好，不宜久煎。

(5) 温胃：与温脾同，但范围较温脾为小，一般来说温脾可以包括温胃在内，但温胃不能包括温脾。温脾着重在温运旺盛人体整个运化功能，而温胃则局限在温运恢复胃之受纳作用及胃寒所致之胃脘部病变，有所不同。

①具胃寒症征：一般均可用温胃法治疗，有下列情况者，更是适应证：素体阳虚者；发病较急者；临床表现以呕吐、噫呃及胃脘胀痛且喜热喜按者。

②常用药物如胡椒、荜茇、吴萸、丁香等；常用方如吴茱萸汤、逐寒荡惊汤、理中汤及其加味方等。

③运用经验：只能暂用，不能常用，要中病则止，甚至一服效，止后服；制剂以汤剂为好，以热服为宜。

(6) 养胃：即滋胃阴，其性质与滋脾同，其不同者，即滋脾范围大，养胃范围小，其区别点与前述温脾、温胃区别点相似。

①具胃阴不足症征：均可用养胃法治疗，有下列情况者，更是适应证；发病缓起，时作时止者；临床表现胃脘疼痛、得食稍安，或口腔破溃，此愈彼起，迁延不愈者；噎膈。

②常用药物、方剂以及运用经验同滋脾。

(7) 和胃：即指胃的受纳及消化磨谷作用，因精神食欲等因素一时性降低致使气滞食积时，使之消化或排出体外的一种治疗方法。

①具气滞食积症征：一般情况下，均可用和胃法作治疗。有以下情况者，更是适应证：素体尚健康，无慢性脾胃病史，发作与饮食失节明显相关者；既往虽有慢性脾胃病史，但症状不重，此次系急性发作且与饮食失节明显相关者。

②常用药物如山楂炭、神曲、炒麦芽、木香、枳实、槟榔、青皮、莱菔子等；常用方如保和丸、木香槟榔丸、楂曲平胃散等。

③运用经验：和胃消导药物只能暂用，不能常用，要中病则止；慢性脾胃病者常因脾胃功能低下，继发气滞食积，在此情况下，必须同时合并健脾或养胃治疗，不宜单用消导；使用和胃治疗时，必须同时节制饮食；和胃药物以散剂为宜，如需要改用汤剂，亦不能久煎，否则会无效。

（8）清胃：即清降胃热。

①具胃热、胃火症征，一般均可用清胃法治疗。有下列情况者，更是适应证：素体壮实者或素体虚弱但性质上属于阴虚者；临床表现以消渴、消谷善饥、口臭、龈肿为主者。

②常用药物如石膏、黄连、黄芩等；常用方如白虎汤、清胃汤等。

③运用经验：单纯清胃药方，特别是苦寒清胃药物不宜长用，要中病则止，如慢性情况需要长期服用，必须配合益气药或养阴药同用，同时清胃药物以选用甘寒药物为宜；清胃药物在制剂上以汤剂为好，服法以半饥饱时温服或冷服为宜。

（9）泻胃：即清泻胃火。泻胃与清胃性质上相似，但程度上较重。

①具胃家实症征：一般情况下均可用泻胃法作治疗。有下列情况者，更是适应证：发病急起，患者平素身体尚壮实者，或平素体差，但性质上属阴虚者；临床表现以大便燥结，日晡潮热或合并神昏谵语者；腹痛吐泻与暴饮暴食明显相关，症状急重，或服消导和胃剂无效者；热病过程中，下利纯清水可以诊断热结旁流或热病初起，迅速出现肢厥、神昏，可以诊断热

厥者。

②常用药物如大黄、芒硝、枳实等；常用方如承气汤及其加味方，如大小承气汤、调胃承气汤、牛黄承气汤、增液承气汤等。

③运用经验：泻胃药物必须中病则止，一服利，止后服；泻胃药物在制剂上以汤剂为宜，但不宜久煎，芒硝以冲服为好，在服法上以空腹冷服为宜，如神昏病人则不宜口服可以用灌肠方法给药，素体脾胃气虚患者或患者服药不受、药入即吐者，也可以用灌肠方法给药。

（10）降胃：即指胃气上逆时用以降逆的一种治疗方法。

①具胃气上逆症征：一般情况下均可用降逆法治疗。有下列情况者，更是适应证：素体较差或素有脾胃病或本次症状发作系继发于其他疾病之后者；临床表现以呕、吐、噫、呃为主，能除外饮食失节所致者，噎膈、反胃。

②常用药物如旋覆花、代赭石、伏龙肝、半夏、竹茹、生姜等，常用方如旋覆代赭汤、大小半夏汤、橘皮竹茹汤等。

③运用经验：降胃治疗，如运用得当，收效甚快，三剂无效，即应考虑当否问题；降胃治疗，里热里实证禁用，特别是症状的发生与暴饮暴食或饮食不节明显有关，或在临床上有胃脘满痛、大便秘结，以得吐、噫、矢气为快者，绝对禁用，因为此种情况下，呕吐等症状的发生，常系正气驱邪外出的表现，治法上只能因势利导，通因通用，如用降胃，则属留邪；降胃治疗，仅属治标，原则上应在治本的基础上来用，也应该注意到中病则止，不宜长服；降胃药物在制剂上以汤剂为宜，煎成后以去沉淀后取上清液服用为宜，沉淀物不能服，否则反使呕吐加重。

3. 肾（膀胱）病的治疗

（1）滋肾：即补充肾的正常执行职能时所需要的物质之意。

①具肾阴虚症征者：一般均可用滋肾法作治疗，有下列情

况者，更是适应证：青壮年患者；或有失血、失精史者；热病后期。

②常用药物如熟地、枸杞、龟胶、首乌、桑椹、旱莲草、芡实等；常用方如六味地黄汤及其加味方、左归饮等。

③运用经验：滋肾治疗，多系逐渐出现效果，因此可以较长期用，有方有守；滋肾药物在运用上，一般以适当配伍少量健脾和胃药同用，以刚柔相济，消补并行为宜，六味地黄汤中三补三消，地黄、山萸肉、山药与丹皮、茯苓、泽泻同用即其范例，临床运用中，滋肾方剂六味较左归平妥，其原因也在此；典型肾虚症征而用滋肾法无效或进展不大者，须同时考虑予以心脾同治，清心清胃同进，例如在六味地黄汤中合增液汤或加黄连等，如此可以增强滋肾效果；滋肾药物在制剂上以汤剂为好，药要久煎，症状基本控制后改用丸剂或膏剂，初用时剂量宜大，维持时剂量宜小，老年剂量亦宜小。

（2）温肾：即旺盛或激发人体肾在病因作用下所出现之衰退或衰竭状态，使之恢复其正常作用的一种治疗方法。

①具肾阳虚症征，一般均可用温肾法作治疗。有下列情况者，更是适应证：素体阳虚或年老患者；发病较急或慢性情况而有急性发作者；临床表现以腰痛、水肿、阳痿、滑泄不禁或尿崩症等为主者；热性病后期，在审证上确属真寒假热、阴盛格阳、龙雷之火上腾者。

②常用药物如附子、肉桂、鹿茸、鹿胶等；常用方如桂附地黄汤、右归饮、真武汤等。

③运用经验：温肾治疗，如运用得当，收效甚快，一周无效，即应考虑当否问题；单纯温肾治疗，只能暂用，不能长用，如需长服，必须在处方中配伍滋肾药物，作到刚柔相济，消补并行。例如：桂附地黄汤中，桂、附与六味地黄汤同用，真武汤中附子与白芍同用，济生肾气汤即桂附地黄汤再加牛膝、车前均其例证；温肾药物一般情况下，在制剂上以汤剂为宜，要细火久煎，热服为好，如系长服，则应在前述刚柔相济

的配伍下以丸剂为宜。至于个别药物如鹿茸等药，则以制成散剂温酒冲服为好，不宜作汤剂。

（3）补肾：凡属在治疗上肾气、肾阴并补者，即称补肾。

①具肾气肾阴两虚者，一般均可用补肾法作治疗。有下列情况者，更是适应证：素体气阴两虚者；慢性情况，一时不易见功需要较长时期治疗者。

②常用药物：上述滋肾药物中合以益气药如人参、黄芪，或上述滋肾、温肾药物兼而用之而以滋肾为主，佐以温肾药物；常用方如补阴益气煎、参芪地黄汤、人参固本丸等。

③运用经验：补肾治疗，多系逐渐产生疗效，因此需要较长时间服用，有方有守；补肾治疗，在制剂上以膏剂或丸剂为宜，如作汤剂，剂量宜小，且可采取间断服药方法。

（4）壮阳：壮即强壮，阳指肾阳，因此性质与前述温阳相同，但习惯用法上，温肾范围大，壮阳范围小，一般仅作为旺盛强壮性功能的专用语。

①具备肾寒、肾阳虚症征，如前述温肾适应证者，原则上也均可用壮阳法治疗。如具下列情况者，则更是适应证：素体阳虚之年老患者；临床表现阳痿、滑精、不育或妇女久带下为主者。

②常用药物如鹿茸、阳起石、韭菜子、原蚕蛾、巴戟天、锁阳、雀脑、萝藦等，常用方如阳起石丸、人参鹿茸丸、三鞭补肾丸、赞育丸等。

③运用经验：性功能衰退阳痿、滑精、早泄等，在中壮年患者中，一般以肾阴虚合并湿热者居多，此类患者如用壮阳药物，不但无效，反而使症状加重，因此使用时必须谨慎，切勿滥用；单纯壮阳药物不能长用，如需要维持，在较长时间内连续用，则必须在滋肾的基础上用，否则易致伤阴，产生不良后果；壮阳药物阳起石、韭菜子、巴戟天、锁阳、萝藦等以汤剂为宜，用时剂量宜大，雀脑、原蚕蛾等以焙干存性，研末温酒冲服为宜，剂量宜小。

(5) 固精：指固摄精液或津液的反常溢流。由于肾主藏精，精液或津液的反常溢流，常是由于肾封藏失职的结果，固精亦即加固肾藏作用，因此固精又称固肾。

①具肾虚症征，在临床表现上以遗精、滑精、早泄、遗尿、妇女带下者，一般均可用固精法作治疗。有下列情况者，更是适应证：发病缓起，逐渐加重者；用一般补肾疗法无效者。

②常用药物如芡实、莲须、龙骨、牡蛎、金樱子、桑螵蛸、益智仁、补骨脂等；常用方如金锁固精丸、固真丸、金樱子丸等。

③运用经验：固精治疗，仅属治标，原则上应在治本的基础上采用，否则很难取得效果，即便取效，顶多也只是暂效；遗精、早泄、遗尿、多尿、带下，不少患者并非由于肾虚，而是由于阴虚火动或湿热内蕴者，应禁用固精治疗，因此临床上对于固精药物在使用上也必须谨慎，不能滥用；固精药物初用时以汤剂为宜，如在治本的基础上用或作为维持疗效用时，则剂量宜小，丸剂为宜。

(6) 利水：即通利小便。

①一切小便不利者，均可用利水法作治疗。

②常用药物如茯苓、车前、猪苓、泽泻、大腹皮、防己等；常用方如五苓散、五皮饮、大橘皮汤、猪苓汤。

③运用经验：利水药物在使用上，一般均须根据不同情况配合肝经药物同用，这在理论上说是由于肝主疏泄，而小便不利除肾、膀胱渗利失职外，一般也常与肝之疏泄失职有关，肝经药物与利水药合用以利小便，以温肝药物如桂枝、沉香等及疏肝理气药如木香、槟榔、陈皮等以及疏肝活血如牛膝、益母草等为常用，一般所谓“气行水亦行，气滞水亦滞”或“行水必先活血”，其理论根据实在于此；利水药物在使用上必须注意到适可而止，因为利水药物可以伤阴，浮肿病人小便并非太少者，不可用利水药，浮肿小便不利者，亦只能用到衰其大半，不能强调肿未完全消除而长期使用，更不能以巩固疗效为

由长期使用；利水治疗仅属治标，因此利水药物的应用必须在治本的基础上进行，开始时可以在治本的基础上同时利水，标本并治，以后逐步撤减，症状基本控制后即完全撤去，以治本为主；利水药物在制剂上以汤剂或者散剂为好，剂量宜稍大，在服法上以早晚空腹服用为好，服利水药物时，要忌盐。

（7）通淋：即指解除小便涩痛淋漓，使之恢复正常的一种方法。

①具有肾、膀胱湿热症征，而以小便淋漓涩痛为主者，一般均可用通淋法作治疗。有下列情况者，更是适应证：中壮年患者，素体尚壮实者；发病急，或慢性情况突然急性发作者。

②常用药物如木通、滑石、车前子、栀子、瞿麦、甘草梢、萹蓄等；常用方如八正散、导赤散、五淋散等。

③运用经验：通淋法的运用，一般以症状急起者为宜，如慢性情况或反复发作者，则常须寻找其他原因，不能单用通淋法作治疗；通淋治疗，如运用得当收效甚快，一周治疗无效，即应考虑当否问题。通淋药物在使用上，一般以配合滋肾、清肝药物如生地、栀子、龙胆草等为宜，其理由亦与肝主疏泄有关；通淋药物在制剂上以汤剂或散剂为宜，服通淋药物时应禁食辛辣、厚味，应多饮水，以清淡饮食为好。

（8）降火：降即清降，火指肾、膀胱在病因作用下所产生的具有火证特点的病理生理变化，降火即清降肾、膀胱火热证的一种治疗方法。

①具肾、膀胱火热症征，一般情况下均可用降火法作治疗。有下列情况者，更是适应证：青壮年患者；素体阴虚内热者；临床表现以骨蒸潮热、阳强或梦遗为主者；典型肾阴虚患者而用滋肾平肝疗法效果不明显者。

②常用药物如知母、黄柏、生地等；常用方如知柏地黄汤、大补阴丸、滋肾通关丸等。

③运用经验：降火治疗只能暂用，不能常用，要适可而止，如连用一周无效，即应考虑当否问题；降火药物在运用

上，一般均须合以滋肾药物同用，如上述之知柏地黄汤中知柏与六味地黄同用，大补阴丸中知柏与生地、龟甲同用，即其范例。在较急情况下，如因肾、膀胱火热而致小便闭者，亦可单纯运用降火药物，但一般须佐以少量温肾药物，苦温同用如滋肾通关丸中知柏与肉桂同用，即其范例；降火药物在制剂上初用时可作汤剂，有效后需维持一段时间可作丸剂。

4. 心（小肠）病的治疗

（1）清心：即清降心热

①具心（小肠）火热症征者：一般情况下可用清心法作治疗。有下列情况者，更是适应证：发病较急者；临床表现心烦、出血（鼻衄、斑疹、吐血、便血）、皮肤疮疡者。

②常用药物如元参、莲子心、竹叶、麦冬、栀子、银花、连翘等；常用方如栀子豉汤、清心莲子饮、牛黄清心丸、活命饮等。

③运用经验：清心疗法，只能暂用，不能长用，要注意中病则止；清心药物在制剂上以汤剂为好，服法上以冷服为宜；如必需服用一段时间则以丸剂为好。

（2）泻心：即清泻心火，性质与清心相类而力量较强。

①适应证：同清心，而以大出血及神昏谵语等为其主要适应证。

②常用药物如大黄、黄连、黄芩、犀角（水牛角代）等；常用方如泻心汤、犀角地黄汤、清宫汤等。

③运用经验：只能暂用，要中病则止；制剂上以汤剂为好，但犀角（水牛角代）不宜入煎，可作散剂冲服或水磨服；大出血病人在服法上以少量频服为好，深昏迷病人不宜灌服，以灌肠给药为宜。

（3）温心：即温扶心阳，亦即旺盛兴奋或激发心在病因作用下所出现之衰退或衰竭状态，使之恢复正常作用的一种治疗方法。

①具心寒症征：一般均可用温心法作治疗。有下列情况

者，更是适应证：心阳暴脱、汗出不止、胸高气短不能平卧、脉迟或脉数急、一息五至以上者；身冷、肢厥、脉微者。

②常用药物如干姜、附子、肉桂等；常用方如四逆汤、参附汤等。

③运用经验：温心治疗，如运用得当，收效甚快，三天无效，即应考虑当否问题；温心治疗，不可久用，要注意中病则止；温心治疗，一般说只适用于寒厥，但对于热厥，有时也可以在清热的基础上合并温心以治其标，《伤寒论·厥阴病篇》中乌梅丸及近人提出的参附白虎汤等均其范例；温心药物在制剂上以汤剂为宜，要细火久煎，热饮频服，如服药不受，呕恶者，可改为冷服或处方中加少量黄连并加重干姜剂量，《伤寒论》中通脉四逆汤及白通加猪胆汁汤均其范例。

（4）养心：即滋养心阴，由于心之阴主要为血，因此养心亦即滋补心血。

①凡具有心阴心血不足症征者：一般情况下均可用养心法作治疗。有下列情况者，更是适应证：青中年患者或素体阴虚者，临床表现以心悸、怔忡、失眠或脉涩、促、代者。

②常用药物如当归、地黄、麦冬、五味子、酸枣仁、柏子仁等；常用方如补心丹、柏子养心丸、生脉散等。

③运用经验：养心药物可以较长服用；典型心阴不足而用养心法效果不明显者，须同时考虑清肺及降火法同用，一般可在上述方剂中加石膏、知母、黄柏等，以增加养心效果；养心药物在制剂上以汤剂为好，要久煎，症状基本控制后可以改用丸剂。

（5）补心：习惯上有补心气与补心阴的双重涵义，补心阴即前述之养心，补心气有温心之意，但程度较为平和。凡在临床诊断心气阴两虚，在治疗上应气阴两补者，统称补心。

①凡具心气血或气阴两虚且属慢性情况一时不易见功，需要长期服药者，均可用补心法治疗。

②常用药物：上述养心药物中合以益气药如人参、黄芪，

或上述养心、温心药物兼用而以养心药物为主，佐以温心药物如桂枝等；常用方如人参养荣丸、归脾汤、炙甘草汤等。

③运用经验：补心药物可以较长服用；制剂上以汤剂为好，症状好转后可改用丸剂维持。

（6）镇心：即指心在病因作用下出现亢进或紧张状态时，使之镇定或镇静的一种治疗方法，镇心亦可称安神，亦即心神因镇定而得安静之意。

①一切心神不安均可用镇心法作治疗。有下列情况者，更是适应证：心跳、心慌、服养心药物无效者；谵语、躁狂者；严重失眠服平肝药无效者。

②常用药物如朱砂、龙齿、珍珠母、金箔等；常用方如镇心丹、朱砂安神丸等。

③运用经验：镇心治疗，仅属治标，原则上应在治本的基础之上合用，单纯运用效果不好，即使暂效亦难获长效；镇心药物中之朱砂、金箔不作汤剂，一般作散剂或为丸衣服用；龙齿、珍珠母可以作汤剂，宜久煎。

（7）开窍：心气一时性障碍，称为窍闭或心窍闭塞；使之复苏，称为开窍。

①适应证：平素尚健康，突然卒倒眩仆、昏厥，或在急慢性疾病过程中突然神志昏迷者。

②常用药物如麝香、苏合香等；常用方如苏合香丸、诸葛行军散、安宫牛黄丸、外用通关散等。

③运用经验：开窍疗法只作急救用，患者复苏，治疗即终止；不能作预防给药用，更不能作维持治疗用；开窍药物在制剂上以散剂为宜，服法上少量灌服，密切注意服时能否吞服及发呛与否，如有发呛，则不宜再灌，可用鼻饲给药或通关散外用。

5. 肺（大肠）病的治疗

（1）宣肺：即宣发肺气，有宣通发表之意。

①具备表寒、表实病症者，一般情况下均可用宣肺法治

疗。有下列情况者，更是适应证：素体壮实，此次发病急，与外感风寒明显相关者，临床表现以发热、恶寒、无汗、咳喘，或咳喘白泡沫痰、胸闷气短，或有上述表现而合并浮肿、小便不利者。

②常用药物如麻黄、桂枝、苏叶等；常用方如麻黄汤、大小青龙汤、通宣理肺丸等。

③运用经验：宣肺治疗，如运用得当，收效甚快，三剂无效，即应考虑当否问题；宣肺治疗，只能暂用不能长用，要注意中病则止；对于肺气不宣所致之浮肿、小便不利患者，必须在宣肺的基础上合用益气、利水法，出血患者，一般不宜用宣肺法；宣肺药物在制剂上以汤剂为宜，如用麻黄汤要先煎并去上沫，服法上以热服为好。

（2）散寒：即使人体肌表寒邪得以散解的一种治疗方法，其性质上与宣肺、疏风相类似，但在运用上有所不同，宣肺着眼在咳喘或小便不利，疏风着眼在游走性疼痛、运动障碍及发作性皮疹，而散寒则着眼在头身痛，有所区别。

①适应证同宣肺，但以头身疼痛为主。

②常用药物如麻黄、桂枝、苏叶、羌活、防风、白芷、细辛、附子等；常用方如麻黄汤、桂枝汤、败毒散、九味羌活汤、桂枝附子汤等。

③运用经验：只能暂用，不能长用，要注意中病则止；散寒药物在制剂上以汤剂为宜，以细火久煎热服为好。

（3）降肺：肺气以下行为顺，降肺指针对在病因作用下肺气上逆的一种治疗方法。

①凡属咳嗽之由于肺气上逆者，一般情况下均可用降肺法治疗。有下列情况者，更是适应证：病人全身情况尚好，症状发作有季节性或时作时止者；症状发作时，胸闷多痰、膨膨然若不能容者；梅核气，咽中异物感、咽不下、咯不出者。

②常用药物如苏子、莱菔子、款冬花、桑白皮、半夏、陈皮等；常用方苏子降气汤、半夏厚朴汤等。

③运用经验：降肺治疗一般用于慢性咳喘之发作期，特别是以正虚邪实患者较为适宜；如急性咳喘之由于肺热者或慢性咳喘急性发作由于亡阳或肺气大虚所致者，则不宜用降肺法治疗；降肺药物在制剂上以汤剂为好，在服法上以温服为宜。

（4）清肺：即清降肺热。

①具肺热症征：一般情况下均可用清肺法作治疗。有下列情况者，更是适应证：发病急起，或热病恢复期者，临床表现以咳喘、咯血、鼻衄、少痰或无痰为主者。

②常用药物如竹叶、石膏、天冬、麦冬、桑白皮、芦根、黄芩、鱼腥草、知母等；常用方如竹叶石膏汤、清燥救肺汤、白虎汤、二母散等。

③运用经验：清肺药物一般以甘寒药物为主，特别是在热病恢复期中或慢性迁延情况下尤宜甘寒清热，发病急起者，可以酌用苦寒，但亦应适可而止，使逐渐转为甘寒；清肺药物在处方上常须与润肺药物同用，亦即清肺应在养阴的基础之上进行；急性情况下清肺药物在制剂上以汤剂为宜，慢性迁延情况下则以膏剂为好。清肺药物特别是甘寒清肺药物可以常服，不必因其寒凉而有所顾虑。

（5）泻肺：即泻去肺火或泻去肺水。所谓火，即在病因作用下而产生的肺亢进或紧张现象；所谓肺水，即在病因作用下而产生的肺水湿潴留现象。在治疗上对此所采取的药物处理，即称泻肺。

①具肺火、肺水症征，一般情况下均可用泻肺法作治疗。有下列情况者，更是适应证：发病急，症状重，用一般清肺利水法力弱无效者；肺火症征以高热、咳喘、胸疼；肺水症征以胸憋、气喘、咳唾引痛为主者。

②常用药物如泻肺火常用黄连、黄芩、大黄、瓜蒌仁、桑白皮等；泻肺水常用葶苈子、甘遂、大戟、芫花、芒硝等。常用方如泻肺火常用泻白散、泻白汤、黄连解毒汤、小陷胸汤等；泻肺水常用葶苈大枣泻肺汤、大陷胸汤、十枣汤等。

③运用经验：泻肺药物特别是泻肺重剂，只能暂用不能常用，要注意中病则止；肺水常系在其他器官疾病基础之上继发，因此在使用泻肺水治疗时，必须同时注意治本；泻肺火药物在制剂上以汤剂为好，泻肺水药物中之大戟、芫花、甘遂等必须制为散剂，调入糖水或枣汤内服下，切忌放入口中再以水冲服，否则刺激口腔咽喉，可导致不良后果。

(6) 润肺：即滋润肺脏，亦即滋养肺阴。

①具阴虚肺燥症征者：一般情况下均可用润肺法作治疗。有下列情况者，更是适应证：儿童、青少年、中壮年、素体阴虚者；急性热病后期或恢复期；慢性病如肺结核病等以阴虚内热为主要表现者；习惯性便秘及咽喉疾病。

②常用药物如天冬、麦冬、石斛、玄参、百合等，常用方如麦门冬汤、润肺饮等。

③运用经验：润肺药物可以长用，要有方有守；润肺药物在运用时可酌加少量辛凉或辛燥药，使刚柔相济，例如：竹叶石膏汤、麦门冬汤中用半夏，在润肺养阴药中用薄荷，均属此意。润肺药物在制剂上，一般以汤剂为宜，长服者可用膏剂。

(7) 温肺：即温养肺气，亦即旺盛或激发已衰退之肺脏功能的一种治疗方法。

①具肺寒症征：一般均可用温肺法治疗，如临床上主要表现为痰饮咳喘者，更是温肺的适应证。

②常用药物如干姜、细辛、麻黄、桂枝等；常用方如小青龙汤、苓甘五味姜辛半夏杏仁汤、温肺饮等。

③运用经验：温肺治疗，不宜长用，要注意中病即止；温肺药物，在处方中常须配以少量甘柔酸敛药物，使刚柔相济，例如：小青龙汤中之用芍药，苓甘五味姜辛半夏杏仁汤中之用五味子，张仲景治痰饮咳嗽恒以生姜、细辛、五味子同用等，均属此意；温肺药物以汤剂热服为宜。

(8) 敛肺：即对在病因作用下所出现的肺气宣发太盛或肺气不能正常收敛时的一种治疗方法。

①凡属肺气失敛者：一般情况下均可用敛肺法治疗。有下列情况者，更是适应证：素体气虚阳虚者，病程已长，历时已久，治本无效者；临床表现以久咳喘、久痢、自汗、盗汗为主者。

②常用药物如白果、诃子、罂粟壳、浮小麦、麻黄根等，常用方如定喘汤、诃子散、真人养脏汤等。

③运用经验：敛肺治疗，仅属治标，因此必须在治本的基础之上合并运用，并要中病则止，不能长用；上述临床表现如系由于里热、里实所致者，绝对禁用敛肺治疗，即使属于正虚，但当前邪实例如咳喘而痰涎壅盛者，也不能用敛肺治疗；敛肺药物在制剂上以汤剂为好。

（9）补肺：补益肺气及补养肺阴的共同称谓。补益肺气与前述温肺在性质上相似但较和平，补养肺阴与前述润肺在性质相似而较稳定。

①凡属肺气阴两虚患者，病程较长者，一般均可用补肺法治疗。

②常用药物如人参、黄芪、麦冬、五味子、阿胶、冬虫夏草、银耳等，常用方如补肺阿胶汤、生脉散、麦门冬汤等。

③运用经验：补肺药物可以长服；补肺药物在运用中以配合适当健脾和胃药物同用为宜，以求刚柔相济，消补并行；补肺药物在制剂上以汤剂、膏剂为宜，在服法上以间断使用为宜，如症状基本控制则可改服丸剂。

（10）祛痰：过去习惯上把消除寒痰叫祛痰，把消除热痰叫清痰，这里所指的祛痰范围略大，也包括清痰在内。

①凡属在临床上表现为痰涎壅盛的，一般情况下均可以用祛痰法作治疗，痰稠、色黄、气臭的，一般用清热痰的方法治疗；痰稀、色白、呈泡沫样，臭味不大的，一般用祛寒痰的方法治疗。

②常用药物如祛寒痰有半夏、陈皮、南星、细辛、白芥子、皂角、桔梗等，清热痰有芦根、冬瓜子、竹茹、竹沥、瓜

蒌、礞石、贝母等；常用方如祛寒痰有二陈汤、导痰汤、三子养亲汤等，清热痰有苇茎汤、清金化痰丸、礞石滚痰丸等。

③运用经验：祛痰治疗，仅属治标，必须治疗生痰之源，因此必须在治本的基础上使用祛痰疗法；祛痰药物，不宜长用，要注意中病则止；有些患者咳嗽多痰情况并不明显而属于中医学广义痰饮疾病，例如肥胖体型，患者以眩晕为主，或精神错乱，癫痫发作时有痰涎壅盛，发作休止时，痰涎现象即消失者，亦可用祛痰法治疗；祛痰药物在制剂上可以用汤剂，也可以用水丸，但不宜用蜜丸，如拟长服，则以丸剂为宜。

（六）治病求本

1. 肝（胆）病

（1）肝（胆）本经病分别选用前述肝（胆）病治法。例如：肝热用清肝法，肝旺用平肝法等。

（2）继发于其他器官疾病之后

①脾病及肝，重点在治脾：例如：脾胃虚寒吐泻，继发痉挛拘急，用温脾法，吐泻止则痉挛拘急自然缓解。

②肾病及肝，重点在治肾：例如：肾阴不足而致眩晕、失眠，用滋肾法，肾阴复则眩晕、失眠自然痊愈。

③心病及肝，重点在治心：例如：由高热而致抽搐，用清心法，心热清抽搐自然缓解。

④肺病及肝，重点在治肺：例如：由肺热咳喘而致之不寐，用清肺法，肺热清而睡眠自安。

2. 脾（胃）病

（1）脾（胃）本经病，分别选用前述脾（胃）病治疗方法：例如：脾虚用健脾法；胃寒用温胃法等。

（2）继发于其他器官疾病之后

①肝病及脾，重点在治肝：例如：肝旺乘脾而致腹胀、胃疼，用疏肝法，肝气得疏，胃脘胀痛自然缓解。

②肾病及脾，重点在治肾：例如：肾寒水肿或癃闭而致之呕吐恶心，用温肾利水或降火通淋法，小便利则呕恶自消。

③心病及脾，重点在治心：例如：心虚心跳继发呕恶，用补心法，心慌、心悸止则呕恶自亦好转。

④肺病及脾，重点在治肺：例如：肺热剧烈咳嗽而继发呕吐恶心，用清肺法，咳嗽止则呕恶自然消失。

3. 肾（膀胱）病

（1）肾（膀胱）本经病，分别选用前述肾（膀胱）病治疗方法：例如：房劳伤肾，阳痿、遗精，用温肾壮阳法或温肾固精法；肾阴不足，相火妄动而致遗精、早泄，用滋肾降火法等。

（2）继发于其他器官疾病之后

①肝病及肾，重点在治肝：例如：由于肝风内动，惊痫抽搐而致小便失禁，用平肝熄风法，惊痫抽搐止，则小便自然恢复正常。

②脾病及肾，重点在治脾：例如：由于脾虚而致之小便不利、浮肿大腹，用温脾法、健脾法，脾气复则自然尿利肿消。

③心病及肾，重点在治心：例如：由于心气不足，心悸气短而继发之浮肿尿少，用温心、补心法，心气复则小便自利。

④肺病及肾，重点在治肺：例如：由于咳嗽而引起小便失禁，用治肺止咳法，咳嗽止则小便自然正常。

4. 心（小肠）病

（1）心（小肠）本经病，分别选用上述心（小肠）病治疗方法：例如：心热神昏谵语，用清心开窍法；心虚心悸怔忡，用补心镇心法等。

（2）继发于其他器官疾病之后

①肝病及心，重点在治肝：例如：由于肝旺而致失眠，继发心跳气短，首在平肝养肝。肝气平则睡眠好，而心跳气短可自止。

②脾病及心，重点在治脾：例如：由于脾虚纳少而致之少血、出血、心悸、气短等血虚症征，首在补脾、健脾，脾气复，纳食增，运化调，则自然达到补血目的，心悸、气短等症

征自然改善。

③肾病及心，重点在治肾：例如：由于肾寒小便不利而致水气凌心以致心跳气短，首在温肾利水，小便利则心跳气短自然消失。

④肺病及心，重点在治肺：例如：由于长期咳嗽而致之心慌心跳、咳血，则首在治肺，肺病已则心病自然亦相应缓解。

5. 肺（大肠）病

（1）肺（大肠）本经病，重点治本经，分别选用上述肺（大肠）病治疗方法治疗：例如：肺热咳喘用清肺法；肺寒咳喘用温肺法；痰涎壅盛用祛痰法等。

（2）继发于其他器官疾病之后

①肝病及肺，重点治肝：例如：由于肝风惊痫抽搐而引起之痰涎壅盛，首在平肝熄风，肝平风熄，惊痫抽搐停止则痰涎涌盛现象自然消失。

②脾病及肺，重点在治脾：例如：由脾虚运化不行水湿停聚而致之痰饮咳喘，首在温脾、补脾，脾气复运化行则痰喘自然缓解。

③肾病及肺，重点在治肾：例如：由于肾气不足，水留膀胱，小便不利水邪犯肺而致之咳喘，首在温肾利水，小水利则咳喘自止。

④心病及肺，重点在治心：例如：由于心气不足而致之咳逆倚息不得卧，首在补心，心气复则咳喘自然消失。

以上所述，即治病求本，亦即重点治原发病，但治病求本不等于完全不治标，实际上常常要本标兼治。例如肝病及脾，临床治疗上是疏肝助脾或疏肝和胃同用，但重点在疏肝，例如逍遥散或四逆散的应用；脾病及肝，临床上常常是助脾补肝或和胃疏肝同用，但重点在助脾，例如香砂六君子汤或归芍六君子汤的应用均其例证，余可类推。

（七）发于机先

《内经》谓："五脏受气于其所生，传之于其所胜，气舍于其所生，死于其所不胜。”（《素问·玉机真藏论》）又谓：“气有余则制己所胜而侮所不胜，其不及，则己所不胜，侮而乘之，己所胜轻而侮之。”（《素问·五运行大论》）这些话的涵义，在人体来说，就是说人体各个脏器之间是密切相关的，一个脏器有病，必然要涉及其他脏器，同时也必然受其他脏器的影响，因此，对于各个脏器的疾病不能绝对孤立地对待，而必须考虑其所影响的脏器以及本身又可能受到的影响，从而从全局观点来判断转归，决定治疗。这就是我们这里所讲的发于机先。

人体五脏既然密切相关，一个脏有病必然要影响其余四脏，但根据中医学认识，最重要者又在各个脏器的所胜和所不胜的两个关系上，因此在分析病机，判断转归，决定治疗时，又必须首先考虑这两重关系，兹分别再简要作如下叙述。

1. 肝（胆）病

肝所胜者为脾，所不胜者为肺，因此凡属肝病，除考虑肝以外，还必须同时考虑脾和肺的问题。

（1）肝气有余，则传脾侮肺

肝气有余，即肝在致病因素作用下所出现的偏胜情况，也就是《内经》中所说的“邪气盛则实”（《素问·通评虚实论》），既属邪气偏胜，那就必然要影响其他器官。人体脏腑之间，中医学强调“亢则害”、“承乃制”，因此在肝气有余时，肺脾两脏必然与肝互为影响，这就是肝气有余则传脾、侮肺以及其本身又必然受肺脾两脏影响的原因。肝气有余时如此，其余四脏有余时也是如此，可以类推，以下不再作解释。

“传脾”，即在肝气有余时，其邪气首先传变至脾，从而使脾气失常，例如肝旺时常常继发脾运化失调表现，如脘胀、呕恶等；“侮肺”，即在肝气有余时，其邪气影响到肺，从而使肺气失常，例如肝病时有时亦可出现肺调节失调表现，如胸闷、气短、咳喘、汗出、便频等等。因而对肝气有余患者，在其病机分析上，不仅在定位上要考虑肝的本身也必须同时考虑到脾和肺。在治疗上也不仅治肝，同时还应考虑到助脾或益肺，以加强脾和肺的正常职能，使肝不能传侮，治疗于未病之先，以及因此加强肺脾对肝的制约，从而有利于肝本身的治疗。例如：逍遥散之用茯苓、白术、生姜；补阳还五汤之重用黄芪即其范例。

(2) 肝气不足，则肺乘脾侮

也应该指出，这里所谓的不足，是指正气不足，亦即人体在病因作用下所出现的精气不足情况。也就是《内经》中所说的“精气夺则虚”(《素问·通评虚实论》)，既属正虚，那就必然容易受到其他器官的影响。由于前述人体脏腑之间亢害承制的关系，因此在肝气不足时，肺脾两脏也必然与之互为影响，这也就是肝气不足时，肺乘、脾侮的原因。肝气不足时如此，其余四脏不足时也是如此，可以类推，以下不再作解释。

“肺乘”，即在肝气不足时，肺肝之间的正常关系被破坏而出现的肺气偏胜情况，例如肝虚时，常常同时出现咳喘、盗汗、鼻衄、大便秘结等肺燥现象，“脾侮”，即在肝气不足时，肝脾之间关系被破坏出现的脾气偏胜情况。例如肝虚时，也常常同时出现腹疼、腹泻等现象。因而对肝气不足患者，在分析其病机时，不仅在定位上要考虑到肝的本身，也必须同时考虑到肺和脾，在治疗上也不仅只治肝，同时还应考虑到清肺或清胃和胃，以恢复肺脾的正常职能，使肺脾气安，治疗于未病之先，以及因此而减少对肝的不利影响，从而有利于肝本身的治疗。例如：一贯煎之用沙参、麦冬；温胆汤之用枳实、竹茹等，即其范例。

2. 脾（胃）病

脾所胜者为肾，所不胜者为肝，因此凡属脾（胃）病，除考虑治脾以外，还必须同时考虑肾和肝的问题。

(1) 脾气有余，则传肾侮肝

传肾，即在脾气有余时，其邪气首先传变至肾，从而使肾气失常，例如脾胃湿热呕吐，常常继发尿少、尿黄；侮肝，即在脾气有余时其邪气亦可影响到肝，例如暴饮暴食伤胃，常常继发胁肋满痛，严重吐泻时，可以引起痉挛拘急，胃不和则卧不安。因而对脾气有余患者，在其病机分析上，不仅在定位上要考虑脾胃，也必须同时考虑肝肾，在治疗上也不仅只治脾胃，同时还应考虑治肝和肾，以加强肝肾之正常职能及对脾胃之制约，从而有利于脾胃本身的治疗。例如：胃苓汤中平胃散与五苓散同用；越鞠保和丸之用川芎、香附，均其范例。

（2）脾气不足，则肝乘肾侮

肝乘，即脾气不足时，肝脾之间正常的关系被破坏而出现肝气偏胜情况，例如脾气虚时，常常合并胁肋满痛或失眠；肾侮，即脾气不足时，脾肾之间关系被破坏而出现肾气偏胜的情况，例如脾虚时常常出现浮肿，小便不利等症状。因而对脾气不足患者，在其病机分析上，不仅在定位上要考虑脾，而且也必须同时考虑肝肾，在治疗上也不仅只治脾，而且也必须同时治肝肾，如疏肝、利湿等，以加强肝肾之正常作用，治疗于未病之先，以及因此而减少其对脾的不利影响，从而有利于脾本身的治疗和恢复。例如：香砂六君子汤之用木香、砂仁、茯苓等，均其范例。

3. 肾（膀胱）病

肾所胜者为心，所不胜者为脾，肾有病必须同时考虑心脾。

（1）肾气有余，则传心侮脾

传心，即在肾气有余时，其邪气首先传变到心，从而使心气失常，例如肾病小便不利、浮肿，常常因水气凌心而出现心悸、心慌，甚至继发神志昏迷；侮脾，即肾气有余时，其邪气亦可影响到脾，例如小便不利时出现消渴、呕恶。因而对肾气有余患者，在分析病机时，不仅要考虑肾，而且也必须首先考虑心脾，在治疗上不仅只治肾，而且也要治心脾，以加强心脾之正常作用，从而更有利于肾病本身的治疗。例如：八正散之用栀子、木通；五苓散之用白术即其范例。

(2) 肾气不足，则脾乘心侮

脾乘，即肾气不足时，脾肾之间的正常关系被破坏而出现脾气偏胜情况，例如肾虚消渴而出现之消谷善饥；心侮，即肾气不足时，心肾之间正常关系被破坏而出现心气偏胜的情况，例如肾虚遗精，常常合并心悸怔忡。因而对肾气不足患者，在其病机分析上，不仅在定位上考虑到肾，而且也必须同时考虑心脾，在治疗上也不仅只治肾，而且也必须同时治心脾。例如：六味地黄汤之用山药；麦味地黄汤之用麦冬、五味子；桂附地黄汤之用桂附等均其范例。

4. 心（小肠）病

心所胜者为肺，所不胜者为肾，心有病必须同时考虑肺肾。

(1) 心气有余，则传肺侮肾

传肺，即在心气有余时，其邪气首先传变至肺，从而使肺气失常，例如心悸心慌、脉结代者，常常合并咳喘；侮肾，即在心气有余时，其邪气影响肾，从而使肾气失常，例如心悸心慌、脉结代者，常常合并小便少、浮肿。因而对心气有余患者，在病机分析上要同时考虑肺肾，在治疗上也要同时考虑肺肾。例如：酸枣仁汤之用知母、茯苓，即其范例。

(2) 心气不足，则肾乘肺侮

肾乘，即心气不足时，心肾之间的正常关系被破坏而出现肾气失常情况，例如心虚心悸怔忡者，可合并小便少；肺侮，即心气不足时，心肺之间的正常关系被破坏而出现肺气失常情况，例如心虚心悸怔忡者，可合并咳喘，甚至咳血。因而对心气不足者，在病机分析和治疗上，都不仅只考虑心，而且还必须要同时考虑肺肾，例如补心丹用茯苓；归脾汤之用黄芪、人参均是范例。

5. 肺（大肠）病

肺所胜者为肝，所不胜者为心，肺有病，必须同时考虑到肝心。

（1）肺气有余，则传肝侮心

传肝，即在肺气有余时，其邪气首先传变至肝，从而使肝气失常，例如肺热咳喘患者，一般均合并失眠或胸胁满痛，严重者可以出现抽搐；侮心，即在肺气有余时，其邪气传变至心，从而使心气失常，例如：肺热咳喘者，一般均有心跳，或合并咳血，严重者可以出现邪入心包，神昏谵语。因而在病机分析和治疗上，除肺本脏以外，必须同时考虑肝心。例如：清燥救肺汤之用阿胶；竹叶石膏汤之用竹叶、麦冬，均其范例。

（2）肺气不足，则心乘肝侮

心乘，即肺气不足时，心肺之间的正常关系被破坏，从而出现心气失常情况，例如肺虚自汗患者，常常同时有心悸气短；肝侮，即肺气不足时，肺肝之间正常关系被破坏而出现肝气失常情况，例如肺虚咯血患者，常常同时有失眠、易惊、不能自制等症状。因而对于肺气不足者，在病机分析上和治疗上，除肺本脏以外还必须同时考虑心肝。例如：补中益气汤之用柴胡、当归；补肺阿胶汤之用阿胶，均其范例。

以上所述不过随便举例，其间有余不及关系，从表面看，似乎都是脏与脏之间互相影响，区别不大，但深入分析，则仍有实质上的区别。例如：气有余者，其所传、所侮之脏腑病变，均多属虚证，而气不足者，其来乘、来侮之脏腑病变，则多属实证或虚中夹实，虽然其临床表现可以完全相同，但在性质上却可以完全不同，因而在治疗上选方用药上可以完全不同，这是指被乘被侮、或来乘来侮之脏腑以有临床表现者而言。至于尚未出现症状纯系预防传侮或作为配合本脏治疗时，则被传、被侮之脏腑，一般则以增强其正常作用为主，来乘、来侮之脏腑，一般则以清平或安养，使不致偏盛成邪为主，但应该说明的，即在用清平之时，要注意到清而不伤，平而不害，最好是在养的基础之上进行，绝对不能因为补此而伤彼，至于其乘侮关系，则不必机械地对待，总的精神不过以此说明人体五脏相关，不能孤立地看一个脏器，要根据其相互之间的影响来综合考虑，防微杜渐，这样才能较妥善的处理疾病而已。这也就是中医学中五脏一体观在临床辨证论治中的具体运用。

结 束 语

本文着重谈了笔者对于病机十九条基本精神的个人理解及其在辨证论治中的具体运用问题。想通过这个讨论，使初学者能在中医学理法方药的一致性和系统性上，在认识上能够明确一些；另方面也想通过这个讨论，对辨证论治以及临床上如何辨证论治这个重大问题能够逐步统一认识，统一方法，使中西医结合工作能够较正常地开展起来。限于笔者水平，主观片面之处，在所难免，因此十分希望大家共同交换意见，互相补充，统一认识，并逐步对辨证论治的具体内容、步骤和方法作出明确而具体的要求，从而把中医的辨证论治推进到一个新的水平，使中西医结合工作在现有的基础上向前一步。

（原载《新医药学杂志》1978 年第 8、9、10、11、12 期）

介绍运气学说的基本内容（1979 年）

"运"就是指木、火、土、金、水五运；"气"就是指风、寒、湿、燥、君火、相火六气。"运气"是"五运六气"的简称。运用五运六气方面的有关内容来研究气候变化及其与人体健康和疾病的关系，并探讨其规律的学说，就是我们现在一般所说的运气学说。

运气学说在中医学术思想中占有比较重要的地位。现存中医书籍中最先阐述运气学说的是《内经》。《素问》中讨论运气学说的专篇有：《天元纪大论》、《五运行大论》、《六微旨大论》、《气交变大论》、《五常政大论》、《六元正纪大论》、《至真要大论》七篇，亦即一般所谓的“运气七篇”。如再加上《素问遗篇》的《刺法论》、《本病论》，则共有九篇。其他篇中相关内容，例如《六节藏象论》等篇中有关论述还不计算在内。从篇幅字数上看，占《素问》全书的三分之一以上，于此可以看出运气学说在中医学中的重要地位。

运气学说是在中医学“人与天地相应”的整体观基础之上建立起来的。所谓“人与天地相应”，即人体与天地之间的一切变化，特别是与季节气候变化息息相关。天地间的一切变化，古人认为都可以借用阴阳五行学说来阐述和解释。运气学说则正是中医学中“人与天地相应”的整体观在我们实际生活中的具体运用。其基本内容实际上也就是在中医学整体观的思想指导下，以阴阳五行学说作为阐述和解释的根据，再运用干支等符号总结出来的一套公式。

对运气学说的评价问题，历来都有争论，有人肯定它，有人否定它，也有人采取回避态度或不置可否。由于运气学说在《内经》中比重很大，对中医学影响很深，为了更好地继承发扬祖国医学遗产，作者认为仍有必要加以了解和认真讨论。为此，愿就自己管见所及，作以下的一些介绍和讨论。由于运气学说的基本内容是以天地气候变化为基础，其应用范围比较广，涉及面也比较广，它涉及到天文、地理、历学、医学等各方面的知识，限于作者水平，不可能作更多的讨论。这里只就有关医学方面的运用来谈谈我个人的一些体会，供初学者参考。

一、关于运气学说的提出及其物质基础

运气学说的提出不是偶然的，它是在古人长期生活和生产实践中体验得来，是古人认真观察自然界气候变化现象以及对人体生理病理方面的影响总结得来。自然界客观存在着的气候变化以及生物（包括人体在内）对这些变化所产生的相应反

应，就是运气学说提出的物质基础。

对于自然变化，古人承认它是极其复杂的，如所谓："天之道也，如迎浮云，若视深渊，视深渊尚可测，迎浮云莫知其极"。(《素问·六微旨大论》)认为"在天为玄"，(《素问·天元纪大论》)所谓"玄"，即深而且远，不可捉摸，说明了古人也承认宇宙变化是复杂的是一时还不容易彻底弄清楚的。但是古人却又认为对于天道变化虽然一时不容易弄清楚，但却可以通过自然界的客观表现，如天体日月星辰的变化，自然界中生物的生长变化，季节气候的特点，人体发病与自然变化的关系及临床特点等等来寻找总结其规律性。《内经》说："夫变化之用，天垂象，地成形，七曜纬虚，五行丽地。地者，所以载生成之形类也。虚者，所以列应天之精气也，形精之动，犹根本之与枝叶也，仰观其象，虽远可知也。"(《素问·五运行大论》)这就是说天地变化是密切相关的，可以通过观察天体日月星辰的变化和地面生物生长变化情况来寻找自然变化的规律性。《内经》又说："燥以干之，暑以蒸之，风以动之，湿以润之，寒以坚之，火以温之，……故燥胜则地干，暑胜则地热，风胜则地动，湿胜则地泥，寒胜则地裂（固），火胜则地固（裂）矣。"(《素问·五运行大论》)这就是说，自然界气候，各有其不同的特点和作用，因而也就可以根据其不同特点和作用总结其规律性。《内经》又说："夫变化之为用也，在天为玄，在人为道，在地为化，化生五味，道生智，玄生神，神在天为风，在地为木；在天为热，在地为火；在天为湿，在地为土；在天为燥，在地为金；在天为寒，在地为水。故在天为气，在地成形，形气相感而化生万物矣。"(《素问·天元纪大论》)"东风生于春，病在肝，俞在颈项；南风生于夏，病在心，俞在胸胁。……长夏善病洞泄寒中，秋善病风疟，冬善病痹厥。"(《素问·金匮真言论》)这就是说自然气候变化与季节、方位、地域等等密切相关，与人体生理和病理密切相关，因而也就可以根据自然气候变化有关的各方面因素与人体的生理病理密切联系起来，并把它视为一个整体，并据此以寻找和总结人体疾病的防治规律，从而运用之于临床实践。这也就是《内经》所说的："论理人形，列别脏腑，端络经脉，会通六合，各从其经，气穴所发，各有处名，溪谷属骨，皆有所起，分部逆从，各有条理，四时阴阳，尽有经纪，外内之应，皆有表里。"（《素问·阴阳应象大论》）

于此可见，运气学说的物质基础就是自然界客观存在着的气候变化以及生物（包括人体在内）对这些变化而产生的相应反应。运气学说把自然气候现象和生理现象统一起来；把自然气候和人体发病统一起来，从客观表现上来探讨气候变化和人体健康与疾病关系。由于历史条件，尽管它在具体运用中还存在着这样和那样的不足和错误之处，有其局限性，但从总的精神来看，作者认为基本上是正确的，有其朴素的唯物主义和辩证法思想。

二、运气学说的基本内容

（一）释干支

所谓"干支"，即"天干"和"地支"的简称，实际上就是古代计算年、月、日、时和方位的符号。早在殷代就已经开始用干支记日记旬，东汉光武以后就逐渐以干支记年。"干"有单个的意思，如颜师古注《汉书·食货志》云："干，犹个也。"古人最早用干来记日，每天的计算以日出日没为准，日出没一次就是一天，所以"干"又叫作"天干"。"支"，有分支的意思，古人最早用来记月，每一个月是以月亮盈亏来计算的，月亮盈亏一次就是一月。从阴阳属性上看，日为阳，月为阴，阳为天，阴为地，所以"支"又叫作"地支"。天干有十个，依次相数是：甲、乙、丙、丁、戊、己、庚、辛、壬、癸。地支有十二个，依次相数是：子、丑、寅、卯、辰、巳、午、未、申、酉、戌、亥。干支的次第先后，并不是随便排列的，它不等于一、二、三、四，仅仅是指一个数字符号，它还包含着万物由发生而少壮、而繁盛、而衰老、而死亡、而更始的涵义在内。根据《史记·律书》及《汉书·律历志》的解释，十干中的“甲”字，被解释为“出甲于甲”，“甲”字同“荚”，指嫩芽破荚而出的初生现象；“乙”字被解释为“奋轧于乙”，指幼苗逐渐抽轧而生长；“丙”字被解释为“明炳于丙”，指阳气充盛，生长显著；“丁”字被解释为“万物丁壮”，“大盛于丁”，指幼苗不断地壮大起来；“戊”字被解释为“丰楙于戊”，指幼苗日益旺盛；“己”字被解释为“理纪于己”，指幼苗已成熟至极；“庚”字被解释为“敛更于庚”，指生命开始收敛；“辛”字被解释为“悉新于辛”，指新的生机又开始酝酿；“壬”字被解释为“怀任于壬”，指新的生命已开始孕育；“癸”字被解释为“陈揆于癸”，指新的生命又将开始。十二地支也是一样，十二支中的“寅”字被解释为“万物始生螾然也”；“卯”字被解释为“言万物茂也”；“辰”字被解释为“万物之蜄也”；“巳”字被解释为“阳气之已尽”；“午”字被解释为“阴阳交曰午”；“未”字被解释为“万物皆成有滋味也”；“申”字被解释为“阴用事，申贼万物”；“酉”字被解释为“万物之老也”；“戌”字被解释为“万物尽灭”；“亥”字被解释为“阳气藏于下也”；“子”字被解释为“万物滋于下”、“孳萌于子”；“丑”字被解释为“纽牙于丑”。于此可见，不管是天干或是地支，其次第都不是仅指数字的排列，而是包含有生物生、长、收、藏、再生长的涵义在内，因而在医学运用上古人也就把它与季节、方位、脏腑性能、治疗方法密切联系起来，例如《内经》中所说的：“肝主春，足厥阴少阳主治，其日甲乙，肝苦急，急食甘以缓之；心主夏，手少阴太阳主治，其日丙丁，心苦缓，急食酸以收之；脾主长夏，足太阴阳明主治，其日戊己，脾苦湿，急食苦以燥之；肺主秋，手太阴阳明主治，其日庚辛，肺苦气上逆，急食苦以泄之；肾主冬，足少阴太阳主治，其日壬癸，肾苦燥，急食辛以润之，开腠理，致津液，通气也。”（《素问·藏气法时论》）这就是上述认识在临床中的具体运用。也说明了干支的涵义和其所包括的具体内容。学习运气学说之前应该加以了解。

（二）干支的运用

1. 干支配阴阳

干支的阴阳属性，总的来说，天干属阳，地支属阴。但如从天干地支本身来说，则天干地支都可以再分阴阳，一般说天干中的甲、丙、戊、庚、壬属阳，因此这五干又称阳干；乙、丁、己、辛、癸属阴，因此这五干又称阴干。地支中的子、寅、辰、午、申、戌属阳，因此这六支又叫阳支；丑、卯、巳、未、酉、亥属阴，因此这六支又叫阴支。分的方法是按干支的排列次序，单数为阳，双数为阴，为什么干支单数为阳、双数为阴呢？一般以奇为阳，偶为阴来解释，但是为什么奇一定为阳，偶一定为阴，仍然没有说清楚。作者意见要解释这个问题仍应从阴阳本身来解释为好，前章已述及，自然界的一切事物和现象都可以阴阳加以归类，而一切事物也只有有了阴阳之间的运动才能产生无穷的变化。干支本身既然包含有万物生长、繁盛、衰老、死亡、更生的涵义在内，因此它本身必然就有阴阳的区分，否则它就不可能发生变化，这是一方面；另一方面干支本身也有数字的涵义，而数字不论大小，但总不出奇偶两数，因此自然也就可以以奇偶数而区分阴阳。

2. 干支配五行

（1）天干配五行：十天干可以把它们分成甲乙、丙丁、戊己、庚辛、壬癸等五对，然后分别配以五行以测定每年的岁运。配的方法是以天干甲乙与五行中的木相配，丙丁与火相配，戊己与土相配，庚辛与金相配，壬癸与水相配。为什么呢？一般有两种解释：①十天干本身次序的排列是按每年生长收藏的次序来排列的，而五行相生的次序，也正是生长化收藏的次序，因此也就按次序与木、火、土、金、水五行相配；②在方位上甲乙属东方，东方是木位，所以甲乙属木；丙丁属南方，南方是火位，所以丙丁属火；戊己属中央，中央是土位，所以戊己属土；庚辛属西方，西方是金位，所以庚辛属金；壬癸属北方，北方是水位，所以壬癸属水。至于为什么要以两干来配五行中的一行呢？那是因为五行之中又有阴阳，如火有阳火阴火，土有阳土阴土等的缘故。

（2）地支配五行：十二地支也可以分别配以五行，其相配的结果是：寅卯属木，巳午属火，申酉属金，亥子属水，辰未戌丑属土。为什么呢？这是因为地支在运气上主要是用来记月的，每年农历正月属寅，二月属卯，三月属辰，四月属巳，五月属午，六月属未，七月属申，八月属酉，九月属戌，十月属亥，冬月属子，腊月属丑。由于寅卯是正二月，正二月是春季，木旺于春，所以寅卯属木；巳午是四五月，四五月是夏季，火旺于夏，所以巳午属火；申酉是七八月，七八月是秋季，金旺于秋，所以申酉属金；亥子是十冬月，十冬月是冬季，水旺于冬，所以亥子属水。五行之中以土为最重要，所以土旺四季，也就是说一年四季都有土旺的月份，每年春三月、夏六月、秋九月、冬腊月都是土旺的月份，三月在地支上属辰，六月在地支上属未，九月在地支上属戌，腊月在地支上属丑，由于土旺四季的关系，所以辰未戌丑都属于土。

3. 地支配三阴三阳六气：十二地支除了配五行以外，更主要的还是配三阴三阳六气。所谓三阴就是一阴（厥阴）、二阴（少阴）、三阴（太阴）；所谓三阳就是一阳（少阳）、二阳（阳明）、三阳（太阳）。所谓六气就是风、寒、暑、湿、燥、火。六气之中，由于火与暑基本上属于一类，所以一般便不列暑与火而只把火分为君火与相火两种。地支配三阴三阳六气，其相配的结果是：子午少阴君火，丑未太阴湿土，寅申少阳相火，卯酉阳明燥金，辰戌太阳寒水，巳亥厥阴风木。为什么呢？一般有这样两种解释：①十二地支的前六支属阳属刚，后六支属阴属柔，前后配合起来也就是阴阳结合起来，就构成了子午、丑未、寅申、卯酉、辰戌、巳亥六对，然后按照五行相生的次序把它排列起来，就构成了上述的相配情况；②三阴三阳六气有正化对化的不同。什么叫正化呢？正化就是指产生六气本气的一方。对化就是指其对面受作用或相互影响的一方。十二地支中的寅卯辰位置在东方，巳未午在南方，申酉戌在西方，亥子丑在北方。午的位置在正南方，南方是火位，所以君火生于午，也就是正化于午，午的对面受作用的一方是子，因此对化于子，所以子午均属于少阴君火；未的位置在西南方，同时未在月份上是每年的六月（长夏），土旺于长夏，所以土正化于未，未的对面一方是丑，因此对化于丑，所以丑未均属太阴湿土；寅的位置在东方，东方属木，因为木生火的关系，所以火生于寅，也就是正化于寅，寅的对面一方是申，因此对化于申，所以寅申均属于少阳相火；酉的位置在正西方，西方是金位，所以金正化于酉，酉的对面一方是卯，因此对化于卯，所以卯酉均属于阳明燥金；戌的位置在西北方，西方属金，北方属水，因为金生水的关系，所以戌属于水，也就是水正化于戌，戌的对面一方是辰，因此对化于辰，所以辰戌均属太阳寒水；亥的位置在北方，北方属水，因为水生木的关系，所以木生于亥，亥的对面一方是巳，因此对化于巳，所以巳亥均属于厥阴风木。

4. 干支结合纪年：天干和地支配合可以用来纪年，也可以用来纪月，也可以用来纪日，年月日都可以依据其所属干支的属性来分析这一年或这一月或这一日的变化大致情况。目前我们在医学运用上主要是用干支来纪年。其方法是把每年配上一个天干和一个地支，配的方法是天干在上，地支在下，按着干支的顺序依次向下排列。天干的第一位是甲，地支的第一位是子，把天干的第一位甲与地支的第一位子相互配合起来便是甲子，因此这一年便叫甲子年，从甲子年开始，天干和地支相互配合，每年不同，天干往复排列六次，地支往复排列五次，共得 60 年，以后才又轮到甲和子相合，所以每 60 年称为一周或者叫一个甲子，我们一般把一个快满 60 岁的人称为年近花甲，这就是因为 60 年是一个甲子的意思，为了避免临时换算的麻烦，现将干支相合一周的次序排列如下（表1）：

表1 六十年干支结合纪年表

干 支										
干 支	甲子	乙丑	丙寅	丁卯	戊辰	己巳	庚午	辛未	壬申	癸酉
干 支	甲戌	乙亥	丙子	丁丑	戊寅	己卯	庚辰	辛巳	壬午	癸未
干 支	甲申	乙酉	丙戌	丁亥	戊子	己丑	庚寅	辛卯	壬辰	癸巳
干 支	甲午	乙未	丙申	丁酉	戊戌	己亥	庚子	辛丑	壬寅	癸卯
干 支	甲辰	乙巳	丙午	丁未	戊申	己酉	庚戌	辛亥	壬子	癸丑
干 支	甲寅	乙卯	丙辰	丁巳	戊午	己未	庚申	辛酉	壬戌	癸亥

（三）五运

五运就是木运、火运、土运、金运、水运的简称。在自然界中一年四季的气候变化是春去夏来，秋去冬至，循环运转不已的。前面讲过，一年四季都可以用五行概念来加以归类，春属木，夏属火，长夏属土，秋属金，冬属水，一年四季的气候变化循环运转不已，换言之，也就是木、火、土、金、水等五行之间循环运转不已，因此木、火、土、金、水五运，实质上也就是指在自然界中各个季节气候方面正常或异常的变化。

1. 大运

（1）什么是大运：大运就是主管每年全年的岁运。换句话说也就是指各年的气候变化以及人体与之相应而发生的脏腑功能变化的一般规律，因此我们可以用大运来说明这一年全年的气候变化情况和脏腑作用的大致情况。大运分为土运、金运、水运、火运、木运五种。各运的特点与五行的特性一致。今年是哪一个大运主岁，今年的气候变化和人体脏腑的变化就会表现出与它相应的五行特性。例如大运是土运，这一年在气候变化上就与湿的作用密切相关，在人体脏腑上就与脾胃的作用密切相关，因为湿、脾、胃等在五行归类上都属于土。其他如水运、金运、木运、火运，可类推之。所以大运不过是古人在“人与天地相应”的观念下所摸索总结出来的一套自然气候和人体脏腑变化的规律而已，没有什么难以理解的地方。

（2）天干化五运：前面已经提到，天干配五行是甲乙属木，丙丁属火，戊己属土，庚辛属金，壬癸属水，但在五运的变化上，便又要把这十个天干的阴阳干重新配合而有其另外的属性，这就叫做天干化五运。所谓化就是变化，这也就是说天干在五运的变化中，还具有它另外的属性，而不能以未经变化的五行属性来运用它。天干化五运的结果是：凡是天干上逢甲逢己之年，大运便属土运；逢乙逢庚之年，大运便属金运；逢丙逢辛之年，大运便属水运；逢丁逢壬之年，大运便属木运；逢戊逢癸之年，大运便属火运。

为什么十天干在化五运上和配五行上其属性上不一致呢？这是因为十天干配五行是以五方、五季等关系来确定的，而五运则是根据天象变化，也就是天上星辰之间的变化来确定的，《内经》说：“丹天之气，经于牛女戊分，黅天之气，经于心尾己分，苍天之气，经于危室柳鬼，素天之气，经于亢氐昴毕，玄天之气，经于张翼娄胃，所谓戊己分者，奎壁角轸，则天地之门户也。”（《素问·五运行大论》）这里所说的丹天之气就是火气，黅天之气就是土气，苍天之气就是木气，素天之气就是金气，玄天之气就是水气。牛、女、心、尾、危、室、柳、鬼、亢、氐、昴、毕、张、翼、娄、胃、奎、壁、角、轸等，是天体上二十八宿的名称。二十八宿为天体上的恒星，它们分布的位置，正当日月五星循行的黄道上，它们的次序名目，自东南方起向北向西，而南而东，再复会于东南方原位，二十八宿中的角、亢、氐、房、心、尾、箕是东方七宿，斗、牛、女、虚、危、室、壁为北方七宿，奎、娄、胃、昴、毕、觜、参为西方七宿，井、鬼、柳、星、张、翼、轸为南方七宿。在方位上：甲乙为东方，丙丁为南方。牛宿、女宿在北方偏东之癸位，奎宿、壁宿当西北方戊位。所谓“丹天之气，经于牛女戊分”，即古代望气家可以在西北方牛女奎壁之间，看出火气，所以戊癸主火运；心宿、尾宿当东南方偏北之甲位，角宿、轸宿当东方己位，所谓“黅天之气，经于心尾己分”，即古代望气家可以在东南方心尾角轸诸宿之间，看出土气，所以甲己主土运；危宿、室宿当北方偏西之壬位，柳宿、鬼宿当南方偏西之丁位，所谓“苍天之气，经于危室柳鬼”，即古代望气家可以在西南及西北方危室柳鬼诸宿之间，看出木气，所以丁壬主木运；亢宿、氐宿当东方偏南之乙位，昴宿、毕宿当西方偏南之庚位，所谓“素天之气，经于亢氐昴毕”，即古代望气家可以在西南及东南方亢氐昴毕诸宿之间，看出金气，所以乙庚主金运；张宿、翼宿位于南方偏东之丙位，娄宿、胃宿位于西方偏北之辛位，所谓“玄天之气，经于张翼娄胃”，即古代望气家可以在东南及西北方张翼娄胃诸宿之间看出水气，所以丙辛主水运。

2. 主运

(1) 什么是主运：主运就是指每年气候的一般常规变化，这些变化基本上是年年如此，固定不变的，所以叫做主运。每年的主运也分为木运、火运、土运、金运、水运五种，各运的特点与五行的特性一致。这一年中的某一段时间是属于哪一个主运主事，这段时间的气候变化和人体脏腑的变化也就会表现出与它相关的五行特性。例如这段时间是属于木运主事时，这段时间在气候变化上就与风的作用密切相关，在人体脏腑上就与肝的作用密切相关，……其余各运可依此类推。

(2) 主运的推算方法：主运分五步，分司一年当中的五个运季，每步所主的时间，亦即每个运季的时间为七十三日零五刻。主运五步的推算从每年的大寒日开始，按木、火、土、金、水五行相生的次序依次推移，即木为初运，火为二运，土为三运，金为四运，水为终运。主运五步的交司时间，从日上来说基本相同，即木运都起于大寒日，火运起于春分后十三日，……年年如此，但从时上来说，则各年亦稍有出入，兹将各年主运交司时刻简介如下：

①申、子、辰年

初运（木）：大寒日寅初初刻起。

二运（火）：春分后第十三日寅正一刻起。

三运（土）：芒种后第十日卯初二刻起。

四运（金）：处暑后第七日卯正三刻起。

五运（水）：立冬后第四日辰初四刻起。

②丑、巳、酉年

初运（木）：大寒日巳初初刻起。

二运（火）：春分后第十三日巳正一刻起。

三运（土）：芒种后第十日午初二刻起。

四运（金）：处暑后第七日午正三刻起。

五运（水）：立冬后第四日未初四刻起。

③寅、午、戌年

初运（木）：大寒日申初初刻起。

二运（火）：春分后第十三日申正一刻起。

三运（土）：芒种后第十日酉初二刻起。

四运（金）：处暑后第七日酉正三刻起。

五运（水）：立冬后第四日戌初四刻起。

④卯、未、亥年

初运（木）：大寒日亥初初刻起。

二运（火）：春分后第十三日亥正一刻起。

三运（土）：芒种后第十日子初二刻起。

四运（金）：处暑后第七日子正三刻起。

五运（水）：立冬后第四日丑初四刻起。

十二支中，子、辰、申、寅、午、戌在阴阳属性上属阳，所以子、辰、申、寅、午、戌等年，均属阳年。在五行上也是一样，子为阳水，申为阳金，辰、戌为阳土，午为阳火，寅为阳木。丑、巳、酉、卯、未、亥在阴阳属性上属阴，所以丑、巳、酉、卯、未、亥等年，均属阴年，巳为阴火，酉为阴金，丑、未为阴土，亥为阴水，卯为阴木。凡阳年的初运，均起于阳时，所以申、子、辰三阳年都起于寅。寅、午、戌三阳年都起于申。阴年的初运，均起于阴时，所以巳、酉、丑三阴年都起于巳。亥、卯、未三阴年都起于亥。

3. 客运

（1）什么是客运：客运是指每年五个运季中的特殊变化。它虽然是每年轮转，也有一定规律可循，但由于十年之内，年年不同，如客之来去，所以叫作客运。每年的客运也分为木运、火运、土运、金运、水运五种，各运的特点也与五行的特性一致，这个运季是哪一个客运主事，这个运季中的气候变化和人体脏腑的变化也就会表现出与它相关的五行特性。例如，这个运季的客运是土运时，这个运季在气候变化上就与湿的作用密切相关，在人体脏腑上就与脾的作用密切相关，其余各运也是一样，均可依此类推。

（2）客运的推算方法：客运的推算是在每年值年大运的基础上进行的。每年值年大运就是当年客运的初运，客运的初运按照当年大运确定后，以下即按五行相生的次序依次推移。例如，丁壬之年大运为木运，因此丁壬之年客运的初运便是木运，二运便是火运，三运便是土运，四运便是金运，终运便是水运，其余各年依此类推。

4. 大运、主运、客运之间的关系

大运、主运、客运都是运用五行学说配以天干来计算和推测自然界气候变化和人体脏腑变化的方法。三者的作用是：大运说明全年的气候变化和人体变化总的情况，主运说明一年之中各个季节中的气候变化和人体脏腑变化的一般情况，客运则说明一年之中各个季节的气候变化和人体脏腑变化的特殊情况。三者之间的关系以大运为主，因为大运包括全年，其次是客运，因为根据客运可以分析每年各个季节中的特殊变化情况，至于主运则年年如是，提出主运来谈的原因，一方面是根据主运可以了解每年各个运季中的一些常规变化，另外一方面也是为了帮助分析客运，因为没有一般也就无法考虑特殊，没有主运也就没有客运。

(四) 六气

六气就是风、寒、暑、湿、燥、火的简称。六气之中的暑气和火气，基本上属于一类，所以运气中所说的六气，在运用上，一般就不说风、寒、暑、湿、燥、火，而说风、寒、湿、燥、君火、相火。风、寒、湿、燥、君火、相火等六种气候上的变化，基本上是在一年四季阴阳消长进退的变化下产生出来的。因此，六气一般又以三阴三阳为主，结合十二地支来说明和推算每年气候的一般变化和特殊变化。每年的六气，一般分为主气和客气两种，主气用以述常，客气用以测变。客气与主气相合，称客主加临，可以用来进一步分析气候的复杂变化，以下我们分开来扼要地谈：

1. 主气

(1) 什么是主气：主气和主运的意义基本相同，也是指每年各个季节气候的一般常规变化。由于这些变化是常规如此，年年固定不变，所以叫作主气。主气分为风、君火、相火、湿、燥、寒等六种。各气的特点，也可以用五行加以归类。这一个节序是哪一个主气主时，这一节序便会表现出与它相关的五行特点。例如，这一节序是风气主时，它便会在各方面表现出来木的特点，余依此类推。六气主时是年年不变的，所以我们说主气是指每年各个节序的一般常规变化。

(2) 主气的推算方法：根据一年的气候变化特点，可以分为二十四个节气。即是：立春、雨水、惊蛰、春分、清明、谷雨、立夏、小满、芒种、夏至、小暑、大暑、立秋、处暑、白露、秋分、寒露、霜降、立冬、小雪、大雪、冬至、小寒、大寒。每一节气管十五天多一点。主气有六，因此主气主时也就分为初、二、三、四、五、终六步。六气六步主时的次序是与五行相生的顺序一致的，按木、火、土、金、水顺序推移，一年四季是从春季开始，春主风，属木，因此便以厥阴风木为初之气；春木生火，因此便以少阴君火为二之气；君火相火都属于火，同气相随，便以少阳相火为三之气；火能生土，便以太阴湿土为四之气；土能生金，便以阳明燥金为五之气；金能生水，便以太阳寒水为终止之气。

主气的推算方法是：把一年二十四节气分属于六气六步之中，从每年大寒日开始计算，十五天多一点为一个节气，四个节气为一步，每一步为六十天又八十七刻半，六步为一年。

2. 客气

(1) 什么是客气：客气是各年气候上的异常变化。这些变化一般说来虽然也有规律可循，但是由于它年年转移，所以我们叫它异常，又因为来了一次之后，又要间隔一定时间才再重来，好像客人一样，所以叫作客气。客气同主气一样也分为风、湿、燥、寒、君火、相火六种，其五行特点与主气一样，其不同的是：主气只管每年的各个季节，而客气除了也管每年中的各个节序而外，它还可以概括全年，客气十二年一转，在这十二年之中是年年不同的，所以我们说客气是指各个年度的特殊变化。

(2) 客气的推算方法：推算客气首先要知道三阴三阳和司天在泉四间气是什么，现在我们分开来讲。

三阴三阳：阴和阳的本身，古人认为可离可合，合则为一阴一阳，离则为三阴三阳。这也就是说，阴和阳的本身又都可以按照所含阴气阳气的多少而把它们各分为三，阴分为三就是三阴，阳分为三就是三阳。三阴之中以厥阴阴气最少，其次是少阴，以太阴阴气最盛，由于此，所以厥阴又叫一阴，少阴又叫二阴，太阴又叫三阴。阳也是这样，三阳之中以少阳阳气最少，阳明次之，以太阳阳气最盛，由于此，所以少阳又叫一阳，阳明又叫二阳，太阳又叫三阳。客气推算是按三阴三阳次序，即以一阴（厥阴）、二阴（少阴）、三阴（太阴）、一阳（少阳）、二阳（阳明）、三阳（太阳），再配以子、丑、寅、卯、辰、巳、午、未、申、酉、戌、亥十二地支和风、寒、湿、燥、君火、相火，再配以木、火、土、金、水五行来进行运算。其相配的方法，我们在干支节内已经谈过，凡是值年地支逢巳逢亥之年，不管它们天干是什么，都配以三阴三阳中的厥阴、六气中的风、五行中的木；凡是值年地支逢子逢午之年，不管它们天干是什么，都配以三阴三阳中的少阴、六气中的君火、五行中的火……。相配以后便是：子午少阴君火，丑未太阴湿土，寅申少阳相火，卯酉阳明燥金，辰戌太阳寒水，巳亥厥阴风木。逐年客气的推算也就依此次序逐年推移，循行不已，六气六年一转，地支十二年一转，周而复始，如环无端。

司天在泉四间气：司天在泉就是值年客气在这一年之中主事的统称。主管每年上半年的客气就叫司天之气，主管每年下半年的客气就叫在泉之气。四间气就是在司天之气和在泉之气左右的气。我们前面讲过了，六气分作六步来推移，司天之气占一步，司天之气的左边一步是司天左间，司天之气的右边一步是司天右间，在泉之气占一步，在泉之气的左边一步是在泉左间，在泉之气的右边一步是在泉右间。司天之气的左间右间和在泉之气的左间右间加在一起，就是四间气，司天在泉加上左右间气，共为六气。值年客气逐年转移，因此司天在泉四间气也每年不同。

司天在泉左右四间气，是根据前述地支配三阴三阳的结果来推算的。也就是说凡是逢子逢午之年就是少阴君火司天；凡是逢丑逢未之年就是太阴湿土司天；凡是逢寅逢申之年就是少阳相火司天；凡是逢卯逢酉之年就是阳明燥金司天；凡是逢辰逢戌之年就是太阳寒水司天；凡是逢巳逢亥之年就是厥阴风木司天。在六步中，每年的司天之气总是在六步中的第三步上，司天之气确定了，在泉之气以及左右四间气也就知道了，因为司天之气的对面就是在泉之气，司天的左右也就是司天的左间右间，在泉的左右也就是在泉的左间右间。

按照三阴三阳的次序，司天与在泉之间有下列的关系，即：阳司天，阴就在泉；阴司天，阳就在泉，司天在泉的阴阳，在它们阴阳的多少上也是相应的，即：司天是一阴（厥阴），在泉必定是一阳（少阳）；司天是二阴（少阴），在泉必定就是二阳（阳明）；司天是三阴（太阴），在泉必定就是三阳（太阳）。与此相反也是一样。司天在泉之气确定了，左右四间气自然也就确定了。以庚子年为例，按照地支配三阴三阳的结果，子午少阴君火，所以庚子年便是少阴君火司天，少阴是二阴，因此本年的在泉之气便是二阳（阳明），按照三阴三阳次序排列，司天少阴的左间是太阴，右间是厥阴，在泉阳明的左间是太阳，右间是少阳。其余各年可以依此类推。

客气的异常变化：客气的司天在泉左右间气六年一转移，这是客气的一般变化规律，但在特殊的情况下，也可以出现异常的情况。司天在泉之气不按一般规律转移，这就是《内经》中所说的："不迁正"、"不退位"（见《素问遗篇·刺法论》）。所谓"不迁正"，也就是应该转到的值年司天之气没有转到。所谓"不退位"，也就是应该转位的司天之气仍然停留。举例来说：假如己亥年，巳亥厥阴风木，因此该年便是厥阴风木司天。己亥年的次年是庚子年，子午少阴君火，因此庚子年便是少阴君火司天。假使己亥年风木之气有余，留而不去，到了庚子年在气候变化及其他方面仍然表现出去年己亥年所有的风气、木气特点，这就是不退位，少阴君火之气自然也就不能到来，这就是"不迁正"。司天在泉之气有了"不迁正"、"不退位"的情况，左右间气自然就应升不升，应降不降。客气的升降失常，不按一般规律进行轮转，这就属于异常。

（3）客主加临：所谓客主加临，就是将客气加在主气上面，换句括说，也就是把主气和客气放在一起来加以比较分析和推算，才能从中找出它们的各种变化规律，中医书上说"以客加主，而推其变"（《普济方·五运六气图》），其意亦即在此。

客主加临的方法是：把值年司天的客气与主气的三之气相加，主气的初之气是厥阴风木，二之气是少阴君火，三之气是少阳相火，四之气是太阴湿土，五之气是阳明燥金，终之气是太阳寒水。值年司天的客气固定地加在主气的三之气上，实际上也就是固定地加在少阳相火之上，相加之后，主气六步不动，客气六步则每年按一阴、二阴、三阴、一阳、二阳、三阳的次序，依次推移，六年一转，运行不息。

（五）运气相合

每年的年号上都有一个天干，也都有一个地支。前面讲过，天干的作用是用来分析各年的运，地支的作用则是用来分析各年的气。但运和气两者之间并不是孤立的，它们常是相互作用，相互影响，这种情况《七篇》中叫作“同化”（见《素问·六元正纪大论》）。因为运气之间有同化的关系，所以我们要分析各年的全面情况，单从运上来分析或者单从气上来分析不行，必须要把各年的干支结合起来分析，换句话说，也就是要把运和气结合起来分析。只有在运气相合的情况下，才能分析和推算出各年的大致变化情况，这也是干和支为什么必须结合起来运用的原因。

1. 运和气的盛衰

运和气的盛衰，要根据运和气的五行生克关系来测定。运生气或者运克气都叫做运盛气衰。例如：壬子年的年干是壬，丁壬化木，所以壬子年的大运是木运，壬子年的年支是子，子午少阴君火，所以壬子年的值年司天之气便是君火，木与火的关系是木生火，用在这里也就是运生气，因此壬子年这一年便是运盛气衰。与此相反，气生运或者气克运便叫做气盛运衰。例如：己亥年的年干是己，甲己化土，所以己亥年的大运是土运，年支是亥，巳亥厥阴风木，所以己亥年的值年司天之气便是风木，木与土的关系是木克土，用在这里也就是气克运，因此己亥年这一年便是气盛运衰。

为什么要分别各年运和气的盛衰呢？目的有二：其一，根据运气的盛衰可以推算出各年变化的主次。运盛气衰的年份，在分析当年变化时，便以运为主，以气为次。反之，气盛运衰的年份，在分析当年变化时，便以气为主，以运为次。其二，根据运气盛衰可以进一步推算各年的复杂变化，根据生克的关系，气生运为“顺化”，气克运为“天刑”，运生气为“小逆”，运克气为“不和”。顺化之年，变化较为平和，小逆及不和之年，变化较大，天刑之年变化则特别剧烈。

2. 天符岁会

天符和岁会是根据运和气不同结合的情况而命名的，天符之中又可分同天符、太乙天符，岁会之中又包括同岁会。一般说来，逢天符之年，气候变化较大，同天符之年同此。逢岁会之年，气候变化较小，同岁会之年同此。如逢太乙天符之年则气候变化最烈，其推算方法如下：

（1）天符：凡是每年的值年大运与同年的司天之气在五行属性上相同，便叫天符，以己丑年为例，己丑年的年干是己，甲己化土，所以己丑年的大运是土运，年支是丑，丑未太阴湿土司天，所以己丑年司天之气是太阴湿土。大运是土，值年司天之气也是土，大运与值年司天之气的五行属性相同，所以己丑年便是天符之年。在甲子一周的六十年中逢天符者，计有乙卯、乙酉、丙辰、丙戌、丁巳、丁亥、戊子、戊午、己未、己丑、戊寅、戊申等十二年。

（2）岁会：凡是每年值年的大运与同年年支的五行属性相同，便叫岁会。以丁卯年为例，丁卯年的年干是丁，丁壬化木，所以丁卯年的大运便是木运，年支是卯，卯在五行上属木，大运是木，年支五行属性也是木，所以丁卯年便是岁会之年。在甲子一周的六十年中，逢岁会者，计有甲辰、甲戌、己丑、己未、乙酉、丁卯、戊午、丙子等八年，其中己丑、己未、乙酉、戊午等四年既是岁会，又属天符，因此单纯是岁会的年份，实际上只有四年。

(3) 同天符：凡是年干与年支在阴阳属性上都属于阳，同时值年大运又与同年的在泉之气的五行属性相同，便叫同天符。以庚子年为例，庚子年的年干是庚，庚是单数，属于阳干，年支是子，子也是单数，属于阳支，年支年干都属于阳，所以庚子年属于阳年，庚子年的年干是庚，乙庚化金，所以庚子年的大运是金运。年支是子，子午少阴君火司天，阳明燥金在泉，所以庚子年的在泉之气是阳明燥金。年干属阳，年支也属阳，大运属金，在泉之气也属金，所以庚子年便是同天符之年。在甲子一周的六十年中，逢同天符者计有：甲辰、甲戌、庚子、庚午、壬寅、壬申等六年。其中甲辰、甲戌两年，既属同天符，又属岁会，因此单属同天符之年，实际上只有四年。

(4) 同岁会：凡是年干与年支在阴阳属性上都属于阴，同时值年大运又与同年在泉之气的五行属性相同，便叫同岁会，以辛丑年为例，辛丑年的年干是辛，辛是双数，属于阴干，年支是丑，丑也是双数，属于阴支，年支年干都属于阴，所以辛丑年属于阴年，辛丑年的年干是辛，丙辛化水，所以辛丑年的大运是水运，年支是丑，丑未太阴湿土司天，太阳寒水在泉，所以辛丑年的在泉之气是太阳寒水，年干属阴，年支也属阴，大运属水，在泉之气也属水，所以辛丑年便是同岁会之年。在甲子一周六十年中，逢同岁会者计有：辛未、辛丑、癸卯、癸酉、癸巳、癸亥等六年。

(5) 太乙天符：既逢天符，又为岁会，换句话说，也就是这一年的大运与司天之气，年支的五行属性均皆相同，便叫太乙天符，以戊午年为例，戊午年的年干是戊，戊癸化火，所以戊午年的大运是火运，年支是午，子午少阴君火司天，同时午在五行上也属于火。大运是火，司天之气是火，年支的五行也是火，所以戊午年便是太乙天符之年。在甲子一周六十年中，逢太乙天符者计有：己丑、己未、乙酉、戊午等四年。

3. 平气

平就是平和，气就是变化，五运之气平和，无太大的变化，既非太过，又非不及，就叫做平气。遇着这样的年份，也就叫平气之年。平气的推算方法，从总的原则上来说，是在五行生克的基础上推算的，至于具体的推算方法，一般则大致有下列两种：

（1）根据运气之间关系来推算：一般都是按照岁运的太过不及与同年司天之气及干支的五行属性之间的相互关系来确定，有下列情况之一者，都属于平气之年：

运太过而被抑：凡属岁运太过之年，如果同年的司天之气在五行上与它是一种相克关系时，这一年的岁运便可以因受司天之气的克制而不致太过，从而构成平气。以戊戌年为例，戊戌年的年干是戊，戊癸化火，所以戊戌年的大运是火运，戊是单数，是阳干，阳干属太过，所以戊戌年是火运太过。戊戌年的年支是戌，辰戌太阳寒水司天，所以戊戌年的司天之气是水。五行中水与火的关系是相克的关系，太过的火受到司天寒水之气的抑制，便不会太过，所以戊戌年便是平气之年。在甲子一周的六十年中，运太过被抑而得平气之年者计有：戊辰、戊戌、庚子、庚午、庚寅、庚申等六年。

运不及而得助：凡属岁运不及之年，如果同年的司天之气在五行属性上与之相同，或它的年支五行属性与之相同，这一年的岁运也可以成为平气。例如：乙酉年的年干是乙，乙庚化金，在此乙酉年的大运是金运，乙是双数，是阴干，阴干属不及，所以乙酉年是金运不及之年，乙酉年的年支是酉，卯酉阳明燥金司天，所以乙酉年的司天之气是金，金运不及之年，如果同年司天之气是金，它便会受司天金气的帮助而不会不及，所以乙酉年是平气之年。在甲子一周的六十年中，逢运不及得助而成平气之年者有：丁卯、乙酉、丁亥、己丑、癸巳、辛亥、乙卯、丁巳、己未等九年。

（2）根据每年交运时年干与日干的关系来推算：前面已经提到，每年初运交运的时间总是在年前的大寒节交接，交运的第一天，如果年干与日干相合，或者年干与时干相合，也可以产生平气。例如：壬申年初运交运的大寒节第一天日甲子是丁卯，丁壬同可化木，刚柔相济，这就是年干与日干相合，因此壬申年可以算作一个平气之年。其他可以类推。

总的来说，天符、岁会、同天符、同岁会、太乙天符、平气等，都是在运气相合的基础上变化出来的。因此我们在运用运气学说时也必须把运和气结合起来分析，不能分开。

三、运气学说在医学上的应用

运气学说在医学上的应用，大致可以分以下两个方面：

（一）推测每年气候变化和疾病流行的大致情况

1. 每年气候变化和疾病流行一般情况的推测

我们都可以根据运气中所说的主运主气变化的规律来加以推测。从五运来说，木为初运，相当于每年的春季。由于木在天为风，在人为肝，因此每年春季在气候变化上风气变化较大，在人体中便以肝气变化较大，肝病较多为其特点。火为二运，相当于每年的夏季，由于火在天为热，在人为心，因此每年夏季在气候变化上，逐渐转热，在人体也以心气转旺，心病较多为其特点。土为三运，相当于每年的夏秋之间，由于土在天为湿，在人为脾，因此每年夏秋之间在气候变化上雨水较多，湿气较重，在人体中，也以脾气较旺，脾胃病较多为其特点。金为四运，相当于每年的秋季，由于金在天为燥，在人为肺，因此每年的秋季，在气候变化上较为干燥，在人体中也以肺气较旺，呼吸道疾病较多为其特点。水为五运，相当于每年的冬季，由于水在天为寒，在人为肾，因此每年的冬季在气候变化上比较寒冷，在人体也以肾气较旺，关节方面疾病较多，容易感冒为其特点。

从六气来说，基本上与五运相似，主气的初之气为厥阴风木，相当于每年的初春，气候变化多风，疾病流行多以肝病为其特点。二之气为少阴君火，相当于每年的暮春初夏，气候变化逐渐转热，疾病流行以心病较多为其特点。三之气为少阳相火，相当于每年的夏季，气候变化和疾病流行，也以天气甚热、心病暑病较多为其特点。四之气为太阴湿土，相当于每年的暮夏初秋，气候变化以湿气较重，发病情况以脾胃病较多为其特点。五之气为阳明燥金，相当于每年的秋冬之间，气候变化以燥气较重，发病以肺病较多为其特点。终之气为太阳寒水，相当于每年的严冬，气候变化严寒，发病情况以关节疾病较多，容易感冒为其特点。

于此可见，每年气候一般变化是：春风、夏热、长夏湿、秋燥、冬寒。其发病情况是：春季肝病较多，夏季心病较多，长夏脾病较多，秋季肺病较多，冬季肾病较多。

2. 各年气候变化和疾病流行特殊情况的推测

除上述每年气候变化和疾病流行的一般情况之外，各个年份有时也有它的特殊变化和表现，比如说，夏热冬寒，这是一般情况，但各个年份也并不是绝对相同，往往可以出现相对的差异。比如说，夏天都热，但这年夏季的热，就可能比上年夏季热得多，或者是差些。冬天都冷，但这个冬季就可能比上个冬季冷得多，或者是差些。疾病的流行也是一样，如：秋天本来多肺病，但有的年份心病反而多发，诸如此类。如果与一般情况相对来说，那都属于反常，即特殊情况，古人认为这种特殊情况仍然是有规律可循的，即可以根据各年值年大运和各年值年的客气变化规律来加以推测。现分别来讲。

（1）从值年大运来推测各年气候上和发病上的特殊情况。具体推算的方法有二：

其一：根据各年大运的五行属性来推算，甲己化土，乙庚化金，丙辛化水，丁壬化木，戊癸化火。大运是土，这一年的气候变化就以湿为特点，疾病方面则以脾病较多，春夏秋冬四季都可以在其一般变化的基础上，表现出湿的变化或者发生脾病。余可类推。其二：根据各年大运的太过不及平气来推算。岁运太过之年，除了考虑它岁运本身的影响以外，还要根据五行生克的关系来考虑它之所不胜。以庚子年为例：庚子年在值年大运上是属于金运太过之年，因此庚子年这一年在气候变化上便以燥为特点，在疾病上便以肺病为特点，太过之年还要考虑它之所胜，金可胜木，因此，庚子年这一年除了在气候上考虑到燥的特点以外，还要考虑到风的特殊变化，在疾病上除了考虑到肺病多发的特点以外，还要考虑到肝病也可多发。除此而外，在太过不及的情况下，还要考虑到胜复的问题。所谓胜复就是在偏胜过度的情况下，自然界或人体中都会相应产生一种复气，以制止这种过度的偏胜。岁运太过之年，它要影响其所不胜，但这个影响到一定程度，它便会产生出复气来制止这个太过的岁运。例如：庚子年为金运太过，金可胜木，由于五行相制，火可以克金，因此在木气被克过甚的情况下，火气便可以成为复气而产生异常，所以在庚子年里，我们不但在气候上要考虑到燥的特点，风的特点，同时还要考虑到火的变化，在疾病上要考虑到肺病、肝病，同时也还要考虑到心病。于此可见，不论是岁运太过之年或不及之年，一般都要考虑到本气、胜气、复气三方面。太过之年除本身以外，要考虑到我所胜和我所不胜，不及之年除本身外，要考虑到我所不胜和胜我者所不胜。这些关系实际上也就是五行制化关系在运气中的具体应用。除此以外，需要说明的还有两点，第一点是，岁运太过之年，岁气来得都比较早，岁运不及之年，岁气来得都比较迟；第二点是，如遇平气之年，则不论是在任何情况下，其变化一般都相对地减小。这两点也很重要。

（2）从值年司天、在泉之气来推测各年气候上和发病上的特殊情况，各年气候和疾病方面的变化与各年值年司天、在泉之气密切相关。一般来说，司天之气主管上半年，在泉之气主管下半年。仍以庚子年为例，庚子年的年支是子，子午少阴君火，所以庚子年是火气司天，少阴是二阴，二阴司天就必须是二阳在泉，所以庚子年便是阳明燥金在泉，由于庚子年是君火司天、燥金在泉，所以庚子年这一年上半年便是火气主事，下半年便是燥气用事。在气候上来说，上半年就要比平常热一点，下半年就要比平常燥一点。在疾病上来说，上半年便以热病、心病较多，下半年便以燥病、肺病较多。不过需要注意的是，司天、在泉之气虽然各主半年，但从总的情况来说，司天之气又可影响在泉之气和间气而主管全年。

（二）为预防疾病及临床诊断治疗各方面的重要参考

每年气候和疾病流行的情况既然都可以应用运气学说来加以推测，那么在预防疾病及临床诊断治疗方面，当然也就可以以运气学说作为重要的参考，从而作出各种预防措施，比如说：庚子年应该是天气比较燥热，热病很多，容易发生抽风的症状，疾病所属脏腑一般以心、肺、肝三脏为主，因此我们凡是遇到庚子年的时候，就可以根据上述这些情况采取相应的预防措施，从而消除或减少它对人体的不良影响。在疾病的诊断和治疗方面也是一样，比如说：在庚子年，对于疾病所属的脏腑方面，我们便应多考虑心、肺、肝，在证候性质方面，我们便应多考虑热和燥，余可类推。其他如运气中所谈的各种内容，如太过、不及、平气、天符、岁会等等，都无一不与预防、诊断、治疗密切相关。由此可见，运气学说在临床实践中是有其一定作用的，它在预防疾病及临床诊断治疗各方面，都给我们提出了很多可贵的线索，为我们提供了很重要的参考资料。

四、正确对待运气学说

运气学说能从古代一直沿用下来，当然有它一定的社会背景，也因为有它一定的积极作用，和一定程度的朴素的唯物主义和辩证法认识，所以才在长期实践中被人们肯定了下来。运气学说中所具有的朴素的唯物主义和辩证法认识，我认为主要表现在以下几个方面：

首先是运气学说强调了自然界中气候变化与自然界生命现象之间的不可分割性，强调了整个宇宙是一个统一的整体。其次是运气学说强调了宇宙间一切事物都是运动的，不是绝对固定不变的，而是在那里不断发展和变化，而一切变化的发生则正是五运之间运动不已的结果，而五运之间的运动不已，则又是由于五运之间盛衰盈亏，矛盾转化而来。再其次是，运气学说强调了自然界中一切变化是可知的，是有其规律可循的，是可以为人所掌握和运用的，《内经》明确指出："至数之机，迫迮以微，其来可见，其往可追。""善言始者，必会于终，善言近者，必知其远，是则至数极而道不惑，……推而次之，令有条理，简而不匮，久而不绝，易用难忘，为之纲纪。"（《素问·天元纪大论》这就是说自然界中的一切变化是完全有规律可寻的。《内经》中还明确提出"必折其郁气，先资其化源，抑其运气，扶其不胜，无使暴过而生其疾，食岁谷以全其真，避虚邪以安其正，适气同异，多少制之。"（《素问·六元正纪大论》）"通天之纪，从地之理，和其运，调其化，使下上合德，无相夺伦，天地升降，不失其宜，五运宣行，勿乖其政。"（同上）这就是说，自然界中的变化规律不但可以认识，而且完全可以为人所掌握和运用。运气学说中的这些认识，为中医学诊断治疗上的"因人"、"因时"、"因地"制宜、"同病异治"、"异病同治"等等治疗法则提供了理论根据，有它的积极作用和临床实际意义。

但是，运气学说中还有其唯心主义、形而上学，违反辩证唯物论的另一方面。首先就是运气循环论的认识，运气学说认为气运变化是运动不已的，但这种运动，运气学说则又强调是循环的，是周而复始的。运气学说中的这种"五运相袭"、"周而复始"、"如环无端"的运动循环没有发展的认识，无疑是完全错误的。其次就是对宇宙间事物的主观推测和机械的归类，例如：《内经》强调了五星对地面的影响，同时也主观地和地面进行了联系，《内经》强调了星的明暗和地气的关系，《素问》提出了"芒而大倍常之一，其化甚；大常之二，其眚即发也。小常之一，其化减；小常之二，是谓临视，省下之过与其德也。"（《素问·气交变大论》）这就是说，五星的光芒大于正常或小于正常，都会对地面发生影响并且附会到政治人事上去。如所谓“过”、“德”以及下文所谓的“德者福之，过得伐之”，“示畏侯王”等等。《内经》不但强调了星的光芒大小和地气的关系，同时还强调了五星之间的明暗和地面的影响，提出“岁运太过，畏星失色，而兼其母；不及则色兼其所不胜。”（《素问·气交变大论》）这就是说，凡属岁运太过或不及之年，五星除了本身的光芒出现明亮或暗淡的变化外，还要影响到其他星辰的光芒，及同时兼见其他星辰的光芒。另外运气学说还有所谓九宫分野的说法，即把天空分为九个区域并与地面的九州相应，九州即冀、兖、青、徐、扬、荆、豫、梁、雍等九州，据说是夏代的地域，其范围约在今之河北、山西、山东、安徽、江苏、浙江、江西、湖北、湖南、河南、陕西、四川、贵州、甘肃一带，以整个天空分之为九来与此九州相应。这个设想本身就是主观推测，现在也无法加以验证。即以九宫分野本身来说，九宫分野灾变只应在一宫，其余八宫的变化也无法加以解释。这些认识我认为都是唯心主义、形而上学的东西，是违反辩证唯物论的，它不只是不能指导医学临床实践，而且还为历代封建反动统治者所利用，将人为的灾难如温疫流行、灾荒、饥馑等，委之于天数，为封建统治者的罪行进行掩饰，为封建迷信占卜之流提供依据，必须加以批判并肃清其影响。

从上所述，运气学说虽然历代中医书中均有论述，是中医学中的一个重要组成部分，但是在如何对待它的问题上，历来就存在不同的认识和对待态度。有人认为：“以天之六气，加临于岁之六节，五行胜复盈亏之理，无有不验，传曰：天之高也，星辰之远也，苟求其故，千岁之日，可坐而致也。（《医学正传·医学或问》）“医之道，运气而已矣，学者可不由此入门而求其蕴奥耶。”（《医学入门·运气》）把运气学说中论述的一些内容，视为千年不易的至理。有的中医书如《圣惠方》、《三因方》等，甚至按照五运六气，胪列方药，把甲子一周六十年的处方都开了出来。有人则认为：“四序有非时之化，百步之内，晴雨不同，千里之外，寒暄各异，岂可以一定之法而测非常之变耶。”（张飞畴：《运气不足凭说》）“当时圣人不过言天地之气运行旋转如此耳，至于人之得病，则岂能一一与之相合，一岁之中不许有人生它病乎。”（徐灵胎《医学源流论》）认为运气学说不足为凭，无益于医。有的人则认为：“医家有五运六气之术，大则候天地之变，寒暑风雨，水旱螟蝗，率皆有法；小则人之众疾，亦随气运盛衰。今人不知所用，而胶于定法，故其术皆不验。假令厥阴用事，其气多风，民病湿泄，岂普天之下皆多风，普天之下皆病湿泄耶？至于一邑之间，而暘雨有不同者，此气运安在？欲无不谬，不可得也。大凡物理有常有变，运气所主者常也；异夫所主者，皆变也，常则如本气，变则无所不至，……随其所变，疾疠应之，皆视当时当处之候。虽数里之间，但气候不同，而所应全异，岂可胶于一定。熙宁中，京师久旱，祈祷备至，连日重阴，人谓必雨，一日骤晴，炎日赫然。予时因事入对，上问雨期，予对曰：雨候已见，期在明日。众谓频日晦溽，尚且不雨，如此暘燥，岂复有望！次日果大雨。是时湿土用事，连日阴者，从气已效，但为厥阴所胜，未能成雨。后日骤晴者，燥金入候，厥阴当折，则太阴得伸，明日运气皆顺，以是知其必雨，此亦当处所占也。若它处候别，所占亦异，其造微之妙，间不容发，推此而求，自臻至理。”（沈括《梦溪笔谈·卷七》）“运气一书，……岂可徒泥其法而不求其法外之遗耶，如冬有非时之湿，夏有非时之寒，春有非时之燥，秋有非时之热，此四时不正之气，亦能病人也，……又况百里之内，晴雨不同，千里之邦，寒暖各异，此方土之候，各有不齐，所生之病，多随土著，岂可皆以运气相比例域，务须随机达变，因时制宜，庶得古人未发之旨，而能尽其不言之妙也。”（汪机：《运气易览·序》）“读运气者，当知天道有是理，不当曰理必如是也。……自余有知以来常以五六之义，逐气推测，则彼此盈虚，十应七八，即有少不相符者，正属井蛙之见，而见有未至耳，岂天道果不足凭耶，今有昧者，初不知常变之道，盛衰之理，孰者为方，孰者为圆，孰者为相胜反旺，主客承制之位，每固凿经文，以害经意，徒欲以有限之年辰，概无究之天道，隐微幽显，诚非易事，管测求全，陋亦甚矣！……然又有一等偏执己见，不信运气者，每谓运气之学，何益于医！且云疾病相加，岂可以运气以施治乎！非切要也，余喻之曰：若所云者，似真运气之不必求，而运气之道，岂易言哉！凡岁气之流行，即安危之关系，或疫气遍行，而一方皆病风湿；或清寒伤藏，则一时皆犯泻痢；或痘疹盛行，而多凶多吉，期各不同；或疔毒遍生，而是阳是阴，每从其类；或气急咳嗽，一乡并兴；或筋骨疼痛，人皆道苦；或时下多有中风，或前此盛行痰火。诸如此者，以众人而患同病，谓非运气之使然欤！……第运气之显而明者，时或盛行，犹为易见，至其精微，则人多阴受，而识者为谁，夫人殊禀赋，令易寒暄，利害不侔，气交使然。故凡以太阳之人而遇流衍之气，以太阴之人而逢赫曦之纪，强者有制，弱者遇扶，气得其平，何病之有，或以强阳遇火，则炎烈生矣，阴寒遇水，则冰霜及矣。天有天符，岁有岁会，人得无人和乎？能先觉预防者，上智也，能因机辩理者，明医也，既不能知而且云乌有者，下愚也。”（张景岳《类经·运气类》）这就是说，对于运气学说既不可弃，亦不可泥，应从天地人各方面进行综合分析，根据具体情况作具体处理，这才符合运气学说的精神实质。

以上三种意见，我个人同意后者，特别完全同意沈括、张景岳的议论。我个人认为沈括和张景岳的态度，就是对运气学说应有的正确态度。也就是我们对于运气学说的正确态度，应该是既不能弃，也不能泥。为什么不能弃呢？理由很明显，因为运气学说中所谈的一些规律，是古人多少年来经验的积累。古人在长期的生活和生产实践中，注意到了四时气候暑往寒来的一般特点，也注意到了各种流行疾病与季节之间的密切关系，注意到了各个年份在气候上和疾病上的共同点，也注意到了各个年份在气候上和疾病上的不同点，从而总结出来一套规律和推算方法。这是一份宝贵的医学遗产，岂容轻易否定！在目前气候上的变化，各年有共同点，但却也有不同点，拿北京来说，今年（己未年）的天气就确实比去年雨水多一些，平均气温也相对低一点，客观存在不容否定。至于疾病的流行情况，轻重程度，各个年份确也并不一样，拿乙型脑炎来说，有的年份流行就比较广，临床表现也比较重，而有的年份流行面就比较小，临床表现也比较轻，这些都是事实。对于这些客观存在的情况，我们怎能视如无睹，而不对中医学中已经提出的一些线索，古人既有的一些有关可贵经验加以重视和研究呢？至于对运气学说为什么又不可泥呢？理由也很明显，一方面运气学说虽然是古人在长期生活和生产实践中经验累积而来，但是毕竟受到当时历史条件、科学发展的限制，不可能完全认识到自然变化的全貌，所以也很自然地只能从直观的、表面的现象来作归纳，因而得出来的结论也就自然不会完全正确和那么细致。所以《内经》中虽然花了很大的篇幅来介绍运气学说，然而却又一再谆谆告诫我们，不能机械地来运用运气。《素问·六元正纪大论》说："行有逆顺，至有迟速……至高之地，冬气常在，至下之地，春气常在，必谨察之。"《素问·五常政大论》又说："地有高下，气有温凉，高者气寒，下者气热。"《素问·至真要大论》更明确地提出"时有常位，而气无必也。"何尝是把运气当成一成不变来看待呢？另一方面气候的变化和疾病的流行也完全可以受人的影响，因为在一定条件之下，在一定程度上，人是可以控制自然的变化和疾病的流行的。比如说：天花这个病，按照运气学说的推算，多在子午寅申之年流行，但是现在由于人工免疫的结果，天花在我国基本上绝迹了。这就是说，自然界的一些气候变化或疾病流行的规律，我们可以加以改变。吴鞠通说："时和岁稔，天气以宁，民气以和，虽当盛之岁亦微，至于凶荒兵火之后，虽应微之岁亦盛，理数自然之道，勿足怪者。"（《温病条辨·原病篇》）这些都说明了气候变化和疾病流行，都可以在一定的条件下和一定程度上受到人的影响，既然气候变化和疾病流行都可以在一定程度上受到人的影响，那么我们在分析古人对于气候变化和疾病流行的一些经验时，又怎么能置现代所有的其他条件于不顾而机械地来运用这些经验呢？所以，我认为对于运气学说的正确态度，必须是既不能弃，也不能泥，可以把它作为分析自然气候变化和疾病流行情况的重要参考，但又不能完全依靠它而不考虑其他条件。更重要的是，对于运气学说我们还必须再进一步作深入的研究，通过实践，依靠大量的调查统计资料来作更深入全面地分析。只有这样，才能对运气学说作出正确的结论。

（原载《中医杂志》1979 年第 8、9、10 期）

谈阴阳五行学说的基本内容及其在中医学中的地位和影响（1980 年）

阴阳五行学说是我国古代的一种哲学思想和宇宙观。我国古代各种学术，一般来说都受阴阳五行学说的影响，中医学自然也不例外。由于如此，所以尽管中医学有其固有的理论体系，但它也同样受当时社会风气影响，采用了当时流行的阴阳五行学说来作为解释和阐述自己认识的理论工具和归纳自己经验的一种手段，因而阴阳五行学说也就贯穿到了中医学中的各个方面。为了了解中医，所以我们仍有必要了解阴阳五行学说的一些基本内容，因为只有这样，才能读懂中医学中的一些古代文献，才能对中医学中的某些论述进行分析和探讨，取其精华，弃其糟粕，并加以整理提高。

一、阴　　阳

(一) 阴阳学说的产生和发展

什么是阴阳？简单地说，它是一种哲学概念，是我国古代用以认识和分析事物的思想方法。早期的阴阳学说，大约产生在我国古代殷周之际。阴阳这个名称，最早见于《周易》，《周易》中首先指出："一阴一阳之谓道。"(《周易·系辞》)"道"是我国古代哲学上的常用语，它的涵义是道路或道理，也可以解释为法则或规律，所谓"立天之道曰阳曰阴"、"一阴一阳之谓道"。质言之，也就是说：阴阳是自然界中事物变化的根本，自然界一切变化也都可以用阴阳来加以概括，而阴阳本身，只不过是一种论理工具而已。《内经》说："阴阳者，有名而无形。"(《灵枢·阴阳系日月》)"阴阳者，数之可十，推之可百，数之可千，推之可万，万之大不可胜数，然其要一也。"(《素问·阴阳离合论》)所谓"名"，就是概念，所谓"形"，就是具体形象。阴阳有名而无形，说明了阴阳本身并不是指任何固定的具体事物，而仅是一种概念，是一种认识和分析事物的方法和论理工具，因而阴阳在应用上，也就是有其极大的普遍性，可十、可百、可千、可万，以至于不可胜数。

阴阳概念的形成，当然也不是偶然的，它也是古人从长期生产和生活实践中的体验得来的。《周易》说："古者疱牺氏之王天下也，仰则观象于天，俯则观法于地，视鸟兽之文与地之宜，近取诸身，远取诸物，于是始作八卦，以通神明之德，以类万物之情。"(《周易·系辞》)所谓"以通神明之德"、"以类万物之情"，就是用它来认识、分析、概括自然界事物的变化，说明了阴阳是一种论理工具。所谓"仰观天，俯察地"、"近取诸身，远取诸物"，说明了阴阳学说的产生并不是出于那位古圣先贤的灵机一动，而是通过古人从长期的生活和生产斗争实践中的体验而来。

正由于阴阳学说的形成是来自于古人的实践之中，因而它也在一定程度上能反映和解释一些自然界中复杂变化情况。例如周史官伯阳父在周幽王二年（公元前780年）就曾经用阴阳学说解释过地震。他说："阳伏而不能出，阴迫而不能蒸。"于是有地震。（《国语·周语》）把地震的发生，说成是阳伏阴迫，地下阳气被阴气所迫，不能蒸发通畅的结果。中医学中的整体观念，在一定程度上也可以用它来作阐述和解释，因而它也受到古代中医学者的高度评价。《内经》说："阴阳者，天地之道也，万物之纲纪，变化之父母，生杀之本始，神明之府也，治病必求于本。"（《素问·阴阳应象大论》）什么是本？根据《内经》解释"生之本，本于阴阳"（《素问·生气通天论》），说明了中医学对于阴阳学说在医学运用上的重视和高度评价。

（二）阴阳学说的基本内容

阴阳学说的基本内容，作者认为基本上可以归纳以下八个方面：

1. 阴静阳动：阴阳学说认为自然界中的一切事物和现象都可以用阴阳概念来加以归类和区分。如何用阴阳概念来加以归类和区分呢？《内经》说："阴静阳躁。"（《素问·阴阳应象大论》）又说："静者为阴，动者为阳。"（《素问·阴阳别论》）一句话"阴静阳动"。因此自然界中的一切事物和现象都可以用动静来区分阴阳，举凡一切相对趋于静止的、向下的、减退的、消极的、阴暗的、寒凉的、内在的等等事物和现象都属于阴；相反一切相对趋于活动的、向上的、旺盛的、积极的、光亮的、温热的、外在的等等事物和现象，都属于阳。以季节气候为例，每年春天和夏天都属于阳，秋天和冬天都属于阴。为什么夏天和春天都属于阳呢？这是因为春天和夏天里自然界中一切欣欣向荣，整个自然界都是一片动的景象，所以春天和夏天都属于阳。为什么秋天和冬天都属于阴呢？这是因为秋天和冬天里自然界中与春天相比较，一切都呈现出静止或者衰退的状态，所以秋天和冬天也就属于阴。季节气候如此，其他事物和现象也莫不如此。动的现象就是阳，静的现象就是阴，阴静阳动，这是阴阳的特点。

2. 对立互根、相反相成：阴阳学说认为阴阳具有对立而又互根，相反而又相成的普遍意义。换句话说也就是阴阳具有相互对立而又相互统一的普遍意义。这种对立而又互根，相反而又相成的现象，古人认为随处皆是，普遍存在于自然界中一切现象之中，所谓对立，也就是说自然中一切事物都存在着相互矛盾的两个方面。例如：从自然现象来看，有天有地，有昼有夜，有阴有晴，有春夏有秋冬；从方位上看，有上有下，有南有北；从人的性别上来看，有男有女……但万事万物的这种对立矛盾现象，又并不是绝对的而仅是相对的，也就是说这种概念是从任何一个或一对现象在某一特征的相对程度或性质上的比较得来。因为没有天就无所谓地，没有昼就无所谓夜，没有男就无所谓女……由于数不清的万事万物都有其相对立的两方面，因此万事万物也都可以用阴阳这两个名词来加以范围和归纳，自然界万事万物的变化，也就是阴阳的变化。所谓“互根”，简单地说就是阴阳互为根本，互相依存，不能分开。这也就是说一切事物虽然都有阴阳对立的客观存在，但这种对立面，不能看作互不相容或绝对分割的东西，它们之间有着互为根本，相互依存，相互资生的关系。阴和阳之中的任何一方面，都不能脱离另一方面而单独存在，宇宙间一切万事万物只要它有变化存在，阴与阳就不能分开，如果阴阳分离了，那么一切变化即随之停止。现在举个例子来帮助说明，我们照明用的油灯，按照物质属性，点灯的油便是阴，点灯的火便是阳，这个油灯如果它要产生照明的作用，必须是火与油同时作用才行，如果只有油没有火，或者是只有火没有油，这个灯都是点不起来的，要想使这个油灯点起来，能够发挥它的正常照明作用，油便不能离开火，火也不能离开油，油与火之间的相互作用，换句话说也就是阴与阳之间的互相作用，这也就是阴阳互根。这类例子多得很，是说不完的，但从这个例子里，我们便已经可以看出阴阳对立而又互根，相反而又相成的关系，它们之间根本是一个不可分割的整体，阴不能离开阳，阳也不能离开阴，所以我们绝对不能够把阴和阳孤立起来。

3. 阴中有阳，阳中有阴，阴阳之中再有阴阳：阴阳的对立互根，相反相成现象普遍存在于自然界中一切事物之中，已如上述。但是这种对立互根的存在，绝对不得简单的堆积，而是错综复杂的，阴阳之中还有阴阳，矛盾之中再有矛盾。所以古人说："阴中有阴，阳中有阳。"（《素问·金匮真言论》）又说："天有阴阳，地亦有阴阳。"（《素问·天元纪大论》）天在阴阳属性上属阳，地在阴阳属性上属阴，"天有阴阳，地亦有阴阳"，这两句话明显地说明了阴阳之中再有阴阳。举例来说明：白天属阳，但白天又可以根据上午和下午再分为阳中之阳或阳中之阴。夜晚属阴，但夜晚却又可以按前半夜和后半夜再分为阴中之阴或阴中之阳。这些也都说明了阴阳之中，再有阴阳。由此可见，阴阳对立互根的概念，不是绝对的而是相对的，它是在某一特征的相对程度或性质上比较而成立的，它并不是固定地代表某一事物，而随着事物对立面的转移而转变，它既可以代表两个有关的对立事物，也可以代表同一事物内部所存在的相互对立的两个方面。

4. 阴升阳降，动而不已：前面已经提到，阴阳对立互根，相反相成的现象，普遍存在于天地间万事万物之中，但阴阳学说认为：阴阳的这种对立互根，相反相成的关系并不是静止的、不变的，它们之间是不断地在此消彼长，此进彼退，阴升阳降，阳升阴降，不断地在那里运动，而阴阳之间的一切变化也正是由于阴阳之间的不断运动而发生。阴阳之间的消长运动规律一般说总是阳趋于阴，阴趋于阳。上为阳，下为阴，阴趋于阳，其运动方向是由下向上，所以叫做阴升；阳趋于阴，其运动方向是由上向下，所以叫做阳降。古人说："动静相召，上下相临，阴阳相错，而变由生也。"（《素问·天元纪大论》）明确的指出了一切变化的发生，其来源都是由阴阳相错，亦即由于阴升阳降不断运动而来。由于古人认为一切变化的发生都是由阴阳对立面之间的不断运动。因此古人认为自然界中一切正常现象的产生，也无一不是由于阴阳之间运动变化而来。《内经》说："曰阴曰阳，曰柔曰刚，幽显既位，寒暑弛张，生生化化，品物咸章。"（《素问·天元纪大论》）反之，如果运动停止，则自然界中一切生命变化也就随之停止，所以《内经》又说："不生不化，静之期也。……出入废则神机化灭，升降息则气立孤危。故非出入，则无以生长壮老已；非升降，则无以生长化收藏。"（《素问·六微旨大论》）这些都说明了阴阳之所以变化，完全是由于阴阳对立面之间的不断运动，如果没有运动也就没有变化，没有变化自然也就没有生命。

阴阳之间为什么会产生不断的升降运动呢？古人认为那是由于阴阳之间互相作用的结果，这也就是我们前面所说的："动静相召，上下相临。"比方我们在上面说过油灯照明的那个例子，油为什么能够不断地向燃点的那个地方跑呢？那是受了火的作用和影响；反之，火为什么能直接作用于油呢？那正因为是有油。又比如地上的水为什么能够变化成气跑上天空呢？那是因为受了天上太阳照射的作用和影响，反之，太阳为什么能作用于水，并使之化气上行呢？那也正是因为地上有水，没有水也就不能化气。我们前面讲过了，阴与阳之间，基本上是一个整体，阴不能离开阳，阳也不能离开阴。为什么不能离开呢？通过什么过程来相互作用呢？那就是阴升阳降，阴阳互根，阴阳互相作用的结果。由于阴阳之间有这样一个特性，所以阴和阳也就自然的结合在一起，互为根本，相互依存了。

5. 阴阳和调为适，失调为病：阴与阳之间是对立的，但又是互根的。正由于阴阳之间的关系是对立而又互根的关系，也就是相互对立，相互统一的关系，因此古人认为阴与阳之间在作用上必须保持着一个和调状态。任何一方面出现偏盛偏衰，失去和调的现象时，即呈灾害，就不能使事物的变化正常进行。举一个例子来说，我们蒸饭时必须要适量的蒸气才能够把饭蒸熟，蒸气的来源是炉子里面的火和锅里面的水相互作用后产生。我们要想使水和火相互作用产生蒸气恰到好处，把饭蒸好，那么就必须使炉子里面的火和锅里面的水在作用上和调才行。如要炉子里面的火太小了，锅里面的水太多了，它便不能产生出蒸气；相反，如果炉子里面的火太大了，锅里面的水太少了，一会就被烧干了，甚至把锅也烧破了，当然也不能产生适量的蒸气，饭也是蒸不熟的。在物质阴阳属性上来说，水为阴，火为阳。因此水与火之间的关系，也就是阴与阳之间的关系。这类例子多得很，但是从这个例子中，就可以看出阴与阳之间的关系，必须是一个和调的关系，任何一方的偏胜都不行。但是应该指出，阴阳学说虽然一方面强调阴阳和调，但是一方面却又认为阴阳和调的状态并不是稳定不变的，因为阴阳之间总是在那里阴升阳降，动而不已，总是在那里此伏彼起，不断消长和变化，因此这种和调也总是随着阴阳之间的运动消长而不断地被破坏，但又正由于阴阳之间的消长，所以它总是在不断地重新得到新的和调。比如以上所举油灯的例子，水火化气的例子都是这样。火与油的作用在一个和调状态下，油灯便发出照明的作用，但在燃烧的过程中，油与火均不断在发生变化，因此油与火之间也必然随之和调，否则就不能继续作用。水与火的作用也就是这样，在水和火和调的状态下，便能产生蒸气发生作用，但在燃烧的过程中，水与火也均不断地在发生变化。因此水与火之间也就必须重新和调，否则就不能继续作用，例子多得很，但从这两个现成例子，我们就可以看出阴阳之间的变化基本上是一个动的变化，阴阳和调也必然是一个动的和调。由于如此，所以阴阳之间的和调也就是只能视为相对的和调，是在阴阳运动变化过程中暂时的和调，这一点我们必须加以很好理解。

6. 重阴必阳，重阳必阴：阴阳学说认为“重阴必阳，重阳必阴”。(《素问·阴阳应象大论》) 所谓“重阴必阳，重阳必阴”，也就是说在阴阳变化的过程中，阴到了极度，它可以转化为阳，或者说会表现出了阳的现象；阳到了极度，它可转化为阴，或者说会出现阴的现象。换句话说，也就是阴与阳在一定条件下可以互相转化。仍以季节气候变化为例，一年四季，春至冬去，夏往秋来，春天过了，便是夏天，夏天过去了，便是秋天，秋天过了，便是冬天，冬天过了，春天又再来到。我们前面讲过了，春夏都属阳，秋冬都属阴。春夏秋冬四季运转不已，这就是阴阳互相转化的具体表现。至于为什么要说重阳必阴，重阴必阳，特别强调这个重字呢？这是因为古人认为阴与阳之间的转化，并不是突变的，而是渐变的，只有到了一定程度的时候，它才完全向相反的方面转化。春夏都属阳，但春天只是阳的开始，所以在春天里它便不会转化为阴，一定要逐步的发展到夏天，等阳发展到了极度的时候，它才会逐步向阴的方面来转化。同理，秋冬都属阴，但秋季也只是阴的开始，所以在秋季里它也不会一跃而转化为阳，而一定要逐步发展到冬季，等阴发展到极度的时候，它才会逐步向阳的方面转化。《内经》说："冬至四十五日，阳气微上，阴气微下；夏至四十五日，阴气微上，阳气微下。"（《素问·脉要精微论》）又说："寒暑温凉，盛衰之用，其在四维，故阳之动，始于温，盛于暑；阴之动，始于清，盛于寒。春夏秋冬，各差其分。"（《素问·至真要大论》）所谓"微上"，"微下"，"始于温，盛于暑"，"始于清，盛于寒"等等，都说明了阴阳之间的转化，并不是突变的，而是渐变的，也说明阴阳之间的转变是一个逐渐移行的过程，是一个由量变到质变的过程。又如：每年的夏季，天气都很热，按道理讲，天气越热，自然环境也应越干燥，地面上很热，地下也应该热才对，但实际并不然，生活经验告诉我们，夏天越热，下雨也越多，自然环境也越潮湿，山洞里和地下泉水也愈清凉。夏季热，在阴阳属性上都属于阳，下雨、潮湿、清凉、在阴阳属性上都属于阴。天气愈热，下雨愈多，潮湿愈重，地下越清凉，这些现象也就是重阳必阴。同样的情况，冬天天气很冷，按道理讲天气越冷，自然环境也应该潮湿一点才对，地面上冷，地下也应该相应的冷一点才对，但实际上不然，生活经验告诉我们，冬天越冷，自然环境也愈干燥，地下泉水和山洞也愈温暖。冬季、寒冷，在阴阳属性上都属于阴，干燥、温暖在阴阳属性上都属于阳，天气越寒冷，气候也越干燥，地下水和山洞也越温暖，这些现象也就是重阴必阳。从以上举的例子中都明显可以看出阴阳变化中重阳必阴，重阴必阳的规律，说明了阴和阳在一定条件下可以完全向相反的方向转化。

7. 阳化气，阴成形：阴阳学说认为“阳化气，阴成形”。(《素问·阴阳应象大论》) 所谓“气”，大致上是指作用。所谓“形”，就是指形体。因此所谓“阳化气，阴成形”，也就是说在阴阳变化中，阳是指阴阳变化中所发生的作用，阴是指参与变化的物质。作用，我们是用眼睛看不见的。所以一般说阳是无形的；物质是我们可以看见的，所以一般说阴是有形的。无形的作用和有形的物质相互作用便发生变化。仍以以上所说的油灯照明的例子来帮助说明。点灯用的油是有形的，所以它是阴，点灯用的火，它在表面上虽然也是有形的，但它使油燃烧的作用和所发出的热力都是无形的，所以它是阳，油灯里的油和点灯的火相互作用，发生燃烧，是阴阳的相互作用的结果，也就是有形的物质和无形的作用相互作用的结果。

8. 阴为阳之基，阳为阴之统：所谓阴为阳之基，就是说在阴阳变化中，阴是阳的基础，所谓阳为阴之统，就是说阳是阴的统帅。我们前面讲过，阳是指作用，阴是指物质，作用的发生是在先有物质的基础上发生的，没有物质就根本没有作用，所以说阴是阳的基础，反过来说，物质如果没有作用来使它发生变化，那么它也根本不能发生作用，阴虽然产生阳，但它本身是被动的，又必须受阳的作用和支配才能继续不断地发生变化，所以说阳是阴的统帅。《内经》说：“阴在内，阳之守也，阳在外，阴之使也。”(《素问·阴阳应象大论》) 所谓“阳之守也”说明了阳对阴的支配作用，所谓“阴之使也”，说明了阴对阳的支持和策动作用，明确地说明了阴基阳统的道理和阴阳之间的相互关系。现在我们仍以以上讲的油灯照明的例子来帮助说明。油灯的燃烧，油是基础，没有油是燃烧不起来的，但燃烧起来以后，油便成了被动，火的作用继续它也继续，火的作用停止它也停止。阴是有形的，所以由阴生阳的这种现象又叫做有形生无形。阳是无形的，所以由阳统阴的这种现象，又叫无形化有形。从这里可以看出来，在阴阳变化中，阴与阳虽然是一个不可分割的一个整体，但是仍然是以阴为最先的物质基础，换句话说也就是没有物质就没有变化。张景岳说："易道无穷，而万生于一，一分为二，二分为四，四分为八，八分为十六，自十六而三十二，三十二而六十四，以至三百八十四爻，万有一千五百二十策，而交感之妙，化生之机，万物之数，皆从此出矣。""阳为阴之偶，阴为阳之基。"（张介宾：《类经图翼·医易》）说明了古人已经认识到一切变化都是在物质的基础之上产生，没有阴就没有阳，没有一就没有二，没有万物没有物质也就没有变化。同时也说明了物质的变化是无穷的，总是不断地由简单到复杂，由低级到高级，不断地在变化，也不断地在向前发展。

（三）阴阳学说在中医学中的具体应用

前已述及，阴阳学说的形成是来自于古人的实践之中。它在一定程度上也能反映一些自然界中复杂变化的情况，中医学中的整体观，在一定程度上也可以用它来作阐述和解释，因此阴阳学说也就贯穿到中医学中各个方面，并具体地被运用于临床实践之中。阴阳学说在中医学中的具体应用，归纳之，大致有如下几个方面：

1. 用以概括天地自然气候万物间的一切变化：中医学认为天地一体，四时一体，六气一体，成败倚伏生乎动。而阴阳学说认为这些也都可以用阴阳来加以概括和阐述。天为阳，地为阴，天地一体也就是阴阳一体。四时中春夏属阳，秋冬属阴，四时的变化正是阴阳之间的消长变化，四时一体也就是阴阳一体。六气中风、火、热属阳，燥、寒、湿属阴，六气的变化也就是阴阳的变化，六气和调也正是阴阳之间的和调。天地间万物都可以根据阴静阳动的特点来区分阴阳。阴阳一体，万物也必然一体，成败倚伏生乎动，运动的出现正是阴升阳降的外在表现。

2. 用以概括人体脏腑经络属性及其相互间的关系：中医学认为五脏一体，经络一体。而阴阳学说认为人体中脏腑经络均可以依其特点而区分阴阳。以脏腑来说，阴阳学说认为五脏属阴，六腑属阳，而且阴阳之中还可以再分阴阳，例如五脏属阴，但心肺属阳，肝脾肾属阴；心肺属阳，但心为阳中之阳，肺为阳中之阴；肝脾肾属阴，但肝为阴中之阳，肾为阴中之阴，脾为阴中之至阴。以经络来说，经属阴，络属阳，但经之中又有阴经阳经，络之中又有阴络阳络。由于脏腑经络均可以区分阴阳而阴阳是一体的，所以脏腑也是一体的，并用以说明了人体脏腑经络的阴阳属性及其相互间的关系。

3. 用以概括人体生理病理现象：在人体生理病理学认识上，中医学首先认为人与天地是相应的，而阴阳学说则认为这正是人体阴阳之间的变化与天地间阴阳变化密切相关的表现，因而认为人也就只有在天地阴阳变化正常的基础上才能正常生长和维持健康，而季节气候，晨昏昼夜，风雨寒热晦明，地区方域等变化，也正是阴阳之间的消长变化，因而这些变化也自然无一不影响人体中的阴阳变化。

在人体内部的生理病理变化，中医学认为人体正常生理活动的产生是人体中精、气、神三者之间正常作用的结果，反之则属疾病。人体中的精，阴阳学说认为属于阴，气属于阳，而神则是在阴阳和调的基础上产生，所谓“阴平阳秘，精神乃治”，（《素问·生气通天论》）反之即呈灾害，所谓“阴阳离决，精气乃绝”（同上）。

4. 用以指导诊断及治疗：在诊断上阴阳学说认为首先可以用阴阳概念归类病因，如把致病因素可以区分为阳邪和阴邪；其次可以用阴阳概念区分人体体质体型；再其次可以用阴阳概念归类各种症状和体征，例如阳证、阴证、阳脉、阴脉；再其次可以用阴阳概念分析病机，或属阴病及阳，或属阳病及阴，或属寒极生热，或属热极生寒。因而在治疗上也就或治阳，或治阴，或阴阳兼治，或阴病治阳，或阳病治阴，使阴阳偏盛偏衰的失调现象复归于相对平衡协调的正常状态。

5. 用以指导预防：中医学认为上工治未病，对于疾病预防为主。而阴阳学说也认为如能保持人体的阴阳变化与天地间阴阳变化协调一致，人体内部的阴阳变化协调一致，那就可以防病延年，因而主张，春夏养阳，秋冬养阴，四气调神，所谓“是以圣人陈阴阳，筋脉和同，骨髓坚固，气血皆从。如是则内外调和，邪不能害，耳目聪明，气立如故。”（《素问·生气通天论》）由于阴阳学说可以在一定程度上概括中医学中的整体观，并因而贯穿到中医学中的各个方面，因此中医学也就把阴阳学说摆在很高的地位。《内经》谓：“善诊者，察色按脉，先别阴阳；审清浊，而知部分；视喘息，听音声，而知所苦；观权衡规矩，而知病所主；按尺寸，观浮沉滑涩，而知病所生；以治无过，以诊则不失矣。”（《素问·阴阳应象大论》）张景岳也说：“凡诊病施治，必须先审阴阳，乃医道之纲领，阴阳无谬，治焉有差，医道虽繁，而可以一言蔽之者，曰阴阳而已。”（《景岳全书·传忠录》）说明了中医学对阴阳学说的高度评价。

二、五　　行

（一）五行学说的产生和发展

“五”，就是指自然界中水、火、木、金、土等五类物质。“行”，就是指运行和变化。因此所谓“五行”，简单地说也是指自然界中水、火、木、金、土等五类物质的变化以及它们之间的相互关系。早期的五行学说，大约产生在我国古代殷周之际。它是我国古代劳动人民在长期的生活和生产实践中对物质世界的一种认识。在长期的生活和生产实践中，古人认识到了水、火、木、金、土这五种物质是当时人民生活、生产中所不可缺少的东西，也是构成自然界正常变化的五种重要物质元素，如《尚书》谓："水火者，百姓之所饮食也，金木者，百姓之所兴生也，土者，万物之所资生，是为人用。"同时也认识到了这五种物质之间是互相联系的，互相作用的，只有在这五种物质互相作用的情况下，才能更好地为人们生活和生产产生作用。上引《尚书》文中，明确地把水火和饮食联系起来，把金木同兴生、亦与生产劳动联系起来，把土同万物生长联系起来。春秋时代宋国的子罕也指出："天生五材，民并用之，废一不可。"（《左传·襄公二十七年》）周幽王时，史官伯也提出："以土与金木水火杂，以成百物。"（《国语·郑语》）这里一则曰"民并用之，废一不可"，再则曰"以土与金木水火杂"，亦即认为只有在木、火、土、金、水相互作用下才能"成百物"，十分明确地指出了木、火、土、金、水这五种物质之间的互相作用、互相联系的密切性及其在当时生产、生活中的重大意义，这实际上也是五行学说中生克概念最早的萌芽。由于水、火、木、金、土这五类物质是人们生活中所必不可少的必需物质，也是自然界中最主要的五类物质，它们之间各有特性但又相互依存而不可分离，因此古人也就利用它们的特性及其相互关系来对自然界中一切事物进行归类和说明。于此，原始的五行概念便被抽象发展成为了五行学说，成为了一种哲学概念，常常和阴阳学说一起，成为了古代用以认识和分析事物的一种思想方法和理论工具，并贯穿到古代各种学术之中。

于此可见，所谓"五行"，如同"阴阳"一样，它也不过只是一个哲学概念，是一种认识和分析事物的思想方法。中医学不过是在当时条件下利用它来阐述自己的一些认识而已，没有什么特别微妙的地方。

（二）五行的抽象涵义

早在殷代甲骨文卜辞中，就已经有了东、西、南、北、中五方的概念。《尚书·洪范》中更明确地提出了五行的抽象特性并把它与五味联系起来，如所谓：“水曰润下，火曰炎上，木曰曲直，金曰从革，土爰稼穑；润下作咸，炎上作苦，曲直作酸，从革作辛，稼穑作甘。”《内经》中则更进一步提出了自然界中一切物质变化，都同木、火、土、金、水这五种物质一样，它们之间都是一个互相联系、互相作用的统一体，如所谓：“木得金而伐，火得水而灭，土得木而达，金得火而缺，水得土而绝，万物尽然，不可胜竭。”（《素问·宝命全形论》）这些记载一方面说明了五行的抽象涵义，另一方面也说明了可以根据这些涵义来归类一切相类的事物，因而一切事物和现象也都可以按其特点而分别纳入五行之中。应该说明，这里所引的《尚书·洪范》一书，虽然在本书作者方面，现在看法还并不一致，有人认为《尚书》中的《洪范》一篇，是子思伪作，但也有人认为《洪范》中只是有些部分是后人的解释混入正文，不承认完全是伪书。我们认为既使此书是子思所伪作，但荀子的提法，亦只认为是“按往旧造说”，（《荀子·非十二子篇》）因此我认为对于《尚书·洪范》中所述内容，必须加以认真分析，区别对待。上述《洪范》中的内容，是从水、火、木、金、土这五种物质本身的特性及其与物质变化现象来联系的，尽管其中所述相互关系上或联系归类自然物质变化上有其不够确切的或以偏概全之处，但从其基本观点来看是具有朴素的唯物主义认识的，是子思按“往旧造说”的“往旧”，不能因为以后混入了一些“五事”、“五福”等“造说”，便把《洪范》中所述内容的基本精神全部抹杀。

由于如此，我认为从分析研究五行学说的角度出发，了解五行的抽象涵义，亦即五行中每一行的抽象概念，便具有十分重要的意义。兹就五行中每一行中的若干抽象概念，择其要者，分别作如下介绍。

1. 水的特点：水的特点主要可以归纳为下列几点

（1）寒凉：大家知道，水在自然情况之下是凉的是冷的，所以寒凉就是水的特性。从归类方面来说，自然界中一切事物和现象，只要它表现了寒凉的现象便都可以列属水的范围。比如说，每年的冬季在五行中来说是属于水。为什么冬季属于水呢？这是因为冬天寒冷，寒冷是水的特性，所以冬季属于水。

（2）就下：就是向下走的意思。大家都知道水是向下流的，所以就下也是水的特性。因此，自然界中一切事物和现象，凡是具有向下的特点的也都列属水的范围。比如说，一切液体类的物质，它们都有向下流动的特点，所以都可以列属水的范围。

（3）滋润：大家都知道，水类物质都有滋润的特性。比如说东西干燥了，我们洒上一点水，它就可以滋润些，因此自然界中一切事物和现象，只要它具有滋润的作用，也便都可以列属水的范围。

（4）闭藏：闭藏也是水的特性，因为水都是从地里出来的，好像埋藏在地里的缘故。因为水有闭藏的特性，所以自然界中一切事物和现象，只要具有闭藏特性的，也便都属于水的范围。比如说我们上面举的例子，每年冬季属于水，冬季属于水的原因，一方面固然因为冬天寒冷，寒冷是水的特性，另外一方面也因为冬季里许多东西都不再生长，好像是闭藏起来的缘故。

2. 火的特点：火的特点，主要也可以归纳下列几点

（1）炎上：炎就是旺盛的意思，上就是向上。火燃烧起来一般都有旺盛向上的感觉，所以炎上是火的特性。因为炎上是火的特性，所以自然界中一切事物和现象，只要它具备有过度旺盛的特点或者有旺盛的作用，便可以列属火的范围。比如说人体发烧过高，一般说是有火。脾气太大，容易发怒，一般也说是火气太大。为什么这些现象也说是火呢？这就因为发烧过高或爱发脾气，都有旺盛紧张情况，类似火的特性的缘故。

（2）温热：火是热的，是烫的，生起火来就可以使人发生温暖的感觉，所以温热是火的特性。因为温热是火的特性，所以自然界中一切事物和现象，只要它具备有温热的特点或者有

温热的作用，便可以列属于火的范围。比如说方位上的南方，在五行中是属于火，每年的夏季也是属于火。为什么南方和夏季属于火呢？因为南方天气比较温暖，夏季天气炎热的缘故。

（3）红亮：火是红的，火光是亮的，所以红亮也是火的特性。因为红亮是火的特性，所以自然界中一切事物和现象，凡是在外观上或现象上具有红亮的特点，便都可以列属于火的范围。比如说一个人皮肤上生疮，这个疮的外观是红的亮的，是热的烫的，一般便叫它有火，这也便是因为火的特性是温热红亮的缘故。

（4）化物：化就是消化，物就是物质。化物就是把物质化去的意思。任何东西都可以用火把它化去，所以化物也是火的特性。因为化物是火的特性，所以自然界中一切事物和现象，只要它具有化物的现象和作用，便都可以把它列属于火的范围，比如说一个人容易饥饿，吃饭总觉不饱，或者是口渴喝水，喝得很多也不能解渴，这种现象一般便认为人体里面的火太大了。火大了化物的作用太强，吃进去的食物一会儿便消耗完了，所以就食不解饥，饮不解渴。为什么这些现象都属火的范围呢？这就是因为化物是火的特性的缘故。

3. 木的特点：木的特点，主要也就可以归纳为下列几点

（1）曲直：曲就是弯曲，直就是伸直。树木在外力的作用下，可弯曲和伸直，所以曲直是木的特性。因为曲直是木的特性，所以自然界中一切事物和现象，只有具有曲直的特点，便都可列属于木的范围。比如说人的四肢，能够伸直，也能够弯曲，这种能曲能直的作用，一般便认为是木的作用。为什么人的四肢曲直作用说成是木的作用呢？这就是因为曲直是木的特性的缘故。

（2）易动：五行之中以木最容易动，自然界中一个小的变化，首先摇动的就是树木，所以易动也是木的特性。因为易动是木的特性，所以自然界中一切事物和现象，只要它有易动的特点的，也就可以列属于木的范围。比如说，人体在病因作用

之下，四肢发生抽动，一般便属于木病。为什么把四肢抽动的疾病列属于木的范围呢？这也就是因为易动是木的特性的缘故。

(3) 喜伸展：木是喜欢伸展的，比如说一棵树木，它如果在外力作用之下，不能够自然伸展的话，那么它便会发生弯曲或紧张的现象，所以伸展自如是木的正常情况。换句话说，这也就是木的特性。因为木的特性是喜欢伸展，不喜欢抑郁，所以自然界中的一切事物和现象，只要它具有喜伸展的特性的，也就都可以把它列在木的范围。比如说人体在病因作用之下而产生的四肢痉挛紧张，或者因生气忧郁而产生胁肋疼痛、胀满等症状，一般就叫它木郁。为什么这些现象说它是木郁呢？这也就是木的特性是伸展，生气忧郁等等，可以使木得不到伸展的缘故。

4. 金的特点：金的特点主要也可以归纳成下列几点

(1) 发声：凡是金属，它都可以发生清脆响亮的声音，所以发声是金的特性。因为发声是金的特性，因此，自然界中一切事物和现象，只要它具有发声的特点的，便都可以把它列在金的范围。比如说人说话的声音低小或者沙哑或者咳嗽，一般便以为是金有病，为什么把人说话声音沙哑、咳嗽等现象说成是金病呢？这也就是因为发声是金的特性的缘故。

(2) 肃杀：肃就是肃清，杀就是杀灭。肃杀就是肃清杀灭的意思。金类物质一般都很坚硬锋利，对其他东西有肃清和杀灭的作用，所以肃杀是金的特性。因为肃杀是金的特性，因此自然界中的一切事物和现象，只要它具有肃杀的特点的，便都可以把它列在金的范围。比如说，一年四季中，秋季是属于金，为什么秋季属于金呢？这也就是因为在秋季中，树凋叶落一片萧条，和夏天欣欣向荣的情况完全两样，就好像被什么东西肃清和杀灭了一样，和金的特性相类的缘故。

5. 土的特点：土的特点，主要也可以归纳成下列几点

(1) 载物：载就是承载，物就是物质。自然界中的一切物

质都是由于土地来承载，所以载物是土的特性。因为载物是土的特性，因此自然界中的一切事物和现象，只要它有载物的特点的，便都可以把它列属于土的范围，比如说每年的长夏属于土。为什么长夏属于土呢？这就是因为六月里自然界中万物生长得最茂盛。土地上承载的东西从现象上来看好像是最多的缘故。由于载物是土的特性，金木水火都是在地的载物作用的基础之上产生的，没有土就没有其他四个，所以土在五行中是最重要的。一般说土是万物之母，又说土载四行，也就是这个意思。

（2）生化：生就是生长，化就是变化。生化二字联系起来看，就是生长变化的意思。自然界中各种东西都是从土地里生长变化来的。所以生化是土的特性。由于生化是土的特性，因此自然界中一切事物和现象，只要它有生化的特点的，便也都可以把它列属于土的范围。比如说人体中的脾胃，在五行归类上便属于土。为什么脾胃属于土呢？这就是因为人体脾胃的作用，主要是把吃进去的饮食变化成新的物质来供给人体的需要，与土的特性相类的缘故。

五行的特点，一般来说主要就是这些。从这里我们便可以看出，我们在哲学上或者医学上所谈的五行，主要就是谈它的抽象特点，并利用它来归纳有关的一些事物，而不是狭隘的谈水火木金土这五个具体的物质本身。这一点必须加以了解和习惯，也只有这样，才能正确理解和分析研究五行学说的本质。

（三）五行之间的相互关系

水火木金土这五类物质，它们之间各有特性，但也互相依存、相互关系不可分离。五行之间的相互关系有哪些呢？归纳起来，一般大致可以分为以下两个方面：

一个方面是相生关系：生就是资生，相生就是相互资生，相互促进的意思。五行之中都具有相互资生、相互促进的关系，这种关系就叫作相生关系。五行的相生关系是：水生木、木生火、火生土、土生金、金生水。从这里可以看出五行之中任何一行都有生我和我生二方面的关系。比如说木生火、火生土，假如我是火的话，木便是生我，土便是我生，其他四行也是一样，都可以依此类推。

五行相生的关系是古人从长期生活实践中观察总结出来的，因为树木的生长，必须要有水的灌溉，可见水对于木有资生助长的作用，所以说水生木。木材可以燃烧生火，可见木对于火有资生助长的作用，所以说木生火。土地要生长变化出来东西，没有阳光的热力作用是不行的，可见火对于土有资生助长的作用，所以说火生土。金属类物质是埋藏在地下的，是在土中生长变化出来的，所以说土生金。一般来说，水都是由西而东，西方在五行属性上属金，金属在火的作用下，也可以熔解为水，所以说金生水。

另一个方面是相克关系：克就是克制，相克就是相互克制，相互约束的意思。五行之中都具有相互克制、相互约束的作用，这种关系就叫作相克关系。五行相克关系是：水克火、火克金、金克木、木克土、土克水。任何一行都有克我和我克二方面的关系。比如说水克火、土克水。假如我是水的话，土便是克我，火便是我克，其他四行也与此一样，可以类推。

五行相克关系，如同相生关系一样，也是古人从长期生活实践中观察总结出来的。因为水可以使火熄灭或者使火力不致过大，可见水对于火有克制的作用，所以说水克火。金属类物质虽然坚硬，但在火的作用下，可以使它改变，使它软化，可见火对于金有克制作用，所以说火克金。用金属工具砍伐树木，常常比用其他工具便利得多，可见金对于木有克制的作用，所以说金克木。树木的根可以在地下互串，使土地得到保持，可见木对于土也有克制的作用，所以说木克土。水池水坑可以用土来填平，洪水为灾可以用土筑堤来抵挡，一般说兵来将挡，水来土掩，可见土对于水有克制作用，所以说土克水。

五行之间的相互关系，一般来说主要就是以上所说的“相生”和“相克”这两方面。五行之间任何一行与其他四行之间都同时具有这种生克关系。五行之间，不是生我，便是我生；不是克我，便是我克。以木为例，木与土的关系是相克关系，木与火的关系是相生关系，木与金的关系是相克关系，木与水的关系是相生关系。木行是这样，其他火、土、金、水也是一样，这就是说任何一行都与其他四行密切相关，任何一行的变化都可以直接或间接的影响其他四行，无一例外，从而把五行之间联系成为一个相互作用，互相影响，密切相关不可分离的统一体。

五行之间的生克关系，五行学说认为并不是绝对固定不变的，而是在那里不断的运动和变化着，而一切变化的产生也是五行之间运动不已的结果，而五行之间的运动不已，又是由于五行之间盛衰盈虚的结果。《内经》中强调了“气有多少，形有盛衰，上下相召而损益彰”，“形有盛衰，谓五行之治”，“动静相如，上下相临，阴阳相错，而变由生也”（《素问·天元纪大论》），“成败倚伏生乎动”（《素问·六微旨大论》），“太虚寥廓，五运回薄，衰盛不同，损益相从”（《素问·五常政大论》）。《内经》中有大量篇幅论述五行之间的“太过”、“不及”、“胜复”、“乘侮”等等，基本上都是从五行之间的运动观念来阐述和讨论。

什么叫作太过、不及？太过就是五行之中某一行出现了偏盛的情况，不及就是五行之中某一行出现了偏衰的情况。什么叫作乘侮？乘侮也就是一般所说的相乘和相侮。乘就是乘袭，也就是乘虚而入，侮就是相侮，相乘侮就是指五行之间，在异常情况下所产生的反常现象。我们前面讲过了，五行之间具有相克的关系，水克火，火克金，金克木，木克土，土克水，这是指一般正常情况而言，也是指五行本身在和调情况下而言。但是在异常情况下，五行之间的和调常常被打破，量的方面也常常会发生改变，这样便会出现相乘或相侮的现象。

什么叫作相侮呢？相侮就是反克，在正常情况下水是克火的，但在异常情况下，水火之间在量的方面已经有所改变时，水便不一定能够克火，比如说水太少了，火太多了，在杯水车薪的情况下这时水就不但不能克火，反而会被火烧干，这种火克水的情况就叫反克，也就是相侮。

相乘与相克的情况相似，例如：火乘金，金乘木等等，都叫相乘，但在性质上相乘与相克却完全不同，相克一般来说是正常的，相克关系，实际上是一个相互制约的关系，相乘则不然，它往往与相侮同时出现，完全是一个异常现象，火太大，水太少，水已经不能够对火产生制约作用，因此，这时火对于金，便不是一般的相克而是毫无顾忌，大肆损害了。为什么这时火对于金能够毫无顾忌大肆损害呢？这就是因为在相侮的情况下，水对于火已经失去了制约的作用，所以火才能乘虚而入的缘故。这也就是为什么这种现象叫作相乘而不叫相克，也就是为什么相侮和相乘一般总是同时出现的原因。

什么叫做胜复？胜，有相乘的涵义；复，就是报复。五行在失去制约损害一方的时候，到了一定程度，被损害的一方就会出现相应的反应以求重新取得均势和协调。以自然界气候为例，天阴下雨，连绵不已，气候寒冷，这在五行学说来说也可以叫水胜火，或者也可以叫水乘火，但是到了一定程度以后就常常向相反的方向转化，一变而为久晴不雨，气候转热，这种现象就是五行学说中“胜复”，实际上也是自然气候自动调节的一种表现。而这一切变化的发生也正是五行之间运动不已的结果。

五行之间的生克关系，五行学说认为主要在“克”。前面已经讲过，“克”即制约，相克即五行之间的相互制约，也可以理解为相互对立两方之间的斗争。五行学说认为事物的正常生长、发展和变化，主要依靠于这种“相克”关系的正常进行而进行。《内经》中明确指出：“亢则害，承乃制，制则生化。”（《素问·六微旨大论》）所谓“承乃制”，也就是指五行之间的相互制约，“制则生化”，也就是指只有在五行互相制约的情况下才能产生正常的生长的变化，明确地指出“制”，也就是

"克"，在生化中的决定性作用。这种"亢害承制"、"制则生化"的关系，实际上也就是一般所谓的"制化"作用。制化作用的产生，其关键就在于五行之间的互相制约。但是应该指出，五行学说认为五行之间的这种制约现象，绝对不是静止的、不变的，而是随着五行之间的盛衰盈虚不断变化，五行之间的互相制约是在五行之间不断运动的情况下产生作用。"承乃制"，是针对着"亢则害"来提的，而五行之间的运动则又是由于五行之间盛衰盈虚的结果，因此"亢"的现象是必然存在的，没有盛衰盈虚，实际上也就没有运动、没有变化。问题只在于"亢"到什么程度以及是否有所制约，如果是"亢"而有"制"，那么这种现象仍属于五行之间的"相克"现象，这种"亢"和"制"之间的过程，也正是运动和变化的过程，这也就是《内经》中所说的"夫物之生从于化，物之极由乎变，变化之相薄，成败之所由也"（《素问·六微旨大论》），"有胜则复，无胜则否"（《素问·至真要大论》），"五运之政，犹权衡也，高者抑之，下者举之，化者应之，变者复之，此生长化成收藏之理，气之常也，失常则天地四塞矣"（《素问·气交变大论》），把它认为是一种正常现象；反之，如果是"亢"而失"制"，那就是五行之间的相乘或相侮了。这也就是《内经》中所说的："气有余，则制己所胜而侮所不胜；其不及，则己所不胜侮而乘之，己所胜轻而侮之。侮反受邪，侮而受邪，寡于畏也。"（《素问·五运行大论》）所谓"寡于畏"，即失去了制约，因此也就是一种反常现象，于此可见，五行学说中的制化作用，实际上是指五行之间的互相制约中所产生的作用，其关键在于"制"。这也就是五行之间的相互关系中，五行学说为什么认为主要在相克的理由。

我们前面谈过了，五行之中任何一行都有生我和我生、克我和我克的二重关系。其中生我和我生的关系一般又叫做母子关系。生我就是母，我生就是子，克我就是主，我克就是从，因此克我和我克一般又叫做主从关系。母子是相互作用，相互影响的，母强子也强，母弱子也弱，母病可以影响子，子病可以影响母，主从也是相互作用、相互影响的，主从关系正常，关系就可以处得很好，主从关系失常，那就会失去协调。主太强了从受到了过大的约束，这就会限制了从的正常作用；从太强了，主就不能正常的对从约束，这就会出现反克或相侮的现象。

五行之间的关系，总的来说就是生克关系。母子关系实际上就是相生关系，主从关系实际上就是相克关系。相克关系在正常情况下就是制化，在反常的情况下就成为相乘相侮。而所有这些变化实际上又都是在相生与相克关系的基础上产生出来的。从五行之间的相互关系中，我们就可以看出了五行之间的关系是相互依存的，也是相互作用的，是有机的联系在一起的。因此，我们可以利用五行的特性和它们相互之间的关系来说明及分析自然界中一切事物包括人体在内的各种复杂变化。

（四）五行学说在中医学中的具体应用

五行学说在中医学中的运用如同阴阳学说一样，也是极其广泛，特别是分析许多具体问题上，一般常常用到五行学说。归纳之，大致有如下几方面：

1. 用以归类阐述自然气候万物及相互关系：五行学说认为天地间的各种自然现象及物体，都可以根据五行特性来加以归类并依照五行之间的相互关系来说明其相互关系，兹择其一般中医书中所常道者，略如下表（表2）：

2. 用以归类人体脏腑经络并以此阐述其相互关系，五行学说认为人体的脏腑经络可以用五行来加以归类：

脏腑方面的肾和膀胱，经络方面的足少阴、足太阳属水。脏腑方面的心、小肠、心包络、三焦，经络方面的手少阴、手少阳、手厥阴、手太阳属火。脏腑方面的肝、胆，经络方面的足厥阴、足少阳属木。脏腑方面的肺、大肠，经络方面的手太阴、手阳明属金。脏腑方面的脾、胃，经络方面的足太阴、足阳明属土。

表2　五行特性归类表

行	木	火	土	金	水
时	春	夏	长夏	秋	冬
方	东	南	中央	西	北
日	甲乙	丙丁	戊己	庚辛	壬癸
运	丁壬	戊癸	甲己	乙庚	丙辛
色	苍（青）	赤	黄	白	黑
味	酸	苦	甘	辛	咸
六气	风	暑、热、火	湿	燥	寒
应	生	长	化	收	藏
性	曲直	炎上	稼穑	从革	就下
谷	麻（麦）	麦（黍）	稷	稻	豆
果	李	杏	枣	桃	栗
菜	韭	薤	葵	葱	藿
畜	犬（鸡）	羊（马）	牛	鸡（马）	彘
藏	肝	心	脾	肺	肾
腑	胆	小肠	胃	大肠	膀胱
经	足厥阴 足少阳	手少阴 手太阳	足太阴 足阳明	手太阴 手阳明	足少阴 足太阳
志	怒	喜	思	忧	恐
声	呼	笑	歌	哭	呻
体	筋	血脉	肉	皮毛	骨
液	泪	汗	涎	涕	唾
窍	目	舌	口	鼻	耳
脉	弦	钩（洪）	濡	毛（浮）	石（沉）
变动	握	厥	哕	咳	栗

五行学说认为人体的脏腑经络也可以用五行之间的相互关系来加以说明：脏与脏之间的相生关系是：肾生肝，肝生心，心生脾，脾生肺，肺生肾。脏与脏之间的相克关系是：肾克心，心克肺，肺克肝，肝克脾，脾克肾。

3. 用以概括人体生理病理现象

五行学说认为人体中各个脏腑不论是生理现象或者是病理现象，都可以用五行概念来加以概括。五脏之间生克正常便是生理现象，五脏之间生克反常，出现相乘相侮状态，那就是病理现象。这就是说人体五脏之间生克正常进行便是健康，反之任何一脏生太过或者克太过，或者生不及或者克不及都会影响其他脏器而发生疾病。

4. 用以指导诊断治疗

（1）归类病因：中医学把病因主要归之于六淫、七情。六淫即风、寒、暑、湿、燥、火；七情即喜、怒、思、悲、忧、恐、惊。五行学说认为六淫中的风属木，寒属水，燥属金，湿属土，暑、火属火；七情中的怒惊属木，喜属火，思属土，悲、忧属金，恐属水。

（2）归类各种证候及体征：各种证候及体征五行学说认为都可以用五行归类，并据此确定疾病的部位，例如眩晕拘急、面色青、脉弦、属木属肝；神昏谵语、面红色赤、脉洪、属火属心；吐泻、色黄、脉濡、属土属脾；咳喘、面色白、脉毛、属金属肺；遗精阳痿、面色发黑、脉石、属水属肾。

（3）分析病机，指导治疗：在根据症状确定了疾病部位之后，还可以根据五行之间的相互关系来具体分析这些症状的发病机转，找出这个脏器有病是由什么原因发生的，是这个脏器在病因作用之下自病呢？还是由于其他脏器的影响而发生疾病呢？找出机转之后，即可根据病机辨证施治。举例来说，如果患者在症状表现是运动障碍或者痉挛拘急，这在五行归类上就可以列属木病，在脏器上也就属于肝病。肝病的发病机转可以由于肝木自病，但也可以由于其他脏器疾病的影响之下发生。肝与心有我生的关系，肝与肾有生我的关系，因此心和肾有病都可影响到肝；肝与脾有我克的关系，肝与肺有克我的关系，因此脾与肺有病也可以影响到肝。肝本脏自病，治疗上主要是直接治肝，由于其他脏器疾病的影响，那主要就是要治其他脏器，病机不同，诊断治疗也不同。

（4）指导预防：中医学对于疾病强调治未病，强调杜渐防微，五行学说认为子病可以及母，母病可以及子，主病可以及从，从病可以及主，一行有病，必然要影响其他四行，在临床上即可根据这个道理，早期处理，防患于未然。

三、阴阳与五行的关系

根据以上所述，可以看出阴阳学说与五行学说都是我国古代的一种哲学思想，都是当时认识和分析事物的一种方法，因此也都被我国古代医学家借用来解释和阐述中医学中的一些理论认识和临床经验。但如加以分析，阴阳学说看来原则性比较大，比如说，自然界中的各种事物和现象，包括人体各种疾病证候在内，都可以用阴阳概念来加以分析，也都可以用它来说明它们之间的对立相互关系。五行学说则比较细致了一些，看来个别性比较大，自然界一切事物之间，包括人体内部的各个脏器在内，它们之间的相互关系和影响，都可以用五行学说来加以归类，并且可以用它们之间相互关系来说明整个自然界包括人体在内错综复杂的变化。举一个例子来说，一个出血患者，在整个证候性质上来说，他是属于阴虚的，这是因为人体血液在阴阳属性上是属于阴。失血的结果，必然血少，但为什么会出血呢？是哪一个器官出了问题呢？这些问题如果单用阴阳概念来说是说不清楚的，必须再用五行学说加以进一步分析，才能作出比较全面的结论。《内经》中有一段话："夫百病之生也，皆生于风、寒、暑、湿、燥、火，以之化之变也。经言盛者泻之，虚者补之，余锡以方士，而方士用之尚未能十全，余欲令要道必行，桴鼓相应，犹拔刺雪污，工巧神圣，可得闻乎？岐伯曰：审察病机，无失气宜，此之谓也。""谨守病机，各司其属，有者求之，无者求之，盛者责之，虚者责之，必先五胜，疏其血气，令其调达，而致和平。"（《素问·至真要大论》）这段话很明确的指出了对于疾病单从盛虚补泻这些原则性东西来作处理是不够的，是不能十全的，必须再进一步作分析，这里所说的“谨守病机，各司其属”，就是说要用五脏定位，五气定性。所说的“必先五胜”，就是说除了定位、定性以外，还要认真分析其间的相互关系，这些都是五行学说在中医学上的具体运用。由于如此，所以我们说阴阳学说原则性比较大，五行学说个别性比较大；前者可以说明自然界包括人体在内一切对立互根总的概念，而后者则可以是具体的分析其错综复杂的发病机转。二者虽各有特点，但在应用上阴阳之中包括五行，五行之中又分阴阳，所以阴阳与五行之间的关系，基本上是一个整体。

四、阴阳五行学说的朴素的唯物主义和辩证法本质及其唯心主义形而上学内容对中医学的影响

阴阳五行学说的基本内容，要言之，已如上述。阴阳、五行学说对于一切事物都认为不是孤立存在而是互相联系，互相影响的，阴阳学说中的对立互根，相反相成，消长转化，相对和调，阴基阳统等概念，五行学说中的五行一体，相互资生，相互制约等概念，这些都具有朴素的唯物辩证内容。正因为如此，所以阴阳、五行学说也能在一定程度上阐述中医学中的一些主要论点及解释中医临床实践中的一些具体问题，并以之指导临床实践，但是阴阳、五行学说它与现代科学的辩证唯物论却有着本质的区别。阴阳、五行学说在其主要论点上还有违反辩证唯物论的一面，唯心主义形而上学的一面。

阴阳、五行学说违反辩证唯物论的地方，首先就是阴阳、五行学说中的运动循环论。阴阳学说虽然一方面也提到了运动是不断地向前发展的，例如所谓一生二、二分为四、四分为八、八分为十六、十六而三十二、六十四以至更多，但它却又比较更多地强调了“阴阳之相贯，如环无端”。五行学说中也十分强调了“五行迂复，周而复始”，这也就是比较更多地强

调了宇宙事物的运动和发展是循环的，是“周而复始”的，这种认识，无疑是完全错误的，因而也就常为当时封建统治者所利用，认为天下大事，分久必合，合久必分，盛极必衰，衰极必盛，五德始终，把一切都归之于因果循环，把一切人为的灾难如兵灾、饥饿、水旱以及随之而来的瘟疫疾病等，都归之于天数，视为必然和当然，为封建统治者的罪恶进行掩饰。当然，阴阳、五行学说的这种“如环无端”的认识，这也有其历史条件的。这就是说古人虽然在生活和生产实践中，注意到了四时气候，暑往冬来，春来寒去，观察到了日月星辰的运行，今年如此，明年也如此，从而认识到了这一切都是在不断地运动，但因为受到当时历史条件和科学发展的限制，不可能认识到事物运动和发展的真实面貌，所以很自然的从直观的、表面的现象来认识，并从而得出不完全正确的、片面的结论。其次是阴阳、五行学说中的机械归类，取类比象认识，阴阳学说认为：“阴静阳动”，“阴内阳外”，“阴上阳下”等等。阴阳本身，明确代表某类事物的特性，而且也正是根据事物的特性来分成对立的两方，五行学说更是以五行的各自特性来对自然界中一切事物进行归类。这一点从自然科学来说，有其便于应用的一面；另一面也存在问题，即某些现象的产生，都各有其千差万别的内在实质，因而有些现象也就很难用阴阳、五行概念加以高度概括和具体说明。特别是机械归类，取类比象的方法，那就更不可免地要走上主观臆测的道路上去，因而也就更容易为封建统治阶级所歪曲和利用，如所谓“臣者君之阴也，子者父之阴也，妻者夫之阴也。”（《杜敛·地震对》）“故与阳言者，依宗高，与阴言者，依卑小。”（《鬼谷子·捭阖》）以及邹衍、董仲舒之流把阴阳、五行学说附会到政治人事方面，作为说明“王朝兴替”，“王权神受”，“三纲五常”的根据。这一方面固然是由于封建统治阶级对朴素的阴阳、五行学说的歪曲和利用，但另方面也确实由于阴阳五行学说本身有唯心主义形而上学的另一面，所以也才可能为他们所利用。

总的说来，阴阳、五行学说，从它的某些基本论点上来看，是含有辩证唯物论认识的因素，但是由于历史条件的限制，因此不免有它很大的局限性、直观性和以偏概全的地方。其中有唯心主义、形而上学的成分，因而它也不能完全解释宇宙，而只能属于朴素的唯物辩证法范畴。

由于阴阳、五行学说，其中有唯心主义、形而上学的成分，随着阴阳、五行学说的贯穿到中医学中的各个方面，因而这些东西也就随之而掺杂在中医学中，从而形成了中医学现存的既有精华，也有糟粕的局面。

阴阳、五行学说中的循环论和机械论掺入在中医学理论中很多。表现的比较突出的首先就是以阴阳、五行学说为基础的运气学说。古人以十天干和十二地支相互配合来纪年，每六十年为一周，认为天地间万物的运动和变化也以此为周期，每六十年周而复始，如此往返运行，万古长存。在医学领域中，运气学说也就按这样的循环来解释六十年周期中各个年份的周期变化，疾病流行和疾病的预后概况。这样的认识，如果仅用在自然科学方面，由于自然变化相对的比社会变化微小，因此在一定范围和时间之内，也能产生出一定的指导作用，这些也就是运气学说中的部分内容，例如主运、主气、节序等等，在目前来说对于医学、历学、农学等自然科学在一定程度上有指导实践的作用，但是如果作为一个法则和规律来看，从其推算方法来看，则这种认识是唯心的，形而上学的，是机械的，违反辩证唯物论的。

其次表现的也比较突出的是以阴阳、五行学说为基础的六经传变学说及脏腑疾病传变学说。在传经问题上，古人以阳分为一阳（少阳）、二阳（阳明）、三阳（太阳），以阴分为一阴（厥阴）、二阴（少阴）、三阴（太阴）。以阴阳消长的变化的概念，以人体阳气为中心，认为人体在遭受外邪致病以后的病理生理变化就是一个由阳入阴，由阴出阳的过程，因而在传变次序上就由太阳而传阳明，而传少阳，而传太阴，而传少阴，而传厥阴。这种传变情况如果以全过程来看，应该说是正确的，但是由于受阴阳学说循环论和机械论的影响，六经传变，又来了一个“日行一经”即一日太阳，二日阳明，三日少阳，四日太阴，五日少阴，六日厥阴的说法，同时还来了一个“作再经”的说法，即七日不愈，那么就再循环一次。在脏腑传变问题上，古人强调循所主之序而传，这就是肝病一定传脾，脾病一定传肾，肾病一定传心，心病一定传肺，并把它用来决定转归和预后等等，密切地和五行生克机械地联系起来，例如所谓“病在肝，愈于夏，夏不愈，甚于秋，秋不死，持于冬，起于春……”（《素问·藏气法时论》）等等这些说法，也不完全符合临床实际情况。

再其次就是表现用阴阳五行归类，例如阴阳五行学说认为数目也可区分阴阳五行，单数为阳，双数为阴，因而在干支纪年上的天干地支也就指单数和双数区分阴阳或五行。甲、丙、戊、庚、壬等单数都是阳干，动为阳，所以阳干就是太过；乙、丁、己、辛、癸等双数都是阴干，静为阴，所以阴干就是不及。甲乙属木，丙丁属火，戊己属土，庚辛属金，壬癸属水。日数也按双数区分阴阳或根据干支区分五行，并以此来判断疾病预后，例如：“发于阳者六日愈，发于阴者七日愈。以阳数七，阴数六故也。”（《伤寒论》第7条）“肝病者，愈在丙丁，丙丁不愈，加于庚辛，庚辛不死，持于壬癸，起于甲乙。”（《素问·藏气法时论》）这些是唯心主义形而上学的东西，也是受阴阳、五行学说机械归类的影响。

由于阴阳、五行学说中符合辩证法部分和唯心主义、形而上学部分同时贯穿到了中医学中的各个方面，因此中医学中的理论部分也就精粗都有，真伪并见，既有精华，也有糟粕，但是医学毕竟是一门需要实践的科学，在实践中其唯心主义、形而上学部分自然难以得到证实，而阴阳、五行学说当时又成为风气，影响所及，因而中医学中也就形成了一个一方面普遍的采用阴阳五行学说，但另一方面也对阴阳五行学说提出了疑问，摆出了自己的观点，采取了与历史上唯心论者在对待和运用阴阳五行学说截然不同的相反态度。《内经》中有大量篇幅谈到阴阳五行的具体运用问题，但却没有一个字涉及到唯心论者所谓的“五事”、“五福”、“三纲”、“五常”等内容。《内经》明确地提出了：“夫气之生，与其化衰盛异也。寒暑温凉盛衰之用，其在四维。故阳之动，始于温，盛于暑；阴之动，始于清，盛于寒。春夏秋冬，各差其分。”（《素问·至真要大论》）“生因春，长因夏，收因秋，藏因冬”。（《素问·阴阳离合论》）“成败倚伏生乎动，动而不已，则变作矣。……故非出入，则无以生长壮老已，非升降，则无以生长化收藏”。（《素问·六微旨大论》）认为自然界中的生长收藏现象，春之生是因为春温，夏之长是因为夏热，秋之收是因为秋凉，冬之藏是因为冬寒，而季节气候的变化，则又是由于自然界中不断运动变化的结果，并且认为这种变化不但是可以认识的，而且还可以根据它的变化规律而加以控制的，所谓：“通天之纪，从地之理，和其运，调其化，使上下合德，无相夺伦，天地升降，不失其宜，五运宣行，勿乖其政。”（《素问·六元正纪大论》）在具体运用五行学说上从来不主张机械地生搬硬套，而认为有常有变，要根据具体情况，具体分析，个别对等，而最后仍以实际表现为准。《内经》虽然在《天元纪》等七篇大论中，用了大量篇幅介绍了运用阴阳五行学说推算气候变化的公式，但同时却又十分明确地提出对于这些运算公式还必须通过实际测定和观察来验证它，如所谓“因天之序，盛衰之时，移光定位，正立而待之”，“夫六气者，行有次，止有位，故常以正月朔日平旦视之，睹其位而知其所在矣。运有余，其至先，运不及，其至后。”（《素问·六元正纪大论》）看这些运算正确与否，主要是看它与自然气候变化的实际情况是否相应，如所谓“燥胜则地干，暑胜则地热，风胜则地动，湿胜则地泥，寒胜则地裂（固），火胜则地固（裂）”。（《素问·六元正纪大论》）明确地提出绝对不能机械地运用这些运算公式，如所谓“至高之地，冬气常在，至下之地，春气常在。”（《素问·六元正纪大论》）不能把它看成完全绝对不变的东西，如所谓“时有常位，而气无必也。”（《素问·至真要大论》）强调阴阳五行学说在具体问题运用方面的当否，最重要的是看其能否确切反应于具体实践之中，明确地指出：“善言天者，必应于人，善言古者，必验于今，善言气者，必彰于物。”（《素问·气交变大论》）后世学者虽然有的受阴阳五行学说的影响很深，对于运气，十分机械的应用，例如中医书中的《三因方》、《圣惠方》等，按照五运六气，胪列方药把甲子一周六十年的处方都开了出来，如六壬年用苓术汤，六戊年用麦门冬汤，六甲年用熟附子山茱萸汤，六庚年用牛膝木瓜汤，六丙年用川连茯苓汤，六癸年用黄芪茯苓汤，六己年用紫菀汤，六辛年用五味子汤等等。但是多数学者，即都不主张机械的对待，例如沈括：“医家有五运六气之术，大则候天地之变，寒暑风雨，水旱螟蝗，率皆有法，小则人之众疾，亦随气运盛衰，今人不知所用而胶于定法，故其术皆不验。……大凡物理有常有变，运气所主者，常也，异夫所主者，皆变也，常则为本气，变则无所不至。……随其所变，疾疠应之，皆视当处之候，虽数里之间，但气候不同，而所应全异，岂可胶于一定。”（《梦溪笔谈·卷七》）徐灵胎：“当时圣人不过言天地之气运行旋转如此耳，至于人之得病，则岂能一一与之相合，一季之中，不许有一人生他病乎。”（《医学源流论》）汪机：“百里之内，晴雨不同，千里之邦，寒暖各异，此方土之候，各有不同，所生之病，多随土著，岂可皆以运气相比例哉。务须随机达变，因时识宜，庶得古人未发之旨，而能尽其不言之妙也。”（《运气易览·序》）其他如张景岳、吴鞠通等，虽不否定运气，但也都不主张机械对待，而认为应综合各方面情况，综合分析。又例如伤寒六经传变日行一经的问题也是一样，一方面《伤寒论》提出了“太阳病，头痛至七日以上自愈者，以行其经尽故也，若欲作再经者，针足阳明，使经不传则愈”（第 8 条），“风家，表解而不了了者，十二日愈”

（第10条）等说法，但同时又提出了“伤寒一日太阳受之，脉若静者，为不传；颇欲吐，若躁烦，脉数急者，为传也”（第4条）。《内经》中一方面提出了“五脏相通，移皆有次，五脏有病，则各传其所胜”（《素问·玉机真藏论》），但同时又提出了“五脏六腑，寒热相移”（《素问·气厥论》），篇中列举了许多“肾移热于脾”、“肾移寒于肝”、“脾移寒于肝”、“肝移寒于心”、“肺移寒于肾”、“胞移热于膀胱”、“膀胱移热于小肠”、“小肠移热于大肠”、“大肠移热于胃”、“胃移热于胆”、“胆移热于脑”等五脏六腑寒热相移的情况，并不认为疾病传变一定要循相胜之序而传。根据以上所述我们认为已经不难看出，阴阳五行学说虽然对中医影响很大，但由于中医学在整体观思想指导之下，在“必应于人”、“必验于今”、“必彰于物”，以实践为基础的思想指导之下，仍然是自有体系，对于阴阳五行学说中的能用以阐述自己的观点的部分，则采用之，其不切合实际部分，则并不机械的生搬硬套，仍然有自己的看法。于此也就说明了阴阳、五行学说在中医学中的地位，尽管古人把它摆得很高，但也不过是用以阐述自己的论点，在当时风尚之中，把它作为一个论理工具而已。

五、正确对待阴阳五行学说继承发扬祖国医学遗产，加快中西医结合步伐，为创造中国的新医药学而努力

我们在前面已经讲过，中医学是我国古代劳动人民在长期生产、生活及与疾病作斗争的实践过程中，逐渐积累经验并逐渐形成起来的一门自然科学，有其自己的一套理论体系。其指导思想，也正是古人在长期的生产、生活及与疾病作斗争的实践过程中所形成的整体观，整体观贯穿到了中医学中的各个方面。

阴阳五行学说是我国古代一种哲学思想。阴阳五行学说的形成，也是来自古人实践经验，因而其中某些论点具有朴素的辩证唯物主义认识，它也能在一定程度上概括一些自然界中的

变化。中医学的整体观，在一定程度上也可以用它来作阐述和解释，在当时阴阳五行学说盛行的风尚之中，中医学也就很自然地运用了当时盛行的阴阳五行学说来阐述自己的观点，归纳自己的经验，以之作为论理工具并受其影响。

由于如此，所以我们在对待中医学中阴阳五行学说时，便不能不持十分慎重的态度，因为这里面不但由于阴阳五行学说中还有朴素的辩证唯物认识的一方面应该加以重视，而且还由于中医学系借用阴阳五行学说来阐述自己的论点和归纳自己的经验，这其中就包含着中医学中许多可贵的认识和丰富的实践经验在内，绝不允许因为批判阴阳五行学说中的唯心主义、形而上学认识而把中医学在运用阴阳五行学说中所归纳的许多宝贵经验混为一谈，加以一概抹杀。对阴阳五行学说中的唯心主义、形而上学内容，必须加以批判，但是批判必须懂得，只有懂得了，才能批判到要害上，中医学中的宝贵经验，必须加以保存和发扬。

（原收入《中医专题讲座选》第一集，1980年人民卫生出版社出版）

论中医理论体系的基本内涵及其产生的物质基础（1984年）

前　　言

中医学有没有理论？特别是有没有理论体系？其理论体系的基本内涵又是什么？从当前来看，在这些问题的认识上并不一致，特别是在中医理论体系的基本内涵方面，认识上很不一致。由于在这样重大的问题上大家认识还不一致，在如何进行中医研究工作方面，自然也就必然产生多歧之惑，严重地影响了中医工作的正常开展，甚至使中医工作陷入困境，不知所从。作者认为，当前对这一问题进行广泛深入的讨论，并通过讨论达到逐步明确，统一认识是十分必要的，只有这样，才能使中医工作从当前的困境中摆脱出来，在正确的道路上前进。中医学有没有理论？回答是肯定的，那就是有。中医学有没有一个完整的理论体系？回答也是肯定的，那就是有。早在二千多年前成书的《黄帝内经》中，就已经比较全面地论述了中医基本理论中的重大问题，并且初步形成了中医理论体系。后来，经过历代的不断丰富和发展而日臻完善。正因为中医学在指导思想、理论基础、对人体生理及病理生理认识、对病因的认识、对病机的认识、对疾病诊断治疗方面的认识等等，都具有非常丰富的内涵，从而形成了相当完整的中医理论体系，并且有效地指导着中医的临床实践，因此中医学也就有可能积累总结出如此丰富的医疗经验，至今仍具有很大的优越性和强大的生命力。

一、中医学的指导思想——整体恒动观

中医学是我国古代劳动人民在长期生产、生活及与疾病作斗争的实践过程中，逐渐积累经验、总结认识而形成的一门自然科学。其指导思想，我们认为，就是古人在长期的生产、生活及与疾病作斗争的实践过程中所逐渐形成的整体观和恒动观。所谓“整体观”，即完整地、全面地来观察自然现象，分析问题和处理问题。所谓“恒动观”，即从不断的运动中，来观察认识自然现象及其变化，整体恒动观作为中医的指导思想，主要体现天地一体观、五脏一体观、人与天地相应等三个方面。

（一）天地一体观

“天地一体”，就是说天和地是一个整体，“天地”，古人是指整个自然界而言。《素问·天元纪大论》指出：“天地者，万物之上下也。”“天有五行，御五位，以生寒暑燥湿风，人有五脏，化五气，以生喜怒忧思恐。”“在天为玄，在人为道，在地

为化。”“在天为气，在地成形，形气相感而化生万物。”上述论述，都说明了天和地是一个整体。这也就是说，自然界中的一切现象，它们之间都是互相影响、互相作用、互相依存，而不是孤立地存在。中医学在论述天地一体方面，主要包含以下四个方面的内容。

1. 四时一体：“四时”，就是指每年的春、夏、秋、冬这四个季节。众所周知，四季各有特点：春温、春生；夏热、夏长；秋凉、秋收；冬寒、冬藏。所谓“春温、春生”，也就是指在春天里气候温暖，一切枯萎了的草木开始萌芽生长，冰冻了的土地和河流也解冻了，蛰藏着的小动物又开始活动起来了，整个自然界充满了新生的现象。所谓“夏热、夏长”，也就是指在夏天里，气候比较炎热，一切植物都长得十分茂盛，各种生物活动也都更加活跃，整个自然界充满了欣欣向荣的景象。所谓“秋凉、秋收”，也就是指在秋天里，气候开始转为清凉，植物生长的果实都成熟了，可以收取了，茂盛的树木又开始凋落了，许多动物活动也开始减少了，整个自然界出现了一片收敛冷落的景象。所谓“冬寒、冬藏”，也就是指在冬天里，气候转为寒冷，多数植物都已枯萎，河流冻结了，许多小动物又重新蛰伏躲藏起来，停止了活动，整个自然界的许多生命现象，好像藏伏起来一样。春温、春生；夏热、夏长；秋凉、秋收；冬寒、冬藏；这是一年四季气候和物化现象各自独有的特点，但是它们实质上却是一个连续的不可截然划分的整体。因为只有有了春温、春生，才有夏热、夏长，才有秋凉、秋收，才有冬寒、冬藏。《素问·至真要大论》谓：“夫气之生与其化，衰盛异也。寒暑温凉，盛衰之用，其在四维。故阳之动，始于温，盛于暑；阴之动，始于清，盛于寒。春夏秋冬，各差其分。故大要曰：彼春之暖，为夏之暑；彼秋之忿，为冬之怒。谨按四维，斥候皆归，其终可见，其始可知。”上述原文明确地指出了一年之中四个季节的变化是连续的，渐变的，是在原有基础之上发生发展起来的，没有温热也无所谓寒冷，没有生长也就无所谓收藏，也就无所谓第二年的再生长。正因为四季是一个不可分割的整体，所以才会有温热寒凉、生长收藏的消长进退变化；正因为有了温热寒凉、生长收藏的消长进退变化，所以才产生了生命，生命也才有了可能正常发育和成长的条件。

2. 六气一体："六气"，其含义之一就是指自然界中的风、寒、暑、湿、燥、火六种气候。空气流动就是风，气候寒冷就是寒，气候炎热就是暑或火，气候潮湿就是湿，气候干燥就是燥。这六种气候在一年当中的消长进退变化，形成了不同的季节，所以这六种气候是自然气候变化的本源，是自然界本身具有的正常现象，它直接影响着生物的生长变化，缺一不可。如果没有风，万物就不能萌芽生长；没有暑和火，万物就不能欣欣向荣；没有湿，万物就得不到正常的滋润；没有燥，自然环境就会过度潮湿；没有寒，万物就不能得到闭藏和安静，就会影响到来年的再生再长。《素问·五运行大论》谓："燥以干之，暑以蒸之，风以动之，湿以润之，寒以坚之，火以温之"。具体说明了六气的特点和作用。关于六气之间的相互关系，《素问·气交变大论》谓："夫五运之政，犹权衡也，高者抑之，下者举之，化者应之，变者复之，此生长化成收藏之理，气之常也，失常则天地四塞矣。"这就明确地说明了六气虽然是由于自然界气候变化所产生，各有特点，各主一定的季节，但是他们之间是互相作用的，互相调节的。因为自然界中有了六气的变化，所以才有了一年四季中的温、热、凉、寒和生长收藏的消长进退。因为有了六气的变化，所以自然界的气候才有可能互相调节以利万物的正常发育成长，并使整个自然气候形成一个有机的整体。

3. 万物一体：中医学认为，天地间的万物都不是孤立而存在的，自然界中物与物之间都是相互作用、相互影响而产生新的变化。西周末年史伯就曾经说过："和实生物，同则不继，以他平他谓之和。""若以同裨同，尽乃弃矣。"（《国语·郑语》）

春秋时代齐国的晏婴也说过："若以水济水，谁能食之？若琴瑟之专一，孰能听之？"（《左传·昭公二十年》）这里所说的"和"，简单地说，就是指两种以上的不同事物之间的协调和统一。"以他平他"的"他"，就是指各种事物或一个事物的各个方面。"以他平他"，就是指这两个"他"，互相作用，协调统一，也就是"和"，如果没有各个事物或一个事物的各个方面相互作用，则自然界或自然界中的某一事物便不能够产生正常变化或出现应有的效果。以饮食为例，如果没有各方面的相互作用，这个饮食便做不好或者根本做不出，所谓"以水济水，谁能食之"。以音乐来说，没有音律协调，也就成不了一个乐曲，所谓"若琴瑟之专一，孰能听之"。这也就是所谓"以同裨同，尽乃弃矣"。这种物与物之间的关系，普遍存在于自然界之中，中医学在说理上一般均以五行来表示物与物之间的错综复杂关系。《素问·天元纪大论》谓："木火土金水，地之阴阳也，生长化收藏下应之。"五行之间的关系不是相生就是相制，五行之间的任何一行都与其他四行密切相关。《素问·宝命全形论》谓："木得金而伐，火得水而灭，土得木而达，金得火而缺，水得土而绝，万物尽然，不可胜竭。"《素问·五运行大论》谓："其于万物，何以生化？……辛胜酸，……咸胜苦，……酸胜甘，……苦胜辛，……甘胜咸。""气有余则制己所胜而侮所不胜，其不及则己所不胜侮而乘之，己所胜轻而侮之。"这就是说这种物与物之间的相互关系和相互作用，普遍存在于自然界之中，于此可见，古人从生活实践中确实是已经认识到了天地万物之间，它们是彼此密切相关的，是互相依存、互相制约的，万物是一体的。这是古人在当时农业、手工业生产技术知识及当时人们生产和生活中所不可缺少的如木、火、土、金、水等几种物质进行深入观察和了解的基础上，对物质世界进行的概括。中医学也以五行为说理工具，对气候、物候、人体生理和病理现象进行了广泛的归类，用以说明万物一体，它们之间存在着广泛联系。

4. 成败倚伏生乎动：天地是一体的，四时六气是一体的，万物是一体的，但是这个一体，中医学认为，绝对不是静止的一体，而是处在不断的运动变化之中。《素问·六微旨大论》谓："成败倚伏生乎动，动而不已则变作矣。"自然界是怎样在运动呢？《素问·五运行大论》中回答得很明确："帝曰：动静何如？岐伯曰：上者右行，下者左行，左右周天，余而复会也。帝曰：地之为下否乎？岐伯曰：地为人之下，太虚之中者也。帝曰：冯乎？岐伯曰：大气举之也。"这两段话加以翻译就是说：自然界是怎样运动呢？那就是，人们居住的大地，并不是固定不动的，它是悬浮在太虚之中，同时是不断地自右而左上下地运转着。自然界的一切变化，都是由于运动而产生的，《素问·天元纪大论》说："动静相召，上下相临，阴阳相错，而变由生也。"即没有运动也就没有变化，没有生命，而且这一运动过程是不断的，连续的，永无休止的。在《素问·六微旨大论》中说："帝曰：有期乎？岐伯曰：不生不化，静之期也。……出入废则神机化灭，升降息则气立孤危。故非出入，则无以生长壮老已，非升降则无以生长化收藏。"由此可见，中医学不但提出了整个自然界是一个整体，而且也十分明确地提出了自然界的一切变化都是在不断运动中形成，没有运动就没有变化，也就没有生命。

（二）五脏一体观

五脏，就是指心、肝、脾、肺、肾。中医学认为，五脏就是组成人体的五个功能系统，认为人体所有的器官都可以包括在这五个系统之中。这五个系统及其所属器官，虽然各有其独特作用，但是它们之间是密切相关的，互相作用的。《素问·灵兰秘典论》谓："心者，君主之官也，神明出焉。肺者，相傅之官，治节出焉。肝者，将军之官，谋虑出焉。胆者，中正之官，决断出焉。膻中者，臣使之官，喜乐出焉。脾胃者，仓廪之官，五味出焉。大肠者，传道之官，变化出焉。小肠者，受盛之官，化物出焉。肾者，作强之官，伎巧出焉。三焦者，决渎之官，水道出焉。膀胱者，州都之官，津液藏焉，气化则能出矣。凡此十二官者，不得相失也。”《素问·玉机真脏论》谓：“五脏相通，移皆有次。”“五藏受气于其所生，传之于其所胜，气舍于其所生，死于其所不胜。”从这些原文中可以看出，中医学认为，人体各个器官，不论是从其本身的作用来看，还是从其相互作用来看，都是一个完整的有机整体。五脏正常生理活动的进行，或是病理生理变化，也都是互相联系，互相依存，互相作用的。

（三）人与天地相应

“人与天地相应”，即人与自然界是相应的，自然界中的一切变化都直接影响着人体，人体产生与之相应的变化。《素问·六微旨大论》谓：“上下之位，气交之中，人之居也，……气交之分，人气从之，万物由之。”《素问·气交变大论》谓：“太过者先天，不及者后天，所谓治化而人应之也。”中医理论中反复论述天地变化与人体健康及疾病的关系，说明了“人与天地相应”的思想，正是中医学整体恒动观的具体体现。中医学中有关“人与天地相应”的具体论述，归纳之，主要有两个方面。其一，是认为人秉天地正常之气而生存，自然界中的一切生命现象，其中首先是人，都是由天地间正常气候变化产生的。正常自然气候变化是产生生命的主要条件。没有正常的自然气候变化，或自然气候变化严重反常，比如说，只有火没有水，或过于寒冷缺少温热，或气候变化超过一定限度，则根本不会产生生命，有了生命也不可能正常发育和成长。其二是天地变化与人体健康和疾病密切相关。自然界中的一切事物都是运动不息并不断地在变化着，其中比较明显的就是季节气候的变化和地理环境对人体的影响。在气候变化方面，一年四季气候及作用上的特点已如前述，即春温、春生，夏热、夏长，秋凉、秋收，冬寒、冬藏。由于人与天地相应，这些气候和作用上的特点都直接与人体的生理病理密切相关。中医学中大量论述了季节气候变化与人体健康和疾病的关系，尤以《素问》运气七篇论述最详。《素问·五常政大论》中把季节气候变化区分为“平气”、“太过”、“不及”三大类，分别介绍了这三类气候对人体健康和疾病的不同影响及其表现。《素问·六元正纪大论》中把六十年气候变化周期中每年、每季的气候特点和人体疾病的相应表现详细加以论列。可以看出，中医学对于气候变化与人体疾病的关系是高度重视的，并且认为其中有其固有的规律。在地理环境方面，中医学认为地理方位和地势高下与气候变化密切相关，人体的健康和疾病又与地理环境密切相关。《素问·五常政大论》中明确指出：“东南方，阳也，阳者其精降于下，故右热而左温。西北方，阴也，阴者其精奉于上，故左寒而右凉，是以地有高下，气有温凉，高者气寒，下者气热，故适寒凉者胀，之温热者疮，下之则胀已，汗之则疮已。”“阴精所奉其人寿，阳精所降其人夭。”“西北之气散而寒之，东南之气收而温之，所谓同病异治也。”中医学就是这样把地理环境和气候变化联系起来，把气候变化与人体的健康和疾病联系起来，从而提出了“因时制宜”、“因地制宜”的治疗原则。

综上所述，中医学认为，从整个自然界来说，天地是一个整体；从人体本身来说，五脏是一个整体；从人与自然的关系来说，人与天地又是一个整体，人与天地相应。天地万物之间不单是一个整体，而且也是在不断地运动和变化着；人体五脏之间也是在不断的运动变化着；人与天地之间也是在不断地运动和变化着。由于如此，所以中医学认为，必须以整体恒动的观点，来观察、分析、对待自然界中的一切变化，包括人体的健康和疾病。因此，整体恒动观就成为中医学的指导思想而贯穿于中医理论体系的各方面。

二、中医学的理论基础——气化论

“气”，就是指风、热、火、湿、燥、寒六气，亦即自然界中的各种气候变化。“化”，《素问·天元纪大论》谓：“物生谓之化。”“在地为化，化生五味。”这就是说，所谓“化”，就是指自然界中各种物化现象。因此，所谓"气化"，质言之，也就是说，自然界中的各种生命现象，都是自然界正常气候变化基础上产生的，有气然后有化，没有气就没有化，这也就是《素问·天元纪大论》中所述："在天为气，在地成形，形气相感而化生万物矣。""气化"，是中医学的理论基础，因此，中医学对于人体的生理和病理生理认识也完全是从"气化"的角度来认识，从"气化"的角度出发来研究人体的生理现象、病理现象、疾病的诊断、治疗和预防原则。

气化学说中有关人体生理及病理生理认识方面，加以归纳，主要有以下五个方面。

（一）太虚寥廓，肇基化元

中医学认为，人的生命是由天地间正常气候变化而产生的，如果天地间没有正常气候变化，人的生命就根本不会产生。一切生命活动现象也都不会出现。因此，《素问·天元纪大论》谓："太虚寥廓，肇基化元，万物资始，五运终天，布气真灵，总统坤元，九星悬朗，七曜周旋，曰阴曰阳，曰柔曰刚，幽显既位，寒暑弛张，生生化化，品物咸章。"这段话加以语译就是：自然界如此的辽阔，无边无际啊！它是一切生命现象产生的基础和源泉，万物因为有了它而有了开始，风、热、火、湿、燥、寒等气候的正常变化，使整个大地出现了各种生命现象。为什么会出现这样的气候变化呢？这是因为天体上的日月五星不停地在那里运转的结果。因为有了日月五星的运转，所以大地上才有寒有热，有明有暗，形成了季节气候的往复变化，晨昏昼夜的更替。因为有了季节气候的正常变化，所以产生了万物。从这段原文可以看出，自然界气候正常变化是产生一切生命现象的基础，当然也包括人的生命在内。《素问·天元纪大论》又谓："燥以干之，暑以蒸之，风以动之，湿以润之，寒以坚之，火以温之，故风寒在下，燥热在上，湿气在中，火游行期间，寒暑六入，故令虚而生化。"所谓六入，即一年之中各种气候变化正常，则"虚而生化"，即各种物质化生。全句意即自然界中生命现象的产生，都是由于六气作用正常的结果。《内经》中的这两段经文是气化学说的主要理论根据。

（二）五运之政，犹权衡也

中医学认为，自然界气候变化的过程也是自然界气候本身的一个亢害承制、淫治胜复的过程。所谓“淫”，即过度；“治”，即正常；“胜”，即偏胜；“复”，即报复、恢复；“亢”，即亢盛；“制”，即制约。这就是说自然气候变化中某种气候变化偏胜了，自然就会受到其他相反气候变化的制约，从而使它重新恢复到正常状态，因此，中医学中所提出的“亢害承制”、“淫治”、“胜复”，实际上也就是自然气候中的自稳调节现象。正因为自然气候变化有其固有的自稳调节作用，所以自然气候也才能始终维持着相对稳定以利于自然界万物正常生长。《素问·气交变大论》中所谓“夫五运之政，犹权衡也，高者抑之，下者举之，化者应之，变者复之，此生长化成收藏之理，气之常也，失常则天地四塞矣。”《素问·至真要大论》中所谓：“有胜则复，无胜则否。”此均是指自然气候变化中的这种自调作用而言。由于“人与天地相应”的原因，中医学认为，自然界中的这种自调规律，同样也存在于人体本身。因而中医学也就用自调规律来说明人体的生理及病理生理变化，认为人体如果处于自调状态，就是生理状态，反之，如果处于失调状态时，那就是病理状态。中医学中在论述人体疾病诊断治疗中，几乎无一不是从“亢害承制”、“淫治胜复”的角度，把疾病看成是人体正气失调的一种外在表现。而对疾病的治疗，无非是帮助人体恢复固有的自稳调节功能。于此说明了中医学对于人体生理及病理生理的认识，基本上是从气化学说演绎而来，气化学说正是中医对人体生理及病理生理认识的理论基础。

（三）寒热燥湿，不同其化

中医学认为，不同之气，有不同的化。亦即认为风、热、火、湿、燥、寒六气，在物化上各有其不同的作用，主不同的化生对象。《素问·五常政大论》谓："五类衰盛，各随其气之所宜也。……故各有制，各有胜，各有生，各有成。""寒热燥湿，不同其化也。"因此，从人体的生理及病理生理变化上来说也就各有特点。《素问·六元正纪大论》谓："厥阴所至为里急，少阴所至为疡胗身热，太阴所至为积饮，否隔，少阳所至为嚏呕，为疮疡，阳明所至为浮虚，太阳所至为屈伸不利。""风胜则动，热胜则肿，燥胜则干，寒胜则浮，湿胜则濡泄，甚则水闭胕肿。""随气所在以言其变。"《素问·至真要大论》谓："诸风掉眩，皆属于肝，……诸痛痒疮，皆属于心。"以上所述，都说明了不同的气候变化可以有不同的疾病表现，因而对于人体的疾病部位和临床表现也就都可以用六气来加以确定和命名。这就是后世中医病名中诸如：肝病、风病；心病、热病；脾病、湿病；肺病、燥病；肾病、寒病等提出的由来。

（四）之化之变，各归不胜而为化

中医学认为，六气之间，由于运动的原因不断在发生新的变化。《素问·天元纪大论》谓："物生谓之化，物极谓之变。""故其始也，有余而往，不足随之，不足而往，有余从之。知迎知随，气可与期。"这就是说六气之间可以互相转化。因而从人体病理生理变化来说，也就必须要时刻注意到这种相互转化问题。这也就是《素问·至真要大论》中所谓："夫百病之生也，皆生于风寒暑湿燥火，以之化之变也。"如何转化呢？《素问·六元正纪大论》中提出了"各归不胜而为化"的问题。所谓"各归不胜而为化"，即在人体的病理生理变化中，不论是病变器官上的变化或者是证候性质上的变化，一般都循本身所胜的方面转化。从病变部位来说，肝病向脾病转化，脾病向肾病转化，肾病向心病转化，心病向肺病转化，肺病向肝病转化。从病变性质上来说，即风病向湿病转化，湿病向寒病转化，寒病向热病转化，热病向燥病转化，燥病向风病转化。这就是《素问·六元正纪大论》中所指出的："太阴雨化，施于太阳，太阳寒化，施于少阴，少阴热化，施于阳明，阳明燥化，施于厥阴，厥阴风化，施于太阴。各命其所在以征之也。”对于“各归不胜而为化”的问题，虽然在临床具体运用上不能机械对待，但是从生理及病理生理变化来说，这种生理及病理生理变化可以互相转化则毫无疑义。

（五）微者小差，甚者大差

中医学认为，气候的反常变化程度与疾病的轻重是一致的。气候反常变化小，疾病轻微或不发病；气候反常变化大，疾病就重。这就是《素问·六元正纪大论》中所述的：“微者小差，甚者大差，甚则位易气交易，则大变生而病作矣。”

中医学以气化理论来认识人体生理和病理生理方面，大致可以归纳为以上五点。但是需要指出，气化论是中医学的理论基础，它涉及到中医学的各个方面，以上五点不过仅就有关生理和病理生理认识的主要方面而言，实际上其他各个方面也都可以用“气化”来加以认识和理解。因此，对中医学中的气化学说有必要认真深入地加以探讨。

三、中医学对人体生理及病理生理的认识——藏象论

藏象学说是我国古代医家在生活实践、医疗实践和解剖认识三方面的基础之上建立起来的理论，用以阐述中医对人体生理和病理认识，并把它作为临床辨证论治的理论基础。中医脏象学说的基本内容，大致可以归纳为以下三个方面。

（一）脏居于内，象见于外

所谓“藏”，就是指人体内在的脏器。所谓“象”，就是指现象或外在表现。王冰在注释“藏象”时云：“象，谓所见于外，可阅者也。”（《素问·六节藏象论·注》）张介宾注“藏象”云：“象，形象也，脏居于内，象见于外，故曰‘藏象’。”（《类经·藏象类》）因此，所谓“藏象”，质言之，也就是依据人体“见于外”的、“可阅”的各种外在表现来认识人体“居

于内”的脏腑器官的功能和作用。这也就是说，中医对人体内在脏腑器官的认识方法，主要还是以“象”来观察“脏”，司外以揣内，即通过外在现象来认识内在本质，这是中医藏象学说的主要特点之一。

“藏象”一词，首见于《内经》，并对其具体内容作了阐述。《素问·六节藏象论》谓：“藏象何如？……心者，生之本，神之变也，其华在面，其充在血脉，为阳中之太阳，通于夏气。肺者，气之本，魄之处也，其华在毛，其充在皮，为阳中之太阴，通于秋气。肾者，主蛰，封藏之本，精之处也，其华在发，其充在骨，为阴中之少阴，通于冬气。肝者，罢极之本，魂之居也，其华在爪，其充在筋，以生血气，其味酸，其色苍，为阳中之少阳，通于春气。脾胃大肠小肠三焦膀胱者，仓廪之本，营之居也，名曰器，能化糟粕，转味而入出者也，其华在唇四白，其充在肌，其味甘，其色黄，此至阴之类，通于土气。凡十一藏取决于胆也。”在《素问·灵兰秘典论》中，则完全是以君臣将相来比喻说明五脏的功能和作用（见前“五脏一体观”）。据上所述，很明显地可以看出，中医“藏象”中的“藏”，并不完全是指人体内具体脏器本身，而主要还是对人体几个主要功能系统所作出的临床归类。如心主神明，主血脉；肺主气，主治节；脾胃主受纳，主运化；肝主疏泄气血；肾主封藏，藏精等等。再如引文中所述“心者，……其华在面”，“肺者，……其华在毛，其充在皮”，“肾者，……其华在发，其充在骨”，“肝者，……其华在爪，其充在筋”，“脾胃……其华在唇四白，其充在肌”，这些则是对人体外在体征的归类。古人在长期的医疗实践中观察到，上述外在表现，与五脏之间密切相关，相通相应，因此也就可以通过可见于外的五体、五官、五窍、五色、五声等正常与否来察知内在脏腑的正常与否。《灵枢·五阅五使》谓：“五官者，五藏之阅也。……以候五藏。”《灵枢·本藏》谓：“视其外应，以知其内藏则知所病矣。”这些也就是“藏象”之“象”的具体内容。

至于引文中：心，“通于夏气”；肺，“通于秋气”；肾，“通于冬气”；肝，“通于春气”等等，则是根据人体各种病理生理现象与季节气候关系的归类。上述内容，在中医论著中俯拾皆是，不胜枚举，其总的精神就是根据人体主要的几个功能系统与外在各种体征的相应关系，各种生理病理表现与季节气候的相应关系，并结合当时通过解剖对脏腑器官的一些认识，分别冠以脏腑名称，以此来归类认识，总结经验。这也就是中医所谓“藏象”的实质及藏象学说提出的物质基础。

（二）五脏相通，心为之主

中医学中的“五脏”，实质上也就是以功能为基础，以外在表现为依据，通过取象比类的方法，从经验和分析推理上对人体五个生理功能系统进行的归纳命名。中医学认为，这五个系统在生理和病理生理方面各具特点，例如心为君主之官，肺为相傅之官，肝为将军之官，脾为仓廪之官，肾为作强之官等等。五脏之间在生理功能方面，相互影响，相互作用，所谓“相使”而不得“相失”；在病理生理方面，也是相互影响，相互作用的，所谓“五藏相通，移皆有次，五藏有病，则各传其所胜。”（《素问·玉机真藏论》）五脏之中，心居于最高主持者的地位。《素问·灵兰秘典论》谓：“主明则下安，以此养生则寿，殁世不殆，以为天下则大昌，主不明则十二官危，使道闭塞而不通，形乃大伤，以此养生则殃，以为天下者，其宗大危，戒之戒之。”这段论述把“以此养生”和“以为天下”相提并论，说明了所谓“心为君主之官”的提法，只不过是一种类比法，它指出心是人体的最高主持者。

（三）精生气，气化精，两精相搏谓之神

中医学中所谓的“精”，就人体而言，就是指构成人体生命或人体正常生理活动中所必需的基础物质，所以《内经》谓：“夫精者，身之本也。”（《素问·金匮真言论》）中医学中所谓的“气”，就人体来论，就是指人体正常的生理功能。所以《内经》谓：“卫气者，所以温分肉，充皮肤，肥腠理，司开阖者也。”（《灵枢·本藏》）人体的各种生理功能，是在人体中相应的器官和相应的物质基础之上产生的。所以《内经》谓“精化为气”。（《素问·阴阳应象大论》）人体之“精”，除与生俱来，先天具有以外，更主要的还是来自饮食营养。而饮食物在纳入人体以后，必须在人体正常生理功能作用下才能转变为人体所必须的营养物质。这就是说，“精”和“气”是互相作用的，互为因果的。所以《内经》谓：“阳为气，阴为味，味归形，形归气，气归精，精归化，精食气，形食味，化生精，气生形，味伤形，气伤精，精化为气，气伤于味。”（《素问·阴阳应象大论》）中医学中所谓的“神”，就人体来说，就是指人体在“精”和“气”的互相作用下所出现的全身正常生理现象的综合外在表现。所以《内经》谓：“神者，正气也。”（《灵枢·小针解》）“两精相搏谓之神。”（《灵枢·本神》）人体中的精、气、神是在人体五脏正常活动的基础之上产生的，五脏活动正常，精、气、神也就正常；反之，五脏活动失常，精、气、神也就失常。因此，中医学中的精、气、神学说，也就成为藏象学说中一个不可分割的部分。

四、中医学对人体病因和发病的认识——正邪论

“正”，就是正气，亦即自然气候的正常变化。“邪”，就是邪气，亦即自然气候的反常变化。气候的反常变化，《内经》中叫做“胜气”。《素问·五运行大论》谓：“燥胜则地干，暑胜则地热，风胜则地动，湿胜则地泥，寒胜则地裂，火胜则地固。”这就是说，在自然气候偏胜的情况下，自然界就会出现反常而成为灾害。由于“人与天地相应”，既然人体的疾病部位及疾病性质与气候的反常变化密切相关，那么人体的发病原因当然也同样可以用正邪的观点来认识分析。中医学对于人体病因学方面的认识归纳之有以下四个方面。

（一）气相得则和，不相得则病

所谓“气相得则和”，从病因学的角度来说，就是自然气候变化正常，人体能够与之相应，这就是正常，属于健康状态。这种正常的气候变化叫“正气”。人体的这种适应气候变化的能力也叫“正气”。这就是说，在正气居于主导地位时，人体就健康无病。反之，所谓“不相得则病”，从病因学的角度来说，即自然气候与季节不相应。例如春行秋令，冬行夏令，应温反凉，应寒反热等等，就叫做“不相得”。人体不能与气候变化相适应也叫做“不相得”，这就是反常。这种反常的气候变化叫“邪气”，人体的这种不能适应气候变化的外在表现也叫“邪气”。这就是说在邪气偏胜，居于主导地位时，人体就会发生疾病。《素问·五运行大论》中所谓的：“上下相遘，寒暑相临，气相得则和，不相得则病。从其气则和，违其气则病。……非其位则邪，当其位则正。……气相得则微，不相得则甚。”均是指此种情况而言。

(二) 高下之理，地势使然

中医学认为，人体的寿夭，亦即体质的强弱，疾病的实虚，与人体所处的地理环境密切相关。《素问·五常政大论》谓：“东南方，阳也。阳者其精降于下。……西北方，阴也，阴者其精奉于上。”“阴精所奉其人寿，阳精所降其人夭。”“地有高下，气有温凉，高者气寒，下者气热，故适寒凉者胀，之温热者疮。”“一州之气，生化寿夭不同，其故何也？岐伯曰：高下之理，地势使然也。”“高者其气寿，下者其气夭。”这就是说，在西北地区的人，比较健康，寿命较长，在东南地区的人，健康较差，寿命较短。同时，方位、地势不同，所生的疾病也不相同。这也就是说，健康的良否，疾病的发生，与人所居住的地理环境密切相关，与人体体质的强弱有关，因此地理环境不同，气候条件就不一样。

(三) 根于中者命曰神机，根于外者命曰气立

中医学认为，自然界各种生物的成与败，盛与衰，一方面取决于自然界的气候条件，但另一方面更取决于机体本身的内在因素。《素问·五常政大论》谓："五类盛衰，各随其气之所宜，故有胎孕不育，治之不全，此气之常也。""根于中者命曰神机，神去则机息。根于外者命曰气立，气止则化绝。"这里所谓的"中"，即机体的内在因素，亦即内因。这里所谓的"外"，即外在气候条件，亦即外因，从人体生理角度来理解这一段文字，亦即人体的健康，有内因和外因两方面的原因。只有在外因与内因共同作用的基础上才能构成正常的生理活动。从人体发病学的角度来理解这一段文字，亦即外因与内因均可使人发生疾病。

（四）正气存内，邪不可干

"正气"，此处是指人体生理活动正常。"邪气"是指使人发生疾病的各种致病因素，亦即《内经》中所谓的"胜气"。《素问·刺法论》谓"五疫之至，皆相染易，……不相染者，正气存内，邪不可干"。论中所谓"五疫"，指各种传染病。"染易"，即传染。"不相染者，正气存内，邪不可干"。说明传染病也可能不传染，原因是人体正气可以抗邪，因此邪不能传。这也就是说，人体疾病的发生虽然可以由于外因，也可以由于内因，但是在一般情况下，内因是主要的，外因通过内因而起作用。《素问·评热病论》谓："邪之所凑，其气必虚"。《灵枢·百病始生篇》谓："风雨寒热，不得虚，邪不能独伤人。"《灵枢·五变篇》更是反复举例来说明这个道理，篇中谓："一时遇风，同时得病，其病各异。……论以比匠人，匠人磨斧斤，砺刀削，斫材木。……坚者不入，脆者皮弛，至其交节而缺斤斧焉。夫一木之中坚脆不同，坚者则刚，脆者易伤，况其材木之不同，皮之厚薄，汁之多少，而各异耶。夫木之早花先生叶者，遇春霜烈风，则花落而叶萎。久曝大旱，则脆木薄皮者，枝条汁少而叶萎，久阴淫雨，则薄皮多汁者，皮溃而漉。卒风暴起，则刚脆之木，枝折杌伤。秋霜疾风，则刚脆之木根摇而叶落。凡此五者，各有所伤，况于人乎。"张仲景在《金匮要略·脏腑经络先后病脉证》中虽然一方面提出了"风气虽能生万物，亦能害万物，如水能浮舟，亦能覆舟”，强调了自然气候与人体健康的关系，但是同时又明确提出了“若五脏元真通畅人即安和”，“不遗形体有衰，病则无由入其腠理”，更强调了人体正气对于疾病发生与否的决定作用。这些论述，不但十分明确地说明了正邪的相互关系，外因和内因的相互关系，也十分明确地说明了中医学在病因认识上的整体观。

五、中医学对人体病机的认识——求属论

所谓“病机”，即疾病的发病机转。中医学认为，疾病的发病机转有二：其一，致病因素的特异作用；其二，在致病因素作用以后的病理生理变化。对于病机，中医学是极为重视的，认为它是取得疗效的关键所在。《素问·至真要大论》谓：“经言盛者泻之，虚者补之，余锡以方士，而方士用之尚未能十全。余欲令要道必行，桴鼓相应，犹拔刺雪污，工巧神圣，可得闻乎？岐伯曰：审察病机，无失气宜。”于此说明了中医学对分析病机的高度重视。如何审察病机？根据《素问·至真要大论》所论述的有关内容，基本上可以用“求其属”三字归纳之。所谓“属”，即归属。所谓“求其属”，质言之，也就是根据临床有关发病的各方面的条件和表现，分别加以归类，并分析其间的相互关系，从而作出正确的判断。为什么要“求属”？如何来“求属”？综合《内经》有关内容，基本上可以归纳为以下三个方面。

（一）谨守病机，各司其属

临床分析病机时，如何“求属”呢？中医学提出了“各司其属”的问题。所谓“各司其属”就是根据与患者发病有关的各种条件和临床表现，加以分别归类。分类的方法有三：其一，根据与发病有关的气候特点进行分类，例如：病发于春，伤于风者，归为风病类；病发于夏，伤于热者，归为火病类；病发于长夏，伤于湿者，归为湿病类；病发于秋，伤于燥者或

凉者，归为燥病类；病发于冬，伤于寒者，归为寒病类等等。其二，根据人体脏腑的功能进行分类，例如：疏泄失职者，归为肝病类；神明之乱者，归为心病类；运化不行者，归为脾病类；治节不行者，归为肺病类；封藏不能者，归为肾病类等等。其三，根据临床症状进行分类，例如：诸暴强直，归为风病类；诸热瞀瘛者，归为火病类；呕吐腹泻者，归为湿病类；口燥咽干者，归为燥病类；澄沏清冷者，归为寒病类等等。总的说来，就是根据与发病有关各方面条件和临床表现，对这些临床表现以心、肝、脾、肺、肾定位，以风、火、湿、燥、寒、等定性。这就是“各司其属”的具体内容。

（二）必先五胜

“五胜”，即五脏之气偏胜。“必先五胜”，意即在前述“各司其属”的基础上，还要再进一步分析这些归属之中，究竟是哪一个脏腑在疾病中起主导作用？是哪一种偏胜之气在疾病中起主导作用？如何“必先五胜”？也就是如何来确定产生主导作用的病所和病气。中医学中提出了内外的问题。《素问·至真要大论》谓：“从内之外者调其内，从外之内者治其外。”“定其中外，各守其乡。”这就是说，中医学认为“必先五胜”的重点主要就是找原发，如肝病及脾者重点在肝，热极生风者，重点在清热等等。

（三）有者求之，无者求之，盛者责之，虚者责之

《素问·至真要大论》谓：“谨守病机，各司其属，有者求之，无者求之，盛者责之，虚者责之。”这里所说的“有者”和“盛者”是指实证。“无者”和“虚者”，是指虚证。“求”和“责”，都是指探求。“有者求之，无者求之，盛者责之，虚者责之”，就是说在病机的分析上要在前述的定性的基础上，还应进一步分清虚实。如肝病可由于肝实，也可由于肝虚；热病可以有真热，还可以有假热等等。中医学认为，只有在定位定性都完全明确以后，才能对有关证候的发病机转作出正确的判断。

六、中医学在疾病诊断治疗上的特点——辨证论治

对于疾病的诊断治疗问题，中医学认为，主要就是在前述认识的基础之上，特别是认真分析病机的基础之上对患者作出正确的诊断和治疗，即辨证论治。《素问·至真要大论》谓："必伏其所主而先其所因，其始则同，其终则异，可使破积，可使溃坚，可使气和，可使必已。"这里所说的"伏其所主而先其所因。"质言之，也就是辨证论治。

中医学有关辨证论治的原则，归纳之，有以下七个方面。

（一）伏其所主，先其所因

前已述及，中医学认为在病机分析上要"谨守病机，各司其属，有者求之，无者求之，盛者责之，虚者责之，必先五胜。"因此在治疗上就要"伏其所主，先其所因。"所谓"伏其所主，先其所因"，就是要治其原发，治病求本，这也就是《素问·至真要大论》中所述："从内之外者调其内；从外之内者治其外；从内之外而盛于外者，先调其内而后治其外；从外之内而盛于内者，先治其外而后调其内；中外不相及，则治主病。"

（二）谨察阴阳所在而调之，以平为期

《素问·至真要大论》谓："谨察阴阳所在而调之，以平为期。""阴阳"，此处是阴证或阳证，亦即疾病的性质。"所在"，即疾病的部位。"平"，即恢复正常状态。这就是说，中医学认为辨证论治的原则也就是要在前述定位定性的基础之上补弊矫偏，偏胜之得到了矫正之后，恢复到正常状态，治疗就应终止。不及则不足以矫偏，太过则会造成新的偏胜之气，因此应以恢复到正常状态为度。

（三）正者正治，反者反治

《素问·至真要大论》谓："正者正治，反者反治。"所谓"正者正治"，即临床表现和证候性质完全一致者，用"正治"

的方法，亦即用“治热以寒”，“治寒以热”的方法作治疗。正治法由于其所用方药与临床表现与证候性质完全相逆，所以正治法又叫逆治法。所谓“反者反治”，即临床表现与证候固有性质完全相反者，则须用反治的方法，亦即用“治热以热”，“治寒以寒”的方法来作治疗。反治法，由于其所用方药与临床表现一致，所以反治法又叫从治法。为什么治疗上有正有反？中医学认为，这是因为寒证和热证都有真有假。从治病求本的角度出发，真寒者用热药治疗，真热者用寒药治疗，这就是正治。真寒假热者用热药治疗，真热假寒者用凉药治疗，这就是反治。《素问・至真要大论》谓：“诸寒之而热者取之阴，热之而寒者取之阳，所谓求其属也。”就是指反治而言。中医学之所以提出正治和反治，这是因为证有真假，所以治有逆从。辨真假，分逆从，这是辨证论治中的一个十分重要的内容。

（四）微者调之，其次平之，盛者夺之

《素问・至真要大论》谓：“微者调之，其次平之，盛者夺之。”所谓“微者调之”，即疾病在轻浅阶段，不用重剂，因为人体本身具有自调能力，因此在治疗时只需轻剂帮助人体自调能力的恢复，疾病即可以自然痊愈。“其次平之”，即在疾病较重的情况下，用药也应相应稍重，因为病之较重者，邪气偏胜也较重，不用稍重之剂就不能平其偏胜，所以必须使用稍重之剂才能平其病势，疾病才能治愈。“盛者夺之”，即邪气亢盛，病情急重者，必须用重剂以攻其邪，因为邪气极盛的情况下，正气已经不能自调，邪不去正就不复。所以对于急重患者，临床上必须使用重剂攻邪。

（五）上下所主，随其攸利，疏气令调

《素问・至真要大论》谓：“上下所主，随其攸利。”又谓：“逆之，从之，逆而从之，从而逆之，疏气令调，则其道也。”所谓“上下所主，随其攸利”，即根据患者的主病，再根据药物的主要作用进行针对性的处理。要注意到所用药物在性味上的特点及使用上的先后和方剂组成上的配伍问题。这也就是

《素问·至真要大论》中所谓的："少阳之主，先甘后咸；阳明之主，先辛后酸；太阳之主，先咸后苦；厥阴之主，先酸后辛；少阴之主，先甘后苦；太阴之主，先苦后甘，佐以所利，资以所生，是谓得气。"所谓"逆之，从之，逆而从之，从而逆之，疏气令调"。"逆之"，即前述之正治法。"从之"，即前述之反治法。"逆而从之"，即先用逆治法后用从治法。"从而逆之"，即先用从治法后用逆治法。"疏气令调"，即使人体气血因而得到恢复正常流畅。这也就是说，中医学认为，在对疾病的治疗中，即要药证相符，又要注意到配伍得当，还要注意到先后缓急。只有做到这样，才能做到"疏气令调"，使气血流畅，恢复健康。

（六）大毒治病，十去其六，谷肉果菜，食养尽之

《素问·五常政大论》谓："大毒治病，十去其六，常毒治病，十去其七，小毒治病，十去其八，无毒治病，十去其九，谷肉果菜，食养尽之，无使过之，伤其正也。"所谓"大毒"、"小毒"、"常毒"、"无毒"，是指药物毒性的大小或有毒、无毒。中医学认为，药物虽然可以攻邪，但是也可以伤正。即使是无毒药物，由于药物本身必然有其性味上的偏胜，常用也必然会因药性之偏而导致人体之偏。由于如此，所以中医学认为临床上使用药物治病时，特别在使用有毒药时，必然适可而止。未尽之处，根据"微者调之"的治疗原则，以饮食营养之即可，以免毒药过用使人体正气受伤，病反不除。关于这方面，中医学十分重视，告诫谆谆。《素问·六元正纪大论》谓："大积大聚，其可犯也，衰其大半而止，过者死。"亦属此义。

（七）必养必和，待其来复

《素问·五常政大论》谓："其久病者，有气从不康，病去而瘠，奈何？岐伯曰：……化不可代，时不可违。……无代化，无违时，必养必和，待其来复。"所谓"久病"，即慢性病患者，"气从不康，病去而瘠"，即在治疗上无误，但健康不能迅速恢复。"无代化，无违时"，即不能着急，因为慢性病患者的恢复要依靠自己的正气，需要一定过程。“必养必和，待其来复”，即在这种情况下要注意从生活起居、饮食营养方面进行调理，经过一段过程就会自然恢复。这就是说，中医学认为，对于慢性病患者，在治疗上不能着急，不能完全依靠药物，更不能急于求成、揠苗助长。只有注意患者的饮食营养、生活起居，耐心地待其自然恢复。“治养相合”，这是中医学治疗久病、慢性病的一个重要原则。

七、中医理论体系产生的物质基础——候之所始，道之所生

“候”，就是表现于外的各种现象。“道”，就是规律和法则。《素问·五运行大论》谓：“夫候之所始，道之所生。”这句话意译之，即根据事物的外在表现，就可以总结出事物固有的规律。中医学对自然变化和人体生理、疾病规律的认识，基本上还是通过对客观现象的观察总结而来。因此，中医学十分强调“候”、“象”，认为“道”源于“候”，“候”是中医理论体系形成的物质基础。

中医学中所谓的“候”，一般可以分为气候、物候、病候三个方面。所谓“气候”，指日月星辰的运行变化与风、热、火、湿、燥、寒气候变化的客观表现；所谓“物候”，指自然界动植物的生长化收藏等客观表现；所谓“病候”，指人体疾病的各种临床表现。《素问·五运行大论》谓：“夫变化之用，天垂象，地成形，七曜纬虚，五行丽地，地者，所以载生成之形类也，虚者，所以列应天之精气也，形精之动，犹根本之与枝叶也，仰观天象，虽远可知也。”《素问·六微旨大论》谓：“呜乎！远哉！天之道也，如迎浮云，若视深渊，视深渊尚可测，迎浮云莫知其极。……天之道也，此因天之序，盛衰之时也。”这是说天道是玄远的，但是由于天地相关，因此，我们除了直接观察日月星辰的运动变化而外，还可以通过观察季节气候的变化及地面上万物生长的物候现象来探索和总结大自然

变化的规律。《素问·五运行大论》谓：“燥以干之，暑以蒸之，风以动之，湿以润之，寒以坚之，火以温之……故燥胜则地干，暑胜则地热，风胜则地动，湿胜则地泥，寒胜则地裂，火胜则地固矣。”这是说，自然界的六气，各具有不同的特点和作用，因此，我们也就可以根据这些特点和对万物的作用来总结其规律。《素问·天元纪大论》又谓：“夫变化之为用也，在天为玄，在人为道，在地为化，化生五味，道生智，玄生神。神在天为风，在地为木，在天为热，在地为火，在天为湿，在地为土，在天为燥，在地为金，在天为寒，在地为水。故在天为气，在地成形，形气相感而化生万物矣。”《素问·五运行大论》还谈到“怒伤肝，……风伤肝，……喜伤心，……热伤气，……思伤脾，……思伤肉，风胜湿，……忧伤肺，……热伤皮毛，……恐伤肾，……寒伤血，……”等等。这就是说自然气候的变化与地面上物化现象密切相关，与人体的生理和病理密切相关，因而也就可以根据自然气候变化有关的各方面因素与人体的生理病理密切联系起来，把它视为一个整体，由此来寻找和总结人体疾病的防治规律，并运用于指导临床。这也就是《素问·阴阳应象大论》中所说的：“论理人形，列别脏腑，端络经脉，会通六合，各从其经，气穴所发，各有处名，溪谷属骨，皆有所起，分部逆从，各有条理，四时阴阳，尽有经纪，外内之应，皆有表里。”由此可见，中医理论的物质基础就是自然界客观存在着的气候变化以及生物（包括人体在内）对这些变化而产生的相应反应。中医理论把自然气候现象和生物现象统一起来，把自然气候和人体发病统一起来，从客观表现上来探讨气候变化和人体健康与疾病的规律，并把它广泛运用于临床实践，并在实践的基础之上逐步形成了中医学的理论体系。《素问·天元纪大论》谓：“至数之机，迫迮以微，其来可见，其往可追。”“善言始者，必会于终，善言近者，必知其远，是以至数极而道不惑。”“推而次之，令有条理，简而不匮，久而不绝，易用难忘，为之纲纪。”《素问·气交变大论》谓："善言天者，必应于人，善言古者，必验于今，善言气者，必彰于物，善言应者，同天地之化。"《素问·灵兰秘典论》谓："恍惚之数，生于毫氂，毫氂之数，起于度量，千之万之，可以益大，推之大之，其形乃制。"从上述这些论述我们可以看出中医理论体系正是古人把天地人作为一个统一整体，通过认真、细致、长期观察自然变化和人体疾病变化逐步总结出来的。以《内经》而论，《内经》是中医理论的经典著作。《内经》的产生，据宋臣高保衡、林亿等谓："夭昏札瘥，国家代有，将欲敛时五福，以敷锡厥庶民，乃与岐伯上穷天纪，下极地理，远取诸物，近取诸身，更相问难，垂法以福万世，于是雷公之伦，授而传之，而内经作矣。"（《重广补注黄帝内经素问·序》）从中也可以看出，中医理论体系的产生，来自于我们祖先长期与疾病作斗争的生活实践和医疗实践，是古人仰观天，俯察地，远取诸物，近取诸身并加以研究整理总结出来的。

结　语

本文题目很大，限于篇幅，以上所述只不过是粗略地论列了中医理论体系的一个轮廓。但仅就这一粗略的轮廓，我们认为，也已经可以看出，中医学不但有丰富的实践经验，而且确实是在总结经验的基础上形成了一个完整的理论体系。这是我们祖先留给我们的一份极为宝贵丰厚的医学遗产，是中医宝库中的精华。今天，我们继承发扬祖国医学遗产，应该立足于努力发掘、整理提高中医学固有的这一理论体系及其临床经验。只有这样，才能逐步统一我们的认识，真正做到突出中医特色，振兴中医事业。限于水平，不当之处，敬希读者指正。

（本文系方药中，许家松合写，原载《大自然探索》1984年第2，3期）

论中医学对急性传染病的一般认识——兼评伤寒与温病学派之争（1984年）

一、中医学对于急性传染病的病因认识

中医学对急性传染病的认识，从文献资料来看记载很早。早在三千年前殷商时代甲骨文卜辞中就已经有疫病流行的记载。不过从甲骨文卜辞中所述的内容来看，当时殷人对于疫病的发生和流行的原因，主要归之于“天降”，或由于已故祖先对自己的惩罚，如甲骨文中记载：“武丁疾身，唯妣及它”、“武丁病齿，上帝可赐愈”等。因而在治疗上也以祈祷为主。如甲骨文中记载：“武丁疾身，御祭妣已及妣瘼”，“武丁病齿，祭于父乙，以求赐愈”。《尚书》：“周公祷武王之疾而瘳”等等，完全属于巫祝迷信范围。因此虽然殷人当时已从生活中发现了疫病流行现象，但谈不到对于急性传染病在病因上已经有所认识。

到西周时代（公元前11世纪～公元前770年）由于农业和天文历法的发展，古人对于疫病的发生和流行有了比较进一步的认识，并把它和季节气候变化密切结合起来。如《周礼·天官》谓：“春有痟首疾，夏有痒疥疾，秋有疟寒疾，冬有嗽上气疾。”《礼记·月令》谓：“孟春行秋令，则民病大疫”，“季春行夏令，则民多疾疫”，“仲夏行秋令，则民殃于疫”；“孟秋行夏令，民多疟疾”。这里所谓的“疫”，是指传染病的暴发流行。《说文》：“疫，民皆病也。”这里所说的“疟”，主要是指临床上表现为发热恶寒或寒热往来的一类传染病。于此说明，当时古人不仅已经看到了传染病的流行性，而且也看到了传染病的季节性，认识到自然气候的严重反常变化是传染病发生和流行的主要原因。

我国第一部医学经典著作是《黄帝内经》，《黄帝内经》的

出现标志着中医学理论体系的诞生。在病因学方面，《内经》认为：一切疾病的发生都应该从外因和内因两个方面来加以分析，急性传染病自然也不例外。《内经》所论述的“中风”、“伤寒”、“温病”、“湿病”、“热病”、“暑病”、“疟”、“肠澼”、“霍乱”、“疫疠”、“痉”、“瘛疭”，“疸”等等，如以今天的认识来分析，其中绝大部分疾病都属于急性传染病的范围。而其中所说的“疫疠”，则又是指各种烈性传染病大流行时的总称。对于急性传染病的外因，《内经》认为主要是由于自然气候变化的严重失常，人体感受此自然气候偏胜之气以及由此自然偏胜之气而产生的“毒气”，即可发生疫病。如《素问·热论》谓：“今夫热病者，皆伤寒之类也。”《素问·生气通天论》谓：“因于露风，乃生寒热。”《素问·疟论》谓：“夫痎疟皆生于风。”《内经》中讨论运气学说的《素问·天元纪大论》等七篇大论，则更是把一切急性病与自然气候变化密切联系起来，直认风、热、火、湿、燥、寒等气候变化因素就是一切急性病的外因，即使是“疫疠”，其毒气的产生也认为主要是由气候变化失调或时令严重反常所致。这就是《素问遗篇·刺法论》中所谓的“升降不前，气交有变，则成暴郁（疫)”。对于急性传染病的内因，《内经》则认为主要与人体正气强弱密切相关。认为人体正气强者，邪气就不能侵犯，反过来说，如果受邪致病，又必是由于其正气之不强，这也就是《素问遗篇·刺法论》中所谓的“不相染者，正气存内，邪不可干”。《灵枢·百病始生》中所谓的“风雨寒热，不得虚，邪不能独伤人，卒然逢疾风暴雨而不病者，盖无虚，故邪不能独伤人”。“正气”是什么？正气即正常之气。从人体总的来说，“正气”也就是人体所具有的自稳调节能力，包括适应、防御、代偿、修复等能力。对于各种急性传染病来说，“正气”主要指“卫气”。根据《素问·生气通天论》：“阳者卫外而为固也。”《灵枢·本藏》：“卫气者，所以温分肉，充皮肤，肥腠理，司开阖者也。……卫气和，则分肉解利，皮肤调柔，腠理致密矣。”据此论点，则所谓“卫气”，应该是指人体抵抗外邪侵袭的能力。这就是说，《内经》已经认识到人体的抵抗力与传染病的发生有着密切不可分割的关系，并且在一定程度上把它放在了决定性的地位。由于《内经》在传染病病因学上对于人体正气如此重视，因此凡是足以影响人体正气失调的各种因素，在《内经》中均把它们作为急性传染病的直接病因来看待。《素问·太阴阳明论》谓：“故犯贼风虚邪者，阳受之。阳受之则入六府，阴受之则入五藏，入六府则身热不得卧，上为喘呼，入五藏则䐜满闭塞，下为飧泄，久为肠澼”。“春伤于风，邪气留连，乃为洞泄，夏伤于暑，秋为痎疟，秋伤于温，上逆而咳，冬伤于寒，春必温病”。（《素问·生气通天论》）“春不病颈项，仲夏不病胸胁；长夏不病洞泄寒中，秋不病风疟，冬不病痹厥。……藏于精者，春不病温”。（《素问·金匮真言论》）由此可以看出，《内经》对于急性传染病的发生，不仅已经认识到一般均是由于外感“邪气”致病，同时也认识到人体正气在其间的决定作用，并作出了“正气存内，邪不可干”的精辟结论。这个结论一直到今天仍然贯穿到了整个中医学理论体系之中，这是《内经》在急性传染病病因方面的卓越认识和伟大贡献。

后汉末年，张仲景著《伤寒卒病论》，亦即现在通行的《伤寒论》与《金匮要略》。这两部书是古代临床医学著作中唯一留存到现在的经典著作。从公元三世纪到现在，一直被中医所推崇，对中医学影响很大。张氏著此书的动机，据其自序：“余宗族素多，向逾二百，建安纪年以来，犹未十稔，其死亡者三分有二，伤寒十居其七，感往昔之沦丧，痛横夭之莫救，乃勤求古训，博采众方，撰用素问、九卷、八十一难、阴阳大论、胎胪药录，并平脉辨证，为伤寒卒病论合十六卷。”（《伤寒论·序》）当时曹丕给吴季重信中也提到“亲故多罹疫疾，徐干、陈琳、应玚、刘桢，一时俱逝，既通逝者，自念也”。可见当时传染病流行，死亡率很高，促使张仲景总结他的诊治经验并著书立说。在这部书里面记载的一些疾病，如

“伤寒”、“中风”、“温病”、“湿”、“暍”、“痉”、“黄疸”、“狐惑”、“阴阳毒”、“疟”、“痢”、“霍乱”等等，现在看来，大多属于急性或亚急性传染病的范围。对于这些疾病的临床表现，如病程、症状、体征等，在《伤寒论》、《金匮要略》中均有比《内经》更为详细的认识和记述，特别是在诊断治疗上，更是非常精辟的总结出了一套比较完整的辨证、论治方法。在对于急性传染病的病因认识上，《伤寒论》、《金匮要略》一方面继承了《内经》的论点，强调了自然气候反常变化与疾病发生的关系。如所谓：“夫人禀五常，因风气而生长，风气虽能生万物，亦能害万物，如水能浮舟，亦能覆舟，……客气邪风，中人多死。”(《金匮要略·脏腑经络先后病脉证第一》)同时也强调了人体正气在发病上的决定作用，如所谓：“若五脏元真通畅，人即安和，……不遗形体有衰，病则无由入其腠理。”(同上)“血弱气尽，腠理开，邪气因入。”(《伤寒论》第 97 条)另方面，还提出了金刃虫兽所伤以及食物、药物中毒的问题，如所谓“房室、金刃，虫兽所伤”(《金匮要略·脏腑经络先后病脉证第一》)，以及《金匮要略》中《禽兽鱼虫禁忌并治第二十四》、《果实菜谷禁忌并治第二十五》等篇所述食物、药物中毒等内容。在前人对于急性病的病因认识的基础上大大地进了一步。

到了晋唐时期（公元 280～907 年），中医学对于急性传染病的病因认识，特别是在致病的外因认识上有了较明显的发展和提高，其中以晋·葛洪所著的《肘后备急方》和隋·巢元方所著的《诸病源候论》在这方面的认识尤其突出。在这一时期中，首先是医家们已经认识到了疾病之具有传染性可以互相染易者，已经不止于《内经》中所说的“疫病”一种，其他急性热病如“伤寒”、“温病”、“时气病”、“天花”、“麻疹”、“黄疸”、“痢疾”等等亦均可以彼此染易或发生流行。如《肘后备急方》谓：“伤寒、温疫、时行三名同一种耳。”因而在《肘后备急方》中也就把伤寒、时气、温病方合为一类，在这一类方中包括了“天行诸痢”、“毒病攻喉咽痛”、“时行病发黄”、“天行斑疮”。《诸病源候论》中“伤寒”、“时气”、“温病”诸候中也都分别有“人感乖戾之气而发病者，多相染易”的相似记载。在“疫疠候”中更直接提出：“其病与时气温热等病相类，皆由一岁之内，节气不和，寒暑乖候。或有暴风疾雨，雾露不散，则民多疾疫，病无长少，率皆相似”的明确论点。《诸病源候论》伤寒病诸候中，载有“伤寒咽喉痛候”、“伤寒斑疮候”、“伤寒痉候”、“伤寒变成黄候”、“作寒脓血痢候”、“伤寒上气候”……。时气病诸候中亦载有：“时气咽痛候”、“时气发斑候”、“时气皰疮候”、“时气脓血痢候”……。温病诸候中亦有“温病变成黄候”、“温病咽候痛候”、“温病脓血痢候”……。疫疠候中亦有“疫疠皰疮候”。这些记载，虽然在《诸病源候论》中分别各篇，但是其所述内容则基本相同。例如“伤寒豋豆疮候”谓：“伤寒热毒气盛，多发皰疮，其疮色白，或赤。发于皮肤，头作瘭浆，戴白脓者，其毒则轻，有紫黑色作根，隐隐在肌肉里，甚者五内七窍皆有疮，其疮形如豋豆，故以名焉。”“时气皰疮候”中谓：“夫表虚里实，热毒内盛，则多发皰疮，重者周布遍身，其状如火疮。若根赤头白者，则毒轻，若色紫黑则毒重，其疮形如豋豆，亦名豋豆疮。”二者所述内容，基本一致。这里所说的“豋豆疮”或“皰疮”，多数学者认为就是天花。在伤寒、疫疠、时气候对它均有记载。于此可以看出中医学在此一时期中，不但已经认识到“疫疠”等烈性传染病可以传染流行，而其他急性病，如痢疾、黄疸、急性咽喉病、某些发疹性疾病、某些发热痉挛抽搐的疾病，都可以把它们列入伤寒、时气病或温病之列，认为它们都同样具有传染性，可以互相染易，同属于急性传染病的范围之中。这是一很大的进步。其次，在这一时期中的医学家们对于急性传染病的外因认识，在某些地方较前人论述上更加具体，例如葛洪《肘后备急方》中“治卒中沙虱毒方”中所述：“山水间多有沙虱，其细略不可见，人入水浴及以水澡浴，此虫在水中，著人身，及阴天雨日行草中，亦著人，便钻入皮里，……三日之后，令百节强，疼痛寒热，赤上发疮，此虫渐入至骨，则杀人。”“治卒中射工弩毒方”中所述：“江南有射工毒虫，一名短狐，一名蜮，常在山间水中，人行及水浴，此虫口中横骨角弩，以射人形影则病，其诊法，初得或似伤寒，或似中恶，或口不能语，或恶寒热，四肢拘急，旦可暮剧，困者三日，齿间血出，不疗即死。”“治卒有猘犬所咬毒方”中所述：“凡猘犬咬人，七日一发，过三七日不发则脱也，要过百日，乃为大免耳”。“治卒毒及狐溺棘所毒方”中所述：“人体上先有疮而乘马，马汗或马毛入疮中或但为马气所蒸，皆致肿痛烦热，入腹则杀人。”《诸病源候论》“生注候”中所述：“人有阴阳不调和，血气虚弱，与患注人同共居处，或看待扶接而注气流秽，染易得注，与病者相似，故名生注。”“死注候”中所述：“人有病注死亡。人至其家，染病与死者相似，遂至于死，复易旁人，故谓之死注。”“食注候”中所述：“人有因吉凶坐席饮啖而有外邪恶毒之气，随食饮入五脏，沉滞在内，流注于外，使人支体沉重，心腹绞痛，乍瘥乍发，以其因食得之，故谓之食注。”关于急性传染病的外因，《肘后备急方》、《诸病源候论》、《千金要方》、《外台秘要》等书中类似记载多不胜举，上述不过例示一、二。于此可看出，在这一时期中，医学家们对于急性传染病的外因认识已经大大的跳出了前人的范围，诸如水中昆虫（沙虱、射工），有病家畜（病马、猘犬），病人（生注），尸体（死注），有毒食物（食注）等等，都被视为急性传染病的外因，而其描述记载之仔细，则更是前此医学文献所不及，这是一个很大的进步。

宋金元时期（公元 960～公元 1368 年）医学家们对于急性传染病的病因认识比较强调气候变化与传染病的发病关系，强调五运六气与传染病的发病关系。气运与时行病密切相关，《内经》论之甚详，宋金元医学家们把运气学说具体运用于临床实践，无可厚非，但是由于这一时期中不少论著过于机械地运用运气学说，例如《圣济总录》中推算了六十年运气所主的疾病。陈无择著《三因极一病证方论》更根据六十年运气所主的病证分别开出处方。这样作法实际上违反了《内经》的精神，不仅影响了宋一代，而且也影响了金元明清，使得中医在对于急性传染病病因认识，反而在前人的基础上退了一步。

到了明代（公元 1369～1644），由于当时传染病的反复大流行，丰富了人们对于急性传染病的经验，使得中医学对急性传染病的病因认识也有了不少新的看法。首先就是在这一时期中，有的医学家已经开始否认急性传染病的外因就是风寒暑湿燥火等气候偏胜失调的传统认识，而认为各种不同传染病的发生，均有其各种不同的特异性致病物质。在这方面值得特别提出来的是吴又可所著的《温疫论》。吴氏首先提出了："夫温疫之为病，非风非寒，非暑非温，乃天地间别有一种异气所感"。(《温疫论・原序》)"病疫之由，昔叔和云，凡时行者，春时应暖而反大寒，夏时应热而反大凉，秋时应凉而反大热，冬时应寒而反大温，非其时而有其气，是一岁之中，长幼之病多相似者，此时行之气，指以为疫。余论则不然，夫寒热温凉乃四时之常，因风雨阴晴，稍为损益，假令秋热多必晴，春寒因多雨，较之亦天地之常事，未必多疫也。……疫者，感天地之疠气，在岁运有多少，在方隅有轻重，在四时有盛衰，此气之来，无老少强弱，触之者即病，邪自口鼻而入。"(《温疫论・原病》)他直接对古人所谓的"非时之气"提出质疑，并断然结论："非风非寒非暑非湿，乃天地间别有一种异气所感"。至于这个感人致疫的"异气"究竟是什么？吴氏也并不含糊，他在同书中明确提出："天地之杂气，种种不一，亦犹天之星辰有罗计、荧惑，地之土石有雄硫硇信，草木有野葛、巴豆，昆虫有毒蛇、猛兽，气交之中，万物各有善恶。是杂气，亦有优劣也，此气无象可见，无声无臭，何能得睹得闻，人恶得而知是气也。其来无时，其著无方，众人有触之者，各随其气而为诸病焉。其为病也，或时众人发颐或时众人头面浮肿，俗名为大头瘟是也。或时为众人咽痛，或时声哑，俗名虾蟆瘟是也。或时众人疟痢，或为痺气；或为痘疮，或为斑疹，或为疮疥疔肿，或时众人目赤肿痛，或时众人呕血暴下，俗名为瓜瓤瘟、探头瘟是也，或时众人瘿核，俗名为疙瘩瘟是也，为病种种，难以枚举。大约病遍于一方，沿门阖户，众人相同，此时行疫气，即杂气所钟，为病各种，是知气之不一也。盖当其特适，有某气专入某脏腑经络专发为某病，故众人之病相同，非关脏腑经络或为之证也，不可以年岁四时为拘，盖非五运六气所定者，是知气之所至无时也，或发于城市，或发于村落，他处安然无有，是知气之所著无方也，疫气者，亦杂气中之一，但有甚于他气。故为病颇重，因名之疠气，虽有多寡不同，然无岁不有。至于瓜瓤瘟、疙瘩瘟，缓者朝发夕死，急者顷刻而亡，此又诸疫之最重者。……至于发颐、咽痛、目赤、斑疹之类，其时村落中，偶有一二人所患者，虽不与众人等，然考其症，甚合某年某处众人所患之病，纤悉相同，治法无异，此即常年之杂气，……此又不可以众人无有断为非杂气也。”（《温疫论·杂气论》）从吴氏这段论述中，可以清楚地看出吴氏在当时确实已经认识到自然界中别有一种致病物质存在，而且还认识到这种致病物质的种类还很多，毒力大小也各不相同，依靠人体感官还不能直接观察到。它们各有一定的特异性，专入某脏腑、某经络，专发为某病，由于这种致病的毒力大小不同，所以其传染范围及对患者的生命危害就有大小不同。但是不论其是属于哪一种情况，其病原均属于此种致病物质（杂气）而均为传染病病原之一，不能认为某些疾病并无大流行就否认它是传染病。吴氏的这一认识，从某种角度来看是卓越的。吴氏这种卓见的产生，一方面固然是由于当时传染病流行，如他自己所述：“崇祯辛巳，疫气流行，山东浙省，南北两直，感者尤多，至五六月益甚，或至阖门传染。”（《温疫论·原序》）这种客观环境对他有所启发；另一方面也是由于他在临床中对病人观察细致，如他所述的“发颐、咽痛、目赤、斑疹之类，其时村落中偶有一二人所患者，虽不与众人等，然考其症，甚合某年、某处、众人所患之病，纤悉相同，治法无异”，（《瘟疫论·杂气论》）“其年疫气衰少，闾里所患者，不过几人，且不能传染，时师皆以伤寒为名，不知者因不言疫，知者亦不便言疫，然则何以知其为疫，盖脉证与盛行之年所患之证，纤悉相同，至于用药取效，毫无差别，是以知温疫四时皆有，常年不断，但有多寡轻重耳。”（《温疫论·论气盛衰》）认真观察分析患者临床表现，总结发病规律，这是吴氏产生这种卓越认识的原因所在。其次，在对于急性传染病的内因认识上，吴又可在其著述中也有其卓越的认识和新的见解。对于急性传染病的内因认识方面，自《内经》以下都强调“正气”，认为“正气存内，邪不可干”。明代医家亦然，如张介宾谓：“疫气既盛，势必传染，又必于体质虚浊者，先受其气”。（《景岳全书·卷十三·瘟疫》）陶华谓：“邪伤真气，若近秽气而伤真气，正如墙壁不固，贼乃敢人，若正气既盛，则邪难侵矣。”（《伤寒全生集·卷四·辨时气例第四十八》）这些认识，从原则来说，是完全正确的，但是如果无视外邪毒力的大小，一概而论，把所有急性传染病的发生，皆责之于虚，恐亦不完全与事实尽合。在这方面吴又可的论点便觉得比较平正，吴氏谓：“凡人口鼻之气，通乎天气，本气充实，邪不能入，经云邪之所凑，其气必虚。因本气亏虚，呼吸之气，外邪因而乘之。昔有三人冒雾早行，空腹者死，饮酒者病，饱食者不病，疫邪所著，又何异耶。若其年疫气充斥，不论强弱，正气稍衰者，触之即病，则又不拘于此矣。其感之深者，中而即发，感之浅者，邪不胜正，未能顿发，或因饥饱劳伤，忧思气怒，正气受伤，邪气始张，荣卫运行之机，乃为邪之所阻，吾身之阳气，为邪所遏，故为病热。”（《温疫论·原病》）在这里吴氏一方面重视了人体“正气”在发病中的决定作用，但同时又辨证地分析了正气邪气之间的关系问题，亦即认为传染病的发生与否，一方面固然取决于人体正气的强弱，但另方面也取决于病原毒力的大小、所感的深浅，这当然是完全正确的认识。不过在此也必须指出，吴又可虽然注意到了正气和邪气的关系，但是他在一定程度上过分地强调邪气，因而在某些议论中也就不自觉地违反中医学辨证论治的原则。如他说："夫物之可以制气者药物也，如蜒蚰解蜈蚣之毒，猫肉治鼠瘘之溃，此受物之气以为病，还以物之气制之。至于受无形杂气为病，莫如何物之能制矣，惟不知何物之能制，故勉用汗吐三法以当之。嗟乎！即三法且不能尽善，况能知物乎？能知以物制气，一病只须一药之到而病自已，不烦君臣佐使品味加减之劳矣。"（《瘟疫论·论气所伤不同》）这种只见病不见人的论点与中医学辨证论治理论体系毫无共同之处，应该说是错误的。除此之外，宋明这一段时期中，中医学对于急性传染病的流行病学方面，如对某些急性传染病的季节性、地方性、适应性和免疫性方面，也均有了一些新的认识。例如对于天花和麻疹，在这一时期中已经认识到天花的发病季节多在春夏，麻疹的发病季节多在冬春，如万全谓："痘，……至春夏其毒乃发，传染相似，是谓之天行疫疠。"（《痘疹世医心法·治痘总括》）而且也认识到了天花和麻疹一人一生中只患一次，凡是已经患过本病的，即可终生免疫，不再发生。如钱乙谓："至于疹子则与痘疮相似，但发过不再发也。"（《小儿药证直诀》）王肯堂谓："痘疮一发不再发。"（《证治准绳·幼科》）对于疟疾不但认识到了它的地方性，而且也认识到了它的适应性，如王肯堂谓："南人不以患疟为意，北人则畏之，北人而在南方发者，尤畏之。"（《证治准绳·杂病》）张介宾谓："凡往来岭南之人及宦而至者，无不病瘴而至于危殆者也，土人生长其间，与水土之气相习，外人入南必一病，但有轻重之异，若久而与之俱化则免矣。"（《景岳全书·卷十四·疟疾》）明确指出了疟疾是南方地方病，新到疟疾流行区的人最容易患病，久居者则可以逐渐适应水土而较少发病，南方人对疟病的适应性大，北方人对疟疾的适应性小，这些认识都是细致深入观察的结果。

到了清代，温热学派兴起，其中如叶天士、吴鞠通、王孟英等均属大家。他们在继承前人、总结经验的基础上，对急性传染病的病因认识又大大的进了一步。他们一方面继承《内经》之说，认为气运偏胜是温病发生的外因，“不藏精”、“正气虚”是温病发生的内因，并且强调了“正气存内，邪不可干”。吴鞠通在所著《温病条辨》中，首列原病篇十九条，明确指出：“叙气运，原温病之始也。每岁之温，有早暮微甚不等，司天在泉，主气客气，相加临而然也。”“盖能藏精者，一切病患皆可却。”“要亦不能外正气存内，邪不可干之理。”王孟英在所著《温热经纬·自序》中亦明确指出：“夫此五气原以化生万物，而人或感之为病者，非天气有偶偏即人气有未和也。”另方面，他们也承认引起时疫的某些特异性致病因素，如吴鞠通所著《温病条辨》中明确指出：“温疫者，厉气流行，多兼秽浊，家家若是，若役使然也。温毒者，诸温夹毒，秽浊尤甚也。”（《温病条辨·上焦篇》）“更有非其时而有其气，如又可所云戾气，间亦有之，乃其变也。”（《温病条辨·原病篇》）他们一方面肯定了吴又可在古人论述基础上有其发展的一方面，但同时也批评了他有其局限的另一方面。如吴鞠通在《温病条辨》中明确指出：“检校四库全书，得明季吴又可温疫论，观其议论宏阔，实有发前人所未发，遂专心学步焉。细察其法，亦不免支离驳杂，大抵功过两不相掩，盖用心良苦，而学术未精也。”（《温病条辨·自序》）“按吴又可谓温病非伤寒，温病多而伤寒少，甚通。谓非其时而有其气，未免有顾此失彼之诮。”（《温病条辨·原病篇》）吴氏把外因和内因密切结合起来，把气候变化和人体的生理及病理生理变化密切结合起来，把自然灾害和社会动乱密切结合起来，如他所谓的：“盖时和岁稔，天气以宁，民气以和，虽当盛之岁亦微；至于凶荒兵火之后，虽应微之岁亦盛，理数自然之道，无足怪者。”（同上）“不藏精三字须活看，不专主房劳说，一切人事之能摇动其精者皆是，即冬日天气应寒，而阳不潜藏，如春日之发泄，其至桃李反花之类亦是”。（同上）这些认识应该说是完全正确的，是在前人认识的基础上进一步发展。

综上所述，可以看出中医学对于急性传染病的病因认识，基本上是从正邪两方面来立论，外因是邪盛，内因是正虚。至于这个“邪”究竟是什么？由于时代科学条件的限制，古人只能从经验体会中主要把它归之于“六淫”。这里如从各种急性传染病的具体病原来说，虽然有其失于笼统的一方面，还有待于今后的提高。但是由于季节气候对于急性传染病的发生，例如季节气候与病原体的滋生和传播，与人体生理调节代偿防御能力的影响等密切相关。因此它在急性传染病的发病学中的地位也就仍然占有其重要的地位和现实的临床意义。因此“六气”致病之说，在当前仍然是中医学在外感病病因认识方面的主流，值得我们认真地发掘继承，整理提高。

二、中医学对于急性传染病的病机认识

中医学对于急性传染病的病机认识，一般大致均从邪气性质与传入途径的关系，邪气性质与临床表现及疾病定位的关系，邪人深浅与正气强弱之间的关系等三个方面来进行分析。

（一）关于邪气性质与传入途径的关系问题

关于“邪气”的性质。《内经》主要是以阴阳来对邪气性质进行分类，亦即《内经》中所谓的“阳邪”和“阴邪”。《素问·调经论》谓：“夫邪之生也，或生于阴，或生于阳。其生于阳者，得之风雨寒暑。其生于阴者，得之饮食居处，阴阳喜怒。”这就是说《内经》把由于季节气候原因致病或由于季节气候原因而产生的致病因素称之为“阳邪”。把饮食居处原因致病或由于饮食居处原因而产生的致病因素称之为“阴邪”。由于季节气候因素致病者，中医称之为“外感六淫”。“六淫”属于天气，《内经》认为：“天气通于肺”，（《素问·阴阳应象大论》）而“肺主鼻”。“在窍为鼻”（同上），所以《内经》认为“六淫之邪”其传入途径主要是通过人体的鼻道而传入人

体，这也就是《内经》中所谓的："天牝从来"。（《素问遗篇·刺法论》）急性传染病中，中医认为以外感六淫而致病者居多，所以《内经》又特别指出："夫百病之生也，皆生于风寒暑湿燥火。"（《素问·至真要大论》）这就是说，《内经》认为急性传染病多数都是由于外感六淫，外邪经人体呼吸道而进入人体之内。由于饮食因素而致病者，中医学称之为"内伤饮食"，"饮食"属于"地气"。《内经》认为："地气通于嗌"，（《素问·阴阳应象大论》）"谷气通于脾"、"脾主口"、"在窍为口"（同上）。所以《内经》认为："饮食"之邪，其传入途径，主要是通过人体的口而传入人体。这也就是说《内经》认为，急性传染病除了多数由于外感六淫，外邪经过人体鼻道传入人体发病以外，还可以由于饮食原因，外邪经过人体口腔传入人体而发病。由于六淫之邪，首先作用于肺，所以外感六淫之邪发病后，临床上主要表现肺的症状。由于饮食之邪，首先作用在脾胃，所以感受饮食之邪发病以后，临床上主要表现胃肠道症状。这也就是《内经》所谓的"故犯贼风虚邪者，阳受之；食饮不节，起居不时者，阴受之。阳受之则入六腑，阴受之则入五脏，入六腑则身热不时卧，上为喘呼；入五脏则瞋满闭塞，下为飧泄，久为肠澼。"（《素问·太阴阳明论》）

张仲景所著《伤寒卒病论》在继承《内经》的基础上将"邪气"作了进一步的区分。《金匮要略·脏腑经络先后病脉证第一》谓："清邪居上，浊邪居下，大邪中表，小邪中里，槃饪之邪，从口入者，宿食也。"这里所谓的"清邪"、"浊邪"、"大邪"、"小邪"、"槃饪之邪"，后世《金匮要略》注家虽然解释不尽相同，但是可以肯定的是张仲景已经认识到邪气有多种，分布很广泛，有的在上，有的在下（清邪、浊邪），毒力有大小（大邪、小邪），传入途径也有多种（居上、居下、从口而入）。特别在"从口而入"这方面，《金匮要略·禽兽鱼虫禁忌并治第二十四》、《金匮要略·果实菜谷禁忌并治第二十五》中说得很多并且十分具体。这就是说张仲景认为急性传染病的发生其病邪是多种的，其传入人体的途径也是多样的。急性传染病从呼吸道传入者固多，从口而入经过消化道传入人体者也不少。

晋唐以后，《肘后备急方》、《诸病源候论》、《备急千金要方》、《外台秘要》等，对于“邪气”的性质区分更加细致，其传入途径也认识更多。上述各种论著中对于急性传染病的病邪性质认识方面，除了继承前人认识以外涉及面十分广阔，已如本文前节中所述，诸如昆虫、病畜、病人、尸体、有毒食物等等，均被列入各种急性传染病的致病外因之中。在传入途径方面，除了继承前人从鼻、从口的认识以外，更增加邪从皮肤而入的新认识。特别是在《诸病源候论·注病诸候》中，把各种“注”病，多数归之于与病人或病死尸体接触有关。如《生注候》谓：“注者，住也，言其病连滞停住，死又注易旁人也。人有阴阳不调和，血气虚弱，与患注人同共居处，或看侍扶接，而注气流移，染易得注，与病者相似，故名生注。”《丧注候》谓：“人有临尸丧，体虚者则受其气。”《殃注候》谓：“人有染疫疠之气致死，其余殃不息，流注子孙亲族，得病证状与死者相似，故名为殃注。”这就是说晋唐以后，中医学在“邪气”的性质及其传入途径方面又有了许多新的认识和经验，在前人认识的基础上又进了一大步。

宋元明清时期医书中对于急性传染病所感“邪气”性质及传入途径方面，基本上继承了前人的认识。在病邪方面认为六淫之邪与“疠气”、“毒气”皆存在。并且认为，“疠气”的流行又与四时不正之气有关，把“疠气”与“六淫”之邪密切结合起来。在传入途径方面认为主要是从口鼻而入，如朱肱谓：“一岁之中长幼症状多相似，此名温疫也，四时皆有不正之气，春夏亦有寒清时，秋冬或有暄暑时，人感疫疠之气，故一岁之中，病无长少率相似者，此则时行之气，俗谓之天行是也。”（《类证活人书·卷六·四十六》）张从正谓：“春之温病，夏之热病，秋之疟及痢，冬之寒气及咳嗽，皆四时不正之气也，总名之曰伤寒，人之劳役辛苦者，触冒此四时风寒暑湿不正之气，遂成此症。”（《儒门事亲·立诸时气解利禁忌式三》）陶华谓：“时气者，乃天时暴疠之气流行人间，凡四时之令不正者，则有此气行也，若春应温而反寒，夏应热而反凉，秋应凉而反热，冬应寒而反温，此时行不正之气也。”（《伤寒全生集·卷四·辨时气例第四十八》）陈士铎谓：“瘟疫之证，其来无方，然而召之亦有其故，或人事之错乱，或天时之乖违，或尸气之缠染，或毒气之变蒸，皆能成瘟疫之症也。”（《石室秘录·卷五·瘟疫治法》）吴又可谓：“疫者，感天地之疠气，在岁运有多寡，在方隅有厚薄，在四时有盛衰，此气之来，无论老少强弱，触之者即病，邪从口鼻而入。”（《瘟疫论·原病》）叶天士谓：“温邪上受，首先犯肺。”（《温热论》）吴鞠通谓：“温病由口鼻而入。”（《温病条辨·上焦篇》）

综合以上所述，可以看出中医学对于外感邪气的性质及其传入途径方面的认识是：外邪基本上可以分为“四时不正之气”和“疫疠之气”两大类。这两类外邪互相影响，互为因果。其传入途径主要是自口鼻而入。其间吴又可虽然比较强调“杂气”但他在论中也明确指出：“在岁运有多寡，在方隅有厚薄，在四时有盛衰”，说明他也承认四时不正之气与“疠气”在急性传染病中的综合作用。因此可以认为中医学对外感邪气的性质及其传入途径方面的认识，自《内经》以下，至历代各家，从大的方面来看，认识上基本一致，并无根本的分歧。

（二）关于邪气性质与临床表现及疾病定位的关系问题

中医学对于邪气性质与临床表现及疾病定位的关系的认识基本上可以概括为以下三个方面。

1. 不同病邪有不同临床表现及作用部位：《内经》中对各种急性传染病的病邪，已如前述，主要是按“六淫”进行区分，而六淫之中的“暑”与“火”、“热”基本上属于一类，所以《内经》实际上是以“风”、“火”、“湿”、“燥”、“寒”五邪分类。关于五邪感人以后的临床表现及作用部位，《素问·天元纪大论》等七篇，论之甚详，《素问·至真要大论》中“病机十九条”就是对不同病邪、不同临床表现及作用部位的总结性文字。《内经》中有关不同病邪、不同临床表现及作用部位的内容，加以归纳是：凡属外感风邪，其主要临床表现是“诸暴强直”、“诸风掉眩”，其作用部位主要在肝，这也就是原文中所谓的：“诸风掉眩，皆属于肝”，“诸暴强直，皆属于风”。凡属外感火邪，（含温邪、热邪、暑邪），其主要临床表现是：“诸胀腹大”、“诸病有声，鼓之如鼓”、“诸转反戾，水液浑浊”、“诸呕吐酸，暴注下迫”、“诸痛痒疮”、“诸热瞀瘛”、“诸禁鼓栗、如丧神守”、“诸躁狂越”、“诸逆冲上”、“诸病胕肿，疼酸惊骇”，其作用部位主要在心，这也就是原文中所谓的：“诸热瞀瘛，皆属于火”、“诸痛痒疮，皆属于心”、“诸禁鼓慄、如丧神守，皆属于火”、“诸逆冲上，皆属于火。”“诸胀腹大，皆属于热”，“诸躁狂越，皆属于火”，“诸病有声，鼓之如鼓，皆属于热”，“诸病胕肿，疼酸惊骇，皆属于火”，“诸转反戾，水液浑浊，皆属于热”，“诸呕吐酸，暴注下迫，皆属于热”。凡属于外感湿邪，其主要临床表现是：“诸痉项强”、“诸湿肿满”，其作用部位主要是脾，这也就是原文中所谓的：“诸湿肿满，皆属于脾”，“诸痉项强，皆属于湿”。凡属外感燥邪，其主要表现是：咳嗽、膹郁、咽干、皮肤干燥。或发为寒热，其作用部位主要在肺，这也就是《素问·六元正纪大论》中所谓的：“阳明所至为燥生，阳明所至为皴揭”，“燥胜则干”，“凡此阳明之政，……民病咳嗌塞、寒热发、暴振溧、癃闷”。（《素问·五运行大论》）中所谓的：“在天为燥，……在体为皮毛，……在脏为肺……”。《素问·五常政大论》中所谓的：“其病喘喝，胸凭仰息……邪伤肺也。”《素问·至真要大论》中所谓的“诸气膹郁，皆属于肺。”凡属外感寒邪，其主要临床表现是：身冷、便溏、溲清，或发热恶寒，头项强痛，肢体拘急，其作用部位主要在肾。这也就是《素问·至真要大论》中所谓的“诸病水液，澄彻清冷，皆属于寒”，“诸寒收引，皆属于肾”以及《素问·六元正纪大论》中所谓的：“凡此太阳之政，……民病寒反热中，痛疽注下，心热瞀闷。”自《内经》以下的历代各家对于不同病邪的临床表现及作用部位，虽然是有不断的发展和补充，例如刘河间在所著中将风病的临床表现扩大为：“诸暴强直，支痛，转戾、里急、筋缩”等五候。将火热病的临床表现扩大为：“诸病喘、呕、吐酸、暴注、下迫、转筋、小便浑浊、腹胀大鼓之如鼓、痛、疽、疡、疹、瘤气、结核、吐下霍乱、瞀、郁、肿胀鼻塞、鼽衄、血溢、血泄、淋、栗、身热恶寒、战栗、惊、惑、悲、笑、谵、妄、衄、衊、血汗、诸热瞀瘛、暴喑、冒昧、躁扰、狂越、骂詈、惊骇、胕肿、疼酸、气逆上冲，禁栗如丧神守、嚏、呕、疮疡、喉痹、耳鸣、耳聋、呕涌溢食不下、目昧不明、瞤瘛、暴病暴死”等五十余候。将湿病的临床表现扩大为“诸痉强直、痰饮、痞、膈、中满、霍乱吐下、体重、肉如泥按之不起”等八候。将寒病的临床表现扩大为：“诸病上下所出水液澄彻清冷、癥、瘕、颓疝、坚痞腹满急痛、下利清白、食之不饥、吐利腥秽、屈伸不便、厥逆禁固等”等十候。补充燥病的临床表现：“诸涩枯涸，干劲皴揭”等二候。（以上据《伤寒六书·素问玄机原病式·六气为病》）但如仔细对照《内经》原著，这些内容《内经》中实际上均已提到而且十分详尽。于此说明中医学在各种急性传染病不同病邪与其临床表现及作用部位的关系方面基本上是以《内经》人与天地相应及藏象的概念为基础，把风与肝的关系，火与心的关系，湿与脾的关系，燥与肺的关系，寒与肾的关系密切结合起来进行分析，后世医家虽然在具体提法上或有发挥，但从实质上来看，则没有逾越《内经》上述原则之外。

2. 六气之间可以相互转化，因而五脏之间的病变也可以相互转化：《内经》认为，风、热、火、湿、燥、寒之间是彼此相关的，相互影响的。《素问·五运行大论》谓：“气有余，则制己所胜而侮所不胜，其不及，则己所不胜侮而乘之，己所胜轻而侮之。”这就是说，六气之间，彼此相关，有胜有复，有乘有侮。因此任何一气变化反常，不论其系属太过抑系属于不及，均可以相互影响，出现转化。例如：外感寒邪可以因寒生热转化为热病，也可以因寒生湿转化为湿病，也可以因寒收引拘急转化为风病，也可以因寒生燥转化为燥病。外感热邪可以因热生寒转化为寒病，也可以因热生湿转化为湿病，也可以因热极生风转化为风病，也可以因热生燥转化为燥病等等。《素问·至真要大论》谓：“夫百病之生也，皆生于风寒暑湿燥火，以之化之变也”，即属此义。由于六气之间可以互相转化而六气又有其不同作用部位，因此人体五脏之间病变也就可以相互转化。《素问·玉机真脏论》谓：“五脏受气于其所生，传之于其所胜，气舍于其所生，死于其所不胜。”《素问·气厥论》谓：“五脏六腑，寒热相移，……肾移寒于肝，痈肿少气。脾移寒于肝，痈肿筋挛。肝移寒于心，狂膈中。心移寒于肺，肺消，肺消者饮一溲二，死不治。肺移寒于肾，为涌水，涌水者，按腹不坚，水气客于大肠，疾行则鸣濯濯，如囊裹浆，水之病也。脾移热于肝，则为惊衄。肝移热于心，则死。心移热心肺，传为鬲消。肺移热于肾，传为柔痓。肾移热于脾，传为虚，肠澼，死不可治。胞移热于膀胱，则癃溺血。膀胱移热于小肠，鬲肠不便，上为口糜。小肠移热于大肠，为虙瘕，为沉。大肠移热于胃，善食而瘦人，谓之食亦。胃移热于胆，亦曰食亦。胆移热于脑，则辛頞鼻渊，鼻渊者，浊涕下不止也，传为衄衊瞑目。”《内经》中的这些论述，明显地说明了六气之间可以相互转化，五脏六腑之间的病变及临床表现也可相互转化。由于如此，所以《内经》尽管认为不同病邪有不同的临床表现和作用部位，但是由于转化的原因，所以又有不能机械地就病邪与临床表现及作用部位之间机械的对号入座，而必须在动态变化中把握病机，即所谓“谨守病机，各司其属”，“所谓求其属也”。《内经》中这一认识在对急性传染病的病机分析上十分重要，是中医学整体恒动观在临床实践中的具体运用，必须高度加以重视。

3. 人之伤于寒也，则为病热：对于急性传染病的发生，中医学认为外感四时不正之气及疫疠之邪均可致病已为上述。但是中医学又认为其中以外感寒邪又为其中要中之要。所以《素问·热论》明确指出：“今夫热病者，皆伤寒之类也。”同篇又谓：“人之伤于寒也，则为病热。”这就是说一切急性传染病都可统属于伤寒范围之中。为什么外感六淫均可发病，而《内经》独以伤寒来统帅一切急性传染病？笔者理解：《内经》是从急性传染病发病学的角度来提出这一规定的。关于急性传染病的外因，前已述及，《内经》认为主要是外感六淫，即使是专发为某种传染病的“疫疠”之气，其流行也与季节气候密切相关。六淫之邪，在春为风，在夏为火热，在长夏为暑为湿，在秋为燥，在冬为寒。因此对于急性传染病《内经》亦以风、火、湿、燥、寒进行分类。急性传染病的流行，由于春温、春生的原因，一般来说，多在每年的春季开始上升。由于冬寒、冬藏的原因，每年冬季则相对下降或停止流行。关于急性传染病的内因，前已述及，《内经》认为与人体正气强弱密切相关，急性传染病的发生或流行与否，正气在一定程度上起着决定作用。因而在各种季节性传染病流行以前人体的正气状况，对于相应季节性传染病的发病或流行与否，也就有着决定的意义并形成链锁反应。前已述及，每年的春季为急性传染病的好发季节。因而在上一年的冬季人体正气的强盛与否便与本年春季传染病的发生或流行与否密切相关。上一年冬季人体正气保养得宜，次年春季传染病的发生就可能减少。反之，则可能增多。而冬季中最易影响人体正气失常的就是由于冬季天气寒冷，易感寒邪，在感受寒邪发病以后而使人体正气不足，从而使人体容易在次年春季传染病流行时更加容易发病并形成链锁反应引起各个季节性传染病的流行。换言之，也就是说各个季节性传染病虽然各有其病因上的特点，但从整个发病过程来看，从正邪之间的相互关系及影响来看，冬伤于寒，则是其中的一个关键所在。《素问·四气调神大论》谓："春三月，此谓发陈，……逆之则伤肝，夏为寒变，奉长者少。夏三月，此为蕃秀，……逆之则伤心，秋为痎疟，奉收者少，冬至重病。秋三月，此为容平，……逆之则伤肺，冬为飧泄，奉藏者少。冬三月，此为闭藏，……逆之则伤肾，春为痿厥，奉生者少。"《素问·生气通天论》谓："春伤于风，邪气流连，乃为洞泄；夏伤于暑，秋为痎疟；秋伤于湿，上逆而咳，发为痿厥，冬伤于寒，春必温病。"《素问·金匮真言论》谓："春不病颈项，仲夏不病胸胁，长夏不病洞泄寒中，秋不病风疟，冬不病痹厥飧泄而汗出也，夫精者，身之本也，故藏于精者，春不病温。"吴鞠通注："不藏精三字须活看，不专主房劳说，一切人事之能摇动其精者皆是，即冬日天气应寒，而阳不潜藏，如春日之发泄，甚至桃李反花之类亦是。"(《温病条辨·原病篇》)由于如此，所以《内经》在对于急性传染病发热性疾病的论述，虽然《素问》以《热论》、《刺热论》、《评热病论》等名篇，但一开篇就明确提出了"今夫热病者，皆伤寒之类也"的规定，把一切急性热病都概括在伤寒的统领之下。《难经》继承了《内经》的这一论点，也明确的提出了："伤寒有五，有中风、有伤寒、有湿温、有热病、有温病。"(《难经·五十八难》)张仲景继承《内经》、《难经》的认识，也以伤寒为名撰《伤寒卒病论》，以伤寒来统帅一切急性热病。于此可以看出《内经》以伤寒来统帅一切热病是从发病学的角度来提的，也是从急性传染病的病机角度来提的，它与后世论述的"瘟疫"、"时气"、"温病"等时行病的病因病机方面认识，应该说并无根本上的分歧和原则上的矛盾，这一点我们必须深入理解。

（三）关于邪入深浅与正气强弱之间的关系问题

急性传染病的发病及发病以后在人体中的传变过程，中医学认为均与正邪之间的消长进退密切相关，整个发病及其传变过程，自始至终也都是一个正邪相争的过程。正气强盛，能够绝对控制邪气，则不会发病，既使发病，邪气进入人体也比较浅，临床表现也轻；反之就会发病，发病以后，邪气进入人体也比较深、临床表现也重，预后也就恶。

关于邪入深浅亦即疾病的传变及其与人体正气强弱之间的关系，《内经》大约是从循五脏所主之序而传；循络经腑脏之序而传；循表里之序而传；由上至下，由下至上，循上中下三焦之序而传；由阳入阴，由阴出阳循三阴三阳之序而传；循卫气营血之序而传等六个方面加以论述，而后世各家在《内经》认识的基础上从不同角度加以发挥发展，于是在对于急性传染病的辨证论治方面就形成了伤寒及温病学派。

1. 循五脏所主之序而传：急性传染病在人体的传变过程，从脏腑角度来看，中医学认为，一般总是循五脏所主之序而传，所谓“五脏所主”亦即五脏所胜。《素问·玉机真藏论》谓“五脏相通，移皆有次，五脏有病，则各传其所胜”即属此义。外感性疾病，由于《内经》认为“天气通于肺”，（《素问·阴阳应象大论》）外邪进入人体主要是“天牝从来”（《素问·刺法论》），因此外邪进入人体以后，一般也就多从肺开始，然后循其所胜之序而传。这就是说，外感性疾病的传变规律是由肺传肝，由肝传脾，由脾传肾，由肾传心。《素问·玉机真藏论》中所谓：“今风寒客于人，使人毫毛毕直，皮肤闭而为热，当是之时，可汗而发也；或痹不仁肿痛，当是之时，可汤熨及火灸刺而去之。弗治，病入舍于肺，名曰肺痹，发咳上气。弗治，肺即传而行之肝，病名曰肝痹，一名曰厥，胁痛出食，当是之时，可按若刺尔。弗治，肝传之脾，病名曰脾风，发疸腹中热，烦心出黄，当此之时，可按可药可浴。弗治。脾传之肾，病名曰疝瘕，少腹冤热而痛，出白，一名曰蛊，当此之时，可按可药。弗治，肾传之心，病筋脉相引而急，病名曰瘛，……此病之次也。”明确指出了外感性疾病的传变过程及其相应的临床表现。不过也应该指出，这个外感传变次序，《内经》认为并不是绝对的，还要取决于人体正气的强弱及发病过程中的一些突然情况，所以《素问·玉机真藏论》中提出了上述传变过程的一般情况以后，紧接着就提出："然其卒发者，不必治于传，或其传化有不以次，不以次入者，忧恐悲喜怒，令不得以其次，故令人有大病矣。因而喜大虚则肾气乘矣，怒则肝气乘矣，悲则肺气乘矣，恐则脾气乘矣，忧则心气乘矣，此其道也。"这一段经文指出了本脏本气在病因作用之下偏旺时，即可直接由本脏传之于其所胜。如原文中所谓的："怒则肝气乘矣。"也可由于本脏本气在病因作用之下治不及时而为所不胜之气所乘，因而表现出其所不胜之脏的临床表现。如原文中所谓的："因而喜大虚则肾气乘矣。"质言之，也就是在外感病邪之后一般情况下可以循所主之序而传，但如外邪过盛或正气过虚，则又可以直接发病，不循所主之序而传，不循序的病，一般说来发病急重。这也就是原文中所谓的："然其卒发者，不必治于传。""忧恐悲喜怒，令不得以其次，故令人有大病矣。"

2. 循络经腑脏而传：急性传染病的传变过程，从经络角度来看，中医学认为一般总是循络经腑脏之序而传。《内经》谓："是故百病之始生也，必先于皮毛，邪中之则腠理开，开则入客于络脉，留而不去，传入于经，留而不去，传入于府，廪于肠胃。邪之始入于皮也，泝然起毫毛，开腠理；其入于络也，则络脉盛色变；其入客于经也，则感虚乃陷下；其留于筋骨之间，寒多则筋挛骨痛，热多则筋弛骨消，肉烁䐃破、毛直而败。"（《素问·皮部论》）又谓："邪客于皮则腠理开，开则邪入客于络脉，络脉满则注于经脉，经脉满入客于府脏也。"（同上）又谓："风雨之伤人也，先客于皮肤，传入于孙脉，孙脉满则传入于络脉，络脉满则输入大经脉。"（《素问·调经论》）又谓："夫邪之客于形也，必先舍于皮毛，留而不去，入舍于孙脉，留而不去，入舍于络脉，留而不去，入舍于经脉，内连五脏，散于肠胃，阴阳俱感，五藏乃伤，此邪之从皮毛而入，极于五藏之次也。"（《素问·缪刺论》）《内经》中的这些论述明显地说明了外感六淫之邪在人体中的传变规律是由皮肤而孙脉，而络脉，而经脉，而腑，而脏，循络经腑脏之序而传。这也就是经文中所谓的“此邪之从皮毛而入，极于五脏之次”。循络经腑脏而传的规律，说明了急性传染病特别是外感性疾病在人体的传变总是由外入内，由表入里，由浅入深，由阳入阴，由轻到重，是各种传变论者的理论根据和物质基础。后人根据《内经》中这些论述对临床某些急性病进行证候分类及判断疾病的预后良否。例如张仲景对中风的证候分类，即按“中络”、“中经”、“中腑”、“中脏”进行分类，其文曰“邪在于络，肌肤不仁，邪在于经，即重不胜，邪入于府，即不识人，邪入于脏，舌即难言，口吐涎。”（《金匮要略·中风历节病脉证并治第五》）并根据这些论述来对各种急性病作预后判定。其文云：“实气相搏，血气入脏即死，入腑即愈，此为卒厥。……唇口青，身冷，为入脏即死，如身和，汗自出，为入腑即愈。”（《金匮要略·脏腑经络先后病脉证第一》）这些都是对《内经》的这一认识在临床辨证论治中的运用和发展。

3. 循表里之序而传：急性传染病在人体的传变过程，一般是循络经腑脏之序而传已如前述，但从表里角度来看，也可以叫做循表里之序而传。表里之名，首见《内经》。《素问·阴阳应象大论》谓：“外内之应，皆有表里。”“以表知里。”这就是说，《内经》认为表里也就是人体的内外。从阴阳的概念来说，外属于阳，内属于阴。从脏腑的角度来说，腑属于阳，脏属于阴。从经络的角度来看，络属于阳，经属于阴。这也就是《内经》所谓的“外为阳，内为阴”“藏者为阴，府者为阳”（《素问·金匮真言论》）“太阴与阳明为表里”。（《素问·太阴阳明论》）根据这个原则，所以可以认为所谓“表”的涵义，主要指两个方面，其一，指人体的肌表；其二，指疾病初起。所谓“里”的涵义也主要指两个方面，其一，指人体肌表以内的器官；其二，指疾病中期或者晚期。由于此，所以循表里之序而传，实际上也就指疾病在人体的传变，总是由外到内，由浅入深，由轻到重。这与前述的循络经腑脏之序而传完全一致。关于表里及循表里之序而传的问题，中医学是高度重视的，因为这与临床上是否能够正确地辨证论治密切相关。《内经》明确提出："圣人之治病也，必知天地阴阳，四时经纪，五脏六腑，雌雄表里，刺灸砭石，毒药所主，从容人事，以明经道，贵贱贫富，各异品理，问年少长，勇怯之理，审于分部，知病本始，八正九候，诊必副矣。治病之道，气内为宝，循求其理，求之不得，过在表里。"（《素问·疏五过论》）这段经文中所说的内容虽然涉及面是多方面的，但其中特别强调了"求之不得，过在表里"。于此说明了中医经典著作中对区分表里的高度重视。

4. 由上至下、由下至上，循上中下三焦之序而传：急性传染病在人体内的传变过程，中医学认为可以由上至下传，也可以由下至上传。什么情况下由上至下传？什么情况下又由下往上传？中医学认为又与感受邪气的性质密切相关。前已述及，《内经》把邪气分为阴阳两大类，由于外感六淫之邪致病特别是外感风邪致病者均属阳邪，外感阳邪，一般均是由上至下传。由于饮食不常，起居不时，感受湿邪致病者，均属于内受阴邪。内受阴邪，一般均是由下至上传。这就是《内经》所谓的"喉主天气，咽主地气，故阳受风气，阴受湿气，故阴气从足上行至头，而下行循臂至指端，阳气从手上行至头，而下行至足。故曰阳病者上行极而下，阴病者下行极而上。故伤风者，上先受之；伤于湿者，下先受之。"（《素问·太阴阳明论》）"邪气在上者，言邪气之中人也高，故邪在上也。浊气在中者，言水谷皆入于胃，其精气上注于肺，浊溜于肠胃，言寒温不适，饮食不节，而病生于肠胃，故命曰浊气在中也。清气在下者，言清湿地气之中人也，必从足始，故曰清气在下也。"（《灵枢·小针解》）《内经》在这里所指的上中下，根据《内经》所谓的："高下有度乎？岐伯曰：身半已上者，邪中之也；身半已下者，湿中之也。"（《灵枢·邪气脏腑病形》）这三个部位也就是中医学中所谓的：

"三焦"。关于三焦的部位和功能，《内经》中首先提出，《灵枢·营卫生会》谓："上焦出于胃上口，并咽以上贯膈而布胸中，走腋，循太阴之分而行，还至阳明，……中焦亦并胃中出上焦之后，……下焦者，别回肠注于膀胱而渗入焉。""上焦如雾，中焦如沤，下焦如渎。"《难经·三十一难》进一步作了补充："上焦者，在心下下膈，在胃上口，主纳而不出，……中焦者，在胃中脘，不上不下，主腐熟水谷，……下焦者，当膀胱上口主分别清浊，主出而不纳，以传导也。"这就是说上焦的部位主要是在胸中，中焦的部位主要是在胃脘，下焦的部位主要是少腹。胸中属于心肺部位，胃脘属于脾胃部位，少腹属于肝肾部位。因此，这里所谓的由上至下传，由下至上传，质言之，也就是外感阳邪，由于"天气通于肺"邪自鼻入，在外感以后，首先是肺受邪发病，然后循脾胃肝肾之序而传，所以外感阳邪以后，其传变是由上至下传。内受阴邪，由于"地气通于嗌"，邪自口入，在感邪以后，首先是脾胃受邪发病，然后或上传于肺，如《内经》所谓的："其精气上注于肺。"（《灵枢·小针解》）或下传于肠，如《内经》所谓的："浊溜于肠胃，言寒温不适，饮食不节而病生于肠胃。"（同上）所以内受阴邪以后，其传变是由下至上传。急性传染病由上至下传或由下至上传。质言之，也就是循上中下三焦之序而传，其中由于温病系属于多发于春季的传染病，系属于外感风邪致病，风为阳邪，因此温病的传变是由上至下传。后世温病学派有温病三焦传变的论点。如刘河间提出的："病有暴热者，病在心肺，……暴热上喘者，病在心肺，……上焦热而烦者，……有实热能食而热者，胃实也，……有病憔悴发热盗汗，谓五脏齐损……。"（《素问病机气宜保命集·热论第十四》）叶天士提出的："温邪上受，首先犯肺。"（《温热论》）吴鞠通提出的："温病由口鼻而入，鼻气通于肺、口气通行胃。肺病逆传则为心包，上焦病不治则传中焦，胃与脾也。中焦病不治，即传下焦，肝与肾也。

始上焦，终下焦。”（《温病条辨·中焦篇》），以三焦概脏腑来说明外感急性热病的传变规律。从上述可以看出，其实都是根据《内经》“伤于风者，上先受之”以及三焦部位和功能的理论基础上提出的。因此他们所论的范围也只限于外感风邪或温邪，仅属于《内经》中所论上下传变的一个方面。

5. 由阳入阴、由阴出阳，循三阴三阳之序而传：急性传染病在人体传变过程，从阴阳角度来看，中医认为也是一个由阳入阴，由阴出阳之间的传变。中医学认为并不是突变而是渐变的，只有到了一定程度才能完全向相反的方面转化。中医学认为自然气候的运行变化，春夏秋冬，温热凉寒，实际上就是一个由阳入阴，由阴出阳、阴阳之气的消长进退变化过程。《内经》谓：“冬至四十五日，阳气微上，阴气微下，夏至四十五日，阴气微上，阳气微下。”（《素问·脉要精微论》）又谓：“寒暑温凉，盛衰之用，其在四维，故阳之动，始于温，盛于暑，阴之动，始于清，盛于寒，春夏秋冬，各差其分。”（《素问·至真要大论》）这里所谓的：“微上”、“微下”、“始于温，盛于暑”、“始于清，盛于寒”都说明了阴阳之间的转归或传变，并不是突变的，而是渐变的，是一个由量变到质变的过程。由于阴阳之间都有一个量的问题，所以《内经》把阴和阳又都分为三。这也就是《内经》中所谓的三阴三阳，所谓“三阴”，即一阴（厥阴）、二阴（少阴）、三阴（太阴）。三阳即一阳（少阳）、二阳（阳明）、三阳（太阳）。三阴之中厥阴阴气最少，少阴次多，太阴最多。三阳之中和少阳阳气最少，阳明次多，太阳最多。由于如此，所以从长的角度来说，其传变次序是一阴（厥阴）、二阴（少阴）、三阴（太阴），一阳（少阳）、二阳（阳明）、三阳（太阳）。亦即阴阳之气从长的角度来看，都是由少而多，由衰而盛，逐渐向相反方面转化。这也就是《内经》中所谓的：“少阳之右，阳明治之，阳明之右，太阳治之，太阳之右，厥阴治之，厥阴之右，少阴治之，少阴之右，太阴治之，太阴之右，少阳治之。”（《素问·六微旨大论》）但如果从消的角度来看则上述传变次序就完全相反。其传变次序是三阳（太阳）、二阳（阳明）、一阳（少阳），三阴（太阴）、二阴（少阴）、一阴（厥阴），亦即阴阳之气从消的角度来看都是由多而少，由盛而衰，逐渐向相反方面转化。前已述及，急性传染病的发病过程，自始至终都是一个正邪相争的过程。“正气”从阴阳概念来说属于阳气。“邪气”从阴阳概念来说属于阴气。邪气盛意味着正气衰，正不胜邪所以邪才能深入。由于如此，所以急性传染病的发病过程，实际上也就是一个由阳入阴的过程，阳气逐渐衰少的过程。急性传染病的恢复过程，实际上也就是一个由阴出阳，阳气逐渐恢复的过程。也正由于如此，所以急性传染病的整个传变过程，质言之，也就是由阳入阴，由阴出阳，由三阳（太阳），而二阳（阳明），而一阳（少阳），而三阴（太阴），而二阴（少阴），而一阴（厥阴）。这也就是《内经》中所谓的：“伤寒一日，巨阳受之，……二日阳明受之，……三日少阳受之，……四日太阴受之，……五日少阴受之，……六日厥阴受之。”（《素问·热论》）张仲景在《素问·热论》的基础上，根据《内经》总的精神加以完善和补充，就成为后世所谓的“六经”传变学说。所谓六经传变，质言之，也就是由阳入阴，由阴出阳。这是《内经》阴阳学说在急性传染病中的具体运用。

6. 循卫气营血之序而传：急性传染病的传变过程，从卫气营血的角度来看，中医学认为也是一个循卫气营血之序而传的过程。营卫气血之说，首自《内经》。《内经》以营卫气血来概括人体的生理作用及病理生理变化。所谓“营”是指血液在人体经脉中的循环运转，这也就是《灵枢·营气》中所谓的：“精专者，行于经隧，常营无已，终而复始。”《灵枢·营卫生会篇》中所谓的：“营在脉中。”所谓“血”或“精专”，即人体中的血液。这也就是《灵枢·决气》中所谓的：“中焦受气取汁，变化而赤，是谓血。”人体中的血液是在人体血脉之中进行循环运转的，所以《灵枢·脉要精微论》谓：“脉者，血之府也。”于此可见，《内经》中所谓的“营”、“血”，“营”是指血液的运转，“血”是指血液的本身。因此营和血属于一类。所谓“卫”是指人体本身固有的生理调节代偿防御能力。这也就是《灵枢·本脏》中所谓的：“卫气者，所以温分肉，充皮肤，肥腠理，司开阖者也。……卫气和则分肉解利，皮肤调柔，腠理致密矣。”《灵枢·营卫生会》中所谓的：“卫在脉外。”《素问·生气通天论》中所谓的：“阳者，卫外而为固也。”所谓“气”，是指人体的整个正常生理活动。这也就是《灵枢·决气》中所谓的：“上焦开发，宣五谷味，熏肤，充身泽毛，若雾露之溉，是谓气。”于此可见，《内经》中所谓的“卫”、“气”，“卫”是指人体的生理调节代偿防御能力，而“气”则是指人体的整个正常生理活动。因此卫气属于一类。因而营卫气血的概念，实际上也就是气血的概念。从阴阳的角度来看，气属阳，血属阴，因而气血的概念，实际上也就可以以阴阳来加以概括。前已述及，急性传染病的传变过程，从阴阳角度来看，是一个由阳入阴，由阴出阳的过程，因而从气血的角度来看，也就是一个由气分到血分，由血分转气分的过程。前已述及，急性传染病的传变过程也是一个由浅入深由轻到重的过程，因而从气血的角度来看，也必然是一个由功能性损害到实质性损害，由浅入深，由轻到重的过程。这就是说，外邪传入人体之后，首先是人体的卫气产生反应；如果不能制止病邪的侵入，必然进一步进入气分，引起人体整个生理活动的损害；如果病邪继续深入，必须就再进一步进入营分，出现人体血液的循环运转的障碍；如果病邪再进一步深入，就必须进入血分，损害到血液的本身，由于“心主血”、“心为君主之官”的原因，因此血液本身受病时由于“主不明则十二官危”，从而使疾病趋于危笃。但是，在这个传变过程中，如果病邪侵入得到制止，则病情自然也就会向好的方面转化，这也就是说可以由营分向气分转化。叶天士所提出来的：“肺主气属卫，心主血属营。”“卫之后，方言气，营之后，方言血，……入营犹可透热转气。”这正是《内经》营卫气血学说在临床上的具体运用和发展。按照叶氏自己的说法也承认，“辨营卫气血虽与伤寒同……”（《温热论》）。说明了后世温热学派所谓的卫气营血辨证，实际上仍然是在《内经》营卫气血说的基础上提出的。

综合以上所述，可以看出中医对于急性传染病的病机认识，后世各家虽然在理论上和临床运用当中，各有侧重，各有发展和创新，因而形成了不同学派，但从总的来看，则基本上都是以《内经》为依据，是从不同角度来提出问题的，其理论基础完全一致，并无根本分歧之处。

三、中医学对急性传染病的诊断治疗和预防认识

中医学对急性传染病的诊断和治疗认识，基本上可以概括为辨病论治、辨病与辨证论治相结合两个方面。

（一）辨病论治

中医书中对于急性传染病所提出的具体疾病很多。这些疾病有的是根据发病季节命名，如风温、暑温、湿温、秋燥、冬温、伤寒、中风等；有的是根据临床特点，如疟疾、痢疾等；有的是根据发病原因，如伤风、感冒、狂犬病、破伤风等。兹选择其中一般临床常见者，列表如下（见表3）：

表3　常见急性传染病中医病名及临床特点表

病　名	临床特点
中风	发热、汗出、恶风、脉缓。（《伤寒论》）
伤寒	发热、恶寒、体痛、呕逆、脉阴阳俱紧。（《伤寒论》）
温病	发热而渴，不恶寒。（《伤寒论》）
（风温）	初春阳气始开，厥阴行令，风夹温也。（《温病条辨》）
（温疫）	厉气流行，多兼秽浊，家家如是，若役使然也。（《温病条辨》）

续表

病　名	临床特点
（温毒）	诸温夹毒，秽浊太甚。（《温病条辨》）
（秋燥）	秋金燥烈之气也，燥伤肺胃阴分，或热或咳。（《温病条辨》）
（冬温）	冬应寒而反温，阳不潜藏，民病温也。（《温病条辨》）
（湿温）	湿温者，长夏初秋，湿中生热，即暑病之偏于湿者也。头痛恶寒，身重疼痛，舌白不渴，脉弦细而濡，面色淡黄，胸闷不饥，午后身热，状若阴虚，病难速已，名曰湿温（《温病条辨》）
（湿痹）	太阳病，关节疼痛而烦，脉沉而细者，此名湿痹。温痹之候，小便不利，大便反快。湿家之为病，一身尽痛，发热，身色如熏黄也。（《金匮要略·痉湿暍病脉证第二》）
中热	太阳中热者，暍是也，汗出恶寒，身热而渴。（《金匮要略·痉湿暍病脉证治第二》）
（中暍）	太阳中热，身热疼重而脉微弱。（《金匮要略·痉湿暍病脉证治第二》）
（暑温）	正夏之时，暑病之偏于热者也。形似伤寒，但右脉洪大而数，左脉反小于右，口渴甚，面赤，汗大出者，名曰暑温。（《温病条辨》）
疟疾	疟之始发也，先起于毫毛，伸欠及作，寒慄鼓颔，腰脊俱痛，寒去则内外皆热，头痛如破，渴欲冷饮。其蓄作有时。（《素问·疟论》）
（寒疟）	先寒而后热也，病以时作，名曰寒疟。（《素问·疟论》）
（温疟）	先热而后寒也，亦以时作，名曰温疟。（《素问·疟论》）温疟者，其脉如平，身无寒但热，骨节疼烦，时呕。（《金匮要略·疟病脉证并治第四》）温疟者，阴气先伤，又伤于暑，阳气独发也。（《温病条辨》）
（瘅疟）	其但热不寒者，阴气先绝，阳气独发，则少气烦冤，手足热而欲呕，名曰瘅疟。（《素问·疟论》）令人消烁脱肉。（《金匮要略·疟病脉证并治第四》）
（劳疟）	凡疟积久不瘥者，则表里俱虚，寒邪未散，真气不复，故疾虽暂间，小劳便发。（《诸病源候论·卷十一》）

续表

病名	临床特点
瘴疟	此病生于岭南，带山瘴之气，其状发寒热，休作有时，皆由山溪源岭瘴湿毒气故也。其病重于伤暑之疟。（《诸病源候论·卷十一》）
（疟母）	结为癥瘕，名曰疟母。（《金匮要略·疟病脉证并治第四》）夫疟岁岁发，至三岁发、连月发不解，胁下有否。（《诸病源候论·卷十一》）
痢疾 （肠澼） （赤沃） （注下）	起居不时也，阴受之，阴受之则入五脏，入五脏则乃满塞，下为飧泄，久为肠澼。（《素问·太阴阳明论篇》）岁金不及，炎火乃行，……民病……血便注下。（《素问·气交变大论》）岁少阳在泉，火淫所胜，……民病注泄赤白，少腹痛。少阳之胜，……腹满痛溏泄，传为赤沃。（《素问·至真要大论》）
（赤痢）	赤痢，血色鲜红，或如蛇虫形而间有鲜血者，此属热痢。（《证治要诀》）
（白痢）	白痢下如冻胶，或如鼻涕，此属冷痢。（《证治要诀》）
（赤白痢）	赤白相杂，重者状如脓涕而血杂之。轻者白脓上有赤脉薄血。（《诸病源候论·卷十七》）
（久赤白痢）	久赤白痢者，赤白连滞，久不瘥也。（《诸病源候论·卷十七》）
（噤口痢）	噤口乃食不得入，到口即吐。（《医宗必读》）
（休息痢）	屡止屡发，久不愈者，名曰休息痢。（《医宗必读》）
霍乱	呕吐而利，此名霍乱。（《伤寒论·辨霍乱脉证并治》）问曰：病发热头痛，身疼恶寒，吐利者，此属何病？答曰：此名霍乱，霍乱自吐下，又利止复更发热也。（同上）
（寒霍乱）	霍乱而下利不止者，因肠胃俱冷，而挟宿虚。（《诸病源候论·卷二十二》）
（热霍乱）	热亢则身热霍乱吐下，此热霍乱。（《医学纲目》）
（干霍乱）	干霍乱者，气痞于中，欲吐不得吐，欲泄不得泄。（《医学入门》）
（湿霍乱）	湿霍乱者，死者少，当吐利则所伤之物得以出、泄虽甚则止，胃中水谷，泄尽则止矣。（《伤寒明理论》）

续表

病　名	临床特点
(转筋霍乱)	霍乱之症，轻者吐下泻，两脚转筋。甚者偏体转筋，肚腹疼痛，手足厥冷。(《医学纲目》)
痉病	痉者，身热足寒，颈项强急恶寒，时头热，面目俱赤，独头动摇，卒口噤，背反张者，痉病也。痉为病，胸满口噤，卧不着席，脚挛急，必龂齿。(《金匮要略·痉湿暍病脉证并治第二》)
(刚痉)	太阳病，发热无汗，反恶寒者，名曰刚痉。(《金匮要略·痉湿暍病脉证并治第二》)
(柔痉)	太阳病，发热汗出而不恶寒，名曰柔痉。(同上)
黄疸	病黄疸，发热烦躁，胸满口燥……一身尽发热而黄，肚热。(《金匮要略·黄疸病脉证并治第十五》)黄疸者，一身尽疼，发热，面色洞黄。(《诸病源候论·卷十二》)黄疸之病，……身体面目及爪甲小便尽黄。(同上)
(谷疸)	食谷即眩，……小便不通，……身体尽黄，名曰谷疸。(《金匮要略·黄疸病脉证并治第十五》)
(酒疸)	心中懊侬而热，不能食，时欲吐，名曰酒疸。(同上)
(女劳疸)	额上黑，微汗出，手足中热，薄暮即发，膀胱急，小便自利，名曰女劳疸，腹如水状，不治。(同上)
(急黄)	卒然发黄，心满气喘，命在顷刻，故云急黄也。(《诸病源候论·卷十二》)
(癖黄)	胁下满痞而身发黄，病为癖黄。(同上)
丹毒	丹者，人身体忽然焮赤，如丹涂之状，故谓之丹。或发手足，或发腹上，如手掌大。(《诸病源候论·卷三十一》)
麻疹	出疹之候，初热一日至次日鸡鸣时，其热即止，只有五心做热，渐见咳嗽鼻流涕，或腹中作痛，饮食渐减，到申酉之间，其热复来。如此者四日，用手满按发际外甚热，其面上热少减二三分，咳嗽连声，面燥腮赤，眼中多泪，喷嚏频发，或忽然鼻中出血，至五日甚热，不发昼夜，六日早时，其疹出在两颊下，细细红点。至午时两手背及腰下及浑身密密俱有红点，七日普遍焮发。其鼻中清涕不流，喷嚏亦不行。七日晚两颊颜色渐淡，此验出疹之要法。(《景岳全书·卷四十三》)

续表

病名	临床特点
痘疮	痘疮大约之数，发热三日报痘三日，起胀三日，贯脓三日，结靥三日。(同上)
(天花)	痘自起发之后，小者渐大，平者渐高，陷者渐起，外带微红，内涵清浆，以至贯脓之时，却要个个成脓，根脚红活，其形圆满光泽。(同上)
恶核	恶核者，肉里忽有核，累累如梅李，小如豆粒，皮肉燥痛，左右走身中，卒然而起，此风邪挟毒所成，其亦似射工毒，初得无常处，多恻恻痛。不即治，毒入腹，烦闷恶寒即杀人。(《诸病源候论·卷三十一》)
破伤风	夫腕折伤皮肉作疮者，慎不可当风及自扇。若风入疮内，犯诸经络，即致痉。痉者，脊背强直，口噤不能言也。(《诸病源候论·卷三十六》)。疮眼不合而风邪入之为破伤风之候。(《证治准绳·杂病·第五册》)
猘犬病	凡猘狗啮人，七日辄一发，过三七不发，则无苦也。要过百日，方大免耳。凡被狗啮疮，……则令人狂乱，如猘狗之状。(《诸病源候论·卷三十六》)
疠风	疠者，有荣气热胕，其气不清，故使其鼻柱坏而色败，皮肤疡溃，风寒客于脉而不去，名曰疠风。(《素问·风论》)
(大风)	病大风，骨气重，须眉落，名曰大风。(《素问·长刺节论》)大风病，……面色败，皮肤伤，鼻柱坏，须眉落。(《诸病源候论·卷二》)
沙虱病	山内水间有沙虱，其虫甚细，不可见，人入水浴及汲水澡浴，此虫着身及阴雨日行草间亦着人，便钻入皮里。其诊法，初得时，皮上正赤，如小豆黍粟，以手摩赤上，痛如刺。过三日之后，令百节疼强痛，寒热，赤上发疮。此虫渐入至骨，则杀人。(《诸病源候论·卷二十五》)
水毒	自三吴以东及南诸山郡县，有山谷溪源处有水毒病，春秋辄得。……初得恶寒，头微痛，目眶疼心内烦懊，四肢振焮腰背骨节皆强，两膝疼，或噏噏热，但欲睡，旦醒暮剧，手足指逆冷至肘膝。(《诸病源候论·卷二十五》)

续表

病名	临床特点
伤风	伤风之病……头痛、发热、汗出、恶风、脉象浮缓。（《时病论·卷二》）
冒风	恶风、微热、鼻塞、声重、头痛、咳嗽、脉来濡滑。
（感冒）	（同上）
阳毒	阳毒之为病，面赤斑斑如锦纹，咽喉痛，唾脓血。（《金匮要略·百合狐惑阴阳毒病证治第三》）
阴毒	阴毒之为病，面目青，身痛如被杖，咽喉痛，唾脓血。（同上）
喉痹	喉痹者，喉里肿塞痹痛，水浆不得入也。（《诸病源候论·卷三十》）
乳蛾	乳蛾者，肿于咽两傍名双乳蛾，一边肿者，名单乳蛾。（《证治准绳·杂病》）
白喉	白喉证，恶寒发热，头痛背张，周身骨节痛，喉痛或不痛，有初起即现白点，有二三日方现者，满喉皆白。（《急救经验良方》）
痄腮	其状耳后红肿，头重体倦，发于耳后名发颐，发于腮边名穿腮，发于地阁下名穿喉。（《咽喉脉证通论》）
肺胀	上气，喘而躁者，属肺胀。（《金匮要略·肺痿肺痈咳嗽上气病脉证第七》）
烂喉痧	咽痛，憎寒发热，胸闷，口渴，有痧者，热势必壮。（《喉痧正的》）

中医书中有关急性传染病的病名很多，上表中列病名六十余个，仅属中医在急性传染病的临床诊断治疗中所常见者。临床上中医就根据这些疾病的不同特点来进行辨病论治，不同疾病有不同的治疗方药，这也就是现在有人所谓的专病专方专药。例如：常山治疟；白头翁、黄连治痢；茵陈蒿治黄疸；中风用桂枝汤；伤寒用麻黄汤；温病用白虎汤等等，均属于这种治疗。

（二）辨病论治和辨证论治相结合

中医学对于急性传染病的诊断和治疗方面，从目前情况来看，基本上可以分为两大学派，两大体系，一派是以《伤寒论》为理论依据的六经辨证论治体系；一派是以《温病条辨》为理论依据的三焦、卫气营血辨证论治体系。

1. 六经辨证论治体系

(1) 六经辨证源流

“六经”即《内经》中所谓的“三阴三阳”，亦即少阳、阳明、太阳、厥阴、少阴、太阴。在《内经》中三阴三阳在运用方面有二，其一，用以说明自然气候及人体阴阳之间的消长变化，这也就是《内经》中所谓的：“寒暑燥湿风火、天之阴阳也，三阴三阳上奉之。”（《素问·天元纪大论》）“寒暑燥湿风火，在人合之。”（《素问·五运行大论》）其二，用以说明人体经络所属部位及循行情况，这也就是《灵枢·经脉》、《素问·阴阳离合论》等篇章所述的有关内容。“三阴三阳”在《内经》是称“六经”。《素问·阴阳应象大论》谓：“六经为川”。《素问·气交变大论》谓：“五运更治，上应天朞。”“阴阳往复，寒暑迎随，真邪相薄，内外分离，六经波荡，五气倾移。”从这里可以看出，《内经》在把“三阴三阳”称之为“六经”时，主要是指人体经脉部位及其作用。在对疾病的诊断治疗上，以六经为基础在临床上进行辨证论治，亦首自《内经》。但是《内经》中所说的“六经”，主要是指经络。因此，《内经》中的“六经”辨证论治，实际上也就是经络辨证论治。《素问·五脏生成篇》谓：“诊病之始，五决为纪，欲知其始，先建其母，所谓五决者，五脉也。是以头痛巅疾，过在足少阴，巨阳，甚则入肾；徇蒙，招尤，目冥耳聋，下实上虚，过在足少阳、厥阴，甚则入肝；腹满䐜胀，支鬲胠胁，下厥上冒，过在足太阴、阳明；咳嗽上气，厥在胸中，过在手阳明、太阴；心烦头痛，病在鬲中，过在手巨阳、少阴。”《内经》中类似这方面的内容，俯拾即是，不胜枚举。从这些论述中可以看出，“六经”在这里主要是用它归类证候，在临床上进行经络定位。

“六经”传变，“六经”指循太阳、阳明、少阳、太阴、少阴、厥阴之序而传，也是《内经》首先提出的。《素问·热论》谓：“伤寒一日，巨阳受之，故头项痛，腰脊强；二日，阳明受之，阳明主肉，其脉侠鼻络于目，故身热目疼鼻干，不得卧也，三日，少阳受之，少阳主胆，其脉循胁络于耳，故胸胁痛而耳聋，三日经络皆受其病而未入于藏者，故可汗而已。四日，太阴受之，太阴脉布胃中络于嗌，故腹满而嗌干。五日，少阴受之，少阴脉贯肾络于肺，系舌本，故口燥舌干而渴。六日，厥阴受之，厥阴循阴器而络于肝，故烦满而囊缩。三阴三阳，五脏六腑皆受病，荣卫不行，五脏不通则死矣。故不两感于寒者，七日巨阳病衰，头痛少愈；八日阳明病衰，身热少愈，九日少阳病衰，耳聋微闻；十日太阴病衰，腹减如故，则思饮食。十一日少阴病衰，渴止不满，舌干已而嚏；十二日厥阴病衰，囊纵，少腹微下，大气皆去，病日已矣。”《内经》中的这一段文字，是对“六经”实质及其在临床运用上的高度概括。它一方面说明了“六经传变”实质上也就是经络的传变；另一方面也说明了“六经传变”实质上也是人体阴阳之气、盛衰消长、正邪胜复之间的传变。前六天的传变是谈人体在感受外邪致病后，邪气由浅入深、正气由盛而衰，病情由轻转重的过程。后六天的传变则是邪气由盛而衰，正气由衰而盛，逐步恢复，病情由重转轻的过程。张仲景著《伤寒卒病论》继承《内经》上述“六经”的理论及临床运用原则并加以补充和发展。在定位上扩大了《内经》经络定位的范围。例如在太阳病的论述中，一方面有经络定位的涵义，如所谓：“太阳之为病，脉浮，头项强痛而恶寒。”（第 1 条）“太阳病，项背强几几。”（第 14 条）而另一方面把许多非太阳经所能归属的临床表现也归属在太阳病中，凡属表证均可以名之曰太阳病；在传变上也是一样，例如在太阳病的论述中，一方面继承了《内经》十二日传变转化、正邪胜复的涵义，如所谓“风家表解不了了者，十二日愈。”（第 10 条）而另一方面同时又提出六经传变的过程中也有同样的转化，如所谓："太阳病，头痛至七日以上自愈者，以行其经尽故也。"（第8条）同时还提出了"六经传变"不是绝对的，可以传、也可以不传，可以循经传，也可以越经传，也可以直中，还可以合病、并病。传变预后也有良有否，其临床表现也有寒有热、有实有虚。大大地扩大和丰富了《内经》中的六经辨证范围。从而成为中医学的六经辨证论治的完整体系。

(2) 风、寒、湿、温、热辨病与六经辨证

《伤寒论》中的辨病：前已述及，急性传染病，中医认为一般均属于外感范围，所谓"外感"即感受外邪，与气候变化失调密切相关。自然气候变化，《内经》以风、火、湿、燥、寒五气或风、寒、暑、湿、燥、火六气统之。风气偏胜致病者，名曰风病；寒气偏胜致病者，名曰寒病；湿气偏胜致病者，名曰湿病；火气偏胜致病者，名曰火病；燥气偏胜致病者，名曰燥病。由于风病、寒病、湿病、火病、燥病的临床上各有其特有的症状和体征，审证可以求因，因此只要在临床上表现了相应的症状和体征时，也就可以直接据其临床表现而确定其属于某病。这就是中医风、火、湿、燥、寒等命名疾病的由来，也是六淫辨病的理论基础。由于急性热病的发生以感寒发热者居多，各个季节的传染病又与冬伤于寒密切相关，所以《内经》直接以"伤寒"来统帅一切急性热病。《素问·热论》谓："今夫热病者，皆伤寒之类也。"又谓："人之伤于寒也，则为病热。"《难经·五十八难》谓："伤寒有五，有中风、有伤寒、有湿温、有热病、有温病。"明确地指出了一切急性传染病均可称之为伤寒。张仲景继承了《内经》、《难经》的精神，著《伤寒卒病论》亦以伤寒统帅一切急性热病。在伤寒之下再分风、寒、湿、温、热进行辨病论治。这是《内经》、《难经》对外感病的辨病以六经为纲这一辨病原则在临床上的具体运用，也是张仲景对《内经》、《难经》学术思想的继承和发展。

《伤寒论》中对风、寒、湿、温、热的辨病问题，应该说均有专条论述，但是由于现在流行的《伤寒论》是后世对张仲景原著《伤寒卒病论》的编次整理本，其中有些条文编次者把它编入了《金匮要略》中，使后人很难对《伤寒论》中的风寒湿温热辨病有比较全面的认识。兹根据《伤寒论》、《金匮要略》中有关原文胪列如下，以供读者研究。

①中风："太阳病，发热、汗出、恶风、脉缓者，名曰中风。"（《伤寒论·第2条》）"太阳中风，阳浮而阴弱，阳浮者热自发，阴弱者汗自出，啬啬恶寒，淅淅恶风，翕翕发热，鼻鸣干呕。"（《伤寒论·第12条》）"太阳病，头痛、发热、汗出恶风者，桂枝汤主之。"（《伤寒论·第13条》）

根据上述三条原文可以看出"中风"的临床表现是：发热、汗出、恶风、头痛、鼻鸣、干呕、脉浮缓。

②伤寒："太阳病，或已发热。或未发热，必恶寒，体痛，呕逆，脉阴阳俱紧者，名曰伤寒。"（《伤寒论·第3条》）"太阳病，头痛发热，身疼腰痛、骨节疼痛、恶风、无汗而喘者，麻黄汤主之。"（《伤寒论·第35条》）

根据上述原文，可以看出"伤寒"的主要临床表现是：发热、恶寒、身痛、无汗、喘、脉浮紧。

③温病："太阳病，发热而渴，不恶寒者为温病。"（《伤寒论·第6条》）"服桂枝汤，大汗出后，大烦渴不解，脉洪大者，白虎加人参汤主之。"（《伤寒论·第26条》）"太阳病，发热、恶寒、热多寒少，脉微弱者，此无阳也，不可发汗，宜桂枝二越婢一汤。"（《伤寒论·第27条》）"发汗后，不可更行桂枝汤汗出而喘，无大热者，可与麻黄杏仁甘草石膏汤。"（《伤寒论·第63条》）

根据上述四条原文，可以看出"温病"的临床表现是：发热、不恶寒或热多寒少、汗出而口渴或汗出而喘、脉洪大。

④湿病："太阳病，关节疼痛而烦，脉沉而细者，此为湿痹。"（《金匮要略·痉湿暍病脉证治第二》）"湿病之候，小便

不利，大便反快。”（同上）湿痹之为病，一身尽痛，发热，身色如熏黄也。”（同上）

根据上述三条原文，可以看出“湿病”的临床表现是：发热，关节疼痛，小便不利，或身黄、脉沉而细。

⑤热病：“太阳中热者，暍是也，汗出恶寒，身热而渴。”（同上）“太阳中暍，身热疼重而脉微弱。”（同上）

根据上述两条原文可以看出“热病”即暑病，其临床表现是：发热而渴，汗出恶寒，身体疼重，脉微弱。

从上述可以看出，《伤寒论》中对“风”、“寒”、“湿”、“温”、“热”病，均有专条论列。也都各有其临床特有症状和体征，于此也说明了六淫辨病是《伤寒论》中辨病的主要内容。

《伤寒论》中风、寒、湿、温、热辨病与六经辨证的关系：前已述及，对于急性传染病的诊断和治疗，《内经》是以风、热、火、湿、燥、寒进行辨病，以太阳、阳明、少阳、太阴、少阴、厥阴六经进行辨证。并以伤寒一病概括之。张仲景继承《内经》的认识，对急性传染病的诊断和治疗，基本上也同《内经》一样，以“中风”、“伤寒”、“温病”、“湿温”、“中热”五病来概括一切急性传染病，并总称之曰伤寒。以太阳、阳明、少阳、太阴、少阴、厥阴六经来辨析上述各种疾病的传变、转归和归类上述各种疾病在传变过程中的不同临床表现，并据此进行相应的治疗。这就是伤寒学派所称的六经辨证体系。质言之，六经辨证论治体系，也就是风、寒、湿、温、热辨病与六经辨证相结合为主的证治体系。由于每一种疾病都有一个传变问题，因此，六经辨证也就可以贯穿于每一种疾病之中。中风、伤寒、温病、湿病、热病每一种疾病也都有一个六经辨证过程。由于以上五病各有其临床特点，因而在六经辨证中，特别是疾病初起病在太阳时，其临床表现可以完全不同。中风在太阳时为发热、汗出、恶风、脉浮缓。伤寒在太阳时为发热、恶寒、无汗、身痛、脉浮紧；温病在太阳时为发热而渴、不恶寒、汗出、脉洪大。湿病在太阳时为发热、身重、小便不利、脉沉细。热病在太阳时为发热、恶寒、汗出而渴、身重、脉微弱。也正由于中风、伤寒、温病、湿病、热病都可以按照六经进行辨证论治，因此各病在初起时也均可以加上太阳病的名称。这就是《伤寒论·辨太阳病脉证并治》篇中太阳中风、太阳伤寒、太阳温病、太阳湿痹、太阳中热等名称的由来。后世不少伤寒注家注释太阳篇时，多数只论太阳中风、太阳伤寒，略温病、湿病、热病而不谈，好像太阳病只有中风和伤寒两大类。我们的看法，这是错误的，应予更正，恢复《伤寒论》六经辨证的本来面目。或问，《伤寒论》中太阳病条分风、寒、湿、温、热，或如上述。但阳明病、少阳病、太阴病、少阴病、厥阴病有关条文并无条列风、寒、湿、温、热，何故？我们认为，风、寒、湿、温、热诸病，只能在初起时鉴别，因此太阳病中条列了各病的临床特点。至于传变之后，则又可以有其共同的临床表现和转归，所以无必要再加鉴别。但条文中偶然亦有上述病名参杂其间。例如《伤寒论·辨阳明病脉证并治》194 条“阳明中风”、195 条“阳明病，若能食者名中风，不能食者名中寒。”《伤寒论》274 条“太阴中风”、《伤寒论》290 条“少阴中风”、《伤寒论》327 条“厥阴中风”、336 条“伤寒，厥五日，热亦五日”、344 条“伤寒发热，下利厥逆”。从上述这些条文可以看出，“中风”在阳明就叫“阳明中风”，在太阴时就叫“太阴中风”，在少阴时就叫“少阴中风”，在厥阴时就叫“厥阴中风”。其他各病也是一样。于此说明了中风、伤寒、温病、湿病、热病，每一病都有六经传变，也都可以用六经来对之进行辨证论治。《伤寒论》风、寒、湿、温、热辨病与六经辨证的关系，实际上就是辨病与辨证相结合的关系。由此也说明了六经辨证也绝不是仅仅为伤寒所设，目前有人认为六经辨证只运用于伤寒而不能运用于温病，这种说法，值得商榷。

(3) 六经辨证论治纲要

①太阳病

太阳病指各种急性传染病的初起阶段。《伤寒论》："伤寒一日，太阳受之。"（第4条）

太阳病的证候性质属于表证。《伤寒论》："脉浮者，病在表。"（第51条）

太阳病的主要临床表现是发热、恶寒、头痛、脉浮。《伤寒论》："太阳之为病，脉浮，头项强痛而恶寒。"（第1条）

太阳病的治疗原则是发汗解表。《伤寒论》："太阳病，外证未解，脉浮弱者，当以汗解。"（第42条）"今脉浮，故知在外，当须解外则愈。"（第45条）

太阳病各类疾病的主证的治疗

中风：桂枝汤。《伤寒论》："太阳中风，阳浮而阴弱，阳浮者，热自发；阴弱者，汗自出。啬啬恶寒、淅淅恶风、翕翕发热，鼻鸣干呕者，桂枝汤主之。"（第12条）

伤寒：麻黄汤。《伤寒论》："太阳病，头痛发热，身疼腰痛，骨节疼痛，恶风无汗而喘者，麻黄汤主之。"（第35条）

温病：麻杏石甘汤。《伤寒论》："汗出而喘，无（身）大热者，可与麻黄杏仁甘草石膏汤。"（第63条）

湿病：麻黄杏仁薏苡甘草汤、麻黄加术汤。《金匮要略·痉湿暍病脉证治》："湿家身烦痛，可与麻黄加术汤，发其汗为宜。""病者一身尽疼，发热，日晡所剧者，名曰风湿，……可与麻黄杏仁薏苡甘草汤。"

中热：白虎加人参汤，一物瓜蒂汤。《金匮要略·痉湿暍病脉证治》："太阳中热者，暍是也。汗出恶寒，身热而渴，白虎加人参汤主之。""太阳中暍，身热疼重而脉微弱，此以夏月伤冷水，水行皮中所致也。一物瓜蒂汤主之。"

太阳病各类疾病兼证和变证的治疗

蓄水证：水在膀胱，小便不利，渴欲饮水，水入则吐，浮肿者，以五苓散、苓桂术甘汤、茯苓甘草汤。水在肺喘促，咳逆倚息不得卧者，桂枝加厚朴杏子汤，大、小青龙汤。

蓄血证：少腹急结、硬满，小便自利，大便漆黑，或发狂者，桃核承气汤，抵当汤，抵当丸。

结胸：自心下至少腹硬满而痛，手不可近，大陷胸汤，小陷胸汤，大陷胸丸。

痉：颈项强几几，头部摇，背反张，卒口噤，惊狂卧起不安，葛根汤，瓜蒌桂枝汤，桂枝甘草龙骨牡蛎汤，桂枝去芍药加蜀漆牡蛎龙骨救逆汤。

下利或下利脓血：葛根汤，葛根加半夏汤，葛根黄芩黄连汤。

亡阳：汗漏不止，四肢拘急，脉沉迟。桂枝加附子汤，桂枝加芍药生姜各一两人参三两新加汤。

亡阴：脉结代，心悸动，炙甘草汤。

太阳病在治疗上的注意点

禁吐、禁下、禁过汗。

②阳明病

阳明病指多种传染病的极期。急性传染病可以一开始就表现阳明病证候。也可以由太阳病或少阳病转变而来。《伤寒论》："病有太阳阳明，有正阳阳明，有少阳阳明。"（第184条）

阳明病的证候性质属于里实证。《伤寒论》："阳明之为病，胃家实是也。"（第185条）

阳明病的主要临床表现是：发热、汗出、不恶寒、烦渴、便结、脉洪大。《伤寒论》："问曰：阳明病外证云何？答曰：身热，汗自出，不恶寒，反恶热也。"（第187条）"伤寒三日，阳明脉大。"（第191条）"不更衣，内实，大便难者，此名阳明也。"（第186条）

阳明病的治疗原则是清里泻热为主，养阴益气为辅，《伤寒论》："阳明病，发热汗多者，急下之。"（第255条）

阳明病主证的治疗

发热、汗出、烦渴、脉洪大者，白虎汤或白虎加人参汤。《伤寒论》："大汗出后，大烦渴不解，脉洪大者，白虎加人参汤主之。”(第26条)“表里有热，烦渴不解者，白虎汤主之”(第181条)。

见潮热腹满便结者，三承气汤。《伤寒论》:“阳明病，潮热，大便微鞕者，可与大承气汤。”(第214条)

阳明病兼证和变证的治疗

阳明病发黄，茵陈蒿汤，栀子柏皮汤，麻黄连翘赤小豆汤。《伤寒论》:“阳明病，……但头汗出，身无汗，剂颈而还，小便不利，渴引水浆者，此为瘀热在里，身必发黄，茵陈蒿汤主之。”(第238条)“伤寒身黄发热，栀子柏皮汤主之。”(第262条)“伤寒瘀热在里，身必黄，麻黄连翘赤小豆汤主之。”(第263条)

阳明病心烦不眠，栀子豉汤。《伤寒论》:“阳明病，……心中懊侬，舌上胎者，栀子豉汤主之。”(第226条)

阳明病、汗多、小便多，津液内竭，大便虽然硬结，但不宜下者，用蜜煎导法，大猪胆汁，土瓜根汁灌汤通便。《伤寒论》:“阳明病，自汗出，当发汗，小便自利者，此为津液内竭，虽鞕不可攻之，当须自欲大便，宜蜜煎导而通之，若土瓜根及大猪胆汁，皆可为导。”(第235条)

阳明病，谵语，发狂，大、小承气汤。《伤寒论》:“阳明证，谵语，发潮热，脉滑而疾者，小承气汤主之。”(第219条)“发热谵语者，大承气汤主之。”(第217条)

阳明病，瘀血，喜忘，黑便，抵当汤。《伤寒论》:“阳明病，其人喜忘者，必有蓄血，所以然者，本有久瘀血，故令喜忘，屎虽鞕，大便反易，其色必黑者，宜抵当汤下之。”(第239条)

阳明病在治疗上的注意点

阳明病，禁汗，禁利尿，下法也不宜过早，且必须中病即止，一服利，止后服。汗多，尿多，有津液枯竭者，不可单纯用清里泻热药物，素体脾胃虚弱者，也要慎用攻下。

③少阳病

少阳病指各种急性传染病之另一种类型。少阳病可以在一开始发病就出现少阳病的典型临床表现。如疟疾。陈修园："疟为病，属少阳。"(《医学三字经·疟疾第五》)。也可以由太阳病传变而来。《伤寒论》："本太阳病不解，转入少阳。"(第267条)

少阳病的证候性质属于半表半里证，从阴阳概念来说，三阳均为表，三阴均为里，少阳为一阳，阳气最少。再传即属三阴。所以少阳处于阴阳之间，少阳为枢。《伤寒论》："伤寒三日，三阳为尽，三阴当受邪，其人反能食而不呕，此为三阴不受邪也 。"(第270条)"伤寒六七日，无大热，其人烦躁者，此为阳去入阴故也。"(第269条)：血弱气尽，腠理开，邪气因入，与正气相搏，结于胁下，正邪分争，往来寒热，休作有时。"(第99条)

少阳病的主要表现是：往来寒热，胸胁苦满，口苦，咽干，目眩，干呕恶心、脉弦。《伤寒论》："少阳之为病，口苦咽干，目眩也。"(第264条)"伤寒五六日，中风，往来寒热，胸胁苦满，嘿嘿不欲饮食，心烦，喜呕。"(第98条)

少阳病的治疗原则是和解表里。

少阳病主证的治疗以小柴胡汤为主方。《伤寒论》："伤寒五六日，中风，往来寒热，胸胁苦满，嘿嘿不欲饮食，心烦喜呕，或胸中烦而不呕，或渴，或腹中痛，或胁下痞鞕，或心下悸，小便不利，或不渴，身有微热，或咳者，小柴胡汤主之。"(第98条)

少阳病兼证和变证的治疗

偏表寒者，柴胡桂枝汤；偏里实者，大柴胡汤；偏里寒者，柴胡桂枝干姜汤；惊悸谵语者，柴胡加龙骨牡蛎汤；寒热错杂，正虚邪实者，半夏泻心汤，黄连汤，干姜黄芩黄连人参汤等。

少阳病在治疗上的注意点

少阳病禁汗、禁吐、禁下。这是一般所谓的"少阳三禁。"《伤寒论》："少阳中风，……不可吐下，吐下则悸而惊。"(第

265 条）“少阳不可发汗，发汗则谵语。”（第 266 条）

④太阴病

太阴病指各种急性传染病晚期之一种类型。

太阴病的证候性质属于里寒证。《伤寒论》：“自利不渴者，属太阴，以其藏有寒故也。”（第 277 条）

太阴病的临床表现主要是：腹满、吐利、脉微弱。《伤寒论》：“太阴之为病。腹满而吐，食不下，自利益甚，时腹自痛。”（第 273 条）“太阴为病，脉弱。”（第 280 条）

太阴病的治疗原则是温中散寒。《伤寒论》：“当温之，宜服四逆辈。”（第 277 条）

太阴病主证的治疗以四逆加人参汤、理中丸等为主方。《伤寒论》：“恶寒脉微而复利，利止，亡血也，四逆加人参汤主之。”（第 348 条）“霍乱，……寒多不用水者，理中丸主之。”（第 385 条）

太阴病兼证和变证的治疗

兼表证者，桂枝汤；兼里实证腹满痛者，桂枝加芍药汤，桂枝加大黄汤；太阴发黄，多属阴黄，根据《伤寒论》：“太阴当发身黄，若小便自利者，不能发黄。”（第 278 条）及“脾家实，腐秽当去”的精神，可与茵陈五苓散之类。

太阴病在治疗上的注意点

太阴病慎用苦寒药物，如兼里实必须合用者，亦应减量，中病则止。《伤寒论》：“太阴为病，脉弱，其人续自便利，设当行大黄芍药者，宜减之，以其人胃气弱，易动故也。”（第 280 条）

⑤少阴病

少阴病指各种急性传染病晚期之又一类型。

少阴病的证候性质属于里虚证，或属亡阳，或属亡阴。

少阴病的主要临床表现。其表现为亡阳者：肢冷、脉微、身痛、汗出、嗜睡、下利清谷。这也就是一般所谓的少阴寒化证。《伤寒论》：“少阴之为病，脉微细，但欲寐也。”（第 281 条）“病人脉阴阳俱紧，反汗出者，亡阳也，此属少阴。”（第

283条）“少阴病，下利清谷，里寒外热，手足厥逆，脉微欲绝。”（第317条）其表现为亡阴者：烦躁、气喘不能平卧、便结或下利清水、咽痛、咽中生疮、脉细数。这也就是一般所谓的少阴热化证。《伤寒论》：“少阴病，得之二三日以上，心中烦，不得卧。”（第303条）“少阴病，下利，咽痛，胸满，心烦。”（第310条）“少阴病，自利清水，色纯青，心下必痛。”（第321条）

少阴病的治疗原则：寒化证的回阳救逆为主法；热化证的救阴清热为主法。

少阴病的寒化证治疗以四逆汤、通脉四逆汤为主方。热化证的治疗以炙甘草汤，黄连阿胶汤为主方。

少阴病兼证和变证的治疗

兼表证者，麻黄附子细辛汤，麻黄附子甘草汤；兼下利脓血者，桃花汤；兼咽痛者，甘草汤，桔梗汤，半夏散及汤，猪肤汤，苦酒汤。兼呕者，吴茱萸汤；兼里实里热者，如口燥咽干，或自利清水、色纯青，心下痛，或腹胀不大便，亦可用大承气汤急下。如《伤寒论》：“少阴病得之二三日，口燥咽干者，急下之，宜大承气汤。”（第320条）“少阴病，自利清水，色纯清，心下必痛，口干燥者，急下之，宜大承气汤。”（第321条）“少阴病六七日，腹胀不大便者，急下之，宜大承气汤。”（第322条）

少阴病在治疗上的注意点

少阴病禁汗、禁下，胸中实者可用吐法，但膈上有寒饮者则不能用吐法。热化证里实者可用下法，但必须中病则止。《伤寒论》：“少阴病，脉微，不可发汗，亡阳故也。阳已虚，尺脉微涩者，复不可下之。”（第286条）“少阴病，饮食入口则吐，心中温温欲吐，复不能吐，始得之，手足寒，脉弦迟者，此胸中实，不可下也，当吐之，若膈上有寒饮，干呕者，不可吐也，当温之，宜四逆汤。”（第324条）

⑥厥阴病

指急性传染病过程中所出现衰竭症状中又一类型，属急症危症，属半表半里。

关于厥阴病的性质，说法多而不一，归纳之，有以下几种说法：两阴交尽，阴之极；寒热错杂，有寒有热；认为属阳气内陷，热气逆伏，如成无已《伤寒明理论》中所述。陆九芝在《世补斋医书》中，对此更有明确讨论，他说："厥者何？热是也。先厥者后必热，厥深者热亦深，厥微者热亦微，此盖阳热在里，阴气被格，阳反居内，阴反居外，其热不除，其厥不已，其人不生，切不可因手足之冷，而遂认作虚寒，辄投姜附"，"三阴中少阴多内真寒，外假热；厥阴多内真热，外假寒"（《世补斋医书·卷三·厥阴风木病方说》）。又说："厥阴之上，风气主之，中见少阳火化，故有热，人身之阳到此亦化，阳邪退伏于内，不能充达于外，故有厥，此其热固是热，而其厥则更是热，非当其热时则为热，而当其厥时则为寒也"，"热为阳邪向外，厥为阳邪向内"，"总之厥阴篇中凡有厥而复有热者，其厥也定为热厥。惟有厥无热，甚则一厥不复热者，其厥也，方是寒厥，以此为辨。"（《世补斋医书·卷四·热厥寒厥辨》）

我们同意阳气内陷，热气逆伏，"因热致厥"的说法，其根据如下：

根据《伤寒论》原文：如："凡厥者，阴阳气不相顺接，便为厥。厥者，手足逆冷者是也。"（第337条）"伤寒一二日至四五日，厥者必发热，前热者后必厥，厥深者热亦深，厥微者热亦微。厥应下之，而反发汗者，必口伤烂赤。"（第335条）

根据厥阴篇中的处方：厥阴篇中共有处方16个，其中属于解表、清热、催吐、通便、利尿的有9个（白头翁汤、小承气汤、白虎汤、麻黄升麻汤、桂枝汤、瓜蒂散、小柴胡汤、栀子豉汤、茯苓甘草汤），属于和解之剂的有4个（乌梅丸、当归四逆汤、当归四逆加吴茱萸生姜汤、干姜黄连黄芩人参汤），属于温中的只有3个（四逆汤、通脉四逆汤、吴茱萸汤）。

由于如此，所以我们认为，厥阴病本质上属于热病。由里热至极而使人体阴阳气不相顺接，发为厥逆，相当于现代所称的中毒性休克。

厥阴病的主要临床表现是：发热、肢厥、脉缓或无脉，厥热来复。《伤寒论》曰："伤寒一二日至四五日，厥者必发热，前热者后必厥。"（第 335 条）"凡厥者，阴阳气不相顺接便为厥。厥者，手足逆冷者是也。"（第 337 条）"伤寒发热四日，厥反三日，复热四日，厥少热多者，其病发愈。"（第 341 条）"伤寒六七日，脉微，手足厥冷，烦躁。"（第 343 条）"伤寒，厥四日，热反三日，复厥五日，其病为进。"（第 342 条）

厥阴病的治疗原则是除邪扶正，除邪为主，扶正为辅。《伤寒论》："厥应下之"（第 335 条）、"病人手足厥冷，脉乍紧者，邪结在胸中，心中满而烦，饥不能食者，病在胸中，当须吐之"（第 354 条）、"伤寒，哕而腹满，视其前后，知何部不利，利之则愈。"（第 380 条）

厥阴病的治疗

治本：以清热、涌吐、泻下为主法，以白虎汤、白头翁汤、瓜蒂汤、承气汤为主方。

治标：以回阳救逆为主法，以四逆汤为主方。

标本兼治：以扶正祛邪、寒热平调、攻补兼施为主法，以乌梅丸、麻黄升麻汤、当归四逆汤等为主方。

厥阴病在治疗上的注意点

厥阴之厥为热厥，因此在治疗上：必须与寒厥鉴别，《伤寒论》："伤寒五六日，不结胸，腹濡，脉虚复厥者，不可下。此亡血，下之死"（第 347 条）；要掌握分寸，急则治标。大汗、大下利而厥者，仍应回阳救逆。《伤寒论》："大汗、若大下利而厥冷者，四逆汤主之"（第 353 条）；厥阴病正虚邪实，最好是扶正祛邪同进。

2. 三焦、卫气营血辨证论治体系

(1) 三焦、卫气营血辨证源流

前已述及，营卫、气血、三焦之说，首见于《内经》。《内经》以营卫气血，来概括人体的生理作用及病理生理变化；以三焦来概括人体上中下所属的脏腑及其功能。由于外邪感人的传变过程，多是由外到内，由上到下，由表及里，由阳入阴，因此，从临床角度来看，其传变过程，也必然由卫而气、而营、而血，始于上焦，终于下焦。但是由于《内经》在对于急性热病的传变方面，并未明确提出这个问题，后世刘河间、喻嘉言等论著中，虽然也有三焦辨证的内容，但也没有很明确提出这个问题。只是到了清代，叶天士才明确地提出了："温邪上受，首先犯肺，逆传心包，肺主气属卫，心主血属营。""大凡看法，卫之后方言气，营之后方言血。在卫汗之可也，到气才可清气，入营犹可透热转气，如犀角、元参、羚羊角等物，入血则恐耗血动血，直须凉血散血，如生地、丹皮、阿胶、赤芍等物是也。否则前后不循缓急之法，虑其动手便错。"（《温热论》）叶氏在论中明确提出了"温邪上受，首先犯肺"，"卫之后方言气，营之后方言血"。这也就是说，叶氏首先比较明确地提出了急性热病在人体的传变过程，是始于上焦、循卫气营血之序而传。吴鞠通继承发展了叶氏之论，进一步明确了三焦、卫气营血辨证论治，在其所著《温病条辨》中，指出："凡病温者，始于上焦，在手太阴"。"温病自口鼻而入，鼻气通于肺，口气通于胃。肺病逆传则为心包。上焦病不治，则传中焦，胃与脾也，中焦病不治，则传下焦，肝与肾也。始上焦，终下焦。"吴氏以三焦为纲，结合卫气营血，对温热病的辨证论治进行了系统的论述，于此形成了今天的三焦、卫气营血的辨证论治体系。

（2）《温病条辨》与三焦卫气营血辨证

①《温病条辨》中的辨病

前已述及，急性传染病，中医认为均属于外感范围。因此，凡属外感性疾病，《内经》均以风、火、湿、燥、寒五气，或风、寒、暑、湿、燥、火六气以统之。吴鞠通继承《内经》、《难经》精神及后世温热诸家经验，著《温病条辨》，论中基本上也是以六淫为纲进行辨病。吴氏在《温病条辨》中，将温病分为风温、温热、温疫、温毒、暑温、湿温、秋燥、冬温、温疟等九种，同时在论述中又提出了寒湿，这就是说，《温病条辨》中在辨病方面，一共提示了十种疾病。兹根据《温病条辨》有关原文择要陈列，以供读者研究。

风温："风温者，初春阳气始开，厥阴行令，风夹温也。"(《温病条辨·上焦篇·第1条》)

温热："温热者，春末夏初，阳气弛张，温盛为热也。"(同上)

温疫："温疫者，厉气流行，多兼秽浊，家家如是，若役使然也。"(同上)

温毒："温毒者，诸温夹毒，秽浊太甚也。"(同上)

暑温："暑温者，正夏之时，暑病之偏于热者。"(同上)

湿温："湿温者，长夏初秋，湿中生热，即暑病之偏于湿者也。"(同上)

秋燥："秋燥者，秋金燥烈之气也。"(同上)

冬温："冬温者，冬应寒而反温，阳不潜藏，民病温也。"(同上)

温疟："温疟者，阴气先伤，又因于暑，阳气独发也。"(同上)

寒湿："寒湿者，湿与寒水之气相搏也，盖湿水同类，其在天之气阳时为雨露，阴时为霜雪，在江河为水，在土中为湿，体本一源，易于相合，最损人之阳气。"(《温病条辨·中焦篇第43条》)

以上十种疾病，根据《温病条辨》总的精神来看，其发生在春季者曰风温，发生在春末夏初者曰温热，发生在正夏者曰暑温，发生在长夏者曰湿温，发生在秋季者曰秋燥，发生在冬季者曰冬温，由于感寒即发者曰寒湿。上述十种疾病的病名及其性质，基本上是在《内经》"春伤于风"、"夏伤于暑"、"长夏伤于湿"、"秋伤于燥"、"冬伤于寒"的基础上提出的，与

《内经》"夫百病之生也，皆生于风寒暑湿燥火"，及《难经》"伤寒有五"的认识基本一致，至于其余三种疾病，应该说这是对上述七种疾病的补充，意即上述疾病如果广泛流行者，即属温疫；毒邪炽盛，病情急重者即属温毒；疟疾本应属于湿温范围。但如发作不典型，但热不寒者，即名温疟；"寒湿"一病，吴鞠通虽然自谓"此书以温病名，并列寒湿者，以湿温与寒湿相对，言寒湿而湿温更易明晰。"（《温病条辨·中焦篇·第四十四条》）但根据原书对寒湿的安排情况及在证治方面的周详论述，吴氏之言，无非为表明寒温有别，独树一帜，出于策略，实则藉此以求其全。于此可见，《温病条辨》中的辨病，基本上仍然是在《内经》、《难经》、《伤寒论》等经典著作的基础上的继承和发展。

②《温病条辨》中辨病与三焦卫气营血辨证的关系

《温病条辨》的辨病已如上述。根据原书，上述疾病，每一种疾病又都有一个三焦卫气营血辨证的问题。

《温病条辨》目录：

上焦篇：法 58 条，方 46 首。列病：风温、温热、温疫、温毒、冬温、暑温、伏暑、湿温、温疟、秋燥。

中焦篇：法 102 条，方 88 首，外列 3 方。列病：风温、温热、温疫、温毒、冬温、暑温、寒湿、湿温、（疟痢疸痹附）、秋燥。

下焦篇：法 78 条，方 64 首，图 1 首。共 238 法，198 方。列病：风温、温热、温疫、温毒、冬温、寒湿（便血咳嗽疝瘕附）、湿温（疟痢疸痹附）、秋燥。

从以上目录可以看出，除伏暑只见于上焦，寒湿见于中下焦以外，其余各病三焦均有。于此可以看出，《温病条辨》中所列各种病，每一种疾病也都有一个三焦的问题，也就是始于上焦，终于下焦的问题。

《温病条辨》三焦卫气营血证治举例：

上焦篇风温、温热、温疫、冬温证治有关条文举例：

“太阴温病，恶风寒，服桂枝汤已，恶寒解，余病不解者，银翘散主之。”（《温病条辨·上焦篇·第5条》）

“太阴温病，脉浮洪，舌黄，渴甚，大汗，面赤，恶热者，辛凉重剂白虎汤主之。”（上焦篇·第7条）

“太阴温病，气血两燔者，玉女煎去牛膝元参主之。”（上焦篇·第10条）

“太阴温病，寸脉大，舌绛而干，法当渴，今反不渴者，热在营中也，清营汤去黄连主之。”（上焦篇·第15条）

“太阴温病，不可发汗，发汗而汗不出者，必发斑疹，汗出过多者，必神昏谵语。发斑者，化斑汤主之；发疹者，银翘散去豆豉，加细生地、丹皮、大青叶，倍元参主之。……神昏谵语者，清宫汤主之，牛黄丸、紫雪丹、局方至宝丹亦主之。”（上焦篇·第16条）

“太阴温病，血从上溢者，犀角地黄汤合银翘散主之。”（上焦篇·第11条）从以上条文可以看出，风温、温热、温疫、冬温等病，其在上焦时，可以出现卫分证，也可以出现气分证，也可以出现气血两燔证，也可以出现营分证，也可以出现血分证。这就是说，在三焦辨证中，同时又包涵着卫气营血辨证问题，于此说明了《温病条辨》中辨病与三焦、卫气营血辨证的关系。

（3）三焦、卫气营血辨证论治纲要

①上焦温病

上焦温病指各种急性传染病的初起阶段。《温病条辨》：“凡病温者，始于上焦，在手太阴。”（上焦篇·第2条）

上焦温病的证候性质属于表证。《温病条辨》：“温病由口鼻而入，自上而下，鼻通于肺，始手太阴。”“肺者，皮毛之合也，独不主表乎。”（上焦篇·第2条注文）

上焦温病的主要临床表现

前已述及，温病可以分为九种。但从总的来说，又可以分为挟湿与不挟湿两大类，亦即可以分为温热与湿温两大类。

温热：《温病条辨》："太阴之为病，脉不缓不紧而动数或两寸独大，尺肤热，头痛，微恶风寒，身热自汗，口渴，或不渴，而咳，午后热甚者，名曰温病。"（上焦篇·第3条）。

湿温：《温病条辨》："头痛恶寒，身重疼痛，舌白不渴，脉弦细而濡，面色淡黄，胸闷不饥，午后身热，状若阴虚，病难速已，名曰湿温。"（上焦篇·第43条）

上焦温病的治疗原则

温热：治以辛凉解表。《温病条辨》："遵内经、风淫于内，治以辛凉，佐以苦甘；热淫于内，治以咸寒，佐以甘苦之训。"（上焦篇·第4条·银翘散方论）。

湿温：治以轻宣芳化。《温病条辨》："轻开上焦肺气，盖肺主一身之气，气化则湿亦化也。"（上焦篇·第43条注文）

上焦温病各类疾病的治疗

风温、温热、温疫、冬温治法

一般治法：邪在卫分，但咳，身不甚热，微渴者，用辛凉轻剂桑菊饮；邪在卫分，但热，不恶寒而渴者，用辛凉平剂银翘散；邪在气分，脉浮洪，舌黄，渴甚，大汗，面赤，恶热者，用辛凉重剂白虎汤；养阴生津，用甘寒之剂雪梨浆、五汁饮。

兼变证治法：热甚气脱者，用白虎加人参汤；热甚阴竭，气血两燔者，用玉女煎去牛膝加元参；热甚出血者，用犀角地黄汤合银翘散以凉血散热解毒；热入营分，舌绛而干，不渴者，用清营汤去黄连；发斑者，用化斑汤；发疹者，用银翘散去豆豉，加生地、丹皮、大青叶、倍元参；神昏谵语者，用清宫汤，或牛黄丸、紫雪丹、局方至宝丹；邪入心包，舌謇肢厥者，用牛黄丸、紫雪丹。对厥当细辨寒热，区分三焦，分别治之；心烦懊侬者，用栀子豉汤；痰涎壅盛者，用瓜蒂散吐之。

温毒治法

内治法：咽喉肿痛、耳前后肿、颊肿、面赤者，用普济消毒饮去升、柴。神昏谵语者，用安宫牛黄丸、紫雪丹、清宫汤。

外治法：肿者用水仙膏外敷，破溃者用三黄二香散外敷。

暑温治法

一般治法：大渴大汗、面赤、右脉洪数者，用白虎汤；脉芤者，用白虎加人参汤；脉弦细芤迟，身重湿痛者，用东垣清暑益气汤；无汗者，用新加香薷饮；身重湿重者，用白虎加苍术汤；轻证或余邪未清者，用清络饮。

兼变证治法：汗多、脉散大欲脱者，用生脉散；热入心营，时有谵语、烦渴、脉虚舌赤者，用清营汤、安宫牛黄丸、紫雪丹；干咳者，用清络饮加甘草、桔梗、杏仁、麦冬、知母；咳而有痰饮者，用小半夏加茯苓汤再加厚朴、杏仁；吐血，舌白不渴者，用清络饮加杏仁、苡仁、滑石汤；卒痉厥者，用清营汤，或少予紫雪丹；手足瘛疭、肝风内动者，用清营汤加钩藤、丹皮、羚羊角。

伏暑治法

伏暑，即暑温过夏而发者。《温病条辨》："长夏受暑，过夏而发者，名曰伏暑。霜未降而发者少轻，霜即降而发者则重，冬日发者尤重。子、午、丑、未之年为多也。"（《上焦篇·第36条》）意即在秋冬而出现暑温或湿温脉证者，即为伏暑。其治法基本同于暑温或湿温，所谓"证本一源"也。

湿温治法

一般治法：头痛恶寒，身重疼痛，舌白不渴，脉弦细而濡，面色淡黄，胸闷不饥，午后身热者，用三仁汤。

兼变证治法：邪入心包，神昏肢厥，用清宫汤去莲心、麦冬，加银花、赤小豆皮，送至宝或紫雪。喉阻咽痛，用银翘马勃散；哕者，用宣痹汤；喘促者，用千金苇茎汤加杏仁、滑石；身热疼痛而脉微弱者，用一物瓜蒂汤。

温疟治法

典型温疟，用白虎加桂枝汤。其他类型：瘅疟用五汁饮；肺疟用杏仁汤；心疟用加减银翘散。

温疟与其他类证的鉴别要点

温疟以热盛挟表为特点。《温病条辨》谓："骨节疼烦，时呕，其脉如平，但热不寒，名曰温疟。"（上焦篇·第50条）瘅疟以阴虚内热为特点。《温病条辨》谓："但热不寒，或微寒多热，舌干口渴，此乃阴气先伤，阳气独发，名曰瘅疟。"（上焦篇·第51条）肺疟以热而挟湿为特点。《温病条辨》谓："舌白渴饮，咳嗽频仍，寒从背起，伏暑所致，名曰肺疟。"（上焦篇·第52条）心疟以热传心包为特点。《温病条辨》谓："热多昏狂，谵语烦渴，舌赤中黄，脉弱而数，名曰心疟。"（上焦篇·第53条）

秋燥治法

温燥治法（即燥之复气）：初起用桑杏汤、桑菊饮；燥伤肺胃津液用沙参麦冬汤；燥气化火，清窍不利者，用翘荷汤；阴虚肺燥者，用喻氏清燥救肺汤。凉燥治法（即燥之胜气）：初起无汗而用杏苏散，有汗用桂枝汤；疝瘕痛者，用桂枝柴胡各半汤加吴萸楝子茴香木香汤。

治疗禁忌

忌辛温发汗：所谓："温病忌汗，汗之不惟不解，反生他患。"（上焦篇·第4条）但暑温、凉燥无汗者不忌。

误汗伤阳：所谓："汗为心液，心阳受伤，必有神明内乱、谵语癫狂，内闭外脱之变。"（同上）

误汗伤阴：所谓："汗为五液之一，未始不伤阴也。……温病最善伤阴，用药又复伤阴，岂非为贼立帜乎？""风温咳嗽，虽系小病，常见误用辛温重剂销铄肺液，致久嗽成劳者不一而足。圣人不忽于细，必谨于微。"（上焦篇·第6条）

治上勿犯中下：病在上焦，取其轻清之品，所谓"上焦如羽，非轻不举。"不但苦温在禁忌之列，初起亦忌苦寒。所谓"岂有上焦温病，首用中下焦雄烈劫夺之品。先劫少阴津液之理！知母、黄芩，亦皆中焦苦燥里药，岂可用乎？""病初起未至中焦，不得先用里药，故犯中焦也。"在煎药方面提出，轻清之品不能久煎，所谓"肺药取轻清，过煎则味厚而入中焦

矣。”（上焦篇·第4条）

禁升提：《温病条辨》：“禁升麻、柴胡、当归、防风、羌活、白芷、葛根、三春柳。”（上焦篇·第16条）温毒用普济消毒饮，亦去升麻、柴胡，所谓：“以升腾飞越太过之病，不当再用升也。”（上焦篇·第18条）

白虎四禁：《温病条辨》：“白虎本为达热出表，若其人脉浮弦而细者，不可与也；脉沉者，不可与也；不渴者，不可与也；汗不出者，不可与也；常须识此，勿令误也。”（上焦篇·第9条）

湿温三禁：《温病条辨》：“汗之则神昏耳聋，甚则目瞑不欲言，下之则洞泄，润之则病深不解。”（上焦篇·第43条）

死证

《温病条辨》：“温病死症百端，大纲不越五条：在上焦有二：一曰肺之化源绝者死；二曰心神内闭，内闭外脱者死。”又谓“化源绝，乃温病第一死法也。”（上焦篇·第11条）

②中焦温病

中焦温病指各种急性传染病的极期，一般由上焦温病传来，病位在胃与脾，同时又称阳明温病。《温病条辨》谓：“上焦病不治，则传中焦，胃与脾也。”（中焦篇·第1条注文）

中焦温病的性质属于里热证、里实证。其挟湿者，以里湿热证为主，此外，《温病条辨》在中焦篇中还同时列出了寒湿。

中焦温病的主要临床表现：中焦温病基本上亦可分为温热和湿热两大类，《温病条辨》中同时也对寒湿的临床表现，作了比较详细的描述。

温热：《温病条辨》：“面目俱赤，语声重浊，呼吸俱粗，大便闭，小便涩，舌苔老黄，甚则黑有芒刺，但恶热，不恶寒，日晡益甚，传至中焦，阳明温病也，脉浮洪躁甚，……脉沉数有力，甚则脉体反小而实。……”（中焦篇·第1条）

湿温：《温病条辨》：“神识如蒙，舌滑脉缓”，“不饥不食，机窍不灵”，“热蒸头胀，身痛呕逆，小便不通，神识昏迷，舌

白，渴不多饮”，“气壅为哕”，“脘闷，便溏，身痛，舌白”，“肿胀”。“疟”，“痢”，“疸”，“痹”。（以上均见中焦篇）

寒湿：《温病条辨》：“痞结胸闷，不饥不食”，“腹胀，小便不利，大便溏而不爽”，“四肢乍冷，自利，目黄，舌白滑，甚则灰，神倦不语，……舌謇语重”，“舌灰滑，中焦滞痞，……面目俱黄，四肢常厥”，“舌白腐，肛堕痛，便不爽，不喜食”，“吐利汗出，发热恶寒，四肢拘急，手中厥冷，……身痛不休”，“霍乱兼转筋”，“腹中绞痛，脉沉紧而迟，甚则伏，欲吐不得吐，欲利不得利。”

中焦温病的治疗原则

温热：以清、下祛邪，兼养阴扶正为主法。

湿温：以辛开苦降，芳香化浊，淡渗利湿为主法。

寒湿：以温中燥湿为主法。

中焦温病各类疾病的治疗

风温、温热、温疫、温毒、冬温治法

一般治法：凡见上述温热症征，脉见浮洪躁甚者，用白虎汤；凡见上述温热症征，而脉见沉实有力者，用大承气汤；凡肺胃津伤者，渴甚可用雪梨浆；复胃阴可用益胃汤、玉竹麦门冬汤、五汁饮、牛乳饮等；津液不足，增水行舟可用增液汤。

兼变证处理：脉浮而促者，用减味竹叶石膏汤。“脉促”，原注谓：“数而时止，如趋者遇急，忽一蹶然。”属热盛而伤及心阴，故仍用辛凉重剂透热于外，并加清心、养心之品；属阳明温病里实证，轻证用小承气汤微和之。原注云：“诸证悉有，以非下不可，微则未至十分亢害，但以小承气通和胃气则愈，无庸芒硝软坚也”；肢厥，甚则通体皆厥者，用大承气汤。原注云：“阳明温病，面目俱赤，肢厥，甚则通体皆厥者，不瘛疭，但神昏，不大便，七、八日以外，小便赤，脉沉伏，或并脉亦厥，胸腹满坚，甚则拒按，喜冷饮者，大承气汤主之”、“热结旁流”者，用调胃承气汤。原文云：“阳明温病，纯利稀水粪者，谓之热结旁流，调胃承气汤主之”；神昏谵语者，脉实用小承气汤；脉不实用牛黄丸或紫雪丹。原文云："阳明温病，下利谵语，阳明脉实或滑疾者，小承气汤主之；脉不实者，牛黄丸主之，紫雪丹亦主之"；痰涎壅甚者，用承气合小陷胸汤。原文云："温病三焦俱急，大热大渴，舌燥，脉不浮而躁甚，舌色金黄，痰涎壅甚，不可单行承气者，承气合小陷胸汤主之"；素体阴虚者，用增液汤；如用增液汤不下，可以用增液合调胃承气汤。原文云："阳明温病，无上焦证，数日不大便，当下之；若其人阴素虚，不可行承气者，增液汤主之。服增液汤已，周十二时观之，若大便不下者，合调胃承气汤微和之。"下之不通者，其证治有以下五种情况：正虚者，用新加黄龙汤。原文云："应下失之，正虚不能运药，不运药者死，新加黄龙汤主之"；肺气不降者，用宣白承气汤。原文云："喘促不宁，痰涎壅滞，右寸实大，肺气不降者，宣白承气汤主之"；小便赤痛者，用导赤承气汤。原文云："左尺牢坚，小便赤痛，时烦渴甚，导赤承气汤主之"；邪闭心包者，用牛黄承气汤主之。原文云："邪闭心包，神昏舌短，内窍不通，饮不解渴者，牛黄承气汤主之"；津液不足者，增液汤或增液承气汤。原文云："津液不足，无水舟停者，间服增液，再不下者，增液承气汤主之。"下后治疗和调理：下后以养胃阴为主。原文云："阳明温病，下后汗出，当复其阴，益胃汤主之"；下后脉浮洪者，白虎汤；脉洪芤者，白虎加人参汤；下后虚烦不眠，心中懊侬者，用栀子豉汤；下后热邪未全除者，用护胃承气汤或增液汤。原文云："下后数日，热不退或退不尽，口燥咽干，舌苔干黑或金黄色，脉沉而有力者，护胃承气汤微和之；脉沉而弱者，增液汤主之。"护胃承气汤服后，得结粪止后服，不便者，可再服；下后下证复现，只可与增液，不可与承气。原文云："阳明温病，下后二、三日，下证复现，脉不甚沉，或沉而无力，止可与增液，不可与承气。"又云："阳明温病，下后脉静，身不热，舌上津回，十数日不大便，可与益胃、增液辈，断不可再与承气也。"；下后热退，不可即食。原文云："阳明温病，下后热退，不可即食，食者必复；周十二时，缓缓与食，先取清者，勿令饱，饱则必复，复必重也"；具前阳明温病证候，但不渴，舌绛者，用清营汤。原文云："阳明温病，舌黄燥，肉色绛，不渴者，邪在血分，清营汤主之"；阳明发斑者，用化斑汤；发疹者，用银翘散去豆豉加生地大青叶元参丹皮汤。斑疹外出不快、内壅特甚者，可酌用下法，用调胃承气汤，得通则已。毒重者，加金汁、人中黄，渴加花粉，小便短加芩连；小便不利者，用冬地三黄汤。原文云："阳明温病，……小便不利者，甘苦合化，冬地三黄汤主之。"

治疗禁忌：

温病禁纯用苦寒。原文云："温病燥热，欲解燥者，先滋其干，不可纯用苦寒也，服之反燥甚。"苦寒虽可清热，但可化燥伤阴，属温热而需用苦寒者，可与甘寒同用，不可纯用苦寒，亦不可屡用苦寒。温病小便不利者，忌用淡渗。原文云："温病小便不利者，淡渗不可与也，忌五苓、八正辈"；斑疹禁用升提、壅补。原文云："斑疹，用升提，则衄，或厥，或呛咳，或昏痉，用壅补则瞀乱"；下后大不便，只可与益胃汤，增液汤等，不可再与承气；下后热退，不可即食，食必复，复必重。

湿温、暑温、伏暑、疟、痢、疸、痹治法

一般治法：因湿郁气阻，失降失司，表现为脘腹胀满、便溏、便泄、大便不爽，呕恶为主者，用一到五加减正气散；因表里俱湿，脉缓身痛，汗出热解，继而复热者，用黄芩滑石汤；内外合邪而表现为身热、身痛、汗多、自利、胸腹白疹者，用薏苡竹叶散；以哕、呃为主者，用新制橘皮竹茹汤；呕而不渴者，用小半夏加茯苓汤；呕而痞者，用半夏泻心汤加减；因湿热困闭，表现为热蒸气胀、神识昏迷者，先用安宫牛黄丸开窍，再用茯苓皮汤分消湿浊；如系上焦湿温，里虚内陷而神识如蒙者，用人参泻心汤加白芍。

辨病论治：①暑温：温病之发生在夏令者，暑病之热多于湿者。水结在胸，用小陷胸汤加枳实。原文云："脉洪滑，面赤热头晕，不恶寒，但恶热，舌上黄滑苔，渴欲凉饮，饮不解渴，得水则呕，按之胸下痛，小便短，大便闭者，阳明暑温，水结在胸也，小陷胸汤加枳实主之"；浊痰凝聚，心下痞，不食不饥不便者，用半夏泻心汤去参、姜、枣、草加枳实、杏仁方；湿去热存，舌燥脉沉实者，用小承气汤。温病之挟湿者用药原则上喜刚忌柔，但应视湿热之多寡而进退。《凡例》中云："温病之兼湿者，忌柔喜刚，湿去热存之际，乌得不用柔哉，全在临证者善察病情，毫无差忒也。"此条即其具体运用例证；邪在气分，舌滑微黄者，用三石汤；邪气久留，热搏血分，舌绛少苔者，用加味清宫汤；神识不清，热闭内窍者，先用紫雪丹，再用清宫汤；湿热并重，胸痞闷，潮热呕恶，烦渴自利，汗出溺短者，用杏仁滑石汤。②疟疾：关于在湿温中列疟、痢、疸、痹者，已如前述。原注还谓："本论之作，原补前人之未备，已有成法可循者，安能尽录。因横列四时杂感，不能不列湿温，连类而及，又不能不列黄疸、疟、痢、不过略标法则而已。"对疟疾的辨证论治，吴氏作了如下论述及补充：疮家湿疟，忌用发散，苍术白虎汤加草果主之；疟伤胃阳，胸中痞结者，用草果知母汤、加减人参泻心汤等；疟伤胃阴，津液不复者，用麦冬麻仁汤。脾疟，即表现为寒起四肢、腹满、腹泻、呕逆为主者，用露姜饮，或加味露姜饮；挟热者，用黄连白芍汤；湿重者，名湿疟，用厚朴草果汤；正疟，即少阳疟（典型疟疾发作属于少阳），其偏寒重者，用小柴胡汤加减；其偏热重者，用青蒿鳖甲汤；久疟者，用补中益气汤；③痢疾：对痢疾的辨证论治，作了如下论述及补充：在病因病机上，认为是湿热内蕴，夹杂食滞，气血不行所致，原文云："湿热内蕴，夹杂饮食停滞，气不得运，血不得行，遂成滞下，俗名痢疾。"在预后判断方面，补充了具体经验。痢疾初起以清热利湿为法，小便短者用四苓合芩芍汤，或用滑石藿香汤，或用五苓散加寒水石；痢疾夹表者，用活人败毒散；一般情况下，可用加减芩芍汤、加味白头翁汤；久痢可用人参石脂汤、加减附子理中汤、附子粳米汤、加减补中益气汤；痢疾寒热互见者，用泻心汤；表里同病者，用加减小柴胡汤；阴虚内热者，用加减黄连阿胶汤。④黄疸：黄疸属于湿温一类病证。原文云："湿热不解，久酿成疸。"关于黄疸的辨证论治，《温病条辨》在前人论疸的基础上，作了如下论述及补充：口不甚渴，腹不满者用栀子柏皮汤；口渴腹满胃实者，用茵陈蒿汤；夏秋之际发黄，一般以湿热为主。黄疸兼肿胀者，偏热者用二金汤、杏仁石膏汤；偏寒者用茵陈五苓散；误用发表者，用连翘赤豆饮煎送保和丸；提出阳黄与阴黄，可以互相转化，从阴黄而转阳黄者，可以按阳黄论治。原注云："瑭于阴黄一证，究心有年，悉用罗氏法而化裁之（指罗谦甫用茵陈四逆汤治阴黄），无不应手取效。间有始即寒湿，从太阳寒水之化，继因其人阳气尚未十分衰败，得燥热药数帖，阳明转燥金之化而为阳证者，即从阳黄例治之。"关于黄疸证治，《温病条辨》虽列入湿温中，但吴氏极其推崇仲景，并对仲景治疸原则详加总结。在寒湿部分，又列出以茵陈四逆汤治阴黄，十分全面。⑤痹证：对痹证的辨证论治，《温病条辨》在前人论痹的基础上，作了如下论述及补充：指出痹证属寒者固多，属热者亦不少，所以《温病条辨》因载湿温而类及热痹。原注谓："经谓：风寒湿三者合而为痹，《金匮》谓：经热则痹，盖《金匮》诚补《内经》之不足，痹之因于寒者固多，痹之兼乎热者，亦复不少，合参二经原文，经验于临证之时，自有权衡，本论因载湿温而类及热痹。"痹证之属于湿热者，用加减木防己汤、宣痹汤、薏苡竹叶散等；痹证之属于风暑寒湿杂见者，用杏仁薏苡汤。此方属苦辛温法，应列入寒湿类中，列此者，与前之湿热痹作为对比文字。

寒湿治法

一般治法：腹胀、小便不利，大便溏而不爽，用四苓加厚朴秦皮汤或五苓散；重者用附子理中汤去甘草加广皮厚朴汤；腹痛、肢厥，用椒附白通汤；吞酸、形寒、脘中痞闷、用苓姜术桂汤。

辨病论治：①阴黄：阴黄以“面目俱黄，四肢常厥”为临床特点用茵陈四逆汤、草果茵陈汤等治疗。②霍乱：霍乱以“既吐且利，寒热身痛，或不寒热，但腹中痛”为临床特点，用四逆汤、理中汤、五苓散等治疗。干霍乱用蜀椒救中汤或九痛丸治疗。

死证

“在中焦亦有二：一曰阳明太实，土克水者死；二曰脾郁发黄，黄极则诸窍为闭，秽浊塞窍者死。”（上焦篇·第11条注文）

③下焦温病

下焦温病指各种急性传染病的晚期，一般由中焦温病传来，病位在肝与肾，因此又称少阴温病。《温病条辨》谓：“中焦病不治，即传下焦，肝与肾也，始上焦，终下焦。”（中焦篇·第1条注文）

下焦温病的性质为阴虚、阴竭的里虚热证为主，其挟湿者，或为气阻，或为气虚，或为气阴两虚。《温病条辨》谓：“热伤气，湿亦伤气，……湿久浊凝，至于下焦，气不惟伤而且阻矣。”（下焦篇·第56条注文）

下焦温病的主要临床表现：下焦温病基本上亦可分为温热和湿温两大类。《温病条辨》中同时也对寒湿的临床表现作了比较详细的描述。

温热：身热面赤，手足心热甚于手足背，或夜热早凉；口干舌燥，甚则齿黑唇裂；心中震震、心中憺憺大动，甚则心中痛，或心烦不得卧；手指蠕动，舌短，舌强，耳聋，痉厥；神倦、神昏、烦躁；战汗；大便黑而易；蓄血；热入血室；咽痛，咽喉生疮，语声不出；舌绛而干，苔黄或苔少，脉或沉实，或躁盛，或虚大，或细促或结代、脉两至等等不一。

湿温：神昏窍阻，少腹硬满，大便不下；三焦俱闭，二便不通；气闭肛门坠痛，胃不喜食，舌苔白腐；久疟；久痢。

寒湿：舌白身痛，足跗浮肿；痿弱不振，肢体麻痹；先便后血，小肠寒湿；寒疝。

下焦温病的治疗原则

温热：育阴潜阳，熄风，清热，凉血，化瘀等。

湿温：益气、清热、利湿。

寒湿：温肾、助脾、行气。

下焦温病各类疾病的治疗

风温、温热、温疫、温毒、冬温治法

一般治法：育阴复脉，以加减复脉汤为主方。用于下焦温病，热邪劫阴，表现为身热面赤，口干舌燥，齿黑唇裂，心中震震，耳聋，脉虚大或燥盛，脉结代，以及体虚病温，误治伤阴等。原文谓："热邪深入，或在少阴，或在厥阴，均宜复脉。"；育阴潜阳，一至三甲复脉汤，从急治；用专翕大生膏，从缓治。前者用于下焦温病，热深或痉厥，暴虚易复者，后者用于肝肾阴伤，上盛下虚，久虚难复者；育阴清热，用黄连阿胶汤、青蒿鳖甲汤，用于下焦温病，真阴欲竭，壮火复炽，心烦不得卧或夜热早凉无汗者；育阴定风，用大小定风珠。用于真阴欲竭，虚风内动者；育阴凉血，用犀角地黄汤。用于阴虚血瘀，大便黑而易者；去瘀通闭，用桃仁承气汤、甚则抵当汤。用于少腹坚满，小便自利，大便闭结或热入血室之属于瘀血在里者；滋阴降火，用猪肤汤、桔梗汤、甘草汤、苦酒汤等。用于少阴温病水亏火旺，表现为咽痛、咽中生疮者。上述下焦温病的治疗方法，临床运用时，必须注意正邪之间的关系。原则是：温邪尚盛者，先祛邪，邪少虚多者先扶正。原文谓："壮火尚盛者，不得用定风珠、复脉。邪少虚多者，不得用黄连阿胶汤。阴虚欲痉者，不得用青蒿鳖甲汤。""痉厥神昏，舌短，烦躁，手少阴证未罢者，先与牛黄紫雪辈开窍搜邪，再与复脉汤存阴，三甲潜阳，临证细参，勿致倒乱。"

兼变证处理：①战汗：战汗是人体正邪交争的最后一战。战而汗出，示正胜邪，故"生"；战而汗不出，示正不胜邪，故曰“死”。对战汗的处理，提出三点：复脉汤热饮；虚甚者复脉汤加人参；保持患者绝对安静，勿事骚扰。原文谓“但令静，勿妄动也。”总的精神是对正气不要有任何干扰，虚者注意扶正。②出血：大便黑而易，时欲漱口不欲咽，示出血。用犀角地黄汤凉血清热、去瘀补阴。③蓄血：少腹坚满，小便自利，夜热昼凉，示蓄血，用桃仁承气汤，甚则抵当汤，但须注意严格掌握指征，不可轻投。④热入血室：指妇人病温过程中，月经适来或适断，证见痉厥，神识昏乱，或余邪不解而见正虚证候。痉厥者用竹叶玉女煎；神昏者用加减桃仁承气汤；余邪不解而见正虚者，用护阳和阴汤或加减复脉汤加人参。

湿温、暑温、久疟、久痢治法

一般治法：湿蕴气阻，少腹硬满，大便不下，用宣清导浊汤清热化湿；湿凝气闭，二便不通，用半硫丸温阳通闭；寒湿气闭肛坠，胃不喜食，舌苔白腐者，用术附汤温肾助脾行气。

辨病论治：①暑温、伏暑：暑温为湿温之热多于温者，伏暑为长夏受暑，过夏而发者。证本一源，治疗同于暑温。暑邪深入下焦，热暑必然伤阴，阴伤必然及阳，所以阳气亦见受损；暑必挟湿，因此，暑温晚期，亦即下焦暑温，必然是热湿、阴虚、气虚互见，在治疗上除继续注意清热袪湿外，还要注意气阴两顾。原文谓：“暑温不列于诸温之内，而另立一门者，以后夏至日为病暑，湿气大动，不兼湿不得名暑温，仍归热门矣。既兼湿，则受病之初，自不得与诸湿同法。”“凡热病久入下焦，消烁真阴，必以复阴为主，其或元气亦伤，又必兼护其阳。”暑温晚期，以消渴为主者，或以肢体麻痹为主者，均为热盛伤阴，用连梅汤。方中除用黄连清热燥湿以外，其余均以酸甘复阴。热邪炽盛，烦躁神昏者，先与紫雪，再与连梅汤。若气虚者，加人参益气。暑温晚期，正虚邪实，寒热互见，吐利、消渴者，用椒梅汤。该方即乌梅丸减味，原注谓：“此土败木乘，正虚邪炽，最危之候。故以酸苦泄热，辅正驱邪立法。”上盛下虚，清浊交混，躁乱口渴，胃口伤残，气塞填胸者，用来复丹复阳。伏暑、湿温，水结胸胁而胁痛者，用香附旋覆花汤通络逐饮，不解者，可间用控涎丹攻水。这是对《金匮要略》痰饮治疗上的补充，所述“香附、旋覆，善通肝络而逐胁下之饮。”值得注意。暑温晚期，阴液元气两伤者，以三才汤两复阴阳，而偏于复阴为多。②久疟：疟在下焦，胁下有块者，即属久疟。久疟的病机主要是“邪留正伤”。“胁下成块”的病机是“疟邪久扰，正气必虚，清阳失转之机，浊阴生窍据之渐，气闭则痰凝血滞，而块势成矣。胁下乃少阳厥阴所过之地，按少阳、厥阴为枢，疟不离乎肝胆，久扰则脏腑皆困，转枢失职，故结成积块，属于所部之分。”因此，疟母应定位在肝胆，性质属正虚而气滞血瘀痰凝。久疟以胁下痞块为主者，为疟母，用鳖甲煎丸。久疟以痛胀为主，属气血两虚者，用加味异功汤。久疟以腹胀、呕水为主，属脾胃虚寒，称“太阴三疟”，用温脾汤。久疟以形寒嗜卧，舌淡脉微，属肾阳虚者，称“少阴三疟”，用扶阳汤。久疟以气逆欲呕，劳则发热，胁下成块，属阴阳两虚者，称“厥阴三疟”，用减味乌梅圆。③久痢：痢在下焦，即属久痢。久痢的病机是邪留正伤，正虚邪实，久痢的病位主要在脾肾，病性以寒湿为主，亦有湿热者。因此，对久痢的治疗，或温脾，或温肾，或阴阳两补，或燥湿，或固肠，或兼清利湿热。温脾，可用加味参苓白术散，兼清热燥湿者用乌梅丸。温肾，可用参茸汤、三神丸。温脾温肾，用双补汤。阴阳两补，用加减理阴煎、参芍汤、肉苁蓉汤。补阴，用人参乌梅汤。固肠，用桃花汤、地黄禹余粮汤。久痢患者，如确属正尚未大虚者，亦可间以利湿、清热为主进行治疗，可以用茵陈白芷汤、断下渗湿汤、白头翁汤、加减泻心汤等，但应慎用。正未大虚的指征是“饮食不减”。

寒湿治法

本篇指出，治下焦之湿，以护肾阳为主。其法有四：一曰温肾。原文谓：“使火能生土”。二曰利水，原文谓：“肾与膀胱为夫妻，泄膀胱之积水，从下治，亦所以安肾中之真阳也。”

三曰升脾阳，原文谓："脾为肾之上游，升脾阳，从上治，亦所以以水不没肾中真阳也。"四曰温肝，原文谓："水能生木，水太过，木反不生，木无生气，自失其疏泄之任，经有'风湿交争，风不胜湿'之文，可知湿土太过，则风亦有不胜之时，故治厥阴之湿，以复其风木之本性，使能疏泄为主也。"

治湿的常用方法：温肾用鹿附汤、安肾汤等；助脾用术附姜苓汤、黄土汤等；温肝用橘半桂苓枳姜汤、椒桂汤、天台乌药散等。具体用法：肾阳虚，足跗浮肿者，用鹿附汤；脾肾阳虚者，用安肾汤；脾阳虚，肢体麻痹者，用术附姜汤；便血用黄土汤；肝寒气滞，水饮停聚而阴吹者，用橘半桂苓枳姜汤；寒疝少腹痛者，用椒桂汤、或天台乌药散；属寒热错杂者，用大黄附子汤。

死证："在下焦则无非热邪深入，消铄津液，涸尽而死也。"（上焦篇·第11条）

（4）温病愈后调理

①药物调理原则

温病愈后在药物调理方面，一般仍以养阴为主，可用五汁饮、牛乳饮、益胃汤等。但要因人而异，不能拘执于养阴一说。阳虚体质者要补阳，痰盛者要祛痰。如中焦阳气素虚，偶感温病，用药过剂或过于苦寒，致中焦停饮而不能寐者，用半夏汤。阳气素虚，温病热退身凉冷汗出者，用小建中汤复中焦阳气。

②饮食调理原则

温病解后无余邪，正气未大虚，不必用药，可以用饮食调理之。病人体虚，发病极重，又伤于误治，则应药食同调。

总之，温病愈后调理大要是："温病后一以养阴为主，饮食之坚硬浓厚者不可骤进，间有阳气素虚之体质，热病一退，即露旧亏，又不可固执养阴之论而灭其阳火。"（下焦篇·第35条注文）

中医学对于急性传染病在预防方面的认识是高度重视的。早在《内经》中就已明确指出："圣人不治已病治未病，不治已乱治未乱，夫病已成而后药之，乱已成而后治之，譬犹渴而穿井，斗而铸锥，不亦晚乎。”（《素问·四气调神大论》）由于如此，所以对于急性传染病，中医药也十分强调预防为主。对于急性传染病的预防，中医文献中自《内经》以下，到后世各家均有论述，加以归纳，其要者一般有以下四个方面：

保持人体正气，是预防急性传染病的关键所在：所谓人体正气，即人体所具有的正常之气，质言之，也就是人体正常所具有的生理调节代偿及卫外防御能力。前已述及，急性传染病的发生与人体正气强弱密切相关，正气强则人体卫外的作用也强，即便感受外邪，也不一定就会发生疾病，反之则否，这也就是《内经》中所谓的“正气存内，邪不可干”。（《素问遗篇·刺法论》）

如何保持人体正气？根据中医文献记述，一般说来，大致有以下几个方面，其一是“顺四时”。所谓“顺四时”，即人体在生活起居方面，要与四时相应，《素问·四气调神大论》、《素问·生气通天论》、《素问·金匮真言论》等几篇中，十分具体地指出了春夏秋冬四时的气候和物候上的特点，以及人体在生活起居各方面，应该注意的地方，并明确指出：“夫四时阴阳者，万物之根本也。所以圣人春夏养阳，秋冬养阴，以从其根，故与万物浮沉于生长之门。逆其根，则伐其本，坏其真矣。故阴阳四时者，万物之终始也，死生之本也，逆也则灾害生，从之则疴疾不起。”（《素问·四气调神大论》）说明了顺四时在保持人体正气与预防疾病方面的决定意义；其二是“调七情”。所谓“七情”就是喜怒悲思忧恐惊等精神情志变化，《内经》明确指出：“百病生于气也，怒则气上，喜则气缓，悲则气消，恐则气下，……惊则气乱，劳则气耗，思则气结。”（《素问·举痛论》）说明了精神情志方面的重大变化，会损害人体的正气。正气被损害，其卫外的作用也就必然随之减弱，于此也就说明了“调七情”在保持人体正气、预防疾病方面的重要意义；其三是“节饮食”。所谓“节饮食”，即节制饮食。

饮食失节可以损害人体正气，因而节制饮食也是保持人体正气的一个重要方面。

由于中医学保持人体正气是预防急性传染病的关键所在，而“顺四时”、“调七情”、“节饮食”又是保持人体正气的重要内容。因此，中医学认为，必须对此高度重视，绝对不能认为此不过是一般泛泛之谈而等闲视之。

爱清洁，讲卫生，是预防急性传染病的重要措施：前已述及，急性传染病的发生和流行，中医学认为多属“秽浊”，因此，爱清洁、讲卫生是预防急性传染病发生的一个重要措施。早在唐代，孙思邈在《备急千金要方》中就指出：“常习不唾地。”亦即不要随地吐痰。明代吴又可在《温疫论》中指出：“天行时疫传染，凡感疫之家，将病人衣服于甑上蒸过，则一家不染。”这也就是现在的煮沸消毒。清代余伯陶在《鼠疫抉微·避疫论》中指出：“避疫之法，庭堂房室，洒扫光明，厨房沟渠，整理清净，房内窗户，通风透气。”这些记述，说明了中医对于清洁卫生在预防急性传染病方面的高度重视。

药物预防：关于药物预防时疫，早在《内经》中就已经提出。《素问遗篇·刺法论》谓：“于雨水日后，三浴以药泄汗。又一法，小金丹方：辰砂二两，水磨雄黄一两，叶子雌黄一两，紫金半两，……炼白砂蜜为丸，如梧桐子大，每日望东吸日华气一口，冰水下一丸，和气咽下，服十粒，无疫干也。”明代吴又可在《温疫论》中也提出：“凡遇天行时期，须迟出早入，房中常烧苍术，鼻孔唇吻涂雄黄末，口中嚼大蒜最良。”“闻邻里染疫，宜用贯仲置水缸内浸，用此水造饮食，亦能避温不染。”这些记述，说明了中医学在预防急性传染病的发生方面，也十分重视药物预防。

重视隔离：前已述及，时疫的流行，中医学认为与接触病人、尸体等有关，因此，中医学也提出隔离的问题，《素问遗篇·刺法论》中明确指出：“避其毒气，天牝从来。”所谓“避其毒气”，即避免接触毒气；“天牝”即鼻道。质言之，全句意即避免呼吸道接触。《晋书·王彪之传》也有“永和末，多疫疾，旧制朝臣家有时疾染易三人以上者，身虽无疾，百日不得入宫”的记载。于此也说明了中医学在预防急性传染病的发生方面也十分重视隔离的问题。

四、评伤寒与温病学派之争

中医学对于急性传染病认识很早。从历史看，金元以前历代医家基本上都是以《伤寒论》为基础来对各种急性传染病进行辨证论治。金元以后，特别是在清代温热学派兴起以后，不少温热学派学者，反对以伤寒法治疗温病，这就掀起了伤寒与温病之间的学派之争，至今尚未结束。因此，如何正确理解中医学对于急性传染病的一般认识，并在此基础上分析伤寒与温病学派之争，使伤寒与温病学派能在中医理论基础上取长补短统一起来，我认为这是在当前发掘继承整理提高中医药学中的一个重大问题。

（一）寒温之争源流概说

急性传染病，在临床上一般均有发热，因此现代的所谓各种急性传染病，一般说来也都可以包括在中医学所称的热病之中，对于急性热病，《内经》中列有专篇详加论述。《素问》中的《热论》、《刺热论》、《评热病论》等篇，《灵枢》中的《寒热病》、《热病》等篇，均是讨论急性热病的篇章。《素问》中的《天元纪大论》、《五运行大论》、《六微旨大论》、《气交变大论》、《五常政大论》、《六元正纪大论》、《至真要大论》等七篇，更是十分系统地论述了急性热病的病因、病机及其诊断治疗的原则。由于《内经》中《素问·热论》中明确提出来“人之伤于寒也，则为病热”，“今夫热病者，皆伤寒之类也”，同时在《素问·热论》中还提出了热病的六经传变及治疗原则。汉·张仲景继承《内经》、《难经》据此撰写了《伤寒卒病论》创立了六经辨证论治体系。自此以后到宋以前，中医对于急性传染病的诊断治疗基本上是以六经辨证为主，并没有什么大的争论。到了金代，刘完素根据《内经》热病之说，倡“热病只能作热治，不能作寒医”论，其弟子如马宗素、镏洪、常德、葛雍等大阐其说，于是温病便逐渐从《伤寒论》中分离出来，元·王履（安道）继河间之学，进一步提出伤寒温病要严格区分，他说：“夫惟世以温病热病混称伤寒，故每执寒字以求浮紧之脉，以用温热之药，若此者，因名乱实而戕人之生，名其可不正乎？又方书多言四时伤寒，故以春夏之热病与秋冬之伤寒一类视之而无所别，夫秋冬之伤寒，真伤寒也，春夏之伤寒，寒疫也，与温热病自是两途，岂可同治。”（《医经溯洄集·伤寒温病热病说》）明·吴又可著《温疫论》，他在论中也强调伤寒与温疫必须严格区分。他说：“伤寒与时疫有霄壤之隔，……夫伤寒必有感冒之因，或衣单风露，或冒雨入水，或临风脱衣，或当檐洗浴，随觉肌肤寒慄，既而四肢拘急，恶风恶寒，然后头痛身痛，发热恶寒，脉浮而数，脉紧无汗为伤寒，脉缓有汗为伤风，时疫初起，原无感冒之因，忽觉凛凛，以后但热而不恶寒，然亦有因所触而发者，或饥饱劳碌，或焦思气郁，皆能触动其邪，是促其发也。不因所触而发者居多，促而发者，十中之一二耳。且伤寒投剂，一汗而解；时疫发散，虽汗不解。伤寒不传染于人，时疫能传染于人。伤寒之邪，自毫窍而入，时疫之邪，自口鼻而入。伤寒感而即发，时疫感久而后发。伤寒汗解在前，时疫汗解在后。伤寒投剂可使立汗；时疫汗解，俟其内溃，汗出自然，不可以期。伤寒解以发汗，时疫解以战汗，伤寒发斑则病笃，时疫发斑为外解。伤寒感邪在经，以经传经，时疫以感邪在内，内溢于经，经不自传。伤寒感发甚暴，时疫多有淹缠二三日，或渐加重，或淹缠五六日，忽然加重。伤寒初起以发表为先；时疫初起以疏利为主。种种不同。”（《温疫论·辨明伤寒时疫》）到了清代，叶天士提出了新感温病的传入途径及传入后的变化，提出了：“温邪上受，首先犯肺，逆传心包。”并在诊断治疗上划分了卫气营血四个阶段。指出了“大凡看法，卫之后方言气，营之后方言血。在卫汗之可也，到气才可清气，入营犹可透热转气。”同时还补充了温病诊断治疗中查舌、验齿、辨斑疹、辨白痦等新的内容。并明确指出：“辨营卫气血虽与伤寒同，若论治法则与伤寒大异。”（《温热论》）吴瑭继承叶氏，对叶氏医案加以整理并结合自己经验著《温病条辨》。他以三焦为纲分论温病，并把温病分为温热与湿温两大类。从而确立了温病学说的理论体系。吴氏之说，风行大江南北，从而形成了温病学派。温病学派形成以后，受到了伤寒学派的坚决反对，因而就形成了伤寒与温病学派之争。

（二）寒温之争的争论焦点

根据伤寒学说与温热学说的有关论述，伤寒与温病学派之争的争论焦点主要是在伤寒可不可以包括温病和《伤寒论》方可不可以治疗温病等两个方面。

伤寒学派承认温病是一个独立的疾病，但是认为它完全可以包涵在伤寒范围之中，也完全可以用张仲景《伤寒论》六经辨证论治体系来对温病进行治疗，《伤寒论》中的白虎汤、承气汤、黄连阿胶汤、竹叶石膏汤、麻杏石甘汤、葛根芩连汤等等，都是治疗温病的方剂。在温病学派未形成以前，这种论点即已为多数医家所主张。例如杨上善谓：“夫伤寒者，人于冬时，温室温衣，热饮热食，腠理开发，快意受寒，腠理固闭，……五脏六腑受伤为病，名曰热病，斯之热病，本因受寒伤多，亦为寒气所伤。得此热病，以本为名，故称此热病，伤寒类也。”（《黄帝内经太素·伤寒诀》）王冰谓：“寒者冬之气也，冬时严寒，万类深藏，君子固密，不伤于寒，触冒之者，乃名伤寒。……不即病者，寒毒藏于肌肤，到夏至前变为温病，夏至后变为热病，然其发者，皆为伤寒致之。”（《黄帝内经素问·热论·王注》）张介宾谓：“伤寒者，中阴寒杀厉之气也，寒盛于冬，中而即病者。到春则名曰温病，到夏则名曰暑病，然有四时不正之气，随感随发者，亦曰伤寒。”（《类经·疾病类》）庞安时谓：“其即时成病者，……名曰伤寒，其不即时成病，则寒毒藏于肌肤之间，到春夏气发生，则寒毒与阳气相搏于荣卫之间，……名曰温病也。……其病本因冬时中寒，随时有变，病之形态耳，故大医通谓之伤寒焉。”（《伤寒总病论·叙论》）柯琴谓：“夫仲景之六经，是分区地面，所该者广，虽以脉为经纪，凡风寒温热，内伤外感，自表及里，寒热虚实，无乎不包，而总名《伤寒杂病论》，所以六经提纲，各立一局，不为经常所拘，弗为风寒画定也。”（《伤寒论翼·六经正义》）“观仲景独于太阳篇别其名曰伤寒，曰中风，曰中暑，曰温病，曰湿痹。而他经不复分者，由一隅之中可以寻其一贯之理也。”（《伤寒论翼·全论大法》）徐灵胎谓：“则五者之病，古人皆谓之伤寒，与难经渊源一辙，后世欲学不明其故，遂至聚讼纷云，终无一是，是可慨也。其详往读热病论及伤寒论自知之。”（《难经经释·五十八难注》）温病学派形成以后，伤寒学派则更是以前人有关论述为依据，直斥叶吴三焦卫气营血等为标新立异，对温病学派加以攻击。伤寒学派学者中，持此论点反对温病学派最力者，首推清陆九芝。他说：“凡病之为风为寒为湿为热为温者，古皆谓之伤寒，乃人知风与寒为伤寒论中病，而于温与热谓不可用伤寒论中方，其意若同方既出于伤寒论，自是治寒方，必非治温法，岂有治温而用治寒方者，于是一遇温热病，无不力谇伤寒方，更无人知温热之病本隶于伤寒论中，而温热之方，并不在伤寒论外者。”（《世补斋医书·卷二》）“风寒湿温热皆在论中，论中之方可治风寒，亦可治温热。”（同上）近人陆渊雷也持此论直斥温病学派之非。他说：“晋唐以前，凡流行发热之病，皆谓之伤寒，其范围至广，故内经言热病皆伤寒之类，难经言伤寒有五，有中风、伤寒、湿温、热病、温病。仲景自序，称伤寒卒病论集，卒病者，卒然而病，犹西医所谓急性病矣，故伤寒论所集，不限于脉紧无汗之麻黄证，亦不限于杆菌为厉之肠窒扶斯，论中阳明病即赅括温热，少阳病亦赅括疟疾，他若小青龙证赅括大叶肺炎及其类似之病，理中汤证赅括慢性及结核性肠炎，而急性传染病之前驱症亦即伤寒太阳病也。由是言之，凡哆口淡温热，欲与伤寒对峙者，皆谬妄弗可从。”（《清代名医医案精华序》）从上述可以看出，在伤寒与温病学派之争中，伤寒学派坚持伤寒可以包括温病，伤寒论方可以治疗温病，其理论根据就是《内经》中所提出的“人之伤于寒也则为病热”、“今夫热病者，皆伤寒之类也。”以及《难经》中所提出的“伤寒有五”。

温病学派认识则与伤寒学派完全相反。温病学派认为伤寒与温病完全不同，在病因方面，伤寒为寒邪，温病为热邪。在传入途径方面，伤寒由肌表入，为横传，所以伤寒分六经。温病由口鼻入，为竖传，所以温病分三焦。在治疗上伤寒用辛温，温病用辛凉，两者完全不同，绝对不能混称。并且认为伤寒论全部内容是为伤寒而立，不能治温病。温病学派的这种认识，在温病学派未形成以前，金·刘完素即已提出：“余自制双解通圣辛凉之剂，不遵仲景法桂枝麻黄发表之药，非余自炫，理在其中矣，故此一时，彼一时，奈五运六气有所更，世态居民有所变。……故经所谓不知年之所加，气之盛衰，虚实之所起，不可以为工矣。”（《素问病机气宜保命集·伤寒论第六》）刘氏还提出了：“病有暴热者，病在心肺。有积热者病在肝肾。”（《素问病机气宜保命集·热论第十四》）“上焦热无他证者，桔梗汤；……有实热能食而热者，胃实也。……有病久憔悴发热盗汗，谓五脏齐损，……宜养血益阴。”（同上）这是后世温病学派三焦辨证的起源。明以后的医家，认为寒温有别，《伤寒论》方不能治温热者更多。如李士材谓：“仲景方法为冬月即病之正伤寒设也，后世混将冬月伤寒之方，通治春温夏热之病，遗祸至今，未有能改。”（《伤寒括要·伤寒总论》）喻嘉言谓：“仲景书详于治伤寒，略于治温，以法度俱错出于治伤寒中耳，后人未解义例，故春温一证，漫无成法可师。”（《尚论后篇·春三月温证大意》）吴又可谓：“仲景虽有伤寒论，然其法始自太阳，或传阳明，或传少阳，或三阳竟自传胃，盖为外感风寒而设，故其传法与温疫自是迥别。……崇祯辛巳疫气流行，山东浙省，南北两直，感者尤多，到五六月益甚，或至阖门传染，始发之际，时师强以伤寒法治之，未尝见其不殆也。或病家误听七日当自愈，不尔必十四日而瘥，因而失治，有不及期而死者，或有妄用峻剂，攻补失序而死者，或遇医家见解不到，心疑胆怯，以急病用缓药，虽不即受其害，然迁延而至死，比比皆是。”（《温疫论·序》）温病学派形成以后，温病学家更是据此大声疾呼。其明朗者均据河间之论直认寒温有别，伤寒法不能治温病。如叶天士谓：“论治法则与伤寒大异。”“后贤刘河间创议迥出诸家，谓温热时邪当分三焦，投药以苦辛寒为主，若拘六经分证，仍是伤寒治法，致误多矣。”（《温热论》）吴瑭谓：“若真能识得温病，断不致以辛温治伤寒之法治温病。”朱彬谓：“后汉张仲景著伤寒论，……其书专为伤寒而设，未尝遍及于六淫也，奈后世医者，以治伤寒之法，应无穷之变，势必凿枘之不相入。”（《温病条辨·朱序》）柳宝诒谓：“冬月伤寒，邪由皮毛而入，从表入里，初见三阳经，证……三阳不解，渐次传入三阴，……初起悉系寒邪见象，迨发作之后，渐次化热内传，始有热象。故初起治法必以通阳祛寒为主，及化热之后，始有泄热之法，此伤寒病之大较也。若夫温病，乃冬时寒邪，伏于少阴，待春夏阳气内动，伏邪化而为热，由少阴外出。……初起治法，则以清泄里热，导邪外达为主，与伤寒用药，一温一凉，……此伤寒温病分证用药之大关键。”（《温热逢源·论温病与伤寒病情不同治法各异》）其含蓄者，一方面虽然也承认伤寒有五，温病可以包涵在伤寒之中。但另方面也认为伤寒论详寒论温，在治温方面，法有未备。实际上也是不同意完全以《伤寒论》方来治温病。如王孟英谓：“五气感人，古人皆谓之伤寒，故仲圣著论亦以伤寒统之，而条分中风、伤寒、温病、湿、暍五者之证治，与内经渊源一辙，法虽未尽，名已备焉。”（《温热经纬·自序》）程国彭：“仲景论伤寒而温热温疫之旨未畅。”（《医学心悟·凡例》）

从以上所述可以看出，伤寒与温病学派之争其焦点主要是在伤寒是否能包括温病在内和《伤寒论》方是否可以治疗温病等两个方面。伤寒学派认为伤寒可以包涵温病在内，《伤寒论》方完全可以用以治疗温病。而温病学派认识则与伤寒学派完全相反。

（三）伤寒与温病学派之争剖析

“伤寒”、“温病”、“六经”、“三焦”、“营卫”、“气血”等等，均源于《内经》。张仲景明确提出，其《伤寒卒病论》之作是“撰用《素问》、《九卷》、《八十一难》。”（《伤寒论·序》）吴瑭在所著《温病条辨》中也首列原病篇，篇中列《内经》原文十九条以为立论依据。这就是说伤寒学派和温病学派的理论基础都是根据《内经》。既然伤寒学派和温病学派的理论基础都是《内经》，那么为什么寒温之争又是如此尖锐，冰炭不相容呢？我们认为有必要加以认真剖析。以下从《内经》对急性传染病的一般认识，伤寒与温病学派在处理急性传染病的异同，当前中医对急性传染病治疗方面的实践经验等三个方面来加以剖析，并谈谈我们对这个问题的认识和理解。

1. 从《内经》对于急性传染病的一般认识对比伤寒与温病学派的基本论点来剖析伤寒与温病学派之争

（1）关于病因病机认识方面：对于急性传染病的外因，如前所述，《内经》认为主要是由于自然气候变化严重失常，人体感受此自然气候偏胜之气以及由此自然偏胜之气而产生的“毒气”，即可发生疾病。对于急性传染病的内因，亦为前述，《内经》则认为主要与人体正气强弱密切相关，认为人体的抵抗力与传染病的发生有着密切不可分割的关系，并且在一定程度上把它放在了决定性的地位。从而作出了“正气存内，邪不可干”的精辟结论。伤寒学派完全继承了《内经》的病因学认识，强调了自然气候反常变化与疾病发生的关系。如所谓：“夫人禀五常，因风气而生长，风气虽能生万物，亦能害万物，如水能浮舟，亦能覆舟。……客气邪风，中人多死。”（《金匮要略·脏腑经络先后病脉证第一》）同时也强调了人体正气在发病上的决定作用，如所谓："若五脏元真通畅，人即安和，……不遗形体有衰，病则无由入其腠理。"（同上）"血弱气尽，腠理开，邪气因入"（《伤寒论·第97条》），这和《内经》的病因学认识基本一致。

温病学派也是一样。如前所述，他们继承了《内经》之说，认为气运偏胜是温病发生的外因，"不藏精"、"正气虚"是温病发生的内因，吴鞠通在所著《温病条辨》中，首列原病篇十九条，明确指出："叙气运，原温病之始也。""病温者，精气先虚。"强调"留得一分正气，便有一分生理"。这些认识应该说是完全正确的，而且是在前人认识的基础上的发展。于此可见伤寒学派与温病学派对急性传染病的病因学认识上是一致的，并无根本上的分歧。

在病机认识方面，《内经》对于急性传染病的病机方面的论述很多，其要者主要有病邪性质与传入途径以及病邪传入人体后传变规律等两个方面。

在病邪性质与传入途径方面，《内经》认为外感邪气可以按风火湿燥寒加以分类。但总的来说可以按阴阳加以区分，即可以分为阴邪与阳邪两大类，其中属于气候季节而产生的致病因素称为阳邪，由饮食居住原因而产生的致病因素称为阴邪。由于季节气候原因致病者，《内经》称之为外感"六淫"。急性传染病中，中医认为以外感六淫而发病者居多，所以《内经》又特别指出："夫百病之生也，皆生于风寒暑湿燥火。"（《素问·至真要大论》）这就是说《内经》认为急性传染病多数都是由于外感六淫，外邪经人体呼吸道而进入人体之内。由于饮食因素而致病者，中医学称之为"内伤饮食。"由于六淫之邪，首先作用于肺，所以外感六淫之邪发病以后，临床上主要表现肺的症状。由于饮食之邪，首先作用在脾胃，所以感受饮食之邪发病以后，临床上主要表现胃肠道症状，这也就是《内经》中所谓的："故犯贼风虚邪者，阳受之，食欲不节，起居不时者，阴受之。阳受之则入六腑，阴受之则入五脏，入六腑则身

热不时卧，上为喘呼，入五脏则䐜满闭塞。下为飧泄，久为肠澼。”（《素问·太阴阳明论》）

张仲景《伤寒卒病论》继承《内经》的认识，并将邪气作了进一步的区分。《金匮要略》谓：“清邪居上，浊邪居下，大邪中表，小邪中里，罄饪之邪，从口入者，宿食也。”（《金匮要略·脏腑经络先后病脉证第一》张仲景已经认识到邪气有多种，分布很广泛，有的在上，有的在下（清邪、浊邪），毒力有大小（大邪、小邪），传入途径也有多种（居上、居下，从口而入）。急性传染病由呼吸道传入者固多，从口而入经过消化道而传入人体者亦不少。

温病学派对病邪的性质与传入途径方面的认识和《内经》、《伤寒论》、《金匮要略》基本一样。在病邪方面认为除六淫之邪而外，又提出“疠气”、“毒气”，并且认为“疠气”的流行与四时不正之气有关，把“疠气”与“六淫”之邪密切结合起来。在传入途径方面明确提出从口鼻而入。吴又可谓：“疫者，感天地之疠气，在岁运有多寡，在方隅有厚薄，在四时有盛衰，此气之来，无论老少强弱，触之者即病，邪从口鼻而入。”（《温疫论·原病》）叶天士谓：“温邪上受，首先犯肺。”（《温热论》）吴鞠通谓：“温病由口鼻而入。”（《温病条辨·上焦篇》）

综上所述，可以看出伤寒学派和温病学派方面的认识是：外邪基本上可以分为“四时不正之气”和“疫疠之气”两大类。这两类外邪互相影响，互为因果。其传入途径主要是从口鼻而入。其间吴又可虽然比较强调“杂气”，但是他也认为，疠气“在岁运有多寡，在方隅有厚薄，在四时有盛衰”，说明他也承认四时不正之气与“疠气”在急性传染病中的综合作用。因此可以认为在对外感邪气的性质及其传入途径方面的认识，从大的方面来看，伤寒与温病学派之间，认识上基本一致，并无根本的分歧。

在邪气侵入以后的传变及其与正气强弱之间的关系方面，如前所述，《内经》认为急性传染病发病以后在人体的传变过程与人体正气强弱密切相关。整个发病及传变过程，自始至终也都是一个正邪相争的过程。精胜则邪却，正气强盛能够绝对控制邪气则不会发病，即使发病，邪气进入人体也比较浅，临床表现也比较轻；反之就会发病，发病以后，邪气进入人体也比较深，临床表现也比较重，预后也比较恶。关于这一认识，《内经》谓："邪之所凑，其气必虚。"（《素问·评热病论》）而《伤寒论》谓："血弱气尽，腠理开，邪气因入。"（《伤寒论·第97条》）《温疫论·原病》谓："凡人口鼻之气，通夫天气，本气充满，邪不易入，本气适逢亏欠，呼吸之气，自亦不及，外邪因而乘之，昔有三人冒雾早行，空腹者死，饮酒者病，饱食者不病，疫邪所害，又何异耶。"凡此说明伤寒学派与温病学派在这方面的认识都是继承《内经》的认识，完全一致，并无分歧。至于急性传染病在人体的传变方面，《内经》从不同角度出发，提出了循五脏所主之序而传；循络经腑脏之序而传；循表里之序而传；循阴阳之序而传；循上中下三焦之序而传，循卫气营血之序而传等六个方面。后世各家在《内经》认识的基础之上，就其中某一传变形式加以突出，于是就形成了各种辨证。伤寒学派突出了《内经》中循阴阳之序而传的形式，于是就形成了伤寒学派的六经辨证论治体系。温病学派突出了《内经》中对三焦、营卫气血的认识，于是就形成了温病学派的三焦、卫气营血辨证论治体系。两派在提法上虽有不同，但从急性传染病在人体的传变过程，总的来看却又都是由表入里，由浅入深，由阳入阴，由上到下。因此也就并无实质上的矛盾和原则性的分歧。

（2）关于诊断治疗原则方面：对于急性传染病的诊断和治疗方面，从辨病论治方面来说，《内经》总的认识是急性传染病属于急性热病范围，因此《内经》以热论等名篇。但是由于热病的发生主要又是由于外感六淫，所以《内经》在热论的总称下，又分别以风、火、湿、燥、寒命名各种热病。并且在《素问》七篇大论中，比较详细地列举了风、热、火、湿、燥、寒等各种急性热病的临床表现及其治疗原则。这就是说《内经》对于急性传染病，基本上是按风、热、火、湿、燥、寒分类。因此，论中既提出了伤寒，也提出了温病。从七篇大论中所记载的寒病和温病的临床表现来看也是有区别的。例如《素问·六元正纪大论》："少阴所至为疡疹身热，……少阳所至为嚏呕，为疮疡，……太阳所至为屈伸不利，……为寝汗痉。"这里的少阴少阳主火主热，太阳主寒，说明《内经》承认寒温有别。《伤寒论》根据《素问·热论》："今夫热病者，皆伤寒之类也。"以伤寒来统率各种热病。但是也承认温病、热病是一个独立的疾病，从论中所记述的有关临床表现来看也是有区别的。例如《伤寒论·第 6 条》谓："太阳病，发热而渴，不恶寒者，为温病。"又《金匮要略·痉湿暍病脉证治第二》谓："太阳中热者，暍是也，汗出恶寒，身热而渴。"说明伤寒学派也是承认寒温有别的。于此可以看出《内经》、《伤寒论》都并没有把寒温混同，也都是主张寒温有别。因此对于急性传染病的辨病论治方面来说，伤寒学派与温病学派在认识上并无分歧。

对于急性传染病的辨证论治，《内经》十分强调："谨守病机，各司其属。"《素问·至真要大论》"谨察阴阳所在而调之，以平为期，正者正治，反者反治。"（同上）"盛者泻之，虚者补之。"（同上）"风淫于内，治以辛凉，佐以苦甘，……热淫于内，治以咸寒……。"（同上）"用凉远凉，用热远热，用寒远寒，用温远温。（《素问·六元正纪大论》）"无盛盛，无虚虚。"（《素问·五常政大论》）伤寒学派在对热病的辨证论治方面也明确提出："夫诸病在脏，欲攻之，当随其所得而攻之。""虚虚实实，补不足，损有余。"（《金匮要略·脏腑经络先后病脉证第一》）温病学派在对热病的辨证论治方面也明确指出："天地运行之阴阳和平，人生之阴阳亦和平，安有所谓病也哉。天地与人之阴阳，一有所偏，即为病也。偏之浅者病浅，偏之深者病深，偏于火者病温病热，偏于水者病清病寒，此水火两大法门之辨，医者不可不知，烛其为水之病也，而温之热之，烛其为火之病也，而凉之寒之，各救其偏，以抵于平和而已，非如鉴之空，一尘不染，如衡之平，毫无倚着，不能暗含道妙，岂可各立门户，专主于寒热温凉一家之论而已哉。”（《温病条辨·上焦篇·第二条注文》）于此可以看出，《内经》、《伤寒论》、《温病条辨》对于急性热病的辨证论治方面认识也是完全一致，并无根本上的分歧。

综合以上所述，可以看出，伤寒和温病学派在对于急性传染病的一般认识上是基本一致的。虽然在临床的具体辨证论治中，伤寒学派是以六经辨证，温病学派是以三焦卫气营血辨证，但这只是方法上的不同，从理论上来说，并无实质上的不同和根本上的分歧。兹就伤寒学派与温病学派中的一些基本论点，列表如下，以见伤寒与温病学派在理论基础上的一致性。（表4）

表4　伤寒学派与温热学派基本认识比较表

比较 项目	伤　寒	温　病	比　较
所属范围	中风、伤寒、湿温、热病、温病	风温、温热、暑温、湿温、秋燥、冬温、温疫、温毒、温疟（附：寒湿）	均属急性热病
病因与发病	外因：风气。内因：五脏元真通畅，人即安和	外因：感时令之气 内因：由于冬不藏精	均属从外因与内因，即正与邪两方面来考虑
邪入途径	多种途径，如所谓清邪居上，浊邪居下，大邪中表，小邪中里，槃饪之邪，从口入者，宿食也	自口鼻入	基本一致

续表

<table>
<tr><th colspan="3">比较
项目</th><th>伤寒</th><th>温病</th><th>比较</th></tr>
<tr><td colspan="3">开始侵犯器官</td><td>一般都有肺经症状，如鼻鸣、干呕、喘、咳</td><td>首先犯肺</td><td>基本一致</td></tr>
<tr><td colspan="3">对全身损害情况</td><td>既伤阳又伤阴</td><td>既伤阴又伤阳</td><td>基本一致</td></tr>
<tr><td colspan="3">传变</td><td>由表入里，由浅入深</td><td>由表入里，由浅入深</td><td>基本一致</td></tr>
<tr><td colspan="3">辨证</td><td>六经辨证，以此说明其传变由浅入深，以此概括临床证候</td><td>三焦、卫气营血辨证，以此说明其传变由浅入深，以此概括临床证候</td><td>基本一致</td></tr>
<tr><td colspan="3">治则</td><td>存津液</td><td>养阴保津</td><td>基本一致</td></tr>
<tr><td rowspan="4">治法</td><td colspan="2">表证</td><td>病在表，可发汗</td><td>在卫汗之可也</td><td>基本一致</td></tr>
<tr><td rowspan="3">里证</td><td>实证</td><td>清热通便，保存津液</td><td>清热通便，养阴生津</td><td>基本一致</td></tr>
<tr><td>虚证</td><td>寒化证温中，热化证养阴</td><td>气脱者益气，阴竭者救阴</td><td>基本一致</td></tr>
<tr><td>挟湿</td><td>病痰饮者，当以温药和之</td><td>挟湿者“喜刚忌柔”“湿为阴邪，非温不化”</td><td>基本一致</td></tr>
</table>

从表中可以看出，伤寒学派与温病学派在基本认识上是一致的，并无根本的矛盾和原则上的分歧。于此可以看出伤寒与温病学派之争，并没有充足的理论依据，看来之所以出现争论的原因，不过只是一个谁统谁的问题；发展和反发展的问题；百花齐放还是一家独鸣的问题，从学术上来说，意义不大。

2. 从伤寒与温病学派对急性传染病处理上的同异来剖析伤寒与温病学派之争

在对急性传染病的临床具体处理方面，伤寒学派与温病学派也是有很多基本相同的地方，但是也有很多不同的地方。兹就伤寒与温病学派在对急性传染病具体处理上的同异，分别作如下论述和剖析。

首先在对急性传染病的辨证方面，伤寒学派认为，伤寒有五：有中风、有伤寒、有湿温、有温病、有热病。以伤寒为纲来统帅风、寒、湿、温、热诸病。温热学派认为温病有九，有风温、有温热、有温疫、有温毒、有暑温、有湿温、有秋燥、有冬温、有温疟，同时还在中焦、下焦辨证中附列寒湿，以温病为纲来统帅此九种温病及所附列的寒湿。就两派所述辨病的内容加以比较，其相同点是：两派在辨病上都是继承了《内经》的认识，即以风、热、火、湿、燥、寒六淫辨病为主。伤寒按风、寒、湿、温、热辨病。温病为九种温病附寒湿，从性质上看，有温、暑、湿、燥、寒（寒湿），基本上也是按风、火、湿、燥、寒辨病。其不同者是伤寒学派在辨病中缺乏燥病，而温病学派则明确提出了秋燥。关于燥病，《内经》中本来早就明确提出。凡属外感燥邪，其主要临床表现是：咳嗽、咽干、皮肤干燥，或发为寒热，其作用部位主要在肺，这也就是《素问·六元正纪大论》中所谓的“阳明所至为燥生”，“阳明所至为皴揭”，“燥盛则干”，“凡此阳明司天之政，……民病咳，嗌塞，寒热发，暴振慄。”《素问·五运行大论》中所谓的“在天为燥，……在体为皮毛，……在脏为肺……。”但是《伤寒论》中并没有谈到燥病，阳明篇中虽然有“脾约”之说及麻子仁丸之方，但同条明明是谈“胃家实”的阳明病，而且麻子仁丸也仍然是以泻下为主的方剂。因此可以说《伤寒论》中燥病缺如。温病学派明确提出了秋燥。《温病条辨》中并系统地论述了秋燥病的三焦证治。尽管温病学派把《伤寒论》中燥病缺如的原因归之于《内经》，认为：“内经六气，脱误秋伤于燥一气，指长夏之湿为秋之燥。后人不敢更端其说，置此一气于不理。”（《温病条辨·上焦篇·第58条注文》）认为刘河间首先提出了：“诸涩枯涸，干劲皴揭，皆属于燥。”喻嘉言首先创立了清燥救肺汤等论点，并不符合实际，值得商榷。但是温病学派秋燥之说，却是继承了《内经》，补充了伤寒学派在辨病上的不足，则是客观存在。于此说明了在对急性传染病的辨病方面，温病学派在伤寒学派的“伤寒有五”的基础上有所发展。

其次是在对急性传染病的证候性质、归类及处理上，伤寒学派和温病学派也有许多相同点和不同点。例如对于“厥证”，《伤寒论》和《温病条辨》中均有记述。在“厥证”的病机上，《伤寒论》认为：“凡厥者，阴阳气不相顺接便为厥。”《温病条辨》认为：“阴阳极造其偏”。在“厥证”的分类上，《伤寒论》分为寒厥与热厥两类，《温病条辨》也分为寒厥和热厥两类。对于“热厥”，《伤寒论》认为是：“厥深者，热亦深，厥微者，热亦微。”因热致厥。《温病条辨》认为是“火极似水，热极而厥。”两派在厥证的证候性质认识上可以说完全相同。但是在临床表现描述和证候归类上及临床处理上两派则有其不同之处。对于“热厥”，《伤寒论》中只描述了“发热肢厥”及“厥热来复”两个主要临床表现，把它列入厥阴病中，而《温病条辨》则明确提出热厥可以分为三种情况，即邪入心包络而为舌謇肢厥；邪搏阳明，神迷肢厥，甚则通体皆厥；温病后期，阴亏而厥，认为上中下三焦均可发生。对于热厥的治疗，《伤寒论》只提取了“厥应下之”，而《温病条辨》则提出了邪入心包而为舌謇肢厥者芳香开窍；邪搏阳明，神迷肢厥，甚至遍体皆厥者，当用下法；温病后期，阴亏而厥者，则又当用育阴潜阳法，种种不同。又如“热结旁流”一证，《伤寒论》谓：“少阴病，自利清水，色纯青，心下必痛，口干燥者，急下之，宜大承气汤。”（《伤寒论·第321条》）《温病条辨》谓：“阳明温病，纯利稀水无粪者，谓之热结旁流，调胃承气汤主之。”（《温病条辨·中焦篇》）两派对于“热结旁流”的证候性质的认识及处理原则，可以说完全相同。但是在证候归类上，《伤寒论》把它列在少阴病中，而《温病条辨》则把它列在中焦篇阳明温病之内。六经辨证中少阴病属于虚证，虚证而用下法，这就比较难解，所以后人只能用“急下存阴”来解释。阳明温病属于胃家实，用下法就比较容易理解。伤寒学派与温病学派的论著中，有关这方面的例子很多，不胜枚举。但仅举上述两例来看，已可说明伤寒学派与温病学派在对于急性传染病的许多认识和具体处理方面有相同处，也有不同处。其不同处就是温热学派在许多方面，由于时代原因，较之《伤寒论》中的论述，更趋完善，有所发展。

再其次是从对急性传染病治疗方面的选方用药来看，伤寒学派和温病学派也有许多共同点及不同点。在选方用药上，温热学派选用了大量的经方，《伤寒论》中的主要代表方剂，几乎全部纳入了温热学派的三焦营卫气血辨证论治体系之中。以《温病条辨》为例，《伤寒论》和《金匮要略》中许多著名代表方剂，例如桂枝汤、一物瓜蒂汤、栀子豉汤、茵陈蒿汤、栀子柏皮汤、小陷胸汤、半夏泻心汤、白虎汤、白虎加人参汤、小半夏加茯苓汤、白虎加桂枝汤、大承气汤、小承气汤、调胃承气汤、白头翁汤、复脉汤、桃仁承气汤、抵当汤、桃花汤、猪肤汤、甘草汤、桔梗汤、苦酒汤、小建中汤、黄土汤、小青龙汤、麻杏石甘汤、葶苈大枣泻肺汤、鳖甲煎丸等方，均被收入《温病条辨》之内。用法上也与伤寒学派基本相同。但是温病学派在广泛采用伤寒方的基础上，又增加了后世的大量方剂，在选方用药上大大地有所发展。仍以《温病条辨》为例，在中焦阳明温病的治疗选方用药上，一方面如同伤寒学派一样，用白虎汤或白虎加人参汤，三承气汤等以清里攻下。但另一方面又作了较大的补充，例如在清里方面减味竹叶石膏汤、清营汤、清宫汤、化斑汤、加减玉女煎等方的运用；在攻下方面新加黄龙汤、宣白承气汤、导赤承气汤、牛黄承气汤、增液承气汤、护胃承气汤等方的运用等等，都是在伤寒学派的选方用药基础上进了一步，特别是养阴生津方药，芳香开窍方药的创制和运用方面，更是补伤寒之不足，大大的丰富了中医治疗急性传染病的内容。

3. 从当前中医对于急性传染病治疗方面的实践经验来剖析伤寒与温病学派之争

伤寒与温病学派之争，前已述及，应该说是始于刘河间，继于吴又可，盛于叶天士、吴瑭，持续于今日。在争论中，温病学派有一条主要的理由，就是用伤寒方不能治疗温病，或者不能较满意的来治疗温病。这个提法有根据吗？我们的看法是有的，从以往文献上看，不少医家都提出过不能以治伤寒法来治温病。刘河间因为从实践中感到以伤寒法治热病不能取得较好的疗效，所以才“自制双解通圣辛凉之剂，不遵仲景桂枝麻黄之药”。吴又可也因为温疫“时师强以伤寒法治之，未尝见其不殆”，“枉死不可胜计”，才根据“平日所用历验方法”著《温疫论》一书并大声疾呼。吴瑭也因为当时北京温疫流行，以治温法治之，活人甚众。同时有感于温病患者“死于世俗之手者，不可胜数”，才“采辑历代名贤著述，去其驳杂，取其精微，间附己意，以及考验，合成一书，名曰温病条辨。”系统论述了温病的证治规律。书成之后，广为流传，于是“大江南北，三时感冒，取有凭焉。”说明了温病学说的兴起，温热学派的形成，是中医对急性传染病在治疗中的需要，是在实践中形成的。从近代中医对急性传染病的治疗实际情况来看，在防治急性传染病的实践中，当前则更是普遍地运用了温病学说。1954 年，河北石家庄地区首次系统运用温病学的理论和方法治疗流行性乙型脑炎，取得了显著的临床疗效，作出了良好的开端。此后各地也普遍地以温病学说指导来治疗流脑、麻疹、腥红热、肺炎、腮腺炎、白喉、急性肝炎、菌痢、肠伤寒、钩端螺旋体病、出血热、布氏杆菌病等等急性传染病，也都取得了较好的疗效，近年来我国不少单位又对温病的卫气营血进行了比较系统的研究，四川省专门成立了温病卫气营血理论研究协作组，有计划地进行了临床、药理、基础的研究。近年来我国还召开了全国中医内科急诊治疗学术交流会和全国“抗三衰”经验交流会，会议的内容基本上还是以温病学说在临床具体运用方面为中心进行经验交流，推动了温病研究工作的开展。所有这些，说明了温病学说的提出和温病学派的兴起，都并不是偶然的。温病学说是有很大生命力和实践意义的，它的出现是由于实践的需要，历史发展势所必然。

4. 正确对待伤寒与温病学说：伤寒学说和温病学说都是我国古代医学家长期与疾病作斗争的经验总结，是祖先遗留给我们的一份宝贵遗产。是中国医药学这个伟大宝库中的一个极其重要的组成部分。因此我们必须加以认真学习，全面掌握，整理提高，使它们都能为保证我国广大人民的健康更好地服务。根据本文中所述有关内容，可以看出，伤寒学说与温病学说，其理论基础均是《内经》。它们对于急性传染病的认识基本一致，并无根本分歧。伤寒学派根据《内经》所提出的三阴三阳学说，结合临床实践，发展成为了伤寒六经辨证论治体系，一直到今天，仍然有效地指导着临床。温热学派则根据《内经》的三焦、营卫气血学说，同时吸收了伤寒学派中的经验教训，从另一角度出发，提出了温病三焦营卫气血辨证论治体系，使得中医学对于急性传染病的防治，在前人的经验基础上有所提高，应该说是一个重大的发展。从温病学说的提出及温热学派形成以后，风行大江南北的情况来看，温病学说也是为广大中医界所接受和支持的。因此，如何正确对待伤寒和温病学说，从中医基础理论上把它们统一起来，扬长补短，尽早地结束伤寒与温病学派之争，我们认为这在当前具有极其重要的现实意义和历史的深远意义。

对于伤寒与温病学派之争，我们的看法是：伤寒与温病都是泛指现代的急性传染病，硬说这两种病根本不同，是不符合实际情况的。伤寒学派和温病学派在对传染病的认识及临床诊断治疗原则，从本质上来看，并无原则上的分歧。其不同者是由于时代原因，温病学派在对急性传染病的防治方面，观察更仔细，经验更丰富，归类更合理，这是历史发展的必然。由于照顾传统的原因，在当前对于急性传染病的中医辨证论治方面，是用六经辨证，或者是用三焦卫气营血辨证，可以不必强求一律。说用《伤寒论》方不能治温病是不符合实际情况的，事实上《温病条辨》中已经收集了《伤寒论》中的所有代表性方剂。因此此说可以不攻自破。但是如谓《伤寒论》就是那么完善无缺，也不符合事实。我们完全同意喻嘉言“仲景书详治伤寒，略于治温”（《尚论后篇·论春三月温证大意》）和王孟英“法虽未尽，名已备焉。”（《温热经纬·自序》）的提法。温病学中有很多卓越的认识和防治经验，确实是有功于《内经》，有功于仲景，确实是可以补《伤寒论》之不足。因此正确的态度是应该尽快地把伤寒与温病结合起来。伤寒与温病学派之争，可以休矣！

（本文系方药中、许家松合写，1984年、1985年曾分节发表于《黑龙江中医药》、《上海中医杂志》、《中医杂志》、《山西中医》）

论《伤寒论》中的辨病辨证及其相互关系问题（1986年）

辨病与辨证相结合，是中医学对于疾病诊断和治疗的传统认识，也是张仲景《伤寒论》一书的精髓所在。张仲景继承《内经》、《难经》，勤古求训，博采众方，在总结前人理论认识和临床经验的基础上，撰写了《伤寒卒病论》一书，明确地提出了辨病与辨证相结合的诊断治疗体系。但是，由于历史的原因，经文言简意赅，兼以仲景原著经过后人的重新编次，部分原文受到肢解和割裂，致使原著原意晦而不彰，使后世学者产生了多歧之惑。为了探讨仲景原著精神，愿就《伤寒论》中关于辨病、辨证及二者之间的相互关系问题，谈谈我们的认识，以就正于读者。

一、辨病与辨证的基本概念

要研究《伤寒论》中的辨病、辨证及其二者间的关系，首先必须对中医学中“病”和“证”的基本概念搞清楚。

什么是“病”？什么是“辨病”？什么是“辨病论治”？简言之，中医学中所谓的“病”，就是对在病史上或临床症状上具有一定共同特征，不因患者和地域差异而改变的一组临床表现的命名。每个病都有其固有特征，例如疟疾的特征是：往来寒热，休作有时，一日发或间日发。痢疾的特征是：发热，腹痛，大便脓血，里急后重。霍乱的特征是：呕吐而利等等。根据不同疾病的不同特征，对不同疾病作出相应的疾病诊断，这就是“辨病”。根据不同疾病进行不同的相应特异性治疗，这就是“辨病论治”。中医书中的专病、专方、专药，例如，小柴胡汤及常山、草果治疟；白头翁汤、香连丸、黄连治痢等等，均属“辨病论治”。

什么是“证”？什么是“辨证”？什么是“辨证论治”？简言之，中医学中所谓的“证”，就是判断疾病性质的各种证据。证是与疾病有关的各种因素，例如患者年龄、性别、平素健康状况、直接原因、发病季节、气候、时间、地域、临床表现、病程、治疗情况等等，均属中医学中“证”的范围。综合分析上述有关的各种证据，对不同患者的疾病，作出不同的相应判断，这就是“辨证”。根据“辨证”的结果，因人、因时、因地制宜，采取不同的相应治疗措施，这就是“辨证论治”。

中医学十分重视“辨病”，在“辨病”与“辨病论治”方面积累了很多经验，中医医籍中也罗列了不少的专病、专方、专药。但是，中医学在整体恒动观的思想指导下，更重视“辨证”和“辨证论治”。中医学认为，仅仅依靠辨病，还不能完全认识疾病的全过程及其动态变化，特别是不同患者的不同变化，因而，单纯的辨病论治，也就难以达到预期的治疗效果。例如同一痢疾，初痢和久痢在疾病性质上就有很大差别。在治疗原则上，初痢忌涩，久痢忌攻，夹表宜散，正虚宜补，因而同一里急后重、大便脓血，有的用白头翁汤，有的就不宜用白头翁汤，而要用桃花汤，治疗上完全不同。由于如此，所以中医虽然重视辨病，但更强调辨证论治以及辨病和辨证相结合。而且，辨病和辨证论治相结合，一直是中医学对疾病诊断和治疗的传统形式，也是中医学的特色。我们在研究《伤寒论》时，对上述基本概念应有一个正确的理解。

二、《伤寒论》中的辨病

关于辨病，早在《内经》中就已具有丰富的内容。《伤寒论》继承《内经》、《难经》，亦以辨病为纲。在病名方面，粗略统计，书中提到了四十多个病名。分析其辨病方法，大致可以归纳为：风、寒、湿、温、热辨病；六经辨病；特有症征辨病三种。

（一）风、寒、湿、温、热辨病

关于急性热病的辨病，《内经》以风、火、湿、燥、寒五气或风、寒、暑、湿、燥、火六气统之。风气偏胜致病者，名曰风病；寒气偏胜致病者，名曰寒病；湿气偏胜致病者，名曰湿病；火气偏胜致病者，名曰火病；燥气偏胜致病者，名曰燥病。由于风病、寒病、湿病、火病、燥病在临床上各有其特有的症状和体征，审证可以求因，因此只要在临床上表现了相应的症状和体征时，也就可以直接据其临床表现而确定其属于某病。这就是中医风、火、湿、燥、寒等疾病命名的由来，也是六淫辨病的理论基础。由于急性热病的发生以感寒发热者居多，各个季节的急性热病又与冬伤于寒密切相关，所以《内经》直接以“伤寒”来统帅一切急性热病。《素问·热论》谓：“今夫热病者，皆伤寒之类也。”又谓：“人之伤于寒也，则为病热。”《难经·五十八难》谓：“伤寒有五，有中风、有伤寒、有湿温、有热病、有温病。”明确地指出了一切急性热病均可以称之为“伤寒”。张仲景继承了《内经》、《难经》的精神，著《伤寒卒病论》亦以伤寒统帅一切急性热病。在伤寒之下再分风、寒、湿、温、热进行辨病论治。这是《内经》、《难经》对外感病的辨病以风、寒、湿、温、热为纲这一辨病原则在临床上的具体运用，也是张仲景对《内经》、《难经》学术思想的继承和发展。

《伤寒论》中对于风、寒、湿、温、热的辨病问题，应该说均有专条论述，但是由于现在流行的《伤寒论》是后世对张仲景原著《伤寒卒病论》的编次整理本。其中有些条文，编次者把它编入了《金匮要略》中，使后人很难认识《伤寒论》中风、寒、湿、温、热为纲进行辨病的全貌。兹根据《伤寒论》、《金匮要略》中有关原文胪列如下：

1. 中风

“太阳病，发热、汗出、恶风、脉缓者，名曰中风。”（《伤寒论》第2条）

“太阳中风，阳浮而阴弱，阳浮者热自发，阴弱者汗自出，啬啬恶寒，淅淅恶风，翕翕发热，鼻鸣干呕。”（《伤寒论》第12条）

“太阳病，头痛、发热、汗出恶风者，桂枝汤主之。”（《伤寒论》第13条）

根据上述三条原文可以看出，“中风”的临床表现是：发热、恶风、头痛、鼻鸣、干呕、脉浮缓。

2. 伤寒

“太阳病，或已发热，或未发热，必恶寒体痛，呕逆，脉阴阳俱紧者，名曰伤寒。”（《伤寒论》第3条）

“太阳病，头痛发热，身疼腰痛，骨节疼痛、恶风、无汗而喘者，麻黄汤主之。”（《伤寒论》第35条）

根据上述原文，可以看出，“伤寒”的主要临床表现是发热、恶寒、身痛、无汗、喘、脉浮紧。

3. 温病

“太阳病，发热而渴，不恶寒者为温病。”（《伤寒论》第6

条）

“大汗出后，大烦渴不解，脉洪大者，白虎加人参汤主之。”（《伤寒论》第26条）

“太阳病，发热、恶寒、热多寒少，脉微弱者，此无阳也，不可发汗，宜桂枝二越婢一汤。”（《伤寒论》第27条）

“汗出而喘，无大热者，可与麻黄杏仁甘草石膏汤。”（《伤寒论》第63条）

根据上述四条原文，可以看出“温病”的临床表现是：发热，不恶寒或热多寒少，汗出而口渴或汗出而喘，脉洪大。

4. 湿病

“太阳病，关节疼痛而烦，脉沉而细者，此为湿痹。”（《金匮要略·痉湿暍病脉证第二》）

“湿痹之候，小便不利，大便反快。”（同上）

“湿家之为病，一身尽痛，发热，身色如熏黄也。”（同上）

根据上述三条原文，可以看出“湿病”的临床表现是：发热、关节疼痛，小便不利，或身黄，脉沉而细。

5. 热病

“太阳中热者，暍是也，汗出恶寒，身热而渴。”（同上）

“太阳中暍，身热疼重而脉微弱。”（同上）

根据上述两条原文，可以看出“热病”即暑病。其临床表现是：发热而渴，汗出恶寒，身体疼重，脉微弱。

从上述可以看出，《伤寒论》中对于“风”、“寒”、“湿”、“温”、“热”病，均有专条论列，也都各有其临床特有的症状和体征。清·王孟英谓：“五气感人，古人皆谓之伤寒，故仲圣著论亦以伤寒统之而条分中风、伤寒、温病、湿、暍五者之证治，与内经、难经渊源一辙。”（《温热经纬·自序》）于此说明了风、寒、湿、温、热辨病是《伤寒论》中辨病的主要内容，而且也得到了后世学者的充分肯定。

（二）六经辨病

“六经”即《内经》中所谓的“三阴三阳”。亦即太阳、阳明、少阳、太阴、少阴、厥阴。在《内经》中三阴三阳在运用方面有二。其一，用以说明自然气候及人体阴阳之间的消长变化。这也就是《内经》中所谓的："阴阳之气各有多少，故曰三阴三阳也。""寒暑燥湿风火，天之阴阳也，三阴三阳上奉之。"(《素问·五运行大论》）其二，用以说明人体经络所属部位及循行情况。这也就是《灵枢·经脉》、《素问·阴阳离合论》等篇章中所述的有关内容。"三阴三阳"在《内经》中又称"六经"。《素问·阴阳应象大论》谓："六经为川。"《素问·气交变大论》谓："五运更治，上应天朞，阴阳往复，寒暑迎随，真邪相薄，内外分离，六经波荡，五气倾移。"从这里可以看出，《内经》在把"三阴三阳"称之为"六经"时，主要是指人体经脉部位及其作用。在对疾病的诊断治疗上，以六经为基础在临床上进行辨病，亦首自《内经》。由于《内经》中所说的"六经"，主要是指经络，因此，《内经》中的"六经"辨病，实际上也就是经络辨病，《素问·五藏生成篇》谓："诊病之始，五决为纪。欲知其始，先建其母。所谓五决者，五脉也。是以头痛巅疾，下虚上实，过在足少阴、巨阳，甚则入肾；徇蒙招尤，目冥耳聋，下实上虚，过在足少阳、厥阴，甚则入肝；腹满瞋胀，支鬲胠胁，下厥上冒，过在足太阴、阳明；咳嗽上气，厥在胸中，过在手阳明、太明；心烦头痛，病在膈中，过在手巨阳、少阴。"《内经》中类似这方面的内容，俯拾即是，不胜枚举。从这些论述中可以看出，"六经"在这里主要是用它归类证候，在临床上进行经络定位。张仲景继承《内经》精神，在《伤寒论》中也明确地提出了六经辨病，而且直接在书中以辨太阳病脉证并治、辨阳明病脉证并治、辨少阳病脉证并治、辨太阴病脉证并治、辨少阴病脉证并治、辨厥阴病脉证并治来名篇。篇中明确地提出了"太阳病"、"阳明病"、"少阳病"、"太阴病"、"少阴病"、"厥阴病"等病名及各病的临床特点。书中明确指出，太阳病的临床特点是："太阳之为病，脉浮，头项强痛而恶寒。"(《伤寒论》第1条，以下书名略）阳明病的临床特点是："阳明之为病，胃家实是也。"（第185条）少阳病的临床特点是："往来寒热，胸胁苦满，嘿嘿不欲饮食，心烦喜呕。"（第98条）太阴病的临床特点是："太阴之为病，腹满而吐，食不下，自利益甚。"（第273条）少阴病的临床特点是："少阴之为病，脉微细，但欲寐也。"（第281条）厥阴病的临床特点是："伤寒一二日至四五日，厥者必发热，前热者后必厥，厥深者热亦深，厥微者热亦微。"（第335条）可以看出，六经辨病也是《伤寒论》中辨病的主要内容。

（三）特有症征辨病

所谓"特有症征辨病"，即根据患者病史、病因、病机及临床表现上的特点进行辨病。这也是中医学传统的辨病方法之一。《伤寒论》中用这种方法辨病所提出的病名，粗略统计有"风温"、"风家"、"喘家"、"酒客病"、"阳旦病"、"奔豚"、"水逆"、"淋家"、"疮家"、"衄家"、"亡血家"、"汗家"、"结胸"、"脏结"、"热入血室"、"痞证"、"脾约"、"固瘕"、"谷疸"、"除中"、"喉痹"、"脏厥"、"蛔厥"、"久痢"、"寒格"、"热痢"、"霍乱"、"阴阳易"、"差后"、"劳复"等三十种疾病。如果加上《金匮要略》中所提出的病种，就更多了。于此说明了根据特有症征辨病，也是《伤寒论》辨病的重要内容。

三、《伤寒论》中的辨证

《伤寒论》中的辨证，主要可以归纳为六经辨证和八纲辨证。

（一）六经辨证

关于六经，前已述及，《内经》中所提的"六经"，主要是指人体的经络系统，可以用它在临床上进行辨病论治。但是，由于人体经络是气血运行的通路，内联脏腑，外络肢节，阴阳相贯，如环无端，因此又可以运用六经来分析疾病的病势、病程及其传变和转归，从而把六经理论运用于辨证论治之中。因此，六经理论也就同时具有辨病和辨证的双重作用。《内经》首先提出了以六经来辨析急性热病的传变和转归。如《素问·热论》谓：“伤寒一日，巨阳受之，故头项痛，腰脊强；二日阳明受之，阳明主肉，其脉侠鼻络于目，故身热目疼鼻干，不得卧也；三日少阳受之，少阳主胆其脉循胁络于耳，故胸胁痛而耳聋；三阳经络皆受其病而未入于藏者，故可汗而已。四日太阴受之，太阴脉布胃中络于嗌，故腹满而嗌干；五日少阴受之，少阴脉贯肾络于肺，系舌本，故口燥舌干而渴；六日厥阴受之，厥阴脉循阴器而络于肝，故烦满而囊缩。三阴三阳，五脏六腑皆受病，荣卫不行，五脏不通则死矣。其不两感于寒者，七日巨阳病衰，头痛少愈；八日阳明病衰，身热少愈；九日少阳病衰，耳聋微闻；十日太阴病衰，腹减如故，则思饮食；十一日少阴病衰，渴止不满，舌干已而嚏；十二日厥阴病衰，囊纵，少腹微下，大病皆去，病日已矣。”《内经》中的这一段文字，是对“六经”实质及其在临床运用上的高度概括。它一方面说明了“六经传变”实质上也就是经络的传变；另一方面也说明了“六经传变”实质上也是人体阴阳之气盛衰消长、正邪胜复之间的传变。前六天的传变是谈人体在感受外邪致病后，邪气由浅入深，正气由盛而衰，病情由轻转重的过程。后六天的传变则是邪气由盛而衰，正气由衰而盛，逐步恢复，病情由重转轻的过程。张仲景著《伤寒卒病论》继承《内经》上述“六经”的理论及临床运用原则并加以补充和发展。在定位上扩大了《内经》经络定位的范围。例如在太阳病的论述中，一方面有经络定位的涵义，如所谓：“太阳之为病，脉浮，头项强痛而恶寒。”“太阳病，项背强几几。”（《伤寒论·辨太阳病脉证并治上》）而另一方面把许多非太阳经所能归属的临床表现也归属在太阳病中，凡属表证均可以名之曰太阳病；在传变上也是一样，例如在太阳病的论述中，一方面继承了《内经》十二日传变转化、正邪胜复的涵义，如所谓“风家表解不了了者，十二日愈。”“太阳病，头痛至七日以上自愈者，以行其经尽故也。”（同上）同时还指出了“六经传变”不是绝对的，可以传，也可以不传，可以循经传，也可以越经传，也可以直中，还可以合病、并病。传变预后也有良有否，其临床表现也有寒有热、有实有虚。大大地扩大和丰富了《内经》中的六经辨证范围。从而形成了中医学中的六经辨证论治的完整体系。

《伤寒论》以六经辨证来对急性热病进行全面的和动态的分析，以它来反映疾病在不同阶段所具有的不同性质，反映出疾病共性中的各种特异性。这是《伤寒论》六经辨证的伟大贡献。

（二）八纲辨证

《伤寒论》在对急性热病的辨证方面，明确提出了“阴”、“阳”、“表”、“里”、“寒”、“热”、“虚”、“实”的辨证内容。这种辨证方法也就是后世所谓的“八纲”辨证。《伤寒论》中广泛运用了八纲辨证，主要可分为以下五类证候：（1）阴证和阳证；（2）表证和里证；（3）寒证和热证；（4）虚证和实证；（5）阴阳寒热表里虚实综合征。在《伤寒论》全书之中，始终贯穿着八纲辨证，张仲景把八纲辨证具体运用于急性热病的辨证论治，并且与六经辨证有机地结合起来，这是《伤寒论》的一大贡献。具体内容，后面还要讨论。

四、《伤寒论》中辨病与辨证的关系

《伤寒论》在对急性热病的诊断和治疗方面，已如前述，既主张辨病，也主张辨证。在临床具体运用方面，则更强调辨病与辨证相结合。《伤寒论》在辨病与辨证相结合方面，主要有以下三个方面的内容：

（一）风寒湿温热辨病与六经辨证相结合

前已述及，对于急性热病的诊断和治疗，《内经》是以风热火湿燥寒进行辨病，以太阳、阳明、少阳、太阴、少阴、厥阴六经进行辨证，并以“伤寒”概括之。《伤寒论》继承《内经》、《难经》认识，基本上也是以“中风”、“伤寒”、“温病”、“湿痹”、“中暍”五病类分一切急性热病，并总称之曰“伤寒”，以太阳、阳明、少阳、太阴、少阴、厥阴六经来辨析上述各种疾病的传变、转归和归类上述各种疾病在传变过程中的不同临床表现，并据此进行相应的治疗。这就是伤寒学派所称的六经辨证论治体系。质言之，六经辨证论治体系，也就是风、寒、湿、温、热辨病与六经辨证相结合。由于每一种疾病都有一个传变问题，因此，六经辨证也就可以贯穿于每一种疾病之中。中风、伤寒、温病、湿病、热病每一种疾病也都有一个六经辨证的过程。由于以上五病各有其临床特点，因而在六经辨证中，特别是疾病初起，病在太阳经时，其临床表现可以完全不同。中风在太阳经时为发热、汗出、恶风、脉浮缓。伤寒在太阳经时为发热、恶寒、无汗、身痛、脉浮紧。温病在太阳经时为发热而渴、不恶寒、汗出、脉洪大；湿病在太阳经时为发热、身重、小便不利、脉沉细；热病在太阳经时为发热、恶寒、汗出而渴、身重、脉微弱。也正由于中风、伤寒、温病、湿病、热病都可以按照六经进行辨证论治，因此各个病在初起时也均可以加上太阳病的名称。这就是《伤寒论·辨太阳病脉证并治》篇中太阳中风、太阳伤寒、太阳温病，太阳湿痹，太阳中热等名称的由来。后世不少伤寒注家注释太阳篇时，多数只论太阳中风、太阳伤寒，略温病、湿病、热病而不谈，好像太阳病只有中风和伤寒两大类。我们的看法，这是不全面的，应予恢复《伤寒论》六经辨证的本来面目。或问，《伤寒论》中太阳病条分风、寒、湿、温、热，或如上述。但阳明病、少阳病、太阴病、少阴病、厥阴病有关条文并未条列风、寒、湿、温、热，何故？这是因为风、寒、湿、温、热诸病，只有在初起时鉴别，因此太阳病中条列了各病的临床特点。至于传变之后，则又可以有其共同的临床表现和转归，所以无必要再加鉴别。但条文中偶然亦有上述病名参杂其间。例如《伤寒论·辨阳明病脉证并治》194 条“阳明中风”、195 条

“阳明病，若能食者名中风，不能食者名中寒。”《伤寒论·辨太阴病脉证并治》274条“太阴中风”、《伤寒论·辨少阴病脉证并治》290条“少阴中风”、《伤寒论·辨厥阴病脉证并治》327条“厥阴中风”、336条“伤寒，厥五日，热亦五日”、344条“伤寒发热、下利厥逆”等。从上述这些条文可以看出，“中风”在阳明经就叫“阳明中风”，在太阴经时就叫“太阴中风”，在少阴经时就叫“少阴中风”，在厥阴经时就叫“厥阴中风”。其他各病也是一样。于此说明了中风、伤寒、温病、湿病、热病，每一病都有六经传变，也都可以用六经来对之进行辨证论治。《伤寒论》风、寒、湿、温、热辨病与六经辨证的关系，实际上就是辨病与辨证相结合的关系。由此也说明了六经辨证也绝不是仅仅为伤寒而设。目前有人认为六经辨证只能运用于伤寒而不能运用于温病，这种说法，值得商榷。

（二）六经辨病与八纲辨证相结合

前已述及，中医学中的“六经”在临床具体运用中有两重涵义，既可以根据《内经》“阴阳之气，各有多少，故曰三阴三阳”的理论认识来分析人体在病因作用后阴阳的消长胜复、正邪盛衰，从而判断疾病的性质、传变、转归等，以之作为辨证依据；同时也可以根据经络理论来认识疾病，以之作为辨病的理论基础。《伤寒论》一书在以六经辨病并名篇的同时，对每一种病又都与阴阳表里寒热虚实八纲辨证密切结合起来。因此，六经辨病与八纲辨证结合也就成为《伤寒论》中辨病与辨证相结合的主要形式。兹根据《伤寒论》原著，试作以下归纳：

1. 太阳病

（1）表寒证：如麻黄汤证。（2）表热证：如麻杏甘石汤证。（3）表虚证：如桂枝汤证。（4）表实证：如麻黄汤证。（5）表寒里热证：如桂枝二越婢一汤证。（6）表虚里寒证：如桂枝加附子汤证。（7）表里俱虚证：如桂枝新加汤证。（8）寒热错杂证：如半夏泻心汤证。（9）里热证：如白虎汤证。（10）

里虚证：如炙甘草汤证。

2. 阳明病

(1) 里热证：如白虎汤证。(2) 里实证：如承气汤证。(3) 表热证：如187条“阳明病外证云何？答曰：身热，汗自出，不恶寒，反恶热也。”(4) 表寒证：如188条“病有得之一日，不发热而恶寒者，何也？答曰：虽得之一日，恶寒将自罢，即自汗出而恶寒也。”(5) 里寒证：如195条“阳明病，若能食，名中风；不能食，名中寒。”(6) 里虚证：如199条“阳明病，不能食，攻其热必哕，所以然者，胃中虚冷故也。以其人本虚，攻其热必哕。”再如215条“虚则郑声”。

3. 少阳病

(1) 半表半里证：如小柴胡汤证。(2) 少阳偏表证：如柴胡桂枝汤证。(3) 少阳偏里证：如大柴胡汤证。(4) 少阳偏虚证：如小建中汤证。(5) 少阳偏实证：如柴胡加芒硝汤证。

4. 太阴病

(1) 里寒证：如四逆辈。(2) 太阴兼表证：如桂枝加芍药汤证。(3) 太阴兼里证：如桂枝加大黄汤证。(4) 里实证：如278条“伤寒脉浮而缓，手足自温者，系在太阴。太阴当发身黄，若小便自利者，不能发黄，至七八日，虽暴烦下利，日十余行，必自止，以脾家实，腐秽当去故也。”

5. 少阴病

(1) 里虚证：如281条“少阴之为病，脉微细，但欲寐也。”(2) 少阴阴虚或亡阴证：如黄连阿胶汤、炙甘草汤证。(3) 少阴阳虚或亡阳证：如白通汤、通脉四逆汤证。(4) 少阴兼表寒证：如麻黄附子细辛汤证、麻黄附子甘草汤证。(5) 少阴里实证：如承气汤、四逆散证。(6) 少阴里寒证：如吴茱萸汤、桃花汤证。(7) 少阴里热证：如苦酒汤、猪苓汤证。再如293条“少阴病，八九日，一身手足尽热者，以热在膀胱，必便血也。”

6. 厥阴病

(1) 里热证：如335条“厥深者热亦深，厥微者热亦微。厥应下之”。(2) 里寒证：如四逆汤证。(3) 里实证：如瓜蒂散、麻黄升麻汤证。(4) 表虚证：如桂枝汤证。(375) 条：“下利腹胀满，身体疼痛者，先温其里，乃攻其表。温里，宜四逆汤，攻表，宜桂枝汤。”(5) 寒热错杂、虚实并见证：如小柴胡汤、乌梅丸证。

从以上举例中可以看出，六经本身虽然就具有阴阳表里寒热虚实的涵义，如就阴阳言，三阳属阳，三阴属阴；就表里言，三阳属表，三阴属里；就寒热言，三阳属热，三阴属寒；就虚实言，三阳属实，三阴属虚等等。但是，从辨病角度来看，则六经系属一种疾病的代称，因而每一种病，从辨证的角度来看，又都有一个阴阳表里寒热虚实的问题。因此，六经辨病与八纲辨证相结合，也就成为了《伤寒论》辨病与辨证相结合的主要形式。

(三) 特有症征辨病与六经、八纲辨证相结合

前已述及，《伤寒论》中还有不少处是运用特有症征辨病的。例如前述的热痢、久痢、痞、结胸、脏结等。但综观《伤寒论》原著，作者对于这些疾病的治疗，并没有强调专病、专方、专药，而是仍然十分强调辨病与辨证相结合，把特有症征辨病与六经辨证、八纲辨证紧密结合起来。仍以痢疾为例，痢疾的临床特点是腹痛、下利、里急后重、下利脓血。黄连、黄芩、白头翁之类药物是治疗痢疾的通用药。但是，在《伤寒论》中对痢疾的治疗，却并不那么简单，而是紧紧地置于六经辨证和八纲辨证的指导之下进行。在一般情况下用黄芩汤；热痢下重时，用白头翁汤；病在太阳挟有表证时，用葛根汤、葛根黄芩黄连汤；病在少阴，证属虚寒者，用桃花汤；病在厥阴，证属寒热错杂正虚邪实者，则用乌梅丸。痢疾如此，其他疾病，也莫不如此。由此可以看出，特有症征辨病与六经、八纲辨证相结合，也是《伤寒论》辨证与辨病相结合的一种形式。

从以上三个方面来看，《伤寒论》首先是继承《内经》、《难经》，以风寒湿温热辨病为纲，以六经辨证为目，辨病与辨证相结合的形式来诊断治疗一切热病。同时，也在继承《内经》精神的基础上，创造性地提出了六经辨病与八纲辨证相结合以及特有症征辨病与六经、八纲辨证相结合的六经辨证论治体系，从而使辨病与辨证相结合这一中医学对疾病诊断治疗的传统认识，始终贯穿于《伤寒论》全书之中，而且在前人认识的基础上有了发展和创新，这是《伤寒论》在继承发展中医学上的伟大贡献。

（本文系方药中、许家松合写，原载《中医杂志》1986年第5、6期）

谈中医理论体系的发展（1994年）

中医学有其固有的理论体系。这一体系形成于《内经》，经后世不断发展、完善，至今仍有效地指导着中医临床。中医理论体系的基本框架和内涵，我们认为主要由以下几个方面构成，这就是：一、中医学的指导思想是整体恒动观；二、中医学的理论基础是气化论；三、中医学对人体生理和病理生理的认识是藏象论；四、中医学对疾病病因的认识是正邪论；五、中医学对疾病病机的认识是求属论；六、中医学对疾病诊断治疗的主要方法和特色是辨证论治；七、中医学的论理工具是阴阳五行学说；八、中医学理论体系产生的客观依据是“候之所始，道之所生”。可以看出，这一基本内涵并不是中医学若干具体内容的迭加和混合，而是形成了一个完整、有机的整体系统。笔者已有专文论述，此处不作详论。本文仅就中医理论体系中的几点基本认识及其发展的问题谈几点看法。

一、重视人体自调是中医对生理和疾病认识的立足点——“五运之政，犹权衡也”

“五运之政，犹权衡也，高者抑之，下者举之，化者应之，变者复之，此生长化成收藏之理，气之常也，失常则天地四塞矣。”这段话，出自《素问·气交变大论》。意思是说，自然气候的风、热（火）、湿、燥、寒五气之间，本身存在着相互制约的自稳机制。例如，天气太热了，寒气就会来制约它，使其向寒凉方面转化；湿气太盛了，就会向燥的方面转化等等，以维持自然界正常的气候变化和物化过程，这种自调机制一旦丧失了，自然界的运动变化就会中止，生命现象也就不复存在了。自然气候的这种自稳调节机制，如同用秤称物时，移动秤砣使秤杆保持平衡的道理一样。正因为气候本身具有这种自稳调节机制，所以尽管每年的气候经常出现各种偏盛和异常，但是却始终保持着相对的稳定，使地球上的生命得以存在和发展。自然气候的这一自稳调节规律正是中医气化学说的核心和精华所在。

气化学说还认为，自然气候的正常运行变化，是一切生命现象产生的基础条件，包括人体在内，所谓“人以天地之气生，四时之法成。”（《素问·宝命全形论》）作为自然界的一员，人与天地具有相通相应的关系。人道同天道。人身乃一小天地，人体本身也同样具有天赋的自稳调节机制来适应内外环境的复杂变化。自然气候变化正常或能够自调，则谓之“正气”；反之，自然气候失常或不能自调，则谓之“邪气”。同样，人体具有的自调能力，包括对内外环境变化的适应、防御、代偿、修复等能力，则谓之“正气”；反之，一切破坏人体自调的内外因素，则谓之“邪气”。当人体处于自调状态时，则健康无病；人体处于失调状态时，就会发生疾病；人体完全失去自调能力，则生命中止。这是中医学对人体生命、生理和病理现象认识的立足点。因此，充分重视人体固有的自调能力就成为中医理论的一大特色。从中医学对养生防病的基本原则到对疾病的诊断、治疗法则，直至治疗手段、方药的选择，无一不是把保护、扶持和恢复人体的自调能力作为立足点和归宿。正因为如此，中医也就把是否重视和善于恢复人体自调作为评价医生水平高低的标准。所谓“有病不药，常得中医”，就是说，不轻易给病人吃药的医生，还算得上是一个中等水平的医生。这是因为，在复杂的病理变化面前，如果一时搞不清楚的时候，宁可不给病人吃药。这样看来似乎消极，但至少还没有人为地破坏了人体的自调能力，所以还属于中等医生。如果不加分析，简单地对号入座，貌似积极，实际上反而人为地破坏了人体的自调能力，这就是“粗工”和“下工”了。至于“上工”，并非说医生有回天之力，而是能够充分重视并善于因势利导来扶助和恢复人体固有的自调能力，善于运用这一“天功”罢了。

二、辨证论治的客观依据——“候之所始，道之所生”

“候之所始，道之所生”这句话，源于《素问·五运行大论》。所谓“候”，是指表现于外的各种现象。“道”，是指规律、法则。这句话的意思是说，根据事物的外在表现。可以总结出事物固有的变化规律。中医学对于自然气候和人体生理、疾病规律的认识和总结，基本上还是通过对有关各种客观现象的观察、分析而来。也就是说，“道”源于“候”。因此，中医学十分重视对“候”的观察，“候”也就成为中医理论产生和发展的物质基础，成为中医临床辨证论治的客观依据。

中医学中的“候”，大致可分为气候，物候和病候三个方面。所谓“气候”，是指日月星辰的运行与风、热（火）、湿、燥、寒自然气候变化的客观表现；而自然气候的正常运行变化是人类赖以生存的基础。所谓“物候”，是指自然界中的各种物质，主要指动植物的生长化收藏和生长壮老已的客观表现，他们与人类共存于自然界，并给人类提供了药食之源。所谓“病候”，是指人体在致病因素作用下出现的各种临床表现。中医的辨证论治，正是通过望、闻、问、切四诊，以患者的形、神、色、脉、舌等各种症状和体征这些“外候”，作为主要的观测指标，结合性别、年龄、职业、体质、生活境遇、情志、劳逸、宿疾、发病诱因、治疗反应，并参照天时、地理因素，全面分析患者自调或失调的具体状态，从而判断疾病的本质与转归，进而确定相应的治法和方药。因此，观测“病候”就成为中医辨证论治的物质基础，亦即辨证论治的客观依据。

既然中医学对疾病本质和规律的认识与总结是从“候”而来，因此，对“病候”的观察、分析和处理是十分认真和细致的，绝非简单地对症处理。认为相同的症状，可以由于不同的病机；而相同的病机，可以表现为不同的症状。例如在病机十九条中，对抽搐一症的病机就认为，可以是属于肝，属于风，也可以是属于火，属于湿，所谓“诸风掉眩，皆属于肝”，“诸暴强直，皆属于风”，“诸热瞀瘛，皆属于火”，“诸颈项强，皆属于湿”等。在治疗上自然也不相同。既可以同病异治，也可以异病同治。再如临床上常见的口干一症，可以由于热盛伤津，可以由于阴虚内热，表现为引水的自调自救；也可以是由于湿盛困脾，脾不散津，表现为口干而不欲饮；还可以是由于瘀血，表现为但欲漱水不欲咽等，在治疗上差异就很大。正因为如此，中医对“候”的观测分析十分细致，要经过反复比较，大量积累，才能从中探求规律。《素问·灵兰秘典论》对中医如何从客观现象来总结规律有一段十分精当的描述：“恍惚之数，生于毫氂，毫氂之数，起于度量，千之万之，可以益大，推之大之，其形乃制。”意思就是说，要十分细致地观察客观现象，经过无数次的积累和重复就能显示出其中的规律来。

在科学十分昌明的今天，这种从“候”来求“道”的方法是否过时了呢？笔者认为，科学技术的进步使我们对自然界和人体的认识，大大突破了直观的局限。但是，通过电镜、CT、核磁等手段显示在我们面前的仍然是客观现象，仍然是“候”。我们可以借助这些先进的手段，大大延伸我们的感官，观测到以前观测不到的“候”，从而使中医的这些客观指标，突破直观的局限，更加细致、更加深入、更加准确。但是，直到今天，由于天道玄远，不能完全认识的事物还很多，因此以“道”来认识“候”仍然是长期逐渐深入的过程。以“候”来认识“道”的中医传统认识方法仍是中医总结疾病规律的基本方法，不应被忽略和取代。否则，就失去了中医特色，也就谈不上什么辨证论治了。

三、正确处理整体与局部、正与邪的关系是中医治疗疾病的基本法则

中医学是以整体恒动观作为指导思想来认识自然界、生命现象、人体生理和病理现象的。它认为自然界的天地万物是一个相互依存、相互联系、相互影响的整体。人体本身是一个以肝、心、脾、肺、肾五个功能系统为中心的相互联系、相互作用的有机整体；人与自然界之间也是一个相通相应并服从同一规律的整体。在整体恒动观的思想指导下，中医认为，人体在生理状态下，五脏一体，相互协调，共同维持人体正常的生理活动。在病理状态下，五脏相关，相互影响，所谓：“五脏受气于其所生，传之于其所胜，气舍于其所生，死于其所不胜。”(《素问·玉机真脏论》)。“气有余，则制己所胜而侮所不胜；其不及，则所不胜侮而乘之，己所胜轻而侮之”。(《素问·五运行大论》）这就是说，在病理状态下，疾病的传变具有一定的规律性，即一脏受病，除本脏本气受累而外，影响最大的就是其所胜和所不胜两个胜系。张仲景在《金匮要略·脏腑经络先后病脉证》中，开篇就以肝病补脾为例，具体论述了运用五脏一体理论进行整体调节的道理和方法，并且指出，只有掌握这一理论和法则，才算得上是“上工治未病”。多年来，我们

在治疗肝病时，就经常运用补肺制肝、清肺清胃以养肝，在治疗肾病时，常辅以治心脾以助治肾，均收到了较好的效果。运用五脏相关理论，通过协调相关脏腑来帮助治疗已病脏腑是中医重视整体、进行整体调节的具体体现，也是中医"治未病"的具体内容之一。它体现了中医优势和辨证论治的特色。因此，我们把"治未病"的这一内涵作为辨证论治中重要的一步。

中医重视整体，但是并不忽略局部，在重视整体时，不忽略局部对整体的作用；在处理局部时，以不伤害整体为原则，把二者结合起来。在对人体生理和病理认识上，中医学从藏象的角度，结合古人对人体实质性器官的一般认识，形成了以肝、心、脾、肺、肾五个功能系统为中心，对人体内在器官、经络、体表、官窍、功能、精神、情志、思维活动、生理现象、病候、气候、物候等进行了广泛的归类，以便在对疾病整体认识的基础上，加以较具体的定位。如对春季发病或发病与风气有关，或临床表现为卒然发病、游走不定、眩晕、昏仆、抽搐、易怒、呼叫、面青、目疾等就定位在肝，从肝论治。在治疗上相应形成了药物归经说，脏腑用药说等。这些都为在认识整体的基础上，对局部的认识和处理奠定了基础。

在临床上，对整体与局部、正与邪的具体处理并不那么简单。一般说来，局部病变可以从局部处理；局部病变影响到整体，则要从局部和整体一起考虑；对由整体反映到局部，则主要从整体处理，一旦局部急重，又要先处理局部，而后处理整体；任何局部处理，都要以不伤害整体为原则。以感冒为例，单纯感冒出现一些表证，可以不予处理，适当休息或以解表剂辅助，人体完全能够依靠自调康复。但是如果患者气虚、体弱，动辄感冒，甚至连续感冒经久不愈，这时，单纯处理表证就解决不了什么问题，甚至重创其表，益虚其虚。这时就需要考虑整体，可以采用补中益气汤类益气解表。如果热性病出现了阳明腑实，就要用承气辈攻里，甚至急下存阴。但也只能是

“一服利，止后服”，“得下，余勿服”。在处理整体与局部，正与邪的问题上，中医提出了标本理论，细致区分标本、先后、轻重、缓急，提出“微者调之，其次平之，盛者夺之”，“急则治标，缓则治本”，“大毒治病，十去其六”，“中病即止”，“以平为期”等一系列处理整体与局部、正与邪的法则。不论治标、治本、治整体、治局部，又总以不伤害全身自调为总的原则。但是，维护自调、扶助正气并不等于就是用补或乱施补药，在邪气急重的情况下，必须祛邪。攻邪也是为了扶正，邪去正安。即使使用补剂，也只是补偏就弊，以平为期，所谓“气增而久，夭之由也”，就是说，过用久用补药，反而会造成新的偏盛，破坏了人体自调。这里值得特别注意的是，就是有时局部处理或攻邪看起来是必要的，合理的，但是对整体来看却是有害的，需要慎用或不用。我们有一位朋友患何杰金氏病，经治疗病情稳定，但是为了“除恶务尽”，“彻底消灭”，采取了放疗，不久，肿瘤缩小，但全身情况迅速恶化，痔疮出血不止，很快去世。经治医生认为，从肿瘤的角度来看，治疗还是成功的。试问：人死了，有何“成功”可言？对于一些尚在探索的疑难重症的治疗，如果局部处理严重损害整体，必须考虑整体，因为失去了整体，也就无局部可言，在还没有掌握治疗规律的情况下，顾护整体，留人治病，带病延年，也是不可忽视的。

四、传统与现代并举并重，宏观与微观结合是发展中医理论之必然

我们的祖先在与自然和疾病的斗争中，仰观天，俯察地，远取诸物，近取诸身，著成《内经》，形成了中医学的理论体系。在历经大疫，饱受宗族夭亡之痛后，张仲景勤求古训、博采众方，结合自己丰富的临床经验，写成《伤寒卒病论》，创立了中医临床辨证论治体系。他们以惊人的智慧所创造的辉煌成就，曾跨越了时代，遥遥领先于世界。他们所建立的

理论体系和临床模式，在某些方面超越了当时自然科学所能提供的认识条件，得以较全面的认识和把握疾病的本质，至今仍具有生命力。先贤们正是举着这两只火炬所照亮的道路继续探索和前进。但是，科学上的高峰不是永恒的。千余年过去了。当今，科学技术的飞跃发展为我们认识生命和疾病提供了新的途径、手段和方法。中医要存在，要发展，就必须在保存和发扬自身精华和特色的基础之上，吸收新知，与时代同步前进。我们认为，传统与现代方法并举并重，宏观与微观认识有机结合，是当前研究与发展中医理论体系之必然途径。

对中医理论体系的研究与发展，我们认为，首先必须对这一体系的基本内涵进行基础性研究。要认真收集、发掘自《内经》到历代各家直至当代研究的有关资料，进行系统整理、分析述评，形成一部较全面、系统、集大成的中医理论体系专著，以真正反映中医理论体系的真实全貌和丰富内涵。这样才能为下一步现代研究打下坚实的基础，树立一个较高的起点，避免中医理论中的低水平重复或简单、肤浅、片面倾向。这项工作是我们这一辈中医义不容辞的责任，主要可采取传统方法来进行。当然，这需要领导重视、组织人力、制定计划、提供条件和许多同道的共同奉献。

中医从整体方面认识和处理疾病，作为中医学的一大特点已为人们所公认。这是由于中医理论形成的时代和条件以及中医所采用的手段和方法所决定的。它显示中医的优势，也造成了某些不足。中医对自然、生命和疾病的观察与认识，基本上是从直观而来，从“候”而来，而直观是有限的。因此，古人也曾慨叹：“呜呼远哉！天之道也，如迎浮云，若视深渊，视深渊尚可测，迎浮云莫知其极。”（《素问·六微旨大论》）于是，聪明的古人就从地面上的物化现象推求遥远的天道，从疾病的表现寻求病因，从相类事物中推求规律，从结果找原因，所谓“因天之序，盛衰之时”，“善言天者，必应于人，……善言气者，必彰于物”，（同上），“五脏之象，可以类推”（《素问·五藏生成论》），“审证求因”等等。这也就造成了中医理论的较抽象、笼统、不够确切、运用哲学概念说理等。现代科技的发展，使人们大大突破了直观的局限，尽管所观测到的仍然是“候”，但毕竟是深入、细致了许多。因此，运用现代方法，研究中医的“候”，对中医的观察指标，如形、神、色、脉、舌等进行微观研究，使之更深入、更准确是中医走向现代化的必然途径。当然，观测的设计、结果的认识和分析如何与中医理论接轨并进而发展中医理论，这也是一种长期艰巨而复杂的工作。

中医理论作在吸取现代方法进行微观研究之后，中医固有的宏观认识与传统方法是否就被取代了呢？我们认为不是这样。因为人体不同于机械，疾病更是十分复杂，千变万化。尽管科学进步很快，但是还有许多复杂的现象，现代科学仍然还不能充分认识和说明。在许多疑难病症面前，中西医学都还有许多未知的领域和空白。中医的许多“候”，运用现代知识也还作不出科学的解释。再说，既使认识了问题，也还不等于就找到了解决问题的方法。中医从宏观的、动态的角度来认识和总结疾病规律，从整体和局部、正与邪全面处理疾病以维持和恢复人体自调的丰富经验及其理论，虽说其中的道理尚未被科学阐明，但实践证明是行之有效的。因此，至今仍有很大的现实意义。这就如同吃饭一样，尽管我们对饮食中的主要营养成分已经认识了许多，分子式写得出，若干合成、提取的方法也已经找到，但毕竟还有不少未知的东西。既使搞清楚了，也还是代替不了吃饭。我们更不能因为还有些搞不清的就不吃饭。因此，在任何时候，传统的与现代的、宏观的与微观的研究方法都不可能互相取代。对自然和对人体的宏观研究与微观研究也都是无止境的，只不过是各自在更高水平上的发展而已。

总之，古老而富有生命力的中医理论体系，需要在保持和发扬自身优势和特色的前提下，吸取现代科技手段与方法，把传统与现代、宏观与微观研究结合起来，与时代同步前进，在发展中求生存，求振兴。

（原载《中国中医药报》1994 年 10 月 3 日
第 3 版，方药中、许家松合写）

临床研究

治疗大叶性肺炎的一点经验和体会
（1959年）

前　言

中医书中没有大叶性肺炎这个病名，但是根据本病在临床症状上的特点如发热、气喘、咳嗽等等，当仍然可以把它列入热病范畴，按照中医治疗热病规律来进行治疗。今年春天我在中医研究院附属医院内科工作中，先后治疗了六例大叶性肺炎患者，这些肺炎患者中有的情况还是比较严重的，但是经过用中医治疗热病的方法进行处理后，都得到了迅速、显著的疗效，快的在服用药后几小时体温即下降至正常，症状明显好转，慢的也只在两三天时间中，体温就完全正常，症状消失，六个病例差不多都是一周左右时间就痊愈出院。所有患者除一例在急诊室中注射过青霉素三十万单位以外，其余全部都是中药处理，没有用任何西药相配合。从这几个病例的治疗情况上来看，可以看出中医治疗大叶性肺炎的效果还是令人满意的。现在将我个人治疗大叶性肺炎的一点经验和一些初步体会，简单地介绍如下，以供参考，可能很不成熟，希望大家教正。

一、治疗方法

中医治疗热病，首先须综合患者全身症状特点，区分其证候性质，然后随证施治。因此我治疗大叶性肺炎也不是固定于一个方法和一个方剂，而是根据中医辨证施治的精神，从患者体质、年龄、病程、症状特点各方面，把大叶性肺炎患者区分为下列几种不同情况，进行不同处理：

肺炎初起，一两日内患者在症状上主要表现有寒战、发热、无汗、气喘、咳嗽、心烦、口不甚渴、脉浮紧、舌苔白滑者，用大青龙汤治疗。

发热不恶寒、气喘、咳嗽、烦躁、口渴、脉仍有浮象，舌苔黄腻，无汗或出汗不多者，用麻杏石甘汤治疗。

发热不恶寒、气喘、咳嗽、烦躁、汗出多、脉洪大、苔黄腻者，用白虎汤治疗。

具备肺炎症状，但年高体弱，或平时身体健康差，或有肺痨病史者，用竹叶石膏汤治疗；

具备肺炎症状而又合并其他症状者，合并处理合并症。合并腹泻症状者，合用葛根黄芩黄连汤治疗；合并胸部疼痛，呼吸时疼痛加甚者，合用小陷胸汤治疗。

二、典型病例摘要

病例一

孙某，男性，53岁，山东人，病历号23989。

患者于入院前三日曾淋雨，前二日突然发冷寒战，继之发高热，同时伴有腹泻，每天十几次，泻出物均为水样便，无腹痛，无里急后重及大便脓血。入院前一日出现咳嗽、气喘，咳嗽为呛咳、无痰，咳嗽时牵及右胸上部疼痛，次日发热增高，咳嗽气喘增剧。入院当日症状：发热不恶寒，汗出少，咳嗽气喘如前，小便短赤，口苦口干，渴欲饮水。患者既往身体健康，未患过重病。此次发病后除自服过十滴水一瓶外，未作过其他任何处理。

入院检查，体温39.6℃，发育营养良好，急性病容，神情合作，惟精神困顿，嗜睡，面色赤，舌微红，舌苔黄腻，气短时有呛咳，无痰声，语声清晰洪亮，脉浮洪数。肺检左右对称，起伏稍快，语音震颤右大于左，叩诊右上肺浊音，听诊右上肺管状呼吸音，其他肺野清朗，心检仅心率稍快，86次/分，其他无异常。化验检查：WBC22100/mm^3，中性72%，大便检查（—），X光检查：右肺尖及上野相当于上叶呈密厚均等普遍阴影，其他肺野清晰。

入院西医诊断：大叶性肺炎（右上叶）。

入院中医诊断：肺热咳嗽。

入院后诊疗过程：入院后嘱卧床休息，流食，完全用中药治疗。入院当日予白虎汤合小陷胸汤一剂，无效。次日体温更高，至41℃，遂改用麻杏石甘汤加葛根，服药后二小时即全身汗出，体温随即下降至38℃，次晨体温36.8℃，咳嗽、气胸、胸疼等症状基本消失，仅有腹泻，遂停服麻杏石甘汤，改服葛根黄芩黄连汤。服药后次日体温又上升至39.5℃，腹泻次数反而增多，逐停服葛根芩连汤，再予麻杏石甘汤加葛根1剂，服药后二小时又出汗，体温下降至37.0℃，腹泻亦明显好转，次日体温正常，改予竹叶石膏汤。以后体温未上升，症状完全消失，血象亦转正常。住院观察五天，均无任何异常变化，遂令出院。

病例二

哈某，男，43岁，籍贯天津，病历号24476。

患者于入院前五日下午突然感觉发冷寒战，旋即发热、咳嗽、气短、痰多、痰色黄稠，呈脓样，右胸疼痛，咳嗽及深呼吸时加重，次日曾注射二针（药名不详），症状未减轻。入院前二日曾来本院门诊，诊断肺炎，服药后未见效，反有迷困、嗜睡、腹泻，因此急诊入院。入院时症状大致如前，发热，体温39℃，不恶寒，头部微汗出，身上无汗，咳嗽，气喘，胸疼，痰呈白色泡沫状，腹泻每天四五次，泻出物为黄色水样便，无腹痛，无里急后重及大便脓血，小便色深黄而短，口渴思饮。

入院检查：急性病容，面色赤、嗜睡，但呼醒后仍清楚合作，体形壮实，舌质不红，舌苔黄腻而厚，气短，脉滑数而浮，肺检右上肺语颤加强，可闻湿性啰音，左肺清朗，心率快，96次/分，未闻杂音。化验检查：WBC47600/mm^3，中性91%，大便（—），X光检查，右肺中上部呈大片状密度均匀的下界边缘清晰的阴影。

入院西医诊断：大叶性肺炎。

入院中医诊断：肺热咳喘。

入院后治疗经过：入院后，嘱卧床休息，流食，完全用中药治疗。入院当日予竹叶石膏汤合葛根黄芩黄连汤一剂。服药后半日，体温曾一度下降至36.4℃，但次日又上升至39.4℃，改予竹叶石膏汤、葛根芩连汤、麻杏石甘汤复方。服后无进展，体温仍在39℃，服药过程中身上曾有微汗，但旋即又无汗，逐减去竹叶石膏汤，改予麻杏石甘汤合葛根芩连汤1剂。服药后即全身出汗，体温随即下降至正常36.2℃，神志完全清楚，胸疼消失，腹泻亦止，仅微有咳嗽，以后即改予竹叶石膏汤，患者精神饮食睡眠均逐日好转，观察三日无任何不适情况，遂令出院。

病例三

殷某，男性，33岁，籍贯北京，病历号21074。

患者于入院前二日下午开始，突然感觉寒战，旋即发烧、头疼、身疼、胸痛、咳嗽、气喘、吐痰、痰呈粉红色及铁锈色，咳嗽时胸疼头疼加重，当时曾服羚翘解毒丸二粒，服后曾出汗，自觉稍见轻快，但旋又恢复原状，入院前一日症状大致如前，且有腹泻，每天三四次，泻出物为黄色稀水，泻时肛门有灼热感，无里急后重及夹杂脓血，因觉症状逐日加重，遂来本院诊治。入院时有发热，体温38.5℃，不恶寒，口渴喜饮冷，小便短赤，其余症状如前。患者既往身体健康较差。一年前体检发现肺结核，平常除偶有轻度咳嗽外，尚无其他症状。

入院检查：体温38.5℃，发育营养中等，神清合作，面赤，汗出，舌苔黄燥厚腻，呼吸较快，语清声亮，心检心率略快，其余无异常，肺检右肺下野可闻散在干性啰音，腹平坦，不能按，肝脾未触及，脉滑数，化检：WBC24550/mm³，中性84%，X光检查：两肺上部呈索条状及点状边缘尚清晰的阴影，右肺下部呈大片状模糊阴影，密度均匀，于右前斜侧位线上，显示三角形阴影，相当于中叶部位边缘较锐利，左横膈于内侧运动受限制。

入院西医诊断：(1) 大叶性肺炎（右中叶）；(2) 肺结核。

入院中医诊断：阴虚肺热咳喘。

入院后治疗经过：入院后嘱卧床休息，半流食，完全中药治疗。先以竹叶石膏汤合小陷胸汤1剂，服药后次日体温下降至正常范围，咳嗽、胸疼、吐痰等症状明显减轻。再服前方1剂，症状基本消失，以后即改服麦门冬汤，过程中无任何异常变化，观察五天，患者精神饮食睡眠均好，血象完全正常。X光复查，右肺炎性改变亦已部分吸收，遂令出院。

三、几点体会

一是从上述病例，可以看出中医治疗大叶性肺炎效果还是比较好的。过去有人认为中医治疗慢性病效果好，治疗急性病不行，从上述病例来看，显然是对中医缺乏足够的认识和了解。

二是从上述病例，可以看出中医治疗大叶性肺炎必须是根据中医辨证施治的原则来进行，否则不能取得良好效果，例如第一例及第二例在症状及体征上均有脉浮汗少，此说明患者仍有表证存在，因此，开始用白虎汤合小陷胸汤单纯清解里热的方剂无效，但一改用辛凉解表剂麻杏石甘汤后即马上出现效果，体温下降，尤其是第二次停止麻杏石甘汤后，体温又马上上升，再用麻杏石甘汤后，体温又马上下降，更能说明问题。第三例因患者素有肺痨咳嗽史，此次又发生肺炎，在治疗肺炎的同时，照顾了他的体质，用养阴清热剂竹叶石膏汤作治疗，服药后体温即迅速下降至正常，也说明了辨证施治的重要性。

三是从上述病例，也可看出作中医疗效统计工作，或者推广某些治疗经验时，绝对不能单纯依靠西医诊断，对号入座，必须在西医诊断的同时加具中医条件，因为某些疾病西医诊断虽然相同，但中医诊断则可以完全不同，如果不同条件而要想得出来相同的效果，那是不可能的。

结　语

本文简单介绍了我个人治疗大叶性肺炎常用的方法和我自己所常用的几个方剂。这几个方剂都是《伤寒论》上的方剂，但这仅仅是属于我个人的一点经验和体会，绝对不否定用其他方法和其他方剂可以治愈大叶性肺炎的可能。

本文介绍了三个比较典型的大叶性肺炎病例，这三个病例西医诊断都是一样，但中医诊断上都有所出入，于此说明了中医辨证施治的重要。

限于我个人水平，加以病例很少，不一定能完全说明问题，上述材料仅供参考，并希望读者指正。

（原载《中医杂志》1959年第2期）

谈辨证论治的基本精神及其在临床运用中的步骤和方法

（1977年）

当前，临床工作上如何进行中西医结合，多数人都支持辨病与辨证相结合的主张。从临床实际运用上看，在辨病上比较容易统一，但是对辨证中的“证”字理解并不一致，因而临床上对什么叫辨证论治以及如何进行辨证论治在认识上就很不统一，甚至可以说相当混乱，严重地影响了辨病与辨证相结合这一中西医结合新形式的正常开展，使辨病与辨证相结合的中医辨证方面流于形式。为此，笔者愿就这个问题提出一些自己的看法和临床上究应如何进行辨证论治的初步设想，以就正读者。

一、辨证论治的基本精神

关于辨证论的基本精神，笔者认为首先必须弄清楚什么是证？这个问题目前看法很不一致，加以概括大致有两类不同意见：一类意见认为“证”就是证候，是症候群，辨证论治也就是归纳分析患者当时出现的各个症状和体征，并从而据此作出诊断和治疗；而另一类意见则认为“证”就是证据，辨证论治就是综合归纳分析有关患者发病的各种证据（包括临床表现在内）并从而据此作出诊断和治疗，这两类意见，笔者同意后者。

从中医学基本理论体系以及对疾病诊断治疗的具体要求来看，早在《内经》中就曾以大量篇幅强调了天、地、人相应的整体观，强调“治不法天之纪，不用地之理，则灾害至。”（《素问·阴阳应象大论》）并在《素问·征四失论》、《素问·疏五过论》等篇中对如何辨证论治提出了十分全面的具体的要求。清代喻嘉言《寓意草·先议病后用药章》中谓：“迩来习医者众，医学愈荒，遂成一议药不议病之世界，其夭枉不可胜悼，……欲破此惑，无如议病精详，病经议明，则有是病，即用是药，病千变，药亦千变。”如何议病用药呢？喻氏在其《寓意草·与门人定议病式》一章中，提出了以下的一些项目：“某年，某月，某地，某人，年纪若干？形之肥瘦长短若何？色之黑白枯润若何？声之清浊长短若何？人之形志苦乐若何？病始何日？初服何药？次后再服何药？某药稍效？某药不效？时下昼夜孰重？寒热孰多？饮食喜恶多寡？二便滑涩有无？脉之三部九候何候独异？二十四脉中何脉独见？何脉兼见？其症或内伤？或外感？或兼内外？或不内外？依经断为何病？其标本先后何在？汗吐下和寒温补泻何施？其药宜用七方中何方？十剂中何剂？五气中何气？五味中何味？以何汤名为加减和合？其效验定于何时？一一详明，务令纤毫不爽。”为什么要一一详明这些项目呢？喻氏在该章中作了比较明确的解释："某年者，年上之干支，治病先明运气也。某月者，治病必本四时也，某地者，辨高卑燥湿五方异宜也，某龄、某形、某声、某气者，用之合脉，图万全也。形志苦乐者，验七情劳逸也。始于何日者，察久近传变也。历问病症药物验否者，以之斟酌已见也。昼夜寒热者，辨气分血分也。饮食二便者，察肠胃乖和也。三部九候何候独异，推十二经脉受病之所也，二十四脉见何脉者，审阴阳表里无差忒也。依经断为何病者，名正则言顺，事成如律度也。标本先后何在者，识轻重次第也。汗吐下和寒温补泻何施者，求一定不差之法也。七方大小缓急奇偶复，乃药之剂，不敢滥也。十剂宣通补泻轻重滑涩燥湿，乃药之宜，不敢泛也。五气中何气，五味中何味，用药最上之法，寒热温凉平，合之酸辛甘苦咸也。引汤名为加减者，循古不自用也。刻效于何时者，逐款辨之不差，以病之新久五行定痊期也。”由于喻氏对于议病用药有上述要求，因此喻氏在其所著《医门法律》一书中更提出了医律十二条：一申治病不明标本之律，一申治病不本四时之律，一申治病不审地宜之律，一申治病不审逆从之律，一申治病不辨脉证相反之律，一申治病不察四易四难之律，一申治病不察新久之律，一申治疗不先岁气之律，一申治病不知约方之律，一申治病不知约药之律，一申治病不疏五过之律，一申治病不征四失之律。

喻嘉言所谓的议病用药，实际上也就是我们所说的辨证论治的具体内容概括。从所定议病式的内容可以看出，中医辨证论治的内容是多方面的，是从整体观点出发的，诸如患者的性别、年龄、籍贯、体质、发病原因、发病时间、发病地点、发病过程、治疗经过、当前临床表现、治疗计划、预后判定等等，均无一不包括在辨证论治范围之中。虽然从字上看，“症”字是一个新字，古皆作“证”，因而中医书中所见到的“证”字，在某些地方或亦可作为症状或症候来理解，但如把辨证论治作为中医学基本理论在临床具体应用中的一种诊断治疗手段来看，则这个“证”字，笔者认为必须作为证据来理解，绝对不是单指某一个症状或某一个综合症候群，而是概括了产生疾病的各方面因素和条件。辨证论治，质言之，也就是收集并分析这些与疾病发生有关的各种证据，并据此作出正确的判断和处理，体现出了中医诊断治疗上的整体观和理法方药的一致性。在《庆祝建国十周年医学科学成就论文集》中，中医研究院整理的《中医的辨证施治》一文中对于辨证论治的含义曾作过如下概括：“辨证论治是中医临床治疗的基本法则，其总的精神与涵意，就是辨别病象，分析疾病的成因、性质和发展趋势，结合地方风土、季节气候及病人年龄、性别、职业等情况来判定疾病的本质，从而全面地决定治疗方针，整体地施行治疗方法。”这个概括，我个人认为是很精当的，可以作为辨证论治的定义把它肯定下来。

二、辨证论治在临床运用中的步骤和方法

临床上如何进行辨证论治，从中医学基本理论上看，实际上就是一个如何进行病机分析的问题，也就是如何在认真分析病机的基础上进行辨证论治的问题，关于如何分析病机，中医书中阐述很多，重点突出带有总结性内容并能示人以规矩的，笔者认为首推《素问·至真要大论》中有关病机十九条部分的论述。根据病机十九条及其有关论述的基本精神，结合实践体会，临床上如何进行辨证论治，笔者认为基本上可以分为以下七步来进行。

第一步是脏腑经络定位。亦即根据患者发病有关的各方面条件及当时的临床表现，把疾病的病位确定下来。如何定位，笔者认为可以从以下几个方面着手：首先是根据患者临床表现

部位上的特点进行定位，这主要根据脏腑的归属及经络循行部位来进行。以肝为例，由于肝归属于胁下，其经络循行部位主要经巅顶，头面部颞侧，两胁肋，入少腹，绕阴器，因此患者症状如表现在上述部位时，例如两颞侧头痛、巅顶痛、两胁肋疼痛、睾丸痛等等均可以定位在肝。其次是根据脏腑功能上的特点进行定位。以脾为例，由于脾在功能上的特点主要是主运化，布津液，因此凡属临床表现以上述功能失调为特点者，例如食欲不振、吐泻、水肿、腹水、消渴等等，均可定位在脾。再其次是根据体征上的特点进行定位。以肺为例，根据祖国医学理论，肺合皮毛，开窍于鼻，在声为哭，在志为悲，在变动为咳喘哮等，色白，脉毛，因此凡属患者见上体征，例如皮毛枯槁、汗出异常、自汗或无汗、咳哮喘、精神反常表现为喜哭善悲、脉浮等等，均可定位在肺。再其次是根据其发病季节与常见诱因上的特点进行定位。以心为例，由于心脏旺于夏，喜伤心，热入心，大汗可以亡阳，因此凡在夏季酷热季节或高温环境中发病，或患者发病由于喜乐兴奋过度或汗出太多以后所引起的，均可以考虑定位在心。再其次是根据患者体型、体质、性别、年龄、治疗经过特点等进行定位。例如肥胖体型定位多考虑在肺脾，消瘦体型定位多考虑在肝肾，青年女性及小儿定位多考虑在肝肾，热病后期汗吐下后，或金石燥烈药物致病，多考虑在肝肾等等。

第二步是阴阳、气血、表里、虚实、风、火、湿、燥、寒、毒定性。亦即根据与患者发病有关的各方面条件及当前临床表现按照上述内容确定其性质。根据中医理论，笔者认为一般可从以下两方面着手：首先是从临床证候特点来定位，以风证为例，由于风的特点是“善行而数变”（《素问·风论》），“风以动之”（《素问·五运行大论》），“阳之气，以天地之疾风名之”（《素问·阴阳应象大论》），因此凡患者在临床症状上具有上述特点，如变化较快、来去不定、游走窜动、颤动抽搐、麻木等，均可定性为风。其次是从发病季节与发病诱因上定性，由于春主风，风邪可以使人致病，因此凡发病季节在春季，或发病与受风明显有关的，都可以定性为风。

第三步是定位与定性合参。单独的定位或定性是不能正确指导诊断和治疗的，例如定位在肝，但如果不与定性密切结合起来，则肝病的诊断和治疗必均将无从着手；定性也是一样。例如定性为热，但如果不与定位结合起来，对热证的诊断和治疗也必然是盲目的而无针对性，因此必须把定位与定性结合起来，例如肝阴虚、肾阳虚、肺燥、胃热等等，只有这样才能制订出诊断和治疗的具体措施。

第四步是必先五胜。病机十九条中所谓的“必先五胜”，即在分析各种发病机转时要在错综复杂，变化万端的各种临床表现中，根据其发生发展变化过程，确定其究属哪一个脏腑及哪一种病理生理变化在其中起主导作用。至于如何确定，笔者认为主要可以从以下两方面进行：首先分析其病变是否为单纯的本经或本气疾病，如系单纯本经本气疾病，则重点在本经本气。例如饮食伤脾，在饮食不节之后出现的吐泻，或郁怒伤肝，在大怒之后出现的胁肋疼痛或惊痫抽搐等，即属本经本气疾病。其表现在脾或肝，原发亦在脾或肝，比较单纯。其次则是由于五脏相关，互相影响，亦即人体其他器官有病均可以作用于脾或肝而出现上述情况。假使上述情况系由于其他器官病变影响所致则重点即在原发器官而不在本经本气，例如，肾病及脾或脾病及肝，患者先有小便不利，腰痛浮肿，然后出现呕吐恶心，或患者先有上吐下泻，然后出现拘急痉挛，此种情况，虽然临床表现为呕恶拘急，可以分别定位在脾、在肝，但却均非重点。由小便不利出现的呕恶，重点在肾而不在脾，由吐泻而引起的痉挛拘急，重点在脾而不在肝，这就是所谓的必先五胜。必先五胜这一步是辨证论治中极其重要的一步，比较复杂，但却必须弄清。

第五步是各司其属。各司其属一语，涵义是广泛的。前述四步从广义来说，可以说都属于病机十九条中所谓“各司其属”的内容。这里所指的各司其属是指在治疗方法上的相应措施而言。病位定了，病性定了，进一步，那就是如何采取相应的治疗措施了。以肝为例，如重点为肝郁气滞，治疗上就应以疏肝为主；如重点是肝热肝火，治疗上就应以清肝或泻肝为主；如重点是肝阴不足，治疗上就应以养肝柔肝为主；如重点是肝风内动，治疗上就应以平肝熄风为主等等，这些都是各司其属的内容。

第六步是治病求本。这一步与第四步的必先五胜是相应的，亦即在各司其属的基础上，治疗重点是针对其原发器官及原发的病理生理变化。例如脾病及肝者重点治脾，肾病及肝者重点治肾，热极生风者重点清热，气虚生湿者重点补气等等，均属于这一步的范围。

第七步是发于机先。《内经》谓：“五脏受气于其所生，传之于其所胜，气舍于其所生，死于其所不胜。”（《素问·玉机真脏论》）又谓：“气有余，则制己所胜而侮所不胜；其不及，则己所不胜，侮而乘之，己所胜，轻而侮之。”（《素问·五运行大论》）这些话均在于说明人体各个器官之间是密切相关的，一个脏器有病必然要涉及其他脏器，同时也必然受其他脏器的影响。因此，对于各个脏器的疾病不能只局限在其本经本气，孤立地对待，而必须要考虑其所影响的它脏它气以及它脏它气对本身可能产生的影响，从而以全局观点来判断转归，分析病势，决定治疗，这就是笔者在这里所说的发于机先。人体各个器官的相互影响，根据中医学认识，最重要者又在各脏器的所胜和所不胜的两重关系。在临床上无论分析病机、判断转归、观察病势和决定治疗，都必须首先考虑这两重关系。以肝为例，肝所胜者为脾，所不胜者为肺。因此，凡属肝病，除了考虑其本经以外，还必须首先考虑肺和脾的问题，特别是治本不能取得进展的情况下更要考虑这个问题。

以上七步，如再深入推敲，其内容是很多的，要求是具体的，对每一步的结论都必须是有征可信的，这是中医学基本理论在临床辨证论治中的具体运用。

三、辨证论治七步临床运用举例

方某，男，59岁，干部，初诊时间：1976年3月11日。

患者1973年以腹泻、疲劳为诱因逐渐出现右眼睑下垂、复视，诊断为重症肌无力眼肌型，经用吡啶斯的明180毫克/日及中药杞菊地黄丸等治疗，半年后缓解。1975年10月感冒发热后又出现左眼睑下垂、复视、咀嚼及吞咽困难，颈及肩胛无力。至同年12月，再次出现呼吸困难，诊断为重症肌无力延髓型，仍以吡啶斯的明治疗，并逐渐增加剂量。1976年1月5日以后吡啶斯的明加至360毫克/日，但仍不能控制症状，眼睑经常下垂，进餐需多次休息，喝水作呛，两臂不能上举，不能自己穿著衣服，症状上午较轻，下午较重，完全休息时轻，活动稍多后加重。1976年3月11日来我处就诊，就诊时症状大致如前。检查：偏胖体型，白发秃顶衰老外观，面微赤，眼睑下垂，眼裂变小，头低倾，不能正常直立，两手不能上举，舌嫩，有齿痕稍红，苔薄白，中心稍黄腻，脉沉细无力。当时按照辨证论治七步分析，其症状表现部位主要在眼睑，在四肢，在咀嚼吞咽，结合西医肌无力诊断，根据眼睑属脾，脾主四肢，脾主肌肉的理论，第一步定位在脾。患者症状上午较轻，下午较重，休息时轻，活动时重，以无力为特点，且在体征上呈衰老外观，脉沉细无力，舌嫩有齿痕，均属于气虚表现，因此第二步定性为气虚。患者定位在脾，定性为气虚，两者合参，第三步即可确定为脾气虚衰。分析患者发病经过，最早系以疲劳、腹泻为诱因出现症状，而且一开始即以脾气虚症状为主，虽以后曾两次出现呼吸困难，当前舌苔中心亦稍黄腻，面色微赤，但均可以五脏相关，脾病及肺，气虚可以生湿、湿郁可以化热来作解释，其原发在脾气虚衰十分明显，因此第四步可以肯定其重点主要在于脾气不足。既能肯定共重点系属脾气不足，因此第五步即可以补益脾气为主。第六步治病求本，亦以补脾为主，毋需它议。由于本病重点在脾，考虑脾的同时，从理论上还必须同时考虑肾和肝，因此第七步在考虑补益脾气时，还必须同时配合疏肝和滋肾的治疗。基于上述分析，故以补中益气汤为主方合生脉散加熟地、仙灵脾为治。黄芪45克，苍白术各12克，陈皮10克，党参15克，柴胡12克，升麻6克，甘草6克，生姜3克，大枣12克，熟地30克，仙灵脾15克，麦冬12克，五味子10克。每天服1剂，服药3剂后即开始逐渐撤减吡啶斯的明剂量。服药12剂后，患者自觉症状明显好转，眼睑下垂基本恢复，进食不需休息，肢体活动亦有显著改善，以后基本以上方为主继续治疗，并嘱进一步撤减吡啶斯的明。治疗半年后，吡啶斯的明全撤去，患者自觉症状完全消失，以后再根据阴阳互根理论改予补中益气汤合益胃汤制为丸剂调理。1977年4月14日复查，眼裂正常大小，吞咽咀嚼正常，肢体活动正常，肩胛、颈项活动正常，饮食、大小便正常，每日练太级拳两次，能坚持半日工作。除间断服上述丸剂外，未服任何其他中西药物，基本治愈。

结　语

通过多年临床实践，笔者认为上述辨证论治七步是可行的，理法方药是一致的，用之临床是可以提高疗效的。但是限于水平，主观片面之处一定难免，竭诚希望大家共同交换意见，相互补充，统一认识，使中医学基本理论更好地运用于临床实践，更好地继承发扬祖国医学遗产，从而把中医辨证论治推进到一个新的水平，以利于中医辨证与西医辨病的结合，促进中西医工作更好的开展。

（原载《新医药学杂志》1977年第9期）

中医临床治疗八法整理研究

（1980年）

一、汗　　法

（一）什么是汗法

汗法就是用具有发汗作用的药物或者其他物理上的处理，使患者出汗或者使汗出正常，藉以达到治疗目的的一种治疗方法。人体的汗，中医认为是人体阴阳变化过程中的产物，它具有和调人体阴阳偏胜的重要作用。换句话说，也就是认为汗是人体正常生理活动产物，有调节人体内外的功能，比如说，在天气热，活动多，运动量大，或是在饮食辛辣刺激等食物，人体内的阳气受到温热作用而产生偏胜的时候，便会出汗，因此而产生的阳气偏胜现象，便可以因出汗而趋于和调。在天气冷，活动少，运动小，或者饮食冰凉酸苦等食物，人体的阳气受到寒凉的作用而产生偏衰的时候，人体便不出汗以保护阳气。又比如：在有病发热时，到快要退烧的时候，一般总要先出一点汗，然后才能慢慢的退烧。这时候的汗出，中医便认为是正气战胜邪气的表现，是人体调节功能恢复了的象征，所以中医书上说“今邪气交争于骨肉而得汗者，是邪却而精胜也，精胜则当能食而不复热”（《素问·评热病论》），如果发烧的病人，始终不能出汗，中医便认为这是患者调节功能丧失，不能恢复的现象。这样的病人，预后便很坏，所以中医书上说：“温病有汗则生，无汗则死。”（吴又可：《温疫论》）以上这些，都说明了汗是人体中正常生理活动或者病理生理活动的产物，是人体调节功能正常与否的重要指征。正由于中医对于汗的认识是这样，所以汗法，从本质来说，与其说它是发汗的方法，毋宁说它是增强人体调节功能，激发人体保卫作用的一种治疗方法。举例来说，中医发汗方剂中有一个方子叫桂枝汤，根据中医书上的记载，它的作用是，不出汗的时候可以发汗，自汗出的时候又可以止汗，同一个发汗方剂，它既能发汗又能止汗，这就说明了中医的汗法，并不是仅仅是机械的从发汗着眼，更重要的是在于增强人体调节功能，激发人体保卫作用。至于人体肌表调节功能增强和保卫作用被激发的同时，在一般情况下，常常会有汗出的现象，但这个汗只能视为上述作用产生的一个指征，而不能认为这就是汗法的本质。这就正如西医同志们在使用作用于交感神经一类药物作治疗时，有时也可以表现汗出的现象，但这个汗也只能视为交感神经已经被作用的象征，而不能视为这就是治疗的目的一样。由于如此，所以我们说汗法如果仅从现象上来看，那就是使患者出汗或者使患者出汗达到正常情况的一种治疗方法。如果从本质上来看，则是一种促进肌表调节功能，激发人体保卫作用的一种治疗方法。

（二）汗法的适应证

汗法的适应证，从总的方面来说，主要是表证。中医认为汗法可以解表。表证的含义，其一是指人体体表的疾患，其二是指各种热病的初期。解表也就是解除表证症状之意。汗可解表，这就是说凡是一切热病的初起或人体肌表的疾患，从原则上来说，都可以用汗法来作治疗，所以中医书上明确提出来："病在表，可发汗。"（《伤寒论》第51条）

汗法的适应证，从具体临床表现来说，一般则大致可以归纳为下列几方面：

1. 发热：热病初起，患者在临床表现上伴有恶寒无汗、口不渴、脉浮、苔白等表证者，中医认为这就是汗法的适应证，临床上便可用汗法来作治疗。为什么发热而兼有上述症状就可以用汗法来作治疗呢？因为发热、恶寒、无汗、脉浮、苔白等症状和体征一起出现时，中医认为即属表证，发汗可以解表的缘故。中医书上所说"体若燔炭，汗出而散"（《素问·生气通天论》）也就是指表证发热的情况而言。

2. 身痛：全身疼痛或关节疼痛，中医认为也是汗法的适应证之一，临床上可以用汗法来作治疗。为什么身痛，关节痛等可以用汗法来作治疗呢？因为身痛，关节痛等，在病机上或属于寒，或属于湿，或属于风，表现都在人体肌表，而汗法主要作用也在人体肌表，可以散寒，可以驱风，也可以散湿。由于如此，所以身痛，关节痛等疾患，便可以用汗法来治疗。中医书上说："风湿相搏，一身尽疼痛，法当汗出而解。"（《金匮要略·辨痉湿暍病肺证治》）明显地说明了汗法的镇痛作用。

3. 水肿：全身浮肿，特别是腰以上的浮肿，中医认为也是汗法的重要适应证。为什么汗法能消肿呢？一方面，因为水肿病机多属于寒，汗法有散寒的作用，在一定情况下可以促使小便增多，所以汗法可以消肿；另一方面是构成水肿的水本身属于湿邪，汗法可以散湿，使因病理作用而潴留在人体肌表部分的水，能够通过出汗而排出体外，所以中医书上说："病溢饮（全身浮肿）者，当发其汗。"又说："诸有水者……腰以上肿，当发汗乃愈。"（《金匮要略·水气病脉证治》）

4. 痘疹不透时：痘疹初期，或痘疹应透不透的时候，中医认为可用汗法来帮助透疹，为什么汗法可以透疹呢？因为汗法作用在人体肌表，而痘疹不透的原因也常常是因为肌表受邪气束闭的缘故。

总的来说，汗法的适应证就是表证。因此，上述各种症状，也必须在具有表证的情况下，才适宜于运用汗法来作治疗，如果不具备表证的条件，便非汗法的适应证。

（三）汗法的禁忌证

汗法的禁忌证，从总的方面来说，主要就是里证。里证的含义，其一疾病表现已经不在肌表而在人体脏腑；其二疾病后期，病势已经深入，凡属里证，不论其属于里实证，里热证，里虚证，里寒证，都不能单独地运用汗法来作治疗，误用汗法，则必然会变出非常，引起严重的不良后果。里实证或里热证，误用汗法，就会使里热里实更甚；使患者发生神昏谵语等证，中医书上把这个叫做"实其实。"里虚证或里寒证，误用汗法，就会使里虚里寒更甚，使患者发生肢冷、汗出等症状，中医书上把这个叫做“虚其虚”。实实虚虚，中医认为都是原则上的错误。

汗法的禁忌证，从具体临床表现来说，中医书上则有所谓汗法九禁的说法，现在概略作下例介绍：

1. 脉微弱者禁汗：脉象见微弱的病人，一般来说禁忌发汗。因为脉见微弱的病人多属里虚，中医书上说：“脉微弱者，此无阳也，不可发汗。”（《伤寒论》第 27 条）

2. 咽喉干燥者禁汗：咽喉干燥或咽喉疼痛的病人，一般来说都禁忌汗法。因为咽喉干燥或疼痛的病人，不是属于里虚（阴虚）就是属于里热，里虚里热都是汗法的禁忌证。所以咽喉干燥或疼痛的病人也就禁用汗法。由于如此，所以中医书上也明确的提出来：“咽喉干燥者，不可发汗。”（《伤寒论》第 83 条）

3. 淋家禁汗：淋家即指在小便淋漓涩痛的病人，一般来说也禁忌发汗。因为小便淋漓涩痛这个症状，多属于里热证，里热证如果发汗，就会使里热更甚，所以中医书上说：“淋家不可发汗，汗出必便血。”（《伤寒论》第 84 条）

4. 疮家禁汗：疮家即指皮肤生疮，流连不愈的病人。这种病人一般来说汗法也是禁忌。因为皮肤生疮，流连不愈，多属于里热证。如误用汗法，那就会引起严重的不良后果，所以中医书上说：“疮家虽身疼痛，不可发汗，汗出则痉”。（《伤寒论》第 85 条）

5. 衄家禁汗：衄家即指经常爱流鼻血的病人。这种病人，一般来说也要禁忌汗法。因为经常爱流鼻血的病人，从症状本身来说多属于里热证，从证候性质上来说多属里虚证。由于里热证和里虚证都是汗法的禁忌证，所以衄家也就必须禁忌汗法。衄家误汗，往往也会引起严重的不良后果。中医书上说：“衄家不可发汗，汗出必额上陷，脉紧急，直视不能眴，不得眠。”（《伤寒论》第 86 条）

6. 亡血家禁汗：亡血家是指一向有出血疾病或大出血后

未恢复有严重贫血症状的病人。这种病人多属于里虚，所以也应禁忌汗法。中医书上说："亡血家不可发汗，发汗则寒栗而振。"(《伤寒论》第87条)

7. 身重心悸者禁汗：身重是指全身倦怠无力，心悸就是心跳。这些症状一般来说，都属于里虚的表现，所以也要禁忌汗法。

8. 尺中迟者禁汗：尺中迟，即指患者的脉搏迟慢，脉迟一般均属里虚证，所以也要禁忌汗法。

9. 产后忌汗：产后即指妇女生产以后。妇女在生产以后，由于生产失血的缘故，多属于里虚，所以产后一般也要忌汗。

(四) 汗法的运用

汗法在临床上的具体运用，一般可以归纳为药疗与理疗两方面。

1. 药疗：所谓药疗，即用内服药物的方法来使患者出汗的疗法。用药物取汗的方法，一般又可以分为常法和变法两类：

常法：常法即一般通常的发汗方法。通常发汗的方法，一般又可以分为辛温发汗和辛凉发汗法两大类：

(1) 辛温发汗法：辛温发汗法即使用具有辛温作用的药物和方剂来增强患者的肌表调节功能，使患者出汗的一种方法。辛温发汗法的适应证是表寒证。因为中医认为辛可走表，温可散寒，例如：麻黄汤、桂枝汤等，便是辛温发汗的代表方剂。

(2) 辛凉发汗法，辛凉发汗法即指使用具有辛凉作用的药物和方剂来增强患者的肌表调节功能，使患者出汗解热的一种方法。辛凉发汗法的适应证是表热证，因为中医认为辛可走表，凉可清热，例如：银翘散、桑菊饮等，便是辛凉解表的代表方剂。

变法：变法也就是指不用发汗药物而达到发汗目的的一种方法。由于汗法的变法是不用发汗药物而能达到发汗的效果，所以汗法的变法，中医又叫作法外之法。为什么汗法的变法可以不用发汗的药物而却又能产生发汗的效果呢？这就是中医认为肌表调节功能失职无汗的现象并不是孤立的，它与全身作用密切相关。如果无汗的原因是由于全身作用的严重障碍而引起肌表调节功能失职所致的话，那么，单纯的用作用于肌表的药物方剂，是不能达到发汗的目的，必须要从无汗的根本原因上去考虑。只有在根本问题上得到了解决，肌表调节功能才能恢复正常，产生出汗的现象。而汗法的变法则正是从无汗的根本原因来寻求治疗的一种方法。由于汗法的变法并非单纯的着眼在肌表，而着眼在根本、在全身，所以它自然也就不作用在肌表的发汗药物也能达到其目的。

汗法的变法，由于它是从全身情况着眼，常常因人而异，难以列举，但若加以归纳，一般常用的变法从大的原则上来说，也不外下列三大类：

(1) 益气发汗法：益就是补益或增强，气就是作用或功能。益气发汗法也就是用增强全身调节代偿功能的方剂和药物来达到发汗目的的一种方法。由于益气发汗是从增强全身作用着眼，因此，益气发汗的适应证也主要是阳虚至极而兼有外感无汗的患者。凡属阳虚至极而兼有表证无汗的患者，或一般阳虚患者在常法处理无效的情况之下，都可以用益气发汗法来治疗。

(2) 养阴发汗法：养就是补养和补充，阴在人体来说，是指各种有形的物质。养阴发汗法就是用增加或补充人体在生理、病理上所必需的种种物质，以求达到发汗目的。由于养阴发汗是从增加或补充人体必需物质着眼，因此养阴发汗法的适应证也主要是阴虚至极而兼有表证无汗的患者。凡属阴虚至极患者兼有表证无汗，或一般阴虚患者在常法处理无效时，也都可以用养阴发汗的方法来作治疗。

(3) 攻下发汗法：攻下就是用具有泻下作用的方剂和药物使患者发生泻下。攻下发汗法就是使患者通过泻下达到发汗作用之意。由于攻下发汗是从泻着眼，因此攻下发汗法的适应证也主要是里实里热至极而兼有表证无汗的患者。凡属高热无汗，但兼有烦渴、腹满、便结、溲赤等症状者，或由于药物或食物中毒而在临床表现上有高热无汗者，都应该用攻下的方法来发汗，而不宜用一般的发汗方法。

2. 理疗：所谓理疗，即用物理方法来使患者出汗的疗法。理疗取汗一般常用的方法有下列几法：

(1) 火熨：火熨即用火烤过的布或纸，趁它们还很热的时候，温熨人体背部，患者一般均可在温熨后出汗。

(2) 水蒸：水蒸即用水在煮沸时的蒸气，熏蒸人体全身，患者一般也可在熏蒸下出汗。

(3) 热饮：热饮即饮食热汤或热粥，在饮食热汤或热粥之后，患者一般也可以出汗。

(4) 温覆：温覆即让患者把被子盖得厚一些或衣服穿得厚一些，这样有时亦可以使患者出汗。

(五) 汗法的注意点

运用汗法来作治疗时，必须注意下列几点：

1. 忌风：经过汗法处理后，患者必须忌风，如果不忌风，那么即使服了发汗药和其他物理取汗方法的处理，患者也不会出汗。

2. 忌冷饮：经过汗法处理后，患者必须禁忌冷饮，如果服了冷饮，患者也不会出汗。

3. 药应热服：药物取汗时，不论其系服何种方剂，药均应热服。服药后顶好再吃一点热粥并温覆，因为这样能帮助药物发挥取汗的作用。

4. 忌汗出过多：用汗法处理患者，以保持微汗为好，不能让患者汗出过多。如果患者汗出如洗，必须设法减少患者出汗，否则不但不能达到治疗目的，反而会引起其他不良后果。

二、吐　　法

(一) 什么是吐法

吐法就是用具有催吐作用的药物或其他物理方法，使患者发生呕吐，以达到治疗目的的一种治疗方法。呕吐，本来是人体一种正气驱除邪气排出的表现；换句话说，呕吐在一定条件下也是属于人体一种保护作用。比如说，我们一般在过食过饮，或者饮食不洁食物或毒物等情况下，都会发生呕吐，所以，中医运用吐法使病邪有害物质可以通过呕吐排出体外。

(二) 吐法的适应证

主要是里实证。所谓里，含义之一是指人体内部脏腑；另外是指有病邪停留。因此所谓里实证，就是指人体内部器官有病邪或有害物质停留之义。人体内部器官特别是指人体腹以上器官有病邪或有害物质停留淤积时，中医认为都可以用吐法来作治疗，所谓："其高者，引而越之。"(《素问·阴阳应象大论》)这就是说凡属邪留上焦，病情较急，必须迅速排除者，都属于吐法适应证。从具体临床表现来说，其适应证可以归纳为下列几种：

1. 窍闭：窍，是指人体外部的孔窍如眼、耳、鼻、口、前后阴等。闭，就是闭塞或阻塞不通，窍闭即指上述器官阻塞不通，或在功能上突然发生障碍之意，例如：由于喉风、喉痈、乳蛾等疼痛而引起的呼吸道梗阻；或由于中风痰厥，痰涎壅盛而引起的气道阻塞；或由于其他原因而引起的人体调节代偿功能失调所突然发生失明、耳聋、尿闭、汗闭等症状，都可以用吐法来作紧急处理。为什么吐法能开窍呢？一方面是因为窍闭原因多由于痰涎壅盛阻塞气道，吐法可以通过呕吐的作用使痰涎排出体外，从而气道畅通。更重要的一方面则是吐法有刺激全身的作用，使一时失调的人体调节代偿功能得到恢复。

2. 中毒：食物中毒，饮酒过量致酒精中毒，或吞服有毒药物，吐法可以使服入的有毒物质通过呕吐迅速排出体外。

3. 停食：过饮过食而停滞胃脘不下，使腹部胀满疼痛难忍，也是吐法适应证之一。因为饮食过量，便成为食邪，会使胃肠受伤，发生疾病。吐法可使尚停留在胃脘部位的饮食能够因吐的作用排出体外，使症状迅速得到缓解。

（三）吐法的禁忌证

吐法的禁忌证，总的可以分两方面，一是虚不可吐。所谓虚，大致是指人体调节代偿功能衰竭，或人体生理活动中必需的物质缺乏或不足。吐可以伤阳，也可以伤阴，所以属阳虚或阴虚的病人，在临床上都禁用吐法。二是吐法只能用在急症紧急处理下，一般非急症禁用吐法。因为中医认为上焦主人，下焦主出，吐法逆此而行，违反人体自然生理情况，对人体来说是有坏处的，所以非在急症情况下，在临床上最好不用吐法。一般认为有下列情况之一者都应该禁吐。

1. 出血：凡是有出血症状，例如：吐血、衄血等患者，都应该禁忌吐法。因为出血患者由于失血多属阴虚，虚不可吐，吐可伤阴；另一方面因为吐时可以使人体气往上逆，会使出血加重，甚至出血不止，所以出血患者必须禁忌吐法。

2. 妊娠或产后：妇女在妊娠期中或产后，也要禁忌吐法。因为妊娠期催吐，可因此使冲任之气上逆而发生早产或流产；在产后期中催吐，则可因呕吐使产妇气血两虚或发生大出血现象。

3. 大汗大下之后：患者在大汗大下之后或已经过发汗、泻下处理之后，应禁止使用吐法。因为已经大汗大下，如再用吐法催吐，那就有如落井下石，会使人体阴阳虚竭，正气不支，从而产生极其不良的后果。

（四）吐法的运用

吐法在临床上具体运用，一般可以分为药疗与理疗两方面。

1. 药疗：即服用具有催吐作用的药物催吐。例如：瓜蒂散、稀涎散、童便热服、浓煎盐汤热服等，都是常用的催吐药物和方剂。

2. 理疗：即指用物理的方法来刺激患者发生呕吐。理疗催吐，一般最常用的方法就是探吐。(1) 手指探吐：即患者自己用手指压触咽部发生呕吐。(2) 鹅翎轻轻地刺扫患者咽部，使之立即发生呕吐。

(五) 吐法的注意点

1. 适可而止：运用吐法必须适可而止，不能使患者呕吐过甚，使患者续发阴阳虚竭，产生不良后果。

2. 应注意吐后的护理：呕吐以后必须使患者平卧安静休息，吐后可服少量的红糖生姜水温复胃气。

3. 注意药物质量：使用药物催吐要注意药物的质量，例如使用瓜蒂散催吐，须用未熟的生瓜蒂，如用已熟的瓜蒂便不能催吐。探吐则必须注意手指或所用鹅翎的清洁，不要因为探吐又把脏东西带入口里。

三、下　　法

(一) 什么是下法

下法就是用具有泻下作用的药物内服或者外用使患者发生泻下，藉以达到治疗目的的一种方法。泻下对人体来说，在一定条件下也是一种正气驱邪外出的表现，换句话说也是属于人体保护作用的一种。在饮食失宜、消化不良，或者误食毒物等情况下往往吐泻交作，而停留积滞在人体中的有害物质，也就可以因吐泻作用而排出体外。由于泻下同呕吐一样，在一定条件下对人体有保护作用，所以中医也就在一定情况下运用具有泻下作用的药物或方剂来对患者进行处理，以便使留在体内的病邪或有害物质通过泻下而排出体外，这种治疗的方法也就是下法。

(二) 下法的适应证

下法的适应证，从总的方面来说，同吐法的适应证一样，也就是里实证，所不同的是吐法的适应证主要是病邪或有害物质滞留在人体上焦，也就是病邪在人体胃脘以上的部位滞留者，而下法的适应证则是病邪或有害物质主要滞留在人体下焦，也就是病邪滞留部位主要在人体胃脘以下，特别是在脐以下的少腹部位有病邪或有害物质滞留时，便应该用下法来作治疗。中医书上说："留者攻之……结者散之。"（《素问·至真要大论》）所谓："攻"、"散"在这里都是指下法而言。

下法的适应证，从具体临床表现来说，一般则可以归纳为下列几点：

1. 粪结：粪结即指人体在病因作用下，燥屎内结，大便不通。所以粪结便秘时可以用下法来处理。

2. 水结：水结即指人体在病因作用下，水饮潴留不通，腹胀、浮肿，所以水结的时候，特别是患者有严重腹水，用一般的利尿方法无效的时候，便可以通过泻下使水饮从大便排出体外以达到治疗目的。

3. 气结：气结即指人体在病因作用下气滞于中，患者腹部高度胀气，所以在患者腹部有严重胀气，特别是在用一般理气方法治疗无效的时候，便可以考虑用下法来处理。

4. 血结：血结即指人体在病因作用下，体内有瘀血滞留，患者在临床上有腹痛、腹胀、癥瘕等表现者，下法可以使滞留的瘀血能够从大便或阴道排出体外，所以患者在有瘀血滞留时，也便可以用下法来作处理。

5. 热结：热结即指人体在病因作用下，里热过甚，患者在临床上表现高热、汗出、烦渴、便结、甚至神昏谵语、惊痫抽搐或因热发厥肢冷脉微者，下法可以使体内的结热排出体外，通过泻下的作用从而使患者在临床症状上得到缓解，中毒症状得到减轻。所以用一般清热方法处理无效时都可以用下法来作处理。

6. 虫结：虫结即指人体内有寄生虫结留。人体有寄生虫时，治疗上首先应该杀虫，但在服杀虫药的同时，必须同时用下法处理，因为下法有泻下的作用，可以使被杀死的虫随大便而排出体外。

（三）下法的禁忌证

下法的禁忌证，从总的方面来说，如同汗法、吐法一样，虚证禁用下法。因为汗、吐、下可以伤阴伤阳，所以从原则上来说凡属虚证患者，一般通禁用或慎用下法。

下法的禁忌证，从具体临床表现来说，一般则认为凡有下列情况之一者，都应该禁用或慎用。

1. 素体脾虚者：即经常消化功能不好，如食欲低下、大便溏薄、肌肉消瘦、倦怠无力等。因为下法主要作用在人体肠胃，对于这类病人误用泻下，会使患者脾虚症状加重，甚至引起意外。

2. 表证未解者：即指热病过程中，在临床表现上仍有发热、恶寒、无汗、脉浮、苔白等症状的患者禁用下法。中医叫做表未解，不可攻里，攻里即引邪入里，即使合并里实的现象，也应该汗下合用，或者先用汗法，等表证已罢之后再用下法，“表未解，不可攻里”是中医治疗上的一个原则问题。

3. 行经、妊娠、产后：因为攻下的药物或方剂，一般都有通经作用，对于妇女来说，在行经期中可以使经血过多，在妊娠中可以发生堕胎，在产后有使出血增多的危险，而且产后妇女，多属血虚，失血过多，会发生不良后果，下法也要谨慎使用。

4. 汗吐之后：患者在大汗、大吐之后，不要再用下法，如再用下法攻下，会使人津液枯竭而发生不良后果。

（四）下法的运用

下法在临床上的具体应用可以分为下列三大类：

1. 寒下法：寒下法就是指用具有寒凉作用的药物或方剂来使患者发生泻下的一种治疗方法。寒下法的适应证，是素体壮实而有实热邪结在里的患者，用大、小、调胃承气汤。

2. 温下法：温下法是指用具有温热作用的药物或方剂来使患者发生泻下的一种治疗方法。温下法的适应证，是素体阳气虚弱不足而又有邪结在里的患者。临床上常用温脾汤、备急丸、半硫丸等，都属于温下一类的方剂。补中益气汤治疗气虚便秘患者，也可以属温下的范围。

3. 润下法：润下法也就是用具有滑润作用或者滋补作用的药物或方剂来达到使患者大便畅利的一种治疗方法。润下法的适应证，是阴虚肠燥大便秘结的患者。临床上所常用的麻仁丸、加味四物汤等，都属于润下一类的方剂，此外润下法的给药方法与寒下、温下略有不同，寒下、温下给药，一般均系口服，而润下除口服给药以外，还可以从肛门给药，常用的有蜜煎导法、猪胆汁灌肠法等。

（五）下法的注意点

1. 中病则止：运用下法特别是在寒下的情况下必须注意到中病则止。所谓中病则止，也就是指在服药后一见大便通利，但停止继续服药。《伤寒论》说："得下，余无服。""阳明病，……小承气汤主之，若一服谵语止者，更莫复服。"（第213条）这是因为下法最易损耗人体津液的缘故。

2. 脉转微涩者，不可再行攻下：在服泻下药的过程中，如果脉象转为微涩或沉迟者，虽然便结的症状仍存在，也不可再用泻药。因为在服泻药的过程中，脉象沉迟微涩，表示患者正气已虚，虚不可攻，所以不能再用泻药。《伤寒论》说："明日又不大便，脉反微涩者，里虚也，为难治，不可更与承气汤也。"（第214条）

3. 虚证患者需攻下时，必须攻补兼施：虚证患者而有里结的症状，在急则治标的原则下，可以运用攻下法来作处理，例如：因脾肾阳虚而致之腹水患者，在一定条件下，也可以用攻水的方法来消水，但必须攻补兼施，或先补后攻，或先攻后补，绝对不能单用攻法或连续使用攻法。

4. 服下药呕吐者即刻停服：服下药不受，药入即吐者，应即刻停药，切忌继续强服，因为药入即吐，表示胃中有寒，药不对证，脾胃虚寒的患者，如大便秘结，必须通便而用温下法效果又不明显者，可以考虑用前述蜜煎导法从肛门给药。

四、和　法

(一) 什么是和法

和法，也就是和解的方法。它包涵两方面的意义，一是指在治疗病人时，既要考虑到正，也要考虑到邪，既要照顾到寒，也要照顾到热，不能单打一，只治疗一方面；二是它在治疗上，不论内治外治，用药选方都比较平和，不用过于峻烈的方剂和药物。所以我们可以概括地说：和法实际上是从病人全身情况出发，正邪兼顾，寒热两解，表里同治，而且在治疗手段上是比较和平的一种方法。

(二) 和法的适应证

和法的适应证，主要是半表半里证，就是指患者所患疾病在证候归类上既有表证，也有里证；既有寒证，也有热证，其临床表现介于表和里与寒和热之间。因此，在处理时，既要照顾到表，也要照顾到里，既要照顾到寒，也要照顾到热；既要照顾到正，也要考虑到邪。因为半表半里证所出现的表证和里证、寒证和热证，都是非典型的表证和里证，寒证和热证。在治疗手段上，选方用药上，不能用处理典型表证和里证，寒证和热证的方法来处理，必须要平和一些，而这些都是和法的内容。由于如此，所以半表半里证也就是和法的主要适应证。一切半里半表证，也就是凡属表里寒热证同时并见而又都非典型者，都可以用和法来作治疗。

和法的适应证，具体的说，一般可以归纳为下列几方面：

1. 寒热往来、口苦咽干、目眩者：寒热往来即先发冷后发烧，或发冷发烧交替发作，寒热往来而同时有口苦、咽干、目眩等症状者，这属于和法的适应证。因为上述症状从证候归类上来说，寒热往来属于非典型的表证，口苦、咽干、目眩属于非典型的里证，由于上述症状属于半表半里证，所以用和法来作治疗。

2. 时自汗出者：时自汗出即指患者在不应出汗的情况下常常出汗，例如非因运动、饮热、发烧等原因所致的时自汗出。如果在患者阳虚症状显著，即全身衰弱现象明显的情况下，属于典型的虚证则应该用补法来作治疗，但如患者全身阳虚症状并不显著，单纯表现自汗，即属于和法的适应证。中医认为自汗从本质上说，多属虚证，但如单纯自汗而无其他全身症状，则这个虚仅属肌表荣卫不和，尚非典型的虚，从全身来说仍属于虚实错杂的现象，所以上述症状，也便是和法的适应证。

3. 正虚邪实者：正虚即指人体正气不足，邪实即指致病的邪气有余。在正虚邪实的情况下，不论在临床上表现何种症状，都属于和法的适应证。因为在这种情况下，单纯扶正就会助邪，单攻邪又会伤正，所以必须正邪兼顾，寒热两解。正虚邪实的现象可以表现在人体的各方面，难以一一列举。比如说素体脾虚的病人因饮食积滞、消化不良而有腹胀、腹痛或腹泻；素体肺虚的病人而又新感外邪，高热咳喘；素体肾虚的病人而兼有小便涩痛淋漓或尿血等，都属于正虚邪实的范围，可用和法来处理。

（三）和法的禁忌证

由于和法基本属于一种综合疗法，而且在治疗手段上也比较平和，所以和法的适应证也很广，禁忌不如其他七法那么严格，但正由于和法是一种综合治疗而且比较平和，所以在临床上应加以注意，即凡属证候表现典型者，即应按照典型证候处理而不得滥用和法，以免缓不济急，或在作用上彼此牵制，贻误病机，延长病程或因失去应有的治疗机会从而引起严重不良后果。

（四）和法的运用

和法在临床上的运用，主要以药疗为主，具体运用一般则有下列几种方法：

1. 和解表里：凡属患者在临床表现上既有表证又有里证，

亦即属于半表半里证时，便可以用和法来对它作处理，例如：小柴胡汤便是和解表里的代表方剂。

2. 和调荣卫：荣属于血，卫属于气。人体在病因作用之下，荣卫失调，气血不和也可以用和法来处理。例如：桂枝汤便是调和荣卫的代表方剂。

3. 平调脏腑寒热：人体脏腑之间作用失调，例如，肝胃不和，心肾不交等；或人体脏腑之间在临床表现中证候性质上不一样，例如，胃强脾弱、上盛下虚等，这些都可以用和法来处理；脏腑失调者，和调脏腑，例如肝胃不和的病人，在治疗上可以疏肝和胃同用，选用四逆散、逍遥散等方剂来作处理；虚实互见的病人，寒热兼施，例如脾寒胃热病人，在治疗上我们便可以温脾清胃同用，选用半夏泻心汤、黄连汤等方剂来作处理；其他如心病虚实并见时，我们用黄连阿胶鸡子黄汤；肾病虚实夹杂时，我们用知柏地黄汤等等。从治疗法则上来说，都是和法在临床上的具体运用。和法在临床上的运用，除了药疗以外，有时也可以用理疗的方法达到和调的目的，例如：导引、按摩、推拿等等的治疗作用。从大的方面来说，也基本上属于和法的范围之内。

五、温　　法

（一）什么是温法

温法，就是用具有温热作用的药物，或其他物理上的处理以温扶人体阳气。中医书上所说的温热，在治疗上大致是指兴奋或激发的作用。阳气，在人体大致是指人体中的各种生理调节代偿功能，温扶人体阳气，就是指兴奋或激发人体生理调节功能之意。

（二）温法适应证

温法的适应证，主要是寒证。“寒者温之”，“温可散寒”。“寒者温之”就是说凡属人体在病因作用下所出现的一切衰弱或衰竭症状，在临床上都可以用温法来对它作处理。故凡患者在临床表现上具有下列之一者，原则上都可以用温法来作处理。

1. 脉微肢厥：脉微即指脉搏微弱无力，或脉不出，摸不到脉；肢厥即四肢发冷。脉搏微弱无力或摸不出脉，四肢厥冷者，就是温法的主要适应证。因为脉微肢厥是心寒至极，心阳欲脱的表现，为什么脉微肢厥是心阳欲竭的表现呢？因为心主火，心主脉的缘故。

2. 筋急、囊缩、寒疝：筋急即四肢痉挛拘急不能屈伸，囊缩即男子阴囊上缩入腹，寒疝从广义来说即少腹冷痛。上述这些症状，也是温法的主要适应证。因为这些症状，属于肝寒至极，肝阳欲竭的表现，所以也必须要用温法来作处理，为什么上述症状属于肝寒呢？这是因为肝主筋，肝主外阴，肝主痛的缘故。

3. 吐泻不已、下利清谷：下利即腹泻，清谷即吃的东西未被消化原样泻出，也就是吃什么拉什么，下利清谷或吐泻不止而吐泻物又系澄沏清冷者，这也是属于温法的主要适应证。因为这些症状都属于脾寒至极，脾阳欲绝的表现，所以它在临床上便属于温法的适应证。为什么上述这些症状又属于脾寒呢？这是因为脾主运化，为仓廪之官，下利清谷吐泻不已，为仓廪失职，运化作用败绝的缘故。

4. 咳、喘、痰多、汗漏：咳是咳嗽，喘是气喘，汗漏是指汗出不止。咳嗽气喘而且痰多，痰质清、冷、白、薄，汗出不止者，这也是温法的主要适应证。因为这些症状都是属于肺寒至极，或肺阳欲脱的表现，所以属于温法的适应证。为什么上述这些症状属于肺寒呢？这是因为肺属金主声，在变动为咳喘，为贮痰之器，与皮毛相合的缘故。

5. 阴冷、阳痿、滑精、肾泻、腰痛：阴冷是阴部发凉，阳痿是阳器不兴，滑精指精液自出，肾泻指五更泄泻。这些症状属于温法的适应证，因为这些症状都属于肾寒的表现。因为肾主藏精，阴器属于肾的缘故。

（三）温法的禁忌证

温法的禁忌证，主要是热证和实证。火气有余，阳气亢盛，例如功能上表现为各种兴奋、紧张、亢进等症状的疾病，因为温热同类，热证而用温法，那就会使兴奋者更兴奋，紧张者更紧张，等于火上加油，必然引起极严重的不良后果。

温法的禁忌证，从具体临床表现来说，一般大致有下列几种：

1. 温病：即以发热、不恶寒、汗出、烦渴等症状为主要临床表现的疾病。温病绝对禁忌温法，因为温病从证候性质上来说属于热证实证。

2. 血证：即各种出血性疾病。出血性疾病在一般情况下，虽然并不排斥用温法来作治疗，但在一般情况下，血证由于血热妄行者居多，所以对于血证，特别是衄血、咳血、呕血等，应该禁用温法或者慎用温法。

3. 疮、痈、疔、斑、疹：在一般情况下，对于温法也属禁忌证，因为“诸痛疮痒，皆属于热（心）”疮疹一类疾病，热证居多，所以禁用或慎用温法。

4. 素体阴虚者：素体阴虚者即指一向阴液不足，例如，一向有贫血、消瘦、潮热、盗汗、干咳等症状的患者。对于这一类患者，应该禁用温法或慎用温法，因为阴虚必然生热，而温法在作用上则适与之相反，阴虚患者误用温法，常会引起极其严重的不良后果。

5. 真热假寒者：真热假寒也就是热厥。这一类病人从表面上来看似乎属于寒证，然而它的本质却是属于热证。由于这一类病人热是本，寒是标，所以对于这一类病人在治疗上也绝不能只从现象上着眼而用温法处理。热厥患者误用温法，就会使里热更甚，热深厥深，使病情恶化，甚至招致死亡。

（四）温法的运用

温法在临床上的具体运用，一般也可以分为药疗与理疗两方面。

1. 药疗

（1）温心阳：心经有寒，例如前述之脉微肢厥的患者，应以温心阳为主，例如四逆汤一类的方剂，便是温心阳的常用代表方剂。

（2）温肝阳：肝经有寒，例如前述之筋急、囊缩、寒疝患者，在治疗上应以温肝阳为主，例如：桂枝加附子汤或芍药甘草附子汤之类的方剂，都是温肝阳所常用的方剂。

（3）温脾阳：脾经有寒，例如前述之吐泻不已、下利清谷患者，中医认为在治疗上即应以温脾阳为主，例如，附子理中汤、理中汤之类方剂都是温脾阳所常用的方剂。

（4）温肺阳：肺经有寒，例如前述之咳喘、痰多、汗漏患者，中医认为在治疗上即应以温肺阳为主。例如参附汤、苓甘五味加姜辛半夏杏仁汤之类的方剂，都是温扶肺阳的常用方剂。

（5）温肾阳：肾经有寒，例如前述之阴冷阳痿、肾泻患者，中医认为在治疗上应以温肾阳为主，例如：金匮肾气丸、右归饮、四神丸之类的方剂，都是温扶肾阳的常用方剂。

2. 理疗：温法在理疗方面的运用与前述汗法大致相同，亦不外火薰、热敷、温饮、温敷等几种。读者可以参看汗法所述，这里就不重复介绍了。

（五）温法的注意点

1. 中病则止：运用温法特别是药疗的情况下也要注意中病则止。因为大温的药物常有毒性，不宜常服或久服，如果里寒症状基本消除，即使阳气犹虚，也不应该再进大温之品，而应考虑用其他补阳的方法来继续处理。

2. 温药热服：服用温药，一般应热服，因为温药热服，更容易对患者产生疗效，但患者如有真寒假热的现象，服温药不受，例如：服药后心烦、口干、或药入即吐者，则可在温药中少加苦寒药物以反佐之，或温药凉服，这样便可减少或免除上述这些不良的反应。

3. 忌清解食物：服用温药的同时，一般以少食或不食具有清解作用的食物为佳，例如：萝卜、鲜果等，以免减少温药的作用，影响治疗效果。

六、清　法

(一) 什么是清法

清法，就是用具有清热或解毒作用的药物和方剂，或其他物理上的处理以清热解毒，达到治疗目的的一种方法。清热解毒，从治疗上说，一般有消炎退热以及清除人体在病因作用下所出现的功能亢进及中毒症状之义。

(二) 清法的适应证

清法的适应证，总的说来主要是热证。热证是指人体在病因作用下所出现的各种炎症症状和中毒现象，或在病因作用下所出现的一些功能持续亢进紧张的现象。所谓“热者凉之”，是说凡属上述症状，可以用清法来处理。

清法的适应证，在临床表现上有下列几种：

1. 高热、汗出、烦渴、或神昏、谵语、衄血、斑疹等等。这些症状，中医认为都属于心经有热的表现。心在五行上属于火，火曰炎上，心经有热，所以会发热；心为君主之官，主神明，心热过甚，所以便会神昏谵语；心主血，血热则妄行，心经有热，所以便会衄血、斑疹；所以出现这些症状都可以用清法。

2. 惊痫抽搐、眩晕等症状，中医认为都属于肝经有热的表现。肝在五行上属木，“木曰曲直”，“诸风掉眩，皆属于肝”，肝经有热，“热极生风”，所以便会发生惊痫抽搐、眩晕之类的症状，这在一般情况下也可以用清法。

3. 大便秘结、暴注下迫、或下痢赤白等症状，中医认为或属脾经温热，或属胃火亢盛。脾和胃在五行上都属于土，“土爰稼穑”，在人体为仓廪之官，脾胃有热，便会发生上述症状，一般情况下，可用清法处理。

4. 咳嗽、气喘、痰稠、或咳唾脓血等症状，中医认为多属于肺经有热的表现。肺在五行上属于金，“金曰从革”，金受火刑，所以便会发生上述症状，一般情况下可以用清法。

5. 尿疼、尿频、尿血等症状，中医认为多属于肾经有热的表现。肾在五行上属水，“水曰润下”，主小便，肾经有热，所以会发生上述症状，一般可以用清法。

(三) 清法的禁忌证

清法的禁忌证，总的来说，主要是寒证和虚证（阳虚）。它是指正气不足，阳气衰退，例如在功能上表现为各种衰弱和衰竭等症状的疾病，均属虚寒证，都必须禁忌清法。因为中医认为寒凉同气，寒证而误用清法，那就会使虚者更虚，弱者更弱，等于落井下石，常可致患者于死亡。

清法的禁忌证，在临床表现上有下列几种：

1. 外感寒邪，表证未解者：患者在临床上主要表现有发热恶寒、头痛、无汗、不渴、脉浮、苔白等症，中医认为应禁用清法，因为表未解，不可清里，清里会引邪深入。

2. 素体阳虚：素有功能衰弱，特别是脾胃功能不好，例如，素有食欲欠佳、胃纳不健、大便溏解，或易有干呕恶心等症患者，中医认为在一般情况下应禁用清法。因为清法有清降亢阳的作用，阳虚的患者而再用清法，可以使其阳气更虚，这样就会犯虚虚的原则错误。

3. 真寒假热者：又叫做阴盛格阳，这一类病人从表现上似乎属于热证，然而它实质上却属于寒证。由于寒是本，热是标，所以治疗上绝对不能只从现象上着眼而用清法。真寒假热的患者误用清法，就会使里寒更甚，使病情恶化，发生极其严重的不良后果。

(四) 清法的运用

1. 药疗：清法的药物疗法方面，总的可分为清气分之热、清血分之热两类。所谓清气分之热，也就是用药重点在制止阳气亢盛方面，主要从病邪和功能上着眼；所谓清血分之热，也就是用药重点在解毒方面，主要从解除人体中毒症状上着眼。

具体用药方法则可分为：甘寒清热、苦寒清热、咸寒清热三类。所谓甘寒清热，就是在用药选方上以味甘性寒的药物和方剂来清热；苦寒清热，就是在用药选方以味苦性寒的药物和方剂来清热；咸寒清热，就是在用药选方上以味咸性寒的药物和方剂来清热。从热邪所在的脏腑来说，则又可以分为清心热、清肝热、清肺热、清胃热、清肾热五种。

（1）清心热：心经有热，治疗上应用清心热的办法来治疗。心热既清，由此引起的各种心经症状，自然得解。清心热的方法，一般以苦寒清热或咸寒清热为主，常用的犀角地黄汤，安宫牛黄丸等，便是清心热常用的方剂。

（2）清肝热：肝经有热，治疗上就应该用清肝热或泻肝火的办法。肝热肝火清了，由此引起的肝经症状，自然就解除了。清肝热的方法一般也以苦寒清热或咸寒清热等为主，常用的至宝丹，龙胆泻肝汤等，便是清肝热的常用方剂。

（3）清胃热：肠胃有热，治疗上就应该用清胃热或泻胃火办法。胃热胃火既清，由此引起的各种脾胃症状，自然得解。清胃热的方法，一般以甘寒清热或苦寒清热等为主，常用的白虎汤，承气汤等，便是清胃热，泻胃火的常用方剂。

（4）清肺热：肺经有热，治疗上就应该用清肺热的方法。肺热既清，由此引起的各种肺热症状，自然得解。清肺热的方法一般以甘寒清热为主，常用的竹叶石膏汤，麻杏石甘汤，苇茎汤等，都是清肺热的方剂。

（5）清肾热：肾经有热，治疗上就应该用清肾热的方法。肾经的热既清，由此引起的各种症状，自然得解。清肾热的方法，一般以养阴清热及利湿清热等为主，常用的知柏地黄汤，导赤散等便都是清肾经湿热的常用方法。

2. 理疗：清法的理疗方面，在临床上常用者有下列几种方法：

（1）冷饮：患者里热极盛，外无表证时，适当进一点冷饮，对患者也是一种辅助治疗，如“诸治热病，以饮之寒水乃

刺之”。(《素问·刺热篇》)

(2) 冷敷：患者里热极盛，外无表证时，可对患者冷敷，常用的方法是用冰或井底冷泥，敷于患者胸部，如“治阳躁者，用冰块置膻中”(《理瀹骈文·续增略言》)。膻中就是指胸部，可见古人也主张以冰退热的。

(3) 针刺：即用三棱针在患者十指井穴部位，放血少许。热毒甚重者，可在十指井穴处刺血，使热毒外泻，所以热结在里，特别是中毒症状较重的，都可以适当进行刺血，作为辅助治疗。

(五) 清法的注意点

1. 中病即止：运用清法治疗，如同其他几种治疗方法一样，也要中病即止，不宜过用或常用，因为清法虽可清邪，但也可伤正，过用或常用可以伤害人体阳气产生不良后果。

2. 服用清凉药物，一般以凉服为佳，这样更容易产生疗效，但有真热假寒患者服凉药不受，例如服药后呕吐者，则可热服，或于凉药中少加温药以反佐之，这样便可免除上述这些不良反应。

3. 对于里热患者在运用清法治疗的同时，必须使患者的居住环境保持通风，不要太热，同时患者衣服也不要太厚，否则也会影响治疗效果。“诸治热病……必寒衣之，居止寒处，身寒而止也”(《素问·刺热篇》)。就是患者应居留在凉爽的地方；“寒衣之”，也就是患者衣服要穿得单薄一点。

七、消　　法

(一) 什么是消法

消法，就是用具有消散作用的药物和方剂，或其他物理上的处理以消散积聚的一种治疗方法。积聚，就是指人体在病因作用之下所出现的一种气血凝滞现象，表现为有形的、坚定不移的，就是积；表现为无形的，来去不定的，就是聚，都可用消法，使它慢慢消去。消法在作用上与下法类似，下法比较峻烈，主要用在比较急迫的情况下，或在结邪可以通过一下而解的情况之下；而消法的作用则比较缓慢，因此主要用于慢性病，或凝滞坚久，非下法所能一泻而解，只能一点一点的让它慢慢消减。《素问·至真要大论》说："坚者消之"，"坚"，就是指气血凝滞坚久；"消"，就是消削。作为治法来说，也就是我们现在所说的消法。

（二）消法的适应证

主要是里实证，里实二字也有病邪留结于人体内部的涵义。《素问·调经论》说："有者为实，无者为虚，"凡属病邪积聚，不论其表现为何种情况，只要不太急迫，都可用消法治疗。

消法的适应证大致有下列几种：

1. 食积：即伤食积滞，临床表现主要为腹胀、腹疼、嗳气等。积滞的食物被消去了，由食物积滞而引起的各种消化不良症状，自然也就消除了。

2. 气积：气积即人体在病因作用之下出现的某些胃肠胀气现象，也可用消法，消去或排出停滞在人体胃肠中的气体，由此而引起的一些胃肠道症状，自然也就消除了。

3. 血积：即是瘀血停积，主要表现为少腹部肿物或胁下痞块，例如：癥、瘕、疟母之类，都是逐渐形成，坚而且久，不宜于攻，攻也不下，只有用消法才能使它逐渐消散。

4. 痰积：痰积即指人体在病因作用下产生的某些液态病理产物潴留现象，例如：水饮、顽痰、脓汁或其他炎性渗出物停积等等，都属于痰积的范围。重度痰积应该用攻痰的方法，一般可以用下法或吐法处理，但在一般情况下，则应该用消法来治疗，使停积的痰饮自然消去，或通过比较正常的途径，例如由小便、咳嗽等排出，比攻法缓和而且副作用小，比较安全。

（三）消法的禁忌证

消法的禁忌证，主要是虚证，不论其系属阴虚或阳虚都要慎用消法。因为消法虽然不如下法峻烈，但其作用毕竟仍然是以分消为主与下法有近似之处，因此不宜于虚证患者。消法的禁忌证，大致有下列几种：

1. 食积、气积、痰积原因系脾虚所致者应禁用或慎用消法。因为消法对于脾虚患者来说，常会因消导的结果而使患者脾气更虚，形成恶果。

2. 血积原因系由于气血两虚所致者，也应禁用或慎用消法。因为消法会使患者气血更虚。

3. 汗、吐、下之后也要禁用或慎用消法，因为大汗、大吐、大下之后，人体正气总受到一些损伤，特别是人体津液常会因汗吐下而发生不足，消法以分消为主，能伤气伤津，所以也要禁用或慎用消法。

(四) 消法的运用

消法在临床上的运用，一般也分药疗和理疗两个方面。

1. 药疗

(1) 消食：食就是积滞的食物。消食就是用具有消化食物作用的药物和方剂使这些积滞的食物发生改变，使它容易为人体所消化和吸收。凡属食积的患者，我们都可以用消食的方法来治疗，例如一般所常用的保和丸之类的方剂。

(2) 行气：行气就是用具有增强胃肠排气作用的药物和方剂使这些滞留气体排出来。凡属气积的患者都可以用行气的方法治疗。例如常用的木香顺气丸之类的方剂，便是行气的常用方剂。

(3) 软坚：软坚就是使人体肿物或痞块消散或软化的方法。凡属血积而致肿物或痞块的患者，都可以用软坚的方法治疗。例如一般所常作的鳖甲煎丸或大黄䗪虫丸之类的方剂，便是属于行瘀软坚的常用方剂。

(4) 利水：通过利小便，从而使潴积在人体中的水饮得以从小便排出体外的方法，治疗水积的患者，如五苓散之类，便是利水的常用方剂。

(5) 化痰：痰与饮基本上属于一类，不过由于水饮在人体中可表现为稠稀不同，稠者为痰、稀者为饮。化痰则是指用具有化痰作用的方剂或药物，使痰涎稀释化去，或容易排出的方法。一般痰饮积聚，只要在病势不盛，无必要用攻下或涌吐的办法来排除者，或病人身体素虚，不任吐泻者，都可以用化痰的方法来治疗。我们一般所常用的二陈汤，导痰汤之类的方剂，都属于化痰的常用方剂。

2. 理疗

消法在理疗方面的应用，大致有下列几种：

(1) 按摩：不论食积、气积、痰积，都可以进行按摩，经过按摩之后，由上述原因引起的一些胀满疼痛现象，常可因此而获得减轻，食积、气积患者可以用手在上腹部自上而下轻轻推摩，血积、水积患者可以用手按摩小腹部或推压脊柱两侧，按摩时如能结合穴位，则效果更好。

(2) 热熨：热熨即用热的东西，温熨患者腹部，热熨的部位如同按摩部位一样。食积、气积可热熨上腹部；血积、水积可热熨下腹部，按摩可以和热熨同时进行。

(五) 消法的注意点

1. 消法在药疗方面，应注意药物煎煮时间，一般来说，消食和行气的药物都不宜久煎，而软坚行瘀和化痰行水的药物煎煮时间则应稍长。

2. 消法在理疗方面，按摩时手不要太重，而且要上下左右推移，火熨时也不要太热，要注意烫伤。

3. 在运用消法治疗的过程中，食积及气积患者，均应暂时禁食或少食。

八、补　　法

(附：涩法)

(一) 什么是补法

补法，就是用具有增强人体功能或补充人体营养物质的方剂和药物，来达到治疗目的的一种方法。从作用上说，一般可以区分为补阴、补阳或补血、补气等两类。所谓阳或气，在临床上大致都是指人体功能；阴或血，则是指人体中各种营养物质。因此所谓补阳补气，实质上也就是增强人体器官的功能；补阴补血则是补充人体的营养。补法中的补阳补气，与温法在作用上相类似；不同的是，补阳或补气是从根本上补充或增强患者功能，从而逐步恢复患者体力；而温法则多是以暂时兴奋患者功能，从急救衰竭的目的出发。所以温药对于阳虚患者，一般只能暂用，不宜常用；而补药中补阳补气药对于阳虚或气虚者，则可以常服，因此，我们在临床上应该把两者区分开。

（二）补法的适应证

补法的适应证，主要是虚证，不论阳虚阴虚或气虚血虚，总之，凡属衰弱症状，都应当用补法来治疗。从具体临床表现上说，一般常见的适应证有下列几种：

1. 心悸、怔忡、气短、脉虚、颜面苍白之类，一般多属心虚的表现、心悸、怔忡、短气等，多属于心气不足；脉虚、面白等，多属于心血不足。

2. 眩晕、失眠、易怒、筋惕肉瞤之类，一般多属于肝虚的表现，常在肝阴不足，水不涵木的情况下发生。

3. 素有腹胀、腹满、消化不良、食欲减退之类，一般多属脾虚的表现，在脾阳不足的情况下容易发生。

4. 慢性咳喘、痰多或干咳痰中带血、精神委顿、形容枯槁、口干便难之类，一般多属肺虚的表现。咳嗽痰多、精神委顿等，多属于肺阳不振；咳喘无痰或痰中带血、潮热盗汗、口干便难等，多属于肺阴不足。

5. 遗精、滑精、阳痿、早泄之类，一般多属于肾虚的表现。遗精、早泄等，多属于肾阴虚损；阳痿、滑精等，多属于肾阳不足。

（三）补法的禁忌证

补法的禁忌证，主要是实证和热证。因为实、热证患者，误用补法，常可使症状加重，中医叫做“实其实”，属于原则错误，一般地说具体有下列几种：

1. 表证未罢者，即外感患者仍有发热、恶寒、头痛等症状；此类患者应绝对禁忌补法，误用会使邪气更盛，使患者病情逆转。

2. 里热正炽者，即指患者里热甚重，临床表现有发热、烦渴、便结、溲赤等症状，也应绝对禁用补法，特别是禁忌补气。因为此时补气，会使患者里热更甚，发生不良后果。

3. 疟疾等疾病的早期，一般认为也绝对禁忌补法。因为，此时邪气较盛，补则使之更盛，从而使病情加重。

(四) 补法的运用

补法的运用，主要以药物疗法为主。其具体可分为补阳、补阴，或补阴、补血，或阴阳气血并补三大类。

1. 补阳或补气

(1) 补心：心气或心阳不足时，在临床治疗方面应补心气或心阳。例如，炙甘草汤等，便是在心气或心阳不足出现脉结代、心动悸等症状时的常用方剂。

(2) 补肝：肝气或肝阳不足时，临床治疗方面便应补肝气或肝阳。例如：桂枝加附子汤等，便是在肝气或肝阳不足出现四肢拘急、难以屈伸等症状时的常用方剂。

(3) 补脾：脾气或脾阳不足时，治疗方面便应补脾气或脾阳。例如：香砂六君子汤等，便是在脾气或脾阳不足出现腹胀、腹满、溏泻、纳减等症状时的常用方剂。

(4) 补肺：肺气或肺阳不足时，临床治疗方面便应补肺气或肺阳。例如：补中益气汤等，便是在肺气或肺阳不足出现少气、自汗或脱肛等症状时的常用方剂。

(5) 补肾：肾气或肾阳不足时，临床治疗方面便应补肾气或肾阳。例如：金匮肾气丸等，便是在肾气或肾阳不足出现腰疼、滑精、阳痿等症状时的常用方剂。

2. 补阴或补血

（1）补心：心阴或心血不足时，临床治疗方面便应补心阴或心血。例如：天王补心丹等，便是在心阴或心血不足出现心悸、怔忡、失眠等症状时的常用方剂。

（2）补肝：肝阴或肝血不足时，临床治疗方面便应补肝阴或肝血。例如：芍药甘草汤等，便是在肝阴或肝血不足出现肢体挛急或少腹疼痛等症状时的常用方剂。

（3）补脾：脾阴不足，胃肠津液枯少时，在临床治疗方面，便应补养脾阴。例如：益胃汤等，便是在脾阴不足或胃肠津液干涸出现倦怠无力、大便干燥等症状时的常用方剂。

（4）补肺：肺阴不足，肺中津液枯少时，在临床治疗方面，便应养阴清肺。例如：麦门冬汤等，便是在肺阴不足出现咳嗽、气喘、痰血等症状时的常用方剂。

（5）补肾：肾阴不足，真水枯少时，在临床治疗方面，便应滋肾补水。例如，六味地黄汤等，便是在肾阴不足出现遗精、早泄等症状时的常用方剂。

3. 阴阳气血并补

阴阳气血并补，即补气、补阳或补血、补阴同时并进。在临床上，气虚而血不虚或阴虚而阳不虚的病人，实际上是很少的。因为阴阳气血之间彼此密切相关。所以补法在临床应用上，实际以阴阳或气血并补为最多见。阴阳气血并补之中也要注意到脏腑问题：心脾俱虚者便心脾同补，例如归脾汤，便是心脾同补的常用方剂；肝肾同虚者肝肾同补，例如归芍地黄汤，便是肝肾同补的常用方剂，其他如十全大补汤、人参养荣汤、当归补血汤之类的方剂，都无非是气血两补，阴阳同治的方剂。

（五）补法的注意点

1. 运用补法，首先要重视脾胃的运化作用正常与否，因为任何补药都要经过脾胃来发挥它的作用，如果不能运化，则任何补药都不能产生它的补益作用。所以我们在用补药给患者治病时，特别是应用补血药时，都应适当配合一些健胃助脾药物，以帮助患者能够更好地接受补益药。

2. 补阴补阳或补气补血，虽然在临床上都有其适应证，但由于阴阳气血之间的互根关系，它们之间往往互为因果，阳虚可以由于阴虚所致，而血虚也可以由于气虚所引起。所以在运用补法治病时，必须明辨病机，分析标本，不可只从表面现象上分析问题，机械地对待患者的气虚或血虚，阴虚或阳虚。

3. 凡属具有补益作用的药物，煎药时间不要太短，应该细火浓煎，而且应该温服。

附：涩　法

（一）什么是涩法

涩法，就是用具有固涩作用的药物和方剂，达到治疗目的的一种方法。例如：止汗、止血、止泻等等，都属于涩法。

（二）涩法的适应证

涩法的适应证，主要是虚证或脱证。凡属虚证在久治无效的情况下，或人体在病因作用下，突然发生的严重虚脱现象，都可以应用涩法作紧急处理。所以，中医书上有“涩可固脱”之说，一般常见的适应证有下列几种：

1. 汗出不止：人体在病因作用之下，汗出不止或冷汗如油，中医认为属于脱证，如果不马上止汗，就会虚脱而死。由于涩法有止汗作用，临床上首先便应该考虑用涩法来止汗，然后再用其他的根本处理。

2. 血出不止：人体在病因作用之下，出血不止，不论其系呕血、泻血、衄血等，中医认为均属脱证，必须马上止血。由于涩法有止血作用，所以在上述紧急情况之下，也要用涩法。

3. 吐泻不止：人体在病因作用之下，吐泻不止，中医认为也属虚脱证，应该止吐止泻，由于涩法也有止吐止泻作用，所以也用涩法。又如久痢不止，经年累月不愈，虽非脱证，也可在根本治疗的基础上合并用涩法来处理。

4. 滑遗不止：滑精或梦遗久而不止，也可在根本治疗的基础上合并用涩法来处理。

（三）涩法的禁忌证

涩法的禁忌证，主要是实证、热证，因为实证和热证的治疗原则主要是使病邪外出，而涩法作用适成其反，误用涩法，反而使病邪失去出路。所以凡属实证、热证，或其他必须使病邪排出体外的疾病，都必须禁用涩法。临床上一般有下列几种：

1. 高热汗出者：患者在高热的情况下出汗时，绝对不能用涩法来止汗。因为此种情况是人体正邪相争，正气驱邪外出的表现，如果止汗，反而使热邪怫郁在里，引起不良后果。

2. 出血原因系由瘀血所致者：此类患者也不能用涩法止血，因为中医认为，必须将瘀血块排出后才能止血，如果用涩法止血，反而使瘀血不能排出，血出不止。

3. 吐泻原因系由于暴饮暴食或中毒等原因所致者：在一般情况下也禁用涩法。因为在饮食失节或中毒的情况下，中医认为吐泻本身属于正气驱邪外出的表现，如果止住吐泻，这就会使体内的饮食或有毒物质停留在体内不能排出，反而使患者病情恶化或中毒现象加重。

（四）涩法的运用

涩法的运用，主要以药物疗法为主，其具体运用一般可分为下列几种：

1. 敛汗：汗出不止者，或时自汗出，经病因治疗效果不著者，均可用涩法敛汗。例如：一般所常用的玉泉丸或甘麦大枣汤加麻黄根等，便属于敛汗所常用方剂。

2. 止血：血出不止者，或出血经过病因治疗，效果不显或无效者，都可用涩法止血。例如：十灰散等便属于止血所常用的方剂。人体表面出血，出血处可以手触及者，用药物置出血处或压迫止血，也属于涩法的范围。如《医学纲目·诸见血门》上说：衄“以纸捻蘸蟾酥少许于出血处，按之立止。”《医学入门外集·急救诸方》说："血自皮肤溅出，用煮酒瓶上纸，碎揉如杨花，以手捏在出血处即止。"

3. 固肠：泄泻不止，肢厥脉微，中气欲脱者，或久痢久泻，服药效果不著或无效者，也都可以用涩法固肠止泻。例如：一般所常用的赤石脂禹余粮丸、桃花汤、诃子散等，便是固肠止泻所常用的方剂。

4. 涩精：滑精不止，形羸色败者，或长期滑遗治疗无效者，也可用涩法制止滑遗。例如：一般所常用的金锁固精丸加粟壳、诃子等，便是涩精常用的方剂。

(五) 涩法的注意点

1. 运用涩法，最好合并病因治疗同时进行。例如：脾虚腹泻不止时，就以温扶脾阳药同固肠止泻药同用；肾虚滑泄不止时，应以补肾涩精药同用。

2. 涩法作用重在固涩，原系治标之法，有如扬汤止沸，只不过缓一时之急。因此在非不得已的情况下，最好少用或者不用，以免留滞邪气，发生不良后果。

九、八法的配合运用

我们前面已经概要地介绍了汗、吐、下、和、温、清、消、补八法，附带也介绍了涩法，这些治疗方法都是中医治疗上所常用的基本方法。不过由于人体在病因作用下所表现出来的各种症状及其证候性质，常常不是那样单纯，总是错综复杂，变化多端，可以寒热错见，也可以虚实杂陈，也可表里同病……，所以我们在临床实际治疗中，如果单纯运用某一种方法来作治疗，常常就会顾此失彼，不能较全面地解决问题，所以必须了解八法的配合运用，要把八法联系成为一个有机的整体，才能在临床治疗中得心应手，左右逢源，收到满意治疗效果。

八法的配合运用方面，大致有下列几种配合方法：

(一) 汗下并行

就是汗法与下法同时并用。汗法的适应证主要是表证，下法的适应证主要是里证。因此，汗下并行的适应证也就是表里同病，也就是既有表证，例如有发热、恶寒、无汗等症状，同时也有里证，例如有腹满、烦渴、便结等症状，表里同病就应该表里同治，常用的防风通圣散、桂枝加大黄汤之类，便是属于汗下并行的方剂。

（二）温清合用

就是温法与清法同时并用，温法的适应证主要是寒证，清法的适应证主要是热证。因此温清合用的适应证也就是寒热杂陈的疾病，临床表现上既有寒证，例如肢厥、脉微等；同时也有热证，例如发热、心烦等，或本寒标热，例如患者素体脾阳虚弱，而目前又有消化不良呕吐腹泻等，寒热杂陈就应该寒热同治，我们一般常用的乌梅丸、白通加猪胆汁汤之类的方剂，都是属于温清合用的方剂。

（三）攻补兼施

就是攻下法与补法同时并用。攻下法的适应证主要是里实证，补法的适应证主要是虚证。因此，攻补兼施的适应证也就是虚实互见的疾病，就是说患者在病因作用后，临床表现上既有虚证，例如：消瘦、倦怠、纳少等；同时也有实证，例如：腹满、便秘等；或体虚标实，例如患者脾肾阳虚而目前又有重度水肿或腹水等，虚实互见就应该虚实兼顾，我们一般所常用的陶氏黄龙汤、增液承气汤之类的方剂，都是属于攻补兼施的方剂，其他如先攻后补，或先补后攻，或攻补交替进行等等方法，基本都可以列入虚实兼顾，攻补兼施的范围。

（四）补涩同投

所谓补涩同投，也就是补法与涩法同时并用，补法的适应证主要是虚证，涩法的适应证主要是脱证，因此补涩同投的适应证主要也就是虚脱的病人。虚是原因，根据中医治病必求于本的原则，所以临床上必须补虚；脱虽然是结果，但由于脱证迅速，反过来又可以迅速地使人更虚，根据中医标本相移的理论和急则治本的原则，所以临床上又必须固脱，而补涩同投，则正是在标本俱急标本同治的治疗原则下所制定的一种治疗方法，例如：我们对于阳虚吐泻不止时所用的真人养脏汤等方，或久痢不止时所用的桃花汤等方基本上都属于补涩同投或温涩同投的方剂。

八法的配合运用一般来说，常见者大致就是以上几种，不过由于人体在病因作用下所表现的临床症状，错综复杂，变化多端，因此在治法上的配合运用也是错综复杂，变化多端，例如：表里同病时，患者可以表现为表寒里热或表寒里虚而在治法上应汗法与清法同用，例如大青龙汤之类的方剂的应用；或汗法与补法同用，例如桂枝加芍药生姜各一两人参三两新加汤之类方剂的应用；寒热杂陈时，患者可以表现寒多热少或寒少热多而在治法上有所分别，例如：桂枝二越婢一汤，白虎桂枝汤之类方剂的应用等等一切，说明八法的配合运用问题，千变万化，难以一一举例，以上所述仅作举例，所未及者，仍在读者之触类旁通，举一反三。

（原载《陕西中医》1980年第4、5、6期，1981年第1、2、3、4、5、6期）

谈我对肝炎的认识及临床诊断治疗经验

（1981年）

前　言

这里所说的肝炎不仅指传染性肝炎，还包括各种原因所引起的肝功能损害。以下所述着重在我个人的认识体会和经验，现在一般对本病的认识只粗略地概述一下，不作过多的涉及。

一、中医对肝炎的一般认识及治疗方法

（一）所属范围

多数均认为本病属中医书中所述的“黄疸”范围，其根据：

1. 肝炎是一种传染病，根据本病发病过程及临床表现与中医书中所述的急黄、瘟黄、疫黄、天行发黄、时气病发黄相似。

2. 根据现代医学对于黄疸型肝炎与无黄疸型肝炎的认识，其病源、病理改变基本一致，并无显著差异，黄疸与无黄疸只是程度轻重不同，黄疸型肝炎可以转化为无黄疸型肝炎，无黄疸型肝炎可以在过程中又出现黄疸。

3. 中医学认为“黄疸”属于“湿”，或属于“湿热”或属于“寒湿”。但“湿”的表现是多方面的，可以发黄，也可以不发黄而表现为其他。

4. 据报导无论对黄疸型肝炎或无黄疸型肝炎用清利湿热方剂药物均有一定近期效果。

（二）关于诊断问题

1. 对于急性肝炎特别是急性黄疸型肝炎在定位上属于肝胆脾胃，在性质上属于湿热，认识上比较一致。

2. 对迁慢性肝炎在认识上则有分歧，在定位上或主肝胆，或主肝肾，或主脾胃，在定性上或主湿热，或主阴虚，或主气虚，或主气滞血瘀，出入很大。

3. 北京市肝炎防治方案中有关中医诊疗意见中倾向急性肝炎多属肝胆湿热，治疗上应以疏肝清胆，利湿清热；慢性肝炎多属肝脾肾气血两虚，治疗上应用气血两补，这种意见已逐渐为多数所接受。

（三）关于治疗问题

目前对于肝炎治疗，大致有以下几种治法，这些治疗方法，据报导均有一定疗效。

1. 疏肝助脾和胃法：如运用以逍遥散或六君子汤、参苓白术散之类方剂为主的治疗方法。

2. 清热解毒活血化瘀法：如运用龙胆草、板蓝根、夏枯草、山豆根之类或丹参、紫参之类为主的治疗方法。

3. 芳香化浊，清利湿热法，如运用藿香正气散、三仁汤、茵陈蒿汤、栀子柏皮汤、金钱草之类为主的治疗方法。

4. 单味药物及成方，如五味子、垂盆草、乌鸡白凤丸之类的治疗。

二、个人的认识和经验

(一) 关于诊断问题

1. 在中医辨病上同意属于“黄疸”范围。

2. 在中医病机分析上：

(1) 急性期在定位上以肝胆脾胃为中心，但其全过程则以肺—肝—脾—肾—心为次序，循相克之序而传。在定性上以湿热为中心，但其全过程则系因风生热，因热化湿，湿热交蒸。

(2) 慢性期在定位上则主要在肝肾，定性上主要为阴虚。

我的认识是：

①理论上一切疾病的定位和转归均系始于上焦，终于下焦，即始于心肺，终于肝肾。由于五脏相关，肝肾病可以乘侮脾胃，连及心肺，因而同时出现全身症状，但肝肾为本，其余为标。

②理论上一切疾病的传变均系由阳入阴，又由阴出阳的过程。肝肾有病定性上首先属于阴虚，由于阴阳互根及五气可以互相转化，因此可以阴虚生热，由热化湿，最后亦表现为湿热交蒸，但阴虚为本，湿热为标。

③从临床实践经验看，肝炎患者青少年、中壮年多见。临床表现中多数患者在湿热内蕴的表现中常同时出现阴虚症征。如脉弦数、舌红、低热等症状以及多数患者采用滋肾养肝益胃等治疗方法有效，均可为本病肝肾阴虚为本之说明及例证。

（二）关于治疗经验

1. 常用经验方：

（1）清肝和胃汤：龙胆草10克，夏枯草15克，金钱草30克，茵陈蒿30克，焦楂曲各15克，茯苓30克，法半夏10克，连翘10克，莱菔子6克，柴胡10克，广郁金10克，薄荷3克。

（2）加味三仁汤：薏苡仁30克，制杏仁10克，白蔻仁10克，川厚朴10克，法半夏10克，木通6克，滑石30克，淡竹叶30克，白茅根30克，柴胡10克，广郁金10克，薄荷3克。

（3）升麻葛根汤：升麻15～30克，粉葛根10克，赤芍12克，甘草10克。

（4）减味三石汤：生石膏30克，寒水石30克，滑石30克。

（5）加味一贯煎：南沙参15克，麦门冬12克，细生地30克，当归12克，金铃子12克，夜交藤30克，丹参30克，鸡血藤30克，柴胡12克，姜黄12克，广郁金12克，薄荷3克。

（6）加味异功散：党参15克，苍白术各12克，茯苓30克，甘草6克，青陈皮各10克，黄精30克，当归12克，焦楂曲各15克，丹参30克，鸡血藤30克，柴胡12克，姜黄12克，广郁金12克，薄荷3克。

（7）加味黄精汤及其加味方：黄精30克，当归12克，细生地30克，夜交藤30克，苍白术各12克，青陈皮各10克，甘草6克，柴胡12克，姜黄12克，广郁金12克，薄荷3克。

本方加丹参、鸡血藤名丹鸡黄精汤，加党参、黄芪名参芪黄精汤，均加名参芪丹鸡黄精汤。

（8）消胀散：砂仁6克，莱菔子12克。

（9）失笑散：蒲黄12克，五灵脂10克。

（10）金铃子散：金铃子12克，元胡10克。

2. 具体用法

(1) 急性肝炎以清肝和胃汤及加味三仁汤为主方。黄疸型以清肝和胃汤为主，无黄疸者以加味三仁汤为主，每天1剂，服2剂停1天。20剂为一个疗程，一个疗程期满，无论有效无效，均停止继续服用。

(2) 慢性肝炎以加味一贯煎为主方。其表现脾气虚明显者，可暂用或间用加味异功散，肝肾脾胃气阴两虚者，用加味黄精汤。每天1剂，服2剂停1天，20剂为一个疗程，可连服3～4个疗程。但各方药量宜逐渐减少，最后以丸剂巩固疗效，逐步撤药。

(3) 肝功损害较重或慢性肝炎在疗程中出现黄疸者，可加升麻葛根汤或三石汤。

(4) 腹胀明显者加消胀散并酌减生地用量，肝区疼痛明显者加金铃子散。

(5) 各药宜细火久煎，一般以40分钟以上至1小时左右为宜。

(6) 服上方过程中，如无特殊情况，经验以不合用其他中西药为宜。

(原载《中医专题讲座选》第二集，
人民卫生出版社1981年出版)

谈中医对肝硬化腹水的一般认识和我在临床上对本病诊断治疗中的一点粗浅体会
(1981年)

前　言

肝硬化腹水在临床上并不少见，许多原因都可以引起。目前对于本病中西医都还没有十分理想的治疗方法，但是从个人临床实践中的体会看，本病虽然是一个难治的病，但确也有少数患者仍能获得比较满意的效果，说明肝硬化腹水也并不是不治之症，因此个人认为认真总结一下对于本病的诊断治疗经验是十分必要的，为此，特撰此文以就正读者。

一、简介中医对本病的一般认识

（一）关于本病所属范围问题

中医书上没有肝硬化腹水这个名称，但从中医书上的有关临床症征描述来看，本病应该属于中医病名中的“水臌”，或“单腹胀”，或“瘕胀”，或“蜘蛛臌”的范围，中医书上所记载的这些疾病虽然不一定都是肝硬化腹水，还可能包括其他疾病，但肝硬化腹水可以包括在这些疾病之中则毫无疑问，这一点现在大家认识比较一致。

（二）关于本病的病因认识问题

中医对本病的病因认识，加以归纳，大致有以下几个方面：

1. 感受外邪：中医书中有：“风气流行，脾土受邪，民病腹满”，“雨湿流行，肾水受邪，民病腹满。”（《素问·气交变大论》）“诸腹胀大，皆属于热，此乃八益之邪，有余之证，自天外而入，是感风寒之邪传里，寒变为热。”（李杲：《兰室秘藏·中满腹胀门》）；“因外寒郁内热而腹胀。”“此由水毒气结聚于内，令腹渐大。”（《诸病源候论·水肿病诸候·水蛊候》）等记述。这里所说的“风气”，“湿气”，“风寒之邪”，“水毒”等等，都是指的“外邪”，亦即外来致病因素，说明本病可以由于感受外邪而发生。

2. 饮食原因：中医书上有：“少年纵酒者……而病为臌胀。（《景岳全书·杂证谟·虚损》）（喻嘉言）说明过量饮酒常是本病发生的原因。

3. 精神因素：中医书上大量记述了精神因素特别是抑郁

忧思与本病发生的关系，说明长期的精神抑郁也可导致本病。

4. 寄生虫：中医认为人体有寄生虫也可以发生本病，因此单腹胀之由虫而发生者，又名“蛊胀”。

(三) 关于本病的病机认识问题

中医对本病的病机认识，从定位上看，多数人认为病在肝脾肾三脏，其传变关系是由肝传脾，是脾传肾，最后由肾传心，这与本病临床症征一般均先是肝脾区肿块，然后相继出现消化道症状，小便不利，腹水出现，最后死于出血及昏迷的过程基本一致。从定性上看，多数人认为本病系属正虚邪实，腹水形成的原因是在人体正气虚衰的基础上气滞、血瘀、水停的结果。这也与本病临床症征一般均先见全身虚弱症状，然后相继出现大腹青筋，小便不利过程基本一致。

(四) 关于对本病的诊断问题

对于本病的诊断，中医认为根据本病单腹胀大，四肢瘦削，大腹青筋，两肋下痞块等临床特点即可诊断，但中医一向认为本病预后极恶，属于不治之症，因此中医有：“从来肿胀遍身头面俱肿者尚易治，如果单腹肿胀则为难治。”（喻嘉言）“鼓胀数年不死者，必非水臌，水臌之病，不得逾于两年。”（《石室秘录·远治法》）之说，临床上如合并高热或肢厥，腹泻便血，脉率不整等症征时，即为频死前兆。因此又有“腹胀身热者死，腹胀寒热如疟者死，腹大胀，四末清，形脱泄甚为逆，腹胀便血，脉时大时绝者死。”（《医宗必读·水肿胀满》）之说。

(五) 关于对本病的治疗问题

对于本病的治疗，中医认识上不甚一致，有的主张用补法反对攻法，因此有“凡治胀病而用耗气散气泻肺泻膀胱诸药者，杀人之事也。”（《医门法律·胀病论》）之说。有的则主张攻，认为非攻不能取效，因此有“水肿之病，亦土不能克水也，方用牵牛、甘遂各三钱，水煎一服，则大泻水斗余，鼓胀尽消，此则直夺其水势而土得其平成矣。”（《石室秘录·正医法》）之说。近年来多数人认为对于本病的治疗单纯补益或单纯攻消均不满意，主张在治疗时攻补兼施，在服药过程中古人今人均一致主张忌盐，提出了“不能忌盐，勿服药，果欲去病，切须忌盐。”（《世医得效方·虚证》）的嘱咐。

二、我的临床体会

（一）关于预后判断方面的体会

古人认为本病属于不治之症，预后极恶，但个人临床经验认为不能如此绝对，预后良否仍需根据具体情况具体分析，个人经验：

1. 本病患者如全身情况尚好，精神、面色、言语、呼吸、声音无明显异常，肌肉无明显消瘦，近期预后良好，用药容易取药；反之，精神委顿，面色晦暗发青，声低气微，肉脱腹大形如蜘蛛，或合并深度黄疸者，预后不良，用药无效。

2. 本病患者，腹型如蛙腹，形圆，下小上大，近期预后良好，用药容易取效，反之，腹形如宝塔，形圆而尖，下大上小，或腹虽不甚大而紧绷坚满者，腹围虽小，治疗上亦极难取效。

3. 本病患者脉沉细微弱，舌润苔薄者，近期预后良好；反之，脉弦大数急者，舌红苔燥者，预后不良，舌色愈红，预后愈坏，治疗上亦极难取效。

（二）关于治疗方面的体会

对于本病的治疗，个人体会是单纯用温补或单纯用攻消均不满意，消补兼施或攻补兼施以消攻为主才是治疗本病较好的办法。

1. 补的方面：由于本病主要病在肝脾肾三脏，因此亦以补肝、补脾、补肾为主，补肝方面个人经验以当归、黄精、阿胶等药较好；补脾方面以苍术、白术较好，补肾方面以龟胶、鹿胶等较好。

2. 消的方面：也由于本病主要在肝脾肾三脏，因此亦以疏肝（包括行气与活血）、和胃、利水为主，疏肝行气药物方面，个人经验以木香、青皮、槟榔等药物较好，疏肝活血药方面，以川、怀牛膝较好，利水药方面对于本病一般均不太满意，比较好的是汉防己，其次是大腹皮，但用时要大剂量，每次用量不少于30克。

3. 攻的方面：攻水药中的甘遂、芫花、大戟、黑白丑、九头狮子草等，均有较强的攻水作用，但个人经验，其中较好的是黑白丑，服药后反应较小，甘遂次之，其他几种攻水药反应较大。使用上述药物攻水，必须用散剂，煎剂效果很差甚至根本无效，服散剂时必须用糖水调服，不能直接将药末放在口内用水送，以免刺激口腔和咽部黏膜发生不良后果。

（三）我个人对于本病的治疗步骤和具体治疗方法

1. 一般情况下，无论腹水多少，均是采用助脾、疏肝、活血行水法，处方是苍牛防己汤（自制方）：

苍白术各30克，川怀牛膝各30克，汉防己30克。上方微火煎1小时，早晚空腹服，每天服1剂，可连服2～3周，服本方如有效，一般在服药后2～3天开始尿量增加，腹水逐渐消退。

2. 如用上方消水不效时则可改用攻水法，我个人常用攻水法有下列几种：

（1）黑白丑各10克，早晨用生姜红糖水或蜂蜜水调匀空腹服，服后半小时再服50%硫酸镁60毫升，每天或隔天服一次。

（2）甘遂3～4.5克研末，早晨空腹用生姜红糖水或蜂蜜水调匀服，或将药末装入胶囊中服，每天或隔天服一次。

（3）舟车丸：早晨空腹服3克至6克，用红糖水或蜂蜜水送下，每天或隔天服一次。

上述三种方法，个人经验以黑白丑加硫酸镁法为最好，药后作用明显而且副反应不大，使用上述方法攻水，一般以服药当天大便次数以6～8次水样便为好，如药后大便次数不多，或泻出物非水样便而系粘滞不爽，里急后重，形如下痢，则属无效，应停药。

3. 服上述消水或攻水的同时，应按前述攻补兼施或消补兼施以攻为主的治疗原则，区别不同患者同时或交替服温补肝脾肾的方药如：补中益气汤，桂附地黄汤，五子衍宗丸，全鹿丸，阿胶，龟胶，鹿胶等。

4. 服消水攻水药至腹水基本消失或消去大半时，即可撤去攻水药物，改用补中益气汤及归芍地黄汤交替服或用加味黄精汤调理。

5. 在服用消水药物或攻水药物时均必须忌盐。

三、典型病例

病例一

陈某：男性，48岁，农民，初诊日期1976年11月23日。

患者一年多来腹胀尿少，近一个月来加重，来诊时腹胀尿少，检查面色灰暗，腹膨隆如鼓，腹壁静脉隐约可见，肝肋下3cm，质硬，脾肋下7cm，质硬，腹水征（＋＋＋＋），下肢可凹性浮肿，脉弦细数，舌稍红苔薄白而润，食道静脉造影提示食道静脉曲张，诊断：肝硬化腹水，臌胀，病在肝脾肾，证属气虚，血瘀，水停。予健脾，舒肝，活血行水法，处方：苍牛防己汤（苍白术各30克，川怀牛膝各30克，汉防己60克）嘱服6剂，每天1剂，早晚空腹服，忌盐忌碱。1976年11月30日复诊，自述前方服6剂，药后腹胀明显减轻，小便增多，饮食增进，检查腹转平软，腹水征（＋＋），脉弦细，舌稍红，苔黄腻，根据《内经》大积大聚，衰其大半而止的治病求本原则，改予滋肾养肝合以健脾活血行水法，处方丹鸡黄精汤合苍牛防己汤（丹参30克，鸡血藤30克，黄精24克，当归12克，细生地24克，夜交藤30克，苍白术各15克，青陈皮各10克，甘草6克，柴胡12克，姜黄12克，郁金12克，薄荷3克，川怀牛膝各15克，汉防己30克）。1976年12月7日复诊，自述前方服6剂，药后尿多，腹胀消失，精神饮食睡眠均好，已无明显自觉症状。检查腹平软。腹水征（＋），舌仍稍赤苔白腻，脉弦细，拟方仍宗前旨酌加益气利水剂，前方加黄芪30克，大腹皮30克。1976年12月14日复诊，自述服前方6剂，情况好，饮食睡眠，大小便，精神均好，无任何自常症状，检查腹水征（一），脉沉细稍弦，舌稍红，苔稍腻，再服前方12剂。1976年12月28日复诊，患者自述服前方12剂，情况好，无任何自觉症状，检查脉沉细小弦，舌质正常苔薄白，腹水征（一），嘱停药观察。1977年8月15日据其妹反映情况，停药之后一直良好，精神、饮食、睡眠、大小便均调，无任何自觉症状，劳动如常。

病例二

江某，男性，47岁，教师，初诊日期：1972年4月20日。

患者1953年发现肝脾肿大，当时曾被诊断为班替氏病。1967年2月出现腹肿尿少，检查腹水征（+），诊断肝硬化腹水，来我处诊治。予服苍牛防己汤（苍白术各一两，川怀牛膝各30克，汉防己30克），服药一周后腹水即迅速消退，以后偶有反复时，再服此方，每次均能迅速恢复，因此患者对于本病未以为意，坚持工作。1971年10月份以后发现常有低热，体温波动在37.4～37.5℃左右，未予重视，1972年3月忽然发热至38.0℃以上，肝区疼痛加重，腹胀尿少，遂于1973年3月9日去某医院住院治疗。住院期间检查肝质硬，表面高低不平，同位素扫描提示肝占位性病变，AKP诊断为肝硬化继发肝癌，住院治疗一个月零三天，曾用过各种抗菌素及中西医对症药物，体温始终在39.0℃左右，腹水不退，医院对患者失去治疗信心，因此患者于4月12日自动出院回家自延中医治疗。4月中旬来我处就诊，初诊时，患者体温39.0℃，腹胀气短不能平卧，右胸第三肋间以下叩浊，呼吸音减弱，肝大质硬，表面凹凸不平，腹水征（++），脉沉细数无力，舌质嫩润，舌苔薄白，诊断为肝硬化，不除外继发肝癌，伴胸水及继发感染，水臌类证，病在肝脾肾，证属肝郁，脾虚，气滞，血瘀，水停，上凌心肺。拟疏肝，助脾，行水，佐以解毒清热法，予苍牛防己汤（苍白术各30克，川怀牛膝各30克，汉防己30克）桃红四物汤（桃仁10克，红花10克，当归12克，川芎10克，细生地15克）升麻葛根汤（升麻15克，粉葛根15克，赤芍15克，甘草6克）复方再加柴胡12克，黄芩10克，雄黄面3克（分二次冲服）。服此方1剂后，患者即感小便增多，服4剂后，胸水征转阴性，腹水征转为可疑，体温亦降至38.0℃左右，复诊时再予三仁汤（苡仁30克，制杏仁12克，白蔻仁10克，厚朴12克，法夏10克，木通10克，滑石30克，淡竹叶12克）再加升麻15克，葛根15克，桃仁10克，红花10克，6剂，药后体温下降至37.3℃，此时适逢我因公离京外出，患者另外延医医治，医改用养阴清热解毒剂，体温又上升至38.0℃以上，腹水又起。7月23日，我公毕回家，患者再请续治，患者当时体温38.5℃，腹水征（+），脉舌如前，于是再用苍牛防己汤，三仁汤。同时配用西药氨基匹林0.3克，3次/日，服药4剂后体温即下降至37.1℃，腹水亦逐渐消退。以后复诊中先后用过补中益气汤合茵陈五苓散，及六一散，或三仁汤等方，以后体温始终未超过37.5℃以上。至8月15日以后体温即完全正常。以后即予加味黄精汤（黄精30克，当归12克，细生地15克，夜交藤30克，苍白术各12克，青陈皮各10克，甘草6克，柴胡12克，姜黄12克，广郁金12克，薄荷3克）为主方加减进行调理，同时间断服用人参粉，至1974年春节以前两年多时间，患者体力逐渐好转，疗效巩固，体温正常无波动，腹水未再起，由卧床不起而逐渐至精神，饮食，睡眠，大小便基本恢复正常。此段时间，曾去原住院某医院复查，否认肝癌。1974年春节期间，患者活动较多，春节后又出现低热，腹胀尿少，再去某医院检查腹水少量，诊为肝硬化腹水，否认肝癌，予服药无效，再来我处门诊。就诊时腹水征（+），脉转弦大有力，舌质转红绛，出现败征，惟全身情况尚好，仍用前述治疗，但疗效不如以前明显，腹水始终未全消。1974年3月患者因食欲不振，进食量少，去本单位医院住院输液，去时系自己步行前往，精神情况尚无特殊，但住院二天后，突然出现肝区剧痛，旋即头晕，心慌，自汗，血压下降，第三天该院应患者家属要求，请我急会诊，当时患者颜面苍白，精神恍惚，腹胀如鼓，腹水征（+++），脉沉微欲竭，舌绛红，苔黄，BP90/60mmHg，建议腹穿，穿出液为血样液体。诊为肝癌破裂内出血休克，气阴两竭，无法治疗，勉予生脉散，并建议转院。一周后家属来说，患者转院后亦无法治疗，不幸死亡。死后医院仍否认肝癌，家属坚决要求进行尸检，结果确诊肝癌。

病例三

萨某，女性，40岁，干部，初诊日期：1958年。

以肝硬化腹水入院，入院时先用健脾利水药无效，以后改用攻水法攻水，治疗前患者腹大如鼓，腹型大圆如蛙腹，腹围110cm，脉沉，舌嫩润苔薄白，攻水方药用舟车丸，每天服一次，每次服4.5克，服舟车丸同时，每天服补中益气汤一剂，服药过程中，每天水泻7～8次，二十余日腹水完全消退出院。

（原载《中医专题讲座选》第二集，
人民卫生出版社1981年出版）

论辨证论治的步骤和方法问题（1984年）

前　言

当前，临床工作上如何进行中西医结合，多数人都支持辨病与辨证相结合的主张。从当前临床实际运用上看，在辨病上比较容易统一，出入不大，但是在辨证上，由于当前对辨证中“证”字理解并不一致，因而临床对什么叫辨证论治以及如何进行辨证论治在认识上也就很不统一，甚至可以说相当混乱，影响所及，常常是同一疾病而在中医辨证上则甲曰肝脾，乙曰心肾，甲曰气虚，乙曰血瘀，言人人殊，各事其是。不但使初学者无所适从，产生多歧之惑，也严重地影响了辨病与辨证相结合这一中西医结合新形式的正常开展，使辨病与辨证相结合的中医辨证方面流于形式。问题是客观存在的，也是必须加以解决的。解决问题的关键，笔者认为根本在于如何以中医学基本理论为基础来对辨证论治的涵义加以明确界定，对辨证论治的具体内容、步骤和方法作出明确而具体的要求。把对辨证论治的认识统一在中医学基本理论体系基础上，统一在理法方药的一致性上，统一在"言必有据，无征不信"的严谨态度上，这样就必然能对辨证论治的涵义及临床上如何进行辨证论治这个重大问题，逐步统一认识，统一方法，使中西医结合工作能够正常地开展起来。为此，笔者不自揣浅薄，愿就这个问题提出一些自己的看法和临床上究竟应如何进行辨证论治的初步设想，以就正于关心这个问题的同志，并希望能成为引玉之砖，引起讨论，从而使这个问题逐步明确起来。

一、关于辨证论治的涵义问题

关于辨证论治的涵义，笔者认为首先必须清楚什么是证？这问题目前看法很不一致，有人认为："证就是证候群，是整个外观性病的总和"。"证是对患病机体当时出现的各个症状和体征，按照八纲进行综合归纳后，给当时整个机体疾病状态所作的一个总的评定"。而有人则认为："证是证据，是现象。"由于对"证"字的认识目前还有上述的不同，因而对于辨证论治的涵义也就有不同的认识和理解。有人认为中医的辨证论治就是："辨别各类型的证候和变化而确定是什么证，即是治疗上的主要指针。""中医的辨证论治是注意整体病变的全身证候。"而有人则认为："辨证论治是中医临床治疗的基本原则，""中医治疗疾病有其规律性，也有其灵活性，在同一疾病的措施上，往往可以因时、因地而有所差异，在同一病人的处理上，往往可以因疾病发展过程，有不同的证候而有不同的治疗。这是中医治疗的基本法则。”加以概括：即一类意见认为证就是证候，是症候群，辨证论治也就是归纳分析患者当时出现的各个症状和体征，并从而据此作出诊断和治疗；而另一类意见则认为“证”就是证据，辨证论治就是综合归纳分析有关患者发病包括临床表现在内的各种证据，并从而据此作出诊断和治疗。

这两类看法，笔者同意后者，首先从字义上看，“证”与“症”是有区别的，“证”字按字典上的解释，一般均作证据解。如《辞源》“证”亦即证据之意。《晋书·范宁传》“宁据经传奏上，皆有典证。”因此在医学上所说的“证”，也应该就是赖以作出正确诊断治疗的各种证据。而“症”字则一般只作为疾病的临床表现理解。《辞源》：“症”俗字，读如正，“病之征验也”。其含义是不相同的。

其次，从中医学基本理论体系以及对疾病诊断治疗具体要求来看，早在《内经》中就曾以大量篇幅强调了天、地、人相应的整体观。强调了：“治不法天之纪，不用地之理，则灾害至。”（《素问·阴阳应象大论》）并在《素问·徵四失论》、《素问·疏五过论》等篇中对如何辨证论治方面提出十分全面的具体要求。清·喻嘉言著《寓意草·先议病后用药章》及《寓意草·与门人定议病式章》中谓：“迩来习医者众。医学愈荒，遂成一议药不议病之世界，其夭枉不可胜悼，……欲破此惑，无如议病精详，病经议明，则有是病，即有是药，病千变，药亦千变，……”如何议病呢？喻氏更提出了极其具体的议病格式，其《寓意草·与门人定议病式》一章中对于议病用药，提出了以下的一些项目：“某年、某月、某地、某人，年纪若干，形之肥瘦长短若何？色之黑白枯润若何？声之清浊长短若何？人之形志苦乐若何？病始何日？初服何药？次后再服何药？某药稍效？某药不效？时下昼夜孰重？寒热孰多？饮食喜恶多寡？二便滑涩有无？脉之三部九候何候独异？二十四脉中何脉独见？何脉兼见？其症或内伤？或外感？或兼内外？或不内外？依经断为何病？其标本先后何在？汗吐下和寒温补泻何施？其药宜用七方中何方？十剂中何剂？五气中何气？五味中何味？以何汤名为加减和合？其效验定于何时？一一详明，务令纤毫不爽。”为什么要一一详明这些项目呢？喻氏在同书中作了比较明确的解释：“某年者，年上之干支，治疗先明运气也；某月者，治疗必本四时也；某地者，辨高卑燥湿五方异宜也；某龄、某形、某气者，用之合脉，图万全也；形志苦乐者，验七情劳逸也；始于何日者，察久近传变也；历问病症药物验否者，以之斟酌已见也；昼夜寒热者，辨气分血分也；饮食二便者，察肠胃乖和也；三部九候何候独异？推十二经脉受病之所也；二十四脉见何脉者？审明阴阳表里无差忒也；依经断为何病者？名正则言顺，事成如律度也；标本先后何在者，识轻重次第也；吐汗下和寒温补泻何施者，求一定不差之法也；七方大小缓急奇偶复，乃药之剂，不敢滥也；十剂宣通补泄轻重滑涩燥湿，乃药之宜，不敢泛也；五气中何气，五味中何味者，用药最上之法，寒热温凉平合之酸辛甘苦咸也；引汤名加减者，循古不自用也；刻效于何时者，逐款辨之不差，以病之新久五行定痊期也。”由于喻氏对于议病用药有上述要求，因此在其所著《医门法律》一书中更提出了医律十二条，这十二条是一申治疗不明标本之律，一申治疗不本四时之律，一申治疗不审地宜之律，一申治病不审逆从之律，一申治病不辨脉证相反之律，一申治病不察四易四难之律，一申治病不察新久之律，一申治病不先岁气之律，一申治病不知约方之律，一申治病不知约药之律，一申治病不疏五过之律，一申治病不征四失之律，认为医者如果违反了这些医律就算犯罪。喻嘉言所谓的议病用药，实际上也就是我们所说的辨证论治。其所定的议病式，实际上也就是辨证论治的具体内容概括，从所定议病式的内容可以看出中医辨证论治的内容是多方面的，是从整体观点出发的，诸如患者的性别、年龄、籍贯、体质、发病原因、发病时间、发病地点、发病经过、治疗经过、当前临床表现、治疗计划、预后判定等等，均无一不包括在辨证论治范围之中，虽然从字上看，“症”字是一个新字，古皆作“证”，因而中医书所见到的“证”字，在某些地方或也可作为症状或症候来理解，但如从中医基本理论体系来看，把辨证论治作为中医学基本理论在临床具体应用中的一种诊断治疗手段来看，则这个“证”字，笔者认为须作为证据来理解，绝对不是单指某一个症状或某一个综合症候群，而是概括了产生疾病的各方面因素和条件。辨证论治，质言之，也就是收集并分析这些与疾病发生有关的各种证据，并据此作出正确的判断和处理，才能够体现出中医诊断治疗上的整体观，才能谈得上理法方药的一致性。在《庆祝建国十周年医学科学成就论文集》中，中医研究院整理的《中医的辨证论治》一文中对辨证论治的含义曾作过如下概括：“辨证论治是中医临床治疗的基本法则。其总的精神与涵义，就是辨别证象，分析疾病的成因、性质和发展趋势、结合地方风土、季节、气候及病人年龄、性别、职业等情况来判断疾病的本质，从而全面地决定治疗方针，整体地施行治疗的方法。”这个概括，我个人认为是很精当的，可以作为辨证论治的定义把它肯定下来。

二、关于临床上如何进行辨证论治的问题

临床上如何进行辨证论治，从中医基础理论上看，实际上就是一个如何进行病因病机分析的问题，也就是如何在认真分析病机的基础上进行辨证论治的问题。关于如何分析病机，中医书上阐述很多，重点突出带有总结性内容并能示人以规矩的，笔者认为则首推《素问·至真要大论》中有关病机十九条部分的论述。这部分论述的基本精神是：

一是人体的疾病变化从总的方面看：都可以用阴阳、气

血、虚实来加以概括，在性质上可以总分为亢盛和衰退两大类，而在治疗上也就可以相应的分为“补”和“泻”两种方法，就是原文所谓的“皆属于上”、“皆属于下”、“盛者泻之”、“虚者补之”、“治热以寒”、“治寒以热”。

二是单凭寒热虚实温清补泻来治疗疾病是不够的：有时甚至不但不能够达到治疗的目的，反而会产生新的问题，这也就是原文所谓“而方士用之，尚未能十全”、“有病热者，寒之而热，有病寒者，热之而寒，二者皆在，新病复起”。

三是如果提高疗效：那就必须进一步分析患者的发病机转，这也是原文所谓的：“令要道必行，桴鼓相应，犹拔刺雪污，工巧神圣，可得闻乎？岐伯曰：审察病机，无失气宜，此之谓也。”

四是分析病机的方法：首先是根据患者发病有关的各种表现进行脏腑定位，亦即首先确定患者的病变所在部位，这也就是原文所举的“诸风掉眩，皆属于肝”，“诸寒收引，皆属于肾”等例子；然后再进一步定性，亦即进一步确定其证候性质，这也就是原文所举的“诸躁狂越，皆属于火”，“澄彻清冷，皆属于寒”等例子；然后再进一步从相同的证候中求不同，这也就是原文所举的“诸热瞀瘛，皆属于火”，“诸痉项强，皆属于湿”，“诸暴强直，皆属于风”等例子。这些例子说明同一抽搐症状有的属于火，有的属于风，而有的属于湿。临床证候相同，但证候性质上却不同，另外从其不同证候中求相同。这也就是原文所举的“诸转反戾，水液混浊，皆属于热”，“诸呕吐酸，暴注下迫，皆属于热”，“诸腹胀大，皆属于热”等例子，这些例子说明呕吐、腹泻、腹胀、转筋等临床上虽然各不相同，但在证候性质上却完全相同。然后再进一步分析其所以然，这也就是原文所谓的：“有者求之，无者求之，盛者责之，虚者责之。”确定其是哪一个脏腑，哪一种病理生理变化在疾病中起主导作用，这也就是原文所谓的“必伏其所主，而先其所因，”“必先五胜”，“寒之而热者取之阴，热之而寒者取之阳，所谓求其属也”。

五是疾病的部位确定：证候性质确定了，是哪一个器官，哪一种病理生理变化起主导作用确定了，于是便可以根据分析结果进行相应治疗。在治疗问题上，从治疗原则来说，治本是主要的，这里所谓的治本，亦应着重在治疗其原发情况，只有在无法弄清其原发情况的情况下，才能根据其当前症征作对症处理，这也就是原文所谓的：“从内之外者，调其内；从外之内者，治其外；从内之外而盛于外者，先调其内而后治其外；从外之内而盛于内者，先治其外而后调其内；中外不相及，则治主病。”从具体治疗措施上来说，根据疾病的急缓轻重决定治疗措施的急缓轻重，这也就是原文所谓的：“微者调之，其次平之，盛者夺之，汗者（之）下之。”“气有多少，病有盛衰，治有缓急，方有大小。”要注意到药物的针对作用亦即归经问题，这也就是原文所谓的：“寒热温凉，衰之以属”，“五味入胃，各归其所喜攻，酸先入肝，苦先入心，甘先入脾，辛先入肺，咸先入肾。”在用药上要注意到适可而止，不能过用常用，这也就是原文所谓的：“久而增气，物化之常也，气增而久，夭之由也。”“大毒治病，十去其六，常毒治病，十去其七，小毒治病，十去其八，无毒治病，十去其九，谷肉果菜，食养尽之，毋使过之，伤其正也。”（《素问·五常政大论》）

以上各方面，如果都能考虑到和做到，这样就能够提高疗效，较有把握地恢复患者的健康，这也就是原文所谓的：“疏其血气，令其调达而致和平”。“万举万全，气血正平，长有天命，”反之，如果不是这样全面地分析考虑问题，那就是东碰西撞，只能把病越治越糟，根本谈不上正确的辨证论治。这也就是原文所谓的：“不知是者，不足以言论，迷诊乱经”。“粗工嘻嘻，以为可知，言热未已，寒病复始。”

以上六点，笔者认为这就是《素问·至真要大论》中有关如何进行辨证论治的基本概括，因此当前临床上如何进行辨证论治，笔者认为也就是基本上可按上述顺序，分为以下五步来进行。这五步是：

第一步脏腑经络定位：亦即根据患者发病有关各方面条件及当前临床表现将疾病的病位确定下来。如何定位，根据中医理论，笔者认为可以从以下几个方面着手：首先是根据患者临床表现部位上的特点进行定位，这主要根据脏腑的归属及经络循行部位来进行，以肝为例：由于肝归从于胁下，其经络循行部位主要经巅顶、头面部颞侧、两胁肋，入少腹，绕阴器。因此患者症状如表现在上述部位时，例如：两颞侧头痛、巅顶痛、两胁肋疼痛、睾丸痛等等均可以定位在肝。其次是根据脏腑功能上的特点进行定位，以脾为例：由于脾在功能上的特点主要是主运化，布津液，司受纳，因此凡临床表现上以上述功能失调为特点者，例如食欲不振、吐泻、水肿、腹水、消渴等等，均可定位在脾。再其次是根据体征上的特点进行定位，以肺为例，由于肺在体征上的特点主要是：肺合皮毛，开窍于鼻，在声为哭，在志为悲，在变动为咳喘哮，色白，脉毛，因此凡属患者见以上体征，例如皮毛枯槁、汗出异常、自汗或无汗、咳喘哮、精神反常表现为喜哭善悲，脉浮等等，均可定位在肺。再其次是根据发病季节与常见诱因上的特点进行定位，以心为例，由于心旺于夏，喜伤心，热入心，大汗可以亡阳，因此凡在夏季酷热季节或高温环境中发病，或患者发病明显由于喜乐兴奋过度或汗出太多以后引起的，均可考虑定位在心。再其次是根据患者体型、体质、性别、年龄、治疗经过特点等进行定位，例如：肥胖体型多定位在肺脾，消瘦体型定位在肝肾，青年女性及小儿多定位在肝肾，热病后期，汗吐下后，或金石燥烈等药物致病，多考虑肝肾等等。

第二步阴阳、气血、表里、虚实、风、火、湿、燥、寒、毒定性：亦即根据患者发病有关各方面条件及当前临床表现按照上述内容确定其性质。例如：表寒、里热、阴虚、阳亢、气滞、血瘀等等，如何定性，根据中医理论，笔者认为一般可从以下两方面着手。首先是从临床证候特点来定性，以风证为例，由于风的特点是“善行数变”，（《素问·风论》）“风以动之”，（《素问·五运行大论》）“阳之气，以天地之疾风名之”。（《素问·阴阳应象大论》）因此凡患者在临床表现上具有上述特点，如证候表现变化较快，来去不定，游走窜动，颤动抽搐。例如：阵发性头痛、游走性关节肌肉疼痛、荨麻疹、惊痫抽搐等均可定性为风；其次，从发病季节与发病诱因上定性，如春主风，风邪可以使人致病，因此凡发病季节在春季，或发病明显与受风有关的，都可以定性为风。

第三步是必先五胜：所谓“必先五胜”，即在分析各种发病机转时，要在错综复杂，变化万端的各种临床表现中根据其发展变化过程，确定其是属哪一个脏腑及哪一种病理生理变化在其中起主导作用。如何具体运用，根据中医理论，笔者认为主要可以从以下两方面进行：首先分析其病变是否单纯的本经或本气疾病，如系单纯的本经本气疾病，则重点在本经本气，例如：饮食伤脾或郁怒伤肝，患者在饮食不节之后出现吐泻或患者大怒之后出现的胁肋痛，或惊痫抽搐等，即属本经本气疾病，其表现在脾或肝，原发亦在脾或肝，比较单纯。其次则是由于五脏相关，互相影响，亦即人体其他器官有病作用于脾或肝而在临床上表现上述情况，假使上述情况系由于其他器官病变影响所致，则重点即在原发器官而不在本经本气。例如：肾病及脾或脾病及肝，患者先有大小便不利，腰痛浮肿，然后出现呕吐恶心；或患者先有上吐下泻，然后出现拘急痉挛；或患者由于饮食不节所致之夜寐不安，此种情况，虽然临床表现为呕吐、拘急、不寐等症均可分别定位在脾，或定位在肝，但却均非重点，由小便不利而出现的呕恶，重点在肾而不在脾，由于吐泻而引起的痉挛拘急，夜寐不安，重点在脾而不在肝，这就是所谓的“必先五胜”。“必先五胜”这一步是辨证论治中极其重要的一步，比较复杂，但却必须弄清。

第四步是治病求本：这一步与前面的“必先五胜”一步是相应的，亦即可在前三步的基础上，重点治疗其原发器官及其原发病理生理变化，例如脾病及肝者重点治脾，肾病及肝者，重点治肾，热极生风者，重点清热，气虚生湿者，重点补气等等，均属于这一步的范围。

第五步是治未病：《素问·玉机真藏论》谓："五脏受气于其所生，传之于其所胜，气舍于其所生，死于其所不胜。"又谓："气有余，则制己所胜而侮所不胜，其不及，则己所不胜，乘而侮之，己所胜，轻而侮之。"（《素问·五运行大论》）这些话的涵义在人体来说，就是说人体的各个器官之间是密切相关的，一个脏器有病，必然要涉及其他脏器，同时也必然受到其他脏器的影响。因此，对于各个脏器的疾病不能只局限在其本经本气，孤立地对待之，而必须要考虑其所影响的它脏它气对本身可能产生的影响，从而以全局观点来判断转归，分析病势，决定治疗，这就是笔者在这里所说的治未病。人体各个器官的相互影响，根据中医学认为，最重要者又在各脏器的所胜和所不胜的两重关系上，因此在临床上分析病机，判断转归，观察病势，决定治疗时，又必须首先考虑这两重关系。以肝为例，肝所胜者为脾，所不胜者为肺。因此凡属肝病，除了考虑其本经以外，还必须首先考虑肺和脾的问题，特别是治本不能取得进展的情况下更要考虑这个问题，这一步看来有点五行家言，但笔者认为这些实际上是古人的经验。以下笔者在运用举例中，将以实际病例来说明其在临床治疗中的实际作用，不能忽视。

以上五步，如再深入推敲其内容是很多的，要求是具体的，对每一步的结论都必须是有征可信的，是中医学基本理论在临床辨证论治中的具体运用，笔者认为不论疾病系属外感或系属内伤，都可以统属于此五步之内，如果能认真做好这"辨证论治五步"，就一定能够把中医的基本理论和辨证论治系统起来，就能做到理法方药的系统性和一致性，使中医的辨证论治具体化和规范化起来。

三、辨证论治五步临床运用举例

笔者业医三十余年，早年对于中医辨证论治亦有迷乱多歧之惑。近十余年来，笔者以上述辨证论治五步用之于临床实践，深感按此五步辨证论治是可行的，理法方药是一致的，用之临床是可以提高疗效的，兹举最近治疗三例作为说明。

病例一

方某，男性，59岁，干部，初诊时间1976年3月11日。

患者1973年以腹泻、疲劳为诱因逐渐出现左眼睑下垂，复视，当时经301医院、宣武医院神经科诊断为重症肌无力眼肌型，经用吡定斯的明180mg/日及中药杞菊地黄丸等治疗，半年后缓解，1975年10月感冒发热后又出现左眼睑下垂，复视，咀嚼吞咽困难，必须用吡啶斯的明始能暂时缓解。301医院，友谊医院会诊，均诊断为重症肌无力延髓型，以吡啶斯的明治疗，但服药后不能完全控制症状，且必须逐渐增加药量，始能维持一般的生活。

1976年1月5日以后，吡啶斯的明增加至360mg/日，但仍眼睑经常下垂，进餐需多次休息，喝水作呛，两臂不能上举，不能自己穿衣服，症状上午较轻，下午增重，完全休息时轻，活动稍多后加重，服吡啶斯的明稍晚，症状则立即加重，医院认为无法再作进一步治疗，经人介绍1976年3月11日来我院就诊。就诊时症状大致如前，当时检查：偏胖体型，白发秃顶衰老外观，面微赤，眼睑下垂，眼裂变小，头低倾，不能正常直立，两手不能上举，舌嫩，齿痕，质稍红，苔薄白，中心稍黄腻，脉沉细无力。当时按照辨证论治五步分析，患者症状表现部位主要在眼睑，在四肢，在咀嚼吞咽，结合西医重症肌无力诊断，根据眼睑属脾，脾主四肢，脾主肌肉，脾主吞咽理论，因此第一步定位在脾。患者症状表现上午较轻，午后较重，休息时轻，活动后重，以无力为特点，其体征上，患者呈衰老外观，脉沉细无力，舌嫩，齿痕，根据中医理论这些现象均属气虚，因此第二步定性为气虚。患者定位在脾，定性为气虚。分析患者发病经过最早系以疲劳、腹泻为诱因出现症状，而且一开始即以脾气虚症状为主，脾气虚症系属原发，期间虽曾两次出现呼吸困难，当前舌中心亦稍腻，面色微赤，但均可以五脏相关，脾病及肺，气虚可以生湿，湿郁可以化热来作解释，其原发在脾气虚衰十分明显，因此第三步即可以认为本病原发在脾，证属气虚。第四步治病求本，亦以补益脾气为主。由于病变重点在脾，考虑脾的同时，从理论上还必须同时考虑肾和肝，因此第五步在考虑补益脾气时，还必须同时配合疏肝和滋肾的治疗，基于上述分析，因此以补中益气汤为主方合生脉散加熟地、仙灵脾为治。处方：黄芪 45 克，苍白术各 12 克，陈皮 10 克，党参 15 克，柴胡 12 克，升麻 6 克，甘草 6 克，生姜 3 克，大枣 12 克，熟地 30 克，仙灵脾 15 克，麦冬 12 克，五味子 10 克。每天服 1 剂，服药 3 剂后即开始小量逐渐撤减吡啶斯的明剂量，服药 12 剂后，患者自觉症状即觉明显好转，吡啶斯的明逐渐减量亦无不适感觉，眼睑下垂基本恢复，进食不需休息，肢体活动亦有显著改善，以后基本以上方为主，继续治疗并嘱进一步撤减吡啶斯的明，治疗半年后，吡啶斯的明由 360mg/日，而 240mg/日，而 120mg/日，而 60mg/日，直到完全撤去。患者自觉症状完全消失，以后再根据中医学阴阳互根理论改予补中益气汤合益胃汤制为丸剂调理。今年 4 月 14 日复查，眼裂正常大小，吞咽咀嚼正常，肢体活动正常，肩胛、颈项活动正常，饮食、大小便正常，每日练太极拳两次，能坚持半日工作，除间断服上述丸剂外，未服任何其他中西药物，基本治愈。

病例二

尹某，男，41 岁，北京人，北京某邮局营业员。1972 年 9 月初诊。

患者自 1964 年以后经常肝区疼痛，同时伴有低烧，体温一直在 37.5℃～38.0℃之间，肝功能正常，未确诊。1968 年曾在首都医院肝穿，据称以前患过肝炎，亦未明确诊断。1972年5月份“感冒”发热，肝区疼痛十分剧烈，呈针刺样痛，难以忍耐，在邮电医院透视右膈内侧运动减弱。以后去阜外医院作同位素肝扫描，诊为肝占位性病变。以后又去铁路医院肝扫描，亦诊为肝占位性病变，当时查体肝肋下3cm，中等硬度，明显压痛，血检r-GT52U%，LDH560U%，癌反应阳性，诊断肝癌。以后一直住在邮电医院及邮电疗养院治疗，虽经多方处理，但发热，肝区剧痛终未见改善，全身情况亦逐日恶化。1972年8月邮电医院姚大夫因曾在学中医时听我介绍过用加味黄精汤治肝癌有效的经验，遂用此方予患者作治疗，患者服此方10剂后，情况较明显改善，肝区疼痛明显减轻，食欲食量亦有所改善，因此来我处就诊，就诊时患者仍有肝区疼痛、胃脘胀满、低热、大便偏溏、纳差、日食半斤左右。查体形消瘦、面色青暗、神乏气短、脉沉细弦数、舌青赤有瘀斑、苔薄白、肝肋下5cm、表面不甚平滑、中等硬度、压痛明显，同意肝癌诊断。中医辨证方面，按照辨证论治五步分析：患者症状表现部位主要为右肋下疼痛，胃脘胀满，按照中医理论肋下属肝，胃脘属脾，因此第一步定位在肝脾。患者长期低热不退，同时纳减便溏，查体形消瘦、面青暗、舌青赤有瘀斑、脉细弦数、右肋下肿块且有压痛，按照中医理论这些表现属于气血两虚，同时合并有气滞血瘀，因此第二步定性为气阴两虚合并气滞血瘀。分析患者发病全过程，最早系肝区疼痛、纳减、便溏等症状，因此在定位上原发在肝，在定性上原发为阴虚血瘀十分明显，脾虚气虚症状系在肝虚气滞血瘀的基础上续发，第三步即定为病在肝波及脾，气阴两虚，气滞血瘀。第四步根据治病求本原则，肝脾同治的同时，重点治肝，气阴两补的同时，重点养阴，由于理论上肝肾密切相关，因此应把滋肾养肝放在首要地位，疏肝助脾则放在辅助地位。第五步，治肝的同时应治肺和脾。现在已经肝脾同治，尚应加入益肺的治疗。因此其总的治法应滋肾养肝，助脾和胃佐以疏肝益肺，气阴两虚。基于上述分析，因此以参芪丹鸡黄精汤加消胀散为主方，处方：党参15克，黄芪30克，丹参30克，鸡血藤30克，黄精30克，当归12克，细生地30克，夜交藤30克，苍白术各12克，青陈皮各10克，甘草6克，柴胡12克，姜黄12克，广郁金12克，薄荷3克，砂仁6克，莱菔子12克，每天服1剂。服药两周后，患者自觉症状即逐日明显减轻，在邮电疗养院住院半年左右，除其中一周左右时间，因患重感冒，体温上升至40℃以上，疗养院按一般治疗无效，请急会诊，予加减柴葛解肌汤，一药热退，曾暂停服本方外，其余时间基本上均系以上方加减进行治疗。1973年初患者出院。出院前患者精神、饮食、睡眠、大小便基本正常，肝区疼痛基本消失，检查：癌反应阴性，转肽酶正常，LDH正常。出院后休息约一年左右，遂上班恢复工作。1976年7月患者又出现肝区疼痛，食欲减退，又来我处门诊，仍守前方加减治疗，服药后自觉症状又迅速好转，今年一月因工作中抬重件用力，扭腰出现腰痛来门诊，仔细询问病人，患者除扭伤腰后，腰部有疼痛外，其余无任何自觉不适，一年多来体重增加，精神充沛，全日劳动，患者从1972年被诊断肝癌起，迄今已五年以上，基本治愈。

病例三

谭某，男，9岁，北京人，初诊时间1977年1月8日。

患儿于1岁9个月时，突然发热、浮肿，当时诊为急性肾炎。以后曾在我院、海淀医院、儿童医院及北京中医院住院，诊为慢性肾炎。曾用中西药物治疗，疗效不显。近三年来家长失去信心，未予治疗。1976年12月底患儿发烧、咳嗽，以后出现嗜睡、鼻衄、恶心、呕吐、尿少，于1977年1月3日急诊入院。入院时体检：明显消瘦、皮肤干燥、鼻翼煽动、呼吸困难、心律不齐。实验室检查：CO_2CP12.2容积%，BUN216mg%，Hb5.8g%，诊断慢性肾炎，尿毒症，酸中毒，继发性贫血。入院后立即采取紧急措施，输液，纠正酸中毒及脱水，予抗生素，同时予中药真武汤，生脉散加味方（附片6克，炒白术10克，茯苓10克，干姜6克，党参12克，麦冬10克，五味子10克，泽泻10克，竹茹10克，甘草6克）处理后症状稍有稳定，CO_2CP上升至56容积%，但全身症状无大改善，仍处于嗜睡衰竭状态，同时有鼻衄，呕吐咖啡样物。

1月6日Hb降至4.5克，当时曾予输血，1月7日患儿情况转重，不能饮食，恶心呕吐频频发作，服药亦十分困难，大便一日数次，呈柏油样便，并有呕血，呼吸慢而不整，14～18次/分，心率减慢至60～80次/分，急予可拉明、洛贝林、生脉散注射液等交替注射，并向家属交待病情，危在旦夕。1月8日患儿情况：继续呈嗜睡衰竭状态，面色晦暗，呼吸减慢，心率减至60次/分，大便仍为柏油便，看来情况越来越重，因急请我会诊。会诊时患儿呈嗜睡朦胧状态，时有恶心，呕吐，呼吸深长而慢，脉沉细微弱无力而迟，舌嫩润齿痕尖微赤，苔薄白干中心微黄，同意儿科诊断。中医辨证方面按辨证论治五步分析：患儿症状主要呈恶心呕吐，进食困难，嗜睡半朦胧状态，呕血便血，按照中医理论这些症状，应属于脾胃败绝之象。因此，第一步定位在脾胃。患儿呈嗜睡状，脉沉细乏力而迟，舌嫩齿痕尖微赤中心薄黄，按照中医理论这些现象属于气阴两虚，结合患儿全身情况看应属气阴两竭，因此第二步定性为气阴两竭。但分析患儿发病全过程，患儿肾病已久，一直未愈，当前主要症状，系继发于原有肾病基础上，根据必先五胜原则，原发病位在肾，因此第三步应定为病在肾，波及脾，兼及心肺，证属气阴两竭。由于其原发病在肾，根据中医治病求本原则，因此第四步则应重点在补肾，在配伍上补肾应同时治其所胜及所不胜，因此第五步则应在补肾的同时兼治其心脾。基于上述分析，因此以参芪地黄汤加竹茹为治。处方：人参6克（另煎兑入），党参15克，黄芪15克，细生地25克，苍白术各6克，五味子6克，丹皮6克，茯苓15克，泽泻6克，淡竹茹10克，服上方1剂，患儿症状即有好转，心率为84次/分，以后继续服上方3剂，患儿恶心呕吐基本控制，已有食欲，能进少量饮食，1月12日患儿出现发热、大便溏泻且有完谷不化现象，又请会诊，考虑此属饮食不节所制，前方加葛根9克，川连1.5克，干姜1.5克，病房同时给黄连素，青霉素，氯霉素，制霉菌素。1月17日会诊时情况稳定，食纳增加，但大便仍为3～4次/日，体温仍在38.0℃，由于患儿情况好转，病房改病危为病重。1月24日请会诊，考虑患儿气虚现象已经基本控制，当前以补肾阴为主，由于肾虚患者同时考虑胃乘心侮的问题，因此改用麦味地黄汤合竹叶石膏汤同进，并建议病房停用所有抗生素，服药5剂后，体温逐渐下降至37.2℃～37.3℃，2月3日会诊，为了加强补肾养肝作用，除仍用麦味地黄汤合竹叶石膏汤外，再加用三甲复脉汤，服药后二天，体温即完全下降至正常范围。2月9日再请会诊，体温正常，由于患儿这几天饮食稍差，因去三甲复脉汤，改用麦味地黄汤合竹叶石膏汤，加味枳术丸，以后继续服本方多剂，患儿情况良好，精神、饮食、睡眠、大小便基本正常，无明显自觉症状，玩乐如常，病房用中药治疗过程中除因患儿CO_2CP总在低值，常用$NaHCO_3$以纠正其酸中毒以外，未作其他特殊处理，由于患儿自觉症状已经消失，因此于3月6日要求出院。出院时实验室检查未恢复正常CO_2CP33～36容积%，BUN56.5mg%，尿蛋白＋＋＋，Hb5.8g%，出院后3月31日来我院门诊，仍用参芪麦味地黄汤加竹茹、益母草、白茅根，嘱每日1剂，不用其他中西药物，4月21日门诊复查，Hb上升至9.5克，CO_2CP28.12容积%，BUN66mg%，仍守前方不变。6月22日再来门诊复查，BUN下降为22.8mg%，CO_2CP上升至47.04容积%，尿蛋白为＋＋。由于患儿无任何症状，玩乐如常，因此以上方改制为蜜丸常服。1978年4月4日再来门诊复查，Hb13g%，BUN25.8mg%，CO_2CP44.8容积%，尿蛋白痕迹，今年9月患儿母来告，患儿最近又复查一次，一切完全正常，已进入小学上学，尿蛋白亦转阴性，基本治愈。

结　束　语

本文着重谈了笔者对于中医辨证论治中“证”字的理解及辨证论治的涵义问题，特别是着重地谈了对于临床上如何进行辨证论治的设想，提出了“辨证论治五步”的具体运用问题，之所以特别重点地谈这个问题，是因为笔者认为这是当前一个十分重要而且迫切需要加以解决的重大问题。对于辨证论治，过去曾经进行过热烈的讨论，对于辨证论治的涵义也有过比较正确的概括，但是在如何具体进行辨证论治方面讨论不多，因为在如何具体进行辨证论治这个问题上长期的停留在一个兼收并蓄的阶段上，缺乏统一的要求和具体方法，因此才形成了当前在辨证论治具体运用上的复杂局面。为了能够更好地继承发扬祖国医学遗产，更好地开展中西医结合，使中医学理论更好地具体运用于临床实践，所以笔者才大胆地提出了前述的辨证论治五步设想并试用于临床，虽然在实践中笔者认为上述设想是可行的，但是限于笔者水平，主观片面之处，一定不免，十分希望大家来共同交换意见，互相补充，统一认识，并逐步形成规定。相信在党的中医政策光辉照耀下，在双百方针的指引下，经过大家广泛深入的讨论，一定可以集腋成裘，逐步统一认识，使中国医药学这个伟大的宝库能够更好地发掘和整理，在学术上取各家之长，弃各家之短，从而消除宗派门户之见，结束某些学派间无谓之争，把中医理论和临床实践结合得更好更紧，使中医的辨证论治能够更系统化和完整化，从而把中医的辨证论治推进到一个新的水平，使中西医结合工作在现有的基础上向前一步。

（原载《全国名老中医学术报告汇编》中华全国中医学会湖南分会 1984 年刊印）

治疗肝病系列经验方六首（1990年）

一、**加味一贯煎**（本方系在魏玉璜“一贯煎”的基础上加减而成）

药物组成：南沙参15克，麦冬10克，当归12克，细生地20克，金铃子10克，夜交藤30克，丹参30克，鸡血藤30克，柴胡10克，姜黄10克，郁金10克，薄荷3克。

功能：滋肾，养肝，疏肝。

适应证：适用于迁延性肝炎、慢性肝炎、肝硬化、肝癌等病，证见肝区疼痛、口干、目涩、大便偏干、脉弦细滑数、舌质红苔薄黄干等，中医辨证属于肝肾阴虚，气滞血瘀者。

煎服法：先将药物用冷水浸泡1小时，浸透后煎煮。首煎沸后文火煎50分钟，二煎沸后文火煎30分钟。煎好后两煎混匀，总量以250～300毫升为宜。每日服1剂，每剂分两次服用，饭后两小时温服。连服2剂，停药1天，每月可服20剂，或间日服1剂。服药过程中，停服其他任何中西药物。

加减法：大便干结者，生地可加量至30克，并减少煎药时间，首煎20分钟即可。大便偏溏者，生地酌减用量，并增加煎药时间，首煎可煎至1小时。肝区疼痛较重者，加元胡10克。腹胀时显者，加砂仁6克，莱菔子15克。合并黄疸者，合入减味三石汤（方见后）。

方　歌

方氏加味一贯煎　柴姜郁金薄荷然
沙参麦冬归地联　肝病阴虚血瘀者
夜交金铃丹鸡入　常服本方体自安

验案举例

刘某，男，32岁，1978年10月初诊。

两年来患者肝区疼痛，疲乏无力，在外院多次检查 GPT 均在 500U 以上，TTT10U 左右，TFT＋＋～＋＋＋，诊断迁延性肝炎。长期服用西药保肝药物及中药清热利湿解毒剂，症状及实验室检查均无明显改善。来诊时，肝区疼痛、疲乏无力、纳食尚可、口干渴欲饮水、睡眠不实多恶梦、大便偏干、小便偏黄、脉弦细滑数、舌质红、苔薄白中心黄而偏干。实验室检查：GPT500U 以上，TTT10U，TFT＋＋，诊断迁延性肝炎。中医辨证为肝肾阴虚，气滞血瘀，湿热内蕴。予加味一贯煎合减味三石汤。一月后复诊，上述症状已基本消失，复查 GPT220U，TTT8U，TFT（－）。再服上方一个月，一月后复查 GPT、TFT 均转正常，TTT6U。间断服加味一贯煎原方，一月后再复查，GPT、TTT、TFT 均转正常。以后继续服用本方至半年后停药。服药期间，每月复查肝功，均在正常范围。一年后患者因感冒来诊，述肝功一直正常，无明显自觉症状，肝炎已愈，疗效巩固。

二、**加味异功散**（本文系在钱乙异功散的基础上加味而成）

药物组成：党参 15 克，苍白术各 10 克，茯苓 30 克，甘草 6 克，青陈皮各 10 克，黄精 20 克，当归 12 克，焦楂曲各 10 克，丹参 30 克，鸡血藤 30 克，柴胡 10 克，姜黄 10 克，郁金 10 克，薄荷 3 克。

功能：健脾和胃，养肝疏肝。

适应证：适用于迁延性肝炎、慢性肝炎、肝硬化、肝癌等病，证见胸胁满闷、胁下隐痛、纳呆纳少、便溏、舌质淡润舌苔薄白、脉濡细等，中医辨证为脾胃气虚肝乘，气滞血瘀者；上述肝病患者，虽见有阴虚症征，但服养阴剂后，胃脘不适，纳差便溏者；当前虽见有阴虚症征，但询问病史，素体脾虚者。

煎服法：1. 同加味一贯煎煎服法；2. 阴虚患者服用本方，注意中病则止，不宜长服久服，亦可在服用养阴方剂过程中间断服用本方。

加减法：肝区疼痛剧烈者，加金铃子 10 克，元胡 10 克；腹胀明显者，加砂仁 6 克，莱菔子 15 克。

方　歌

加味异功源异功　　参术苓甘青陈同
更加精归焦楂曲　　丹鸡柴姜金薄同
肝病脾虚肝乘者　　服用本方有殊功

验案举例

刘某，女，54 岁，1973 年 3 月初诊。

患者十年来经常胃脘胀满、大便偏溏、右肋下隐痛。1972 年检查肝功，GPT200～300U 左右，TTT10U 左右，A/G 比值接近平值，Pt10 万/mm^3 以下，诊断为慢性肝炎。一直服用中西药物，但肝功损害未恢复正常，于 1973 年 3 月来诊。就诊时，症状同前，脉沉细而濡，舌淡润，苔薄白。检查肝功：GPT256U，TTT10U，A/C：3.0/2.8，Pt8.6 万/mm^3，诊断为慢性肝炎。中医辨证为病在肝脾，证属脾虚肝乘，气滞血瘀。予加味异功散加砂仁、莱菔子。服药后，患者自觉症状明显好转，一月后复查肝功，各项指标均在正常范围，1980 年患者右侧乳房发现肿块，经某医院病理检查确诊乳癌，行根治手术。术后肝区痛、脘腹胀满、大便稀溏等症状又复作，检查肝功各项指标均明显异常，A/G 比值例置。再予加味异功散，同时合用冬虫夏草粉。服药后，各症相断消失，肝功检查亦转正常。后仍间断服用加味异功散调理。现乳癌术后已十年，患者多次复查肝功均在正常范围，并恢复工作，疗效巩固。

三、加味黄精汤（自拟方）

药物组成：黄精 30 克，当归 12 克，细生地 30 克，夜交藤 30 克，苍白术各 10 克，青陈皮各 10 克，甘草 6 克，柴胡 10 克，姜黄 10 克，郁金 10 克，薄荷 3 克。

功能：养肝滋肾，助脾和胃，疏肝。

适应证：①适用于迁延性肝炎、慢性肝炎、肝硬化、肝癌患者，证见胸胁满闷、胁下痞塞疼痛、舌红苔干、同时兼见胃脘不适、纳少便溏等；②中医辨证为肝肾脾胃同病，气阴两虚，气滞血瘀者；③虽有上述胃脘胀满疼痛、纳少、便溏等证，但服益气、健脾、和胃之剂无效者；④肝硬化腹水患者，腹水消退之后，体力未复者。

煎服法：同加味一贯煎煎服法。

加减法：大便溏薄者，酌减生地用量；如患者血瘀证候明显，可加丹参 30 克，鸡血藤 30 克，名丹鸡黄精汤；如患者气虚证候明显，可加党参 15 克，黄芪 30 克，名曰参芪黄精汤；如患者气虚血瘀同时并见，可同时加人参、芪、丹、鸡，名曰参芪丹鸡黄精汤。本方是治疗肝病的基本方，屡获良效。

方　　歌

方氏加味黄精汤　　精归地夜自成方
再入苍白青陈草　　丹鸡柴姜郁薄尝
多种肝病均获效　　此为治肝基本方

验案举例

尹某，男，41 岁，1972 年 9 月初诊。

患者自 1964 年以来，经常出现肝区疼痛，同时伴有低热，体温一般 37.5℃～38℃之间，肝功能检查正常。1968 年在某医院作肝穿刺，据谓可能患过肝炎，亦未明确诊断。1972 年 5 月，“感冒”发热，肝区疼痛突然加重，疼痛剧烈，呈针刺样痛。在某医院透视，示右膈内侧运动减弱。以后即去某医院作同位素扫描，诊为肝占位性病变。后又去某医院再作肝扫描，诊断同前。当时查体肝肋下 3cm，中等硬度，明显触痛。实验室检查：r-GT52U，LDH560U，AFP 阳性，诊断为肝癌，入某医院住院治疗。虽经多方处理，但低热、肝区疼痛，始终未能得到改善，全身情况亦日趋恶化，遂于 1972 年 9 月来诊。就诊时，肝区疼痛、低热、体温 37.5℃，胃脘胀满、纳差、大便偏溏、形体消瘦、面色青暗、神疲、气短、脉沉细弦数、舌质青赤、有瘀斑、苔薄白。肝脏触诊在肋下5cm，表面不甚光滑，中等硬度，明显触痛。同意肝癌诊断。中医辨证为病在肝肾，波及脾胃，证属气阴两虚，气滞血瘀。予参芪丹鸡黄精汤。服药两周后，患者自觉症状即逐日明显减轻。以后连续服药半年左右，诸证消失。实验室检查：AFP转阴性，r-GT，LDH等均转正常出院。出院后继续来门诊以上方加减间断服药。一年后停药并恢复工作。多年来一直坚持全日工作，精力充沛，疗效巩固。随访至1990年1月仍健在，距诊断肝癌已十八年。

四、苍牛防己汤（自拟方）

药物组成：苍、白术各30克，川、怀牛膝各30克，汉防己30克，大腹皮30克。

功能：健脾疏肝，活血行水。

适应证：①适用于肝硬化、肝癌合并腹水，证见大腹如鼓、小便不利者；②凡患者全身情况尚好、脉沉细微弱、舌质淡嫩、苔薄白、腹虽大而柔软者，服药效果好；反之，凡患者出现败征，如精神衰败、面色青暗、深度黄疸、大肉尽脱、形如蜘蛛、腹坚硬绷紧、脉弦大数急、舌质绛红苔黄腻者，服药则多难奏效。

煎服法：煎法，同加味一贯煎煎法，服药困难者，可将药液适当浓缩；服法，每日服1剂，早晚空腹服用，如腹胀甚者，亦可少量多次分服。服药期间停用其他一切中西药物，并严格控制忌食含盐或食用碱的食物。

服用本方后，多在第2～3天出现尿量逐渐增多，如尿量每天在1000毫升以上，则可出现腹水逐渐消退效果。

加减法：疲乏无力、汗出脉微者，可加人参15～30克，文火浓煎，兑入上药中；腹胀甚者，加枳实15克。

方　歌

方氏苍牛防己汤　　苍白川怀共成方

更加重剂大腹皮　　　　此方重在治腹水
助脾活血行水良　　　　中病则止不宜长

验案举例：

陈某，男，48岁，1976年11月23日初诊。

患者一年多来腹胀尿少，近一个月来加重。就诊时，腹胀尿少。检查：面色灰暗，腹部膨隆如鼓，腹壁静脉隐约可见，肝肋下3公分，质硬，脾肋下7公分，质硬，腹水征＋＋＋＋，两下肢可凹性浮肿，脉弦细数，舌稍红苔薄白而润。食道静脉造影提示食道静脉曲张。诊断肝硬化腹水。中医诊为水臌，病在肝脾肾，证属气虚血瘀水停，治以健脾、疏肝、活血、行水法，予苍牛防己汤6剂，每日1剂，早晚空腹服下，并严格控制盐、碱摄入。11月30日复诊：自述服用上方6剂后，腹胀明显减轻，小便增多，饮食渐增。检查：腹部转平软，腹水征＋＋，脉沉细，苔黄腻。根据《内经》"大积大聚，其可犯也，衰其大半而止"和"治病必求于本"的原则，改予丹鸡黄精汤合苍牛防己汤6剂。12月7日三诊：自述服上方6剂后，小便继续增多，腹胀消失，精神、饮食、睡眠均转佳，已无明显自觉症状。检查：腹部平软，腹水征＋，舌仍稍赤，苔白腻，脉弦细，拟方仍宗前法。12月14日四诊：情况良好，已无任何症状，检查：腹水征（－），再予前方12剂。12月28日五诊：情况良好，无不适。检查：腹水征（－），舌质转正常，苔薄白，脉沉细小弦，嘱停药观察。1977年8月15日，家属告停药后情况良好，精神、饮食、睡眠、大小便均正常，无任何自觉症状，已正常参加劳动。随访至1987年底仍健在，并正常参加劳动。

五、升麻甘草汤（自拟方）

药物组成：升麻30克，甘草6克。

功能；解毒，和中。

适应证：本方为治疗迁延性肝炎、慢性肝炎之辅助方。一般与前述之加味一贯煎、加味异加散、加味黄精汤合用。适用于迁延性肝炎、慢性肝炎肝功损害严重，转氨酶长期持续在高限，中医辨证属于毒盛者，恒合用该方。

煎服法：常合入加味一贯煎、加味异功散、加味黄精汤方中同煎，煎服法同上。

方　歌

重症肝病需解毒　　升麻甘草同时入
此方常合它方中　　常服肝功自然复

验案举例

郭某，女，30岁，1969年5月初诊。

患者确诊肝炎已十年。经中西药物治疗，十年来GPT一直持续在500U以上始终不降，TTT10U，百治无效。就诊时，患者肝区疼痛、疲乏无力、纳差、舌红、脉弦细滑数。根据上述症征，辨证为肝肾阴虚波及脾胃，邪毒炽盛。拟养肝助脾疏肝，佐以解毒为法，予加味黄精汤合升麻甘草汤治疗。升麻最大用量为45克。服药两周后，症状明显好转。一月后症状基本消失，复查肝功，GPT、TTT均下降至正常值。仍宗上方继续治疗两个月，每月复查肝功均保持正常值，诸症消失。停药一年后复查肝功仍在正常范围。1983年患者因它病来诊，自述1969年治疗取效后，十余年来肝功检查均在正常范围，其中只有一次因外出劳累，转氨酶曾一度升高，患者自服原方20剂，再度恢复正常，后再未出现波动，疗效巩固。

六、减味三石汤（《温病条辨》三石汤的基础上减味而成）

药物组成：生石膏30克，寒水石30克，滑石30克。

功能：清热、利湿、解毒。

适应证：该方为治疗迁延性肝炎、慢性肝炎之辅助方。一般与前述之加味一贯煎、加味异功散、加味黄精汤合用。适用于迁延性肝炎、慢性肝炎合并黄疸或小便黄赤、舌苔黄腻、转氨酶持续高限不降，中医辨证为湿热盛者。

煎服法：常合入加味一贯煎、加味异功散、加味黄精汤方中同煎；煎服法亦同上。

方　歌

方氏减味三石汤　　源于温病条辨方
石膏滑石寒水石　　肝病湿热盛者良
此方常合它方中　　邪去正复病自康

验案举例

过某，男，42岁，1978年5月初诊。

患者三年来肝功损害，确诊肝炎。GPT长期持续在500U以上，百治不效。就诊时，肝区疼痛、疲乏无力、大便偏干、小便黄赤、舌红苔黄、脉细数。查GPT500U以上。中医辨证为肝肾阴虚、气滞血瘀。先予加味一贯煎。一月后症状好转。但GPT无变化。考虑虽属阴虚，但挟有湿热，遂于原方中加入减味三石汤以清利湿热。一月后复查肝功，转为正常。后连续服用此方三个月，每月复查肝功，均在正常范围。遂嘱停药观察。十余年来，患者定期复查肝功，均在正常范围。在此期间，患者两次出国工作，颇为劳累，但肝功始终正常。肝炎治愈，疗效巩固。

七、上述六首方剂临床运用说明

加味黄精汤是我治疗肝病的基本方，多种肝病，如迁延性肝炎、慢性肝炎、肝硬化、肝癌以及其他原因导致的肝损害等，在稳定期都可使用。

如肝病在临床上表现为肝肾阴虚者，则用加味一贯煎；表现为脾虚肝乘者，则用加味异功散，俟阴虚或脾虚症征有所改善后，可用加味黄精汤常服，巩固疗效，以利康复。

苍牛防己汤是我治疗肝硬化腹水的基本方。如合并肝性腹水者，可单用苍牛防己汤，但应中病则止，服药后小便量如能达到每日1000毫升以上，腹水消去过半时，即应停药，改用上述治本方剂，不宜长服此方，更不能用此方作为巩固疗效用方。

如湿热症征明显，如舌苔黄腻、小便黄赤、黄疸、脉象濡数等，可在上述治本方中合用减味三石汤。此方系甘寒淡渗之剂，与治本方剂同用，有标本兼治之功，可在较长时间内服用。

如按上述方剂所述之适应证治疗，临床症征虽有改善，但肝功检查不见好转，可在上述治本方中合入升麻甘草汤。此方甘平无毒，经多年大量病例临床验证，证明无毒副作用，与治本方剂同用，亦可在较长时间内服用。

（收入《名医名方录》，1990年华艺出版社出版，许家松整理）

慢性肾功能衰竭的临床诊治经验研究（1990年）

前　言

慢性肾功能衰竭（以下简称“慢性肾衰”），是各种肾脏疾病晚期的共同转归，属疑难危重病症，而且已成为威胁我国人民健康的常见病症。

据我国80年代13个省市的普查材料，我国泌尿系疾患的检出率达2.25%，按此推算，我国约有2000多万肾脏疾病患者。我国每年由肾脏疾患发展到肾功能衰竭而死亡者约为3/万～5/万。

对慢性肾衰的治疗，目前西医主要采取肾移植和维持性血液净化疗法。但是，由于这些疗法尚存在客观条件限制以及技术本身的问题，接受上述治疗的人数只占“慢性肾衰”患者的少数。据1987年资料，我国接受肾移植手术的人数为1,000多例，接受血液净化疗法的人数为5,000多例。广大“慢性肾衰”患者把希望寄托于中医中药。

中医中药治疗慢性肾衰的主要方法有：①专药专方，如单味药、固定复方或中成药口服或灌肠；②辨证为若干型，固定方剂口服。据统计中医中药的总有效率为29%～54.2%，其中显效率为10.9%～13.2%。中西医结合治疗的总有效率为62.2%，其中显效率为12.5%。由此说明中医药在治疗慢性肾衰方面具有一定疗效和优势。

中国中医研究院研究员、著名中医专家方药中老大夫对慢性肾衰的诊治积累了丰富的经验。他以中医的整体恒动观为指导，以保护和扶助人体自稳调节能力为立足点，进行辨证论治。他从脾肾入手，深究标本先后，重视病机转化，并提出了证治规律和有效系列方药。临床收到了减轻患者痛苦、稳定病情、延缓病程、延长生命、个别治愈的良好效果。

1986年，国家把《著名中医诊治经验研究》作为“七·五”《重点科技项目》之一，设置专项进行研究。《著名中医方药中对慢性肾功能衰竭的临床诊治经验研究》即为其中一个课题。本课题即为全面、系统总结研究方老对慢性肾衰的诊治经验而设。今将本课题的研究思路和方法、主要任务、计划目标完成情况及特点介绍如下：

科研思路和方法选择：本课题选用中医传统方法进行研究。结合本课题，我们对中医传统方法的理解是：以中医理论体系为指导，运用辨证论治的方法，通过实际临床诊治，认真收集和分析证候（包括自然环境和人体形、神、色、脉、舌、症状等），从中总结中医对这一病症的病因病机认识，提出证治规律。我们选择传统方法的思路是基于：其一，古今著名中医的诊治经验基本上是按照这一模式积累和总结出来的，因此，对当代著名中医诊治经验的研究，也宜于选择符合中医自身发展规律和特色的传统方法；其二，由于慢性肾衰属疑难危重病症，病机复杂，并处于不断变化、恶化的病理进程中，因此，从临床实际情况来看，难于固定证型和方药；其三，总结几十年来的经验，中医对慢性肾衰的诊治优势在于辨证论治，方老对慢性肾衰的诊治特点是提出辨证规律和系列方药，因此，我们没有采用选择老大夫一个或数个经验方进行验证的方法，也没有采用辨证分型，固定方药的通常模式，而是选择运用传统方法总结证治规律并形成“证治体系”的新模式。考虑到本病症系西医病症名称，因此，在诊断方面，疗效观察方面，采用了西医若干理化指标，如 SCr、BUN、Hb、肾图、B 超等，作为诊断和判断疗效的指标之一，并执行中华全国中医学会内科分会召开的中医肾病专题学术会议制订的中医对慢性肾衰最新疗效评定标准。

主要任务：整理总结方药中老大夫对慢性肾衰的理论认识和临床经验现已完成，并形成题为《著名中医方药中老大夫对慢性肾功能衰竭的理论认识和诊治经验整理研究》的学术论文，从方老对慢性肾衰的病机认识、诊治方法、诊治思路与经验特色等方面进行了研究。并举 18 个典型病例加以说明。

制订和验证《著名中医方药中老大夫对慢性肾功能衰竭的诊治体系（常规）》。本“证治体系”的特点是根据方老对慢性肾衰的病机认识提出辨证规律和治疗系列方药。不但示人以方药，而且示人以规矩。其主要内容是，在脾肾虚衰为本，风、热、湿、燥、寒、瘀为标的病机认识基础上，以脾肾两系为纲，分析脾系、肾系、脾肾同病、脾肾衰败五脏齐损的辨证依据以及风、热、湿、燥、寒、瘀兼挟症的辨证要求，并详列脾肾两大系列方药及兼挟症的常用方药。四年来，这一证治体系经本院和外院 107 例验证，均收到较好的疗效。初步说明，这一体系具有先进性和应用推广的可行性。

临床验证 107 例小结：现临床验证共 107 例。其中本院验证 90 例，外院验证 17 例，本院验证 90 例中，总有效率为 75.56%，显效率为 47.78%。外院验证 17 例中，总有效率为 76.47%，显效率为 52.94%，均暂居国内先进水平。（详见临床验证 107 例小结）。现初步比较如下：

表 5　临床验证比较表

序号	报告单位或范围	例数	总有效率	显效率	收治轻重情况	报告者及报告时间
1	全国中医疗效综述		24%～54.2%	10.9%～13.2%	未报告	时振声 1983 1989
2	全国中西医结合疗效综述	1194	62.2%	12.5%	未报告	陈梅芳 1986
3	全国中医疗效（1981～1985）综述	459	64.9%	未报告	未报告	郭铭信 1986
4	中医研究院某医院某病区	53	37.7%	13.2%	BUN＞60mg%	1983
5	北京某医院	128	36%	11.0%	SCr＞5mg%占 74%	1988
6	南京某医院肾病组	34	76.47%	41.18%	SCr 均值＜4mg%	1987
7	方药中课题组本院验证	90	75.56%	47.78%	SCr 均值 5.99mg%	验证时间 1989～1990
8	外院验证	17	76.47%	52.94%	SCr 均值 6.20mg%	1989～1990

需要说明的是，目前国内外公认以血肌酐（SCr）作为反映肾功能等级的主要指标。因此收治 SCr 的水平与疗效直接相关。本课题收治病例 SCr＞5mg%者，占全部验证病例的 57.78%，其中，SCr＞8mg%者，占全部验证病例的 24.44%。这些患者已进入终末期，失去了有效治疗时间。因此在判定疗效方面，必须考虑收治难度，才具有可比性。

输入电脑，以扩大应用：该项工作已基本完成，由赵树仪主任医师承担，已完成了《方药中老大夫慢性肾功能衰竭专家系统》，并进行了 27 例临床验证。

计划目标及完成情况：本课题的攻关目标是“全面系统总

结方药中老大夫对本病的理论认识和临床经验，从而提高对本病的中医临床疗效”，“争取在消除或改善患者症状、减轻患者痛苦、改善肾功能、延长患者生命方面，较现有中西医治疗效果（指非手术，除外肾移植及血液净化疗法）明显的有所提高。”

经过四年时间的努力，通过完成上述四项工作，我们认为已达到上述计划目标要求。课题以学术论文形式全面系统地总结出了《著名中医方药中老大夫对慢性肾功能衰竭的理论认识和诊治经验》。为了把方老诊治经验用于指导临床，以提高中医临床疗效，我们制订了《著名中医方药中老大夫对慢性肾功能衰竭的诊治体系》，为了验证该“诊治体系”的科学性、合理性、可行性以及疗效的先进性，我们在本单位和外单位进行了107例临床验证工作，达到了预期效果。为了进一步推广应用，已完成了电脑程序设计和初步验证工作。

本课题的主要特点：①具真实可靠性，本课题的全部工作，包括课题设计、证治体系的制订、验证病例的诊治、诊治经验的总结等，方老均亲自参加、主持并认可，从而使本课题具真实可靠性。我们认为这是名老中医经验研究工作必须遵循的首要原则。②选疑难危重症，慢性肾衰是目前内科常见疑难危重症，难度很大，风险也大。但是我们认为这是方老的特长经验，中医具有一定优势，整理研究方老的诊治经验，有助于提高中医疗效，发挥中医优势，因此，难度虽大，但其临床意义和社会效益也是很大的。③采用传统方法，古今名老中医的经验都是运用传统方法积累和总结出来的。对当代名老中医经验的整理研究工作，选择运用符合中医自身特点的方法，能更真实、自然、全面地反映老中医的经验和特色。④形成诊治体系，探索新的模式，中医临床方法的优势和特色在于辨证论治，而非一方一药，中医对现代医学的一些病症，如何总结辨证论治的规律并形成体现自身特点，又便于指导临床的证治模式，这是时代的要求，也是中医发展中不容回避的问题。方老诊治慢性肾衰的经验特点不仅仅限于提出几个有效方药，而在于提出证治规律和有效系列方药，并形成为“证治体系”。这一“证治体系”，不仅对中医治疗慢性肾衰有临床指导意义，而且在中医对现代医学某些病症，形成符合自身特点的证治规律模式方面，作了有益的探讨，具有一定创新特点。⑤具应用可行性，本课题所制订的“诊治体系”，通过本单位和外单位住院病例107例的临床验证，初步证明其具有推广应用的可行性。⑥暂居先进水平，在临床验证工作中，我们在收治重症病人占多数的情况下，其总有效率为75.55%，显效率为47.78%，均暂居全国先进水平。

本课题工作即将结束。回顾四年来我们课题工作是在极其困难的情况下坚持下来的。在工作进行到一年半时，我们遇到了几乎无法克服的困难：研究生部临床基地被取消，部分课题人员先后调离。我们目前所完成的大部分临床验证工作是在借用基地的情况下进行的。由于是“借锅煮饭”，不由自主，因此，与课题配套的药物供给、煎药要求、中医综合处理、中医病房管理、饮食治疗等都无从谈起。但是，方药中老大夫和我们课题组人员考虑到，把“老中医诊治经验研究”列入国家“七·五”重大科技项目，是中国医学史上前所未有的大事。党的中医政策的光辉，继承发扬祖国医学遗产的责任感，时时感召和激励着我们克服重重困难，坚持下来。课题组长方药中老大夫在节假日还一直坚持查房并亲自参加危重病人的抢救工作。尽管我们的工作条件很差，工作中还有缺点和不足之处，但是，我们的全部工作，都凝聚着方药中老大夫和我们课题组人员忠诚于中医事业的赤诚的心。

一、对慢性肾功能衰竭的理论认识和诊治经验的整理研究

慢性肾功能衰竭（以下简称“慢性肾衰”）为西医病症名称，中医传统论著中无此病名，但根据其一般临床表现的描述

及其转归、预后来看，中医学术界一般认为似应属于传统中医论著中的“虚劳”、“癃闭”、“关格”、“溺毒”等病证范畴，并从上述病证的辨证论治中探讨诊治方法。

近年来，中医治疗慢性肾衰的临床报道资料甚多，但是由于中医论著中所述上述各种病证，涉及面很广，不一定均指慢性肾衰，加上学术思想见仁见智，因此，目前中医对慢性肾衰的诊断治疗，议论纷纭，莫衷一是。而且，就一法、一方、一药对号入座者多，系统运用中医理论，指导本病临床全过程，探讨总结对本病的诊断治疗规律，提出系统治疗方法和系列药物并取得疗效的报道很少，甚至缺如。因此，当前如何以中医理论为指导，认真探讨总结中医对本病的辨证论治规律，从而提高中医对本病的临床疗效，这是当前中医临床研究工作中一项十分艰巨而迫切的任务。

著名中医方药中老大夫，从事中医理论和内科临床研究工作已50年。二十世纪70年代以来，他以中医理论为指导，对慢性肾衰的诊断治疗进行了认真探讨，积累了丰富的经验。他以中医的整体恒动观为指导，以保护和扶助人体自稳调节能力为立足点，进行辨证论治。他从脾肾入手，深究标本先后，重视病机转化，并提出了证治规律和有效系统方药，临床收到了减轻痛苦、改善症状、稳定病情、延缓病程、延长生命、个别治愈的良好疗效。因此，我们认为全面、系统地整理研究方老对本病的理论认识和诊治经验，对提高中医对本病的疗效方面，具有很大的现实意义和推动作用。

四年来，我们课题组通过听取方老的系统讲授和临床随诊，对方老诊治慢性肾衰的理论认识和诊治经验，有着较全面的了解和较深刻的体会。兹从以下十一个方面加以整理研究，并以方老亲自主持诊治的十余例病例说明其临床具体运用。

（一）以中医理论体系全面指导对本病的辨证论治

在中医临床诊治和临床研究工作中遵循中医理论体系，突出中医特色，才能提高中医疗效，这是中医工作者的一致认识。但是，什么是完整的中医理论体系？其基本内涵应具备哪些内容？当前中医学术界认识不尽相同，联系临床实际就更加困难。为了统一认识，力求规范，方老在七十年代末曾撰写专文《论中医理论体系的基本内涵及其产生的物质基础》详加论列。他提出，中医理论体系的基本内涵主要包括以下七个方面：1. 中医学的指导思想是整体恒动观；2. 中医学的理论基础是气化学说；3. 中医学对人体生理和病理生理的认识是藏象论；4. 中医学对疾病病因及发病的认识是正邪论；5. 中医学对疾病病机的认识是求属论；6. 中医学对人体疾病诊断和治疗方面的特色是辨病与辨证相结合；7. 中医学的论理工具是中国古代的先进哲学思想阴阳五行学说。为了把上述认识具体运用于指导临床，并使辨证论治规范化，方老提出了辨证论治的新模式——辨证论治五步。这五步是：第一步：定位，即按脏腑经络对疾病进行定位；第二步：定性，即从阴、阳、表、里、虚、实、气、血、风、热、湿、燥、寒、毒十四个方面对疾病定性；第三步：必先五胜，即在定位定性基础上，找出起主导作用的病理生理变化；第四步：治病求本，即根据上述诊断，提出相应的治则、治法和方药；第五步：治未病，即在治疗已病脏腑无效或效果不佳的情况下，根据五脏相关理论，通过调节未病脏腑对已病脏腑的制约作用，来达到治疗已病脏腑的目的。在我国辨证论治研究中，“辨证论治五步”所提的“定位”、“定性”、“必先五脏”，亦即一般所谓“辨析”，已为多数学者所接受并广泛应用于临床当中。方老认为，中医临床工作必须以完整系统的中医理论为指导，才能说得上是“遵循中医理论体系”；中医的辨证论治应具备上述内容，才说得上是“辨证论治”，反之则否。这对任何疾病的临床研究均是如此，对慢性肾衰的中医临床研究自不例外。因此，对慢性肾衰的临床研究，方老首先强调，必须以上述中医理论体系为指导，来认识慢性肾衰的全过程，并指导对本病的诊断和治疗。对本病的具体诊断治疗，强调以“辨证论治五步”为方法，从而全面地、从动态中把握病机，并达到理法方药的统一性。本课题正是以中医理论体系为指导，以“辨证论治五步”为方法对慢性肾衰进行辨证论治并取得较好疗效的。

（二）关于慢性肾衰的病位认识

对慢性肾衰的定位，从古代文献中类似慢性肾衰的多种病证的辨证以及今人对本病的认识来看，不尽相同。有人主病位在肝；有人主在肾；有人主在肝、肾；还有人主在肺、肾；也有人主在肝、在心，甚至“五脏皆病”。其定位依据，从脏腑功能推理者多，从临床提出特异性症征依据者则少，见仁见智，不一而足。方老认为，对疾病定位，要按照中医理论认识及“辨证论治五步”模式所总结的定位方法来进行，强调要提出临床依据，坚持“言必有征，无征不信”的原则。从慢性肾衰患者发病过程来看，大致有以下三种情况：一种情况是：在本病发病前，素有脾胃病史如腹满、纳呆、呕恶、便溏等症征，在此基础上发生本病；或患者在发病前虽无明显阳性症征，但发病开始即以浮肿为主，然后在此基础上发生本病。另一情况是：患者在本病发病前，素有肝肾病史，如腰痛、头晕、耳鸣、遗精等症征，然后在此基础上逐渐发生本病；或患者在发病前虽无明显阳性症征，但发病开始时，即以腰痛、头晕、耳鸣、尿血、夜尿多等为主，并不出现浮肿，然后逐渐在此基础上发生本病。第一种情况，根据“诸湿肿满，皆属于脾”、“脾主运化”的认识，应定位在脾。第二种情况，根据“腰为肾之府”的认识，应定位在肾。第三种情况是前二者皆备，则应定位在脾肾。方老在对本病的诊断中，十分重视病史及发病中既往病史初期症征的询问，并以腰痛、浮肿作为对本病进行定位的主要症征。即发病前素有脾胃症征者定位在脾；发病时症征以浮肿为主者定位在脾；发病前无明显脾胃病症征定位在肾；发病时症征以腰痛为主者，定位在肾；上述两者同时出现，即浮肿、腰痛同时存在，难分先后者，定位在脾肾。方老认为，慢性肾衰的定位，或在脾或在肾，而以脾肾同病者较多。

（三）关于慢性肾衰的病性认识

关于慢性肾衰的病性，即慢性肾衰的疾病性质问题。从有关文献资料论述来看，多数人均认为本病属于“正虚邪实”。但正虚的具体内容是什么？邪实的具体内容又是什么？其临床依据又是什么？如果笼统含混，很难具体指导临床。方老认为慢性肾衰的定性也应根据中医理论认识和“辨证论治五步”模式所列定性方法来进行，强调必须有临床依据。慢性肾衰患者从全过程来看，均表现为不同情况和不同程度的正虚：一种情况是，典型的气虚或阳虚表现：如疲乏、无力、自汗、纳差、腹胀、便溏、畏寒、肢冷、脉沉细微弱或脉结代、舌淡嫩润、苔润滑等；另一种情况是：典型的血虚或阴虚表现：如手足心热、盗汗、恶热喜冷、口干渴、便干、脉细数或促、舌红苔黄干等。再一种情况是：上述两种表现俱在。慢性肾衰患者，除上述正虚表现而外，多数患者还有不同性质和不同程度的挟邪：或在疾病过程中出现挟“湿”的表现：如浮肿、小便不利、恶心呕吐、肢节酸痛、脉濡细、舌白腻或黄腻等；或在疾病过程中出现挟“风”的表现：如皮肤瘙痒、眩晕、肢体拘急、痉挛、抽搐、脉弦等；或在疾病过程中出现挟“瘀”的表现：如胸腹胁肋疼痛、各种出血、皮肤唇舌有瘀色、瘀斑、瘀点，舌下青筋暴露、脉沉细涩等；或在疾病的晚期，出现“毒”的表现：如神昏、肢厥、口中尿味、舌青紫、脉沉伏或弦大滑数不一。总之，慢性肾衰患者的临床表现多种多样十分复杂，而且多变，但是，方老认为均可以阴阳、表里、气血、虚实、风、火、湿、燥、寒、瘀、毒等十五个方面加以归类定性。总之，对慢性肾衰患者的定性，从正虚方面来看，不外气虚和阳虚、血虚和阴虚、阴阳气血俱虚五大类。其中又以阴阳气血俱虚较为多见。从邪实方面来看，主要可归为风、热、湿、燥、寒、瘀六大类。其中又以挟湿、挟热、挟风较为多见。

（四）关于慢性肾衰在定位、定性后的综合分析，亦即“必先五胜”的认识

关于慢性肾衰予以定位、定性后，必须进行综合分析，亦即“辨证论治五步”中的第三步“必先五胜”这一步。这是辨证的关键和结论，是中医对疾病作出辨证结论和提供立法选方用药的依据。从当前中医对慢性肾衰的临床研究资料来看，多数都是根据患者就诊时临床所表现的主要症征加以辨证分型，固定方剂，分型论治。对本病患者从病机分析、区分标本、原发继发、审视动态变化者很少。方老不主张当前这种常用的临床“分型论治”模式，认为不符合临床实际情况，也不符合中医理论。因为任何疾病过程，包括慢性肾衰的病程，都是一个动态变化的过程。例如目前临床表现为脾虚为主的病人，由于脾与其他心肺肝肾密切相关，很可能就诊前或以后并不是当前的情况而表现为其他脏腑的临床症征。由于五脏之间虚实可以转化，寒热可以相移，当前的情况是转化的结果，又是今后转化的原因。再如目前临床表现为气虚或阳虚的病人，由于精生气、气化精、气血阴阳互根互化的原因，无阳则阴无以化，无气则血无由生，所以临床上很可能在气虚、阳虚的基础上继发阴虚、血虚；反之，目前血虚或阴虚的病人，由于阴为阳之基，无阴则阳无由生，精竭则气脱，所以临床上很可能在阴虚、血虚的基础上继发气虚。总之，由于五脏之间在转化，正邪之间也在变化，再加上疾病本身的发展、治疗因素等等的作用，仅仅根据当前表现确定证型，既不符合疾病临床变化的实际情况，也不符合中医学整体恒动的指导思想和“伏其所主，先其所因”的传统认识，很容易把辨证论治降低到对症治疗的地步。方老认为对疾病的分析和判断，必须以中医的整体恒动观为指导，全面分析其原发和继发的关系，区分标本先后，才能作到治病求本，或在治本的基础上治标，这也就是“必先五胜”的基本精神，也是中医辨证论治的精华。方老认为，慢性肾衰的病位或在脾、或在肾、或在脾肾；其病性属虚，或为气

虚、阳虚，或为血虚、阴虚，或为气虚血虚、阴虚阳虚、气阴两虚同时存在。至于其他兼症，或兼风、或兼寒、或兼湿、或兼热、或兼瘀、或兼燥、或兼毒等，均是在脾肾气血阴阳虚损的基础上虚而生邪，正虚为本，邪实为标。不能本末倒置。这是方老对慢性肾衰全过程综合分析的结论，亦即对慢性肾衰病机的认识。

（五）关于慢性肾衰“治病求本”的认识

通过对慢性肾衰进行病位、病性和必先五胜的综合分析这三步，已经完成了对慢性肾衰的中医诊断，亦即辨证。第四步“治病求本”，则是在上述辨证基础上所采取的相应的治疗法则和方药。方老认为，慢性肾衰，脾肾气血阴阳虚损是病之本，风、热、火、湿、燥、寒、瘀、毒等兼挟证，则属病之标。正虚和邪实之间，邪实源于正虚。正虚必然导致邪实。因此，治病求本这一治疗原则，结合慢性肾衰这一具体病症来说，实际上就是或侧重于补脾气；或侧重于滋脾阴；或侧重于温肾阳、补肾气；或侧重于滋肾阴；或脾肾阴阳、气血、气阴并补。这也就是说，方老对慢性肾衰的治法，基本上是以扶正补虚为主，惓惓以正气为怀，把扶正补虚作为主攻方向。但是对慢性肾衰的补虚，并不是那么简单，必须根据患者治疗过程中的表现和服药反应，从整体恒动的角度，认真加以推敲，在补益脾肾方面，方老的主要经验有：其一，慢性肾衰的正虚，主要分为脾虚、肾虚、脾肾两虚三大类，但是由于五脏相关，脾虚者必然是肝来乘之，肾来侮之，而在临床除表现为脾虚以外，还常常同时出现肝和肾的症状，因而在补脾的同时，还要考虑到疏肝和渗湿的问题；肾虚者必然是脾来乘之，心来侮之，而在临床除表现为肾虚以外，还常常同时出现脾和心的症状，因而在补肾的同时，还要考虑到清胃和清心的问题。其二，由于阴阳气血互根互化，阴虚可以向气虚转化，气虚可以向阴虚转化，因而在补气或滋阴的同时，必须考虑并根据其转化情况选方用药，使之与转化相应。方老所提的补肾、补脾两大系列方中，每系列方药均考虑了阳虚——气虚——气阴两虚——阴虚这一阴阳的转化过程，根据轻重程度分别列方。其三，讲究处方的刚柔相济、消补并行，慢性肾衰虽属正虚为本，补虚为主，但是纯补纯滋的方剂临床效果并不理想。方老常以六味地黄汤和左归饮为例加以说明，六味地黄汤为滋养肾阴的有名方剂，地黄、山药、山萸肉分补肾、脾、肝，泽泻、茯苓、丹皮分泻肾、脾、肝，三补三消，补中有泻，滋而不腻，养阴而不留邪。比起张景岳的左归饮单纯滋阴更为灵活好用。在系列方中，方老的自制方如参芪地黄汤、加味异功散等都具有刚柔相济、消补并行、寒热平调等制方特点。在运用和化裁古方方面也十分讲究用方技巧，如益胃汤和竹叶石膏汤同用，养阴兼以清热，补中益气汤和疏肝饮同用，补脾结合疏肝等等皆是。其四，方老认为，人体疾病，实质上都是一个人体自调失常的问题，医生运用各种治疗手段，归根到底，只能是帮助人体恢复其自调，而绝不能代替其自调。根据《内经》“无代化，无违时，必养必和，待其来复”、“久而增气，物化之常也，气增而久，夭之由也”、“大毒治病，十去其六，……无毒治病，十去其九，谷肉果菜，食养尽之”的传统认识，方老不但对祛邪药物，讲究中病则止，而且对补虚药物也不主张长期、连续使用，主张间断服药，扶助人体自调的恢复，并防止向新的偏胜转化，损伤人体正气。

（六）关于慢性肾衰“治未病”的认识

前述以定位、定性、必先五胜、治病求本，基本上已可以概括方老对慢性肾衰患者的一般诊治，包括理法方药各个方面。“治未病”是“辨证论治五步”的最后一步，也是方老在中医整体恒动观指导下，对各种疾病的中医辨治提出来的更高层次的要求。中医学中的“治未病”，根据中医经典文献的论述，大致有以下四个方面的涵义：其一，指预防疾病；其二，指已病防传；其三，指选择适当的治疗时间，此即

《灵枢·逆顺》中所述："方其盛也，勿敢毁伤，刺其已衰，事必大昌，故曰圣人不治已病治未病。"其四，指根据五脏相关，脏腑制约的原则，通过加强调整未病脏腑对已病脏腑的影响，进行全身性调整，以达到帮助治疗已病脏腑的目的，进一步提高疗效，此亦即《金匮要略·脏腑经络先后病脉证》中所述"脾能伤肾，肾气被伤则水不行，水不行则心火气盛，则伤肺；肺被伤，则金气不行；金气不行，则肝气盛，故实脾，则肝自愈"这一基本精神。上述"治未病"的四种涵义，其一属于防病范围，此处不加讨论，其他三方面涵义均与辨证论治密切相关，适用于中医对一切疾病的辨证论治，慢性肾衰的辨证论治，自不例外。上述"治未病"原则在慢性肾衰辨证论治中的具体运用，方老认为有以下三方面：其一，已病防传问题。慢性肾衰原发在脾者，可以由于治疗上的失当或不及时，由脾传肾；慢性肾衰原发在肾者，可以由于治疗上的失当或不及时，由肾传心。因此，对原发在脾者，早期治脾；原发在肾者，早期治肾，避免迅速传心而迅速恶化，上述处理，均可防传，从而稳定病情，延长生命。其二，掌握治疗时间问题。方老认为，根据中医气血流注理论，疾病部位与时间密切相关。脾旺于每日辰巳两个时辰，亦即每天上午 7～11 时，肾旺于每日申酉两个时辰，亦即每天下午3～7 时。因此，慢性肾衰原发在脾者以每天上午给药较好；原发在肾者，每天下午给药较好。其三，在组方用药方面，方老认为，慢性肾衰属于脾虚者，有一个肝乘肾侮的问题，因此在补脾的同时，要合并疏肝、养肝、渗湿以提高疗效；属于肾虚者，有一个脾乘、心侮的问题，因此在补肾的同时，要合并清胃、清心以提高疗效。在这一理论指导下，方老在所用补脾诸方中常合用逍遥散、桂枝茯苓丸和自制疏肝饮等方；在补肾诸方中常合竹叶石膏汤、牛黄清心丸或在补肾方中加入竹茹、黄连等。从临床效果来看，较之单用补脾、补肾确有差异。这是方老根据中医理论具体运用于慢性肾衰治疗的宝贵经验。

（七）关于慢性肾衰兼证处理的原则和方法

前已述及，由于慢性肾衰的病机属于正虚邪实，虚而生邪，因虚致实。表现在临床上常常出现许多兼挟证：或挟风、或挟湿、或挟火、或挟燥、或挟寒、或挟瘀、或挟毒等。临床表现为或眩晕、皮肤瘙痒、拘急、痉挛、抽搐等；或四肢浮肿、恶心、呕吐、便溏、腹泄、身痠困等；或恶热喜冷、口渴欲饮、便结等；或皮肤干燥、鼻干、咽干、口干少津、便干等；或畏寒、肢冷、身痛等；或鼻衄、齿衄、谵语、神昏等等。对这些兼挟证应如何处理？方老的经验大致可归纳为以下五点：

其一，上述这些兼挟证都属于邪，这些邪，又都是在正虚的基础上产生的，因此，对上述兼邪处理的根本方法是扶正，对慢性肾衰来说，就要治疗本病，属脾虚者补脾，属肾虚者补肾，属脾肾两虚者脾肾两补。因此，如果兼挟邪气轻微，患者症征不明显，痛苦不大，可不予其他处理，坚持治本，扶正即可以祛邪，如脾虚而出现轻度浮肿、恶心，补脾即可，脾虚改善，浮肿、恶心自然消失；如肾虚而出现轻度腰痛、尿频、尿热，补肾即可，肾虚改善，腰痛、尿频热自然消失。

其二，如果兼挟邪气较盛，患者症征明显，痛苦较大，在治疗上必须正邪兼顺，即在治疗本病扶正补虚的同时，合并治标。如患者头晕、皮肤瘙痒、水肿、呕恶等比较明显，就要在原扶正补虚的基础上加入驱邪药物，扶正祛邪同时并进。

其三，如果兼挟邪气盛实，患者症征突出，痛苦很大，则在治疗上必须急予夺邪。所谓夺邪，就是要立即祛邪，而且使邪有出路，在短时间内使邪气迅速排出体外。方老指出，夺邪之法，主要有三：一是使邪从外出，即通过发汗使邪从肌表迅速排出体外；二是使邪从下出，即通过攻下使从大便迅速排出体外；三是使邪从上出，即通过呕吐，使邪从口出迅速排出体外。夺邪之法，虽属扬汤止沸，不能根本治疗兼挟证，但在邪气炽盛时，必不可少，因为邪不去，正不复，邪留体内，反过来会促使原已虚损的正气更加衰败，变起顷刻。总之，对兼挟邪的处理，方老遵循了《内经》“微者调之，其次平之，盛者夺之”的原则，并根据邪之盛衰轻重予以不同处理。

其四，对慢性肾衰临床出现的许多兼挟证，如呕吐、恶心、腹泻、皮肤瘙痒等，方老认为其实质都是人体自身正气驱邪的外在表现，中医所谓“正邪相搏”。因此，在处理中切忌简单的对症处理，如对皮肤瘙痒者止痒，对恶心呕吐者止吐，对大便泄泻者止泻固涩等。方老认为这种处理方法，对慢性肾衰患者应属禁忌。因为这些处理会使邪留体内，干扰了正气驱邪外出，破坏了人体的自调能力，必然会造成更加不良的后果。

其五，夺邪之法，虽不可少，但夺邪必须中病则止。因为夺邪本身，如汗、吐、下等，虽可夺邪，但同时亦可伤正，即可伤阳，又可伤阴，因此，夺邪之法绝不能滥用，更不能常用久用，虚虚实实均属中医治则之大戒。

（八）关于慢性肾衰合并新感与其他疾病的处理经验

慢性肾衰的病程较长，在长时间的治疗中，由于其正气虚弱，体力衰减，由于外感六淫、内伤七情、饮食饥饱等原因而出现一时性新的病症，实属常见，随时都可能发生，对合并出现的新感和其他疾病应如何处理？方老的经验是：

其一，在一般情况下，方老认为应该把新病和宿疾统一起来考虑，亦即在治疗原发疾病的基础上兼治新病。例如患者感冒，绝对不能一律感冒冲剂或一律银翘解毒丸，必须根据其原有辨证区别对待：如属脾气虚者，予补中益气汤、人参败毒散，或在原治疗方中加入益气解表药物；原属肾阴虚者，可用银翘散加麦冬、生地或用六味地黄汤加柴芩等，或在原治疗方药中加辛凉解表药物。如患者饮食吐泻，不能一律消积行滞，通用藿香正气散、加味保和丸之属，也要根据原有辨证区别对待；如原属脾气虚者，可予半夏泻心汤，或在其原治疗方中加入消食行滞药物；原属肾阴虚者，可予益胃汤合加味枳术丸，或在原治疗方中加入保和丸、香连丸之类。

其二，在特殊情况下，新病急重，如食物中毒，中风卒倒，危在旦夕，不容缓治者，方老认为必须当机立断，中止原有治疗，断然处理新病、卒病。例如虽属脾气虚患者，出现食物中毒，大吐大泻，此时亦可用药助吐助泄，不能因吐泻可以伤脾而缩手缩脚或固守补脾。原属肾阴虚者，一旦中风卒倒，出现手撒、目开、汗出、遗尿等中风脱证时，此时亦可用益气、温阳、固脱为之急救，不能因原属阴虚，温阳可以伤阴而迟疑不前或拘于养阴。这是方老的经验，也是《金匮要略·脏腑经络先后病脉证》所提“夫病痼疾加以卒病，当先治其卒病，后乃治其痼疾”治疗原则在临床中的具体运用。

（九）关于治疗慢性肾衰的“方宜”问题

关于治疗慢性肾衰的“方宜”问题，亦即治疗慢性肾衰的选方用药问题。方老根据中医理论、临床实际和个人多年的诊治经验，认为不能限于一方一药一型，或数方、数药、数型，而应根据证治变化规律和个体差异，提出系列方药，并形成“规范”，才能有效地指导临床，不断提高中医对本病的疗效。

方老治疗慢性肾衰所提系列方药有两大类：

第一类：系以当前一般通用名方，方老以阴阳消长变化组成两大系列，适用于慢性肾衰全过程的各个不同阶段或不同情况。

脾系系列方：慢性肾衰属于脾虚者，选用香砂六君子汤等组成系列方。根据患者临床表现中阴阳消长进退情况分别选用适当方剂。如属脾气虚者，一般可选香砂六君子汤。随气虚加重并向阳虚转化，由轻至重，可依次选用补中益气汤、理中汤、附子理中汤、丁蔻桂附理中汤。脾气虚兼血虚而以气虚为主者，可用归芍六君子汤。气虚兼阴虚而以气虚为主者，可用参苓白术散。气虚兼阴虚而阴虚为主者，可用沙参麦冬饮。胃阴虚者，用益胃汤。兹以阴阳消长为序，将脾系系列方示如下式：

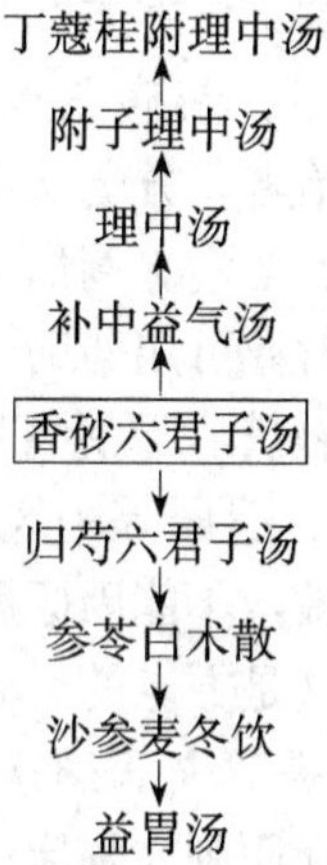

丁蔻桂附理中汤
↑
附子理中汤
↑
理中汤
↑
补中益气汤
↑
香砂六君子汤
↓
归芍六君子汤
↓
参苓白术散
↓
沙参麦冬饮
↓
益胃汤

肾系系列方：慢性肾衰属于肾虚者，选用六味地黄汤等组成系列方，根据患者临床表现中阴阳消长进退情况分别选用适当方剂。如肾阴虚者，一般用六味地黄汤。肾阴虚明显者，用麦味地黄汤、血虚明显者用归芍地黄汤。阴虚内热上犯者用杞菊地黄汤。阴虚内热下注者，用知柏地黄汤。上下同犯者用大补阴丸。阴虚向气虚转化者，用参芪麦味地黄汤，再盛者用参芪地黄汤，阳虚者用桂附地黄汤。兹以阴阳消长为序，将肾系系列方示如下式：

上述脾肾系列方，均属基础方，临证可根据患者临床表现予以加减出入。

第二类：系根据方老多年临床经验自制新方。新方照顾面较大，适应证也较广。

慢性肾衰属于脾虚者，方老自制加味异功散。本方由党参、苍白术、茯苓、甘草、青陈皮、黄精、当归、焦楂曲、丹参、鸡血藤、柴胡、姜黄、郁金、薄荷组成。本方适用于慢性肾衰定位在脾者。

桂附地黄汤
↑
参芪地黄汤
↑
参芪麦味地黄汤
↑
六味地黄汤
↓
麦味地黄汤
↓
归芍地黄汤
↓
杞菊地黄汤
↓
大补阴丸
↓
知柏地黄汤

慢性肾衰属于肾虚者，方老自制加减参芪地黄汤。本方由党参、黄芪、生地黄、苍白术、山萸肉、丹皮、茯苓、泽泻、怀牛膝、车前子、竹茹、黄连组成。本方适用于慢性肾衰定位在肾者。

上述两方常用加减法：大便干结或不能每日一行者，加生大黄；恶心呕吐者，加竹茹、黄连；出血者，加益母草、白茅根；恶热、喜冷、烦渴者，加淡竹叶、生石膏；畏寒、喜热、肢凉者，加桂枝、制附子；皮肤瘙痒，证无热象者，加麻黄、桂枝、葛根，证见热象者，加荆芥穗、防风、地肤子；小便淋涩不利者，加黄柏、知母；浮肿者，加大腹皮、汉防己；神志昏迷或朦胧，或肢体拘急抽搐者，加安宫牛黄丸或牛黄清心丸。

慢性肾衰属于脾肾气血阴阳同病者，可以将上述两方合方加减使用，或以上述第一类方合方加减使用。

在治疗慢性肾衰的补虚药物选择方面，方老强调参类药物在补脾、补肾中的重要作用。脾虚患者用参可以直接补益脾气，肾虚患者在应用补肾药物的同时亦可实益脾气。对参类药物的选择，一般情况下，气虚者野党参、潞党参、台党参、太子参均可应用，以野党参最好。阴虚患者用沙参，南北沙参可以同用。重症患者一般用生晒参，重者用红人参。偏于阴虚者用西洋参。肾衰晚期、阴阳两竭、急于抢救者用野山参最好。

在治疗慢性肾衰的祛邪药物选择方面，方老重视生大黄和生石膏在祛邪中的重要作用。方老经验认为，慢性肾衰患者不论定位在脾或定位在肾，只要大便燥结不通，均可以在原基础方上合并使用生大黄。大便通畅、汗出、皮肤明显瘙痒或口中尿味重者，均可以合并使用生石膏。

(十) 关于慢性肾衰患者的"食宜"问题

关于慢性肾衰的"食宜"，亦即慢性肾衰患者的饮食宜忌问题。方老的经验：其一，在一般情况下，患者饮食以清淡为主，多食青菜，少进荤腥，宜淡少盐，进奶每天不宜超过半斤，进蛋类每天不宜超过一个，少食或不食海鲜，要限制高脂肪、高蛋白饮食。因为中医认为这类饮食易生热、生湿、生风、不利于患者康复。其二，是在特殊情况下，则要根据患者不同临床表现予以不同要求，如凡腹满食少，恶心呕吐者，要限制吃糖或豆类、薯类食品；凡浮肿、小便不利者，要限制食盐。浮肿甚者，必须忌盐；皮肤瘙痒者，忌食雄鸡、海虾、无鳞鱼；出血者，忌食浓煎厚味及姜、葱、蒜、辣椒等。方老认为慢性肾衰患者的饮食宜忌，十分重要。中医学把药物和饮食放在同等重要的位置上并称为"药食宜"，并谓"大毒治病，十去其六，……谷肉果菜，食养尽之"，可见其在疾病治疗和康复中的重要地位。

(十一) 慢性肾衰病例举隅

方老关于慢性肾衰的学术思想、辨证论治方法经验，通过以上十方面作了简要的整理研究。以下我们选择了经方老诊治的十八例病例以进一步说明上述理论认识、辨证论治五步和丰富的治疗经验在慢性肾衰临床中的具体运用。

病例一

本例系属重症尿毒症患者，以辨证论治五步系统用于本病诊治，取得特效的典型病例。

谭某，男，9岁，北京人，初诊时间1977年1月8日。

患者于1岁9个月时，突然发热、浮肿，当时诊为急性肾炎。以后曾在我院、海淀医院、儿童医院及北京中医院住院，诊为慢性肾炎。曾用中西药物治疗，疗效不显。近三年来家长失去信心，未予治疗，1976年12月底患儿发烧、咳嗽，以后出现嗜睡、鼻衄、恶心、呕吐、尿少，于1977年1月3日急诊入院。入院时体检：明显消瘦、皮肤干燥、鼻翼煽动、呼吸困难、心律不齐。实验室检查：CO_2CP12.2容积%，BUN216mg%，Hb5.8g%，诊断慢性肾炎，尿毒症，酸中毒，继发性贫血。入院后立即采取紧急措施，输液，纠正酸中毒及脱水，予抗生素，同时予中药真武汤、生脉散加味方（附片6克，炒白芍12克，炒白术10克，茯苓10克，干姜6克，党参12克，麦冬10克，五味子10克，泽泻10克，竹茹10克，甘草6克）处理后症状稍有稳定，CO_2CP上升至50容积%，但全身症状无大改善，仍处于嗜睡衰竭状态，同时有鼻衄，呕吐咖啡样物。

1月6日Hb降至4.5克，当时曾予输血，1月7日患儿情况转重，不能饮食，恶心呕吐频频发作，服药亦十分困难，大便一日数次，呈柏油样便，并有呕血，呼吸慢而不整，14～18次/分，心率减慢至60～80次/分，急予可拉明、洛贝林、生脉散注射液等交替注射，并向家属交待病情，危在旦夕。1月8日患儿情况：继续呈嗜睡衰竭状态，面色晦暗，呼吸减慢，心率减至60次/分，大便仍为柏油便，看来情况越来越重，因急请我会诊。会诊时患儿呈嗜睡朦胧状态，时有恶心，呕吐，呼吸深长而慢，脉沉细微弱无力而迟，舌嫩润齿痕尖微赤，苔薄白干中心微黄，同意儿科诊断，中医辨证方面按“辨证论治五步”分析，患儿症状主要呈恶心呕吐，进食困难，嗜睡半朦胧状态，呕血便血，按照中医理论这些症状应属于脾胃败绝之象。因此，第一步定位在脾胃；患儿呈嗜睡状，脉沉细无力而迟，舌嫩齿痕微赤中心稍黄，按照中医理论这些现象属于气阴两虚，结合患儿全身情况看应属气阴两竭，因此第二步定性为气阴两竭。但分析患儿发病全过程，患儿肾病已久，一直未愈，当前主要症状，系继发于原有肾病基础上，根据必先五胜原则，原发病应在肾，因此第三步应定为病在肾，波及脾，兼及心肺，证属气阴两竭。由于其原发病在肾，根据治病求本原则，因此第四步则应重点在补肾，在配伍上补肾应同时治其所胜及所不胜，因此第五步则应在补肾的同时兼治其心脾。基于上述分析，因此以参芪地黄汤加竹茹为治。处方：人参6克（另煎兑入），党参15克，黄芪15克，细生地25克，苍白术各6克，五味子6克，丹皮6克，茯苓15克，泽泻6克，淡竹茹10克，服上方1剂，患儿症状即有好转，心率转为84次/分，以后继续服上方3剂，患儿恶心呕吐基本控制，已有食欲，能进少量饮食。1月12日患儿出现发热、大便溏泻且有完谷不化现象，又请会诊，考虑此属饮食不节所制，前方加葛根三钱，川连五分，干姜五分，病房同时给黄连素，青霉素，制霉菌素。1月17日会诊时情况稳定，食纳增加，但大便仍为3～4次/日，体温在38.0℃，由于患儿情况好转，病房改病危为病重。1月24日请会诊，考虑患儿气虚现象已经基本控制，当前以补肾阴为主，由于肾虚患者同时考虑胃乘心侮的问题，因此改用麦味地黄汤合竹叶石膏汤同进，并建议病房停用所有抗生素，服药5剂后，体温逐渐下降至37.2℃～37.3℃。2月3日会诊，为了加强补肾养肝作用，除仍用麦味地黄汤合竹叶石膏汤外，再加用三甲复脉汤，服药后二天，体温即完全下降至正常范围。2月9日再请会诊。由于体温正常，患儿这几天饮食稍差，因去三甲复脉汤，改用麦味地黄汤合竹叶石膏汤，加味枳术丸，以后继续服本方多剂，患儿情况良好，精神、饮食、睡眠、大小便基本正常，无明显自觉症状，玩乐如常。病房用中药治疗过程中除因患儿CO_2—CP总在低值，常用碳酸氢钠以纠正其酸中毒以外，未作其他特殊处理。由于患儿自觉症状已经消失，因此于3月6日要求出院。出院时实验室检查未恢复正常，CO_2—CP33—36容积%，

BUN56.5mg%，尿蛋白＋＋＋，Hb5.8g%，出院后3月31日来我院门诊，仍用参芪麦味地黄汤加竹茹、益母草、白茅根，嘱每日1剂，不用其他中西药物。4月21日门诊复查，Hb上升至9.5克，CO_2—CP28.12容积%，BUN66mg%，仍守前方不变。6月22日再来门诊复查，BUN下降为22.8mg%，CO_2—CP上升至47.04容积%，Hb上升为10克，尿蛋白为＋＋。由于患儿无任何症状，玩乐如常，因此以上方改制为蜜丸常服。1978年4月4日再来门诊复查，Hb13克，BUN25.8mg%，CO_2—CP44.8容积%，尿蛋白痕迹。今年9月患儿母来告，患儿最近又复查一次，一切完全正常，已进入小学上学，尿蛋白亦转阴性，基本治愈。并随访至今，未见复发。

病例二

本例定位在脾，坚持“治病求本”，以补脾为主取得显效。

方某，男，68岁。1987年3月5日来诊。

主诉：浮肿3年，疲乏10个月。

现病史：三年来，患者因浮肿、尿检出现蛋白尿，诊断“慢性肾炎”，服用慢肾宝、激素治疗。1986年6月，因疲乏、腰酸、头晕、尿少、眠差。查尿蛋白＋＋～＋＋＋，SCr：2.4mg%，BUN33.1mg%，诊断“慢性肾炎，慢性肾功能不全”。

就诊时情况：精神差，疲乏无力，时自汗出，口中气味重，偶有腰部发胀，纳尚可，大便尚调，睡眠佳，夜尿多。

检查：患者偏胖体型，舌瘀色瘀斑苔微黑滞腻，脉沉细。实验室检查：SCr：2.2mg%，BUN：30.6mg%，24小时尿蛋白定量：3.14克。既往病史：患者既往经常出现脾胃症状，1973年在腹泻、疲劳后，先后出现两眼睑下垂、复视、咀嚼吞咽困难、喝水作呛，并出现呼吸困难。经北京几个大医院会诊，诊断：重症肌无力——延髓型。服吡啶斯的明每日360mg仍不能维持，于1976年3月11日请方老诊治。方老根据患者体质特点、发病诱因、临床表现等，辨证为脾气虚衰，予补中益气汤合生脉散为主治疗，半年后症状消失，停服吡啶斯的明并恢复工作。

结合患者体质，既往病史及治疗反应，及当前脉证，定位在脾胃，原发在脾，继发于肾，定性为气虚血瘀挟湿，予补中益气汤合桂枝茯苓丸：

黄芪30克，苍白术各10克，青陈皮各10克，党参15克，柴胡6克，升麻10克，甘草6克，当归12克，桂枝6克，茯苓30克，赤芍15克，桃仁10克，丹皮10克，西洋参6克（另煎兑入）。

上方服用一月后，患者精神好转，疲乏、腰胀、口中气味均减轻，仍有自汗、大便不畅、夜尿多、脉沉细、舌稍淡瘀色，黑腻苔消失，近查尿常规：蛋白＋＋，24小时尿蛋白定量：3.42g，SCr：1.74mg%，CCr：43.4ml/分。

至1990年3月，患者病情一直稳定，无明显自觉症状，SCr多次复查，均在正常范围。后因心脏病住院安装起搏器后，出现腰酸、头晕、夜尿多，于1990年6月7日来诊：脉细，舌体胖质红明显瘀色，苔黄稍腻，检查SCr：2.2mg%，BUN30mg%，尿蛋白＋＋，观其脉证，仍属气虚血瘀，遵循中医阴阳互根理论及《内经》“久而增气，物化之常，气增而久，夭之由也”的精神，原方合入益胃汤继服。患者从诊断慢性肾功能不全至今已四年，病情一直稳定。

病例三

本例定位在肾，坚持“治病求本”，以补肾为主，取得显效。

任某，男，54岁，干部。1980年1月8日入院。

患者腰痛、尿频、头晕14年，胸闷、心慌1年，恶心、呕吐不能进食4天。

1965年7月患者在劳累后出现腰痛、尿频。尿常规检查：蛋白＋＋，红、白细胞少许，在同仁、复兴等医院诊断为“慢性肾炎”。经用氮芥、氮喹、考的松等药物住院治疗三个月症状缓解出院。出院后，病情常因劳累反复发作而来我院门诊治疗，当时尿蛋白常波动在＋＋～＋＋＋＋之间，酚红试验两小时酚红排泄率为 60%，尿素氮曾达 57 毫克%，胆固醇 423 毫克%，1970 年患者在干校劳动期间，出现头晕、耳鸣、心慌等，BP200/130mmHg，诊为“慢性肾炎高血压型”，回京来我室就诊，其间间断服用参芪地黄汤等，症状缓解，BP140/100mmHg，尿蛋白维持在＋～＋＋。1978 年夏出现胸闷憋气。1979 年 2 月胸闷加重，胸痛频发，在阜外医院诊为“左室劳损”，经用中西药物治疗，症状改善。1979 年 12 月患者在出差途中患感冒，发热 39℃，服用解热药物后热退，但一周来出现头晕、心慌、恶心呕吐，四天来不能进食，遂收住院治疗，入院时检查：BP200/110mmHg，尿常规：Pr＋＋，RBC、WBC0～1，颗粒管型 0～2，BUN130 毫克%，CO_2—CP49.4 容积%。二小时酚红排泄率 6%，心电图示：左室劳损。入院后，考虑病情急重，根据急则治标、缓则治本的原则，先予温中化湿，降逆止呕，投以吴茱萸汤加味。三剂后未见明显效果，于 1 月 12 日请方老会诊。会诊时，患者卧床，呈急性病容，痛苦表情，神倦乏力，面色微红。脉浮中取均弦而有力，沉取弦大有力，舌淡尖红中心裂苔黄粘腻而干，自述已无恶寒发热，但头晕、耳鸣、心慌心烦、胸闷气短、有时胸痛、腰部痠痛、毫无食欲、进食则吐、恶心、甚至思药则呕、口干苦欲冷饮、大便溏而不爽、时有便意、日行三次、尿色黄、睡眠不实。

根据辨证论治五步分析：患者为五十余岁老年患者，男子五八“肾气衰”，发病时已四十岁，现病程又长达十余年，“穷必及肾”，属久病重证，均应考虑定位在肾，定性属虚。患者从发病至今，始终表现为腰部酸痛、尿频等。腰为肾之府，因此，无论从原发部位和目前表现来看，均应定位在肾。此外，尚有头晕、耳鸣等肝肾二经证候，肝肾本为同源，生理、病理上均密切关联，亦应定位于肝。患者目前有明显的食欲减退、恶心呕吐、不能进食、大便溏而不爽等严重的脾胃症状，以及心慌心烦、胸闷心痛等心的症状，而应定位于心。因此，第一步定位在肝、肾、心、脾。患者面色微赤，口渴欲饮冷、恶心呕吐、舌尖红而中心裂、苔黄腻而干、脉三部均弦而有力，为一派阴虚挟热挟湿之象，从既往治疗来看，予滋肾平肝清热之剂，可使病情顿挫而保持稳定，亦支持阴虚诊断，但目前患者还有气短、乏力、舌淡、便溏等气虚表现，因此，第二步定性为气阴两虚。根据前述情况，患者目前虽系全身受累，但从病史分析，原发在肾，心脾为继发；从脉象分析，三部均弦，而以沉取为甚。从《难经》阴阳脉法分析，为肝肾波及脾胃心肺，其脉弦而有力，非气虚脉象。考虑患者近期因外感高热而伤气，气生于阴，是在阴虚的基础上继发气虚。阴虚生内热，气虚可生湿。因此，阴虚、气虚、湿热三者关系，应以阴虚为主为本，气虚、湿热系在阴虚基础上继发，根据以上分析，患者第三步“必先五胜”应定为病在肝肾，波及心脾，证属气阴两虚挟湿挟热，而以阴虚为主。第四步治病求本，应以滋养肝肾为主，辅以健脾养心。从第五步治未病来考虑，还应考虑清胃清心，并佐以清热利湿为法。处方用参芪麦味地黄汤加味：东北人参15克（单煎兑入），黄芪30克，天、麦冬各15克，五味子12克，生地30克，苍、白术各10克，木瓜10克，丹皮12克，茯苓30克，泽泻12克，淡竹茹12克，黄连6克，多次小量分服。一周后再诊时，患者精神明显好转，药后未再呕吐，头晕恶心消失，二便转调，食欲好转，能日食六两左右。但仍口干心烦，睡眠欠佳。其脉仍弦，舌稍红苔白根部黄干，仍宗前法，考虑肝肾阴虚为原发，脾肾气虚为继发，故人参减量为10克，加当归12克，白芍12克，夜交藤30克以养血安神。药后患者病情继续好转。至1月21日复查，BUN降至85.5毫克%，CO_2—CP正常，至2月6日，复查BUN

已降至28毫克％，CO_2—CP正常。尿常规检查：蛋白＋＋，管型未见，患者尿毒症纠正，于2月7日出院。住院期间，除入院时因低钾，给予静脉补钾4.5克，间断服用复方降压片外，未用其他中西药物。出院后继续在门诊请方老治疗，病情一直稳定。

本例系慢性肾炎尿毒症患者。从疾病性质来看，有阴虚，有气虚，有湿热。从受累脏腑来，累及肝、肾、脾、胃、心，已波及全身，特别是当前呕吐频繁，脾胃症状突出。在错综复杂的证候面前，方老从患者脉象、舌象、年龄、病史、既往治疗、临床表现等全面分析病机，诊为以肝肾为原发，脾胃心为继发；以阴虚为本，阴虚继发气虚和湿热为标。坚持治病求本，不为标象所惑，从而使尿毒症迅速缓解，病情转危为安，不治标而标迎刃而解，未治兼证而兼证自除。

病例四

本例定位在脾胃，定性为阴阳两虚、正虚邪实，以脾肾同治为主，兼以祛邪，取得疗效。

王某，女，41岁，1989年3月23日入院，住院号:33657

主诉：患者颜面浮肿、腰痛3年，疲乏、恶心1年4个月。

现病史：1985年4月患者出现颜面、下肢重度浮肿、腰痛。尿检：蛋白＋＋。诊断“慢性肾炎”。经治疗有所好转。1986年11月出现疲乏无力、食欲不振、恶心。检查SCr3.6mg％，BUN36mg％，诊断“慢性肾功能不全”。经治疗未见明显效果，于1988年3月23日入我院治疗。

入院时情况：患者疲乏无力，腰痛，明显畏寒，眼睑、下肢浮肿，腹胀纳呆，大便干结，四、五日一行，耳鸣如蝉，尿少，皮肤明显瘙痒。

检查：面暗黄，舌质淡嫩苔薄白，脉沉细滑。SCr：8mg％，BUN：69.2mg％，Hb6.8g％。

诊断：慢性肾炎；慢性肾功能衰竭。定位：原发在肾，波及脾、肝；定性：阴阳两虚邪实（挟风、挟湿、腑实）。

治法：脾肾阴阳两补，佐以利湿解表通腑。

方药：济生肾气汤加麻黄、大黄。

桂枝12克，制附片20克（先煎），生地30克，苍白术各10克，山萸肉10克，丹皮10克，茯苓30克，泽泻10克，怀牛膝15克，车前子30克（包煎），竹茹10克，黄连3克，炙麻黄6克，生大黄10克（后下）。

上方服5剂后，大便通畅，日一行，腹胀消失，下肢浮肿基本消失，畏寒、尿少、恶心、皮肤瘙痒明显减轻，纳食增加，睡眠转安。继服上方月余，各症基本消失，后改服参芪麦味地黄汤，气阴两补。6月份，大便又干，加生首乌、火麻仁滋阴润便，大便转调，后无明显自觉症状。检查：SCr4.33mg%，BUN50.4mg%，慢性肾功能衰竭明显好转出院，存活至今。

病例五

本例定位在脾，证属气阴两虚，由于脾虚则肝乘，补脾同时佐以平肝为法取效。

邱某，男，49岁，1989年5月3日入院，住院号：36800。

主诉：疲乏无力、恶心呕吐5个月。

现病史：患者于1988年12月在劳累后出现疲乏无力、头晕、恶心、呕吐，在延边医院查BP：190/140mmHg，SCr：5.22mg%，BUN：33.05mg%，尿常规：蛋白++，肾图示：双肾功能重度受损，诊断为“慢性肾炎——高血压型”；“慢性肾功能衰竭”。经中西药物治疗后无效，于1989年5月3日收入我院治疗。

入院时情况：极度乏力、纳呆、恶心、呕吐、烦热、口干欲饮、大便偏稀、夜尿多。

检查：神疲、面萎黄、舌稍暗苔稍黄腻、脉沉弦、中取大于沉取。SCr：3mg%，BUN：71.1mg%，BP：220/118mmHg，肾图示：双肾重度受损。

诊断：慢性肾炎——高血压型；慢性肾功能衰竭。定位：原发在脾，由脾及肾；定性：气虚挟湿热。

治法：健脾益气，清化湿热。

方药：香砂六君子汤加竹茹、黄连、黄芩。

党参15克，苍白术各10克，茯苓30克，甘草6克，法夏12克，青陈皮各10克，广木香10克，砂仁6克，竹茹10克，黄连3克，黄芩10克。

上方4剂后，患者恶心呕吐消失，纳渐转佳。12剂后，日食量增至六两。但仍感疲乏、头晕，BP160/110mmHg，脉中沉取弦滑稍数。考虑患者脾胃气虚、阴虚俱在，脾虚则肝乘，故改予平补脾胃气阴佐以平肝为法。

方药：参苓白术散合平肝饮。

西洋参10克（另煎兑入），白术10克，茯苓30克，甘草60克，莲子肉15克，山药15克，白扁豆15克，苡米30克，砂仁6克，青陈皮各10克，桔梗10克，大枣10克，汉防己15克，草决明15克，青木香15克。

上方服7剂后，头晕、乏力续有减轻，血压逐渐下降。继以上方治疗，患者除夜尿稍多外，疲乏、纳差、恶心、呕吐、烦热、口干欲饮、便稀等诸症消失，SCr：0.6mg%，BUN：24mg%，BP：150/100mmHg，CO_2—CP40.3容积%，慢性肾衰近期缓解，于1989年7月28日出院。

病例六

本例为重症尿毒症患者，脾肾气阴两竭，正虚邪实，邪毒炽盛，以扶正夺邪法取得近期显效。

胡某，男，26岁，1982年2月6日初诊。

患者系重症尿毒症患者，由某医院急诊室用担架抬来门诊。当时患者神志不清，患者家属谓已患肾炎15年，未作系统治疗。近来浮肿、恶心、呕吐、鼻衄加重，入某院急诊室检查：BUN165mg%，CO_2—CP26容积%，诊断为尿毒症。观察治疗数日后，患者昏迷不醒，BUN 上升 212mg%，CO_2—CP 下降至 20.6 容积%，Hb6.3g%，医院认为已无法救治，家属将其抬来我院找中医试治，以尽人事。

检查：患者形消瘦、面苍黄、目不睁、呼之不应，不能回答问题、鼻孔处有血迹、撬开口后、见苔黄褐干粘腻苔满布、脉沉细数稍弦。

据形、神、色、脉舌，辨证为肝肾气阴两竭，挟热挟湿，邪毒入心。

予参芪麦味地黄汤加味急救气阴，同时以清热、解毒、醒神，开窍夺邪。

东北人参 10 克（另煎兑入），黄芪 30 克，天、麦冬各 10 克，五味子 10 克，生地 30 克，苍白术各 10 克，木瓜 10 克，丹皮 10 克，茯苓 30 克，泽泻 10 克，竹茹 10 克，黄连 6 克，升麻 30 克，生石膏 30 克，甘草 6 克。

另加用清热醒脑灵（当时药房未备其他醒神开窍中成药）醒神开窍，并自购安宫牛黄丸同服。

1982 年 2 月 25 日，患者在家属搀扶下来门诊就诊，神转清，言语正常与两周前判若两人。自述药后恶心呕吐消失，纳转佳，小便量增至 2000～3000 毫升/日，大便日三四次，但成形，脉沉细，舌淡红苔黄。查 BUN 降至 131mg%，CO_2—CP 升至 37.4 容积%，仍宗上法治疗，予参芪麦味地黄汤。

1982 年 3 月 25 日：患者疲乏、大便日三四次偏溏外，其余已无明显不适，舌质稍红，脉弦滑。查：BUN 降至 69.5mg%，CO_2—CP33.6 容积%，尿蛋白＋＋。仍宗上方治疗，病情继续稳定，生化指标继续好转，BUN 降至 56mg%，CO_2—CP56 容积%，Hb10g%。后患者自知预后不良，执意要在去世前生一孩子。一年多后，在小孩出生后不久，患者因照顾产妇，劳累过度，时常中断治疗，病情恶化，未再来诊，估计已经去世。

病例七

本例原定位在脾肾，证属气阴两虚，后出现气虚向阴虚转化。随其转化，始用脾肾气阴两补，继以滋肾养肝平肝清热，取得显效。

王某，男，26岁，1989年11月2日入院，住院号：38407。

主诉：疲乏无力2年余，加重2个月。

现病史：患者于1976年以浮肿、腰痛、尿检异常，诊断为“急性肾炎”。经治疗后好转，后未再作检查治疗。近两年多来，经常出现感冒、疲乏。两月前因感冒发烧，咳嗽，痰中带血，诊断“肺炎”。经治疗后热退。但疲乏未减。后在北大医院查尿蛋白：＋＋，BP：160/110mmHg，SCr：3.45mg％，CCr：24ml/分，B超示：双肾测值偏小，肾图示：双肾功能严重受损，诊断“慢性肾炎——高血压型，慢性肾功能不全”，于1989年11月2日入我院住院治疗。

入院时情况：疲乏无力、经常感冒、头晕、颈部不适、腰痛、夜尿多、睡眠差、纳尚可、时有口苦腹胀、大便溏、日1～2次。

检查：面色萎黄、舌体稍胖质稍红苔黄滞、脉中沉取稍弦。SCr：7.3mg％，BUN：80mg％，Hb：9.4g％，CO_2—CP49.3容积％，肾图示：双肾严重受损。

诊断：慢性肾炎，慢性肾功能衰竭。定位：病在脾肾；定性：证属气虚。

治法：健脾补肾

处方：参芪地黄汤合玉屏风散

上方服用两周后，患者腰痛、乏力、大便溏均基本消失，近两周未再感冒，但头晕头胀失眠，服用枣仁安神液后无好转。

11月17日方老查房时指出：患者病在脾肾，但气虚、阴虚俱在，服用上方补肾气后，气虚在恢复，但阴虚明显，表现在头晕、头胀、入睡困难，舌质稍红，脉转弦滑有力。目前应考虑肝的问题，阴虚的问题，肝阴不足则肝不藏魂而失眠，改予脾肾气阴两补佐以养肝疏肝，用参芪归芍地黄汤加味：

党参15克，黄芪30克，生地30克，苍白术各10克，山萸肉10克，茯苓30克，丹皮10克，泽泻10克，怀牛膝15克，车前子30克（包煎），竹茹10克，黄连3克，当归12克，白芍15克，柴胡6克。

11月24日方老查房时，患者谓上方3剂后睡眠已好转，但仍轻度头晕，大便偏干，舌稍红苔薄白，脉弦滑数。方老指出，患者目前以阴虚为主，改予养阴为主。上方去党参、黄芪，改用归芍地黄汤加西洋参治疗。

治疗期间，患者诸症均有减轻，生化指标亦明显改善，但血压偏高，患者在院外长期服用降压药物，血压亦未能控制。入冬以来，患者出现口干、足心热、耳鸣、舌苔黄、大便干等燥热表现，方老指出，结合当年（己巳年）运气，为厥阴风木司天，少阳相火在泉，下半年偏暖，是一个暖冬，天气温暖、干燥，应予养阴为主佐以清热、平肝，改予归芍地黄汤合竹叶石膏汤、平肝饮：

当归12克，白芍15克，生地30克，山药15克，山萸肉10克，丹皮10克，茯苓30克，泽泻10克，怀牛膝15克，车前子30克（包煎），竹茹10克，生石膏30克，天麻10克，菊花15克，青木香20克，草决明20克，汉防己20克。

上方服用约两月，患者头晕、颈痛、腰酸、耳鸣、失眠、大便干等均基本消失，夜尿多亦减轻。舌质稍红苔薄白，脉弦稍数，血压稳定在150/90mmHg。生化指标均明显改善。SCr7.3→4.0→3.7→4.0→4.4→5.7mg%，BUN：80→44→40.5→31.8→34.5→50.2mg%，Hb：9.4→9.5→8.2→10.3→10.2g%。因病情好转，改予门诊治疗。随访至1990年11月病情仍稳定。

病例八

本例定位在脾，证属气阴两虚。后向阴虚转化，根据其转化，出脾胃气阴两补改予益胃养阴清热为法取得显效。

赵某，男，52 岁，1989 年 7 月 18 日入院，住院号：37438。

主诉：全身疲乏无力、恶心、大便干燥 1 年余。

现病史：患者长期劳累，于一年半前出现疲乏无力、大便干燥，继之出现恶心、双下肢抽搐。在北医一院检查：BP：170/100mmHg，SCr：8.5mg%，BUN：51.4mg%，Hb：7.5g%，诊断“慢性肾功能衰竭”，用口服透析液，大黄苏打片等治疗，未见明显效果，患者不愿接受透析治疗，入我院住院治疗。

入院时情况；面色萎黄稍暗、形体偏胖、全身疲乏无力，恶心、口渴欲饮、大便干、下肢瘙痒、手心手背部发热、无明显腰痛、偶感轻微腰痠、夜尿偏多。

检查：形体偏胖、面色萎黄稍暗、舌质稍红齿痕苔薄白、脉中沉取弦滑。SCr：11.25mg%，BUN：41.9mg%，CO_2—CP：44.8 容积%，Hb：6.3g%。

诊断：慢性肾炎，慢性肾功能衰竭。定位：原发在脾，波及肝肾；定性：气阴两虚。

治法：益气养肝，佐以通腑。

方药：参苓白术散加生大黄

7 月 21 日方老查房，认为从病史和目前临床表现来看，定位在脾胃是对的。但是，从患者渴饮、便干、身热、脉弦滑、舌偏红来看，以阴虚为主。患者目前虽有气虚表现，但是由于气生于阴，阴虚则无气，阴虚必导致气虚，因此，阴虚为原发，气阴两虚是结果。用参苓白术散偏于补气助脾。应先予养阴润便，增水行舟，可选用增液汤或加用生地、生首乌之类，一般不宜用生大黄，苦寒会进一步伤阴，更不能久用。改予益胃滋脾佐以清热为法，方用益胃汤合竹叶石膏汤。

南北沙参各 15 克，天、麦冬各 10 克，玉竹 30 克，生地 30 克，法半夏 12 克，生石膏 30 克，竹叶 10 克，大枣 10 克，西洋参10克（另煎兑入）。

上方加减服用两月后，患者精神、体力续有好转，身热、渴饮、舌红、便干等基本消失。SCr下降到7.5mg%，BUN下降到37.3mg%，CO_2—CP升至58.2容积%。方老嘱防止向气虚转化。后患者陆续出现恶风、易感冒、身痒、舌稍淡、轻度瘀色、脉转沉细缓。于上方中合入玉屏风散，并将原方中沙参改为党参，以气阴双补，益气固表为法。

10月13日，方老查房时指出：患者原舌红、身热、渴饮、便干等阴虚内热已基本消失，说明里热已有出路，阴虚在恢复，既往养阴滋脾已见成效。但是目前舌质稍淡、有齿痕苔薄白、脉弦细缓、恶风、易感冒，在合用玉屏风散后虽有减轻而未除。综合脉证说明阴虚在向气虚转化。嘱如下一步出现食欲不振、便溏，可以用参苓白术散，如易感冒、恶风仍不解，可考虑用桂枝汤调和营卫。但考虑患者本质为阴虚，益气温阳固表之剂一定要中病则止，不能长服。

12月1日，方老查房时，患者自述除稍感体力差及全身皮肤瘙痒外，已无明显不适。诊其脉出现微浮脉象。方老谓，脉应四时，冬季脉应沉，冬季无外感而出现脉浮，并合并无汗、身痒，属于人体自调，邪欲从表出之象。应予因势利导，就近导邪外出，应予疏风之剂助邪外出，上方加入芥穗10克，防风10克，葛根10克继服。

患者服上方3剂后，身痒明显减轻，仅余下肢偶有轻度瘙痒，余无不适。舌质淡红苔薄白，脉不浮稍弦缓。复查SCr已由入院时11.25mg%下降至5.81mg%，BUN下降至38.75mg%，Hb6.5g%，较前略有上升。因病情好转于1990年1月12日出院。随访至1990年11月，患者病情尚稳定。

病例九

本例定位在脾，证属气阴两虚，气虚为主，兼挟风邪，严重瘙痒，方老以补脾为主佐以辛温解表驱邪外出，取得显效。

于某，女，55岁，1985年8月2日入院，住院号：

28448。

主诉：尿频、急、痛1年余，疲乏、纳差、恶心10个月。

现病史：患者1984年7月出现尿频、急、痛，经治疗后症状消失。同年9月出现疲乏、纳差、恶心，1985年3月因劳累后上症加重，并出现上肢麻木，皮肤瘙痒。当地医院检查BP：170/110mmHg，BUN：40mg%。诊断“慢性肾功能衰竭”，经治疗未效，于1985年8月2日入我院住院治疗。

入院时情况：腰痠、胫软、上肢麻木、纳差、恶心、皮肤极度瘙痒。

检查：舌淡，脉沉细稍数。SCr：5.2mg%，BUN：98mg%，Hb：10.8g%。

诊断：慢性肾盂肾炎，慢性肾功能衰竭。定位：原发在脾、波及肝肾；定性：气阴两虚、挟血瘀、湿热。

治法：脾、肾、肝气阴两补，佐以清利湿热化瘀。

方药：参芪麦味地黄汤加味。

治疗两月后，疲乏、腰痠、胫软、恶心、呕吐均有减轻，但皮肤瘙痒未见好转。

1985年11月8日方老会诊：患者坐卧不宁，需自己或陪人不停搔抓，以致通身抓伤。方老指出，目前患者以全身瘙痒难忍为主。中医对皮肤瘙痒，时发时止，来去不定的辨证，应考虑定位在肝、定性为风。从全身情况来看，患者脉沉细、舌淡胖嫩润、恶风、恶寒，属脾肺气虚，邪气欲自表达外，故应在补脾益肺的基础上，辛温解表、助邪外出。

方药：补中益气汤合桂枝汤

黄芪30克，苍白术各10克，青陈皮各10克，党参15克，柴胡10克，升麻15克，当归12克，甘草6克，桂枝12克，白芍12克，生姜10克，大枣10克。

上方3剂后，瘙痒明显减轻，患者已可以耐受。继以上方加减，至11月22日，皮肤瘙痒基本消失，患者体力亦明显好转。

1986年1月，又出现皮肤明显瘙痒，1月10日方老再会诊，患者脉沉细略数，舌淡稍胖齿痕苔薄白，予补中益气汤、桂枝麻黄各半汤、生脉饮加生石膏复方，服后患者身痒再度消失。

病例十

本例定位在脾肾，证属气阴两虚而以阴虚、血虚为主，兼挟风邪，治以脾肾气阴两补合以养血，佐以解表驱邪外出，取得显效。

孙某，女，52岁，1989年1月13日入院，住院号：35863。

患者以尿频、急、痛、血尿反复发作28年，双下肢浮肿8年，乏力1年，在北医某院诊为“慢性肾功能不全”，于1989年1月13日收入我院住院治疗。

入院时情况：患者疲乏无力、腰酸痛、纳差、手足心热、皮肤瘙痒、舌质稍红苔白稍腻、脉沉取小弦滑，查SCr：3.0mg%，BUN：39mg%，双肾结构紊乱。中医辨证为脾肾气阴两虚，予参芪麦味地黄汤治疗。

查体及询问病史中发现患者四肢满布褐色斑痕，自述1950年曾患“结节性痒疹”，经多方治疗一直未能痊愈。现皮肤瘙痒，考虑患者皮肤瘙痒多年，气阴两虚中偏于阴虚，故在原方中加当归、白芍、丹参、鸡血藤、地肤子以养血、活血、熄风。治疗期间，症状及生化指标均有改善，但皮肤瘙痒时轻时重，减而未除。1989年3月23日方老会诊时认为养血熄风无效，仍属邪欲达表，减去养血活血熄风之品，独加葛根一味，解阳明之表。3剂后瘙痒明显减轻，7剂后，身痒消失，因症状明显改善，生化指标SCr、BUN，均降至正常范围，于3周后出院。皮肤瘙痒未再反复。

病例十一

本例定位在脾，波及于肝，脾虚肝乘，定性为气虚，予补中益气汤合平肝利湿法，取得近期疗效。

祖某，男，29 岁，1989 年 11 月 20 日初诊，门诊号：864

主诉：浮肿 4 年余，加重并合并眩晕 1 年余。

现病史：1986 年患者出现浮肿，纳差，经中药治疗后好转，但劳累后加重，休息后减轻。1988 年 11 月，因劳累与生气后浮肿加重，并出现眩晕。查尿蛋白＋＋＋，BP：200/120mmHg，经用中药健脾、补肾、利湿、平肝之剂及复方降压片、心痛定等未见好转。1989 年 11 月查：BP：220/120mmHg，SCr：12mg%，BUN：100mg%，Hb：7.7%，诊断慢性肾炎——高血压型，慢性肾功能衰竭。

初诊时情况：眩晕、颜面及下肢浮肿、疲乏无力、纳差纳少、胸闷憋气、恶心欲呕、尿少、大便溏、皮肤瘙痒。

检查：脉沉细、舌质淡、齿痕苔薄白，BP：220/138mmHg。

诊断：慢性肾炎——高血压型；慢性肾功能衰竭。

定位：肺脾肾，定性：气虚水湿上泛。

治法：益肺助脾利湿，佐以平肝降逆。

方药：补中益气汤合平肝饮。

黄芪 30 克，苍白术各 10 克，青陈皮各 10 克，党参 15 克，柴胡 10 克，升麻 10 克，甘草 6 克，当归 12 克，青木香 15 克，汉防己 15 克，草决明 15 克。

1989 年 12 月 11 日，上方服后眩晕，浮肿均明显减轻，大便转调，皮肤瘙痒消失，舌稍红，苔薄白，BP：150/100mmHg。原方加怀牛膝、车前子继服。

1989 年 12 月 18 日：上方服后，患者头晕继续减轻，复查 SCr：9.37mg%，BUN：108mg%，病情暂时好转。

病例十二

本例定位在肾、肝，证属阴虚阳亢，采用滋肾养肝合以疏肝平肝，并根据“治未病”原则，采用补肺气以制肝，补脾气以反制肝的方法平肝，取得近期疗效。

姜某，男，32 岁，1989 年 12 月 11 日入院，住院号：

31606。

患者以视物模糊，血压升高，服降压药无效，查 SCr：12.15mg%，BUN：115mg%，在外院诊断“慢性肾功能衰竭”，于 1989 年 12 月 11 日入我院治疗。

入院时情况：精神差、头晕重、视物模糊，其他自觉症状不明显。

检查：面苍黄无华、精神差、脉弦有力、舌稍红苔薄白粘。查 SCr12.37mg%，BUN：115mg%，Hb：9.4g%，肾图示：双肾重度受损，BP：200/140mmHg。

诊断：慢性肾功能衰竭。定位：肝肾；定性：阴虚阳亢。

治法：养阴平肝疏肝为法。

方药：归芍地黄汤合平肝饮

上方服后，视力模糊逐渐恢复，但头晕未减，血压不降。

1989 年 12 月 29 日方老查房指出，辨证为肝肾阴虚、肝阳上亢是对的，但是在养肝平肝无效的情况下，应考虑运用中医“治未病”的理论，通过调节未病的相关脏腑来对已病的脏腑加强制约。五脏之中，肺制肝，金克木，改予补肺制肝合以平肝为法，方用参芪丹鸡逍遥散合平肝饮。

党参 15 克，黄芪 30 克，丹参 30 克，鸡血藤 30 克，当归 12 克，白芍 15 克，柴胡 10 克，白术 10 克，茯苓 30 克，甘草 6 克，生姜 6 克，薄荷 3 克，青木香 15 克，草决明 15 克，汉防已 15 克。

上方服后，头晕消失，血压明显下降至 160/90～110mmHg，复查 SCr：5.25mg%，BUN：61mg，Hb：10.1g%，住院期间血压一直稳定，病情一度稳定好转。

病例十三

本例患者定位在肾，由肾传心，证属气阴两虚。由肾传心，属于重证，预后不良。采取补肾为主合以补心法，在改善症状，延长生命方面，取得疗效。

王某，男，53 岁，1987 年 10 月 12 日初诊。住院号：

32807。

主诉：腰痛7年，恶心、心慌1年余。

现病史：患者1980年出现腰痛、乏力，未作系统检查和治疗。1986年3月出现恶心、心慌。在××医院检查：尿蛋白+++，SCr：7mg%，BUN：60mg%，诊断：慢性肾炎，慢性肾功能衰竭。

初诊时情况：患者腰痛、乏力、轻度恶心、心慌、口渴、尿少、大便偏干。

检查：面微黑、苍黄无华、形消瘦、舌质稍红、苔黄而干、脉沉弦、有停跳，SCr：8.7mg%，BUN：81mg%。

诊断：慢性肾炎；慢性肾功能衰竭。定位：原发在肾，波及心脾；定性：气阴两虚，阴虚为主。

治法：滋肾益脾佐以养心清心。

处方：六味地黄汤合生脉散

生地45克，苍白术各10克，山萸肉10克，丹皮10克，茯苓30克，泽泻10克，怀牛膝15克，车前子30克（包煎），黄连3克，竹茹10克，天麦冬各10克，五味子10克，西洋参10克（另煎兑入）。

10月19日二诊：上方服7剂后，体力增加，腰膝有力，恶心、心慌消失，小便量增加，大便转调，脉沉细弱，未切及停跳，舌质稍红苔薄黄。于1987年11月7日收住院治疗。

入院时病情大致如前，查SCr：6.87mg%，BUN：70mg%，Hb：5.6g%。住院期间，心脾肾气阴两补，予参芪麦味地黄汤合补心丹，或合炙甘草汤治疗。病情明显好转，腰酸、疲乏、心慌明显减轻，SCr：6.67mg%，BUN：49.16mg%，Hb：6.8g%，于1988年3月31日出院。

出院后，仍宗上方继续在门诊治疗，病情尚稳定，至1989年9月后出现恶心呕吐、心慌心跳、精神差、舌苔黄腻脉弦滑有力，予上方合入竹叶石膏汤，治疗后，诸症减轻，但时有反复，生化指标上升，经常卧床。后多由家属来门诊代述，1990 年 1 月 18 日后未再来诊。时距诊断慢性肾衰已 46 个月。

病例十四

本例定位在肾，波及脾胃，证属气阴两虚，兼挟湿热，治以扶正兼以祛邪，并加用探吐法使邪从上出，取得近期疗效。

刘某，男，55 岁，1988 年 5 月 30 日入院，住院号：34039。

主诉：腰酸、乏力、消瘦 2 年，纳呆、恶心、呕吐 1 年余。

现病史：患者于 1987 年初出现腰酸、胫软、逐渐消瘦。1988 年 2 月出现纳呆纳减、恶心呕吐。检查 BP：220/110mmHg，尿蛋白：+，BUN：88mg%，Hb：8g%，诊为“慢性肾功能衰竭”。经治疗一度好转，后因劳累病情加重，于 1988 年 5 月 30 日入我院住院治疗。

入院时情况：疲乏无力、腰酸、纳差纳少、日食二两、恶心、呕吐、口渴、便干结、夜尿多。

检查：面色萎黄、精神差、舌质淡润苔中心黄腻、脉沉细数，BP：174/106mmHg，SCr：10.81mg%，BUN：111.2mg%，Hb：9.8g%。

诊断：慢性肾炎（?）；慢性肾功能衰竭。定位：原发在肾，波及脾；定性：气阴两虚挟湿热。

治法：脾肾气阴两补佐以清热利湿。

方药：参芪麦味地黄汤加生大黄

上方治疗一月后，患者疲乏无力、腰酸明显好转，纳食转佳，可日食六两，生化指标亦有改善。但恶心呕吐未见明显改善。先后用清、下、化湿等法，屡用生石膏、大黄、半夏、黄连等亦未收效。

1989 年 1 月 6 日方老查房时，见患者恶心呕吐重，但欲吐不出，舌质稍淡苔白稍腻，脉弦滑，指出患者舌不黄，便不干，无明显热象，不宜清下，患者欲吐不得吐，为邪在里正气驱邪自上而出的自调现象，因此不能镇吐，亦不宜降逆，应考虑助邪外出，通因通用，嘱患者晨起，用压舌板探吐一次。第二日，患者探吐后稍感舒服。连续探吐数日后，恶心呕吐明显减轻。该患者治疗中症状改善明显，生化指标一度明显改善。

病例十五

本例初诊时定位在脾肾，证属气阴两虚，以后主管医师改作治脾，未见疗效，后仍按脾肾论治，立即出现效果。

韩某：女，62 岁，1988 年 6 月 27 日入院，住院号：34181。

主诉：腰痛、下肢浮肿、乏力 6 年有余，加重伴恶心 3 月余。

现病史：1982 年患者觉腰痛、全身乏力，并出现双下肢浮肿，尿检查蛋白++，当时医院诊为“慢性肾炎”。经服中西药物后浮肿消退，自觉症状好转。但每因感冒后则出现眼睑及下肢浮肿，伴腰痛、乏力、纳差、腹胀等，1986 年在南京军区总医院查 BUN：30mg%，Hb：8.2g%，后又复查 BUN：51mg%，SCr：2.9mg%，尿蛋白++，诊为“慢性肾炎、慢性肾功能不全”，今年 3 月腰痛、乏力加重，出现双下肢浮肿、恶心欲吐、口干口粘、纳呆、大便干结，在当地治疗无效，来京由门诊收入院治疗。

入院时情况：乏力、腰痛、恶心、头晕、口干口粘、纳差、耳鸣耳聋、视物模糊、便结、尿少。

检查：面色暗黄无华、双下肢轻度浮肿、舌淡暗、边有齿痕、苔白厚腻、舌下有瘀点、脉沉细稍弦，BUN：63.4mg%，SCr：7.56mg%，CO_2—CP：43.01 容积%，Hb：5.6g%，B 超提示：双肾萎缩，肾图提示：双肾功能重度受损。

诊断：慢性肾炎，慢性肾衰。定位：病在肝脾肾，证属气阴两虚挟湿挟瘀。

治法：补脾滋肾，益气养阴，活血利湿。

方药：参芪麦味地黄汤加减。

此方仅服3剂，后因邪实症状突出，恶心、纳差、大便不畅，故改以治标为主，以黄连温胆汤为主方，服药7剂，症状有好转，食纳增进，大便转畅，恶心减轻，此时又转以扶正为主，方用参芪丹鸡地黄汤加减至1988年9月9日。

当时主症：双下肢痠痛、轻度恶心、眠差、纳一般、二便可、舌稍淡、苔薄白干、脉中取弦有力、沉取弦弱，查BUN52.3mg%，SCr4.0mg%，CO_2—CP31.4体积%，方老会诊时认为治疗以气阴双补为主，方用参芪麦味地黄汤原方加东北人参，后因患者脾胃症状突出，恶心、纳差，又改用调理脾胃的方法处理其标，处方选用香砂六君子汤，药后脾胃症状时好时坏，不稳定，于1988年11月11日方老会诊时指出该患者脾胃症状突出，从脾论治效果不佳，根据患者发病史，病原发于肾，故治疗应本着治病求本的原则治原发，故处方又改用参芪麦味地黄汤酌加和胃之剂砂仁、陈皮，药后食纳好转，恶心消失，二便转调至出院，病人病情稳定，实验检查：

BUN由入院时64mg%→52→40→33mg%。

SCr由入院时7.56mg%→4.5→2.33→3.18→2.62mg%。

Hb由入院时6.1g→6.5→5.9→7.6g%。

出院后患者一直通过通信继续服用方老中药，1990年10月15日告近期复查情况：SCr3～3.4mg%之间，BUN45mg%，Hb6.5g，患者病情稳定，能自理生活。患者出现肾功能不全至今已4年，从入我院治疗至今二年半仍健在。

病例十六

本例定位在脾肾，定性气阴两虚，兼挟风、湿之邪，采取补益脾肾合以养血熄风法取得显效。

白某，男，51岁，1988年1月8日入院，住院号：33200。

主诉：身倦乏力1年余，伴腰酸、颜面及下肢浮肿5个月。

现病史：患者于1986年底出现身倦乏力，1987年8月身倦乏力加重，并伴有腰酸、口干咽燥、双下肢轻度浮肿，查Hb低于正常，曾以“贫血”收住公安医院，住院期间查尿蛋白（++），BUN高于正常，用中药治疗，病情无明显改善，来我院门诊，服中药后（具体药物不详），疗效仍不显，颜面及下肢浮肿间断出现，查BUN 60.45mg%，入院治疗。

入院情况：身倦乏力、腰疲痛、活动后加重、头晕、小便色淡黄、夜尿多、纳可、双下肢及颜面轻度浮肿。

检查：形体肥胖、面色少华、爪甲色淡、舌淡较胖、苔薄黄、脉沉弦、双眼睑及下肢浮肿，Hb9g%，BUN60.45mg%，SCr7.24mg%，肾图：双肾功能重度受损。

诊断：慢性肾炎，慢性肾衰。定位：病在脾肾，脾病及肾；定性：气阴两虚，挟湿挟瘀。

治法：益气养阴，利湿化瘀。

方药：参芪麦味地黄汤

1988年1月30日方老查房，病人仍主诉乏力、大便偏干、方老谓病人气阴两虚无问题，气阴两虚均可导致大便偏干，故嘱原方不变，加强益气养阴之力，生地加至45克，黄芪加至45克，药后大便转通畅日一行，但病人出现皮肤瘙痒，1988年3月12日方老会诊，谓皮肤瘙痒为邪毒外出的表现，其性为风，可在原方基础上加当归、白芍、地肤子养血熄风，服药8剂后皮肤瘙痒减轻，患者住院治疗82天，基本以参芪麦味地黄汤为主加减治疗，药后病人自觉精神体力增进，浮肿消失，腰痛不显，二便转调，皮肤瘙痒减轻，实验室检查亦有好转，于1988年3月29日出院，出院前复查：

Hb由9g%升至10.1g%，BUN由60.45mg%降至41.3mg%，SCr由7.32mg%降至3.85mg%。

出院后患者一直门诊治疗，随诊至1990年12月患者病情尚稳定，查SCr3～4mg%，BUN40～60mg%，目前已生存3年以上。

病例十七

本例定位在肝肾波及脾胃，证属气阴两虚，挟湿挟风挟热，治疗上采取先治其标，标本并治，后治其本的方法，取得显效。

田某，女，56岁，1988年5月17日入院，住院号：33965。

主诉：乏力、颜面下肢反复轻度浮肿20年，偶有恶心呕吐10余年，加重10天。

现病史：患者于1966年连续两次感冒后出现尿频，尿检查蛋白＋，RBC＋＋，WBC少许，经用青霉素治疗后，尿频好转，尿检正常。同年又因感冒出现眼睑下肢轻度浮肿，1969年因劳累浮肿加重，并感乏力，1972年到成都人民医院进行肾功检查（具体指标不清），据谓异常，诊为“慢性肾炎，慢性肾功能不全”，服中药后无效，自觉症状加重，出现恶心、呕吐、食欲减退、眠差，80～85年间BUN波动在36～62mg%，SCr波动在2.4～3.6mg%之间，Hb波动在9.4～11g%之间，1985年在301医院服氧化淀粉，1987年开始用至灵胶囊，今年5月连续感冒两次，病人自觉精神疲惫、耳鸣、耳鼻瘙痒、双足发热、肛门灼热，于1988年5月17日收入院治疗。

入院时情况：神疲乏力、恶心呕吐、食欲不振、四肢抽搐、耳鼻瘙痒、头晕、大便偏干、小便少、色清、肛门灼热、眠差、时感烦躁、口稍干不欲饮水。

检查：面色萎黄无华、神疲乏力、四肢颤抖、气短气粗、语声颤抖、舌淡暗瘀色、苔薄黄稍滞、脉沉细弱，查SCr9.41mg%，BUN107.32MG%，Hb6.2g%，B超提示：双肾萎缩。

诊断：慢性肾炎，慢性肾衰。定位：病原发于肝肾，波及于脾胃；定性：气阴两虚以阴虚为主，挟湿挟瘀挟风。

治法：先以治标为主，清胃和胃降逆止呕，清心除烦。

方药：黄连温胆汤合芍药甘草汤、黄连阿胶汤。

服药半个月，病人恶心呕吐、烦躁等症得到改善，后根据病人病本在肝肾，证属阴虚，故治疗改以治本为主，滋补肝肾，方用麦味地黄汤加味，服药3月余，病人自觉精神体力增进，食纳好转，呕恶消失，耳鸣、耳鼻瘙痒减轻。9月12日病人出现背部皮肤瘙痒，方老嘱原方加葛根15克，而未采用一般养血熄风之常法，药后皮肤瘙痒减轻。9月26日方老查房，因病人出现尿少，尿不尽感，而用清利湿热之品治疗无效，方老认为一定要结合患者体质及舌脉象等因素综合分析，病人舌质淡，脉细弱，尿时无频急痛等湿热情况，而是一派气虚之象，故去清利湿热之滑石、通草，加桂枝一味，加强膀胱之气化功能，服药仅4剂，尿不尽感有所减轻，小便增多，病人住院4月余，不仅自觉症状得以明显改善，精神体力好转，面色较入院时转有光泽，肢颤等症消失，而且理化检查亦有明显改善，BUN由107.32mg%降至70.9mg%，最好一次为54.6mg%，SCr由9.41mg%降至6.3mg%，最好一次为4.1mg%，Hb6.2～5.9g%变化不明显，该病人病情好转于1988年10月8日出院。

病例十八

本例定位在脾肾，定性气阴两虚挟瘀，后向阴虚内热转化，结合岁运岁气特点，改予养阴清热，取得显效。

李某，女，54岁，1980年10月27日入院，住院号：38237。

主诉：乏力、厌油、恶心半年。

现病史：患者于1989年4月以来出现恶心、厌油、偶有呕吐、疲乏。7月份以来上症加重。在友谊医院住院，检查：SCr：9.4mg%，BUN：65mg%，Hb7.7g%，肾图示双肾重度受损。B超示：双肾缩小，结构不清，心电图示：左室劳损等。诊断：慢性肾炎，肾性高血压，慢性肾功能衰竭，代谢性酸中毒，肾性贫血。予降压药、大黄苏打片、碳酸氢钠、心痛定等治疗，未见明显效果，于1989年10月27日收入我院住院治疗。

入院时情况：疲乏无力、畏冷、腰痠、心慌、头晕头沉、右耳轰鸣、目花、皮肤轻度瘙痒、口干不欲饮水、厌油、纳、眠尚可、大便偏干。

检查：面萎黄无华、口唇瘀斑瘀色、舌质淡红瘀色苔黄腻干、脉沉细。SCr：11mg%，BUN：70.4mg%，Hb：7.6g%，B超示：双肾萎缩，肾图示：双肾功能重度受损，BP：170/90mmHg。

诊断：慢性肾炎、慢性肾功能衰竭。定位：脾肾；定性：气阴两虚挟瘀。

治法：脾肾气阴两补，佐以化瘀。

方药：参芪麦味桃红地黄汤

南北沙参各15克，黄芪30克，天麦冬各10克，五味子10克，生地30克，苍白术各10克，山萸肉10克，丹皮10克，茯苓30克，泽泻10克，怀牛膝15克，车前子30克（包煎）竹茹10克，黄连3克，桃仁10克，红花10克，西洋参6克（另煎兑入）。

上方服用月余后，患者怕冷、头晕沉、耳鸣、皮肤瘙痒基本消失，精神转佳，大便转调，偶有腰痠痛，并逐渐停服长期服用的降压药物，血压仍正常。SCr由11mg%降至4.83mg%。

入冬以来，患者食欲减退，心烦，口渴欲饮，咽痛，口腔溃疡，舌苔薄黄稍干，脉沉弦细数。12月8日方老查房时指出，今年为己巳年，厥阴风木司天，少阳相火在泉，全年气温偏高，特别是下半年，今冬会是一个暖冬，所以病房住院病人中，不少出现口干、咽痛、便干等里热症状。根据患者脉证，结合运气特点，应考虑定位在脾胃，性质为阴虚内热，改予益胃清热为法，方用益胃汤合竹叶石膏汤加味：

南北沙参各15克，天麦冬各10克，生地30克，玉竹30克，淡竹叶10克，生石膏30克，法夏12克，甘草6克，大枣10克，枳实10克，白术10克，鸡内金15克。

上方服用10余剂后，患者心烦、口渴欲饮、咽痛、口腔溃疡、纳呆纳减等相继消失或减轻，血压在停服降压药物后维持在120/80mmHg，复查SCr：8mg%，BUN：59.99mg%，病情好转，于1990年2月2日出院。

以上十一个方面，是我们根据方老讲述和我们跟随方老临床耳闻目睹的实际情况所整理，不过这只是一个提纲性的整理材料，限于文字，其未尽之处，有所难免，尚望在临床运用时能根据方老学术思想及所述的临床经验，触类旁通，举一隅而三反。

二、慢性肾功能衰竭诊治体系（常规）

本《常规》适用于根据现代医学诊断标准，确诊为慢性肾功能不全，慢性肾功能衰竭患者的中医诊治。

方药中老大夫认为，对慢性肾功能衰竭这一疑难危重病症的中医诊治，由于其病机复杂，病情多变，因此难以固定方证，而应在中医理论指导下，总结其证治规律，提出有效系列方药，并形成证治体系（常规），才能较好地指导临床，以提高中医疗效，并体现中医特色，发挥中医优势。

本常规以中医整体恒动观为指导，以保护和扶助人体自稳调节能力为立足点，以中医症征及病史为依据，以方老所提出的“辨证论治五步”为方法，对本病进行辨证论治，并形成《常规》。根据方老对本病的理论认识和临床经验，本病定位主要在脾、肾；定性主要为正虚邪实。因此，本常规以脾病，肾病，脾肾同病，脾肾衰败、五脏齐损及常见兼挟症等五个方面加以分列。

四年来，本常规经过中国中医研究院研究生部病房，中国中医研究院西苑医院内肾病房和专家门诊，济南铁路中心医院中医科病房作为“常规”执行。初步验证认为具有以下特点：①疗效可靠；②具有可行性；③本证治体系执简驭繁，易用难忘，凡一般中医工作者经过认真学习可以掌握运用；①较好地体现了中医辨证论治的精神，既有规律性，又有灵活性，对中医如何根据自身特点总结对现代医学某些病症的诊治规律，提出了一个新的模式，值得进一步探讨。

由于水平所限，本证治体系尚需通过临床验证进一步完善和提高。

（一）辨证

1. 脾系辨证

（1）定位主要依据

①既往有长期脾胃病史，或发病前经常出现脾胃症状，属中医脾虚体质；②发病在长夏雨湿季节或与受潮湿明显相关或在雨湿季节病情加重；③发病时表现为脾胃症状；④目前亦以脾胃症状为主要症征，如浮肿、纳差、恶心、呕吐、腹满、便溏、腹泻、疲乏、肢体无力等症状；⑤形体偏胖或腰以上肿明显，面色萎黄无华，舌体胖、质嫩润、齿痕、苔薄白润，脉沉濡中取大于沉取；⑥既往服健脾益气之剂有效；⑦其他脾系症征，参见附录一。

（2）脾系分证

①脾气虚证（涵脾阳虚证）：具前述脾系症征，定位在脾者；临床表现为面色萎黄、形体偏胖、纳差食减、脘腹胀满、便溏便泄、大便无力但不燥结、肢体倦怠无力、懒动懒言、喜卧，脉沉细缓，舌淡胖嫩润、齿痕、薄白、脉沉无力者；具前述脾气虚证，而见明显寒象或兼见寒湿不化者，如畏寒肢冷、身痛腹痛、腹泄甚至完谷不化、脉沉迟，舌苔白灰滑腻者，可诊为脾阳虚证。②脾胃阴虚证：具有述脾系症征，定位在脾胃者；临床表现以胃脘不适或隐痛、消谷善饥或不思饮食、口中少津、干呕、便干，脉弦细稍数，舌质偏红，苔薄白而干或苔薄黄少津者；③脾胃气阴两虚证：具前述脾系症征；兼见前述脾气虚证及胃阴虚症征，主次难分者；④脾虚肝乘证：具前述脾虚症征；兼见头晕、头胀、目眩、胁肋部疼痛、失眠不易入睡、急躁易怒、情绪不能自控、呕恶、筋惕肉瞤、面色青、舌

青暗或瘀色、脉弦、中取大于沉取者。⑤脾虚肾侮证：具前述脾虚症征；兼见腰痛腰酸、尿少、尿不畅或尿急尿痛、全身重度浮肿、脉沉中取均见沉弱者；⑥脾病及心（子病及母）证：具前述脾虚症征；兼见心慌心悸、气短、动则加剧、神志障碍、衄血、脉结、促、代者；⑦脾病及肺（土不生金）证：具前述脾虚症征；兼见咳喘、胸闷、气短、气喘、气促、咳血、鼻衄者。

2. 肾系辨证

（1）定位主要依据

①既往有较长期的肾、膀胱病史，或发病前经常出现肾、膀胱症状，属中医肾虚体质者；②发病在冬季或与受寒明显相关或遇寒冷加重者；③发病时表现肾、膀胱症状者；④目前亦以肾膀胱症状为主要症征，如腰痛酸、尿少、夜尿多、尿不畅或频急痛、耳鸣、阳痿、遗精者；⑤浮肿、腰以下肿为甚、面色微黄、脉沉者；⑥既往服补肾药物有效者；⑦其他肾系症征，参见附录一。

（2）肾系分证

①肾气虚证（含肾阳虚证）：具前述肾系症征，定位在肾者：临床表现为精神萎靡疲惫、极度疲乏、嗜卧、腰痛、腰膝痠软沉困、尿少或夜尿多、或尿流变细排尿无力、全身浮肿下身为甚、脉沉弱、舌胖淡润、齿痕、苔薄白润滑者；凡具上述肾气虚而见明显寒象或兼见寒湿不化者，如畏寒、腰膝冷痛、便泄或五更泄、男子阴囊湿凉、阳痿、女子白带清稀、小腹坠痛、舌苔白、脉沉迟者，可辨证为肾阳虚证；②肾阴虚证：具前述肾系症征，定位在肾者；临床表现为形体偏瘦、喜冷恶热、头晕耳鸣、咽干、尿黄赤、足心热、潮热盗汗、口渴喜饮、遗精、脉沉细数、舌体瘦质红、少津或苔薄白干或薄黄干者；③肾气阴两虚证：具前述肾虚症征；兼见前述肾气虚及肾阴虚之症征，主次难分，寒热夹杂者；④肾病及肝证：具前述肾虚症征；兼见头晕、头痛、胁肋部胀满疼痛、急躁易怒、失

眠、脉弦、舌青暗者；⑤肾虚脾乘证：具前述肾虚症征；兼见恶心呕吐等脾胃症状或浮肿者；⑥肾虚心侮证：具前述肾虚症征；兼见心慌、心悸、神志障碍、衄血、脉结、代、促者；⑦肾病及肺（子病及母）证：具前述肾虚症征；兼见胸闷气短、气喘、鼻衄者。

3. 脾肾同病

（1）辨证依据

①既往病史不详，原发继发不清；②发病时，脾肾症征同见，难为先后；③目前脾肾病征同时存在。

（2）脾肾同病分证

根据前述脾系肾系分证综合辨证：①脾肾气虚证（含阳虚证）；②脾肾阴虚证；③脾肾气阴两虚证。

4. 脾肾衰败，五脏兼损证

慢性肾衰晚期，多表现为脾肾衰败。由于五脏一体，脾肾衰败必然影响它脏，出现五脏兼损，阴阳两竭等全身衰竭症征，并在正气衰竭的基础上合并多种兼挟证，出现风动、湿阻、水停、瘀结、出血以及寒热错杂等邪实证，最后出现闭厥（昏迷）、痉（抽搐、痉挛）、脱（休克）等急危证。应在上述辨证的基础上，辨明主次标本缓急，进行处理。

（1）脾肾衰败

常表现为精神衰败、极度疲乏、卧床不起、高度浮肿、腹水、饮食不进、呕吐频频、大便不通、小便点滴皆无、呼气尿臭、呃逆、舌强苔黄褐燥干、脉沉微或虚大无根者。

（2）兼损心者

常表现为心慌、心动悸、脉结代促迟不一、神昏谵语、出血（鼻衄、齿衄、尿血、便血、呕血等）、舌青紫，西医检查常示心衰、心包积液、心包摩擦音者。

（3）兼损肝者

常表现为皮肤极度瘙痒、肢体震颤、抽搐痉挛、狂躁、出血、舌青、脉虚弦者。

（4）兼损肺者

常表现为胸闷痰涌、气喘不能平卧、脉浮大虚数、口唇及舌紫口唇发绀等。西医检查常示胸水者。

5. 常见兼挟证

（1）兼风胜

常兼见头晕、头胀、头痛、目眩、皮肤明显瘙痒、或肢体震颤、抽搐者。

（2）兼热（火）热

兼见恶热、身热、五心烦热、面红目赤、头痛头晕、急躁、咽红肿干痛、烦渴欲饮或渴喜冷饮、口苦、或溲赤便结、舌苔黄、脉数大者。

（3）兼湿胜（含痰、饮、水）

兼见头身沉困，颜面四肢浮肿、腰痠困、尿少、或胸水、腹水、或咯痰清稀、口干不欲饮水、或呕恶频作、便溏便泄不止、妇女白带多而清稀、舌苔滑腻或明显齿痕、脉濡缓或滑濡或沉者。

（4）兼燥胜

常兼见口干、咽燥、鼻干、口渴、便干或肌肤甲错者。

（5）兼寒胜

常兼见畏寒、喜热、肢冷、肢厥、脉微、冷汗自出、身痛、骨节疼痛、小腹拘急、吐泻物清稀、大便溏泄、色淡、下利无度、小便清长、诸症遇冷加重、舌白、脉沉脉紧者。

（6）兼血瘀

常兼见衄血、皮肤口唇舌体瘀点瘀斑瘀色、舌下青紫、少腹肿块、妇女闭经或经少而色黑有块、少腹拘急尿血、口干不饮、以口含漱为快、脉涩者。

（7）兼气滞

常兼见脘痞、腹胀、腹痛、胸闷、胁胀、嗳气、矢气、善太息者。

（二）治疗

1. 脾系

(1) 脾气虚证（含脾阳虚证）

①治法：健脾益气（含温扶脾阳）；②基本方：香砂六君子汤（青陈皮、法夏、党参、苍白术、甘草、茯苓、广木香、砂仁、生姜、大枣）重者加东北人参，另煎兑服；③其他选方：可根据脾气虚，脾阳虚的轻重程度，由轻到重分别选用参苓白术散、补中益气、附子理中汤、丁蔻桂附理中汤等方作为基本方（见附录二，以下各证均同）。

(2) 脾胃阴虚证

①治法：益胃滋脾，佐以清胃；②基本方：益胃汤合竹叶石膏汤（南北沙参、天麦冬、玉竹、生地、法半夏、甘草、大枣、淡竹叶、生石膏）重者加西洋参，另煎兑服；③其他选方：可根据胃阴虚轻重程度，分别选用参苓白术散、沙参麦冬饮、九转黄精丹等方。

(3) 脾胃气阴两虚证

①治法：健脾益胃，气阴两补；②基本方：补中益气汤、益胃汤、消胀散复方（黄芪、苍白术、青陈皮、党参、柴胡、升麻、甘草、当归、南北沙参、生地、玉竹、天麦冬、砂仁、莱菔子）重者可加东北人参，另煎兑服；加味异功散（方老自拟方）（党参、苍白术、茯苓、甘草、青陈皮、黄精、当归、焦楂曲、丹参、鸡血藤、柴胡、姜黄、郁金、薄荷）重者加东北人参（另煎兑入）；③脾胃系列方：凡辨证在脾胃者，可根据脾胃阴虚、气阴两虚、气虚、阳虚的轻重不同程度和转化情况，从下列系列中方灵活选用：黄精丹：养胃阴、肝阴；益胃汤：养胃阴、肝肾阴；沙参麦冬饮：养胃阴、肺阴；参苓白术散：养胃助脾；四君、六君、香砂六君子汤：健脾，化湿，行气；加味异功散：健脾，益胃，疏肝，养肝；补中益气汤：健脾气，益肺气；理中汤：健脾温胃；附子理中汤：健脾温阳；丁蔻桂附理中汤：健脾，温胃，温肾，行气。

(4) 脾虚肝乘证

①治法：补脾为主，佐以疏肝，平肝，潜阳。凡由本脏波及它脏者，以治本脏为主，兼治它脏为一般原则。如脾虚肝乘证，可根据脾虚性质，分别在脾气虚、脾阳虚、胃阴虚、脾胃气阴两虚基本方的基础上，佐以疏肝、平肝、潜阳之剂；②方药：以头晕头胀为主者，一般可加入天麻、菊花、钩藤，重者如血压升高，舒张压在100mmHg以上者，可加入平肝饮：草决明、青木香、汉防己；以胸胁胀满为主者，可加入疏肝饮：柴胡、姜黄、郁金、薄荷。痛者可加入金铃子散：金铃子、元胡；以肢体震颤、抽搐、痉挛为主者，可加入白芍、干地龙、生龙牡。

（5）脾虚肾侮证

①治法：补脾为主佐以利尿；②方药：浮肿尿少者，可加入怀牛膝、车前子；全身高度浮肿，尿少尿闭者，可加入五苓散：茯苓、猪苓、泽泻、白术、桂枝。

（6）脾病及心证

①治法：补脾兼以治心；②方药：心阴虚者，可加入天麦冬、五味子；心气阴两虚者，可加入党参、麦冬、五味子，重者用人参；心阴阳两虚者，可合用炙甘草汤：炙甘草、阿胶、生地、麦冬、枣仁、党参、桂枝、生姜、大枣；心阳虚，出现畏寒、肢凉、肢厥、脉结代者，可加入桂枝、制附片。

（7）脾虚及肺证

①治法：补脾佐以治肺；②方药：肺气虚者，可加入黄芪、党参；肺阴虚者，可加入南北沙参、麦冬；肺热痰黄者，可加入竹叶石膏汤：竹叶、生石膏、麦冬、半夏、南沙参、甘草、大枣。或合用小陷胸汤：黄连、半夏、瓜蒌；肺寒痰白清稀者，可加入干姜、细辛、五味子；鼻衄者，可加入白茅根、藕节。

2. 肾系

（1）肾气虚证（含肾阳虚证）

①治法：补肾气（含温肾阳）；②基本方：参芪地黄汤

（方老自拟方）（党参、黄芪、生地、苍白术、山萸肉、丹皮、茯苓、泽泻、怀牛膝、车前子（包煎）、竹茹、黄连）。重者加东北人参（另煎兑服）。阳虚者加桂枝、制附片（先煎一小时）；③其他选方：可根据肾气虚、肾阳虚的不同程度，灵活选用桂附地黄汤、济生肾气汤、参芪桂附地黄汤、右归饮（丸）、全鹿丸、参茸卫生丸、二仙丹等方。

（2）肾阴虚证

①治法：滋肾、养肝、育阴潜阳；②基本方：麦味地黄汤（天冬、麦冬、五味子、生地、山药、山萸肉、丹皮、茯苓、泽泻、怀牛膝、车前子（包煎）、竹茹、黄连）重者，加入生牡蛎、生鳖甲、生龟板；③其他选方：可根据肾阴虚的不同程度灵活选用六味地黄汤、归芍地黄汤、杞菊地黄汤、知柏地黄汤、左归饮（丸）、一二三甲复脉汤等方。

（3）肾气阴两虚证

①治法：肝肾气阴两补；②基本方：参芪麦味地黄汤（或方老自制参芪地黄汤）：党参、黄芪、天麦冬、五味子、生地、山药、山萸肉、丹皮、茯苓、泽泻，重者加东北人参，另煎兑服；③肾系系列方：凡辨证在肾者，可根据肾阳虚、气阴两虚、气虚、阳虚的轻重不同程度及转化情况，分别从下列系列中灵活选用：六味地黄汤：滋肾阴；麦味地黄汤：滋肾阴、养心阴肺阴；归芍地黄汤：滋肾阴、养肝阴；杞菊地黄汤：滋肾阴、养肝清肝；知柏地黄汤：滋肾阴、泻相火、清利湿热；参芪麦味地黄汤：脾肾气阴两补；参芪地黄汤：补肾气、益脾气；桂附地黄汤：补肾气，温肾阳；济生肾气汤：温补肾气，兼以利湿。参芪桂附地黄汤：温补脾肾阳气。

（4）肾虚脾乘证

①治法：补肾佐以清胃渗湿；②方药：以口干喜饮、恶热为主者，可加入竹叶、生石膏；以恶心呕吐为主者，可加入黄连、竹茹；以浮肿为主者，可合入五苓散：茯苓、猪苓、苍白术、泽泻、桂枝。

(5) 肾虚心侮证

①治法：补肾佐以治心；②方药：以心慌心悸为主者，可加入竹叶、黄连、麦冬、五味子；以神志障碍为主者，可加入菖蒲、远志、郁金，或合用牛黄清心丸。

(6) 肾虚肝旺证

①治法：补肾佐以养肝，疏肝，平肝；②方药：以头晕头胀为主者，一般可加入天麻、杭菊花、钩藤。重者，血压升高，舒张压在 100mmHg 以上者，可加入平肝饮：草决明、青木香、汉防已；以胸肋胀满为主者，可加入疏肝饮：柴胡、姜黄、郁金、薄荷，痛者可加入金铃子散：金铃子、元胡；以肢体振颤、抽搐、痉挛为主者，一般可加入白芍、干地龙、生龙牡。重者可加入生龟板、生鳖甲。

(7) 肾虚及肺证

①治法：补肾佐以治肺；②方药：肺气虚者，可加入黄芪、党参；肺阴虚者，可加入南北沙参、天麦冬；肺热痰黄者，可加入竹叶石膏汤：竹叶、生石膏、麦冬、半夏、党参、甘草、大枣；③或加入小陷胸汤：黄连、半夏、瓜蒌；④肺寒痰白清稀者，可加入干姜、细辛、五味子；⑤鼻衄者，可加入白茅根、藕节。

3. 脾肾同病

(1) 脾肾气虚（含阳虚）证

①治法：健脾补肾；②基本方：参芪地黄汤［党参、黄芪、生地、苍白术、山萸肉、丹皮、茯苓、泽泻、怀牛膝、车前子（包煎）、竹茹、黄连］重者加东北人参（另煎兑入）。阳虚者加桂枝、制附片（先煎一小时）。

(2) 脾肾阴虚证

①治法：滋脾益肾；②基本方：麦味地黄汤、益胃汤复方（南沙参、玉竹、天麦冬、五味子、生地、山药、山萸肉、丹皮、茯苓、泽泻、怀牛膝、车前子（包煎）、竹茹、黄连）。

(3) 脾肾气阴两虚证

①治法：脾肾气阴两补；②基本方：参芪麦味地黄汤［党参、黄芪、天麦冬、五味子、生地、苍白术、山萸肉、丹皮、茯苓、泽泻、怀牛膝、车前子（包煎）、竹茹、黄连］重者加东北人参（另煎兑入），偏阴虚者加西洋参（另煎兑入）。

4. 脾肾衰败，五脏兼损证

此属危重证，应视邪之盛衰进退予以不同处理。

（1）脾肾衰败，正虚为主，邪气不盛者

以补虚救衰为主，仍根据上述辨证，分别选用参芪（桂附）地黄汤、益胃汤合麦味地黄汤、参芪麦味地黄汤，分别情况重用生晒参、红参或西洋参。

（2）脾肾衰败，正虚邪实者

补虚救衰，兼以祛邪。补虚仍按上述辨证，祛邪按兼挟证辨证治疗。

（3）脾肾衰败，正虚邪实，邪出无路出现急危情况者，应急予夺邪。

①上格者，可用苏叶黄连汤、黄连温胆汤、玉枢丹等，多次小量温服。对呕恶频频、欲吐不吐，急者可用压舌板探吐以导邪自上而出；②下关者，可用生大黄煎汤保留灌肠或用大承气汤或木香槟榔丸急下。同时外用艾叶、食盐炒热加少许麝香温熨脐中；③腹痛里急、尿血、二便不通者：可用桃仁承气汤：大黄、芒硝、桃仁、桂枝、甘草；④神昏谵语，偏热者用安宫牛黄丸，偏寒者用苏合香丸；⑤痉挛拘急者：可用三甲复脉汤加人参：生鳖甲、生龟板、生牡蛎、炙甘草、阿胶、生地、麦冬、麻仁、白芍、人参；⑥厥脱者，急用参附汤（人参、附子），或生脉散。

上述急重症的处理，均以中病则止为原则，一旦危象缓解，即应回归到扶正为主。

5. 兼挟证

（1）兼风胜证

以皮肤瘙痒为主者，可加入荆芥穗、防风、地肤子；以眩晕为主者，可加入天麻、钩藤、杭菊花；以肢体振颤、抽搐、痉挛为主者，可加入生龙牡、干地龙、白芍。

（2）兼热（火）胜证

以头晕、头痛、目赤、咽痛、心烦、急躁为主者，可加龙胆草、焦栀子、黄芩；以身热、恶热、口渴喜饮、渴喜冷饮、舌黄脉数大为主者，可加入竹叶、生石膏；以大便燥结为主者，可加生大黄（后下）。

（3）兼湿（痰、饮、水）胜证

以浮肿、小便量少为主者，加汉防己、大腹皮；以恶心、呕吐为主者，加竹茹、黄连；以尿痛急热频为主者，加知母、黄柏；以痰涎壅盛为主者，加陈皮、清半夏。

（4）兼燥胜证

以口干口渴为主者，加淡竹叶、生石膏、麦冬、天花粉；以大便干燥为主者，可加生首乌或合用增液汤（生地、玄参、麦冬）。

（5）兼寒胜证

以皮肤瘙痒、恶风寒、无汗为主者，可加麻黄、桂枝、葛根；以吐泻不止，汗出肢冷为主者，加制附子（先煎1小时）、干姜、桂枝，或合用参附汤。

（6）兼瘀者

一般情况下，可加丹参、鸡血藤；重者加桃仁、红花；或合用桂枝茯苓丸、血府逐瘀汤；鼻出血者加白茅根、藕节；尿血者加益母草、白茅根。

（7）兼气滞者

咽中阻塞感者，加半夏厚朴汤（半夏、厚朴、茯苓、苏梗）；胁肋胀闷者，加疏肝饮（柴胡、郁金、姜黄、薄荷）；痛者加金铃子散（元胡、金铃子）；胸闷憋气者，加瓜蒌、薤白、枳实；腹胀者，加砂仁、莱菔子；兼食滞者，加鸡内金、焦楂曲。

上述对风、热、湿、燥、寒、瘀、滞等兼挟症的一般治疗，均为祛邪治标而设。但上述兼挟证又多在正虚的基础上产生，因正虚邪自内生。因此，应本着“治病求本”的原则，辨证论治。如脾虚生湿者，应在健脾的基础上祛湿；气虚血瘀者，应在益气的基础上祛瘀；气虚便秘者，应在益气的基础上通便；阴虚生热者，应在养阴的基础上清热等等，不宜单纯治标逐邪，甚至把辨证论治降低为对症处理。

以上诊治常规，系根据方老经验，对临床常见症征的辨证和一般处理加以归纳而成。方老十分强调，临证时必须以中医学的整体恒动观为指导，注意五脏之间的胜复转化，正邪之间的消长进退，因人因时因地，在动态变化中予以不同的辨证和治疗，并把药物治疗与饮食、起居、情志调养结合起来，才能充分发挥中医优势，提高中医疗效。

附录一　关于脾肾定位依据

（一）辨证定位在脾（胃）的依据

1. 从症状表现部位按脏腑经络定位

脾（胃）居人体中焦部位，脾与足太阴脾经或足阳明胃经连属。因此，凡临床症征出现在足太阳脾经或足阳明胃经循行部位，如胃脘部、鼻根、头角、前额、眉棱骨、下颌、舌、上齿、腹股沟、胫骨外侧、足大趾等，一般均应考虑定位在脾。

2. 从功能特点定位

脾主运化、输布津液、统血，主中气。因此，凡上述功能失调者，如水肿、腹水、食欲不振、纳差纳少、饮食不化、恶心呕吐、嗳气、脘腹胀满或疼痛、便溏腹泄、慢性出血、口腔溃疡、口干不欲饮、妇女白带多等，一般均应考虑定位在脾。

3. 从临床外候定位

由于脾开窍于口，其华在唇四白，主四肢肌肉，脾藏意，在志为思，在声为歌，在变动为哕，主吞咽，在味为甘，在色为黄，其脉为濡。因此，凡临床表现为上述范围异常者，如口唇苍白无华、恶心呕吐、吞咽无力、四肢倦怠、头身重如裹、肌肉萎缩、口中甜或喜食甜、面色萎黄、精力不能集中、记忆力减退、黄疸、喜歌等，均可考虑定位在脾。

4. 从发病季节考虑定位

由于脾属土，通于长夏之气，在气为湿，因此，凡发病在长夏雨湿季节，与受潮湿有关或遇湿加重者，要考虑定位在脾。

5. 从气血流注时辰定位

根据气血流注时辰，凡症状定时发作在辰（上午 7～9 时）、在巳（上午 9～11 时）者，可考虑定位在胃在脾。

6. 从病因特点定位

由于思虑伤脾，湿伤脾，饮食不节伤脾，因此，凡发病与思虑过度、受潮湿、饮食不节（过食生冷、肥甘厚味、暴饮暴食）等密切相关者，可考虑定位在脾。

7. 从体质特点定位

凡形体肥胖、素体脾虚者，如经常有消化不良、便溏腹泻症状出现者，可考虑定位在脾。

8. 从病史及治疗反应定位

凡有消化系统病史，服用健脾药物治疗有效者，可考虑定位在脾。

（二）辨证定位在肾（膀胱）的依据

1. 从症征出现部位按脏腑经络定位

腰为肾之府，肾与足少阴肾经及足太阳膀胱经连属。因此，凡临床症征出现在腰部及足少阴肾经、足太阳膀胱经循行部位者，如巅顶、枕后、颈项、脊背、腰、少腹、舌根、咽喉、膝、腘、足跟、足心、外阴部等，一般均可考虑定位在肾（膀胱）。

2. 从功能特点定位

肾主封藏、藏精、主水、主骨、生髓、通脑、主生长发育、生殖，为作强之官、命门寓元阴元阳。因此，凡上述功能失调者如人体精微物质不能储藏而排出体外，遗精、早泄、阳痿、遗尿、尿血、夜尿多或多尿、尿频急热痛、生长发育障碍、不孕不育、须发早白、早衰、久喘不能纳气、畏寒、厥逆等，一般均要考虑定位在肾。

3. 从临床外候定位

肾开窍于耳及前后二阴，其华在发、在齿，肾藏志，在志为恐，在声为呻为欠，在变动为慄，在色为黑，在味为咸，在脉为石。因此，凡临床表现为上述范围异常者，如发枯发白发脱、耳鸣耳聋，齿摇齿落，呵欠频频、战慄、善恐如人将捕之、记忆力减退、口中咸或喜食咸、面黑等，一般均可考虑定位在肾。

4. 从发病季节定位

肾属水，在气为寒，通于冬气，因此，凡发病季节在冬季及与受寒有关，或冬季加重者，一般可考虑定位在肾。

5. 从气血流注时辰定位

根据气血流注时辰，凡症状定时发作在申时（下午 3～5时）、酉时（下午 5～7 时）者，可考虑定位在肾。

6. 从病因特点定位

由于恐伤肾，寒伤肾，强力伤肾，因此，凡发病与受惊恐、受寒、强力入房、强力举重等密切相关者，可考虑定位在肾。

7. 从病史及治疗反应定位

凡有腰痛、尿血、淋证病史者，应考虑定位在肾；凡久病者，凡既往予补肾治疗有效者，反正应定位在肾。

(三) 相关脏腑的定位依据

由于五脏一体，相生相克，肾病可以及心，脾病可及肾，肝肾同源，母病及子，子病及母等，慢性肾衰患者除主要定位在肾脾以外，还可出现心、肝、肺的症征。

如出现心慌心跳憋气，动则加剧，脉结代迟促，以及烦躁、喜笑不已、谵语、昏迷等神志障碍，应考虑定位在心。

如出现头晕、头胀、目眩、心情抑郁或急躁易怒不能自控、两胁胀痛、少腹痛、失眠多梦、目干目胀痛、视力减退、爪甲干瘪、肢体震颤、抽搐、屈伸不利、出血、妇女月经不调、痛经、面舌青暗、脉弦等，可考虑定位在肝。

如出现感受上邪（恶风恶寒发热、头痛身痛、咽痛、咳嗽、脉浮等）、皮肤瘙痒、皮疹、咳嗽、憋气、咳痰、音哑、喘息不得卧、胸痛、喜悲善哭等，可考虑定位在肺。

附录二　脾肾系列方药

系根据方老临床加减化裁和常用量列出。

(一) 脾系系列方

1. 黄精丹：养胃阴、肝阴。（黄精 20～30 克，当归 12 克，焦楂曲各 15 克）。

2. 益胃汤：养胃阴、肺阴、肝阴（南北沙参各 15 克，天麦冬各 10 克，玉竹 30 克，生地 30 克）。

3. 沙参麦冬饮：养胃阴、肺阴。（南北沙参各 15 克，天麦冬各 10 克，玉竹 20～30 克，天花粉 30 克，白扁豆 15 克，桑叶 10 克，甘草 6 克）。

4. 参苓白术散：养胃、滋脾。（党参 15 克，苍白术各 10 克，茯苓 30 克，甘草 6 克，青陈皮各 10 克，山药 10 克，苡仁 30 克，莲子肉 10 克，桔梗 10 克，砂仁 6 克）。

5. 香砂六君子汤：健脾、化湿、行气。（广木香 10 克，砂仁 6 克，青陈皮各 10 克，法半夏 12 克，茯苓 30 克，甘草 6 克，党参 15 克，苍白术各 10 克）。

6. 加味异功散（方老自拟方）：健脾、养肝、疏肝。（党参 15 克，苍白术各 10 克，茯苓 30 克，甘草 6 克，青陈皮各 10 克，黄精 20 克，当归 12 克，焦楂曲各 15 克，丹参 30 克，鸡血藤 30 克，柴胡 10 克，姜黄 10 克，郁金 10 克，薄荷 3 克）。

7. 补中益气汤：健脾气、补肺气。（黄芪 30 克，党参 15 克，苍白术各 10 克，甘草 6 克，升麻 10 克，柴胡 10 克，青陈皮各 10 克，当归 12 克）。

8. 理中汤：健脾温肾。（党参 15～30 克，苍白术各 10

克，干姜 6 克，甘草 6 克）。

9. 附子理中汤：健脾温阳。（理中汤加制附片 15～30 克，先煎 1 小时）。

10. 丁蔻桂附理中汤：健脾温胃行气。（附子理中汤加丁香 6 克，白蔻仁 10 克，桂枝 10 克）。

（二）肾系系列方

1. 六味地黄汤：滋肾阴。（生地 30 克，山药 10 克，山萸肉 10 克，丹皮 10 克，茯苓 30 克，泽泻 10 克）。

2. 麦味地黄汤：滋肾阴、养心阴、肺阴。（六味地黄汤加天、麦冬各 10 克，五味子 10 克）。

3. 归芍地黄汤：滋肾阴、肝阴。（六味地黄汤加当归 12 克，白芍 15 克）。

4. 归芍麦味地黄汤：滋肾阴、肝阴、心阴。（六味地黄汤加归、芍、麦、味各 10 克，怀牛膝 15 克，车前子 30 克（包），竹茹 10 克，黄连 3 克）。

5. 杞菊地黄汤：滋肾阴、养肝阴、清肝。（六味地黄汤加枸杞 10 克，杭菊 10～15 克）。

6. 知柏地黄汤：滋肾阴、泄相火、清利湿热。（六味地黄汤加知母 10 克，黄柏 10 克）。

7. 丹鸡地黄汤：滋肾阴、活血化瘀。（六味地黄汤加丹参 30 克，鸡血藤 30 克）。

8. 桃红地黄汤：滋肾阴、活血化瘀。（六味地黄汤加桃仁 10 克，红花 10 克）。

9. 参芪麦味地黄汤：（方老自制方）：脾肾气阴两补。（党参 15 克，黄芪 30 克，天麦冬各 10 克，五味子 10 克，生地 30 克，苍白术各 10 克，山萸肉 10 克，丹皮 10 克，茯苓 30 克，泽泻 10 克，怀牛膝 15 克，车前子 30 克（包煎），竹茹 10 克，黄连 3 克）。

10. 参芪归芍地黄汤（方老自制方）：肝脾肾气阴两补。（党参 15 克，黄芪 30 克，当归 12 克，白芍 15 克，生地 30

克，苍白术各 10 克，山萸肉 10 克，丹皮 10 克，茯苓 30 克，泽泻 10 克，怀牛膝 15 克，车前子 30 克（包煎），竹茹 10 克，黄连 3 克）。

11. 参芪地黄汤（方老自制方）：补肾气，益脾气。（党参 15 克，黄芪 30 克，生地 30 克，苍白术各 10 克，山萸肉 10 克，丹皮 10 克，茯苓 30 克，泽泻 10 克，怀牛膝 15 克，车前子 30 克（包煎），竹茹 10 克，黄连 3 克）。

12. 桂附地黄汤：温补肾气。（六味地黄汤加桂枝 10 克，制附片 15 克，先煎 1 小时）。

13. 济生肾气汤：温补肾气，兼以利湿。（六味地黄汤加桂枝 10 克，制附片 15 克（先煎 1 小时），怀牛膝 15 克，车前子 30 克（包）。

14. 参芪桂附地黄汤：温补脾肾阳气。（六味地黄汤加党参 15 克，黄芪 30 克，桂枝 10 克，制附片 15 克（先煎 1 小时），怀牛膝 15 克，车前子 30 克（包），竹茹 10 克，黄连 3 克）。

附录三　药物煎服方法

（一） 前述处方，一般情况下，每日服 1 剂，服 2 天停 1 天，即每月服 20 剂。

（二） 每剂药煎 2 次，首煎煮沸后文火煎 50 分钟；二煎煮沸后改文火煎 30 分钟，两煎混合，分 2 至 3 次服。

（三） 凡处方中有制附子者，首煎不得少于 1 小时；凡处方中有生大黄者，必须后下，煎煮时间不得多于 10 分钟；凡处方中有人参或西洋参者，必须另煎兑入，煎煮时间不得少于 1 小时；凡处方中有生地者，患者大便偏溏时，按一般煎法，首煎不少于 50 分钟，患者大便干结者，生地宜后下，首煎 10～15 分钟即可。

（四） 服药时间，一般以饭后 2 小时半空腹时为宜，不宜空腹服药。属于脾系患者，以每日上午服药为好；属于肾系患者，以每日下午服药为好。

三、临床验证 107 例小结

（一）中国中医研究院研究生部病房 90 例小结

在认真学习和整理总结方药中老大夫对慢性肾功能衰竭（以下简称慢性肾衰）的理论认识和诊治经验的基础上，在方老的亲自主持下，我们制订了《著名中医方药中老大夫对慢性肾功能衰竭的诊治体系》，并作为“常规”执行。四年来，在中国中医研究院研究生部病房、西苑医院内肾病区、西苑医院专家门诊验证 90 例，现将验证情况小结如下：

1. 临床资料

（1）性别：男性 47 例，女性 43 例。

（2）年龄：最小 19 岁，最大 75 岁，其中 19～34 岁者 17 例，35～54 岁者 49 例，55～57 岁 24 例。

（3）病程：确诊肾衰半年以下者 28 例，半年至一年者 12 例，一年以上者 50 例。

（4）原发病构成

①慢性肾炎：56 例（其中高血压型 28 例）

②慢性肾盂肾炎：15 例

③多囊肾：3 例

④紫癜性肾炎：2 例

⑤肾动脉硬化：2 例

⑥肾结石：1 例

⑦肾动脉狭窄：1 例

⑧糖尿病性肾病：1 例

⑨镇痛剂性肾病：1 例

⑩出血热后肾衰：1 例

⑪肾小管间质性肾病：1 例

⑫原因不明肾衰：6 例

（5）入院时 SCr 值：入院时平均为 5.99mg%，其中 2.0mg%～2.4mg%者 8 例，2.5mg%～4.9mg%者 30 例，

5.0mg%～7.9mg%者 30 例，8.0mg%～11.9mg%者 19 例，12mg%以上者 3 例。SCr＞5mg%者占全部病例的 57.78%，SCr＞8mg%者占 24.44%。

2. 中医辨证与治疗

（1）中医辨证与治疗方法

均按《著名中医方药中老大夫慢性肾功能衰竭中医诊治体系》（以下简称《常规》）执行。

本《常规》以中医学的整体恒动观为指导，以脾肾为纲，以风、热、湿、燥、寒、瘀、毒来归类兼挟证，详列脾系、肾系、脾肾同病、脾肾衰败、五脏兼损及兼挟证的辨证依据和治疗系列方药，不固定证型和方药。医生可以按《常规》要求，以中医症征为辨证依据，并根据动态变化情况予以不同的辨证，从系列方药中选择相应方药。例如按西医诊断标准确诊为慢性肾衰的患者，临床表现为精神疲乏、腰痛、腰膝痠软、尿少、下肢浮肿，近期并出现恶心呕吐，脉沉无力，舌质淡嫩润苔薄黄稍滑腻。根据《常规》要求，中医辨证为：定位在肾、脾（原发在肾，继发于脾），定性为气虚挟湿热，本例患者即辨证为脾肾气虚挟湿热证。应以补肾益气兼清湿热为法，方选脾肾气虚基本方参芪地黄汤（党参、黄芪、生地、苍白术、山萸肉、丹皮、茯苓、泽泻、怀牛膝、车前子、黄连、竹茹）。如经上述治疗后，诸症均明显减轻而未除，近期出现口渴欲饮、汗出、足心热、皮肤明显瘙痒，舌质转红苔薄黄而干，则认为由气虚向阴虚里热转化，并兼挟风邪，应予脾肾气阴两补，佐以清热疏风为法，给予参芪麦味地黄汤（参芪地黄汤加麦冬、五味子）加荆芥穗、防风、地肤子治疗。

详见《著名中医方药中老大夫对慢性肾功能衰竭的中医诊断治疗体系》。

（2）中医辨证

①定位

从表 6 可以看出：定位主要为脾、肾。其中定位在肾者

(包括肝肾)有62例,占68.9%;定位在脾者(包括肝脾)有17例,占18.9%;定位在脾肾者(包括心脾肾、肝脾肾)有10例,占11.1%。

从转化情况来看,90例中,63例出现了病位的转化,占70%,其中定位在肾(包括肝脾)出现转化的43例中,全部传脾;定位在脾(包括肝脾)出现转化的15例中,全部传肾。

表6 慢性肾衰定位及转化情况表

入院时定位	例数	病程中转化	例数
肾	50	转脾	29
		转肝脾	8
		转脾心	1
		转肝脾心	2
		(合计	40)
脾	15	转肾	10
		转肾肝	3
		转肾心	1
		(合计	14)
脾肾	7	转心	2
		转肝	1
		转心转肝	1
		(合计	4)
肝肾	12	转脾	3
肝脾	2	转肾	1
心脾肾	1		0
肝脾肾	2		0
肝	1	转肾	1
总计	90		63

②定性

由表7中可以看出:

在90例患者中,定性为气阴两虚者(包括阴阳两虚者)最多,有63例,占70%;气虚者次之,有19例,占21.1%;

阴虚者又次之，有 8 例，占 8.9%。

从转化情况来看，90 例中，有 60 例出现转化，占 66.6%；其中以气虚者转化率最高，有 16 例，占 84.21%；其次为气阴两虚者，有 40 例，占 64.5%；再次为阴虚者，有 8 例，占 37.5%。

表 7　慢性肾衰定性及转化情况表

入院时定性	例数	病程中转化	例数
气虚	19	未转化	3
		→气阴两虚	11
		→阳虚	4
		→阳虚→阴虚	1
气阴两虚	62	未转化	22
		→气虚	13
		→阳虚	1
		→阴虚	18
		→血虚	1
		→阴阳俱虚	2
		→气虚→阴虚	2
		→气虚→阳虚	1
		→阴阳两虚→气虚→阴虚	1
		→阴阳两虚→阴虚→气虚	1
阴虚	8	未转化	5
		→阴阳两虚	1
		→气虚→阳虚	1
		→阴阳两虚→气虚	1
阴阳两虚	1	→气虚	1
合计	90	转化例数	60

③兼挟证

从表8中可以看出：①慢性肾衰在正虚的基础上多出现兼挟证，90例中，有65例出现，出现率为72.2%。

②在兼挟证中，出现最多的是挟湿（包括风湿、湿热、湿瘀、湿毒、湿热瘀、风湿瘀），有46例。其次是挟瘀（包括湿瘀、热瘀、湿热瘀、风湿瘀、气滞血瘀），有27例。再次为挟热，（包括湿热、湿热瘀）有25例。再次为挟风（包括风湿、风湿瘀），有7例。

表8 慢性肾衰兼挟证情况表

入院时兼挟证	风	热	湿	瘀	风湿	湿热	湿瘀	湿毒	热瘀	湿热瘀	风湿瘀	气滞	气滞血瘀	合计
例数	4	2	8	8	2	20	13	1	1	1	1	1	3	65

3. 疗效标准

疗效评定标准系参照1986年中华中医学会内科分会肾病学组第二届全国中医肾病专题学术讨论会（南京会议）制定的《慢性肾衰中医疗效判定参考意见》，补充了生存期一项，我们认为，延长慢性肾衰患者的生存期是衡量慢性肾衰疗效的重要指标之一。

（1）显效：凡具备下列1+2，或1+3，或1+2+3者：

①症状和体征消失或基本消失。

②生化指标明显好转。

肾功能提高一级（肾功能分级附后）。

SCr下降>1mg%，或SCr下降接近1mg%，BUN下降>10mg%以上者。

③生存期延长。

SCr>5mg%，生存期>2年；

SCr<5mg%，生存期>3年。

(2) 有效：凡具备1+2，或1+3，或1+2+3者；

①症状和体征明显改善。

②生化指标好转。

SCr下降；

SCr下降虽不明显，但BUN下降>10mg%；

③生存期延长

SCr>5mg%，生存期>1年；

SCr<5mg%，生存期>2年；

(3) 稳定

①症状和体征改善。

②生化指标无明显变化。

肾功能变化在同一等级内，或SCr上长<1mg%。

(4) 无效

①症状和体征无改善或改善不明显。

②生化指标恶化。

附：肾功能分级标准。

Ⅰ级：SCr2.0mg%～2.4mg%

Ⅱ级：SCr2.5mg%～4.9mg%

Ⅲ级：SCr5.0mg%～7.9mg%

Ⅳ级：SCr8.0mg%～12.0mg%

Ⅴ级：SCr>12mg%

4. 治疗效果

(1) 疗效评定

根据上述疗效评定标准，在90例慢性肾衰患者中，显效者有43例，显效率为47.78%。有效者有18例，稳定者有7例，无效者有22例，总有效率为75.56%。表列如表9。

(2) 症状和体征改善情况

慢性肾衰出现较多的症征依次是：疲乏无力、面色无华、腰痛、恶心呕吐、头晕头痛、纳差、精神差、浮肿、大便干、皮肤瘙痒、夜尿多等。除面色改变较慢外，其他症征的改善情况依次是：夜尿多、腰痛、大便干、恶心呕吐、浮肿、皮肤瘙痒、头晕头痛、精神差、疲乏无力、纳差，其改善率均在70%以上，表列如表10。

表9　疗效统计表

统计＼分级	显　效	有　效	稳　定	无　效	总例数
例　数	43	18	7	22	90
百分比	47.78%	20%	7.78%	24.44%	
总有效例	68例			总无效例 22例	
总有效率	75.56%			总无效率 21.44%	

表10　症征改善情况表

	症征	治疗前例数	改善例数	改善率%	
1	神疲	37	25	67.6%	71.1%（1～2）
2	精神差	8	7	87.5%	
3	精神一般	30	8	26.7%	
4	面色萎黄	44	22	50%	53.3%（4～10）
5	面色稍黄	3	2	66.7	
6	面色青黄	1	0	0	
7	面色黑	7	5	41.4%	
8	面色灰暗	13	9	69.2%	
9	面色㿠白	5	1	20%	
10	面色无华	2	1	50%	
11	疲乏无力	84	59	70.2%	
12	纳差	47	33	70.2%	
13	口干	20	12	60%	
14	恶心	48	36	75%	75.8%（14～15）
15	恶心呕吐	18	14	77.8%	

续表

	症征	治疗前例数	改善例数	改善率%	
16	皮肤瘙痒	36	27	75%	75%（16~19）
17	颜面浮肿	9	6	66.7%	
18	眼睑下肢肿	10	7	70%	
19	下肢肿	15	13	86.7%	
20	眼睑肿	2	1	50%	
21	腰痛	70	57	81.4%	
22	头晕	45	35	77.8%	74.5%（22~23）
23	头疼	10	6	60%	
24	失眠	24	15	62.5%	
25	嗜睡	3	2	66.7%	
26	夜尿多	34	28	82.3%	
27	尿少	4	3	75%	
28	尿黄	6	4	66.7%	58.8%（28~34）
29	尿痛	1	0	0	
30	尿痛急	3	2	66.7%	
31	尿痛急热	2	0	0	
32	尿频	1	1	100%	
33	尿频热	1	0	0	
34	尿热	3	3	100%	
35	便干	36	29	80.6%	
36	便溏	14	9	64.3%	
37	抽搐	7	6	85.7%	
38	鼻衄	12	8	66.7%	66.7%（38~41）
39	齿衄	1	1	100%	
40	鼻齿衄	1	1	100%	
41	齿鼻衄尿血	1	0	0	

（3）疗效分析与说明

在显效的 43 例病例中，不但症状和体征消失和基本消失，而且 SCr 平均值 5.63mg%，下降至 3.92mg%，肾功能平均由Ⅲ级提高到Ⅱ级。其中 10 例转为 0 级（正常）（见表 10）。值得考虑的是，在这 43 例患者中，治疗前 SCr 平均值为 5.63mg%，SCr＞5mg%者占 53.48%，占半数以上。而有效病例中，治疗前 SCr 平均值为 4.57mg%，SCr＞5mg%者占 27.77%。提示疗效的高低，似不完全取决于 SCr 值的高低。

在无效的 22 例病例中，仍有部分患者症征有改善，甚至明显改善，但生化指标上升较高，我们从严掌握，仍列入无效病例中。还有部分患者，在治疗过程中，曾取得相当明显的阶段性疗效，后因各种原因而恶化，我们也仍归入无效病例中。

表 11　显效病例治疗前后肾功能改善情况表

肾功分级 / 总例数 / 前后例数		0 级	Ⅰ级	Ⅱ级	Ⅲ级	Ⅳ级	Ⅴ级
		SCr＜1.9mg%	2.0～2.4mg%	2.5～4.9mg%	5.0～7.9mg%	8.0～12mg%	＞12.0
43	前	0	5	15	14	9	0
43	后	10	3	16	12	2	0

表 12　显效病例治疗前后 SCr 改善情况表

项目 / 治疗	SCr 平均值	SCr＜1.9mg%	SCr＜5mg%	SCr＞5mg%
治疗前	5.63mg%	0 例	20 例占 46.51%	23 例占 53.48%
治疗后	3.92mg%	10 例占 23.3%	19 例占 44.19%	14 例占 32.56%

5. 体会

（1）慢性肾衰的中医辨证，从定位来看，主要定位在脾肾，但处于不断变化之中，其中定位在脾者，多向肾转化，定位在肾者，多向脾转化。脾肾又可向心、肝、肺转化而兼损五脏。

（2）慢性肾衰的中医辨证，从定性来看，有气虚、有阳虚、有阴虚、有血虚、有气阴两虚，有阴阳两虚，其中气阴两虚者居多，但也处在不断变化之中。

（3）慢性肾衰的兼挟证，出现较多者为：湿、瘀、热、风。

（4）慢性肾衰的症状和体征出现较多者为：乏力、面色无华、腰痛、恶心呕吐、头晕头痛、纳差、神疲、浮肿、大便干、皮肤瘙痒、夜尿多等。经治疗后明显改善的为：夜尿多、腰痛、大便干、恶心呕吐、浮肿、皮肤瘙痒、头晕头痛、神疲、乏力、纳差等。

（5）按《常规》治疗后的显效病例并不均属轻症患者，在43例显效患者中，SCr＞5mg％者占半数以上。

（6）上述验证工作说明了，方老《常规》可以有效地指导临床，能较好地体现中医特色，并明显地提高中医疗效，因此具有可行性和先进性。

（二）济南铁路中心医院中医科17例验证总结

为配合完成国家“七·五”攻关课题《著名中医方药中教授诊治慢性肾衰经验研究》，我们作为课题病例验证单位，自1989～1990年运用方药中教授诊治慢性肾衰的辨证治疗常规观察治疗不同原因所致的慢性肾衰者17例，取得了较好的疗效，现总结如下：

1. 临床资料

17例患者均为随机选取的住院患者，男性10例，女性7例，年龄最大67例，最小40岁，平均54岁。

其中：原发病为慢性肾小球肾炎者7例，占41.18％；慢性肾盂肾炎者2例，占11.76％；糖尿病肾病4例，占23.53％；原发性高血压3例，占17.56％；多囊肾1例，占5.88％。病程最长者8年，最短者1年，平均2年。

入院时病情属轻型者6例，占35.29％；中型者3例，占17.65％；重型者8例，占47.06％。

入院时SCr平均值为6.20mg％。

按方老诊疗常规分析：

定位在脾者3例，占17.65％；在脾肾者9例，占

52.94%；在肝脾肾者3例，占17.65%；在肾者2例，占11.76%。定性属气阴两虚者9例，占52.94%；气虚者3例，占17.65%；阳虚者3例，占17.65%；阴虚者2例，占11.76%。挟邪为湿热者2例，占11.76%；挟湿者5例，占29.41%；挟热者1例，占5.88%；挟瘀者3例，占17.65%；无明显挟邪者6例，占35.29%。

2. 治疗

(1) 方法：根据所学方老有关经验，遵照《著名中医方药中老大夫对慢性肾功能衰竭的诊疗常规》予以辨证论治，以《常规》拟定的系列方药观察治疗，不用其他疗法。

(2) 疗程：最短21天，最长104天，平均45天。

3. 疗效总结

根据课题组拟定慢性肾衰疗效评定标准，凡生化指标（以SCr、BUN、Hb等为主要依据）有改善且临床症状基本缓解者定为显效，凡生化指标无变化而病情稳定，临床症状有改善者列为有效，凡生化指标无变化，临床症状改善者列为无效，凡生化指标及临床症状均恶化者列为发展。

17例病人中，显效9例，占52.94%；有效4例，占23.53%；无效4例，占23.53%；总有效率为76.4%。

在有效的13例中SCr治前平均6.91mg%，治后平均4.87mg%，均降2.04mg%。BUN治前平均55.23mg%，治后平均45.76%，均降9.46mg%。Hb治前平均8.15g，治后平均8.57g，均升0.42%。

4. 病案举例

安某，男，50岁，工人，病例号93389

既往有慢性肾衰病史一年，因头晕、乏力、恶心、呕吐一月，检见SCr13.8mg%、BUN106mg%、Hb4g%、尿蛋白(++)，以慢性肾小球肾炎（普通型）、慢性肾功能衰竭、尿毒症期于1989年3月22日收住院。入院时神疲乏力、畏寒、全身重度浮肿、恶心、呕吐、皮肤瘙痒、腹胀、纳差、腰痠痛、大便干、需卧床，生活不能自理。查见面色萎黄，舌淡胖大，有齿痕，苔白厚腻，脉沉，腹部膨隆，腹水征（++），颜面及四肢浮肿。

据方老诊疗常规，辨证属脾肾气虚挟湿，予补肾健脾利水渗湿法，处方以桂附参芪地黄汤加减。服药四剂后，恶心、呕吐消失，尿量增多，浮肿减轻，食欲增进。续以此方进退调理，住院三月余，浮肿、腹水消退，精神转佳，体力增进，腰痠痛及皮肤瘙痒明显减轻，生活能够自理，舌淡、苔薄白、脉沉细。查 SCr 由 13.8mg%降至 5.4mg%，BUN 由 106mg%降至 52mg%，Hb 由 4g%上升至 5.8g%，于 1989 年 7 月 3 日好转出院。

5. 体会

慢性肾衰是各种肾脏疾病终末期的共同表现。西医采取透析、肾移植等疗法，但普及较有困难，虽近年来中医保守疗法研究颇多，但多是注重成方专药，疗效亦不尽满意。方老积多年治疗慢性肾衰的经验，以中医学整体恒动观为指导，抓住慢性肾衰脾肾为本和正虚邪实的基本病机，既强调治病求本，各司其属，因人因地因时制宜，更注意五脏之间的胜复转化和正邪之间的消长进退。并尤重使邪有出路，总结提出了在动态变化中从整体上予以辨证治疗的主乎脾肾又不止乎脾肾的四系十八主型及与之相应的系列方药。我们以方老经验用之于临床，取得了满意疗效，我们的体会是：一、方老的诊疗经验，不固定专方专药，却以治病求本，以本带标，针对慢性肾衰发展变化的不同病理阶段在不同患者身上所表现出来的不同证候特点，因人、因地、因时制宜辨证施治，更突出了中医特色，展示了祖国医学的整体恒动观在临床中的指导意义。二、依方老经验，辨证运用系列方药治疗慢性肾衰，临床疗效较好，证明中医辨证治疗慢性肾衰，在控制病情发展，改善患者症状，延长病人生命方面，较之其他非透析疗法占有明显优势。三、方老的这种完全以中医理论为指导的传统中医治疗常规，具有易学易行，便于推广应用的特点，经过系统学习，能够为一般临床医生所掌握，并收到良好效果，说明该常规具有可行性和先进性。

四、慢性肾功能衰竭专家系统简介（略）

结　语

四年来，我们系统整理了《著名中医方药中老大夫对慢性肾功能衰竭的理论认识和诊治经验》，并在此基础上制定了《著名中医方药中老大夫慢性肾功能衰竭诊治常规》。所形成的文字材料，均得到了方药中老大夫本人同意。方老认为课题组所整理的《著名中医方药中老大夫对慢性肾功能衰竭的理论认识和诊治经验整理研究》和《著名中医方药中老大夫慢性肾功能衰竭诊治常规》等两个材料，能较全面地反映他的学术思想和临床经验，表示满意。

我们根据《经验》和《常规》进行了107例临床验证。从验证结果来看：多数患者症状改善；不少患者肾功能好转，生命延长。在当前对本病中医诊治同类报告中居先进地位。于此说明了方老的经验对本病中医辨证论治方面的重要意义。

我们的工作是在十分艰难的情况下完成的，例如：科研临床基地中途撤销；课题组人员中途调离；临床用药质量得不到应有保证；人参、安宫牛黄丸等药物由于各种原因不能按《常规》应用等等。上述条件限制使我们不能较好地执行方老的经验和常规，因而也就必然影响对本病的疗效。我们认为如果在临床验证中能较好地保证条件，认真贯彻执行方老的经验和常规中的各项要求，疗效必然会更好。

限于我们的水平，也限于条件，我们的工作还作得很粗糙，敬请指正和批评。

（《著名老中医方药中对慢性肾功能衰竭临床诊治经验研究》课题组，1990年12月。本课题获1991年国家中医药局科技进步奖。）

医案医话

迁延性慢性肝炎的诊治
（1977年）

迁延性和慢性肝炎（以下简称迁、慢性肝炎）临床尚不少见，病程既长又多反复。中医对本病的治疗，以往虽积累了较丰富的经验，但仍存在着不少亟待解决的问题，特别是近年来有关某些化验指标的阴转问题，又给我们提出了新的课题。因此，必须在实践中不断总结经验，以探求其治疗规律。我们在全国中医研究班随中医研究院西苑医院方药中老师临床时目睹其对迁、慢性肝炎治愈甚多，立方遣药，多有发挥。现将其治疗本病的主要学术论点及其经验整理于后。

一、阴虚为本，湿热为标，宜甘寒而不宜苦寒

方老师对任何疾病的治疗十分强调《内经》“必伏其所主，而先其所因”的论点。以传染性肝炎而言，其在急性期当以“邪气实”亦即湿热蕴结为主要矛盾，如转为迁、慢性肝炎，病程既久，正气已虚，矛盾已发生了转化。证之临床，多数患者虽湿热犹存，却多伴头晕目眩，疲乏无力，累后肝痛，腰痠腿软，失眠多梦，舌红，脉弦，低烧等肝肾阴虚见证。因而方老师认为迁、慢性肝炎在脏腑辨证的定位上大多在肝肾，定性上大多是阴虚。诚然，不少患者在病程中仍有湿热残留不去的

问题，但从本质上考虑，治疗应着重扶正，或采取扶正兼以祛邪，亦即标本同治之法。

基于前述，方老师拟定了加味一贯煎作为治疗迁、慢性肝炎的主方。其组成是：北沙参 15 克，麦冬、当归、柴胡、姜黄、郁金、杞子（或用夜交藤 30 克代）、川楝子各 12 克，细生地、丹参、鸡血藤各 30 克，薄荷 3 克。本方即在魏玉璜一贯煎的基础上，加丹参、鸡血藤以养血通络，复入柴胡、郁金、姜黄、薄荷以增强疏肝解郁，养肝中寓疏肝之意，滋而不腻，补而不滞，用于肝阴亏损者，常获良效。此外，还自拟黄精汤（黄精、生地、夜交藤各 30 克，当归、苍白术、柴胡、郁金各 12 克，青、陈皮各 9 克，甘草 6 克，薄荷 3 克），丹鸡黄精汤（即上方加丹参、鸡血藤各 30 克）和参芪丹鸡黄精汤（即丹鸡黄精汤加党参 15 克，黄芪 24 克），用于肝脾两虚、气阴两衰者，亦多取效。

在滋养肝肾以解决“阴虚”主要矛盾的前提下，对“湿热”这个次要矛盾，亦应根据患者的情况，病程的不同阶段，权衡标本缓急，采取扶正而兼祛邪的方法，即在治本的基础上治标，治标不影响治本，提出宜甘寒不宜苦寒的论点。在具体用药上，取法吴鞠通《温病条辨》三石汤，选用石膏、滑石、寒水石（名减味三石汤），作为清利湿热的常用药物，认为此三药性甘寒，利湿而不伤阴，清热而不化燥，不若芩、连、栀、柏之类苦寒而易化燥。屡见其于加味一贯煎中加入石膏、滑石、寒水石各 30 克，治疗迁、慢性肝炎阴亏伴见湿热者，常获满意的疗效。

病例一

陈某，女，42 岁，1977 年 1 月 6 日初诊。

患者于 1964 年因肝功能异常，并作“肝穿”，确诊为慢性肝炎，持续未愈。近 1 个多月来感疲乏无力，肝区隐痛，腰酸腿软，小便黄，肝功能复查：TTT16U，TFT 试验（＋＋），A/G＝4.0/3.0 克，GPT 正常。患者来中医研究院西苑医院治疗，视其面微赤，唇淡红稍干，脉沉细数，舌红苔薄腻，证属肝肾阴虚，湿热内蕴，拟滋肾养肝疏肝，佐以清热利湿，用加味一贯煎合减味三石汤。

2月8日二诊：前方服20剂肝区痛减，精神渐振，于2月5日肝功能复查，TTT试验，TFT试验及GPT均正常。唯近日纳谷不香，夜眠不酣，脉沉细无力，舌微红，改投滋肾养肝，助脾益气之剂，调理旬余而愈。

按：本例肝区痛、乏力、腰腿酸软、面赤唇干，伴尿黄，舌红苔薄腻，脉沉细数，显系阴虚有湿热之象，然阴虚是本，湿热是标，故以滋养肝肾的加味一贯煎为主方，配合三石以甘寒清热，淡渗利湿，前后三诊，未用苦寒燥湿之品，旨在顾护阴液，以利柔养肝体，宜于取效也。

二、邪盛宜解毒，毒解正易复

如前所述，迁、慢性肝炎从总体上讲，大多以“正虚”为主要矛盾，尤以肝肾阴亏为突出表现。但在病情演变过程中，有时矛盾也可发生转化，如慢性肝炎活动期，常可出现脘腹胀闷，口苦而干，大便溏滞，尿黄，甚至出现皮肤巩膜黄染，脉象弦滑或滑数，舌红苔黄腻，肝功能异常，GPT明显升高等，按中医辨证，为湿热偏盛之象，此时“邪毒”已上升为主要矛盾，若治疗上不积极加强清热利湿解毒，则邪毒固结于内，正气愈伤，其病益甚。所以方老师对此类患者的治疗，注重解毒祛邪。具体用药，或选用升麻葛根汤（升麻18克，葛根15克，赤芍12克，甘草6克）以清热解毒，或取减味三石汤以清热利湿，或两方合而用之。为照顾治本，常配合滋肾养肝或健脾益气之品。待邪势顿挫后、即减去上二方仍从本治。开始我们对升麻用于治疗肝炎困惑不解，而证之临床确有良效。方老师指出，升麻味甘微寒，擅解百毒，今多作升提透疹之用，而忽视解毒一面，事实上前人治疗时疫温毒之普济消毒饮、紫雪丹及仲景治阴阳毒发斑之升麻鳖甲汤等，均以升麻作清热解毒之用。而升麻直接作为肝病用药者亦颇受重视。我们查阅了《圣济总录》黄疸门，治湿热黄疸不少方剂配用升麻或升葛同用。如升麻汤（升麻、秦艽、寒水石、瓜蒌根、朴硝），犀角汤（犀角、茵陈、升麻、黄芩、朴硝、甘草、栀子仁、大黄）等皆是，足可证之。关于升麻用量问题，一般主张 3 克至 9 克，不宜过大。但《金匮要略》升麻鳖甲汤中之升麻用量为二两，下云顿服之，可见为一次量。据考大致汉晋时代一两约合今之三钱，则仲景用升麻已为六钱左右。方老师用升麻亦多在五钱以上，患者常连服 5～20 剂，均未见不良反应，这可能与药物的配伍恰当有关。

病例二

秦某，女性，5 岁，1976 年 12 月 9 日初诊。

1973 年健康检查时发现 GPT156U，TTT7U，TFT（＋），诊断为肝炎，经“保肝”治疗一直未愈。1976 年 12 月 9 日前来诊治，查 GPT200U，TTT10U，TFT（＋＋＋），患儿纳少神疲，脘肋痛，溲黄，口干，舌质红苔薄腻，脉细数，良由肝肾阴虚，湿热之邪偏盛，拟清热利湿解毒兼顾其本。予升麻葛根汤、减味三石汤合加味一贯煎。上方服 20 剂，诸症悉减。1976 年 1 月 9 日复查肝功能，TTT5U 以下，TFT（－），GPT 正常值范围，就去升麻葛根汤，改用加味一贯煎，调治 20 余日而愈。

按：患儿肝功能长期不正常，证见神疲、胁痛、舌红、脉来细数、肝阴内亏之象已露。惟初诊时伴溲黄、口干、苔薄腻，为湿热偏盛之候，故先予升麻葛根、三石之类清热利湿解毒以祛其邪，配合滋肾养肝以固其本，就获得了显著的效果，继用加味一贯煎从本调治，病乃告愈，体现了“急则治其标，缓则固其本”的治疗原则。

三、肝喜条达而恶郁结，宜疏肝而不宜伐肝

主疏泄是肝的主要生理功能之一，肝气受郁则疏泄不畅，进而由气及血以致肝络瘀阻，这是迁、慢性肝炎的主要病理机转之一。根据《内经》“木郁达之”的原则，方老师在治肝病的常用主方中，恒多配伍柴胡、郁金、薄荷三药，或入一贯煎滋养肝阴而兼疏利；或合三仁汤清利湿热，宣畅气机；或配异功散实脾疏肝，紧紧抓住肝喜条达而恶抑郁的生理特点而治。盖柴胡疏肝自不待言，而郁金辛开苦降，性寒清热，入气分以行气解郁；入血分以凉血散瘀，为血中之气药，是以一药而兼理气、散瘀、止痛之长，且有健胃、利胆、利尿之功，复助凉散之薄荷少许，以增疏肝解郁的作用，既照顾到疏肝又无香燥耗气之弊。肝郁日久而致肝络瘀阻者，宜于疏肝药中配合活血行瘀之品，常用的如丹参、赤芍、红花、失笑散等。

疏肝气与养肝阴看似矛盾，实际上是对立的统一。肝阴得以柔养，肝气自能疏达，而肝之疏泄正常，又能利于肝阴恢复。然而方老师十分强调的一点就是宜疏肝不宜伐肝，认为破气攻伐之品不宜轻投。认为此类药非但无助于肝脾肿大之消除，虑有耗损气血之弊。或问柴胡伐肝阴之说曾有争论，何故作疏肝药久用？方老师认为，一药之利弊须察其与何方药配伍，补中益气汤柴胡与参、芪等同用，意在升举阳气；而四逆散、逍遥散柴胡与芍、草或归、芎同用，则为疏肝解郁；在一贯煎的基础上用柴胡，或于黄精、当归、生地一类药中配以柴胡，寓疏肝于养肝之中，起到相反相成的作用。

四、注意脏腑相关，治肝当重脾胃

根据“见肝之病，知肝传脾，当先实脾”（《金匮要略》）等脏腑相关的理论，方老师对迁、慢性肝炎的治疗，在注重滋养肝肾的同时，亦颇重视调理脾胃。具体经验：一、拟订加味

异功散，治疗肝病及脾，中气虚弱者。其组成：党参15克，苍白术、柴胡、郁金、当归各12克，茯苓、丹参、黄精、鸡血藤各30克，青陈皮各9克，甘草6克，薄荷3克。方中参、苓、术、草补脾益气，陈皮利气开胃；配合当归、黄精、丹参、鸡血藤养血柔肝；复入柴、郁、薄荷、青皮疏肝解郁，故本方为肝脾两调，培土荣木之剂，用于肝虚脾弱者，恒多取效。二、临床除慎用苦寒克伐药物外，即对减味三石汤等之运用，亦多中病即止，且常于养阴方中，佐助脾利气之品，或配入砂仁、莱菔子，俾无滋腻碍胃之弊，所拟加味一贯煎、黄精汤等都体现这一精神。三、在服药方法上，亦注意照顾脾胃，始则每天1剂，待症状改善，肝功能逐步恢复，则改为隔日1剂，且药量渐次减少，最后以丸剂巩固疗效，逐步撤药，避免长期服药影响脾胃功能。

病例三

宁某，女性，33岁，1974年5月22日初诊。

患者于1972年8月发现肝功能异常，1974年5月22日复查肝功能，GPT260U，TTT7U，A/G＝3.3/3.8克，诊断慢性肝炎来我院治疗。证见面黄少华，纳差，腹胀排气多，肝区隐痛，小便色黄，低热37.8℃左右，舌质淡、苔薄，脉细弦。肝病及脾之象，予健脾疏肝法，用加味异功散后，纳谷即增，腹胀亦消减，脾胃症状得以改善，继以加味一贯煎30剂，先后2次肝功能复查，均告正常。

按：迁、慢性肝炎虽病变部位在肝，临床上若出现纳差、腹胀、便溏等脾胃功能失调的症状，这是肝病及脾的病理现象，本案即是其例，故予加味异功散调补脾胃，兼以理肝。脾既得以健运，则肝病亦易恢复。

综上所述，方老师对迁、慢性肝炎的治疗着眼于滋养肝肾并顾及脾胃。施治中注意识标本，分主次，权常变。制方用药则别开思路，重点突出，善于变古方之制以应今病，所举加味一贯煎、减味三石汤、升麻葛根汤、黄精汤等，足可证之。其另一特点是坚持守方。迁、慢性肝炎本非旦夕所能解决，症状每多持续不解，方老师根据这一情况，则证不变，方亦不变，患者每诊多疏方15～20剂，循序渐进，盖治得其法，守即是攻，邪不得逞，终期于尽，非若朝寒暮热，轻易更弦易辙者。

（原载《新医学杂志》1977年第7期，王琦、盛增秀整理）

关于“上工治未病”
（1980年）

治未病，是《内经》的基本思想之一。

《素问·四气调神大论》云：“夫四时阴阳者，万物之根本也。所以圣人春夏养阳，秋冬养阴，以从其根，故与万物浮沉于生长之门，逆其根，则伐其本、坏其真矣。故阴阳四时者，万物之终始也，死生之本也。”强调人必须顺应四时生长收藏的规律，“逆之则灾害生，从之则苛疾不起。”“法阴阳”的基本内容就是顺应四时阴阳变化，这是从“养生”的角度讲的。“养生”可以增强体质，增进健康，避免疾病，也就是说，最好通过“养生”来达到不病的目的，这就是文中所论及的“不治已病，治未病”，如果等到病已成而后救之，就好比“渴而穿井”、“斗而铸锥”，就嫌晚了。

又《灵枢·逆顺篇》云：“无刺熇熇之热，无刺漉漉之汗，无刺浑浑之脉，无刺病与脉相逆者”，认为这和兵法“无击堂堂之阵，无迎逢逢之气”是同一道理。然后指出：“上工刺其未生者也，其次刺其已衰者也。下工刺其方袭者也，与其形之盛者也，与其病之与脉相逆者也。故曰：方其盛也，勿敢毁伤，刺其已衰，事必大昌，故曰上工治未病，不治已病，此之谓也。”这是从治疗时机的角度来讲的。

除了上述两方面的意思之外，《内经》“治未病”的思想还反映在对疾病的早期治疗上，认为这样才可以弭大患于无形，以免由浅入深，由轻变重，由局部而波及全身。《素问·八正神明论》说：“上工救其萌牙（同芽）。”“下工救其已成，救其已败，”《素问·阴阳应象大论》说：“故善治者治皮毛，其次治肌肤，其次治筋脉，其次治六腑，其次治五脏，治五脏者，半死半生也。”也都体现了“治未病”的思想。

《难经》七十七难提出了新的问题，认为上工“见肝之病，知肝传脾，当先实脾”，而中工“不晓相传，惟治肝也”。“五脏相通，移皆有次”，“五脏有病，各传其所胜”，这本来是《内经》的思想，但未如《难经》这样明确地提到肝病一定要传脾，特别没有提到如何来防止它传，《难经》提出了“实脾”的具体办法。我认为这在《内经》的基础上发展了一步。

张仲景《金匮要略·脏腑经络先后病脉证第一》一开始就提出《难经》关于“上工治未病”的问题，但他又指出“四季脾王（旺）不受邪，即勿补之”，这却是《难经》没有的。“四季脾王（旺）不受邪”的观点，见于《素问·太阴阳明论》，原文说：“脾者土也，治中央，常以四时长四脏，各十八日寄治，不得独主于时也。脾藏者常著胃土之精也，土者生万物而法天地，故上下至头足，不得主时也。”也就是说，四季中每季最后的十八天，都是脾旺的季节，这个时候“脾王（旺）不受邪”，所以“即勿补之”。对于四季最后各十八日为脾旺，后世颇多异议，实际临床上也用不上。我个人认为：不能拘束在四季脾旺各十八天上，也不要理解为所谓“脾旺于四季”就不补。肝病必然传脾，脾虚就会受邪，所以要补；至于脾不虚的，因为不虚则不受邪，当然就可以不补。也就是说，要看具体情况，实际上不一定都是“见肝之病，知肝传脾”，更不是统统一律都“实脾”（这里的“实脾”，是“虚者实之”的意思，即用补法）。这样才符合《内经》“毋虚虚，毋实实”、“补不足，损有余”的精神。当然，“中工”见肝之病，根本不了解还有转化这回事，仅仅是见肝治肝罢了。

《金匮》在这几句下面，接着对“治未病”的道理作了具体说明：“夫肝之病，补用酸，助用焦苦，益用甘味之药调之”。表面看，是讲五脏与五味的关系；深入一点看，始知仲景在这里阐发了一条重要的原则：由于五脏相关，所以治病不仅要考虑已发病的脏器，同时还要考虑与之相关的其他脏器，尽管这些脏器不一定已经受病。我体会，根据《内经》“五脏受气于其所生，传之于其所胜，气舍于其所生，死于其所不胜”的精神，不外从五行生克乘侮的角度来加以分析和考虑。从肝病来说，相生角度，要考虑肾的问题，心的问题；相克角度，要考虑其所胜是脾，所不胜是肺的问题。肝脏如此，其他四脏也是如此。

相生相克是事物矛盾的两个方面，前人云：造化之机，不可以无生，亦不可以无制。说明二者都很重要。但过去一般把相生理解为资生、助长，认为是有利的，好的；相反，把相克理解为约束、限制，似乎是不利的，这是不对的。五行之理，不克则不能生，“亢则害，承乃制，制则生化”，根据这个道理，临床上常用调整脏腑关系，来达到治疗目的。我体会《金匮要略》关于肝病“补用酸，助用焦苦，益用甘味之药调之”，“酸入肝，焦苦入心，甘入脾。脾能伤肾，肾气微弱则水不行，水不行则心火盛，则伤肺，肺被伤则金气不行，金气不行则肝气盛，则肝自愈”这一段文字，就特别强调了一个“承制”的问题，注意到五脏之间直接、间接的相克关系，并通过调整这些关系，取得治疗效果。

后世注家对这一段文字争论很大，如尤在泾《金匮要略心典》就说这十五句疑非仲景原文。不少人认为仲景治肝补脾之要，在脾实不受肝邪，如果按照以上方法，岂不成了补脾以伤肾，纵火以刑金，补一脏而伤四脏，肾可伤乎？肺可伤乎？有这个道理吗？其实，这里的“伤”，不应该理解为“损伤”、“伤害”，而应用“制”讲，就是指相克关系，制则生化。《医宗金鉴》就指出过："伤"字作"制"字看。这样，我们再来看这一段，就易于理解了：由于脾（土）能制约肾（水），水气微弱，则心火盛，心火盛，便可抑制肺，肺受到制约，则肝气盛，肝气盛则肝自愈。这里的"治未病"，是治未病脏腑，《金匮要略》又在《内经》、《难经》的基础上有了新的发展。

根据上述道理，我在临床上遇到病情较为严重、复杂的病人，往往从五脏相关方面去分析、考虑问题，并决定治疗方法。

如病员于某，女，63 岁，经北京某医院超声波、同位素检查，提示肝右下占位性病变，诊断：不除外原发性肝癌；另一医院诊断：多囊肝，但另有实体可疑；又一医院诊断：肝癌合并多囊肝，预后绝对不良。来诊时，根据患者肝区刺痛、牙龈出血、头晕头痛、耳鸣眼花、口干、大便干结、舌红苔黄、脉沉细数等症状，定位在肝肾，性质为阴虚血瘀，因此治疗上以滋肾养肝为主，佐以疏肝，方用加味一贯煎，服一周，无效。复诊时我考虑肝阴不足，金必来乘，土必来侮，即《内经》所谓"其不及，则己所不胜侮而乘之，己所胜轻而侮之"，遂在原方基础上加用竹叶石膏汤以清肺、清胃，一周后即明显有效，以后治疗均本以上方法，至今已存活七年。最近因感冒来门诊，询知一切情况尚好。这里就用上了制肺以治肝，肝气盛，则肝自愈的道理。

又如去年门诊曾治疗过一例说话不清，自觉舌头活动不灵的患者，根据"心主言"、"开窍于舌"，定位在心。又根据舌、脉等表现分析，认为属于心阴虚，方用补心丹。再根据"五脏相通"的思想，下面考虑心所不胜的肾，怕心有病，肾来侮它，加用了一点黄柏；上面考虑心所胜的肺的关系，怕肺来反侮，又加用了一点竹叶，用后见效很快，几剂后就基本恢复了正常。

以上两例，一是肝阴虚，一是心阴虚，是"虚证则用此法"的例子。对于慢性疾病表现为实证的，是不是也可以用调整脏腑关系的办法来处理，我认为完全可以，不过方法不同而已。比如上面讲过的，肝虚可以采用制肺以扶肝，如果是肝的实证，在调整脏腑关系上，那就不是清肺以治肝的问题，而是补肺以制肝，甚至补脾以反制肝了。同样是用五行之间这种制约关系，但方法上截然不同。

最近门诊治一严重失眠患者，曾用温胆汤合安神之剂无效，细加推敲，认为病由忧思郁怒引起，根据“忧愁思虑则伤肝”，“怒伤肝”，“肝藏魂”，定位在肝，证属肝郁，法当疏肝郁，调气血，以逍遥散为基本方，为了增强效果，加补中益气汤，补肺以制肝，助脾以反制肝，结果服药仅 3 剂即能酣睡。

又治一视力障碍，视物不清的女同志，经外院诊断为点状角膜溃疡，来诊时定位在肝肾，证属阴虚肝旺，法当滋肾养肝平肝，用杞菊地黄汤一周无效。复诊时经过认真分析，辨证无误，而疗效不显著的原因在于没有注意到发挥肺、脾在肝肾病治疗中的协同作用，于是原方加补中益气汤补肺助脾以制肝木，一周后，视力即明显进步，两周后，竟完全恢复。

以上这些通过治未病脏腑来达到治已病脏腑的方法，就是根据《内经》、《难经》、《金匮要略》“治未病”的精神得来的。我认为这是提高临床疗效的一个重要方面。

（原载《成都中医学院学报》1980 年第 3 期，何绍奇、许家松、江幼李、肖燕军整理）

“鬲肓之上，中有父母，七节之傍，中有小心”释
（1980 年）

“鬲肓之上，中有父母，七节之傍，中有小心……”见于《素问·刺禁论》。此篇讲述了用针的禁忌规律，即“禁刺”。

经文列举了人体的一些要害部位，认为应当禁刺。其中“鬲肓之上，中有父母，七节之傍，中有小心”就是所列针刺禁忌部位之一。后世注家于此一段文字，或不作具体注释，或随意引申，致使歧义甚多，不但上下文义难以贯通，而且临床上莫知所从。

“鬲肓之上，中有父母”：鬲以上为心肺所居，属于上焦；脐以下为肝肾所在，属于下焦；鬲下脐上脾胃位于其中，属于中焦。所谓鬲，是指横膈膜。肓，指鬲上心下部位。《左传》曾记载了这样一个故事：晋候有疾，秦伯使医和诊治，医和诊为病入膏肓，认为系针之不可，药之不及之处，属于不治之证。从中可以看出，肓是人体重要而较深的部位。所谓“鬲肓之上”，亦即人体心肺所在的部位，也是宗气的发源地所在。“父母”一词，《内经》中曾多处出现，如《素问·阴阳应象大论》有“阴阳者，天地之道也，万物之纲纪，变化之父母，……”《素问·天元纪大论》有“夫五运阴阳者，天地之道也，万物之纲纪，变化之父母，……”等，总之，都是指本源的意思，引申比喻为最重要者。鬲肓之上，有心有肺。心为君主之官，主神明，又主血脉。肺主气，又主治节。《内经》有“人之所有者，血与气耳”，血气不和，百病乃变化而生”的论述，可见心肺在人体中的特殊重要地位，杨上善《黄帝内经太素》认为：“心下鬲上为肓，心为阳，父也，肺为阴，母也，肺主于气，心主于血，共营卫于身，故为父母。”因此，这个部位属于要害部位，在针刺应当禁刺或慎刺。

“七节之傍，中有小心”：关于七节，有两种解释：一是从上往下数第七节，一是从下往上数第七节。脊椎共有二十一节，因此，这就出现了小心的部位究竟是在从上向下数第七椎还是第十四椎的问题。我个人认为还是以第七椎为妥。因为由下向上数是逆行，原文没有逆行之意，《内经》其他地方也未见这种数法，而且也不符合一般记数习惯。“中有小心”历代注家说法有四：一种意见认为，小心，指心包络，如马莳：“心之下有心包络，其形有黄脂裹心者，属于厥阴经，自五椎之下而推之，则包络当垂至第七节而止，故曰七节之傍，中有小心。盖心为君主，为大心，而包络为臣，为小心。”一种意见认为，小心指命门，如吴昆认为，七节之傍为两肾所系，命门者相火所寄，心者君火所主，相火代君用事，相火主管全身，君火依相火起作用，故曰小心。张景岳也持此说：“人之脊骨共二十一节，自上而下当十四节之间，自下而上是为第七节，其两傍者，乃肾俞穴，其中则命门外俞也，人生以阳气为本，阳在上者谓之君火，君火在心，阳在下者，谓之相火，相火在命门，皆真阳之所在也，故曰七节之傍，中有小心。”一种意见认为小心指膈俞穴，如张隐庵认为：“七节之旁，膈俞之间也，中有小心者，谓心气之出于其间，极微极细，不可逆刺以伤其心也，盖背为阳，心为阳中之太阳，是以藏府之气皆从鬲而出，惟心气之上出于俞也。”还有一种意见，认为“小心”指膻中，日人丹波元简主此说，认为指整个胸腔。上述几种意见中，我比较同意张隐庵和丹波元简的意见，而不同意小心指命门说，因为这不符合《内经》的原意。第一，《内经》中没有右肾为命门的提法，《内经》中的命门是指目。如《灵枢·卫气》：“命门者，目也。”《素问·阴阳离合论》：“太阳根起于至阴，结于命门。命门者，目也。”提出命门为右肾者，始自《难经·三十六难》：“左者为肾，右者为命门。”明代赵献可加以发挥，形成了命门学说。他认为：“两肾俱属水，但一边属阴，一边属阳。越人谓左为肾，右为命门，非也，命门即在两肾各一寸五分之间，当一身之中，是为真君真主。”因此指“小心”为命门，还是后世的发挥。第二，此篇是讲禁刺，讲“藏有要害，不可不察”，因此，所列要害，皆当禁刺。而命门穴之旁是肾俞，命门穴与肾俞穴，用针上皆不禁刺，甚至可以深刺。如果把“小心”释为命门，则与文义不相符合。所以，我同意张隐庵“小心”指背上膈俞的观点。但张氏论据还有不足之处，而且没有很好地解释出如何“心气之出于其间”。考《灵枢·背腧》：“膈腧在七焦之间，……皆挟脊相去三寸所，……灸之则可，刺之则不可。”这里明确指出，七节之傍即膈腧，也即“小心”之所在，当禁刺。针灸家亦有“背薄似饼，腹深似井”之说，也就是根据《内经》这一精神并验证于临床总结出来的经验，至今仍为临床所遵循。而一些针刺事故，如气胸等，也多出于误针胸背部的穴位，违背了《内经》这一原则而发生的。总之，我认为，“中有父母”是指心肺部位，“中有小心”是指膈腧部位。如果从广义上讲，“中有父母”可以泛指前胸，“中有小心”可以泛指后背。由于“小心”不拘于膈腧，那么张隐庵所述“心气之出于其间”的问题也就迎刃而解了。

对于中医经文的学习，我主张立足于弄通经文本义，从而把握其精神实质，不要断章取义来穿凿附会或轻易断之以“错简”。只有这样才能做到举一反三并正确地用以指导临床。

（原载《成都中医学院学报》1980 年第 4 期，
何绍奇、许家松、江幼李、肖燕军整理）

治病必求于本
（1980 年）

治病求本，几乎尽人皆知。但这个“本”是什么？认识颇不一致。“治病必求于本”这句话出自《素问·阴阳应象大论》：“阴阳者，天地之道也，万物之纲纪，变化之父母，生杀之本始，神明之府也，治病必求于本。”在其他篇章里，也有类似记载，如《素问·生气通天论》说：“生之本，本于阴阳。”《素问·四气调神大论》说：“夫四时阴阳者，万物之根本也……万物之终始也，死生之本也。”因而一种说法认为：“本”即指阴阳而言。有人进一步把这个“本”落实到诊断治疗上来，这就是张介宾的“两纲六变”说。他认为阴阳“乃为医道之纲领”而“六变”——“表里寒热虚实”，“是即医中之关键；明此六者，万病皆指诸掌也。”（《景岳全书·传忠录》）后来程钟龄明确地把它总结为“八纲”。

以阴阳为“本”，因为阴阳学说作为说理工具，概括了中医学的指导思想——整体恒动观，因而也就贯穿于中医学的各个方面，诸如用以概括天地自然气候和万物之间的一切动态的变化；用以概括人体脏腑经络属性及相互关系；用以概括人体的生理、病理现象；用以指导预防、诊断、治疗等等。但这是总的精神和原则。至于后世根据《内经》有关内容归纳出来的“八纲”，则是诊断疾病的具体方法。虽然“八纲”所概括的，是机体在疾病作用下出现的病理变化，因而也在一定程度上反映了疾病本质，但不能说阴阳——生之本；阴阳——八纲；八纲——治病求本的“本”。因为阴阳作为一种哲学上的抽象概念，所包括的面很广，决不只指一个“八纲”。而“八纲”归根到底还是一种辨证方法，显然不能完全概括治病求本的“本”，也就是说，“八纲”是一切病都要采取的（或实质上采取的）共同的辨证方法，如果说是“本”，那也是一切病共同的“本”。

另一说法认为：人以胃气为本，因此治病求本之“本”，即胃气。中医学当然十分重视胃气，如《素问·平人气象论》说：“人无胃气曰逆，逆者死。”“人以水谷为本。”但“人以胃气为本”同样是一切病都必须遵循的大原则，不能和具体疾病的治病求本混为一谈。此外，还有强调以脾肾为治病求本之“本”的，如李中梓说：“经曰治病必求于本，本之为言，根也，源也……故善为医者，必责根本，而本有先天后天之辨，……先天之本在肾，后天之本在脾。”（《医宗必读·卷一》）更显然是失之偏狭了。

那么，在具体疾病的诊断治疗上，究竟什么是我们所要寻求的“本”呢？我在《辨证论治研究七讲》中讲过：治病求本，就是重点治疗原发病，原发病就是这里所说的“本”。

我们知道，标本是一组相对的概念。在《内经》里涉及标本的内容很多，都是相对而言。如六气为本，六经为标；正气为本，邪气为标；病因是本，症状是标；病为本，工为标……。治病求本，就是要找出引起发病的根本原因，亦即疾病的主要矛盾所在。一般疾病都存在一个先后、新久、原发、继发的问题，治疗上也就有先后，有重点。从原发与继发来说，原发为本，继发为标。所以重点治原发病，就是“治病必求于本”。这是一个重要的治疗原则。《素问・至真要大论》讲：“从内之外者，调其内；从外之内者，治其外；从内之外而盛于外者，先调其内而后治其外；从外之内而盛于内者，先治其外而后调其内；中外不相及，则治主病。”其精神就是强调重点治疗原发病。内在病影响到外，内是原发，所以原则上要调其内；外有病影响到内，外是原发，所以原则上要治其外。不仅如此，从内至外而盛于外，从外到内而盛于内，原则上也要先治其原发，后治其继发。只有在原发与继发弄不清楚的时候，才治疗主病，也就只好采取“对症治疗”，即有什么病治什么病了。

在临床上，经常可以遇到这样一些病人，三天两头感冒，有点发热、怕风、浑身不舒服，舌苔薄白、脉浮。一看是个表证，但服感冒冲剂，桑菊饮、银翘散、荆防败毒散一类解表剂，往往无效。仔细一分析，原来病人是气虚体质，卫表不固，表虚；根据“治病必求于本”的精神，“从内之外者，调其内，”“从内之外而盛于外者，先调其内，后治其外”，重点治原发——气虚，此时可以不管表证，也可以兼顾一下表证，但重点不在解表，常用补中益气汤、玉屏风散、桂枝汤加黄芪这样一类的处方，效果就比较满意。也有阴虚病人患外感，同样道理，重点要治原发——阴虚。对于气虚患外感，报道多，玉屏风散，补中益气汤是大家熟知的用方了。但对阴虚患外感者，一般却注意不够。如患者于某，女，高年，1974 年以肝癌合并多囊肝在我处门诊，辨证系属肝肾阴虚、血瘀，经用加味一贯煎合竹叶石膏汤方，滋肾养肝疏肝，结合清肺清胃为主，病情稳定，存活至今。今年春初因感冒来西苑医院门诊，何、许两位大夫根据患者高热、恶寒、无汗、口苦咽干、恶心欲吐、身痛、大便不通等症状，认为太、少合病，用小柴胡汤加羌防，药后无效。我改用竹叶石膏汤合增液汤，稍加一点葛根，第二天体温就下来了，恶寒、身痛也好了，表证用发表药，不得汗，热不退；不用表药反汗出热解，就是因为患者原发病是阴虚，其病机是由于阴虚而影响到了卫表皮毛开合失职，即“从内之外而盛于外，”一见表证，就用表药，没有从整体的角度考虑，疗效所以不好。于此可见治病求本在治疗上的重要性。也就是说，如果不考虑原发、继发，治病求本，“辨证论治”便基本上停留在对症治疗水平上，只不过还要辨别表里寒热虚实，以此区别于头痛医头、脚痛医脚罢了。

由于五脏相通，在病理状态下，一脏有病，可以影响到他脏；阴阳互根，气血、精气……亦皆是互相转化的；外感之邪，风寒暑湿燥火，也是可以互相转化，所以，在临床辨证上，非搞清原发、继发不可。否则，见风祛风，见寒散寒，见气理气，见湿利湿，见血虚补血，见气虚补气，就是停留在对症治疗上。要在病人身上找一些症状来支持你的辨证，是很容易的，特别是慢性病人，病情复杂，甲可以根据一些症状说是阴虚，乙可以根据其他一些表现说是阳虚，你说是瘀血，他说是气滞，这样情况，在会诊时最易见到。单凭症状表现，各执其是，很难说谁是谁非，要说依据，都有各自的依据。如果说人以胃气为本就是“治病必求于本”的“本”，此时我们能否一概不管，都从调理脾胃入手？如果说阴阳是“治病必求其本”的“本”，这种情况下你如何具体运用？很显然的是，如果不考虑原发或继发，就很难抓住重点，治疗上必然漫无头绪，当然也就谈不上什么“治本”了。在一大堆各式各样的症状面前，用药也无法面面俱到；见病治病，很难有好的疗效，顶多改善某些症状而已，有时连改善症状也不容易。去年我在北京医学院附院会诊过一位支气管哮喘病人，用过好几天中西药，气喘解决不了，不能平卧。哮喘一般定位在肺，因为肺主气，司呼吸。从肺本身而言，风寒，风热表证，可致肺气不宣；痰湿、痰热可致肺络阻痹；肺气虚、肺阴虚，亦可都出现气喘。但此人用了宣肺、化痰、降气平喘之方不效，又无肺虚表现，是什么原因？根据“五脏相通”的理论，就要考虑是原发于肺，还是继发于肺的问题。如原发在肺，治肺就会有效，今无效，就要从他脏他经进一步找原因。诊其脉弦，稍数，除气喘不能平卧的症状之外，还有胁痛、胸闷、烦躁等表现，仔细询问病人，在此次发病前的精神状况，患者说，发病前一天，刚好和爱人吵过一场。于是，我根据病史，当前症状及脉象，定位在肝，证属肝气郁滞，是为原发；继后气喘，是肝有病波及影响到肺，是为继发。从“治病必求于本”的精神，重点治原发病，方用逍遥散原方，结果1剂得效，3剂喘平。逍遥散本非为平喘而设，气喘用平喘之剂无效，用此方却收到满意效果，其道理就在于抓住发原病这个“本”。

又如一杨姓女，52岁，西藏驻京办事处工作人员。外院诊断为“贫血”，屡治无进展，来院门诊时，Hb 8克，当时按气血两虚辨证，用气血双补之法，临床症状有些改善，但进展仍不大。二诊我根据患者全身疲乏无力，食少，食后脘腹满不舒、舌淡、脉微弱等表现，认为虽在气血两虚，但气虚是主要方面，再细询其发病经过，盖由于工作繁重，劳倦伤气，虽西医诊断为“贫血”，中医亦认为“血虚”，但血虚系属继发，气虚才是原发，重点应该治气虚，气血双补，一个八两，一个半斤，反而牵掣了补气药，未能突出重点，于是改用补中益气汤，结果症状改善很大，血红蛋白也很快上去了。

有人也许会问，“治病必求于本”的意义，敬闻命矣。原发为本，继发为标，在理论上有根据，临床上有征验，我也相信，但是，难道只是治本，不考虑标证吗？“急则治标，缓则治本”，又该如何理解？我说，在治本的时候，你可以考虑照顾标证，但是一定要有重点，有主次，不能眉毛胡子一把抓，很多时候，完全以治本为主，可以不考虑治标，但任何时候，治标也不要忘了治本。不治本，单治标，往往标也治不了，比如今年一月份治一慢性肾炎尿毒症病人，入院时 Bp220/110mmHg，尿蛋白（＋＋＋＋），BUN130mg%，病人呕吐、呃逆，不能进食，研究生班病房值班大夫见呕吐不止，用止吐剂“急则治标，”结果呕吐止不住。过去我们也有这个教训，一见呕吐，就用半夏剂、半夏针、橘皮竹茹、旋覆代赭。往往无效，或暂止而复作。我查房时，经过仔细分析，认为肝肾阴虚是本，呕吐、呃逆是肝肾有病波及影响于脾胃，重点必须治本，处方用参芪麦味地黄汤，稍加一点竹茹、黄连，结果服药后呕吐即止，血压也下降了，其他症状也慢慢得到改善。

当然，也有标证很急，弄得不好，甚至危及生命，的确需要“急则治标”。如肝硬化腹水，腹水如鼓，二便不利，腹水是明显的标证，其本则多为肝肾阴虚或气虚或气阴两虚。治疗上可以先消退其腹水，以解除危急。我常用自制苍牛防己汤，这基本上是一个治标之方。方中重用苍白术、汉防己、大腹皮健脾利水，但也考虑到肝肾为原发的问题，方中又同时重用川怀牛膝照顾到肝肾。一般用此方 3～5 剂，腹水即逐渐消退，根据“大毒治病，十去其六”，“衰其大半而止”的精神，此时停用苍牛防己汤，从原发考虑，重点转向治本：肝肾阴虚者，用加味一贯煎（自制方）；气虚者，以补中益气汤为主；气阴两虚者，用参芪丹鸡黄精汤（自制方），如在治本过程中再见到腹水，还可以用苍牛防己汤，不过把它放在次要位置上，或减量用，或用几剂又停。这就是“标而本之”，“本而标之”，视具体情况而定，但一定要突出治本。

（原载《成都中医学院学报》1980 年第 6 期，
何绍奇、许家松、江幼李、肖燕军整理）

哮喘病案分析
(1981年)

1978年春，方药中老师曾在某院会诊一例顽固哮喘病人，以逍遥散3剂而喘平。兹简介如下，并附以我们的体会，供参考。

某某，中年男性，有支气管哮喘史多年，每次发作时，用西药氨茶碱，麻黄素之类或宣肺平喘中药即能控制。此次哮喘复发，虽住院治疗数日，仍然张口抬肩，不能平卧，故请会诊。方老诊其脉弦滑有力，询知心烦易怒，胸胁刺痛，再进一步了解患者此次发作，在生活起居、精神情绪等方面，与过去发病有什么不同？患者说："过去往往因受凉或气候突然变化而发，这一次发作前，曾与家人争吵，当时仅觉憋气不舒服，晚上即发哮喘。"方老根据哮喘并见脉弦、胁痛、易怒的症状和体征，结合发病前精神刺激的诱因，认为此次发病原发在肝，由于肝气郁滞，影响到肺的正常呼吸功能，原发为本，继发为标，法当治本，方用逍遥散（当归、白芍、柴胡、茯苓、白术、甘草、薄荷、生姜），1日1剂，3剂，水煎服，药后其喘即平。

讨论和体会

哮喘是临床常见的一个以症状命名的疾病。由于肺主气，司呼吸，所以哮喘一般都属于肺的疾患。无论外感、内伤，都可以引起肺气的宣发和肃降功能失调而发病。目前临床常见的辨证分型，多分为风寒、风热、痰浊及肺虚、肾虚几种，实际上，不可完全受这种分型方法的约束。应该根据患者的具体病情作具体的分析。本案开始就是一见哮喘就从肺治，结果不能见效；方老在会诊时，抓住肝气郁滞的临床特点，用逍遥散疏肝达郁而收到了满意的疗效。

为什么哮喘用平喘之剂不能见效，而用逍遥散见效？这涉及到治病求本的问题。什么是治病求本的“本”？历来有不同的认识。有说是“阴阳”，因为《素问·阴阳应象大论》说：“生之本，本于阴阳。”有人说是“胃气”，依据是《素问·平人气象论》说：“人以水谷为本。”有说是“精”，依据是《素问·金匮真言论》说：“精者，身之本也。”有说是脾肾，因为中医理论认为“脾为后天之本，肾为先天之本”等等。方老说，上述说法，虽然各有依据，但“阴阳”作为对立统一的概念，所能包括的范围太大，养胃气、保精，则是所有疾病的治疗中都要遵循的“本”；脾肾在人体固然处在很重要的地位上，但决不是说，无论什么病都要从脾肾去治疗。很显然，这些都不是治病求本的“本”。方老指出，治病求本的本，就是疾病的主要矛盾所在。《素问·至真要大论》说：“必伏其所主，而先其所因”，就是要我们寻求导致疾病的主要原因。《素问·至真要大论》又说：“从内之外者，调其内；从外之内者，治其外；从内之外而盛于外者，先调其内而后治其外；从外之内而盛于内者，先治其外而后调其内。”（“之”，相当于现代汉语中的“到”）根据《内经》精神，在具体疾病的辨证论治上，原发病为本，继发病为标，重点治疗原发病，就是治病求本的“本”。

此例患者先出现肝郁气滞的症状，后见哮喘，结合脉象、症状和发病诱因，认为病虽表现于肺，以“哮喘”为主症，但原发病在肝，肝先病而肺后病，并且肺的病是由肝的病影响而来，重点应该治原发病，所以不同一般常用的平喘药而用了调肝的逍遥散。用药后，肝的疏泄职能得以恢复，气机调和畅达，不再影响肺气的宣降，哮喘自平。

方老经常说：“治病求本是辨证论治的精髓，如不注意这个问题，便只能停留在对症处理的阶段，只不过还要辨证表里寒热虚实，以此区别于头痛医头、脚痛医脚罢了。即以哮喘来说，要是仅仅是肺本身的病，单纯治肺就可以收效，如风寒之邪，袭于表分，引起肺气不宣而出现的哮喘，可用辛温宣肺平喘的三拗汤（麻黄、杏仁、甘草）治之；如风热之邪，自口鼻而入，引起肺气宣降失常而出现的哮喘，可用辛凉宣肺平喘的麻杏石甘汤（麻黄、杏仁、石膏、甘草）治之；如果外有风寒，内有水饮，外寒内饮迫于肺所引起的哮喘，可用小青龙汤（麻黄、桂枝、干姜、细辛、五味子、白芍、法半夏、甘草）温肺化饮。这些都是致病因素作用于肺所引起的疾患，其本在肺，故治肺就有效。但如果是湿痰内蕴，迫肺作喘的，证见咳嗽、哮喘、痰多、胸闷、恶心呕吐、舌苔厚腻、脉滑，由于脾主运化，脾失运化则水湿潴留为痰，所以原发在脾，继发于肺，重点就要治脾；如果气喘症状出现之前，先有头眩、耳鸣、腰酸、遗精、神疲，其病就是由肾影响到肺，原发在肾，重点就要补肾；如气喘之前先见大便秘结、胸腹痞满、舌红、苔黄、脉沉实，其病就是由大肠影响到肺，原发在大肠，重点就要通腑，腑气通而喘自平……。这都是治病求本，亦即重点治疗原发病。当然，在重点治原发病的同时，照顾到气喘的症状，用些宣肺平喘药如苏子、前胡之类也可以，但重点一定要突出，不能本末倒置，否则就很难取得好的疗效。其他病也是这样。

五脏是一个整体：在正常生理状态下，五脏之间相互滋生，相互制约；在病理状态下，它们又互相影响。也就是说，一脏有病，可以影响到他脏；而任何一脏，也都有可能受到他脏的影响。这就要我们对于疾病的发生、发展、变化，应该动态地看待，特别要注意各脏之间的内在联系，不要孤立地、静止地看某脏某腑。方老指出：《内经》不但提出了“五脏相通，移皆有次”这样的理论，而且还在许多篇章中作了具体阐发。如《素问·咳论》，就既指出了咳嗽一证“聚于胃，关于肺”，又详细介绍了五脏六腑咳嗽的症状，值得我们认真研究。如此例哮喘病案，根据症状、体征、病史，方老认为原发在肝，从肝与其他脏的关系来说，其所胜是脾（肝木克脾土），所不胜是肺（肺金克肝木）；而肝病实证，就可以上侮肺金，下乘脾土。上侮肺金就可以见到咳嗽、哮喘等肺的症状；下乘脾土就可以见到脘腹胀满、食少、便溏等脾的症状，但正因为其病之本在肝，肝郁不舒是主要矛盾所在，所以用疏肝达郁的逍遥散，不专治喘而喘自平。整个理法方药的理论根据，就是中医学整体恒动观指导下的“五脏相关”学说和治病求本的辨证论治思想。

通过本案的分析讨论，使我们认识到：中医不但有丰富的实践经验，而且有建立在经验总结基础上的完整而系统的理论。学习中医，一定不能只学几个验方、秘方，以某方某药治某病为满足，还要“更上一层楼”，重视学习和运用中医理论，用它来有效地指导我们的实践。

（原载《中国农村医学》1981年第1期，
何绍奇、许家松整理）

养阴经验介绍
（1981年）

两年来，通过跟随方药中老师学习，我深深体会到，方老十分重视阴精在人体生理和病理生理活动中的重要作用。方老认为，就人的生命现象和生理活动来说，阴为阳之基，阴是物质基础。因此，养生防病，就要注意到阴精的护养。就治疗疾病来说，中医学认为，疾病是正气和病邪相搏的过程。正胜邪则愈，邪胜正则死。阴精是正气的基础，“精气夺则虚”，虚甚至竭乃死。疾病的治疗，就是要根据正邪的消长进退，立足于正气，或扶正，或祛邪。因此，无论从养生防病还是从治疗疾病来看，都必须惓惓以养阴为怀。方老认为，历代著名医家，无一不重视对阴精的护养，只不过是从不同的角度来认识和处理这一问题罢了。就金元四家来说，河间主火，重视火热对阴精的损伤，清热以存阴；东垣主脾胃，看到了气虚不能化阴，益其化源以生精；子和主攻，认为邪盛必耗阴，善以汗、吐、下法祛邪以保阴；丹溪主养阴，正是看到了相火妄动煎熬真阴之危害。后来，张景岳、薛己、赵养葵等力倡命门而重阳，也可以说他们是看到了阳对阴的统帅作用，但并不否定阴的基础作用，而且对养阴法则及临床运用作了重要发挥。故方老并不主张后人把历代医家强分学派。如朱丹溪，在养阴理论上有创见，有发挥，但他并不卑阳。他对相火的理解，既看到其生生不息之用，又看到其妄动而为害。从其临床来看，益气扶阳用得还颇不少。景岳主阴基阳统，重视阳气，但他对阴精理论有不少发挥。他所提的阳中求阴，阴中求阳，见解是很高的，对养阴法则的发展作出了贡献。在临床运用方面，他所制的左归丸、左归饮，至今仍为养阴常用方剂。对古代医家的学说，我们要全面研究和分析，以扬长避短，择善而从。对养阴，既要看到它作为物质基础的重要一面，又不能把它与阳气割裂开来，以上是方老对阴精、养阴的一些基本观点。下面就方老在临床运用方面的一些主要经验，归为十则，试述如下。

一、各司其属、五脏定位分治

藏象学说是中医学的理论基础之一。因此，辨证论治当然也应该以藏象学说为指导，进行定位诊治。方老认为："定位的问题是中医临床辨证论治中的一个根本问题，因为病位不同，性质也不同，治疗措施也就不同，所以它是辨证论治的第一步。"（《辨证论治研究七讲》）对阴虚的辨证论治也是如此。在治疗方面，组方亦应据病位病性而异，药物更有性味归经的不同。归根到底，脏腑的生理活动和病理损伤，各有其不同的物质基础，因此，治疗也应是有特异性的。这和整体观并不矛盾。既有分论分治，又强调联系统一，这才是中医对部分和整体、定位定性与整体治疗方面的统一整体观。

对五脏阴虚治疗，方老有其喜用的方剂，如补肝阴，用加味一贯煎[1]；补心阴，用天王补心丹；补脾胃之阴，用益胃汤、养胃和肝汤[2]；补肺阴，用麦门冬汤、竹叶石膏汤、清燥救肺汤；补肾阴，用六味地黄丸。这些传统方剂，组方严谨，其疗效已经长期临床验证，故一般喜用原方。由于疾病损伤常累及几个脏腑乃至全身，因此也常用合方或予一定加减，如肝肾阴虚常用归芍地黄汤、杞菊地黄汤；心肾阴虚常用麦味地黄汤；肝肾脾胃气阴两虚常用参芪黄精汤[3]等，作到灵活而有规可循。下面就五脏阴虚的治疗举例如下：

病例一

于某，女，63 岁，干部，1974 年 3 月 10 日初诊。

患者于 1967 年开始低热、肝区疼痛、疲乏无力、腹胀、恶心、纳减。外院检查肝脏肿大、肝功异常，白细胞和血小板计数明显减少，诊断为慢性肝炎，予保肝治疗，无明显效果。1973 年以来，上症加重。1973 年 3 月在北京某医院作肝同位素扫描检查：肝脏形态失常，放射性分布不均匀，右下部呈片状缺损，左叶增大，放射性分布稀疏，提示右下占位性病变。肝超声检查亦支持占位性病变。后某医院、某市肿瘤医院均诊为肝癌；某医院诊为多囊肝合并肝癌。均认为预后不良通知家属及单位。患者于 1974 年 3 月来诊时，面色苍白无华，消瘦明显，神乏气短，肝区刺痛难忍，牙龈出血，头痛头晕，耳鸣眼花，口干便结，腹胀纳减，疲乏无力。检查肝下界在肋下 8 厘米，质硬，表面不平，明显触痛。脉沉细数无力，舌稍红，苔稍黄。查 WBC 2.000/mm^3，血小板 4 万/mm^3。

按方老提出的辨证论治七步[4]分析，患者肋下疼痛、头晕眼花、胁下肿物、牙龈出血，根据中医理论，两胁属肝经部位，出血多与肝不藏血有关，第一步应定位在肝。患者右胁下有坚硬肿物，同时有口干便结，脉细数，舌稍红，苔稍黄等证候，为阴虚合并血瘀之象，第二步应定性为阴虚合并血瘀。第三步定性定位合参，为病位在肝，证属阴虚血瘀。第四步必先五胜，患者尚有乏力、腹胀、纳减、脉无力等脾胃气虚现象，但原发在肝，肝病可以及脾，气生于精，阴虚必导致气虚，因此，其主要矛盾仍为肝之阴虚血瘀。第五步各司其属，第六步治病求本，均应以养肝阴、疏肝化瘀为主。第七步治未病可暂缓考虑。予加味一贯煎治疗。处方：沙参 15 克，天麦冬、当归、柴胡、姜黄、郁金各 12 克，夜交藤（代枸杞，以下均同）、丹参、鸡血藤、生地各 30 克，金铃子 10 克，薄荷 3 克。水煎服。服药一周后，各症大致如前。考虑五脏相关，肝虚则肺乘脾侮，因此，有必要考虑第七步治未病脏腑，即清肺、清胃以加强补肝力量。于上方合用竹叶石膏汤，即上方加入竹叶 12 克，生石膏 30 克，法半夏 9 克。服用两周后，症状明显好转。肝区疼痛、头晕头痛基本消失，牙龈出血消失，食欲增进，腹胀消失，大便转调。考虑患者病情深重，疗程宜长，因守上方间断服药二年余。后复查肝功转正常，血象正常。肝同位素扫描与超声波检查示肿物无发展，全身情况亦显著好转，饮食、睡眠、二便、精神均好，至今仍健在。

上例西医诊为肝癌，方老以中医理论为指导，诊为肝阴虚挟瘀，以养肝阴佐以疏肝为法进行治疗，而没有见肿瘤则套以癥瘕积聚，行以攻逐消伐，施以中药抗癌药物，而是坚持以养阴扶正为本，辅以清肺清胃减轻肺脾对肝之乘侮，终使沉疴重疾得以稳定好转。

二、治病求本、不为兼证所惑

阴精亏损引起的病理变化往往是多方面的，复杂的。除阴精亏损的一般表现而外，常因无阴则阳无以生而继发气虚，出现水饮内停、浮肿，以及湿热内蕴、灼津成痰、瘀血不化等多种兼证。在复杂的证候面前，必须根据中医理论，审证求因，治病求本。对其本为阴虚者，就不要为一些兼证所惑而坚持以养阴为主进行治疗。特别是在病情危重时刻，只有持本不惑，才能转危为安，下面举方老治一尿毒症案为例：

病例二

任某，男，54岁，干部。1980年1月8日入院。

患者腰痛、尿频、头晕十四年，胸闷、心慌一年，恶心、呕吐不能进食四天。

1965年7月患者在劳累后出现腰痛、尿频。尿常规检查：蛋白＋＋，RBC、WBC少许，在某医院诊断为“慢性肾炎”。经用氮芥、氯喹、考的松等药物住院治疗三个月症状缓解出院。出院后，病情常因劳累反复发作而来我院门诊治疗，当时尿蛋白波动在＋＋～＋＋＋＋之间，PSP为60%，BUN曾达57毫克%，Tch423毫克%，1970年患者在干校劳动期间，出现头晕、耳鸣、心慌等，BP200/130mmHg，诊为“慢性肾炎高血压型”，回京来我院就诊，其间间断服用参芪地黄汤等，症状缓解，BP130～140/90mmHg，尿蛋白维持在＋～＋＋。1978年夏出现胸闷憋气，1979年2月胸闷加重，胸痛频发，在某医院诊为“左室劳损”，经用中西药物治疗，症状改善，1979年12月患者在出差途中患感冒，发热39℃，服用解热药物后热退，但一周来出现头晕、心慌、恶心呕吐，四天来不能进食，遂住院治疗，入院时检查：BP200/110mmHg，尿常规：Pr＋＋，RBC、WBC0～1，颗粒管型0～2，BUN130毫克%，CO_2—CP49.4容积%，PSP6%。心电图提示：左室劳损。入院后，考虑病情急重，根据急则治标、缓则治本的原则，先予温中化湿，降逆止呕，投以吴茱萸汤加味。三剂后未见明显效果，于1月12日请方老师会诊，会诊时，患者卧床，呈急性病容，痛苦表情，神倦无力，面色微红。脉浮中取均弦而有力，沉取弦大有力，舌淡尖红中心裂苔黄粘腻而干，自述已无恶寒发热，但头晕、耳鸣、心慌心烦、胸闷气短、有时胸痛、腰部痠痛、毫无食欲、进食则吐、恶心、甚至思药则呕、口干苦欲冷饮、大便溏而不爽、时有便意、日行三次、尿多色黄、睡眠不实。

根据辨证论治七步分析：患者为五十余岁老年患者，男子五八“肾气衰”，应考虑肾虚问题。患者病程已长达十余年，“穷必及肾”，就重症久病，均应考虑定位于肾。患者从发病至今，始终表现为腰部酸痛、尿频等。腰为肾之府，因此，无论从原发部位和目前表现来看，均应定位于肾。此外，尚有头晕、耳鸣等肝肾二经证候，肝肾本同源，生理、病理上均密切关联，亦应定位于肝。患者目前有明显的食欲减退、恶心呕吐不能进食、大便溏而不爽等严重的脾胃症状，以及心慌心烦、胸闷心痛等心的症状，还应定位于心。第一步可定位在肝、肾、心、脾；第二步为定性，患者面色微赤，口渴欲饮冷，恶心呕吐，舌尖红而中心裂，苔黄腻而干，脉三部均弦而有力，为一派阴虚挟热挟湿之象，从既往治疗来看，予滋肾平肝清热之剂，可使病情顿挫而保持稳定，亦支持阴虚诊断，但目前患者还有气短、乏力、舌淡、便溏等气虚表现。第三步定性定位合参，其病在肝肾心脾，证属阴虚、气虚、湿热。第四步必先五胜。患者目前虽系全身受累，但从病史分析，原发在肾，心脾为继发；从脉象分析，三部均弦，而以沉取为甚。从《难经》阴阳轻重脉法分析，为肝肾波及脾胃和心肺，其脉弦而有力，非气虚脉象。考虑患者近期因外感高热而伤气，气生于阴，是在阴虚的基础上继发气虚。阴虚生内热，气虚可生湿。因此，阴虚、气虚、湿热三者关系，应以阴虚为主为本，气虚、湿热系在阴虚基础上继发，根据以上分析，患者应诊为病在肝肾，波及心脾，证属气阴两虚挟湿挟热，而以阴虚为主。第五步各司其属，第六步治病求本，应以滋肝养肾为主，辅以健脾养心，佐以清热利湿为法。处方用参芪麦味地黄汤加味：东北人参 15 克（单煎兑入），天、麦冬各 15 克，五味子、苍白术、木瓜各 10 克，黄芪、生地、茯苓各 30 克，丹皮、泽泻、淡竹茹各12克，黄连6克，多次小量分服。一周后再诊时，患者精神明显好转，药后未再呕吐，头晕恶心消失，二便转调，食欲好转，能日食六两左右。但仍口干心烦，睡眠欠佳。其脉仍弦，舌稍红苔白根部黄干，仍宗前法，人参减为10克，加当归、白芍各12克，夜交藤30克以养血安神。药后患者病情继续好转。至1月21日复查BUN降至85.5毫克%，CO_2—CP转正常。至2月6日，复查BUN已降至28毫克%，CO_2—CP正常，尿常规检查：Pr＋＋，管型未见。患者尿毒症纠正，于2月7日出院。住院期间，除入院时因低钾，给予静脉补钾4.5克，间断服用降压片外，未用其他中西药物。出院后继续在门诊请方老治疗，病情一直稳定。

本例系慢性肾炎尿毒症患者。从疾病性质来看有阴虚，有气虚，有湿热。从受累脏腑来看，累及肝、肾、脾、胃、心，已波及全身，特别是当前呕吐频繁，脾胃症状突出。在错综复杂的证候面前，方老从患者脉象、舌象、年龄、病史、既往治疗、临床表现等全面分析病机，诊为以肝肾为原发，脾胃心为继发；以阴虚为本，阴虚继发气虚和湿热为标。坚持治病求本，不为标象所惑，从而使尿毒症迅速缓解，病情转危为安，不治标而标迎刃而解，未治兼证而兼证自除。

三、气不化阴、当于阳中求阴

王冰在《素问》注中，对阴阳互根作了很好的发挥：“阴气根于阳，阳气根于阴，无阴则阳无以生，无阳则阴无以化，全阴则阳气不极，全阳则阴气不穷。”阴虚可导致气虚，需阴中以求阳，阳虚亦可导致阴虚，要阳中以求阴。下面以方老用补中益气汤治疗贫血病例说明之。

病例三

杨某，女，49岁，干部，1977年1月11日初诊。

患者于1974年在首都医院诊断“甲亢”，用同位素治疗后，症状一度好转，但不久即出现头晕、心慌、乏力、下肢浮肿、畏寒、易感冒、便溏等。检查 Hb7.5 克，诊为“贫血”前来就诊。就诊时，患者面色无华，颜面下肢轻度浮肿，舌胖淡有齿痕，苔白腻，脉沉细无力，诊为心脾气血两虚，予归脾汤心脾气血两补。服 10 余剂后，HB8 克，症状稍有改善，但效果不明显。分析患者在气血两虚中，应以脾肺气虚为主。阳虚生外寒，外不能固卫而表现畏寒、易感冒，内不能运化以生精而表现为浮肿、乏力、便溏、贫血。其脉沉细无力，其舌胖淡有齿痕。脉、舌、症均为气虚证象，于是改用补中益气汤合桂枝加附子汤治疗。处方：黄芪 30 克，党参 15 克，苍白术、陈皮、桂枝、熟附子、白芍、升麻各 10 克，柴胡、大枣、当归各 12 克，甘草、生姜各 6 克，先后服用 30 余剂，头晕心慌消失，纳食渐增，未再感冒，大便转调，于 4 月 5 日复查 Hb13 克，遂改汤为丸以巩固疗效。一年后复查 Hb12 克，疗效巩固。

方老师认为，诊断阴虚不能生气和阳虚不能化精的关键在于脉象和舌象，并参以年龄、病史、临床表现、治疗反应等。凡脉见弦细数或舌质红而出现气虚者，多由阴虚导致气虚；凡脉沉弱无力或舌质胖嫩而呈现阴虚者，多由阳不化阴。本例患者，是诊为贫血，但脉沉细无力，舌胖淡齿痕，临床表现亦符合脾肺气虚，故予阳中求阴，滋其化源、益气助脾而阴血得复。

四、协调阴阳、扶阳切勿伐阴

对阳虚气虚患者，当予补气温阳之剂。但益气扶阳多辛温香燥之品，往往会耗伐阴精。朱丹溪在《局方发挥》中，痛责滥用辛温燥热伤脾、伤肾、伤血，不无道理。方老在当用补气温阳之剂时，特别是需较长期服用时，常常在补气温阳剂中加入养阴之品，或与养阴方交替使用以保护阴精，强调“气增而久，夭之由也。”如治疗方某重症肌无力案，辨证为脾气虚衰，给予补中益气汤治疗。初期，合用生脉散、熟地以护阴。待症状基本消失，善后调理时，又合入益胃汤以协调阴阳，求其互根互养，避免顾此失彼，扶阳而招致伐阴。

五、天人相应、因时因地因人

整体恒动观是中医学的指导思想，认为“人以天地之气生，四时之法成”，（《素问·宝命全形论》）分析病因病机和治疗疾病，一定要遵循因时、因地、因人制宜的原则，以药物来扶助人体固有的对内外环境的适应调节功能。

在因时制宜方面，《内经》指出：“不知年之所加，气之盛衰，不可以为工矣。”（《素问·六节脏象论》）《素问·四气调神大论》提出“春夏养阳，秋冬养阴”以防病养生。《素问·至真要大论》还提出“司岁备物”，认为发病与运气密切相关，因此，可根据运气盛衰来采备药物。后世有“夏月伏阴，冬月伏阳”之说，四川在暑月吃附片炖羊肉、饮热姜茶的风俗习惯，实际上是一种通过饮食来调节阴阳内外寒热以适应天时变化的食疗方法。气候变化对疾病的发病，病情的间甚和治疗有密切的关系。

在因地制宜方面，中医理论认为，治当“各得其所宜”，地势不同，治亦不同。如北方地势高寒，水土刚强，气候干燥，人多热食，阳少外泄，故宜于养阴清热。东南方地势低洼，水土卑弱，气候炎热潮湿，人多食冷，阳易外泄，故宜于扶阳温化。喻嘉言提出：“凡治病，不察五方风气，服食居处，各不相同，一概施治，药不中窍，医之过也。”（《医门法律·申明内经法律》）方老曾说，他在四川行医时，多用桂附取效；来北京后，则多用养阴而获愈，盖因地而制宜也。

在因人制宜方面，方老治疗小儿、妇女、体瘦者，多考虑阴虚。对肝病亦多从阴虚诊治。他认为小儿虽生机旺盛，但脏腑形体成而未全，故多考虑阴虚。对一些无明显自觉症状的少年儿童患者，多予养阴治疗，每每获愈。因人制宜，充分考虑人的体质特点，有时甚至成为治疗的关键。仍举一验案说明之。

病例四

于某，女，69岁，干部，1980年2月6日入院。

患者高热、恶寒伴头痛、身痛、咳嗽三天。一周前，患者感冒发热，服药渐愈。三天前再次感冒，体温39.6℃，伴恶寒、无汗、头痛、身痛、咳嗽等，肌注柴胡注射液、庆大霉素，口服小柴胡汤1剂未效，以急诊入院。入院时，患者面色苍白，呈急性病容，神志清，语音低微，高热寒战，无汗，头痛，身痛，口干苦，水入则吐，胸闷憋气，咳嗽少痰，耳鸣耳聋，鼻干，心烦，小便短赤，大便三日未解。检查：脉数，浮取弱、中沉取弦细。舌质稍红有瘀色，苔薄白而干。体温39.4℃。RT：Hb11.5克，WBC2650，N66%，L34%。胸透示：两肺纹理增强。肝脏触诊：肝肋下4cm，剑突下5cm，表面不平，有触痛。

既往病史参见病例一。

按辨证论治七步分析：患者当前主要表现为高热、寒战、头痛、身痛、咳嗽等，为一系列外感证候，应定位在肺。中医对外感病的治疗，也必须因人而异，充分考虑患者的年龄、体质和既往病史。患者为六十余岁的老年女性，已属肝肾衰竭之年，需要考虑肝肾阴虚问题。从既往病史来分析，既往因肝部肿物诊为肝癌，经用养阴之剂获效而存活至今，说明患者为肝肾阴虚体质。从当前脉、舌、证分析，脉数为热，但浮取极弱，中沉取弦细，为肝肾阴虚有热的脉象，不同于一般外感，轻取即得。其舌红有瘀色，苔白而干，为阴虚、血瘀挟热的脉象。耳鸣耳聋，尿黄便干，均为阴虚有热的表现。综合第一、二、三步，诊为病在肺、肝、肾，证属阴虚血瘀蕴热。从第四步必先五胜分析，“肝为将，主卫外”，肝肾不足，则卫外功能低下，易受外邪，其外感是在正虚的基础上继发。因此，应以正虚为本，感邪为标；原发为本，继发为标。第五步各司其属，第六步治病求本，应在滋养肝肾的基础上清解肺热。方选竹叶石膏汤合增液汤加味。处方：淡竹叶、天麦冬、大枣各

10克，法夏、元参、南沙参各15克，甘草6克，生石膏、生地各30克，葛根20克。水煎服。服药1剂，微汗出，体温即降至37.6℃。2剂后，体温正常，精神好转，能进少量食物。3剂后，头痛身痛消失，解大便一次。考虑外感已解，仍以养肝疏肝为主，给予加味一贯煎加竹叶、石膏。处方：南北沙参各15克，金铃子、柴胡、姜黄、郁金、天麦冬、当归各10克，生地、夜交藤、丹参、鸡血藤、生石膏各30克，薄荷3克，水煎服。药后体温稳定，精神、饮食、二便均好转，遂出院继续调理之。

此例患者，如按一般认识，颇似柴胡桂枝汤证，但方老以养阴清热法治疗复杯而愈。于此充分体现了体质与发病和治疗的关系。《内经》有“从内之外而盛于外者，先调其内，而后治其外”（《素问·至真要大论》）之论，说明对疾病的诊治，不要为表面之“盛”象所惑，而要分清原发继发，标本主次。对久病或严重内伤造成体质有所偏的患者，无论外感内伤，均应充分考虑其体质特点而确定治疗的标本先后。

六、补中有清、注意五脏相关

在运用补阴法按五脏定位分治时，方老还十分注意运用五行生克乘侮规律来处理相关脏腑的关系，以加强滋补力量。《内经》认为：“气有余，则制已所胜而侮所不胜；其不及，则已所不胜侮而乘之，已所胜轻而侮之。”（《素问·五运行大论》）因此，在补一脏之阴的同时，要注意抑制其所不胜之脏来乘，所胜之脏反侮。《难经》提出“泻南方补北方”，《金匮要略》首篇即论“泻肝补脾之要妙”，都是巧妙地运用五行生克乘侮规律来进行补泻。如在补肾阴时，就要注意其所不胜之脾来乘之，其所胜之心反侮之。如治疗任某尿毒症（病例二）时，方中加用了黄连、竹茹以清胃清心，在治疗于某肝癌时（病例一），加用了竹叶石膏汤以清泄肺胃，即运用了五脏相胜关系，补中有清，减轻了对所补脏腑的克制，从而增强了补阴效果。

七、刚柔相济、滋补佐以疏通

补阴药物，性味多偏于寒凉滋腻，加以补阴药常需久服，因此，在配伍上必须注意刚柔相济，以通佐补，才不致呆滞碍胃，损伤胃气。六味地黄丸在药物配伍上，取熟地、山药、山茱萸以补肾、脾、肝，佐泽泻、茯苓、丹皮兼以清泻；在药物用量上，亦体现了以补为主，补中有泻。其配伍之精当，可称楷模。方老滋肾喜用六味地黄丸。他常以苍、白术同用取代山药，取其补脾力厚兼有燥湿作用。以苍、白术之刚燥与大量地黄之阴柔配伍，刚柔相济，相得益彰。滋补肝阴，一般均与疏肝同用。因为，肝的生理功能即为疏泄气血。肝病，总表现为疏泄功能的失调，虚证则为疏泄不及。治疗肝病，总要注意调整恢复其疏泄功能。运用滋阴药物补肝，如不佐以疏通，往往反阻滞了其疏泄功能。方老的加味一贯煎，就是在魏玉璜一贯煎的基础上加疏肝药物组成，疗效很好。温病学家提出慎用甚至忌用柴胡，认为柴胡“劫伐肝阴”。因为温病必伤阴，如再妄用柴胡疏肝，这就是虚其虚，因此提出温病忌用柴胡。但是，方老认为，如果在补阴的基础上，佐以适量柴胡，则不但无劫伤肝阴之弊，反有条达肝气之妙。方老主张，对阴虚患者予以补阴的同时，应佐以和胃，但不宜温燥而宜消导。方老常在用地黄之类滋阴药物的同时，伍以消胀散（砂仁、莱菔子）或曲、芽类消导药。而对素体脾虚寒阳不化阴继发阴虚的患者，和胃则喜用偏温燥的砂仁、蔻仁、生姜、陈皮等。虽为治标，亦要照顾到有利于治本。再如阴虚有热需辅以清热，常选用竹叶、石膏、竹茹类甘寒药物，避免苦寒化燥伤阴。总之，方老认为，遣方用药必须全面考虑滋与疏、补与通、刚与柔、标与本、脏与脏、脏与腑等方面的关系，才能作到补而不滞，滋而不腻，补阴而不伤阳，治标而无害于本，补一脏而不伤它脏，从而达到补虚泻实，协调全身阴阳的目的。

八、取之以味、常宜大量久煎

方老喜用地黄作为补阴之主药。生地黄性味甘寒，熟地黄性味甘温，入心肝肾经，有滋肾育阴之良效。“阴不足者，补之以味”，地黄味厚质润，取其味，用量宜大，煎煮宜久，始能取效。方老一般用量为30克，头煎煎煮50分钟。关于地黄阴柔是否碍胃助湿，全在配伍能否刚柔相济。至于大量应用能否引起便溏腹泻问题，笔者从方老门诊病历中任意顺序抽取150份进行统计，用地黄者共43例，药后大便无改变或由干转调者37例，占86%，由溏转调者6例，占14%，由调转溏者无一例。方老认为，此与煎药时间密切相关。生地入药，除有意识地利用其通便外，必须久煎，否则有可能出现滋腻滑润现象，临床上确亦偶见因煎煮时间过短而致便溏者，但嘱其久煎后，大便随即转调。对其他养阴药物，如玉竹、黄精、天麦冬等，也多用大量久煎，取味以滋阴。

九、间断服药、滋阴不可过用

中医学认为，人体阴阳协调，是保持健康的基本条件。治疗疾病，必须“谨察阴阳所在而调之，以平为期”。无论滋阴或补阳，均不可滥用或过用，过剂造成新的偏盛而伤正，所谓：“久而增气，物化之常也。气增而久，夭之由也。”（《素问·至真要大论》）方老治病，重者每月服20剂，一般15剂，均取间断服药方法。其用意在于不要完全依赖药物。而是通过药物来扶助人体固有的自稳调节和修复能力。过服药物，徒伤胃气反不利于疾病的恢复。

十、治养结合、以“不药”为“中医”

如上所述，方老不主张过分夸大药物的作用而完全依赖药物，他很赞赏王履所述：“人之气也，固亦有因亢而自制者，苟亢而不能自制，则汤液、针石、导引之法以为之助。”（《医经溯洄集》）因此，他主张治疗期间，间断服药；病渐向愈，合以治养，也就是《内经》所谓："无代化，无违时，必养必和，待其来复。"（《素问·五常政大论》）他治疗肝硬化腹水，腹水开始消退，便立即转入养阴益气扶正。治疗肝炎，多取养阴之法，开始间断服药，基本恢复便逐步延长服药间隔时间，以养为主，直至停药，体现了他认为药物只能"为之助"的观点。对饮食调养，亦主张适宜，不主张过食膏粱厚味。至于认证未清，宁可不作治疗，以充分调动人体固有的自稳调节能力，所谓"有病不药，常得中医"。（《汉书·艺文志·方技略》）总之，任何疾病的痊愈，主要是依靠人体的正气，即自身的抗病、调节和修复能力。药物只不过是因势利导，促进帮助这种能力的恢复而已。

注释

[1] 加味一贯煎：方老经验方，在魏玉璜一贯煎基础上加疏肝药物。方药组成：沙参、麦冬、生地、当归、金铃子、夜交藤、丹参、鸡血藤、柴胡、郁金、姜黄、薄荷。

[2] 养胃和肝汤：方老自制方。方药组成：沙参、当归、白芍、生地、夜交藤、金铃子、延胡、柴胡、姜黄、郁金、黄精、焦楂曲、砂仁、莱菔子。

[3] 参芪黄精汤：方老自制方。方药组成：党参、黄芪、黄精、当归、生地、夜交藤、苍白术、青陈皮、甘草、柴胡、姜黄、郁金、薄荷。

[4] 辨证论治七步：方老在病机十九条基本精神的基础上，把辨证论治的步骤和方法总结为七步，即：（一）脏腑经络定位；（二）阴阳气血表里虚实风火湿燥寒毒定性；（三）定位与定性合参；（四）必先五胜；（五）各司其属；（六）治病求本；（七）治未病。详见方药中著《辨证论治研究七讲》。

（原载《浙江中医学院学报》1981年第2、3期，许家松整理）

谈辨证论治中的时间定位诊断问题
（1981年）

祖国医学的一个重要指导思想就是整体地观察人与天地自然的联系，认为“人生于地，悬命于天”，“人以天地之气生，四时之法成”（《素问·宝命全形论》）；认为“人与天地相应”（《灵枢·邪客》）。所以人体在生理和病理活动上都与天地的阴阳四时存在着特有的时间节律方面的联系。因此在辨证论治的过程中，在确定疾病部位乃至于对病机的分析时，时间问题也是一个不可忽视的因素。

春、夏、秋、冬，昼、夜、晨、昏的变化对人体的脏腑气血生理功能都会发生相应的影响。《素问·诊要经终论》说：“正月，二月，天气始方，地气始发，人气在肝，三月、四月、天气正方，地气定发，人气在脾，……十一月、十二月，冰复，地气合，人气在肾。”《素问·生气通天论》则说：“平旦人气生，日中而阳气隆，日西而阳气已虚。”所以《灵枢·本脏》篇在总结五脏生理功能表现在时间节律方面的特点时说：“五脏者，所以参天地，副阴阳，而连四时，化五节者也。”《素问·六节脏象论》也说：“心者，生之本，……通于夏气；肺者，气之本，……通于秋气；肝者，罢极之本，……通于春气；……。”可见这种“连四时”，“化五节”的相应变化，已经是五脏本身所具有的功能特征，它是人体长期适应自然环境而逐渐形成的。这里所说的“通”，就是指心、肺、肝、脾、肾五脏分别与夏、秋、春、长夏、冬各季节有着特殊的在生理和病理活动方面的联系。祖国医学脏象学说把此联系分别归述为“肝旺于春”，“心旺于夏”，“脾旺于长夏”，“肺旺于秋”，

“肾旺于冬”等。“旺”与“通”的意义相近，不能理解为旺盛，或好的表现，而是一种偏亢现象，即病态表现。可以理解的四季之中，人体各脏相应地紧张起来，容易生病。这是古人从整体的、运动的观点出发，对自然界与人的关系进行了长期、细致地观察，进而认识到四时阴阳、不同气候季节与人体各脏器功能存在着特殊的“亲和”关系，因此必然表现出相应的病理上的对应联系。如《素问·四时逆从论》说：“是故邪气者，常随四时之气而入客也。”《素问·金匮真言论》又说：“东风生于春，病在肝，……南风生于夏，病在心，……西风生于秋，病在肺，……北风生于冬，病在肾……中央为土，病在脾。”值得注意的是，对四时的“邪气”古人是以外因看待的，而并未忽视人体“四时之气血”，即内因的作用。质言之，这种四时阴阳不同脏器发病的一般规律，从发病学角度来看，仍然是内因与外因共同作用的结果，而并非纯外因论。由此说明，临床诊断在定位方面必须考虑相应季节的时间因素。即春、夏、长夏、秋、冬各季节发病，则应分别考虑定位在肝、心、脾、肺、肾等各脏。

卫、气、营、血是脏腑生理活动的物质基础，又是脏腑生理活动的产物。因此其营行流注的正常与否皆关系于人体脏腑整体的机能活动。脉为血之府，所以随各脏功能于四季（五季）的旺休不同，因而脉象在各季亦表现不同。《素问·脉要精微论》说：“春日浮，如鱼之游在波，夏日在肤，泛泛乎万物有余，秋日下肤，蛰虫将去，冬日在骨，蛰虫周密，君子居室。”这类得胃气的四时脉象，古人称之为春弦、夏钩、长夏濡、秋毛、冬石，亦是辨证论治定位时必须参考的内容之一。

同样，基于脏腑的整体功能，气血营行流注与时间也存在着特定的联系。《灵枢·痈疽》云：“经脉留行不止，与天同度，与地合纪……夫血脉营卫，周流不休，上应星宿，下应经数。”一日之内，营卫气血在人体内循行的规律为，卫气行于脉外，昼行于阳廿五度，夜行于阴廿五度。营血则行于脉中，按十二经之序，始于手太阴肺，终于足厥阴肝，周而复始，循行于五脏六腑诸经。气血依经循行的这个规律，被后人发展为“子午流注”学说，应用于针灸临床实践。《针灸大成》以“十二经纳子法”将气血在人体腧穴、经络、脏腑内的流通，比类为水流。并以重视时间关系体检出某时某经气血主旺的因素（此“旺”义与前述同）。以十二经气血流注配合十二时辰：寅时注肺、卯时注大肠、辰时注胃、巳时注脾、午时注心、未时注小肠、申时注膀胱、酉时注肾、戌时注心包、亥时注三焦、子时注胆、丑时注肝、寅时又复注于肺。如此周而复始地循行，如环无端。历来对此说有人持否定态度，亦有人回避它，然而坚持此理论的一些针灸临床家却有许多临床实践的疗效证明这学说确具有一定科学的合理的内容。近世医家吴棹仙曾著《子午流注说难》一书，从理论与实践两方面阐述这一问题。近年来也有不少医刊发表过关于“子午流注”及“灵龟八法”在临床运用及其疗效的指导。临床有些疾病的症状表现也为此学说提供了佐证。例如老慢支病人常在天亮前后发生阵咳，鸡鸣泻病人在清晨的腹泻，就很可能跟肺经、大肠经分别旺于寅、卯时辰有关。可见这种气血依经循行，某时某经“主旺”的理论不仅是针灸临床据时“开穴（针刺）”的重要依据，同时也是内科临床定位及分析病机所必须考虑的因素。结合时辰分析病位、病机，诊断疾病，在前人医案中不乏其例。如叶天士《临床指南医案》中就有“晡刻必失血”，“申酉崩漏至”的记载。又薛立斋说：“鸿胪翟少溪两臁生疮，渐至遍身，发热吐痰，口燥咽干，盗汗，心烦，溺赤足热，日晡益盛，形体日瘦，此肾经虚火也，用六味丸，不月诸证悉退，三月元气平复”（《名医类案》）。

由于表里相属的脏与腑，在功能关系上总以脏为主。所以在具体掌握“某时某经气血主旺”的规律时，可将各腑主旺的时辰，合并于与其相表里之脏。如寅时（肺，清晨 3 点～5 点）和卯时（大肠，上午 5 点～7 点），皆可定位于肺。临证曾治一中年男性支气管炎患者，咳嗽气喘三月余，反复发作，时好时坏，吐少许白沫痰，胸闷胁胀，纳少，大便偏溏，脉沉细弦滑偏数，舌尖边红，苔白厚润，曾在几个医院就医，用过抗生素、镇咳平喘合剂及中药。查以前处方，多为宣肺平喘，止咳清热之剂，如麻杏石甘汤、杏苏散、止嗽散、定喘汤等等。患者自述服此类方剂亦可暂时缓解症状，但一停药又会复发。在辨证的问诊过程中，发现该患者在疾病发作上有一特点，即每次咳喘发作时间大致都在半夜二点左右。据“十二经气血流注”顺序，半夜二点为丑时，丑时属肝。于是据此而定位于肝。从病性上考虑为肝失疏泄，肺阴不足兼有蕴热。于是拟疏肝养肺清肺法，处方以逍遥散合竹叶石膏汤。服四剂即取得明显的疗效，患者胸闷喘咳基本消失，仅偶有咳嗽，亦无半夜明显发作的情况。于是仍守上方三剂而愈。此病例并未用止咳平喘之剂，而咳喘之症治愈，即说明辨证定位，考虑时间因素找到疾病的症结之所在的重要性。

此外，某些疾病的病因的性质也与时间有特定的关系。如外感“六淫”之邪为病，其病因在春天则多半可定性为风；在夏天多半可定性为火、热；在长夏则多半可定性为湿；秋天多半可定性为燥；冬天多半可定性为寒。毫无疑问，这类病因的据时定性，同样为辨证论治所必须参考。事实上，这一类疾病的病名多数是以时间结合病因命名的。如，春温、暑温、秋燥等等。清代温病学家吴瑭、王孟英等对这类四时不同温病的病因的性质及其发病规律皆在精详的论述。而雷少逸径称这些外感热病为“时病”，其论治的分类为“春伤于风”，“夏伤于暑”，“冬伤于寒”等，从实践治疗角度予以详细讨论。

总之，中医的辨证论治对疾病的定位，对病因的定性，乃至对病机的分析都必不可少地要考虑时间因素。在治疗上成为因时制宜一大原则。但值得指出的是，辨证论治的精神强调四诊合参，强调全面分析掌握病机，依据时间进行定位，乃至于定性等只是其中一项重要而不可忽视的内容，有一定的临床实践意义。其科学的本质及内在物质基础的联系仍须进一步发掘和探索。

（原载《黑龙江中医药》1981年第2期，傅兴国整理）

治早泄、阳痿要慎用壮阳药
（1981年）

早泄、阳痿是内科常见疾病。临床所见除少数属器质性病变以外，多为性神经功能紊乱。一般来说，治疗得当，是可以恢复正常的。但亦有久患不愈者，精神颇为痛苦。究其原因，有属纵欲不节，亦有因治疗不当滥用壮阳药物所致。

我在临床中所见到的这一类病人症状以阴虚者居多，因此我认为治疗应从养阴入手，对于壮阳药物应该慎用。

本病病因多为伤阴。古代养生家多出于保精，主张慎欲。盖人之精液藏之于肾，不宜轻泄。《素问·六节藏象论》说："肾者主蛰，封藏之本，精之处也。"若纵欲太过，相火偏亢，扰动精室，或劳心过度，心火日盛，肾水渐亏，均可出现早泄、阳痿。如朱丹溪所说："心动则相火亦动，动则精自走。"（《格致余论》）亦有因嗜膏粱厚味，湿热内蕴，久而化火伤阴，致肾精亏耗而出现此类病证者。

阳痿之所以阴虚多而阳虚少，还可以从下列临床实际情况得到证明。从患者的年龄来看，多为青壮年房室不节，屡竭其精而致肾阴亏怯，如为阳虚致痿则多见于五十岁以上之人。《素问·上古天真论》说："男子……七八肝气衰，筋不能动，天癸竭，精少，肾藏衰，形体皆极。八八……五藏皆衰，筋骨解堕，天癸尽矣。故鬓发白，身体重，行步不正，而无子耳"。指出了多数男子在五、六十岁时才开始有下焦亏损之证。但值此年龄的阳虚患者，一般来说，性要求已低，因此来就诊者反而较少。

就其兼证来说，一般阳痿患者多不兼有全身阳虚症状。我们知道，命门为元气之根，若属命门火衰者，全身亦应有阳虚之证，除阳痿之外，尚可兼见形寒肢冷、口淡不渴、尿清便溏、脉微迟无力等气虚、阳虚之证。然而临床所见兼有这些情况的患者甚少，反多兼见心烦、不寐、舌红、脉弦细数等阴虚症状。

同时，在了解患者治疗经过中，常可发现多数人有长期服用大量温肾壮阳药史，久服壮阳药物，必然导致欲火内动，耗伤阴液，出现阴虚之证，即如《素问·至真要大论》所谓："久而增气，物化之常也。气增而久，夭之由也。"

当然，阴、阳之间有着密切的联系。阴损必及阳，阳损必及阴，所以阴精过耗，必导致阳气不足，早泄、阳痿患者发展到一定时期，亦会出现以阳虚为主要病机者。

在临床治疗中，我认为早泄、阳痿患者中的阴虚、阳虚两种情况的鉴别要点可大致归纳为：阴虚者多为青年、中年，阳虚者多为老年，前者性欲亢进，后者淡漠；阴虚者全身情况良好，精神充沛，兼有其他阴虚之象，阳虚者则为衰弱，并有明显阳虚之他证；阴虚者脉为弦细沉数，舌红苔干，服用壮阳药无效或症状加重，而阳虚者脉为弦细迟弱、舌润苔白，服用壮阳药物可见好转。

我根据以上鉴别要点运用于临床，一般采取养阴降火之法，方用知柏地黄丸为主。本方滋肾阴而降相火，肝肾同治，临床效果较好。

早泄、阳痿而属阳虚者，多为病久阴损及阳，或继发于其他阳虚症征之后。张景岳所说："火衰者十居七八，而火盛者仅有之耳。"（《景岳全书·杂证谟·阳痿》）恐指这类情况而言。因为他虽然有上述看法，但其治疗方法中并无大热壮阳之药，临床上他还是分为三种证型进行治疗。"凡因思虑惊恐而致脾肾亏损而阳道萎者必须培养心脾”，“凡因肝肾湿热以致宗筋弛纵者亦为阳痿，治以清火以坚肾”方用滋阴八味丸或丹溪大补丸之类；即使对“命门火衰、精气虚寒而阳痿者”仅用右归、左归之类，阴阳并补。

我在治疗阳虚一类患者时，亦因其阴损及阳，而于滋阴药中略加温补之品。常用滋阴而略偏于温的五子衍宗丸为主，少加一二味补阳药物，这说是所谓“阴中求阳”。

我认为华岫云对其师叶天士治疗此病的议论颇为精当。他说：“男子以八为数，年逾六旬而阳事痿者，理所当然也。若过此犹能生育者，此先天禀厚，所谓阳常有余也。若夫少壮及中年患此，则有色欲伤及肝肾而致者，先生立法非峻补真元不可。盖因阳气既伤，真阴必不足，若纯守刚热燥涩之补，必有偏胜之害，每兼血肉温润之品缓调之。”（《临证指南医案·阳痿》）指出了滥用刚燥之剂的危害，必使相火炎炎，真元受戕。

（原载《吉林中医药》1981年第2期，张齐整理）

关于掌握分寸问题
（1981年）

我早年从陈逊斋先生学医时，一次，我的第一个孩子患病，此子平素脾胃很虚弱，经常伤食腹泻。这次又因食凉醪糟后，当天发热，伴腹泻及里急后重，状如痢疾。乃自以葛根黄芩黄连汤并佐入消导之品与之，一剂后，热退，但精神转疲，腹泻如故。以为热退，似属佳兆。因再服一剂。不料小儿服药后精神益疲。后延另一医为之诊治，认为痢疾无疑，以张洁古芍药汤，方中用及槟榔、木香之类，药后，非但未减，病情更甚，以致肛门下坠不已。无奈之中，乃请陈老先生为治。陈老看后，认为脾阳衰败，以附子理中汤一剂，肛门下坠好转，精神转佳，腹泻次数亦减。乃再服一剂，但服后出现抽风，另医又以清热熄风法与之，服后未久，病儿死亡。

为什么会出现上述情况？起初以葛根芩连汤一付热退，但为何腹泻不止呢？嗣后附子理中一剂见效，何故二剂又出现抽风呢？开始心中并不了了，以后读庄在田先生《福幼编》后，心中始觉豁然。《福幼编》指出：小儿脾胃素虚，不可循常法治之，乃至形成慢惊风时，必须顾及脾阳，温脾助胃时，又当虑其稚阴稚阳之体，勿使伤阴，否则，变证多端，其治法系“先用辛热冲开寒痰，再进温补，方为得法”，所用经验方为逐寒荡惊汤及加味理中地黄汤，先服逐寒荡惊汤，服后如症状略见稳定，即停服，另予加味理中地黄汤。庄氏之意在于注意小小儿体质易实易虚，故治疗原则为阴阳两补。如忽略一方，均可使相对一方受损而症情趋于严重。逐寒荡惊汤即“冲开寒痰”之方；理中地黄汤为阴阳并补之剂。根据庄在田先生所论联系前述小儿病情经过，此子素体脾胃虚弱，起初时连用削伐，致脾衰更重，热退而泻痢不止，前此热退属于脾阳衰败的表现并非佳兆，以后用附子理中固属对症，但又不注意到中病则止，以致燥热伤阴，土败木贼，虚虚实实，在治疗上犯了原则性的错误，因而致此子病不救。这是初学时的一个很大的教训。

《素问·阴阳应象大论》谓：“阳胜则热，阴胜则寒，重寒则热，重热则寒。”是说阴阳两方可随条件变化而转向相反的方面。小儿稚阴稚阳之体，尤其易于转化，所以临证用药，绝不能顾此失彼。《素问·至真要大论》谓：“……治其王气，是以反也。……久而增气，物化之常也，气增而久，夭之由也。”也强调在治疗时，使用寒凉或温补之品，得中病即止，万勿使之太过，过则伤正，可以酿成大错。任何药品，都具有寒热温凉之不同偏胜，即使参芪之辈，其性亦偏。使用稍久，可使其偏胜之气渐胜，倘不知掌握分寸，适可而止，那就容易伤津耗气，甚至引起严重后果。

古人在使用药物时，将药物分为大毒、常毒、小毒和无毒等四类。每种药物的使用，均不得过量。所谓“大毒治病，十去其六，常毒治病，十去其七，小毒治病，十去其八，无毒治病，十去其九。”（《素问·五常政大论》）所余宜注意饮食营养起居，留待正气自然恢复，认为过用反而要损伤正气、不利于患者疾病的恢复。

《伤寒论》之桂枝汤服法谓：“若一服汗出病差，停后服，不必尽剂。”大承气汤服法谓：“得下余勿服。”均说明前贤对掌握分寸谨防伤正方面的重视。如果临证中对此原则掌握得不好，则可贻误病机。

（原载《黑龙江中医药》1981年第3期，陈立华整理）

谈“神”
（1981年）

“神”在《内经》中有多种涵义。但从人体生理功能方面可总括为二：其一为人体一切生理功能活动的正常表现；其二泛指人的思维情志活动。前者从物质及功能活动的角度表明“神”是人体生理功能的重要组成因素，是维持人体生命所必需，诚为一刻不可离者。《灵枢·天年》说：“何者为神？岐伯曰：血气已和，营卫已通，五脏已成，神气舍心，魂魄毕具，乃成为人。”《灵枢·邪客篇》又说：“心伤则神去，神去则死矣。”后者专指《素问·六节脏象论》所谓“形脏四、神脏五”之五脏所藏之神。五神脏能主五志，司七情之变，有呼、笑、歌、哭、呻之外观。此不仅是祖国医学藏象学说的重要内容之一，而且是辨证论治在定位、分析病机时所必须参考的内容及依据。

藏象学说是祖国医学的理论基础。它强调脏藏于人体之中，而其相应的生理功能及病理变化之“象”却表现于外。即王冰所说：“象谓见于外，可阅者也。”诸凡证候、体征等宏观外候皆以体内的脏腑及其相互间的功能活动为物质基础。从五神脏来看，“心藏脉，脉舍神。”“肝藏血，血舍魂。”“肺藏气，气舍魄。”“脾藏营，营舍意。”“肾藏精，精舍志。”（《灵枢·本神》）。可见总统和主宰思维情志等诸精神活动的神，又可分为神、魂、魄、意、志五种，且分别为五脏所主，成为五脏各自功能活动的一部分。这绝非简单的五行相应的机械归类，而是古人长期的经验总结，有较为可靠的实践基础。其与藏象学说一样，除了相应的物质基础外，更重要的是五神脏因各自的功能活动才有不同的外在表现。《素问·阴阳应象大论》说：“人有五脏化五气，以生喜、怒、悲、忧、恐。”足见“七情”的异常变化，是根基于五脏“化五气”的功能之上的。它们现于外，可阅者有呼、笑、歌、哭、呻等。所谓：“在脏为肝，……在音为角，在声为呼，……在志为怒。”“在脏为心，……在音为征，在声为笑，……在志为喜。”“在脏为脾……在音为宫，在声为歌，……在志为思。”“在脏为肺，……在音为商，在声为哭，……在志为忧。”“在脏为肾，……在音为羽，在声为呻，在志为恐。”（《素问·阴阳应象大论》）。可见神、魂、魄、意、志的变化，确有其物质基础，与内脏的功能活动紧密相关。这种联系就是我们临床辨证论治的理论依据。

从五神来看，心主藏神，临床种种神智失常、神昏、癫狂、痴呆等病，前人皆从心治取效。历代验案甚多，此不赘述。

肝主藏魂，“随神往来谓之魂”，（《灵枢·本神》）此意即是说：为心所控制的，能随心意之动而最快作出反应的功能，即为魂的表现。据此，临床如见患者有往往不能随意控制自己的病态，就可以相应考虑病位在肝。例如失眠，多半可视为缺少抑制的表现。因为当人困倦时，正常者自然入睡，病态者久久不能寐。虽然患者内心总竭力想使自己入睡，但却不能控制自己处于精神安静和抑制的状态，甚至有强行控制或默背数字以诱导入睡者，然而越紧张越兴奋。这便是随神之魂的功能异常。这类患者，从肝治多有疗效。曾治一例中年女性患者，一月来通夜不能合目入睡，服中、西催眠药、镇静药、安神宁心药全无效。在问诊过程中发现病人证候有一特点，述自己总是想哭，却又似乎指不出内心有何哀伤之事。分析其病机，患者当前不能控制自己，思睡而不能入睡，无疑是肝藏魂的职守不行。因肺在志为悲，其声为哭，肺属金，其虚（表现为想哭）则不能控制肝。于是拟疏肝补肺法，且取补脾反制肝之意用逍遥散，补中益气汤合生脉散，患者服一剂后当晚即入睡六小时，欲哭现象也完全消失。

肺藏魄，“并精出入谓之魄”（同上）。精是人体生命的物质基础。人只要在有生命基础时即会有本能的活动（魄）出现。质言之，即精是生命活动所必不可少的，而人的本能活动与这生命之精同时产生。张景岳解释说：“魄之为用，能动能作。”又说：“初生时，耳目、心识、手足运动，此魄之灵也。”“魄之为用，……痛痒之所作也。”（《类经·藏象类·本神》）所以临床见有本能运动、感觉方面的障碍时，则可考虑采用补肺气方法进行治疗。

脾主藏意“心有所忆谓之意”（《灵枢·本神》）。故记忆减退要考虑脾的问题。常见心脾两虚患者，多伴有记忆减退，投归脾汤类补益心脾多获良效。

肾藏志，“意之所存谓之志”（同上）。意之能存，即含有精力集中的意思。故而病态的不能集中精神，注意力分散多与肾有关。一些老年人，或肾气虚患者，多伴见此证候，应从补肾入手治疗。

神、魂、魄、意、志，名称各不相同，在主宰神志的功能上也各有如上述不同的专司，但它们同为神的类属。因为心为君主之官，统领诸脏。所以心所藏之神亦有统率魂、魄、意、志的职能。这当中存在着一个全局和部分的问题。我们在进行辨证时，就应该一面要着眼于五神脏之局部，同时也要考虑主持整体的心主之神的功能。这样才能既有准确的针对性，又不会顾此失彼。

呼、笑、歌、哭、呻产生于肝、心、脾、肺、肾五神藏在生理功能和情志（七情）方面的异常变化。其内在对应的本质联系尚有待进一步研究和证实。但从一些临床实践效果来观察，我们有理由把它看作是古人从临床治疗实践中得出的经验归类，具有一般可靠的规律性。《医门法律·明闻声之法》曰："《内经》宫、商、角、徵、羽五音，呼、笑、歌、哭、呻五声，以参求五脏表里虚实之病，五气之邪，……以一声之微，分别五脏，并及五脏变动，以求病之善恶，……是听声中，并可得其神气之变动，义更精矣。"临证曾治一例青年女性精神病患者，发病一年余，时好时坏。其神志异常表现以笑为主，无论何时何地，常常独自发笑，就诊时亦喜笑不止。据此定位于心，结合患者体质及脉、舌等证候分析，性质属于阴虚。于是处方天王补心丹，以养心阴为主。服药月余，病人痊愈，神如常人，追访二年未复发。如果患者表现以哭为特征，则应考虑治肺。如前述失眠患者，诉其想哭，经辨证后，在治疗上以兼顾补肺而愈，可资佐证。又如患者有呼叫者、骂詈者，总为情绪愤怒之表现。怒则伤肝，可产生气血逆乱、动风、厥逆、气郁不疏等等，诸证不胜枚举，皆应考虑治肝，临床此类验案甚多。

综上可见，神总统七情之变化，分言之可隶属于五脏而有神、魂、魄、意、志等类属。在内有脏腑生理功能和病理变化之基础，在外有呼、笑、歌、哭、呻及其他证候、体征可见。所以能成为辨证论治确定病位，分析病机的重要内容，故而喻嘉言告诫诸医工曰："凡闻声不能分呼、笑、歌、哭、呻，以求五脏善恶，五邪所干，及神气所主之病者，医之过也；凡闻声，不别雌雄长短，出于三焦何部者，医之过也。”（同上）。

（原载《湖北中医杂志》1981年第3期，傅兴国整理）

浅谈“象”和“藏象”
（1981年）

《内经·刺禁论》曰：“肝生于左。”现代解剖学说肝脏位于右肋弓之内。两说大相径庭，因为实际情况是肝确乎在右，那么《内经》岂非一派胡言么？我说：否！如何理解这个问题，得从“象”上说起。

什么是“象”？《内经》中有很多记载。《素问·阴阳应象大论》篇题即“阴阳应象”；《素问·六节脏象论》中提到脏象；《素问·平人气象论》有平人气象；《素问·经脉别论》中提到“太阳藏何象？岐伯曰：象之阳而浮也。帝曰：少阳藏何象？岐伯曰：象一阳也，一阳藏者，滑而不实也。帝曰：阳明藏何象？岐伯曰：象大浮也。太阴藏搏，言伏鼓也。二阴搏至，肾沉不浮也。”《素问·五运行大论》有：“夫变化之用，天垂象，地成形，七曜纬虚，五行丽地。地者，所以载生成之形类也。虚者，所以列应天之精气也，形精之动，犹根本之与枝叶也，仰观其象，虽远可知也。”“天地阴阳者，不以数推，以象之谓也”，《素问·五常政大论》在论述五运太过之纪时有“发生之纪是谓启陈……其象春”，“赫曦之纪，是谓蕃茂……其象夏”，“敦阜之纪，是谓广化，……其象长夏”，“坚成之纪，是谓收引，……其象秋”，“流衍之纪，是谓封藏……其象冬”。

通过这些论述，可以清楚地了解到《内经》中“象”的全部含义。其一、“象”就是现象。其二、“象”的基本分类是阴象和阳象，并可以按阴阳的属性继续分化为更细的“象”，如四时之象、五行之象。其三、“象”是任何有形物质内部规定性的表现，本质和现象是密切相呼应的。其四、宇宙间的事物现象难以尽知，通过“象”的类比，是一个重要认识手段。运用于人体来解释脏腑的生理功能活动的称为“藏象”，解释人的经脉之气的称为“藏象”。张介宾说：“……阴阳分而天地立，是为体象之祖，而物之最大者也。由两仪而四象，由四象而五行……”，“得其理则象可得而推矣，能使启源而达流，因此而识彼，则万化之机，既在吾心，而左右逢源，头头是道矣。”刘完素也说：“远取诸物，近取诸身，比物立象，直明真理。”（《素问·病机气宜保命集》）通过后世医家的论述，更可以明了取象比类在认识物性方面的意义。既然对万事万物都可以“得其理则象可得而推”，对人体内在脏腑的认识自不例外。“藏象”一词，就是从《素问·六节藏象论》中首先提出来的。它说：“藏象何如？岐伯曰：心者，生之本，神之变也，其华在面，其充在血脉，为阳中之太阳，通于夏气。肺者，气之本，魄之处也，其华在毛，其充在皮，为阳中之太阴，通于秋气。肾者主蛰，封藏之本，精之处也，其华在发，其充在骨，为阴中之少阴，通于冬气。肝者，罢极之本，魂之居也，其华在爪，其充在筋，以生血气，其味酸，其色苍，此为阳中之少阳，通于春气。脾、胃、大肠、小肠、三焦、膀胱者，仓禀之本，营之居也。名曰器，能化糟粕，转味而入出者也，其华在唇四白，其充在肌，其味甘，其色黄，此至阴之类，通于土气。凡十一藏，取决于胆也”。这里所谓“藏”，就是指人体内在脏器；“象”，是指内在脏器表现于外的功能作用。王冰注云：“象谓所见于外，可阅者也。”张介宾注云：“象，形象也，藏居于内，象见于外，故曰藏象。”从字面这样去理解可矣，而文中心通于夏气，肺通于秋气，肾通于冬气，肝通于春气，脾胃等通于土气之类，是将人体的脏腑按属性和外象与自然界相类事物去进行归类，然后又按自然界最普通的道理去解释人体脏腑的内在联系以及解释病机病变等等。因此，“藏象”的含义不仅有脏腑外在功能可阅之意，还有与自然界同类事物属性进行类比，从而使人们对这一脏的功能有较深刻、较生动地理解并进而分析它们之间的关系这样一种含义在内。

“藏象”学说的产生，是与我国古代哲学、政治、经济、科学、道德观念、解剖知识、生活经验、治疗实践诸种因素密切关联的。前已述及，阴阳五行的哲学思想，推导了取象比类的方法，整体地，由天地自然万物之象联系人体五脏功能也是自然而然的。诚然，这种联系必然要建立在粗浅的，然而基本正确的解剖基础之上。《灵枢》就有“若夫八尺之士……其死可解剖而视之”的记载。这样，古人就可以在解剖的过程中看到内在脏腑，如心脏位于胸腔，与血脉相连、内中主血、活体心脏跳动，人有神知，既死，心跳停止，面色苍白，神魂俱无，脉搏消失，周身冰冷等。因为有了“象”的概念，就会很自然地与夏季火热，万物蕃茂的景象相联系，所以称心为“阳中之太阳，通于夏气”。这就把心同夏天的温热，火的鼓动等联系起来，从而认为人体心的功能，是与自然界的夏季和火的功能是同一性质的。其余各脏无不如此。这样，就不仅能够推导心在人体中的功能，而且也能推导五脏间的生理联系和病理机制。《素问·五脏生成篇》说：“五藏之象，可以类推，五藏相音，可以意识”，就是这个意思。

由此可以了解到，中医“藏象”学说，其“藏”不完全是人体内具体脏器本身，而是指人体生理现象的临床归类。肝心脾肺肾五脏之名，实际上是活体的人的生理功能的五类代称，或五个功能活动系统，不明了于此，就不能很好地理解中医基本理论，也会影响到当前医疗、科研和教学工作的正确开展。

既然说：“藏象”有粗浅的然而基本正确的解剖基础，那么肝明明是在右，为什么《素问·刺禁论》说：“肝生于左”

呢？乍看起来，似与前说龃龉，其实这正是藏象学说的必然理论。

前已述及，古人是在对天地自然界和人体整体观察的基础上进行推导的。他们面向南方，则看到东方在左。正是日出之处。日出，春暖等自然现象于是与“左”有了联系。太阳既在左方升起，就向右行落山，这个运行轨道，就是阳气、生气由生长到消亡的路径。正如张介宾所说：“肝木旺于东方而主发生，故其气生于左。肺金旺于西方，而主收敛，故其藏于右。”人体既然与天地万物同“象”，所以，与春气相通应的肝，也就生于左，而与秋气相通应的肺气就藏于右了。《素问·阴阳应象大论》及《素问·天元纪大论》俱谓：“左右者，阴阳之道路也。”王冰注云：“阳气之多少皆从左，阴气之多少皆从右。”张介宾注云：“左为阳主升，故阳道南行，右为阴主降，故阴道北行，是为阴阳之道路……。”另外还需要强调的是这里的“肝生于左”是指肝的生理功能具有生发、运动等特点，并未就指肝脏位于左。那么古人是否认识到肝在右侧呢？虽然《内经》有关篇章的记载只有“邪在肝，则两胁中痛”（《灵枢·五邪》），“肝小则脏安，无胁下之病”（《灵枢·本藏》），可以说明古人认识到肝是在胁下。但究竟在左、还是在右？《素问·太阴阳明论》说：“脾与胃以膜相连”，这样就可以推导出与胃有膜相连的是脾，而脾在左胁。而且《灵枢·本输》有：“肝合胆、胆者中精之府”的记载。由此可以推论，古人既然对胆有所认识，又对肝胆的关系有所认识，那么在右胁的器官，就肯定指的是肝。《难经·四十二难》记载：“胆在肝之短叶间……盛精汁三合。”既然对胆的描述及肝胆的位置关系的认识是正确的，而肝在右季肋的问题就不言自明了。元代滑伯仁就明确地说：“肝之为藏，……其藏在右胁，右肾之前，并胃著脊之第九椎。”这些都说明，古人对于五脏的解剖部位是基本了解的。“藏象”则是与解剖既有联系而又有区别的两个概念。藏象主要是谈脏腑表现于外的功能的。有了这样的认识，我们才能正确地理解中医理论中的“肝为罢极之本”，“凡十一藏取决于胆”“脾主裹血温五脏”等问题。

关于肝为“罢极之本”的含义。“罢”就是安静或抑制，“极”就是兴奋或紧张，“罢极之本”就是说“魂”的作用在心的主导之下所表现的正常兴奋或抑制作用。《素问·阴阳应象大论》及《素问·五运行大论》都有“东方生风，风生木，木生酸，酸生肝，肝生筋，筋生心，肝主目。其在天为玄，在人为道，在地为化，化生五味，道生智，玄生神，神在天为风。在地为木，在体为筋，在脏为肝……”的记载。这是认识上述物质，都有与东、春、风等的相类属性。“东方生风”是谈的春风给万物带来生化作用。通观《内经》诸篇，对“风”是有特殊认识的，“神在天为风”当寓有深意。“在体为筋”，喻运动，风性善动不居，而人的运动则与筋之有力与否有关。如此等等可以看出，所谓肝为“罢极之本”是说肝是一个富于运动功能的，有兴奋和抑制，主管动静伸缩的一个有调节作用的功能系统。所谓“木曰曲直”，荀子说：“木直中绳，輮以为轮，其曲中规，虽有槁暴而不复挺者，輮使之然也。”（《劝学》）正确地体会到木的刚柔禀性。

中医藏象学说的实质，类似于逻辑学上的类比推理，它是由事物若干属性相同，推测它们另一属性可能相同的思维形式。也可由此而推彼。当然，类比推理的结论未必都可靠，但它能够给人们提供很多的联想和假设，这些联想和假设往往都是正确认识的先导。因此，在科学研究、日常生活中都广泛使用类比推理。如仿生学，飞机是模仿鸟类的结果，雷达是模仿蝙蝠的结果；地质、考古、生物等等科学的许多研究成果，最初都运用了类比推理。在日常生活中，人们根据经验预测天气，所谓“月晕而风”“础润而雨”等，根据树形判别方向等等，也是运用类比推理。

类比推理当然又与修辞中的比喻是接近的，因此要把比喻和类比截然分开也是很困难的。例如中医治疗由于肺气不宣而致小便不利之证用“提壶揭盖法”；小儿麻疹不透因大便秘结时用的“炀灶减薪法”；大便热结、津液欲竭时用的“釜底抽薪”法，以及某些病证名称如“抽风”、“中风”、“奔豚”等，就是与病机有着一致性的类比或比喻。古人在当时的历史条件下，运用这种取象比类的推理方法，为认识世界自然界的规律，人体生理、疾病和治疗的规律开辟了道路。这种认识方法，使得中医基本理论能更全面地、动态地把握某些疾病的发生发展以及治疗的规律性。藏象理论是中医进行辨证论治的理论基础。离开了藏象理论，是无所谓辨证论治的。而辨证论治的主要精神就是既要整体地、全面地、无征不信地确定病位和病性，也要全面考虑各脏腑之间的制约关系以及外界与人体的关系，从而对患者进行总体分析。

（原载《辽宁中医杂志》1981年第3期，陈立华整理）

谈我对升麻的认识及临床运用经验

（1981年）

升麻为毛茛科植物，药用部分为根状茎。其名称有周升麻（《本经》）、周麻（《别录》）、鸡骨升麻（陶弘景）、鬼脸升麻（《本草纲目》）等等。在临床上，升麻对温毒、火毒、疫毒和误食某些药物或食物引起的中毒等类中医辨证时可以定性为“毒”的情况，均可收到不同程度的疗效。但宋元以后，逐渐形成升麻主升散阳气的认识，片面地过份强调其所谓主“升”的作用，因此使后人一直未能正确发挥升麻的治疗作用。兹就临床点滴体会，谈谈对升麻的认识，以期抛砖引玉。

倡升麻辛主升说首见于张元素《医学启源》，其引《主治秘要》云：“（升麻）性温味辛，气味俱薄，浮而升，阳也。”

又说："其用有四，……升阳于至阴之下二也，……去风邪在皮肤及至高之上四也。"其后李东垣进一步发扬此说："升麻，发散阳明风邪，升胃中清气，又引甘温之药上升……，以补卫气之散而实其表，故元气不足者，用此于阴中升阳。……凡胃虚伤冷，郁遏阳气于脾土者，宜升麻、葛根以升散其火郁。"可见东垣使用升麻旨在"引胃气上腾，而复其本位"，并把升麻这一作用比喻为"行春升之令。"（转引自《本草纲目》）。由于东垣的声誉被后人目为"补土派"的鼻祖，很自然他对升麻的认识也被后世许多医家接受。明代著名医家张景岳在《景岳全书·本草正》中说："（升麻）气味俱轻浮而升阳也，用此者，用其升散提气……若上气壅，诸火炎上，太阳表证皆不宜用。"清代温病学家吴鞠通把这种"辛温升发"的认识进一步加以渲染。他认为升麻有升发少阳之气的作用。温病之人，下焦精气虚而不固，用升麻会有"下竭上厥"之虞。因此，吴氏在《温病条辨·上焦篇》说："太阴温病，不可发汗，发汗而汗不出者，必发斑疹，汗出过多者，必神昏谵语，……禁升麻……。"太阴温病禁汗是正确的，但禁用升麻，则显然是吴氏承袭了上述诸家的见解，认为升麻为辛温之品，故而推论其必有伤阴耗精之弊。再看普济消毒饮，东垣用其治"大头天行，初觉憎寒体重，次传头面肿盛，目不能开，上喘，咽喉不利，口渴舌燥。"（《医方集解》）该方在黄芩、黄连、连翘、板蓝根、元参、马勃……等大队清热解毒药中，伍用少量升麻（七分），以引诸药"上行"。但吴鞠通用此方治同样疾病。"温毒咽喉痛肿，耳前耳后肿，颊肿，面正亦……俗名大头瘟，"却连七分升麻也非去之不可，他说："去柴胡、升麻者，以升腾飞越太过之病，不当再用升也。"（《温病条辨》）由于这些著名医家的影响，升麻的"升"性代表了升麻的所有功能，而埋没了升麻的解毒清热作用。

升麻的性味，《神农本草》曰："味甘辛。"《别录》曰："甘苦平，微寒，无毒。"《汤液本草》曰："微苦，微寒。"升麻的解毒作用《神农本草》载曰："主解百毒，……辟瘟疫瘴气邪气。"《别录》说："主中恶腹痛，时气毒厉，头痛寒热，风肿诸痛，喉疮。"《本草纲目》则明确指出："升麻能解痘毒，惟初发热时，可用解毒，痘已出后，气弱或泄泻者亦可少用。"可见升麻确具良好的解毒作用，并非辛温而仅主"升散"的药物。

观《局方》紫雪丹配方，内用升麻一斤，与寒水石、石膏等主要清热药剂量相等。并在方意中明白指出："升麻、甘草以升阳解毒。"（引自《医方集解》）吴鞠通在太阴温病误汗发斑疹申令禁升麻后，紧接又说："神昏者……紫雪丹亦主之。"为了解释这种同一温毒发斑之病既禁升麻，又用紫雪（其中有较大剂量升麻）自相矛盾，吴氏自圆其说："独用一味升麻，盖欲降先升也。"紫雪丹的功能为主治"内外烦热不解，狂易叫走，发斑发黄，口疮，脚气，瘴毒，蛊毒，热毒，药毒及小儿惊痫。"（《同上》）。可见其有清心泻热、开窍凉斑的作用。这实与其中升麻能引诸药先升后降无关。相反说明吴氏并没有认识到升麻的解毒功能，而惑于前人之说，才有这种随心曲解。

事实上，历代用升麻解毒的医家并非少见，东汉张仲景，用升麻鳖甲汤治"阳毒之为病，面赤斑斑和锦纹，咽喉痛，唾脓血。"升麻鳖甲汤去雄黄、蜀椒治"阴毒之为病，面目青，身痛如被杖，咽喉痛。"这里阴阳二毒，是感"天地疫疠非常之气，沿家传染，所谓时疫证也。"（《医贯·温病》）《巢氏病源》称其为"时气阴阳毒"，并详述其发病的病因，症状及预后："此谓阴阳二气偏虚，则受于毒。苦病身重，腰脊痛，烦闷，面赤，斑出，咽喉痛，或下利狂走，此为阳毒。若身重背强，短气，呕逆，唇青面黑，四肢逆冷，为阴毒。或得病数日变成毒者；或初得病便有毒者，皆亦依证急治，失候则杀人。"据此可知阴阳毒是属于急性传染病的范畴。仲景制升麻鳖甲汤，以二两升麻为主药，就是取其解毒，治时行毒疠、喉痛的作用。

仲景以后，《肘后方》以升麻蜜煎水煮，时时服之，并浓煎，渍棉洗之，以治天行发斑疮，头面及身须臾周匝，状如火疮，卒肿毒起。《千金方》用"升麻三十铢、黄连十八铢以末含咽，治口热生疮。"《外台秘要》说："升麻煮汁，多服之，可解莨菪毒。"《活人书》元参升麻汤（元参、升麻、甘草等分）治发斑咽痛，用升麻取其"能入阳明升阳而解毒。"钱仲阳升麻葛根汤（升麻三钱，葛根、赤芍各二钱，甘草一钱）治阳明伤寒中风，发热恶寒，……及阳明发斑，欲出不出，寒暄不时，人多疫疾。其以升麻为主药（三钱），就因为"升麻、甘草升阳解毒"且"又治时疫"（《医方集解》）。此外清震汤（即河间升麻汤。升麻五钱，苍术五钱，荷叶一枚）治雷头风，头疙瘩肿痛，憎寒壮热，状如伤寒，此方即取"升麻性阳，味甘、气升、能解百毒"的作用（同上）。综上所述，可以看到升麻确有解毒清热作用。

临床上可以定性为"毒"病的情况大致可归为二种：（一）可定性为火病而系暴发者，如具有传染性的温毒，时疫之类疾病皆属其范畴之内；（二）因误食药物或有毒食物所致疾病。这两种情况均可在辨证论治的基础上，使用较大剂量的升麻。十余年来我曾重点对病毒性肝炎患者与其他药物中毒患者在辨证论治的同时，重用升麻进行治疗。其剂量一般均在30克，多时曾用到45克，效果很好，无一例有不良反应。现介绍二例典型病例如下：

病例一

郭某，女性，33岁，北京儿童医院检验师，来诊日期1969年8月5日。

因长期接触肝炎血清于1967年体检发现GPT300u，继而出现全身乏力、肝区疼痛、腹胀、腹泄溏便、纳差、多梦。曾在某医院诊断为肝炎，并住院治疗一年余未见好转，遂来我处就诊。来诊时情况大致同上。GPT500u、TTT12u、TFT（＋＋＋＋），肝肋下1厘米，质软。脉中取、沉取均有力而滑。

舌质正常，苔淡黄稍腻。诊为病在肝脾，证属湿热（毒）内蕴。拟以疏肝解毒清热。方用升麻葛根汤、金铃子散加当归、紫草（其中升麻用一两，即30克）。服10剂后患者复诊时说自觉症状明显好转，腹胀消除，腹泄止，但仍有肝区痛。仍守前法，并加重舒肝解毒药物剂量。处方：升麻45克，葛根24克，赤芍15克，甘草6克，当归12克，紫草24克，薄荷3克，柴胡30克，郁金12克。连服14剂。患者第三次来诊，主诉除肝区仍有隐痛不适外，其余各症基本消失。肝功能检查亦有明显好转，GPT200u，TTT7u，TFT（++）。以后治疗除仍用升麻葛根汤（升麻用30克）外，并合用气阴两补剂，如黄精、当归、首乌、苍白术等。4个月后自觉症状完全消失，肝功能检查正常，并恢复工作。

半年后，患者因妊娠GPT又波动在400～600u左右，TTT14u，TFT（++++）。当时因我正在山西巡回医疗，患者来信索方。处方升麻葛根汤（升麻30克）合益胃汤函复患者。服此方4月后，患者信告说各症状又消失，肝功值又全部阴转。并安产一男孩。此后7年内肝功一直正常未复发，正常工作，1972～1973内二次怀孕，以后生一女孩，过程中亦无波动。

1978年初，该患者去干校劳动，又出现肝区痛、腹胀、纳差、乏力、便溏，GPT又上升至480u，TTT8u，TFT（++）。并且HAA（+），反向血凝试验为1∶512，当地诊断为乙型肝炎。又来我处门诊。当时检查，脉沉细弦，苔薄微黄，肝胁下4.5厘米。诊为病在肝脾，证属气阴两虚，气滞兼有湿热。拟参芪丹鸡黄精汤（党参、黄芪、丹参、鸡血藤、黄精、当归、生地、夜交藤、苍白术、青陈皮、甘草、柴胡、郁金、姜黄、薄荷）和三石汤（石膏、滑石、寒水石）。一月后来诊，主诉腹胀便溏减轻，查GPT降为300u，其余各项则无明显改变。于是再予参芪丹鸡黄精汤，同时加用升麻葛根汤（升麻用45克）。服20余剂后复查肝功GPT87u，TTT9u，反向血凝

1∶256。以后再予补中益气汤、逍遥散、升麻葛根汤（升麻用30克），加丹参、鸡血藤。患者服20剂后，自觉症状全部消失，各项肝功亦较正常。半月后患者为“巩固”疗效又服10剂。此患者从1978年8月恢复正常工作已两年余。1981年元月笔者面访患者本人，除HAA（＋）外，其余一切正常，精神饱满。

病例二

韩某，女性，40岁，干部，辽宁人，1980年3月6日来诊。

主诉发热（37.8℃～38℃）4月余，眩晕。患者1980年元月在外院检查ESR98mm/小时，诊断结核。用卡那霉素、链霉素、PAS治疗一个月。以后出现中毒反应，耳聋、耳堵、恶心、视物模糊而停止抗结核治疗，但停药后症状并不好转。1980年2月某医院检查，诊为双耳前庭功能丧失、链霉素中毒，并作肝穿，诊断肝炎。治疗无效，因此来诊。就诊时除上述症状外，走路摇晃如醉酒状、恶心、时有呕吐、纳差、手足凉。脉沉细极弱，舌嫩润苔薄白。诊为病在肝肾，证属气阴两虚。予补肝益肾，气阴两补，佐以平肝法。以参芪麦味桂附地黄汤加味治疗。服药后病情变化不大，头晕不减。考虑病人系链霉素中毒，应考虑解毒问题。结合辨证，改予益气解毒法。用补中益气汤合升麻鳖甲汤（升麻、鳖甲各30克，当归12克，甘草6克）。因无鳖甲改用生龙牡各30克。此方服2剂后，头晕痛明显减轻，耳鸣、耳聋好转，走路摇晃症状消失。续守上方，证状继续好转。以后除仍用升麻鳖甲汤、补中益气汤外，并加生脉散、劈鹿角。症状陆续消失。于是改益气养阴为主，减去升麻鳖甲汤。仅用补中益气汤合生脉散，劈鹿角、熟地。服12剂后，诸症完全消失。肝功能检查正常。

（原载《辽宁中医杂志》1981年第5期，傅兴国整理）

评“肾无泻法”（1981年）

对肝、脾、肾病变的治疗，前人有“脾无滋法”、“肝无温法”、“肾无泻法”之说。近年来，随着“滋脾、温肝”治疗方法的普遍使用，“脾无滋法”、“肝无温法”之说，实际上已经被否定了。但对于“肾无泻法”一说，则还有各种认识，故有必要加以讨论。

“肾无泻法”的提法始见于钱乙的《小儿药证直诀》。钱乙在其五脏所主中认为：“心主惊……肝主风……脾主困……肺主喘……肾主虚，无实也。”故在治疗五脏之病时，用导赤散清心火，用泻青丸去肝火，用泻黄散治脾热，用泻白散清肺热。肾由于主虚无实，故治疗肾病多用六味地黄丸。并且认为无论什么疾病，只要发展到肾病的阶段，就是疾病最严重、邪胜正衰的时候。因此认为肾病无实，疾病发展到肾，治疗就只有补而不能泻。例如钱乙在论及疱疹之时说：“疱疹始出之时，五脏证见，惟肾无候，但见平证耳……若疱里陷而耳骶反热者，为逆也。”可见钱乙所论“肾虚无实”是从五脏辨证的角度，论疾病发展的阶段性。肾作为疾病发展的最后阶段，只虚无实这一论点，如从辨证角度来看是无可非议的，后世医家也多从肾的功能特点方面发挥这一论点，如赵献可在《医贯·形景图说》中指出：“命门君主之火，乃水中之火，相依而永不相离也，火之有余，缘真水之不足也，毫不敢去火，只补水以配火，壮水之主，以镇阳光，火之不足因见水之有余也，亦不必泻水，就于水中补火，益火之源，以消阴翳。”不过赵氏之论只能说是一个方面，因为从肾的功能来说，《内经》认为：“肾者主蛰，封藏之本，精之处也。”（《素问·六节藏象论》）

王冰注："肾者主水，受五脏六腑之精而藏之。"《难经》亦曰："命门者，诸神精之所舍，原气之所系也，男子以藏精，女子以系胞。"肾之精属肾阴，命门之火属肾阳，这只是指肾的生理功能。但是从病理变化来说，任何脏器的病变也都有个寒热虚实之分，治疗上也就有补有泻，有温有清，这样才符合中医辨证论治精神，实际上临床所称降火、通淋、利水等治法都是对肾在病因作用下所产生的病理改变而使用的几种清肾手段，清肾是清降肾经邪火，通淋、利水则是通利水湿之邪，不是通利肾精，其间毫无矛盾之处，因此降火、通淋、利水，实际上也就是清肾。后世不少医家对这一问题是有认识的，如李东垣认为："相火下焦包络之火，元气之贼也，火与元气不两立，一胜则一负。"（《内外伤辨惑论·饮食劳倦论》）张介宾认为："凡火之贼伤人者，非君相火之真火，无论在内在外，皆邪火耳。"（《景岳全书·传忠录》）无论是元气之贼，还是邪火，都是邪热，清肾、泻肾，实际上就是清除这种邪热。有的医家实际上也在临床实践中应用清肾泻肾的方法治疗这种疾病。如张元素在《医学启源·五脏补泻法》中虽说："肾本无实，本不可泻，钱氏止有补肾地黄丸，无泻肾之药。"却又说："知母，泻肾经火，黄柏，泻膀胱龙火"，"肾虚则熟地黄、黄柏补之，泻以泽泻之咸"。这些都是前人泻肾、清肾的临床经验，故此"肾无泻法"之说是不符合临床实际的。

但是，清肾、泻肾之说虽可成立，但不能不承认肾之清泻是有其特殊性的，治病用药上亦有其自己的特点，如降火药物在运用时一般均需伍以滋肾药物，通淋利水之法多配合少量温肾药物，苦温同进，其疗效则更佳，道理在于肾本身的特殊性，因为在生理功能上肾为水火之宅，元阴元阳之所在，火为元阳，水为元阴，元阳化为气，元阴化为精，其病也，火亢则精愈亏，阳虚则水饮盛，正因为肾的精气、水火、阴阳之间的相互关系，在生理上有其特殊性，故在清泻肾火之时就要注意伤阴问题。如知柏地黄汤中知、柏与六味地黄丸同用，大补阴丸中知、柏与生地、龟板同用，即其范例。在必要情况下，如因肾、膀胱火热而致小便闭者，亦可单纯用降火药物，但一般须佐以少量温肾药物，苦温同进，如滋肾通关丸中知、柏与肉桂同用，即其范例。临床经验证明，凡患者肾、膀胱具有火热之证的，一般情况下均可用清肾法进行治疗。特别是对青壮年患者所出现之骨蒸潮热、阳痿、阳强、或梦遗为主等症状，用清肾法治之，每可取得较好的疗效。因此，“肾无泻法”之说，我认为是值得探讨的。

（原载《上海中医药杂志》1981 年第 8 期，赵立言整理）

辨治“瘀血”的经验（1981 年）

方药中教授不仅对辨证论治的研究有独到之处，同时，对瘀血的辨证和合理使用活血化瘀方药亦有丰富的经验。现就随师学习过程中的体会，加以整理归纳。

一、重辨证，于细微之处辨有瘀

血液循环不畅或溢出脉络之外，成为有害物质，是各种病证的病理基础。血赖气行，气赖血载，尽管各种疾病的病因不同，都会在某阶段出现“气血”运行不畅而表现种种不同的“瘀血”见证。一般来说，“初伤在气，久病入血”，由气及血，愈瘀则形症愈显而易辨，如局部肿胀刺痛、固定不移、面青唇瘀、肌肤甲错、瘀斑、舌紫口燥、脉涩等。方老在注意辨别瘀血形症的同时，尤其强调结合病情，于细微之处诊察，其经验可归纳为：

出血必瘀：方老认为：“任何出血疾患都必留瘀。”血液不循脉道，溢出脉外，无论阳络伤或阴络伤都会导致出血，血出之后即为病理产物，可留滞脏腑组织或经脉之间，瘀滞愈甚则出血愈不止，出血愈不止则新血愈不生，宿瘀不化，脉络不宁。唐容川说："离经之血虽清血，鲜血亦是瘀血。"（《血证论·瘀血》）瘀血与出血是辨证的因果关系，瘀则必出，出则必瘀，通则不出，出则不通。

久病必瘀：《素问·痹论》说："病久入深，营卫之行涩，经络失疏。"久病之人，多营卫气血不和，气血生化无源，血液易于停瘀。张仲景治"五劳虚极羸瘦"，系"内有干血"，以大黄䗪虫丸缓中补虚以化瘀；"久病入络……即血瘀"（《医林改错·刘序》）；唐容川提出"凡痨之所由成多为瘀血为害。"（同上）方老对这些论点尤为赞成。他认为："气由血化，血由气生，病久之人气虚不能化血，血虚不能济气，气血虚弱血液循环必然瘀滞，所以有一分虚便多一分瘀，虚瘀交结，互为因果，加剧病情。"

动静失调有瘀：一般患者其病情以多活动加剧，静卧好转，但瘀血患者常常相反。因为血液循环是需要气的动力作用，血液又需要恒定地处在动的状态之中，有如"流水不腐，户枢不蠹"。若气的动力不足则易于凝瘀，所以方老认为："动则好转，静则反剧常常是瘀血辨证的一个指征，动则气血借助外力循环故好转，静则血液循环减慢而阻滞故反剧。"

午后病情加重挟瘀：气属阳，血属阴，"平旦至日中，天之阳"，以阳从阳，故气旺于上午；"日中至黄昏，为天之阴"，以阴从阴，故血旺于下午。因此，气虚病人上午加剧，血瘀病人下午则增。王清任曾说："后半日发烧，前半夜更甚……此是血府血瘀。"（《医林改错·气血合脉说》）方老认为："凡午后加剧的患者，系邪伏阴分血分，首先要考虑挟瘀。"

经前症状如重必有瘀血：方老常说："女子以血为体，以肝为先天，肝疏泄气血，若情志抑郁，肝疏泄失职，则易于停瘀，故经前症状加重，如经前腹痛、腰痛、浮肿、发热等症状出现或加重，宜从瘀血论治。"

自觉与他觉症状不符要考虑有瘀：《金匮要略·惊悸吐衄下血胸满瘀血病脉证治》："腹不满，其人言我满"，比较典型的说明了从自觉症状与他觉症状不符可以辨别瘀血。方老认为：临床上也确有一些挟有瘀血的病人，在外观上无明显的阳性体征，而自觉却有莫可名状的痛苦，其原因多系内脏血瘀气滞所致。

方老认为：辨别瘀血的存在与否，只要抓住少数症状即可，诸瘀血见证不必悉具，尤其是结合病位病情病因进行全面分析，辨证精确，治疗也就易于收效。方老这些经验，充实了"瘀血"理论，扩大了活血化瘀法的应用，对临床确有指导意义。

二、重立法，宜扶正之中寓化瘀

气血贵流畅而恶郁滞，气主煦之，血主濡之，血能调和于五脏，洒陈于六腑皆赖气运，气能温煦脏腑百骸，皆赖血载，即是说：阳气依存于阴血之中，阴血又有赖于阳气依附，才能循环不已。阴阳气血任何一方有虚都会使血液循环不畅而瘀滞。《医学衷中参西录·医方·加味补血汤》说："气血虚者其经络多瘀滞。"古人有云："气与血犹水也，盛则流畅，少则壅滞，故气血不虚则不滞，即虚则鲜有不滞者。"方老认为：瘀血易继发于气血虚弱的基础上，立法宜扶正之中寓化瘀，诸如温阳化瘀，益气化瘀，养血化瘀，滋阴化瘀，或温阳活血，或益气养阴活血等等。

外来致病因素作用于机体产生瘀血，一般都有气血虚弱作为内在条件（除跌打损伤所致局部瘀肿外），如寒邪收引凝敛，可使血循减慢而瘀滞，也多有阳气内虚的条件，所谓"阳虚血必滞"。热为阳邪，迫血妄行，灼伤阴血，也有阴精内虚作为基础；精血津液同源，互为转化，大病之后，伤气耗血伤津，必多气血虚弱，血液循环瘀滞。因"瘀血不去，新血不生。"又可促使气血虚弱更为严重，所以活血化瘀必在扶正基础上应用，标本兼顾，才能提高疗效，兹举验案三则以印证之。

病例一

霍某，男，60岁，干部，病历号13751。主诉：胸闷痛憋气乏力，间断发作10年，加重20日。缘于1971年因劳累出现胸痛胸闷，气短乏力，某院心电图检查ST—T改变，诊为“冠心病”，后多次复查心电图有加重趋势。近20余日胸闷痛憋气加重，伴畏寒盗汗、肢凉、口干欲热饮、耳鸣、形体偏胖、口唇偏黯、舌质有瘀点、边有齿痕、舌苔薄黄，根部稍腻、脉沉弦细弱。诊为气阴两虚，瘀血痹阻。拟养阴益气化瘀。补中益气汤合生脉散、丹参饮加减：黄芪30克，苍白术各10克，陈皮10克，党参15克，柴胡10克，升麻6克，当归12克，甘草6克，麦冬15克，五味子10克，丹参30克，砂仁6克，白檀香6克，姜黄10克，郁金10克，薄荷3克。药服30剂，心绞痛解除，诸症均轻减。唯耳鸣，脉沉细无力，舌质偏红，苔薄黄。改拟参芪丹鸡黄精汤合生脉散以善后。方拟：党参10克，黄芪10克，丹参30克，鸡血藤30克，黄精25克，当归12克，生地20克，夜交藤30克，白术10克，陈皮10克，甘草10克，柴胡10克，姜黄10克，郁金10克，薄荷3克，天麦冬各10克，五味子10克。出院时，临床症状痊愈。心电图较入院时，ST—T有明显好转，TV_5低平变平坦，V_6低平振幅较前降低。

按：本例有明显胸闷心前区疼痛、心悸短气、乏力等症。本系心阳不振所致，因劳累伤脾，脾气虚损，中气不足以致心阳虚而不运，因气郁伤肝，疏泄失职，以致气滞血瘀，肝郁克土，则脾气愈虚，从而用补中益气汤助脾气以健运；以丹参饮加郁金、薄荷等以疏肝活血化瘀，因口干口粘阴虚之象，以麦冬、五味以养阴，从而使心阳得运，心阴得充，气阴得到恢复后，以参芪丹鸡黄精汤合生脉散，既益气阴，又养血疏肝，使精血互化，血脉疏通。可见方老寓奇巧于平常，取效甚捷。

病例二

叶某，女，47岁，干部，病历号20157，1980年11月4日入院。

尿急尿频尿血5年，加重1月入院。入院时诊为多囊肾合并尿毒症。经治2月，未见好转。乃请方老会诊。会诊时见头晕乏力、恶心、食欲不振、面色萎黄、腰痠胀而痛、大便秘结、每日需服大黄面方能解便、尿血不止、月经色暗、量不多、口干口粘不欲饮、面部有黑斑、舌淡胖有瘀点、有齿痕、脉浮中沉取皆细弱。辨为阴虚血瘀。治以养阴化瘀。拟生脉散，增液汤合血府逐瘀汤加减：天麦冬各15克，玄参15克，生地30克，五味子10克，当归12克，桃仁10克，红花10克，甘草6克，枳壳10克，柴胡10克，川芎10克，牛膝15克，赤白芍各15克，桔梗6克，人参15克（另煎兑入）。服3剂后尿血止，口干减轻，不服大黄面而大便正常。后守方续服月余，诸症减轻。唯脾胃未健，纳差。守方加党参、山楂、神曲、扁豆，配枳术丸为散内服。诸症好转出院。

按：本例取得良效的关键有四：一、血瘀是在阴虚基础上继发，病久阴虚，阴精不足，血循不畅，故用养阴增液的增液汤；二、出血必瘀，血不归经，久出则久瘀。故用活血化瘀之血府逐瘀汤。血府逐瘀汤之用一在桃红四物汤养血活血，一在四逆散之疏肝理气，可使气血同调；三、寓生脉散以益气养阴；四、重用人参另煎兑服。重在益气，使气载血行。其用意周到，故疗效确切。

病例三

胡某，男，46岁，病历号20820。

患者头昏头痛12年，右侧上肢活动不灵3年，加重1月入院。入院检查诊为高血压病Ⅲ期并脑栓塞。曾多方治疗不效，请方老会诊。诊见：右侧上肢不灵、麻胀、语言謇涩、舌根强直、握力下降、动作不准、双目胀痛、视物不清、项强、时有耳鸣、健忘、口苦不欲饮、纳可、二便调、口唇偏黯、舌体运动不能自如、舌质淡胖、多裂、苔白而润、脉浮中沉取俱细弱。诊为气虚血瘀。治以益气化瘀，疏肝健脾。拟补中益气汤合丹鸡逍遥散加味：黄芪30克，党参15克，苍白术各10

克，陈皮10克，升麻10克，柴胡10克，甘草6克，当归12克，丹参30克，鸡血藤30克，赤白芍各20克，茯苓30克，生姜6克，薄荷3克。守方服用3月，头晕头痛已除，右上肢活动转灵，语言清晰，诸症均好转。西医各项物理检查，血压、心电图、眼底检查治疗前后对照，均见明显好转。

按：本例取效的关键在于益气化瘀，而益气活血化瘀法又落实在肝脾同调的机制上。因血液的循环，即赖脾气以生化，并统血裹血摄血；又赖肝气以疏通，藏之行之升之。方老常用补中益气汤温升脾气以生气血，又用自制丹鸡逍遥散以疏肝活血。认为："肝之所以藏血，是因肝主疏泄的结果，若肝疏泄失职，易导致血瘀。恢复肝的疏泄失职，只宜用疏，疏的方法三义：一曰理气，如木香、槟榔、陈皮；二曰活血，如益母草、丹参；三曰疏风，如羌独荆防。"由此可见，活血化瘀法的应用，应结合脏腑辨证，恰当运用。

三、重治养，在整体中求调节

治疗与调养密切结合是祖国医学整体观念在治疗学上的体现。任何疾病都不是单纯依赖药物治疗，药物治疗任何疾病都只能是"衰其大半而止"，更重要的是："必养必和，待其来复"，即是说，要调整机体自身的抗病能力。

方老对瘀血的辨治，很重视在整体中调节机体自身抗病能力。认为：气是动力，血是物质，化瘀如忽视温气养气，要达到很好疗效是有困难的，甚至对气虚血瘀患者来说，益气本身就寓有化瘀之功。有一冠心病患者，治疗前经常出现心衰，用补中益气汤加丹参治疗后，心衰立即得到控制。方老还认为：调节机体自身的抗病能力，在使用活血化瘀方药时，要注意中病即止。当瘀血严重时，需顿挫者宜顿挫之，活而兼行，使之以通，或破之逐之，旨在决之，这仅是一种手段，只要调动机体自身抗病能力增强血液循环，即使是活血化瘀有效，也要停用。若过用之，对机体反而有害。

调节机体自身疗能，要协调气血的关系。《慎斋遗书》云："夫人之一身，气以血为主，血以气为先。"只有气血调和，津液相成，神乃自生。方老在运用活血化瘀时，特别着眼协调气血的关系以调节机体自身疗能。指出：补阴补血药物皆为静药，有形精血津液难以骤生，补之宜量大；活血药皆为动药，量大则破血化瘀，量小则活血通络，用量宜小免伤正气，只有动静结合，才能补而不滞，活而无弊。若气虚血脱，元气大伤，气化运行失常，血随之而脱，血脉易于停瘀，温补药皆动药，用量宜重，养血药皆静药，用量应轻，动静结合，才能运化而达速补目的，使补而不滞。当归补血汤以黄芪五倍于当归，其义在此。

方老在临床实践中，对瘀血理论和活血化瘀法的应用，确有独到之处，配伍精当，效果良好，值得我们认真学习。

（原载《辽宁中医杂志》1981年第9期，程昭寰整理）

略谈对《难经》阴阳脉的理解和运用
（1981年）

切诊当以《难经》的阴阳脉法作为依据，确定病位较符合临床实际，容易验证。

《难经·四难》曰："脉有阴阳之法，何谓也？然：呼出心与肺，吸入肾与肝，呼吸之间脾也，其脉在中。浮者阳也，沉者阴也，故曰阴阳也。心肺俱浮，何以别之？然：浮而大散者心也；浮而短涩者肺也。肾肝俱沉，何以别之？然：牢而长者肝也；按之濡，举之来实者肾也。脾者中州，故其脉在中。是阴阳之法也。"

关于诊脉辨别阴阳的方法，历来有两种。一是以寸关尺来区别，即寸为阳，尺为阴，关居中；另一是以浮中沉来分别。根据原文精神，《难经·四难》所讲的阴阳取脉法，是以浮沉为主的，即浮者为阳，心肺所主；沉者为阴，肾肝所主；不浮不沉谓之中，为脾所主。亦即如滑伯仁所谓："心为阳中之阳，故其脉浮而大散；肺为阳中之阴，其脉浮而短涩"；"肝为阴中之阳，其脉牢而长；肾为阴中之阴，其脉按之濡，举指来实"。(《难经本义·上卷》)

我在临床上运用上述理论体会到：心肺的正常脉象是浮而无力，若隐若现，其形如毛，心脉偏于散，肺脉偏于涩。若浮取脉形有力，则为病脉。脾胃的正常脉象是濡细无力。若中取脉形有力，则为病脉。肝肾的正常脉象是沉细或沉软，可带有微弦，这是因为弦是肝脉应有之形，肝脉偏于长，肾脉偏于濡。若沉取弦大有力，则为病脉。

同时，我认为《难经·十难》关于"一脉十变"的精神，能指导我们在复杂的症状中分清主次，利于辨证论治。

《难经·十难》曰："一脉为十变者，何谓也？然：五邪刚柔相逢之意也。假令心脉急甚者，肝邪干心也；心脉微急者，胆邪干小肠也；心脉大甚者，心邪自干心也；心脉微缓者，胃邪干小肠也；心脉涩甚者，肺邪干心也；心脉微涩者，大肠邪干小肠也；心脉沉甚者，肾邪干心也；心脉微沉者，膀胱邪干小肠也。五脏各有刚柔邪，故令一脉辄变为十也。"五邪，即五脏之邪也，在此泛指各种致病因素。脏属阴为柔，腑属阳为刚。相逢、干都是相乘之意，如杨康候谓："干，犹乘也。"(《难经集注·经脉诊候》)张世贤谓："相逢者，互相乘也。"(《图注难经脉诀》)

《难经·十难》阐述了在病变过程中，每一脏的脉象可以有十种变态，说明从脉诊分析脏腑病变的复杂关系，其中寓有五行乘侮的规律，即虞庶所谓："推此十变之候，乃五行胜复相加。"(《难经集注·经脉诊候》)《难经·十难》举心脉为例，说明一脉十变的具体情况，其余脏腑皆可类推。其精神就是脏腑之间的疾病可以互相传变影响，各种变化又可以在脉象上反映出来。这正是祖国医学的基本指导思想——整体恒动观在脉学上的具体体现。在复杂的病情中，可以据此来判断五脏六腑之间孰为原发，孰为继发，乃可治病求本，有的放矢。

结合临床实践，我体会到：如浮取脉弦，当为心肺有病。而欲知其为本脏自病或他脏传至，则要从中取、沉取来看。如中取脉仍弦，而沉取脉更弦，则为肝肾有病，波及心肺胃。例如肾虚肝旺引起气喘之病，即属此类，治疗当取肝肾。反之，浮取脉弦，沉取脉细，无病脉之形，则为心肺本脏虚弱，肝木来侮，病之原发在于心肺，则应治其本脏。若中取弦大有力，亦要看沉取脉象，如沉取更弦，属脾本无病，肝盛乘脾，治当疏肝为主；如沉取沉细，则属脾胃自病，肝木来乘，即“己所不胜，侮而乘之”之意，治当取脾。

在临证时，我常把《难经·四难》、《难经·十难》所论的精神结合运用。切脉时，首先以浮中沉三部取脉定脏腑，左为血分，右为气分。确定病位之后，再以至数、节律判断疾病的性质。最后根据五行生克乘侮理论来分析脏腑之间的疾病传变关系。这样，就能做到“各司其属”，治病求本，发于机先。

当然，在取脉时要注意患者体形。例如浮取无脉，若在瘦人则为心肺俱虚，而在胖人则为平脉。此外，尚须注意脉证互参、脉舌互参。决不可单凭脉象，执一而从，过分强调切诊的弊端甚多，兹不赘述。

下举二例，借以说明上述理论在临床上的应用。

房某，女，27岁，工人，1980年9月11日诊。

患者七八年来经常胸闷、气短，近半月加重，月经不调已二月。目前情况：除上述症状外，尚有汗多、心前区闷塞感、白带多色黄、纳差、胃脘部胀满、呃逆、大便略干、小便少、睡眠差、多梦、形瘦等症状。唇红有瘀色，舌润微青，苔薄白。脉浮取极弱，中取稍弱，沉取弦细。瘦人而浮取极弱，乃心肺不足之象；中取偏弱，为脾胃不足之象；沉取弦细，则为肝肾正常之象。综合分析，为心肺脾胃不足，肝肾尚属正常的征兆。结合临床症状，胸闷、气短、汗多为肺气不足，胃脘胀满、嘈杂、呃逆为脾胃气虚，月经不调、睡眠较差乃肝失疏泄之证。脉证合参，诊断为病在肺脾，证属气虚，有肝木乘侮之象。拟益肺助脾，佐以疏肝之法。补中益气汤、逍遥散合方：黄芪、茯苓各30克，苍术、白术、陈皮、柴胡、升麻各10克，党参、白芍各15克，当归12克，甘草、生姜各6克，薄荷3克。服药4剂，情况好转。

李某，男，25岁，学生。1980年9月18日诊。

患者睡眠不好已半年。目前情况：入睡困难、眠不安稳、每夜睡5小时左右。纳可、大便稍干、时有眩晕不适之感、记忆力减退、舌稍胖、有齿痕及瘀色、瘀斑、苔薄白稍腻、脉浮中取均弦、沉取弦大有力，右略小于左。据“一脉十变”的精神，浮中俱弦，说明心肺脾胃均有肝木乘侮现象。那么究属这些脏器本身自病呢，还是肝脏过旺的影响？这就须看沉取了。沉取弦而有力，说明乃是肝木亢盛，乘脾侮肺。同时，右脉略小于左脉，提示肺气虚而不能抑制肝木。结合症状，睡眠不佳为肝失疏泄。再结合舌象，亦为气虚肝失疏泄之征。诊断为病在肝肾，波及肺脾，证属阴虚内热。拟滋肾养肝柔肝，佐以补肺助脾制肝之法。丹栀逍遥散、增液汤、补中益气汤合方：黄芪、茯苓、生地各30克，苍术、白术、天冬、麦冬、丹皮、陈皮、栀子、柴胡、当归各10克，党参、杭白芍、玄参各15克，甘草、生姜各6克，薄荷3克。服药4剂，睡眠明显好转，入睡较前快，每夜能睡7小时。

（原载《浙江中医杂志》1981年11期，张齐整理）

“凡阴阳之要，阳密乃固”（1982年）

《素问·生气通天论》云：“凡阴阳之要，阳密乃固”，“阳强不能密，阴气乃绝，阴平阳秘，精神乃治，阴阳离决，精气乃绝。”指出人体阳气在生命过程中的主导作用。阳主动、主热，有温煦、鼓舞、固卫及化生阴精等作用。所谓“阳密乃固”之“密”，实有“秘”之义，即阳须平秘、冲和、安静，才有保护阴精、固卫人体、温煦、鼓舞等作用，如果阳气过亢，势必消烁阴精，阴精多损，阳无根基，则阳亦必随之而虚。

关于阴阳之间的关系中以阳为主导，以阴精为其物质基础的论述很多，如《素问·生气通天论》谓：“阳气者，若天与日，失其所则折寿而不彰，故天运当以日光明。”《素问·阴阳离合论》谓：“阳予之正，阴为之主。”以自然界对太阳的依赖作比喻，生动地揭示了这个道理。如果说《素问·上古天真论》是强调了阴精及保精的重要性，那么《素问·生气通天论》就是强调了保护阴精的方法，即以阳气为主导固护阴精的道理。

《灵枢·本神篇》云：“五脏，主藏精者也，不可伤，伤则失守而阴虚，阴虚则无气，无气则死矣。”《素问·八正神明论》云：“血气者人之神。”由此可以看出，《内经》在强调生命以阳为主的同时，又明确地指出阴精正是这种功能活动的物质基础。没有功能活动，就不能化生阴精，没有阴精作为物质基础，就不能产生相应的生理活动。

张仲景《伤寒论》创立汗、吐、下、和、温、清、消、补八法，揆其要，都是从保阴扶阳出发的。如汗法，首列麻桂两方，麻黄汤用于表实无汗，桂枝汤用于表虚汗出，前者发汗驱邪，所以保护阳气；后者调和营卫，从护阴液出发，也保护了阳气。吐法所列一物瓜蒂散，治寒饮阻于胸膈，有碍阳气，催其吐则可使阳气得舒；下法之承气汤，用于里热蒸灼津液，燥矢内结的情况，攻下燥粪，则津液得保，阳气亦因而得固；如小柴胡汤之和法，亦着眼于扶助阳气，使居阴阳表里之邪得以出表。另如参附之温阳，白虎之清热诸方法，俱为清阳邪，保津液、扶正气而设。这为后世将《内经》理论具体运用于临床实践奠定了基础。

朱丹溪认为："五者之性为物所惑，不能不动。谓之动者，即《内经》五火也，相火易起，五性厥阳之火相煽，则妄动矣，火起于妄，变化莫测，无时不有，煎熬真阴，阴虚则病，阴绝则死。"（《格致余论·相火论》）从这一观点出发，他提出人"阳常有余"的观点。应当指出，他这里所谓的"阳"，实际上是指的阳邪，不能把邪热和阳气界线混淆。因此，他提出了疾病伤人之始，多由消耗阴精，他倡的滋阴之法对后世临床方面有很大的影响。

明代张介宾，在继承《内》、《难》博取诸家之长的同时，躬身于实践，撰写了著名的《大宝论》和《真阴论》，前者从阳气对生命的作用出发，发挥了《内经》以阳气为主导的理论，后者则从生命的形质出发，发展了《内经》中阴为阳气之根的思想，他在《大宝论》中提出："天之大宝，只此一丸红日，人之大宝，只此一息真阳。"又在《真阴论》中谓："凡物之死生，本由阳气，顾今人之病，阴虚者十常八九，又何谓哉？不知此一阴字正阳气之根也。盖阴不可以无阳，非气无以生形也；阳不可以无阴，非形无以载气也。"这就揭示出阳气不足者，多由阴虚引起，阴虚则无气，从而导致阳气亦虚。验之临床，确实如此。若大汗、大吐、大泻、亡血、伤精之时，往往在阴液损伤的同时，也损伤了阳气，出现阳气外脱之证，而此时之治疗，又多以复其阳气为首。所谓"有形之血不能骤生，无形之气所当急固"。《伤寒论》云："伤寒脉浮自汗出，小便数，心烦，微恶寒，脚挛急，反与桂枝汤，欲攻其表，此误也。得之便厥，咽中干，烦躁吐逆者，作甘草干姜汤与之，以复其阳。若厥愈足温者，更作芍药甘草汤与之，其脚即伸，……"（第27条）这也是以回复阳气为先，阳回则阴不外泄，尔后再复其阴的例子。是否阳虚只由阴虚继发？阴虚也只由阴液损耗才引起呢？却又不尽然，阴病可以及阳。在临床上，由于气虚，气化无力，可以导致湿、食、痰、血的停滞，甚至也可引起阴虚的，并不乏见。

1978年我患肛门周围炎，当时肛门坠胀，高热不退，舌苔黄腻。乍看全是一派湿热蕴结之象；然而同时，却有遍身自汗，虚弱乏力，且肛门之坠感并非灼热下迫，乃决意用补中益气汤。当时一些人认为湿热蕴结如此，反用此方，岂非烈火烹油，炉中继炭，但是服此方之后，翌日即身汗大减，高热得退，肛门不坠，而且口中黄腻舌苔亦随时之消退，这说明了气虚可以导致湿热。

另外，我院一病区患者李某，女，42岁，病历号19812。患慢性肾炎十年，伴尿痛、尿急、尿频已十年，自觉尿痛如针刺样，有肉眼血尿，经常感冒，每发病，体温升至38℃以上，得汗乃解。全身疼痛、畏冷，经常便秘、2至5日一行，大便呈干球状、色黯黑，纳食可。此前曾以三仁汤及茴香橘核丸交替使用，间有小效，但尿痛、便结等证总未能除。诊其两手脉沉取偏弱，舌质青、苔薄黄、体胖，唇有瘀色。综合脉舌症所见，定位在肾，证属寒热错杂，而以肾阳虚为主，以玉屏风散加桂附地黄汤并配以间服茴香橘核丸为治，服药至第4付，尿痛显著好转，而大便非但不干，反而干稀适度、一日一行。这说明肾阳虚弱，气不化水，湿浊内蕴，久而化热，阳不生化，从而可以导致阴虚。

《素问·调经论》云："阴虚生内热奈何？……有所劳倦，形气衰少，谷气不盛，上焦不行，下脘不通，胃气热，热气熏胸中，故内热。"李东垣以此作为《脾胃论》的理论基础，提出补中益气汤，升阳益胃汤等方剂。后世一般认为费解，将它不作为一般的阴虚，而视为"阴证"。其实这段经文的实质就是论述了阳病及阴的机理，阳虚可以继发阴虚。《伤寒论》中水逆证之口渴，即气不化水所致，以化气行水之五苓散，水得气则化，气化则出；阴水既去，口渴亦除。不是所有的口渴均由阴虚内热或由实热引起，关键在于综合脉舌症，进行辨证分析，才能透过假象，认证无差；针对主要病机，施以方治，次证常可随之而除。不治痰而痰自去，不治饮而饮自消。

另外，在用药上，用阴柔之药不可有碍阳气的运行蒸化；用刚燥之剂亦不可伤津耗液；补阴或补血时，有时收效不佳，常是阳气不足，化阴无力，此时可阳中求阴，于补阴之品中加入温阳益气之品，则气旺血生。反之，益气或温阳无效时，又可阴中求阳，采用滋阴为主之方，常可获补阳之效。例如治疗阳痿，一味壮阳，阳仍不举者不少，究其原因，此类患者，多属阴精不足；阴既不足，阳又如何能壮？此类疾患，用知柏地黄汤之类即可获效。

在辨证施治过程中，区别阴虚、阳虚应当说是首要的。而阴精与阳气之间，又当首先明了阳气为主导，阴精为基础以及阴阳之间的互相转化的规律。这样，方能提纲挈领，必将可以大大提高临床疗效。

（原载《黑龙江中医药》1982年第1期，陈立华整理）

谈脾胃阴虚（1982年）

脾胃阴虚是脾胃病中较常见的一种情况。《内经》以降，治疗脾胃病堪称大家者，首推东垣，他重视升发脾胃之阳气，治疗上以补中益气为主，影响所及，后世治疗脾胃病亦多从健脾温胃论治。清人叶天士在自己的医疗实践中，创立了养胃阴之法。叶氏说：“太阴湿土，得阳始运，阳明燥土，得阴自安，以脾喜柔也。”此论实足以补东垣之不逮，但是又由于后人未能很好地理解叶氏整个学术思想，因而在议论中往往只片面强调养胃阴的一个方面，而忽视滋养脾阴的问题。甚至有“脾无滋法”之说。意即在治疗脾胃病中，滋养只是针对滋胃阴而使用。但事实上，这种提法无论从阴阳学说，藏象学说，还是从临床实践来看，都是不够全面的，值得商榷。

阴阳学说在揭示人体生理功能的本质问题时，最突出的一点即是阐明了阴阳的互根、互生。从总的物质概念来看，“阴”为有形的物质，“阳”为无形的功能。所谓“阳化气，阴成形”。作为功能表现的阳无疑须基于有形的物质“阴”才能产生。《内经·阴阳离合论》说：“阳予之正，阴为之主。”这里“为之主”正是强调了阴作为阳的物质基础的重要作用。五脏各有阴精，如心主血，汗为心液；肝藏血；脾统一身之血，化生精液；肺气又主布散津液；肾藏精主水，生髓。同时五脏又各有表现为阳气的生理功能，如心能推动血液循行；肝有疏泄的作用；脾主运化输布；肺能主持一身之气；肾气则为人身脏腑功能活动不可少之动力。所以五脏皆有阴阳，实际上也都存在着一个体阴而用阳的问题，并非独有肝脏而云然。

从脾阴与脾阳来看，脾阳主运化，使五脏六腑生机旺盛；脾阴则主营血，有濡润之功，使津血充盛，脏腑经络百骸皆受其滋养。脾阳仰仗脾阴而生，两者相互协调才能完成脾主运化，输布水谷精微的重要生理功能。《灵枢·本神篇》说：“五脏，主藏精者也，不可伤，伤则失守而阴虚，阴虚则无气。”在临床上常有脾阴虚而导致脾阳（气）虚，出现脾脏的生理功能失常的情况，因而在治疗上采用滋脾养胃法来作治疗取得疗效者并不少见。于此可见“脾无滋法”这一说法在理论上讲不通，在实际上也站不住脚。

脾与胃为表里相关之脏腑。“饮入于胃，游溢精气，上输于脾”，说明脾阴来源于胃中之水谷精微。而脾“为胃行其津液”则是由脾阳的作用实现。同样对胃来说，胃阴是其物质基础，胃阳就是胃气，是胃的生理功能活动表现。分言之，脾与胃各因其阴阳协调而发挥各自生理作用；合言之，则脾与胃一喜燥恶湿主升发运化，一喜润恶燥主受纳而以下降为顺。两者刚柔相济，升降和调，完成受纳运化，成为人体“后天之本”的“能源”基地。事实上，脾阴与胃阴皆主要来源于水谷之精，也只是生成先后和具体过程不同。《素问·五脏别论》说："五脏者，主藏精气而不泻也。……六腑者，传化物而不藏。"此所谓"藏"与"不藏"当然就应该相对地理解。然而由此大约可以知道，同属于中土的脾胃之阴精，似乎主要藏于脾中，故而脾阴可以统属胃阴，但因脾与胃以膜相连，关系至为密切，功能上又相辅相成。故脾阴虚常常并及胃阴虚，两者往往连同发生，临床证候甚至不易完全区分。这也是临床文献一直很少单纯提及脾阴虚而多单独谈及胃阴虚的原因。

从理论上说，脾胃生理功能有主化主纳之分。所以同是阴虚，其临床表现也有侧重不同。如同是脾（胃）阴虚所致之胃脘痛，偏于胃阴虚者，则可见不纳食、口渴易饥、胃中灼热感、干呕；偏于脾阴虚者，则不思食、食不化，大便秘结，甚或因阴虚波及脾阳失常而伴有肢体浮肿出现。从发病看，胃阴虚形成较快，且多见于外感热病伤津或吐泻之后；脾阴虚形成则相对较慢，多见于内伤疾病，或有明显伤阴史者。由于脾与胃生理上特殊的紧密联系，实际上临床的表现并非如此典型易于区分。所以在治疗上，滋脾法与滋（养）胃法性质相同，其不同者，即在运用术语时，滋脾范围大，滋胃范围小。两者在药物的使用上也几乎完全相同。《素问·至真要大论》指出："五味入胃，各归所喜，……甘先入脾。"后世各家本草于归经的说法虽然不尽一致，但沙参、玉竹、石斛、花粉、麦冬、山药、扁豆之类甘药，几乎都记载可入胃、脾两经。（《中药大辞典》）虽然滋脾与滋胃两者性质相同，用药也近乎一样，但能从理论上予以细致区分，对于以"藏象"学说为理论基础，使临床脾、胃虚证候的各项指标更加统一化、客观化，提高辨证论治水平无疑是大有裨益的。

人体是有机的整体，五脏（腑）在生理上密切关联，相互协调。在疾病过程中，每一脏都对他脏发生影响，也同时受他脏不同程度的影响。所以脾（胃）阴虚可以是原发的本脏疾病，并进而影响他脏发生病变；又可以是继发于他脏病变之后的结果。如脾阴虚常致肝木来乘侮；亦可继肺、肾阴虚之后产生……。治疗疾病的原发脏器是“治病求本”的精神之一，所谓“从内之外者，调其内，从外之内者，治其外。”（《素问·至真要大论》）（这里的“内”、“外”是以脏腑间阴阳相对属性而言，非指人体之内外，或八纲表里之内外）。滋脾（胃）法同样应遵守这个原则使用。

临床运用“滋脾法”时，要注意区分“脾阴”与“脾湿”的概念。不能把“阴”和“湿”等同齐观。因为湿是病理产物，又是致病因子，临床所见诸如痢疾、水肿、痰饮、黄疸、妇人白带……都与湿有关。而人体所需要的“阴”是“阴精”，即为人体生理活动所不可少的一切有形物质，如上述五脏各藏的精、血、津、液、髓等，必须把两者严格区别开来。因为临床常常可见由于脾（胃）阴虚，阴虚而生热，最后出现由热生湿的情况；也有由于脾（胃）阳虚，影响脾之运化失常而生湿者。不能见湿治湿，也不能见湿而畏用滋阴药。要仔细分析湿形成的病机，本着“伏其所主，而先其所因”的原则，从疾病的原发——脾（胃）阴虚入手，以滋养脾胃为法，治其根本，才能取得预期的疗效。

兹举临证使用滋脾（胃）法治愈病例二则，以资参考。

病例一

患者赵某，男，76岁，军委后勤部干部。十多年来经常胃脘不适、隐隐作疼、口干打嗝、腹胀矢气、大便干结、不服通利药则4～7日一次、小便调、下肢浮肿、足跗按之凹陷、睡眠不实多梦。曾作胃镜诊断为萎缩性胃炎。脉细数，舌质红中有黄腻苔。诊断为病在脾胃，证属阴虚，兼有湿热。于是拟滋脾益胃为主，佐以清湿热、和脾胃。用益胃汤、沙参麦冬饮、保和丸三方并治之。服6剂后，胃脘不适基本消失，大便转调，日一行。下肢浮肿消失，黄腻苔亦退去，但食量少，仍以上方合参苓白术散8剂而愈。

病例二

宗某，27岁，北京市运输工人。胃脘胀满痛、恶心一年，时轻时重，曾服逍遥散、柴胡疏肝饮类药物能解除疼痛，但过十余日后，病症复发如故。就诊时仍以胃脘胀痛为主，纳不香，口中无味而干，近并有胁胀心烦、易怒情况，小便调，大便偏干结，一至二日一行，睡眠不实。其脉沉弦滑数，舌红苔黄厚腻。诊断为胃肠功能紊乱；病在脾肝，证属脾胃阴虚，肝木乘脾。以滋脾益胃，佐以疏肝为法。处方用益胃汤、黄精丹（黄精、当归、焦楂曲）合疏肝饮（柴胡、姜黄、郁金、薄荷）。患者服此方8付后复诊：各证均好转，胀满明显改善。仅胃脘不时有疼痛、脉舌如前，但厚腻黄苔退去大半。拟方仍宗前法，上方加入甘寒之竹茹、生石膏。续服12付后，胀满疼痛尽去则愈。

由此可见，滋脾与养胃，诚为临床治疗不可缺少之法。在继承前人养胃阴经验的基础上，更深入细致地研究滋脾的理论，及其与滋胃间的联系和区别，研究、总结其在临床的运用规律，看来仍然是一个有意义的课题，值得深入探讨。

（原载《湖北中医杂志》1982年，第1期，傅兴国整理）

谈“虚而相并”（1982年）

“虚而相并”，是《内经》以阴阳五行为说理工具，灵活地阐发脏腑经络间病理机制的重要理论之一，值得认真探讨。

原话出自《素问·宣明五气篇》：“五精所并，精气并于心则喜，并于肺则悲，并于肝则忧，并于脾则畏，并于肾则恐，是谓五并，虚而相并者也。”对于这段经文，历来注家注解不尽相同，大体上有两种解释法。一种以杨上善为代表，以“并”作偏胜解，认为肾脏有病，可乘他脏之虚，偏并五脏而致病，如曰："精谓命门所藏精也……命门通名为肾，肝之母也，母实并子，故为忧也。心为火也，精并左肾，则肾实生恐。脾为土也，水并于土，被克生畏。"一种解释以王冰、张景岳为代表，将有承制关系的两脏相并而产生情志病变作解，如张景岳曰："并于心者，火之气也，气并于心则神有余，故其志为喜，然本神篇曰：肺喜乐无极则伤魄，正以心火实而乘肺金肺也"，"气并于肝，则乘脾而为忧，脾之虚也。本神篇曰：脾忧虑不解则伤意。气并于脾，则脾实乘肾，故为畏，本神篇曰：恐惧而不解则伤精"等。他把并，当"聚"讲，认为一种情志病变的出现，是一脏实而他所胜之脏虚，两脏一因一果而产生的。认为"脏气有不足，则胜气得相并也。"

看来这两种说法都站得住脚，因为不仅在临证实际中都能碰得到，而且从中医基本理论来讲，一个证候的出现，往往是复杂的，既可以是相承制的两个脏器相互作用的结果，也可以是一脏有病，影响了其他脏器所产生，因此这两种解释从大的方面看是正确的，并且也都企图用五行的规律作阐发。但是细嚼起来，对于具体的问题却分析得不那么透辟。按照杨上善的解释，肾脏有病，根据相生规律可并于肝和肺，根据相克规律可并于脾和心，这样，就把生理方面的生克制化规律用到病理机制上来，混淆了生理、病理界限，是不妥当的。用五行阐发病理，只用反常的乘和侮，而无所谓相生、相克。而按照张景岳的解释，认为是一脏实而其所胜之脏虚。但为什么心、肺、肾三脏实，出现本脏情志的改变（即"并于心则喜，并于肺则悲，并于肾则恐"），而肝、脾二脏实，却不出现本脏情志的改变（"并于肝则忧，并于脾则畏"）呢？这个问题也没有说清楚。

为了进一步理解"虚而相并"的道理，首先要把虚实的概念是什么，"虚而相并"的"虚"字怎样理解这两个问题弄清楚。从发病学的角度来看，无论何种原因，致人生病都是由于正气之虚，虚则是肯定的，绝对的，而病邪为客，为实，因此

《素问·通评虚实论》以正邪消长立论，叫作“邪气盛则实，精气夺则虚”。而从病机的角度来看，虚实又是相因的，并非绝对的，互相可以转化的，如以气血阴阳为例，正如《素问·调经论》曰：“气血以并，阴阳相倾，气乱于卫，血逆于经，血气离居，一实一虚。”血并于气，血离其居，则血虚而气实；相反，气并于血，气离其居，则气虚而血实。气血之间，虚实常可互相转化。如若以五行乘侮为例，五脏间的虚实关系更显明易解，《素问·五运行大论》曰：“气有余，则制己所胜而侮所不胜；其不及，则己所不胜侮而乘之，己所胜轻而侮之。”因此“虚而相并”中“虚”字的意义应是讨论病机的后者，“虚”字里面包含着相对的概念，病位为虚，对位即为实，虚实共处于一个对立统一体中，人体脏器之间就是由于一脏虚而它脏偏颇相对为实，互相偏并，从而出现较为复杂的病状。

其次，是五脏之间怎样相并呢？五脏互相偏并为病，是用五行乘侮关系描述。但是五行乘侮必须与虚实相提并论才能解释具体的病机。这样，我们将这段经文可以解释成：由于精气虚，其胜气脾土实而乘之，表现肾精虚衰的本脏之志，即“并于肾则恐”；由于心气虚，其胜气肾水实而乘之，表现心火虚衰的本脏之志，即“并于心则喜”；由于肺气虚，其胜气心火实而乘之，表现肺气虚衰的本脏之志，即“并于肺则悲”，以上三者是其所不胜之脏乘本脏虚而相并之例。假如肝气虚，其所胜之脏脾土实而反侮之，表现脾病之志，即“并于肝则忧”；如脾气虚，其所胜之脏肾水实而反侮之，表现肾病之志，即“并于脾则畏”，这二者是其所胜之脏反侮本脏而相并之例。总起来看，“虚而相并”是一脏虚，其所不胜可乘而并之，其所胜也可反侮而并之，两个方面都可以相并。这样说来，这条经文实际上是由两种相关的格式拼起来的，假如我们给拆开来，按照乘而并之的格式，可以写成：“精气并于心则喜，并于肺则悲，并于肝则怒，并于脾则忧，并于肾则恐。”按照反侮而并之的格式，可以写成：“精气并于心则悲，并于肾则恐，并于肝则忧，并于脾则畏，并于肾则喜。”《内经》作者将临证中常见的归纳起来，合为一条，这其中很有深意。总之，人是一个五脏相关的整体，疾病的变化和表现虽复杂，但可循其规律。正如自然界的气候变化那样，寒来暑往的递迁，风雨雷电之骤变，都会因于三阴三阳之气的胜复盛衰体现出来，而运动变化着，即《素问·气交变大论》所谓的：“太过不及，专胜兼并。”而无论是天气变化也好，人体病理变化也好，其“相并”的规律，正如杨上善说的：“如是相并为病，乃有无穷，斯为阴阳五行之变也。”

根据上述叙述，我们在辨证论治当中就得到以下两点启发：

第一，“虚而相并”的规律不仅用来阐释情志方面疾病的病机，也可以依据五脏为本，证候为标的观点来阐释一切疾病的机理。首先要用虚实理论说明一脏所相关的上下两脏的偏并机理，假如以肝病为例，肝病气实，乘并脾土，则可出现胃脘疼痛、吞酸嘈杂；木反侮金，肝肺气逆，引起咳逆胁痛，喘息少气，尽管这些症状表现不同，但都是由于肝气过盛所致，治疗除了疏肝平肝之外，还应用助脾抑肝和补肺制肝的方法，使肝气不盛，令三气得平，反过来如肝气不足，则可导致肺金乘伐，咳逆引胁，喘息声促；土反侮木，腹胀便溏，脘闷不适，治疗在补肝益肝的基础上，常可加用助脾和胃、泻肺清金的方法。这样进行治疗，效果便会大为提高。

例如一位“甲亢”女性患者李某，她由于1981年母病去世而精神过度忧郁悲伤起病，逐渐出现颈部肿物，目珠凸出，呈现心慌、多汗、手颤、疲乏、急躁、失眠的症状。目前情况又有皮肤瘙痒、纳差、腹胀、便溏等，切其脉沉弦，望其舌稍红，苔薄白干。根据这些阴虚阳亢的特点，我们很容易地将证候定位在肝、肺、胃，而以肝为主。正是由于肝气虚，“虚而相并”，肺与脾胜而并之，才产生颈部筋脉凝涩而为瘿瘤。目凸、手颤、心慌是肝经主症，而多汗、皮肤瘙痒是肺的见症，纳少、腹胀、便溏是脾胃的见症。这样，我们的治疗必须以养肝为主，并且疏风清热以制肺，理气畅中以调脾，才能主次分明地恰中病机。

又例如一位“高血压病”男性患者，头疼眩晕，面红目赤，心悸气短，手麻足冷、脉弦。我们将其定位在肝，证属阴虚。但是在治疗当中一定要考虑肝家实反而侮乘肺脾这一特点，除了有“平肝饮”（草决明、青木香、汉防己）以泻肝，还要益肺气以制肝，健脾气以扶正，使之达到五脏相安、阴平阳秘的目的。健脾益肺我常用“补中益气汤”，平肝药与“补中益气汤”同用，常常能治疗较严重的眩晕病。

第二，根据“虚而相并”的道理，一脏有病，其他四脏全可被兼并影响而产生病态。这样，我们就可以得出一个结论，那就是一脏有病，必然要影响到其他四脏，这是事实。假如患者来看病，除了他所叙述的主症以外，你如果数问其情，细察病状，往往其他几脏也兼有病状。《内经》里有不少篇章即提出了这一问题。例如《素问·咳论》里有：“五脏六腑皆令人咳，非独肺也。”又例如《灵枢·厥病》篇里论述“厥心痛”，其中分为肾心痛、胃心痛、脾心痛、肝心痛、肺心痛等，都说明了这个道理。

所以，“虚而相并”是辨证论治当中一条重要的理论，它揭示我们在临证当中，根据患者的主证和兼证，病因与病程，舌苔与脉象，性别年龄与体质，参合时间地点，详尽地探求原发病脏和继发病脏，“必先五脏”，为准确无误地定位与定性打好客观基础。正如《素问·移精变气论》里所说的：“治之极于一”，“一者因得之”，“标本已得，邪气乃服。”

（原载《四川中医》，1982年创刊号，李俊龙整理）

尿血、血淋治验（1982年）

尿血是指小便中混有血液，或伴有血块。血淋则除此之外，伴见小便时热涩刺痛。故一般以不痛为尿血，痛为血淋。

尿血、血淋当定位在肝、肾。因足厥阴肝经“循股阴，入毛中，过阴器，抵小腹”，前阴既为肝经所循，尿血、血淋应究于肝。肾主藏精，司二便，精与血乃同类异名之物，故尿血、血淋亦责之肾失所藏。虽然心主血、肝藏血、脾统血、肺主治节，加之肾藏精，精血同源，故血证与五脏均有密切的关系。然诸脏失调终因影响于肾，失其所司方可见血尿。

尿血、血淋的定性有湿热、阴虚内热、血瘀、阳虚、气虚之分。从病程来看，急者多为湿热，慢性常系虚证，尤以气虚多见。然虚中夹实之证亦间或有之。《金匮要略·五脏风寒积聚病脉证并治》谓：“热在下焦者，则尿血，亦令淋泌不通。”概括的提出了尿血、血淋多因湿热蓄于肾与膀胱，损伤脉络，迫血妄行所致。然于临床，其病机属阳虚、气虚统摄失权或瘀血内阻，血液离经外溢者亦不少见。

其治疗大法，湿热之证宜宣通清利，忌固涩之品。虚证或虚中夹实之证，当随其变化而施治。清利凉血、益气摄血之法为医者所常用，然以化瘀、温阳二法止血，往往被视为畏途，但是只要辨证准确，施此二法，常常可收卓效，因而不必拘于“出血忌桂附，慎化瘀”之说，但用药应中病即止。人身气血不仅常需充盛，尤贵于通调，治病之时当“疏其血气，令其调达，而致和平”。肝乃藏血之脏，主疏泄，肝气条达，气血冲和则血海安宁。倘若情志不遂，肝气郁结，气滞则血瘀，脉道郁阻，血亦可离经妄行。妇人善怀多郁，此证尤为多见，故女性患者当考虑肝郁血瘀这一机转，注意疏肝，使气行脉通则血得以归经。温阳止血之法适用于虚寒之证。其临床表现特点为：血色黯淡、四末不温、面色萎黄、舌淡苔白、脉沉细无力。方选桂附地黄汤，黄土汤之辈，甚至可加仙茅、仙灵脾以助温肾之功，温阳摄血之法往往能起沉疴，只要虚寒证具不必泥于“温药动血”之见。“治病求本”为祖国医学治疗疾病的原则之一，是提高临床疗效的重要环节，正本才能清源，若遇血瘀、虚寒之证，不究其本，而概用凉血止血通套之法。必重蹈“实实虚虚”之辙。

方老以化瘀、温阳二法治疗尿血、血淋近案二则。

病例一

叶某，女，47岁，住院病历号20157。1980年11月4日以“多囊肾合并尿毒症”入院，患者主诉尿频、尿急、尿痛、尿血5年，加重一月余，伴头晕乏力、腰膝酸软、纳呆厌油、口粘不渴、大便不畅、下肢瘙痒、月经色黑。望其面色略黯且有黑斑，舌淡有瘀色，苔白腻而滑，脉沉细无力。查：BUN89毫克%，尿蛋白（＋＋），RBC满视野。入院中医诊断为血淋，曾投多剂小蓟饮子等凉血止血药无效，Hb降至6.6克。经方老会诊改拟血府逐瘀汤、生脉散、增液汤合方治之。处方：桃仁10克，红花15克，怀牛膝15克，川芎10克，柴胡10克，赤白芍各15克，枳壳10克，东北人参15克（另煎兑入），天麦冬各15克，五味子10克，玄参15克，生地30克，甘草6克，当归12克，桔梗6克，进药12剂后血瘀消失，Hb升至8克，尿检HBC，WBC为0～1，他症亦明显减轻。

病例二

许某，男，48岁，住院病历号19590。患者因“多囊肾、左肾结石、尿毒症”于1980年7月26日住院治疗。主诉血尿反复发作18年，每于劳累受凉即发，伴腰疼、尿频，但无尿痛，头晕乏力、恶心纳差、皮肤瘙痒。舌淡胖嫩，边有齿痕，苔薄白，脉浮中沉细而无力。入院后半年之中，血尿小发作多次，以参芪麦味地黄汤加大、小蓟，藕节尚能控制。1981年3月20日，因浴后受凉，病情恶化，又见血尿。此次血尿特点为：量多，始色鲜挟块，后色暗而无块，持续时间长达8天。查：Hb7.3克，尿检RBC满视野。在此期间，西药肌注仙鹤草素2毫升，每日1次，静点止血敏每日2克，中药先后予前方及小蓟饮子加阿胶罔效，又改用益气摄血之法，投补中益气汤加杜仲炭、荷叶炭、花蕊石，并配服归脾丸后，仅血尿颜色略浅。曾延院外西医会诊，嘱再过10天不减轻，可用膀胱镜加药以止血，并随时准备手术抢救。鉴于病情笃重，特请方老会诊，方老根据该患者舌脉，认为血尿乃气虚固摄无权所致，遂以温补肝肾、兼以固涩为法，拟桂附地黄汤以白术易山药，加东北参、二仙丹、伏龙肝。

处方：东北人参10克（另煎兑入），党参15克，肉桂6克，制附片15克，金樱子10克，熟地30克，山萸肉10克，白术15克，丹皮10克，芡实10克，云苓30克，泽泻10克，仙茅6克，仙灵脾10克，伏龙肝60克（另煎成600毫升，澄清后取上清液煎余药）。

进2剂，血尿止，尿检RBC 0～2，至今月余未发。

（原载《黑龙江中医药》1982年第2期，聂莉芳整理）

“辨证论治七步法”的临床运用——重症肌无力治验（1982年）

一、典型病例

病例一

方某，男，59岁，干部，1976年3月11日初诊。

眼睑下垂，复视三年，咀嚼、吞咽困难一年半，加重两个月。

现病史：患者于1973年在腹泻后出现右眼睑下垂、复视，经某院诊断为“重症肌无力—眼肌型”。经用吡啶斯的明180mg/日及中药杞菊地黄丸等治疗半年后缓解。1975年10月因感冒发热后出现两眼睑下垂、复视及咀嚼、吞咽困难。经某等医院会诊，诊断为“重症肌无力—延髓型”。仍以吡啶斯的明治疗。但药后只能暂时缓解症状且需逐渐增加用药量始能维持饮食起居。1976 年起，吡啶斯的明已增加至 360mg/日，但眼睑仍经常下垂，进餐需多次休息，喝水作呛，两臂不能上举，自己不能穿衣，服药时间稍延迟，症状立即加重。上症上午较轻，下午加重，遂来我室就诊。

检查：白发秃顶衰老外观，偏胖体型，面微红，两眼睑下垂，眼裂明显变小，头低倾，不能正常直立，两臂不能上举。舌嫩有齿痕，质稍红，苔薄白中心稍黄腻，脉沉细无力。

按方药中教授“辨证论治七步法”分析：根据中医理论，眼睑属脾，脾主肌肉四肢，足太阴脾经“挟咽，连舌本，散舌下，”吞咽咀嚼亦归属于脾。因此，第一步“定位”在脾。患者年六旬，并呈现明显衰老外观。中医认为六十则“气大衰”。从病史来看，病发于腹泻之后，复发于发热之后，腹泻则伤脾，发热则伤气，诊其脉沉细无力，舌嫩有齿痕，明显的气虚之征。从症状来看，以肌肉无力为主症，以活动后加重，休息后减轻，上午较轻，下午加重为特点。亦即上午自然界和人体阳气较盛时则缓，下午阳气较衰时则甚。因此，从患者年龄、发病诱因、证候特点、脉象舌象均支持气虚。第二步应“定性”为气虚。第三步“定位与定性合参”，考虑为脾气虚衰。第四步“必先五胜”，从目前来看，以脾气虚为主，其后质稍红提示兼有阴虚，但气虚可导致阴虚，因此仍考虑以脾气虚衰为主。第五步为“各司其属”，即在前四步辨证的基础上，在治疗方面，应以补益脾气为治。第六步“治病求本”，补益脾气即为治本。第七步“治未病”，根据中医五脏相关的理论，见脾之病，除考虑脾本身而外，还要考虑脾之所不胜的肝，所胜的肾。因此在补益脾气的同时，还需考虑防止肝乘肾侮的问题，辅以滋养肝肾。综合上述“七步”分析，本病诊断为脾气虚衰，治以补脾益气为主，辅以养肝益肾。

方药：补中益气汤合生脉散加味。黄芪 45 克，苍白术各 12 克，陈皮 9 克，党参 15 克，柴胡 12 克，升麻 6 克，甘草 6

克，生姜3克，大枣12克，麦冬12克，五味子9克，熟地30克，仙灵脾15克，水煎服，每日1剂。服药3剂后即开始小量递减口服吡啶斯的明的剂量。服药12剂后，患者症状明显好转，眼睑下垂基本消失，进食中间不需休息，肢体无力亦显著改善。以后即以上方为主继续治疗，并继续递减吡啶斯的明服用剂量。半年后。患者诸症全部消失，并停用吡啶斯的明。根据中医阴阳互根理论，虑其“气增而久，夭之由也”，遂于补中益气汤方中合入益胃汤，改汤为丸作巩固治疗。一年后复查，眼裂正常大小，吞咽咀嚼正常，肢体、肩、颈活动自如，饮食二便均调，并已恢复工作。治疗期间，除递减原服之吡啶斯的明而外，未服用其他中西药物。随访六年，未见复发，疗效巩固。

病例二

王某，男，51岁，干部，1980年3月18日初诊。

右眼睑下垂、复视九个月。

现病史：患者于1979年6月在劳累后出现右眼复视，半月后出现右眼睑下垂。经某医学院诊为“重症肌无力—眼肌型”。经用吡啶斯的明治疗后，症状可暂时缓解，但不能维持。1979年11月，患者按方老治疗重症肌无力验案中介绍，自服补中益气汤合生脉散治疗。服药后一度好转，但不久即病复如故。近几月来，口服吡啶斯的明180mg/日已不能维持，症状逐渐加重，遂来京治疗。目前患者右眼复视，眼睑下垂，吞咽咀嚼无力，两下肢亦痠软无力，头晕，胸胁闷痛，气短，纳食尚可，喜冷饮，睡眠尚安，二便尚调。患者自述发病前曾连夜阅读并赶写材料。

检查：右眼睑完全下垂，脉沉弦无力，左小于右，舌质红，稍胖，有齿痕，苔白粘。

按辨证论治七步分析：患者病变表现在目、肢体、肌肉、吞咽咀嚼、胸胁、胃等。中医理论认为，眼睑、四肢、肌肉、吞咽等均归属于脾。肝开窍于目、目属肝。“诸风掉眩，皆属于肝”，头晕一症主要考虑定位在肝。在胁为肝经所布。弦脉属肝。因此第一步“定位”可考虑为脾胃、肝，由于肝肾同源，常常肝肾同时考虑。第二步“定性”分析，患者脉沉弦而左小于右，舌质红，临床表现为视物不清，病起于过用视力之后。《内经》谓“肝受血而能视”，“久视伤血”，因此从舌、脉、症状、发病诱因等均提示病属阴虚、血虚。患者喜冷饮、头晕、胁痛等属阴虚内热的表现。其舌稍胖有齿痕，眼睑、肢体活动无力，属于气虚的表现。因此第二步“定性”为阴虚、血虚、气虚、挟热。第三步“定位与定性合参”，考虑为脾胃气虚、肝肾阴虚、挟热。第四步“必先五胜”，患者既有脾胃气虚的表现，又有肝肾阴虚的表现。究竟何者为主？从患者脉沉弦、左小于右以及舌质红来看，支持阴虚为主；从发病来看，病发于“久视伤血”之后，先见于视物不清，继而才出现眼睑下垂等气虚症状；从既往治疗来看，补脾益气之剂仅可获效于一时，说明其本不在气虚。综合分析脉、舌、病史和既往治疗反应，支持阴虚为本。中医理论认为“气生于阴”，“阴虚则无气”，阴虚可导致气虚，阴虚生内热，因此病机为肝肾阴虚为本，气虚继发于阴虚。第五步“各司其属”、第六步“治病求本”，自应以滋养肝肾之阴为本，兼清虚热。第七步“治未病”，肝之所不胜为肺，所胜为脾，在滋养肝肾的同时应辅以清肺滋脾清胃。综合上述“七步”分析，本病辨证为病在肝肾，波及脾胃，证属阴虚内热，拟滋肾养肝益胃，佐以清热为治。

方药：归芍麦味杞菊地黄汤、益胃汤、玉泉散。当归 12 克，白芍 15 克，麦冬 12 克，五味子 10 克，菊花 10 克，夜交藤 30 克，生地 30 克，苍白术各 10 克，木瓜 10 克，茯苓 30 克，丹皮 10 克，泽泻 10 克，沙参 30 克，玉竹 30 克，生石膏 30 克，甘草 6 克，水煎服，每日 1 剂。

上药共服 12 剂，1980 年 4 月 1 日复诊，右眼睑下垂及复视情况均有明显改善，头晕、胁痛减轻，但仍有咀嚼时两颊肌肉痠痛无力感，纳食、睡眠、二便尚调。仍以原方继服。再服12剂后三诊。患者眼睑下垂及复视基本消失。患者系旅居北京，休息饮食条件较差，心情急躁，近日胸胁闷痛不舒，遂于上方中加入柴胡10克，郁金10克，姜黄10克，薄荷3克，以疏肝解郁。4月22日患者四诊时，眼睑下垂、复视消失，两眼裂等大，胸痛消失，胸闷减轻，咀嚼吞咽正常，惟面颊部肌肉仍有痠困感，偶有胸闷气短，大便日一次，但偏溏。诊其脉弦滑稍数，舌质稍红，苔白见轻度齿痕。考虑阴虚气虚仍未完全纠正，上方加入黄芪30克，嘱回原地继续服药治疗并递减吡啶斯的明服用量直至停服。后患者多次函告病已获愈，中西药物全部停服并恢复正常工作，至今疗效巩固。

病例三

贾某，男，42，干部，1980年3月6日初诊。

左眼睑下垂伴吞咽咀嚼无力三个月。

现病史：患者于1979年12月突然出现左眼睑下垂，经某医院抗胆碱酯酶药效试验确诊为“重症肌无力”。经服用美斯的明20mg/日，无明显效果，并出现复视，吞咽咀嚼及两上肢无力。患者按方老治疗重症肌无力验案中介绍，服用补中益气汤合生脉散加味20余剂不效前来诊治。目前食纳尚可，二便亦调，睡眠不实多梦。患者自述本次发病与生气、心情抑郁有关。

检查：左眼睑明显下垂，眼裂显著变小，脉弦长有力，沉取尤甚，右大于左。舌质稍红，苔薄白。

按辨证论治七步法分析：患者疾病表现在眼睑、吞咽、肢体，应归属于脾。弦脉属肝、睡眠不实多梦结合脉弦长有力，属于肝不藏魂。患者病发于生气、心情抑郁不快之后，怒则伤肝，亦应定位在肝。因此，第一步“定位”，应定位于肝脾。上述眼睑下垂，咀嚼吞咽无力，肢体活动无力，一般应属脾虚气虚的表现。但诊患者之脉弦长有力，沉取尤甚，非气虚脉象。取《难经》阴阳轻重脉法，沉取为肝肾之脉。弦脉属肝，但应以端直以长，轻虚而滑为肝之平脉，沉弦长有力则为肝之病脉，属肝之气盛气郁之脉。患者舌质较红，脉右大于左，视物不清，均为阴血不足的征象。因此第二步“定性”为气盛、气郁、血虚。第三步“定位与定性合参”，可考虑为病在肝脾，肝之气郁气盛而血不足，脾气虚。第四步“必先五胜”，患者既有脾气不足的表现，又有肝血不足气郁气盛的表现，似乎矛循。究竟应如何分析其病机？提出四点值得注意：其一，患者正值壮年，此次发病突然，病发于郁怒之后，因此一般不考虑气虚为主；其二，患者的脉象、舌象，均无明显的气虚，而呈气郁肝旺、阴血不足的表现；其三，从治疗反应来看，助脾益气之剂无效，说明其本不在脾；其四，从肝脾两脏的关系来看，肝之所胜为脾，肝病可以传脾，《内经》所谓“气有余，则制己所胜而侮所不胜”，其病现属于肝有余而犯脾，使脾土受邪，运化失职而不得布达于四肢、眼睑等部位，出现所属部位的功能障碍。此与脾气本虚的舌、脉、证有很大不同。综上所述，本病辨证为病在肝脾，证属气郁血虚为主。第五步“各司其属”，第六步“治病求本”，应以疏肝养肝为主治。第七步“治未病”，《难经》、《金匮要略》均谓见肝之病，知肝传脾当先实脾，何况患者已出现脾为肝乘的表现，因此当在疏肝养肝的同时，佐以助脾为治。

方药：参芪丹鸡逍遥散、益胃汤：党参 15 克，黄芪 30 克，丹参 30 克，鸡血藤 30 克，当归 12 克，白芍 15 克，柴胡 15 克，苍白术各 10 克，茯苓 30 克，甘草 6 克，生姜 6 克，薄荷 3 克，沙参 15 克，玉竹 30 克，麦冬 12 克，生地 30 克，水煎服，每日 1 剂。

患者服上方 7 剂后，左眼裂即明显增大，眼睑下垂及复视情况均有好转，脉弦象亦减弱。考虑气郁肝旺之象已减，遂酌减疏肝之剂，上方去丹参、鸡血藤继服。3 月 27 日三诊时，眼睑下垂已基本消失，眼裂基本恢复正常，脉转弦细，仍以上方为基础酌加养肝柔肝和胃之剂，于上方中加入黄精 30 克，焦楂曲各15克，白芍改为20克。5月8日患者再度来诊。自述诸症消失，美斯的明已减至5mg/日，脉沉弦，舌质微红稍胖，苔白稍腻。嘱间断服用上方，并停服美斯的明。一年后，患者来述眼睑下垂、复视等未见复发，美斯的明上次就诊后即停用。目前除偶有眼部紧张不适外，其余无任何不适。其脉略沉细，舌微红，苔微白。患者虑其复发，要求作巩固治疗，处以参芪归芍地黄汤加味，滋肾养肝助脾以巩固疗效。

二、体　　会

以上三例，从现代医学来看，均诊断为“重症肌无力”。三例患者又均曾以剂量相同的方药进行过治疗。但是，其中一例以中医辨证为脾气虚衰者，服后很快转危为安，直至获愈。另外两例按图索骥，却未能取效，再经中医辨证求本，审因论治而获愈。由此可见，尽管现代医学和祖国医学在研究对象方面是相同的，但是，在对人体生理和疾病的认识途径以及治疗方面却有很大不同。中医丰富的治疗经验是在中医理论体系指导下积累起来并加以总结的规律性的认识。因此，在运用中医中药治疗现代医学诊断的一些疾病时，还必须把辨病与辨证结合起来，如只简单地采取对号入座的办法，一不奏效，就认为“经不起重复”，甚至以此来否定中医理论和经验，这显然是片面的，也就谈不到取中医之长，对继承发扬祖国医学是不利的。

辨证论治是中医的临床方法。它是在整体恒动观的思想指导下，全面收集有关患者发病的全部资料之后，运用中医理论进行分析归纳，对疾病作出的诊断和相应治疗方法。从《内经》乃至历代医家都主张言必有据，无征不信而反对妄言无征。以上三例，虽然从中医辨证来看，病位都与脾有关，病性也都有脾虚的表现，但是经过全面分析之后，诊断却有很大不同。第一例除脉、舌提示脾气虚衰而外，结合患者的年龄、体质、发病诱因和发作的时间特点等加以全面综合分析，辨证为脾气虚衰，因此就能以补中益气汤为主而起重症，转危势。第二例脉舌均为阴虚血虚之证，结合病发于久视伤血伤阴之后，用健脾益气之剂可暂效于一时，因此辨证为肝肾阴虚为主，气虚系继发于阴虚之后，因此以阴虚为本治以地黄汤为主而得以获愈，疗效巩固。第三例脉舌不但无明显气虚，而见肝郁肝旺的脉象，结合中年体壮，起病突然，病程较短、病发于生气之后、服健脾益气之剂不效等而辨证为气郁、血虚为主，治以疏肝养肝，用逍遥散而奏效。由此可见，辨证论治所依据的脉、舌、症、年龄、体质、发病诱因、证候特点、治疗反应以及气候、地域等因素，无一不是根据客观表现分析总结而来，有征可验，有据可循，并无玄妙之处，亦非灵活无边。当然，在错综复杂、纷乱变化的证候面前，能够做到执简驭繁、审因求本，也非一日之功，但是，只要认真、系统地学习中医理论，逐步掌握辨证论治的步骤和方法，并验之于临床，就一定能够得其门径而入。

（原载《中西医结合杂志》1982 年第 4 期，许家松整理）

辨治出血证的经验（1982 年）

出血证属中医急症的范畴，临床可见呕血、吐血、咳血、鼻衄、齿衄、肌衄、便血、尿血、崩漏诸种。尽管伤及的脉络不同和病机各异，但均是血液不循常道，离经妄行的病理表现。

方药中老师辨治出血证，积累了丰富的经验，临床疗效卓著，现介绍于次。

一、确定病位

方老认为确定疾病的部位是辨识病情之首务。在生理状态下，由于五脏的协调配合，如心主血，脾统血、肝藏血，血宣布于肺，施泄于肾等等，血液才得以循经而行，濡养周身。一旦机体的这种调节功能失职，就会导致出血病症，因而临症首先应当确定病变的症结所在，方能进行有效的治疗。方老辨析病位主要从以下两个方面入手：

（一）详询病史，寻找原发与继发的关系

方老历来强调："证就是证据，辨证论治就是综合、归纳、分析有关患者发病，包括临床表现在内的各种依据，从而据此作出诊断和治疗。"因而不能仅仅着眼于当前的出血症状，还需详询病史，寻找原发脏器，即疾病的关键所在，为"治病求本"提供可靠的依据。方老认为不论血出于何处，若继发于咳嗽痰喘肺经病变之后者，多原发在肺。如先见心悸、气短诸症，而后出血者，多原发在心。若继发于情志怫郁或恚怒之后，多原发在肝。如先见脘痛纳差，腹泻呕恶，而后出血者，多原发在脾胃。倘若继发于腰膝痠软，遗精耳鸣之后，则又当考虑肾为原发之脏。

（二）结合出血部位确定病位

有诸内必形诸于外。某脏某腑的病变影响到血液的正常循环时，常常表现在其相应的官窍出血，因而依据出血的部位，可以进一步确定病位。如"舌为心之苗"故舌衄可定位在心。便血、痔血固然为肠中下血，因肺与大肠互为表里，可定位在肺、大肠。咳不离乎肺，"鼻为肺窍"，咳血、鼻衄可定位在肺。足厥阴肝经"循股阴，入毛中，过阴器，抵小腹。"肾司二便，主藏精，精血同源，故尿血可定位在肝肾。呕血与吐血，血均自胃来，因"脾开窍于口"，故可定位在脾胃。足阳明胃经"入上齿中"，"脾主肌肉"，因而齿衄、肌衄之病位亦可定在脾胃。

二、辨清病程

方老常说："每一种疾病的病理机转，总有其规律可循，当择其要者掌握之，切莫泛泛而谈。"关于出血证的病机，方老认为需着重辨清寒、热、虚、实、瘀。寒证出血的辨证要点为血色黯淡、面色皖白、畏寒肢冷、下利清谷、舌淡脉迟。血为热迫必离经妄行，热证出血发病多急骤、血色鲜红、身热烦渴、舌红脉数。虚证出血以气虚者居多，因为"守血者即是也，"气虚无力摄血，可导致血溢脉外，其临床表现的特点是在出血的同时兼有神疲乏力、心悸气短、舌胖色淡、边有齿痕、脉虚等一派气虚之象。实证以血热、血瘀较多。血热之证已述于前，瘀血最易为医者忽视，但临床却不少见。由于瘀血壅阻脉道，致血液运行不循常道，而渗于脉外，犹如河道淤塞，其水必溢。辨识瘀血，方老重在察舌，舌暗、舌青、舌有瘀斑，均系有瘀之证。因"心为五脏六腑之大主"，"舌为心之苗"，脏腑失调致血脉瘀滞必然要从舌质上反映出来。有时并不悉具，如局部刺疼拒按、癥瘕、肌肤甲错、两目黯黑，脉涩等瘀血见证，而仅舌现瘀象者，方老亦从瘀论治，常常收效。

三、治疗特色

方老对于出血证的治疗有着丰富的经验，可归纳为以下几点：

（一）凉血勿留瘀

出血之时，因系离经之血往往易阻于脏腑经络之间，再者凉血止血与收涩止血药物多有留瘀之弊。方老强调："人身气血不仅常需充盛，尤贵于通调，故治疗当不忘'疏其血气，令其调达，而致和平'的明训，'血宜凉、宜静'须活看，它是针对血为热迫，易于妄行而言的。倘若过于寒凉，亦可致血脉凝涩，血虽暂止又新添瘀弊，血气何以通调?"因此方老在配伍止血中常常少佐散瘀之品，如丹皮、赤芍、茜草之属。凉血止血方老常以泻心汤、小蓟饮子、犀角地黄汤等方化裁。

（二）温阳摄血，不忌桂附

温阳摄血法常被医者视为畏途。桂附大辛大热之品，尤虑其动血而不敢投用，因而有“出血忌桂附”之说。方老认为只要辨证准确，虚寒证具，不必泥于此说。不仅可选用黄土汤、桂附地黄汤之辈，甚至可加仙茅、仙灵脾以助脾肾之功。温阳摄血之法运用得当，往往能起沉疴，但需注意中病即止。

（三）治血与治气并进

气与血的关系密切，“气为血帅”之涵义有二：其一、气能统摄血液行于脉中；其二、气为血之动力，气行则血行。临床上气血失调可见气虚统血无权或气滞血瘀的病变。因而方老极为重视治血与治气并进。遇气虚出血证方老常以补中益气汤收功。化瘀止血方老则推崇王清任的血府逐瘀汤。对于女性患者方老还强调要考虑肝郁血瘀之机转，妇人多见肝气郁结之证，故主张于化瘀剂中宜酌加疏肝之品，俾气行脉通则血得以归经。化瘀止血法亦当中病即止。

（四）治病求本

方老在《辨证论治研究七讲》中谈到治疗方法上的相应归类“各司其属”，如肝热出血，当清肝凉血以止血，脾气虚出血，当健脾益气以止血之类。而治病求本则重点强调治原发病。如由肝及肺者，当重点治肝。由脾及肾者重点治脾等等。这是整体观在治疗学上的充分体现。临床遇疑难重症，方老十分重视详询病史，寻找原发脏器，探本求源，从本治之，每获良效。

方老辨治出血证有很多独到之处，限于笔者水平，在理解和分析上，难免有挂漏和失当之处。

四、验案举例

便血案

高某，女，53岁，住院号22027。

该患者1975年出现便血，6年来反复发作每次便血持续时间不等，便血量多达100ml/日，伴左下腹疼痛、腹泻。此次发作因于劳累，持续2月之久。于某医院作纤维结肠镜诊为溃疡性结肠炎。曾用维生素K、仙鹤草素、止血敏治疗无效，而于1981年11月13日入院。

入院时患者便血60～100ml/日，Hb7g，大便不成形，且左下腹疼痛，头晕乏力，心悸自汗，纳差神疲。其平素心慌，脉结，患冠心病已8年。检：偏胖体型，面唇苍白无华，舌淡胖，边有齿痕，脉沉细弱结，心电图示：频发室性早搏，ST—T改变。

延方老诊治，方老认为定位原发在心，波及于肺、脾、大肠，证属气虚统血无权，拟益气摄血法。选补中益气汤合生脉散加伏龙肝治之。处方：黄芪30克，党参30克，苍白术各10克，陈皮10克，柴胡10克，升麻10克，甘草6克，当归12克，麦冬15克，五味子10克，伏龙肝60克（先煎，取上清液煎药）。药进4剂则便血顿止，续服10剂，面色红润，神振纳增，Hb升至13.9g，大便潜血阴性。

之后方老考虑原发在心，遂改拟炙甘草汤合生脉散，重点调补心脏以善后。复查心电图及双重气钡造影均有明显改善，而于1982年3月5日好转出院。

尿血案

许某，男，48岁，住院号19590。

该患者血尿反复发作18年，曾于某医院经肾盂造影，腹部平片确诊为双侧多囊肾、左肾结石。1980年7月因劳累感寒又出现血尿，当时体温38.6℃，BUN86mg%，CO_2—CP29.2体积%，鉴于合并感染及慢性肾功能衰竭，故于1980年7月26日入院治疗。入院后经抗感染、止血、纠正酸碱失衡及配合中药治疗后，血尿止，病情得以缓解。1981年3月20日浴后受凉尿血又作，色黯量多，5～6次/日。进云南白药、小蓟饮子加阿胶、艾叶不效；肌注仙鹤草素，静点止血敏亦无效，尿血持续8天之久，Hb7.2g。3月27日外院会诊意见："再过十日，尿血不止，可用膀胱镜加药烧以止血，若无效则手术抢救。"

28日延方老诊治。方老据患者微恶寒，舌胖嫩，边有齿痕，右脉沉细弱无力诸症，拟温补肝肾，收涩固脱法为治。投桂附地黄汤以白术易山药，加二仙汤、东北人参、金樱子、芡实、伏龙肝。处方：东北人参（另煎兑入）10克，党参15克，肉桂6克，制附片15克，熟地30克，山萸肉10克，白术15克，丹皮10克，云苓30克，泽泻10克，仙灵脾10克，仙茅6克，芡实10克，金樱子10克，伏龙肝60克（先煎取上清液煎药）。药进2剂，尿血止。续服3剂，尿检RBC 0～2。

崩漏案

张某，女，50岁，门诊号216580。

该患者1975年始出现月经量多，确诊为功能性子宫出血。曾迭进固涩冲任、凉血止血、益气摄血之剂效均不显，且经期注射丙酸睾丸素、维生素K亦未见好转。1981年5月28日求治于方老。患者诉：月经量多有块色黯，经期长，有时竟达半月之久，伴腰疼，然血块下后则疼减。心悸眩晕，便溏3～4次/日，遇冬则眼睑、下肢浮肿。检：舌淡有瘀色，苔白稍粘，脉弦滑。方老辨析为因瘀出血。拟化瘀止血法为治。投血府逐瘀汤合生脉散。处方：当归12克，生地30克，桃仁10克，红花10克，甘草6克，枳壳10克，赤芍15克，柴胡10克，川芎10克，怀牛膝15克，党参15克，桔梗10克，麦冬10克，五味子10克，遵嘱经前续进4剂，随即血块由多渐少，腹不疼。之后以参芪丹鸡黄精汤调理之，月经正常，诸症悉除。

（原载《辽宁中医杂志》1982年第6期，聂莉芳整理）

谈弦脉（1983年）

提起弦脉，即使是略通中医的人也会联想到“肝”。若问什么是弦，许多人大概会脱口而出“如按弓弦。”这是对弦脉的一般看法，许多教科书上，对弦脉也是这样形容的。孰不知这种理解并不符合祖国医学的论述，至少是不能全面地反映中医关于弦脉的理论。

把弦脉与藏象学说中的肝联系在一起，首见于《内经》：“春脉如弦，……春脉者肝也。”（《素问·玉机真脏论》）在《素问·平人气象论》中又形象地描写了肝脉的形象：“平肝脉来，软弱招招，如揭长竿末稍，曰肝平，春以胃气为本。病肝脉来，盈实而滑，如循长竿，曰肝病。死肝脉来，急益劲，如新张弓弦，曰肝死。”这里把弦脉分成了三种：一种比较软，好象摸着很长的竹竿的尾梢那样即软又有弹性，这是肝脉的正常脉象。第二种较前稍硬，充实滑利，好象摸着长竹竿一样，这是肝的病脉。第三种硬且急而有力，好像摸着刚拉紧的弓弦那样坚硬，这是肝脉的死脉，说明肝病的预后很差。同时，《素问·玉机真脏论》更加明确地指出了弦的脉象：“软弱轻虚以滑，端直以长，故曰弦。”由于下文紧接着指出：“反此者病。”所以说明这是正常的弦脉，使我们认识到正常的弦脉是软而滑且长的。

以上几段经文清楚地说明了《内经》对弦脉的认识，然而由于历代医家对这个问题的认识不很一致，对《内经》讨论的内容各有侧重，致使后人对弦脉的认识亦不清楚，往往比较片面。

下举几位比较著名的医家关于弦脉的论述：

晋代王叔和曰："肝者，东方木，万物始生，其气来软而弱，宽而虚，故脉为弦。"(《脉经·卷三》) 似对弦之脉有所体会，但他在接下来谈弦脉时，把重点放在病肝、死肝脉上。如他在《脉经·卷六》中多次谈到："肝脉搏坚而长，……春脉之至也，长而左右弹手。"在总结各种脉象时，又简单地把弦描述为："举之无有，按之如弓弦状。"很容易使人误解，且因其《脉经》对后世影响很大，王叔和又被誉为脉学大家，故使后学常产生片面的看法。

元代滑寿对弦脉的认识是："脉道如筝弦相似。稍加力，脉道迢迢为长。""按之不移，举之应手，端直如丝弦。"(《诊家枢要》)

元代齐德之认为："弦脉之诊，按之则紧而弦，其似紧者，谓弦如按弦而不移，紧如切绳而转动，以此为异。"(《外科精义》)

明代大医学家李时珍在其所著之《濒湖脉学》中也认为："弦脉端直以长，如张弓弦，按之不移，绰绰如按琴弦，状若筝弦，从中直过，挺然直上。"明代李中梓认为弦脉的体象是："弦如琴弦，轻虚以滑，端直以长，指下挺然。"(《诊家正眼》) 他虽然注意到《内经》对弦脉的论述，但又把平脉之"轻虚以滑"和病脉形"挺然指下"及死脉形，"如琴弦"一起列出，未加区分使人不易理解。

明代张介宾认为："弦脉，按之不移，硬中弓弦。"(《景岳全书·正脉十六部》) 此外明之吴昆（《脉学精华》)、清之周学霆（《三指禅》)、黄宫绣（《脉理求真》）等对于弦脉的认识都大同于张。清代高鼓峰谈到："弦如弓弦之弦，按之勒指，胃气将绝，……即真脏脉也。凡病脉见此即凶，"提出了弦之真脏脉的形象，然又未提及平脉，对病脉也未详谈。(《医学已任编·四明心法》)。

倒是张石顽谈得比较全面："……肝得乙木春升之令而生，其脉者草木初生，指下软弱招招，故理之弦。然必和滑而缓，是为胃气，为肝之平脉，若弦实而滑，如循长竿，弦多胃少之脉也。若弦急而急强，按之益劲，但弦无胃气也。……”(《诊宗三味·脉象》)区别了平、病、死三种脉象。可惜的是，他在后面又谈到了弦在关、寸等一部或二部而见，忽视了《内经》“端直以长”的描述。

综上所述，可以看出，对于弦脉的论述，应推《内经》最为全面、恰当、符合客观实际。

我在临床实践中体会到：正常人脉象应该“软弱软虚”兼有一点滑象，它并不很硬，而是带和缓之象，是谓有胃气的肝之平脉。如把弦脉简单地只看做“如按弓弦”是错误的。“如按弓弦”只是弦脉中的一种，是病理情况，属于真脏脉，不是一般情况。同时，弦脉又是“端直以长”的，如只在三部脉中的一部或两脉见到，例如关上稍硬，而尺上不见，亦不能记为弦脉。

由于人与天地相应的整体关系，弦脉也与季节有关。春主升发，应肝气。肝亦主升发、疏泄，故万物始生之时，人之肝气亦旺，脉就要带一点弦象。“春胃微弦曰平”就是指在这个季节中，如见弦脉，应属正常情况。又由于人本身也是一个整体，情绪亦会影响脏腑。故人在大怒之后见到弦脉，也非病态。

因此，临床记录脉象时，一定要细致地分清平、病、死，以说明病情。这样才能较为统一，便于整理学术思想，交流临床经验。

(原载《黑龙江中医药》1983年第1期，张齐整理)

治疗冠心病心绞痛的经验（1983年）

方药中老师在多年临床实践中，以整体恒动观、藏象论、正邪论等中医基本理论为指导，以辨证论治七步为具体方法，在冠心病心绞痛的治疗中取得了较好的疗效。笔者根据自己的学习体会，试从“原发为本”、“正气为本”、“平调阴阳”、“治疗未病”等四个方面对方老的经验进行初步探讨。

一、原发为本

方老认为：祖国医学对冠心病心绞痛的认识，涉及到心痛、厥心痛、真心痛、卒心痛、久心痛、胸痹，以及九种心痛等，故可统称为心痛胸痹类证。因为这类疾病绝非一朝一夕之所成，故正确认识该病原发与继发的关系，就成为中医辨证论治的第一环节。

方老常说：“所谓原发，即从该病患者可追记的病史开始，直至目前存在的临床见证中，如某个病证始终未愈地延续下来，那么它就是整个病程中的原发病，尔后的各种复杂病变，则都可认为是在此原发病的基础上继发而来。尽管有时继发病的症状比原发病的症状更为突出，但就其实质而言，原发病的病机却始终是决定疾病发展变化的主要方面。《内经》有‘治病必求于本’的原则，刘完素释：‘从所来者为本，其所受者为标。’因此，所谓‘原发为本’，即在治疗中应详尽分析病史，找出原发病，并重点施治。

病例一

李某，男，65岁。因头晕心悸、胸痛腰痛，而于1979年10月18日收住我院。查BP190/130mmHg，心电图提示阵发性房颤、多发性房性早搏，胸透提示左心缘丰满，肾图提示双侧肾功能中至重度受损。西医诊断为高血压、冠心病、心律失常、肾功能不全。中医辨证：患者腰痛已近20年，此后渐有畏寒乏力、头晕心悸、耳鸣便溏等，查舌质黯胖，苔白且润，脉沉弦而结，故考虑原发在肾，波及心肝脾，证属在气虚基础上，继发气阴两虚，夹有瘀血，根据原发为本的原则，应重点温肾，辅以补心、温肝、健脾、活血等，拟真武汤加减。处方：制附片6克，茯苓15克，白术12克，赤芍15克，桂枝10克，炙甘草10克，泽泻20克，丹参20克，郁金10克，生龙牡各30克。服30余剂后，胸痛心悸明显减轻，再投苓桂术甘汤、炙甘草汤、生脉散加减40余剂。出院前胸痛鲜作，诸证减轻，BP150/100mmHg，心电图已大致正常。

疼痛虽是心痛胸痹类证的主要临床表现，但只有“伏其所主”而“先其所因”，才能通过治本而达到治标的目的。张景岳说：“五脏之滞，皆为心痛，刺治分经，理甚明悉。”“但得其本，则必随手而应。”本例患者因胸痛心悸而入院，就定位而言，当主要在心。但分析全部病史，可见原发在肾，波及于心，以寒水上乘心火为主要病机，故治以真武汤等。方老认为：根据临床上多数患者的发病部位、致病原因，乃至年龄、体型、季节气候特点等都与心肾两脏密切相关的客观规律，又应特别重视心肾两脏的调治。《内经》说：“心病治心，不得，索之水，水者肾也。”张景岳说：“凡上焦阳气不足者，必下陷于肾也，当取之至阴之下……所谓治病求本，方为尽善。”也即是这个含义。

二、正气为本

方老认为：心痛胸痹类证的发生，首先应责之正气虚损。即或兼有标实，亦属本虚所致。正如张景岳所说：“若无六气之邪而病出三阴，则唯情欲以伤内，劳倦以伤外，非邪似邪，非实似实，此所谓无，无则病在元气也。”为此，在该病的治疗中，只有在治本的前提下治标，在扶正的基础上祛邪，即以正气为本，才能确实提高疗效。

病例二

郭某，女，60岁，因多饮多食多尿、手足麻木、腰酸腿腿痛20年，头晕失眠、胸中绞痛频作4年，以及耳鸣耳聋、颜面抽搐等，而于1978年11月12日收住我院。查BP150/90mmHg，心电图提示陈旧性前壁心肌梗塞、慢性冠状动脉供血不足，BS242毫克%，四段尿糖全部（++++）。西医诊断高血压、冠心病、糖尿病。中医辨证：患者久有三消、手足麻木、腰酸腿痛等，又渐次出现胸中绞痛、头晕失眠、耳聋耳鸣、面部抽搐等证，查舌质淡胖，有齿痕和瘀色，苔白、脉弦细稍数，故考虑原发在肺脾肾，波及心肝，证属在气阴两虚基础上，继发气滞血瘀、风气内动。通过上述分析，可知胸中绞痛、面部抽搐等虽然严重，但却皆因本虚所致，故根据正气为本的原则，以肺脾肾气阴两补为主，佐以疏肝，拟补中益气汤、增液汤、疏肝饮加减。处方：黄芪25克，苍白术各12克，青陈皮各10克，升麻10克，党参30克，甘草6克，当归10克，柴胡10克，姜黄10克，郁金10克，薄荷3克，生地30克，元参25克，麦冬12克，瓜蒌30克，枳壳10克。服10剂后，胸痛顿挫，再拟补阳还五汤、滋肾通关丸加减。处方：黄芪45克，地龙25克，当归12克，赤芍15克，桃仁10克，红花10克，川芎12克，山药25克，苍术25克，元参25克，知母10克，黄柏10克，肉桂3克，又服10余剂。出院前胸痛基本缓解，三消证明显减轻，体力有所恢复，心电图较前好转，血尿糖无明显变化。

方老认为：所谓“痛则不通，通则不痛”，对于实邪致痛者固然颇为精当，但以此而概百痛之全，则有失片面。本例之胸痛颇为急重，但倘若只重标实而不顾本虚，就有可能导致“痛随利减”、“痛忌补气”的结论，从而犯了虚虚实实之戒。张景岳说：“有曰通则不痛，又曰痛随利减，人皆以为不易之法，不知此为治实痛者言也”，“其有因虚而作痛者，则此说更如冰炭”。方老还认为：因为心性属火，其主阳气，故“伤心者病在阳”的情况在心痛胸痹类证中最为多见，以温补之法治疗该病的经验也不乏记载。

由此可见，所谓正气为本，乃是《内经》所说：“病反其本，得标之病；治反其本，得标之方”的原则在心痛胸痹类证治疗中的具体运用，也是中医在治疗中从整体出发的必然结果。

三、平调阴阳

方老常说：阴精与阳气之间，不仅相互依存，而且相互转化，故气虚可以导致阴虚，阴虚也可造成气虚。心痛胸痹类证之初，虽然五脏所伤不同，在气在血各异，但久而久之，势必阳损及阴，阴损及阳。为此，只有在“谨守病机，各司其属”的基础上，随时注意划清阶段，把握分寸，即不断于恒动中得到新的平衡，才可能使医者把握住整个治疗过程中的主动权。

病例三

霍某，男，59 岁。因胃中冷痛 40 年，胸痛胸闷 10 年，以及逆气上冲咽喉、畏寒乏力、失眠盗汗、耳鸣如蝉、口干便燥等，而于 1981 年 2 月 25 日收住我院。查舌红有齿痕，苔薄黄，脉沉弦细弱。心电图提示冠状动脉供血不足，钡餐造影提示十二指肠走形后倾。西医诊断为冠心病、十二指肠球部溃疡。中医辨证：患者胃中冷痛久而未愈，故脾胃气虚为原发病。失眠盗汗、耳鸣如蝉、口渴便燥、舌红等阴虚之证，与胸痛胸闷、逆气上冲等气滞之证并存，故考虑继发在心肝肾，证属阴虚，兼有气滞。因为气虚在先，故应以补气为主，兼以养阴和理气，拟补中益气加生脉散、疏肝饮为治。处方：黄芪 30 克，苍白术各 10 克，陈皮 10 克，党参 15 克，柴胡 10 克，升麻 10 克，甘草 6 克，当归 12 克，麦冬 15 克，五味子 10 克，姜黄 10 克，郁金 10 克，薄荷 3 克。服 10 剂后，胃中冷痛明显好转，遂酌减补气之品，增加养阴之味，改拟参芪丹鸡黄精汤加生脉散。处方：黄芪 10 克，白术 10 克，党参 10 克，柴胡 10 克，甘草 6 克，当归 12 克，天麦冬各 10 克，五味子 10 克，姜黄 10 克，郁金 10 克，薄荷 3 克，丹参 30 克，鸡血藤 30 克，黄精 25 克，生地 20 克，夜交藤 30 克，陈皮 10 克，又服 10 剂。出院前胃痛消失，胸痛已月余未作，余证皆有减轻，心电图提示明显好转。

方老认为：心痛胸痹类证以阴阳两虚最为多见，故治疗中不仅应针对原发之所在而径直取之，而且还要随时注意划清阶段，把握分寸。一旦原发病已有好转，就应避免执意温补或滋养，可转而采用阴中求阳、阳中求阴的灵活治法。至于原发即属气阴两虚者，则应“将以甘药，不可饮以至剂”（《灵枢·终始》）。所谓甘药，即阴阳兼顾之剂，而所谓兼顾，又非等量齐观，无所侧重。阳为有生之本，阳旺则能化生阴血，故补气应在补血之先，扶阳应在滋阴之上，为此，方老对阴阳俱损而其证急重者，往往先行补气，用补中益气汤之类。一旦病情趋于稳定，又根据阴为阳之根，阴虚不复则阳无化源的理论，再拟养阴缓收其功，用丹鸡黄精汤、六味地黄汤之类。但是，不论先行补气，或继之养阴，都要随时注意兼顾阴阳，绝不妄投刚燥或阴柔之“至剂”。这也正是方老每于补中益气汤中加生脉散、增液汤，以及丹鸡黄精汤中加参芪，六味地黄汤中合桂附的寓意所在。

在心痛胸痹类证的整个治疗过程中，根据阴阳俱损必有侧重，气血恢复定有先后的实际情况，分别选用侧重补气或侧重滋阴的不同方药，以使阴阳两者不断在新的基础上达到新的平衡，乃是《内经》“谨察阴阳所在而调之，以平为期”的法则在该病治疗中的实际应用，也是方老主张“药不偏执，效必更方”这一学术观点的具体表现。

四、治疗未病

方老常说：五脏是不可分割的一个整体，任何一脏的病变都或多或少地会对其他脏器产生影响。心痛胸痹类证的发生，就是脏器虚损，由轻而重，久羁不瘳，相互影响的过程，一旦病之既成，这种影响及其发展，还可能使病情越来越重。因此，见微知著，未雨绸缪，以全局观点分析病机，判断转归，从而积极地“治疗未病”，成为中医治疗该病的又一重要特色。

病例四

柴某，男，55 岁。因素有眩晕失眠、自汗盗汗，近年来心悸气短、胸中闷痛、腰痛耳鸣、汗出淋漓等，而于 1978 年 11 月 27 日收住我院。查舌红，苔黄腻，脉迟数不一而呈弦滑之象。心率 36～150 次/分，心律不齐，心电图提示交界性心动过速、完全性右支传导阻滞。西医诊断为冠心病、心律失常、病窦综合征。中医辨证：因肝藏魂，胆主决断，肝胆不济则魂不守舍而决断不能，故出现眩晕失眠、脉数不均，其原发病在肝（胆）。心悸气短、汗出淋漓属气虚之证，腰痛耳鸣、舌红脉数属阴虚之证，胸中闷痛、脉滑、苔黄腻属痰湿之证。这些继发证又应分别定位在心肾肺。根据五脏相关的理论，可知肝气不足是会导致肺乘和脾侮，故补肝时应佐以清肺清胃。遂拟十味温胆汤以养肝温胆为主，佐以心肺肾气阴两补和清泻肺胃。处方：党参 15 克，生地 30 克，菖蒲 15 克，远志 15 克，半夏 25 克，陈皮 12 克，茯苓 20 克，甘草 6 克，竹茹 12 克，枳实 12 克。服 30 余剂后，诸证减轻，又酌加生脉散、酸枣仁汤、生石膏等继服。经过四个月治疗，临床症状明显好转，心率稳定在 60～80 次/分，心电图正常。

方老认为：在温胆汤中，诸如陈皮、竹茹、茯苓、半夏、枳实等皆有清泻肺胃之功。肝（胆）气不足可致肺乘脾侮，清泻肺胃则有利于肝气的恢复，故所谓温胆，即在于治疗未病。本案的治疗，一方面重用党参、生地等益气养阴以缓图其本，另一方面又重用温胆汤、生石膏等清泻肺胃以温其胆，两者并行不悖，相得益彰，反之，在肝气有余而乘脾侮肺的情况下，又应配合补脾益肺，以制肝木的方法。肝脏如是，余脏准此。

方老还认为：治疗未病，不仅要求医者从五脏着手，已病防变，而且还要求充分重视摄生和调养，未病先防。若能起居有时，饮食有节，豁达乐观，适当锻炼，就不仅能作到未病先防，而且即或已病，也仍不失为一种积极有效的治疗手段。

（原载《中医杂志》1983 年第 5 期，何正治整理）

治疗迁延性慢性肝炎的经验（1983 年）

方老认为，迁慢性肝炎的病机为正虚邪恋。因此如何解决扶正不留邪，攻邪不伤正，如滋阴不妨脾、不助湿，疏利而不伤阴等，是治疗本病的难点。兹将方老治疗迁慢性肝炎经验，整理介绍如下。

一、滋肾以养肝、疏肝以活血

方老赞同叶天士"治肝之法无非治用治体"之说，认为前人所创治肝法多达数十种，但对迁慢性肝炎最有意义的则是养肝和疏肝两法。肝藏血，肝肾同源，肝体阴而用阳，故慢性肝炎多阴血亏损之证。正如张介宾所谓："故凡损在形质者，总曰阴虚，此大目也。"肝阴虚，一则疏泄易于失职，造成脾胃壅滞生湿；一则阴虚生内热，内热与脾湿相合，亦表现为湿热内蕴；但阴虚为本，湿热为标。此时之治疗，倘专事疏利，则辛香之品势必重伤其阴，造成"疏之更甚"的局面，加重阴虚而肝脾（胃）不和的恶性循环，如视力减弱、肌肉瞤动、烦躁不安等。因此，滋阴养血培补其肝体是为治本，在此基础上疏其郁滞之气血。肝气得疏，脾胃升降斡旋随之可复，湿热内蕴亦可消除。对因脾胃湿热有滋阴助湿之虑者，方老解曰："阴"是阴液，"湿"是邪，滋阴是扶正，不是助邪，不可将滋阴与助湿混为一谈。他改制魏玉璜之"一贯煎"即基于上述认识。在该方中，加入薄荷、柴胡、鸡血藤、夜交藤、姜黄、郁金、丹参等七味疏肝活血凉血养血药；同时犹恐辛燥碍阴，故再加天冬，并重用生地至 30 克，名"加味一贯煎"。此方实较原方具有更强的滋阴养血疏肝活血之功。他所制定的其他三方，即养胃和肝汤、加味黄精汤和加味异功散，其主体均不离乎滋肾养肝与疏肝活血，又各有侧重：养胃和肝汤偏于和胃消胀；加味黄精汤气阴两补偏于燥湿健脾；加味异功散偏于益气健脾。对于长期服用加味一贯煎的患者，常采用以下方法避免阴柔药物的副作用：①由重剂改投轻方，如原方小其制或改予同类轻方；②加强疏理气机药物的运用，如原方加大理气药物的剂量；③从补益脾气着手，使脾气健旺不致为阴柔药味遏制；④从药物的煎煮法消除某些药物的副作用。

方老认为，肝气郁滞往往引起血的瘀阻，增强肝的疏泄作用，使在病因作用下所出现的气滞血瘀现象能够得到治疗，曰疏肝。因此，疏肝是与活血密切结合在一起的。《内经》所谓“疏其血气，令其调达”，不仅对治疗慢性肝炎有指导意义，对急性肝炎的治疗也有重要意义。李东垣的胃气说、刘河间的玄府说、朱丹溪的开郁说，直至叶天士的通络说，均反映了肝的疏泄与活血通络的关系，已被历代医家所重视。方老改制魏氏一贯煎所加七味药物中有五味即是活血药。方老认为肝虚时纵使有气滞血瘀之证，亦不可贸然疏利或化瘀，增加活血药物，当在补益肝体扶正的基础上进行。其常用丹鸡黄精汤等，都据上述认识而组方。倘纯予活血化瘀，多有耗气伤阴之弊，如患者王某，某医曾予郁金粉，每服15克，日三次，连续三月，瘀未得去而GPT反从257u升至300u，复从300u至362u。故方老强调活血须宗仲景“缓中补虚”之旨，对瘀血证，不宜峻逐强攻，而宜曲宜缓。验之临床，瘀血证的消除或好转与病程长短似无联系，而与疗程长短成正比。

二、清热须有制，解毒当扶虚

方老认为肝炎由湿热毒邪伤肝犯脾而起，因此清热解毒利湿之法不仅用于急性肝炎，也用于迁慢性肝炎。所不同者，虽然迁慢性肝炎部分患者缓慢起病，但大多数由急性肝炎迁延而来，且病人素体不同，治疗又多过用苦寒伤阳或苦寒化燥伤阴等情况，故虽可见湿热内蕴之证，但正已虚，治疗上自不可孟浪从事。对于肝肾阴虚而兼湿热内蕴的患者，一方面要清其湿热，另一方面又不能重伤其阴。故选用《温病条辨》三石汤，仅用其中三石，即石膏、滑石和寒水石，名“减味三石汤”，取其寒能清热、淡能渗湿、辛能散郁、甘能润养之力，避免苦寒化燥伤阴。临床运用时，常与扶正方药如加味一贯煎、加味黄精汤等配伍，对改善患者的精神、食欲、降低 GPT 及反向被动血凝滴度等方面，有较好的疗效。如西苑机关患者陈某，病历号 204933。患乙型迁肝，HBsAg 多在 1∶32 以上，用加味一贯煎伍用三石，则使其 HBsAg 连续三次均稳定在 1∶16 以下。又如北京中关村患者张某，患乙型迁肝，1981 年 3 月份其肝功能检查：GPT271u，HBsAg 为 1∶1024。亦予加味一贯煎伍三石。服药 20 剂后，GPT 降至 164u 的，HBsAg 降至 1∶64 精神有明显好转。但三石毕竟为寒凉之剂，只可暂用，不可久服，一俟湿热甫除，即应停用。

方老亦重视对解毒药物的选用，最常用者为升麻。《本经》谓其有辟温疫瘴气、邪气蛊毒、时气毒疠之功。仲景治阴阳毒之升麻鳖甲汤重用至 2 两，钱乙治小儿麻疹之升麻葛根汤，刘河间治雷头风之清震汤以及宋代《圣济总录》黄疸门所载治湿热黄疸多用升麻或以升麻伍用葛根。北京儿童医院郭某患迁肝，GPT 升高 300u，用他法不降，方老即在复方中投升麻 45 克，GPT 即迅速下降，余症好转。

在养阴与益气的扶正方中分别伍用解毒之升麻葛根汤或“三石”，或同时并用两方，是方老方剂运用的一个规律。据统计，在记录比较完整的 45 例迁肝中，使用了“三石”和（或）升麻葛根汤有 39 例次，其扶正方剂加味一贯煎为最多，达 21 例次。而在 10 例慢肝中，则有 9 例以加味黄精汤为主方，配伍使用“三石”及升麻葛根汤 2 例。由上可见，对慢肝，方老以气阴两补的加味黄精汤为主方，侧重疏肝活血；对迁肝，则以加味一贯煎为主方，重在滋补肝肾，并多伍用“三石”和升麻葛根汤。这一用方规律也反映了迁肝多阴虚挟湿热，慢肝多气血瘀而湿热相对较轻的病理特点。

三、治肝连五脏，变方以斡旋

方老十分强调五脏相关的论点，由于肝居胸腹之间，腹背之中，又有体阴而用阳的生理特点。其为病易于向阴阳两方面转化，故配合其他四脏的治疗是十分重要的。在养阴方面，与肾同治；在疏泄方面，兼顾脾胃；在神志方面与心同治；在承制关系上，注意治肺。由于五脏之间存在着相生相制的关系，如《素问·五运行大论》所谓“气有余，则制己所胜而侮所不胜，其不及，则己所不胜侮而乘之，己所胜轻而侮之。”方老则将这一理论用于临床。例如肝阴虚证，在治疗上不能只看到肝，尚须考虑肝的所胜之脏（脾）和所不胜之脏（肺）。在单纯补肝未获疗效时，可兼用清肺及清胃或健脾之药，如加味一贯煎之用沙参、麦冬、天冬，就是对肺、胃的兼养兼清。胃热明显时，加入“三石”，也具有肺、胃两清和利湿的作用。这一防患于未然的方法，方老称之为“发于机先”。临床上对一般治疗收效不佳的病例，往往可获得较好疗效；但又不可太呆板，应辨证清晰，灵活运用。例如许某，女性，病例号103682，慢性肝炎患者，1979年以后出现低热，体温波动在37.5℃～38℃之间，辨证为肝阴虚证。曾予滋肾养肝，甘温除热等法治疗，未获显效。1980年11月20日来诊时：低热37.5℃～37.9℃、胸闷胸痛、疲乏无力、纳差、大便偏干、间日一行、口干欲饮、睡眠欠安、低热于午后4～5时为甚、脉弦数、舌稍红苔薄白略干，诊断肝肾阴虚，拟滋肾养肝为主，同时兼清肺胃，予加味一贯煎伍用竹叶石膏汤。服15剂后来诊，其体温已降至37.2℃以下，睡眠及精神俱较前好转。

方老又据《内经》“成败倚伏生乎动，动而不已，则变作矣”之论，强调病情可随治疗之得宜、素体特点等因素而不断变化。因此治疗亦须随证而变。我们一共归纳出方老治疗迁慢性肝炎方剂转换的九种形式（略），例如以滋肾养肝疏肝为主治疗一段时间之后，病情好转，但考虑阴柔太久，则抑制脾气，在见到舌淡苔白润，脉沉细等证象时，即可加予扶助脾气之方，即所谓“效亦更方”。实践证明，运用方剂转换的原则，不断动态地治疗的方法，可减少病情波动，加速恢复。例如许某，男性。初予加味一贯煎及“三石”后，胁痛腹胀、精神倦怠、纳少等症逐渐好转，肝功能检查：GPT 从 288 单位降至 155 单位，TTT 由原来的 16u 降至 12u，TFT 由原来的（+++）下降至（++），但其舌由原来之红舌粘苔变为略淡而润，脉由弦滑有力转变为沉细而弱。虽化验指标下降，证情好转，但从脉舌所见，有脾气被抑之势，逐即予气阴两补之丹鸡黄精汤加“三石”，使其症状继续好转，GPT 又从 155u 降至 105u，TTT 降至 8u，TFT 降至（+），后予黄精丹调治而愈。而另例毛某，在用加味一贯煎治疗后，竟自服较长时间，结果症状反复，肝功能化验指标上升。以上说明，方剂随证转换对提高临床疗效有重要意义。我们特别分析了获临床治愈的 20 例迁肝患者的方剂转换规律，发现尽管未出方老用方转换的九种形式，但竟无自始至终完全相同的一例。可见重视个体，辨证论治，是方老治疗本病所恪守的一条基本原则，也是取效的关键。

四、调和肝与脾，以脉分主从

根据《素问·至真要大论》所谓“必先五胜”之说，方老指出：“在错综复杂，变化万端的各种临床表现中，应根据其发生发展变化过程，确定其究竟属哪一个脏腑、哪一种生理病理改变起主导作用，据此，辨证须结合病史、素体特点及四诊所得，辨明原发于何脏又继发于何脏，以明确病机，指导治疗。以肝脾不和为例，即有责在肝与责在脾（胃）的不同。脾虚而致肝来乘者，则脾为原发，肝为继发，当补脾为主，疏肝泄肝为辅；若系肝强犯脾，脾胃失和者，则肝为原发，脾为继发，当以泄肝抑木为主，助脾补中为辅。肝脾既失和谐，因而和之，但调和之道当有主次之分、轻重之异，不能笼统对待。”方老对这类病机，十分重视用脉诊来加以分析，宗《难经·十难》“一脉十变”原则，将浮中沉三部脉密切合参。例如：浮取以候心肺之气，中取以候脾胃之气，沉取以候肝肾之气。中取之脉，正常当从容和缓细软适中，若弦有力，当考虑“肝来乘脾”，但并不能除外“脾虚肝乘”，须结合沉取的脉象，若沉取其弦而有力的程度反不及中取时，则说明非肝气太过，实因脾虚而致肝乘；若沉取其弦而有力甚于中取，则为肝气太过犯脾。两者病机似同实异，治法亦各有侧重。其临床习用之养肝方为黄精丹，疏肝方为疏肝饮；益脾补中之方为加味异功散。三方常配伍作用。

以下附一病例，以说明之。

武某，男性，43岁。初诊日期1978年2月1日。患者自1975年起即有乏力、腹胀、肝脏肿大，肝功能不正常等症。四年治疗，症状及肝功能指标常因劳累停药而反复。就诊时，主要症状有胃脘胀满、疲乏无力。右胁下隐痛并牵及后背、大便偏干、尿黄、睡眠欠安。肝功能检查除GPT250u外，余项（一）。检查：舌边尖红，有瘀斑，质偏青，苔白，中心裂，脉弦细。肝肿大，右胁下1.5cm，中度压痛，质软。诊断为迁延性肝炎。辨证为病在肝肾，证属阴虚，气滞血瘀，湿热内蕴。拟滋肾养肝为主，佐以疏肝清热利湿，予加味一贯煎配伍“三石”30剂。药后精神大进，脘腹胀满减轻，纳、眠、便相继转调。3月6日肝功能检查：GPT已正常，余项（一），乃去“三石”，加消胀散（砂仁6克，莱菔子15克）。药后精神继进，肝痛消失，但GPT复升至150单位，小便微黄，苔稍腻，前方加滑石30克，甘草6克，予20剂，药后诸症悉减，肝功能全部正常。乃恪守本方，连服四月，病情稳定，改予丹鸡黄精汤加谷麦芽，调理脾胃善后。

（原载《上海中医药杂志》1984年第10期，陈立华整理）

谈《内经》中"尺"字的涵义及其临床应用（1984年）

《素问·脉要精微论》说："尺内两傍，则季胁也，尺外以候肾，尺里以候腹。中附上，左外以候肝，内以候鬲；右外以候胃，内以候脾。上附上，右外以候肺，内以候胸中；左外以候心，内以候膻中。前以候前，后以候后，上竟上者，胸喉中事也；下竟下者，少腹腰股膝胫足中事也。"提出尺内候病的问题。对此，历来大致有二种解释。

一种解释是：尺内之"尺"是指寸关尺之尺。张景岳指为气口诊脉法，曰："尺内者，关前曰寸，关后曰尺，故曰尺内……。尺者，对寸而言。人身动脉虽多，惟此气口三部，独长一寸九分，故总曰寸口；分言之，则外为寸部，内为尺部"（《类经·脉色类·部位》）。马莳则指为尺脉，他认为"此言脏府之脉，见之于各部者如此。尺内者，左右尺部也。尺内与季胁相近，季胁者，肋骨尽处也，其穴名章门。尺之外侧，所以候肾，尺之内侧，所以候腹中，腹中者，小腹中也。附而上之，乃关脉也。……又附而上之，即寸部也。右寸之外，所以候肺，右寸之内，所以候胸中，左寸之外，所以候心，左寸之内，所以候膻中。"（《黄帝内经素问合纂·卷二·脉要精微论》）此外，指"尺"为尺脉的注家还有高士宗。他说："病之内外，随乎经脉，故举脉体以明之。尺内犹言尺中，两旁犹言左右，谓尺中左右两手之脉，则主人身之季胁也。"（《黄帝素问直解·脉要精微论》）。不过《内经》并无寸关尺三部脉的记载，此说始于《难经》。《难经·二难》谓："脉有尺寸，何谓也？然：尺寸者，脉之大要会也。从关至尺是尺内，阴之治也。从关至鱼际是寸口内，阳之所治也。”以后晋·王叔和《脉经》进一步阐发寸关尺三部脉的理论，并配属相关脏腑，为脉诊之专著，可见张、马以《难经》及后世之脉法注释《内经》，并非《内经》论“尺”之精神。

第二种解释是：尺内，指尺泽以内皮肤。如王冰说：“尺内，谓尺泽之内也。”丹波元简说：“王注尺内。谓尺泽之内也。此即诊尺肤之部位。……明是尺即谓臂内一尺之部分。而决非寸关尺之尺也。”（《素问识·脉要精微论》），目前多数学者同意此说，丹波氏并据王冰注文之义绘成尺内候病图，但从临床实际情况来看，以臂内一尺之皮肤诊察脏腑疾患，并没有太大实用意义。证诸《内经》其他篇章，尺诊范围十分广泛，远不是仅诊臂内一尺之肤。可见以臂内一尺作为尺诊，亦不同《内经》原意。

那么这里所说的“尺”字，应该如何认识呢？结合《内经》有关篇章分析，这个“尺”字应该是皮肤。《灵枢·论疾诊尺》说：“余欲无视色持脉，独调其尺，以言其病，从外知内。”“审其尺之缓急、小大、滑涩、肉之坚脆，而病形定矣。”继而例举如何诊尺与确定病形，对尺诊作了详细说明。如“视人之目窠上，微痈如新卧起状，其颈脉动，时咳，按其手足上，窅而不起者，风水肤胀也。”这就是说，诊断风水肤胀的病人，是要看目睑肿与不肿，其次观察颈脉动与不动，更重要的是指按患者四肢皮肤，看看是否有明显浮肿。这都说明《内经》有关“尺”字的涵义主要是指人体全身皮肤，而不只是指尺脉或尺泽以内的一段皮肤。

从《灵枢·论疾诊尺》篇中所述有关内容来看，诊尺是中医切诊的重要方面。它包括诊察头面、胸腹、背部、四肢肌肤润泽、精糙、冷热、滑涩、小大、缓急；肌肉质地的坚脆脱弱等。如“尺肤滑而淖泽者，风也。……尺肤滑而泽脂者，风也。尺肤涩者，风痹也。尺肤粗如枯鱼之鳞者，水泆饮也。”这就是从尺肤的滑涩润枯来诊断疾病；“尺肤热甚，脉盛躁者，病温也。”“尺肤炬然，先热后寒者，寒热也。尺肤先寒，久大（持）之而热者，亦寒热也。”这是依尺肤的寒热来诊断疾病；“肘所独热者，腰以上热；手所独热者，腰以下热。肘前独热者，膺前热；肘后独热者，肩背热。臂中独热者，腰腹热；肘后粗以下三四寸热者，肠中有虫。掌中热者，腹中热；掌中寒者，腹中寒。鱼上白内有青血脉者，胃中有寒。”这是以肘、手、臂、掌、鱼际等不同部位的尺肤变化来诊察疾病。

此外，诸如观察眼的颜色、齿垢的色泽、妇人手少阴经脉动情况、婴儿头发形状、耳间脉络颜色等，亦是尺诊的内容。《灵枢·论疾诊尺》对人体目色的变化、目中赤脉的走向、出现在瞳仁上的数量、齿垢的黄白等都有细致描述，作为临床诊断的依据，用来判断病位、病性及预后。如“目赤色者，病在心，白在肺，青在肝，黄在脾，黑在肾，黄色不可名者，病在胸中。”“诊龋齿痛，按其阳之来，有过者，独热。在右右热，在左左热，在上上热，在下下热。”“身痛而色微黄，齿垢黄，爪甲上黄，黄疸也。”“婴儿病，其头毛皆逆上者，必死。耳间青脉起者，掣痛”等，都是尺诊的宝贵资料。

关于“尺”字的涵义及其临床运用，除《灵枢·论疾诊尺》外，《内经》中其他篇章有关论述尚多。如《灵枢·邪气脏腑病形》说：“夫色脉与尺之相应也，如桴鼓影响之相应也，不得相失也，此亦本末根叶之出候也。”“脉急者，尺之皮肤亦急；脉缓者，尺之皮肤亦缓；脉小者，尺之皮肤亦减而少气；脉大者，尺之皮肤亦贲而起；脉滑者，尺之皮肤亦滑；脉涩者，尺之皮肤亦涩。”通过尺诊可获得病候的更多信息，以利于诊察疾病，故《内经》说“善调尺者，不待于寸。”

澄清对尺诊涵义的认识后，再看《素问·脉要精微论》对尺病候的论述，就豁然开朗了。所谓“尺内两傍”，就是指人体两侧的皮肤，亦即“季胁”部位。其外则属腰背部，可以候肾，其里则正当腹部，所以候腹，故曰“尺外以候肝，尺里以候腹”。“中附上”指人体中部稍上之处。“左外以候肝，内以候鬲。”是因为肝主升，“肝生于左”之故。“右外以候胃，内以候脾。”胃为阳主外，脾为阴主内，同时均在中附上之左右，与脾胃为中土的认识相一致。“上附上”，指上部附于中部之上的部位。“右外以候肺，内以候胸中。”由于肺主降，“肺藏于右”之故。“左外以候心，内以候膻中。”则基本符合心与膻中的解剖部位。“前以候前，后以候后。”是总的提示病在何处，即可候其外在之皮肤。“上竟上者”指上附上之上部，正当胸喉，所以候“胸喉外在之皮肤”。“上竟下者”指人体中部以下，直至最下端，正是少腹、腰股、下肢等部位，所以诊“少腹腰股膝胫足中事也。”

由此可见，《内经》的“尺”字，涵义主要是指人体全身皮肤，而不仅仅只是指尺脉或尺泽以内的一段皮肤，“诊尺”就是诊察人体全身皮肤肌表的一切变化，“诊尺”作为临床诊断的依据，可用来判断病位、病性及预后，是中医切诊中的一个重要组成部分。尺诊应用方便，是中医学中的一份宝贵遗产，值得认真地加以研究，使其在医疗实践中更为切合实用。

（原载《天津中医》1984年第2期，江幼李整理）

“候之所始，道之所生”——谈中医学理论产生的物质基础（1988年）

中医学的理论体系和实践经验，究竟是怎样形成和发展的？我认为是中医书上固有的提法：“候之所始，道之所生。”

“候”，是表现于外的各种现象。“道”，是规律和法则。《内经》谓：“夫候之所始，道之所生。”意思是，根据事物的外在表现，可以总结出事物变化的固有规律。中医学对自然变化和人体生理、疾病规律的总结认识，基本上是通过对有关各种客观现象的观察和总结而来，因此，中医学十分强调“候”，认为“道”源于“候”，因而，“候”也就是中医学理论体系形成和发展的物质基础。

中医学中所谓的“候”，一般可分为“气候”、“物候”、“病候”三个方面。所谓“气候”指日月星辰的运行与风、火、湿、燥、寒等气候变化的客观表现；“物候”，指自然界中各种物质，主要指各种生物的生长化收藏的客观表现；“病候”，是指人体疾病过程中的各种临床表现。《素问·五运行大论》谓：“夫变化之用，天垂象，地成形，七曜纬虚，五行丽地。地者，所以载生成之形类也；虚者，所以列应天之精气也；形精之动，犹根本之与枝叶也。仰观其象，虽远可知也。”《素问·六微旨大论》谓：“呜呼，远哉！天之道也，如迎浮云，若视深渊，视深渊尚可测，迎浮云莫知其极……天之道也，此因天之序，盛衰之时也。”这两句话的意思是说：天道是玄远的，但是由于天地相关，我们除了直接观察日月星辰的变化和地面的关系以外，还可以进一步通过观察季节气候与万物生成的各种物候现象来探索和总结大自然变化的规律。自然界中的六气，各具有不同的特点和作用，因此，我们也就可以根据这些特点及其对万物的作用来总结其规律。自然气候的变化与地面上的物候变化密切相关；与人体的生理和病理变化密切相关，因而也就可以把自然界气候变化有关的各方面因素与人体的生理、病理及疾病密切联系起来，并把它视为一个整体，由此来寻找和总结人体疾病的防治规律，并直接运用于临床。由此可见，中医理论的物质基础，就是自然界客观存在着的气候变化以及生物（包括人体在内）对这些变化而产生的相应反应。中医把自然界气候和物候统一起来，把气候、物候和人体疾病统一起来，从客观表现上来探讨气候、物候变化和人体健康与疾病的规律，并把它广泛用之于临床实践，并在此实践的基础之上逐步形成了中医学的理论体系。《素问·天元纪大论》谓：“至数之机，迫迮以微，其来可见，其往可追。”“善言始者，必会于终，善言近者，必知其远，是以至数极而道不惑。”“推而次之，令有条理，简而不匮，久而不绝，易用难忘，为之纲纪。”《素问·气交变大论》谓：“善言天者，必应于人，善言古者，必验于今，善言气者，必彰于物。”

从上述可见，中医理论体系的形成，正是古人把天地人作为一个统一整体，通过认真、细致、长期观察自然变化和人体疾病变化逐步总结出来的。以中医理论的经典著作《内经》而论，中医理论体系的产生，完全来自我们的祖先长期与疾病作斗争的生活实践与医学实践，是古人仰视天，俯察地，远取诸物，近取诸身的结果。在《内经》“候之所始，道之所生”的思想指引下，虽说历代中医学家在《内经》的基础上代有发挥，但总离不开这个形成中医学理论体系的物质基础。它不仅是历代中医学之所以能不断发展的原因所在，也是中医学能否在现有基础上进一步发展的关键所在。到今天为止，我们不能完全认识或者根本还不认识的东西还很多。现代科学发展到今天，弄不清的问题还大量存在，因而对于宏观的研究，对于客观现象的观察、总结、分析、探索工作，由于生活实际的需要，今后必然还要长期地继续进行。这也是我们今天提出“中医现代化”的理论依据。但是，微观必须建立在宏观的基础之上，因为没有宏观，也就谈不上微观。中医学在“候之所始，道之所生”这一经典性名言指引之下，虽然形成了它固有的理论体系，总结出了丰富的临床经验，但是也应该承认，我们在全面观察总结天地人之间的关系，全面总结气候、物候、病候之间的关系及其固有规律方面还差距甚远，因而在中医学的宏观研究方面还要继续长期进行，更何况即使是进行微观研究，中间也仍然存在着一个“候之所始，道之所生”的问题，因为微观的对象，还是离不开“候”，所不同者，只不过时代不同，所用观测手段不同，深度不同而已，其实质并无根本不同之处。

（原载《中国中医药报》1988年10月7日试刊号）

商榷文字·杂文

目前中医界一个最大的危机
——一般人所谓的中医科学化——
（1944年）

中国医学，具五千年的悠久历史，集若干治疗上之经验，因而成了一个最有系统的自然兼精神的科学。陈果夫先生，在本刊第一期医学小言中说："余以为中国医学，乃从天地人及一切生物中研究得来，以成其特有之理论……"这实在对中国医学最正确的一种认识。盖以中西文化，各有不同，因之医学研究之态度，亦大有差矣。西洋医学，其研究之态度，几乎是完全建筑在局部的形质上面，对于人则并没有把整个人体，当着了一个不可分开的有机动物，而只当他是一个血肉和筋骨合起来的一个东西。于是头痛则专治其头，足痛则专治其足。对于疾病，则多数均认为系细菌作祟，如能杀灭此种细菌，则此病可治，不能杀灭此种细菌，则此病不可愈。因之对于药物，亦侧重于化学分析，实验应用，与中国医学研究之态度，几乎是完全不同。中国医学，对于自然和人体，人体和疾病，疾病和药物，其究研之态度，决不是致力于局部一隅，而是做整个观察，不是破坏自然的赋予，而是恢复其本来的自然状态，对于自然和人体的看法是一片的，认为人不过是自然界生物之一种，其生活习惯及变化情形，与其他事物上之一切变化情形，殊无极大的区别，故观察自然界，其他一切事物之习惯，及其他变化状态。即可明了人体之中一切习惯情形，及变化状态。如何应付自然界其他一切事物，即如何以应付人体中之一切变化。所谓“合天人于一体”。对于人体和疾病的看法，则认为细菌虽能危害于人体，然其最大原因，则并非由于细菌本身之力量，实由于气候或人事上之刺激，为之诱因，障碍人体生活功能，而此细菌始得乘机为病于人体之中。使能除去此种诱因，则身体内生活功能健旺，抵抗力加强，病菌在人体中，亦自然不灭而灭。盖天赋予人生活功能，而秉此天赋之生活功能，以生存于此自然环境之中，这完全是一种自然作用，只要人能顺乎自然的生存下去，则自然的可以全身，可以尽年，根本可以无疾病之可言。然而现在世界进步，人类思想欲望，日趋繁复，或百忧感心，或万事劳形，或饮食起居，失其所宜，致使人体各种功能之自然作用，发生障碍。或有所偏，或有所不和，或有所损伤，于是病菌乘虚，疾病作矣。基于此种原理之下，所以中国医学，对于疾病的治疗，是整个的，对于药物的应用，是综合的，寒者温之，热者凉之，虚者补之，实者泻之，总之以除去疾病诱因，恢复人体之自然功能，为一不变原则。陈果夫先生在卫生之道中，又说过这样几句话：“药各有所偏，人的身体有所偏而病，有所不和而病，有所损伤而病，医生知药之偏，知人体之偏，明人之不和。见人之损伤，从事于和平工作，如果能达到此种和平之目的，这便是好医生……”这简直是对中国医药最扼要的说明，至于药物，中国医药根据天人合一的原理，用象形辨味，论色的方法，于特效药物发明之多，尤为西洋医学远不能及。因为系根据天人合一的原理，来发明的药物，所以中国药物大多是植物类药物。盖植物乃有机生物，人亦系有机生物之一种。以有机生物，适用于有机生物，则自然流弊少而效益多，此正黎元宽先生所谓“从本草则人正所以用天”之意也。至于金石昆虫禽兽各类，之已被发明，可以为药用者，亦已甚多，然亦皆不过补助植物药品效用之不及，而主要效用之发挥，固仍赖植物类药物也。

由于上列所举各点，以科学最高原则而言，中国医学实在是一个最标准，最完善的一种自然兼精神的科学。其在科学上之价值，实在西洋医学之上。然而自“南京条约”之后，近百年来，中国一般社会心理，随着国际地位的低落，有了一个很大的转变，国人习惯、风俗、文学、思想，将渐次趋向与“西洋化”的当中，因而一般人士对于我国固有文化的产物，反多模糊，不能认识，中国医学在此潮流之中，于是也就被人目为玄虚怪诞，不着实际的一种东西。一般中医人士，也经不起这种潮流的洗刷，而也站起身来大呼其“中医科学化”，或主张中西医混合，硬要把洋服穿在长衫的外面。或主张中药西用，先检定其病原体，再以中药治疗，把中医学理一脚踢开，弃而不谈，好象医学中，只有西医才是科学，中医就不是科学似的。于是西医的皮毛，成了我们一般自命为“科学中医”的宝典，论病固然满口化学细菌，而处方用药，依然寒热温平。于是乎治疗与病理脱节；口中和笔下相反；口若悬河之士，往往举手杀人，满腹阴阳的老医，每多药到回春。而此科学中医，反而动辄批评，某人昏愦腐败，某人知其然而不知其所以然，其治疗成绩，则谓之侥幸，如此科学，呜呼痛哉。是岂中国医学本身的缺点。西洋医学，只知道病菌为害，见病治病，不顾及个人体质，以作根本之治疗，是他的缺点。然而我们却把他当着了金科玉律。中国医学，综合病人身体整个的病状，再分寒热虚实，以作根本的医治，是我们的长处，然而反弃而不谈，目为玄妙，“始作俑者”，实在是应该负最大的责任，这是一个危机，这是一个最大的危机，如果让他们继续潜伏下去，将来发展的结果，实在的可以使我中国医学，沦于千百层地狱之下，万劫不复。

我不反对中国医学需要整理，但我坚决地反对“中医西洋化”，我更不反对中国医学，应该尽量利用西洋医学，来帮助我们迎合时代，在学理上能作积极的解释，但是我却不赞成西法检定病原，中医施行治疗，西医用中药的主张，因为这不是我们利用别人，而是别人利用了我们，中国是一个农业国家，近百年来，因为政治未上轨道，在工业技术上，确实还不如人，应该向人家虚心学习，然而在医学方面，中国医学，自有其科学系统。其在科学上的价值，实在西洋医学之上。现在政府不提倡中医，是因为受了一些社会心理的影响，不足畏，而可畏者，实恐目前“中医西洋化”的风气，流传太广。致使中国医学精义，渐次消失，于是中医成了西医的尾巴，一辈子在人家屁股后面跑，不灭而自灭，斯为可畏尔。

领袖在《中国之命运》当中，说过这样一段话：“……近百年来，中国的文化，竟发生了绝大的弊窦，就是因为在不平等条约压迫之下，中国国民对于西洋的文化，由拒绝而屈服，对于固有的文化，由自大而自卑，屈服转为笃信，极其所至，自认为某一外国学说的忠实信徒，自卑转为自艾，极其所至，忍心污蔑我固有文化的遗产……然而结果却因为西洋文化，而在不知不觉之中做了外国文化的奴隶。”领袖的这一段训示，对于目前一般社会心理变态的原因，实在是一个最确切的说明。所以我希望大家，尤其希望我们负有保管祖先遗产——中国医学的中医界同仁，应该时时的警惕着，警惕着，领袖的这一段训示，“……因为学西洋文化，而在不知不觉之中，做了外国文化的奴隶”。

（原载《国医药月刊》1944年11月）

读“与张简斋先生论阴阳”一文后之商榷（1945年）

《新中华医药月刊》二卷二期，谭次仲先生发表了一篇文章，题曰：“与张简斋先生论阴阳”。文中内容认为中医所称阴阳，完全系指人体心脏之强弱情形而言，谓“有足以致心脏兴奋之原因者，谓之‘阳’。有足以致心脏衰弱之原因者，谓之‘阴’”。次仲先生为中医界前辈，所论阴阳二字，简切著明，本无再加补充之必要，惟是中医阴阳二字，含义甚广，如果完全如次仲先生所谓“由此种种观察，中医所称阴阳云云，舍心脏更奚属也”一语，武断地以阴阳二字指代心脏一个器官，则站在医学研究立场，又似乎不能无言。半解一知，本不足以博大雅之一粲，然而藉此鄙论，或者可以因而获得各位前辈之指拨，藉收抛砖引玉之功，亦未可知。爰述陋见，以就正于次仲先生，同我中医界各位同志。

中国医学所称之阴阳二字，其含义本极广泛，而系一个相对的名词，故古人有“证有阴阳”、“脉有阴阳”、“药有阴阳”之论。但如仅就人体生理情形而言，则人体中所称之“阳”，即概指一切生活功能，所称之“阴”，亦即概指一切有形之分泌液体。而再由此原则之下，以分别各脏腑之阴阳，故一切生活功能衰弱之疾患，古人称之为阳虚，一切生活功能兴奋之疾患古人称之为阳亢，一切内分泌不能管制，水分不能充分吸收、蒸发之疾患，古人称之为阴盛，一切内分泌不足，水份缺乏疾患，古人称之为阴虚。消化功能，称为脾阳，肠胃分泌，称为脾阴。循环功能，称为心阳，循环血液，称为心阴。神经作用，称为肝阳，润养神经之分泌，称为肝阴。生殖功能，称为肾阳，生殖系内分泌，称为肾阴。呼吸作用，称为肺阳，呼吸系分泌，称为肺阴。假使生活功能正常，呼吸、排泄、蒸发各种作用没有任何障碍，则体内营养来源充分，各种液体分泌正常，身体是自然的健康。但是生活功能正常的原因，又实由于人体当中，各种营养液体发生之作用所致，所以古人说“阴阳互长”、“阴阳传变”、“阳生于阴”、“阴生于阳”。《景岳全书·传忠录上卷·阴阳篇》曰：“道产阴阳原同一气，火为水之主，水即火之源，水火原不相离也”。又曰：“凡人之阴阳，但知以气血脏腑寒热为言者，此特后天有形之阴阳耳，至若先天无形之阴阳，则阳曰元阳，阴曰元阴，元阳者即无形之火，以生以化，神机是也，性命系之，故亦曰元气，元阴者即无形之水，以长以立，天癸是也，强弱系之，故亦曰元精，元精元气者即化精气之元神也，生气通天惟赖乎此，经曰：得神者昌、失神者亡”。从这段话看，《景岳全书》所谓的元阴、元阳、元气、元精，实在就是人体中的生活功能同分泌作用。古今学说，是可以完全相通的，阴胜于阳，则立刻会发生功能衰弱的虚寒现象，阳胜于阴，立刻会发生炎性的虚热现象。中医把五行中的水火二字，用代阴阳，谓水胜于火则寒，火胜于水则热，水火相济，自然无病，这是很明显的物理作用，并不是玄说，所以张简斋先生所说的“人身阴阳以平衡为适，偏胜为病”这句话是很正确的说法。同时他这句话的主要意义，也绝对是指的全身功能、而不是专门指的心脏。

其次，次仲先生这一篇文章，几乎完全是以仲景《伤寒论》作为根据，《伤寒论》一书，为我中医之圭臬，不容非议，不过《伤寒论》中所称的阴阳，是否可以完全包括“阴阳”二字在人体中的一切涵义，我觉得这实在有研究的必要，其实《伤寒论》中所谓的阴阳，不过是指代虚实状况而已，并不能包括“阴阳”二字在人体中的一切涵义。尤其是论中所谓“三阳”、“三阴”更是代表一切热病所经过的某一阶段的名词，绝非如次仲先生所谓的脉搏之弹力及至数比较增加则统称之曰：“三阳”。脉搏之弹力及至数比较减少则统称之曰“三阴”。我们详读《伤寒论》，即可知“伤寒”二字，实概括一切急性热症之变化情形而言，故《内经》有“人之伤于寒也则为病热”，《难经》有“伤寒有五，曰中风，曰伤寒，曰湿温，曰温病，曰热病”之说。仲景治风、寒、湿、温、热五种急性热病于一炉，而风寒湿温热各种疾病之阴阳、寒热、表里、虚实则以六经（三阳、三阴）归纳之。凡急性热病之初期，可用发表方法，使病毒从汗而解者，谓之太阳病，故太阳病提纲曰“太阳之为病，脉浮头项强痛而恶寒”，又曰“脉浮者病在表可发汗”。使病在太阳阶段不解，病毒入侵三焦淋巴系统，使淋巴还流发生障碍，可用和解同疏通水道之方法，不必发汗，亦不必攻下，使正气增强，因而痊愈者，谓之少阳病，故少阳病提纲曰“少阳之为病，口苦咽干目眩也”，又曰“本太阳病不解，传入少阳者，胁下鞕满，干呕，不能食，往来寒热，尚未吐下，脉沉紧者，与小柴胡汤”。使病在少阳阶段，仍不解，身体中发热日久，水分因而耗散、干涸，可用攻下方法，或生津退热方法，以存阴液，使生活功能得以调和，病体因而痊愈者，谓之阳明病，故阳明篇之提纲曰“阳明之为病，胃家实是也”，又曰“何缘得阳明病，答曰若发汗，若下，若利小便，此亡津液，胃中干燥，因转属阳明”。若至阳明阶段仍然不解，则病人体力消耗过度，首先引进消化功能衰弱者，谓之太阴病，故太阴篇之提纲曰“太阴之为病，腹满而吐，食不下，自利益甚，时腹自痛，若下之必胸下结鞕”。使于此时医者仍未予以适当之治疗，阻止其病势之进行，或病人体力已衰，难以挽回，则病人心脏衰弱，遂入少阴阶段，故少阴病提纲曰“少阴之为病，脉微细，但欲寐也”。病至最后关头，体力与病毒最后决战，造成所谓“阴盛格阳”、“回光返照”之现象，体力胜则生，体力败则死，虚实互见，寒热错杂，此谓“厥阴”阶段，故厥阴病提纲曰“厥阴之为病，消渴，气上撞心，心中疼热，饥而不欲食，食则吐蛔，下之利不止”。

综上所述《伤寒论》中所谓之三阴三阳，实为一切热病经过阶段之代名词，殆无疑义，层次井然，岂容统称。其余各论，所称之阴阳，亦不过指代广泛之虚实情形而言，绝不能包括阴阳二字在人体中之一切涵义，此亦即张介宾先生所谓之“凡人之阴阳，但知以气血脏腑寒热为言者，此特后天有形之阴阳耳”。次仲先生在文中引仲景之言曰“经络府俞，阴阳会通，元冥幽微，变化难极，自非才高识妙者，岂能探其理致哉”，余亦有感于斯言。

（原载《新中华医药月刊》，1945 年第 4 卷第 2 期）

我对“上工不治已病治未病”的认识
（1955年）

《江西中医药月刊》六月刊登了田成庆和荆小俦二同志的两篇有关中医“上工不治已病治未病”的讨论文章，看了之后，心里有些意见也想谈一谈。荆小俦同志一月份所发表的文章《怎样学习中医学》，遗憾得很，我没有见到，目前一时也找不到该刊，因此无法参考，但仅就六月号中的两篇文章已可看出：田成庆和荆小俦二位同志在“上工不治已病治未病”这个说法的认识上是持有完全相反的看法。田同志认为这个学说是“值得骄傲与自豪的祖国医学宝贵的重要学说，是祖国医学的指导思想”，而荆小俦同志则认为“上工不治已病治未病”的这种学说是“中医惯有的吹牛话”，是“中医旧书中夸大的唯心部分”，并谓“那个时代也不可能有预防为主的进步思想……”等等。我认为荆小俦同志对这个问题的这样提法，似乎太武断了一些，我不能同意，因此愿就上述两个问题提出我自己的认识，来与荆小俦同志讨论一下，希望能通过讨论把这两个问题弄得更明确一些。

首先我想谈一谈第一个问题，中医“上工不治已病治未病”这个说法是不是“吹牛话”呢？未谈此问题以前，我认为有必要先认识“预防”二字的含义及“预防”二字所包含的范围。医学上“预防”二字的含义，照说是不难了解的，因为顾名思义就可以知道，所谓预防者不外下列二点；一是在疾病发作之先能用各种办法加以制止，使疾病根本不会发生，这是最好的办法；而另一点则是如不幸已经发生疾病，则应该想出各种办法来制止病势的蔓延或病情的加重。关于疾病发生的原因，现代病理生理学已很明确地告诉过我们：“疾病发生是由于机体与周围环境相互关系的失调所造成的，在这种失调上，一方面由于外界环境在强度上或份量上发生异常，另外一方面则是机体本身由于某种原因，对外界环境适应性的降低的结果”。现代病理生理学又告诉过我们：“任何疾病都是全身整个机体的疾病，而无所谓全身与局部的区分，机体内任何一种疾病，都是受到病因影响后在各种器官和系统所发生的病理过程互相联系起来，成为复杂链锁反应的结果。”由于预防的含义及发病的原因以及机体受病以后的病理生理上的链锁变化既如上述，因此“预防”二字所指的范围那就很明确了，简言之，即在机体未发作疾病以前消除外界致病动因，加强机体抵抗能力及适应性；在机体已发生疾病之后，则加强机体内在的病理调节机制，打破机体的病理链锁，以截断其恶性循环，使病势不致蔓延，病情不致恶化（当然这两者的关系也并不是孤立的，而是互为因果互为联系的，我们不应把它断然割开）。那么什么是外界致病动因呢？现代病理生理学也告诉过我们：外界致病动因是多方面的，气候上的变化、物理化学方面的刺激、生物性病原、精神方面的因素等等，都是疾病发作的主要外界致病因素，而精神方面的因素在绝大多数的发病机制上占着主要地位。什么是疾病的内在因素呢？体质、年龄、性别、生理情况的特殊变化等等，都是疾病发作的主要内在因素。根据现代病理生理学的结论，疾病的发作是外因决定于内因，一般性的外因如不在内因相互作用下，是不能构成疾病的。

从这里，很明显地可以看出“预防”二字的范围是多方面的，绝非单独只在生物性病原上着眼，搞防疫注射才算预防，而其他方面就不算预防。那么现在谈到正题，中医的所谓“上工不治已病治未病”这个说法是不是也合乎今天“预防为主”的进步思想呢？无疑是完全符合的，这绝对不是“吹牛话”，因为它有具体的“治未病”的内容。关于生物性病原预防方面，《中医杂志》本年二月号任应秋先生在“伟大的祖国医学的成就”一文中谈的很多，不论是药物预防方面，利用节令推行防疫运动方面，消灭传染媒介方面，预防接种方面以及公共卫生方面，中医都已有了初步的概念与具体的措施，可以参看原文，我不重复。气候因素方面、锻炼体格方面，田成庆同志也提了一些，我也不多讲了。精神因素方面在中医书上更是特别重视，《内经》上谈得很多。至于其他方面的一些因素，中医书上也都有具体的内容，《中医杂志》五月号拙著《试讨论"中医治疗体系"中的几点基本认识》一文中，中医对于疾病原因的认识一节内都曾大致提到，希望荆先生参看指正，也不拟在此赘述。这些都是中医对预防疾病于未发之先的具体内容，不能算是"吹牛话"的。至于中医预防疾病于已发作之后治疗上的预防处理，则更是中医治疗体系上的特色。荆小俦同志文中说到《伤寒论》"少有空泛理论，处处是证候，条条是方法，而中医的真价值也就恰在上面"，这话是完全正确的，因为张仲景氏"辨证论治"的基本精神无一不贯注着"上工不治已病治未病"的基本原则在内，随便举几个例吧："若酒客病，不可与桂枝汤，得之则呕，以酒客不喜甘故也"。"太阳中风，脉浮紧，发热恶寒，身疼痛，不汗出而烦躁者，大青龙汤主之。若脉微弱，汗出恶风者，不可与服之，服之则厥逆，筋惕肉瞤，此为逆也。""疮家虽身疼痛，不可发汗，汗出则痓。""自汗出，若发汗，小便自利者，此为津液内竭，虽硬不可攻之，当须自欲大便，宜蜜煎导而通之，若土瓜根及大猪胆汁，皆可为导。"仲景书中这类条文多得很，仅就上述几条，可以说无一条不包含着"上工不治已病治未病"的预防疾病的恶化和病势的蔓延的基本精神在内。我们常说中医的治疗特点不同于西医的对病治疗，而是"辨证论治"。而"辨证论治"的基本精神就是贯注着一种"预防"概念，这一点与所谓的对症疗法有其本质上的不同。而这个"预防"概念，则是在"上工治未病"的思想指导之下建立的，所以我完全同意田成庆同志的说法："不治已病治未病决不是旧医书里专惯有的吹牛话，而是值得骄傲与自豪的祖国医学宝贵的重要学说，……是祖国医学的指导思想，它贯彻在祖国医学各方面，它既作用于发病之先，也作用于已发病之后。”这是很正确的说法，因为这是完全合乎事实的。然而荆小侍同志好像很不赞同这一点，如田成庆谈到气候因素中的“避寒就温”等预防措施，荆小侍同志认为，“这只可以说是常识，倒并不是什么宝贵的重要学说，也并不是上工治未病的真象……”，不错的，“避寒就温”是一个常识，但是遗憾的是这个常识却并没有为过去的“科学”工作者所重视，而今天却因为在先进的苏联医学思想指导下重视起来了。目前高级医学院校教材中对于若干急性感染疾患尤其是呼吸系统的急性感染，如急性非特异性上呼吸道感染、支气管炎、大叶性肺炎等等，其发病机理“受凉”是一个最主要的因素，因而在预防上避免受凉，注意保暖，是一个首要的预防项目。又如田同志引到了《淮南子》上的一些健身防病，类似现代医学中动静疗法的记载，而荆同志则认为“这样的引证，将使一切古典文献的养生学说都成为这一句话的有利注解，不是严谨的治学方法。……”，我很难体会荆同志这样说话的意思，我认为如果中国古典文献的养生方法确实有用的话，那就根本谈不到什么是不是有利注解，因为它本身就是“上工治未病”的具体内容。事实上精神因素在今天的医学领域中已经起着首要的决定性作用，苏联最新的内科学教材中几乎无一个疾病的发病机理中不提到精神因素的作用，预防方面也几乎无一个疾病不谈到精神因素的重要性。根据这些例证，所以我认为中医的所谓“上工治未病”是有内容的，而且在本质上与现代医学无任何违背之处，绝对不是什么“唯心夸大部分”，更不是什么“吹牛话”。

荆小侍同志认为“上工治未病”属于“吹牛”的主要根据是《难经》，因而认为“上工治未病”只是“一种原始的五行生克说”。我不大同意以这样态度来读中医书。我觉得我们读中医书应该从本质上来认识与分析问题，不能把中医书中的东西一字一句的用现代生理病理知识生吞活剥的来分析它。比如说，阴阳五行学说在本质上不过是古人从经验中已经体会出：机体在发病过程中是整体的、与外界环境是统一的、机体内部各组织器官是有联系的，是相互协调、相互制约的，因而定出来的一种假说，并没有什么玄妙难测的地方，而只是一种很朴实的观察归纳而已。问题只出在以后若干人解释阴阳五行的一套理论，他们想入非非，这样才把朴实的阴阳五行学说拉入了玄妙之途。这一点荆小俦同志文中也提到："这种原始的五行生克学说，在中医里面发展下来，一小部分结合了实践，形成五行生克疗法，这一小部分具有实践材料的还有研究价值，而另一部分发展到清朝的'命门相火'，以黑白太极图形来解释生理的玄学，那真是越钻越进牛角尖了！"这是对的，但荆小俦同志接着说："这些钻牛角尖的古人，正是中了'上工不治已病治未病'的毒，才走了两千多年的弯路"。这一点我就不能同意了。我认为这些人正因为是不懂得"上工治未病"的基本精神，因而才没有从"治未病"这方面去作多方面的研究，而把自己关在读死书的牛角尖里。与"上工治未病"的基本精神何干呢？可谓风马牛不相及。荆小俦同志又提到《内经》"粗守形，上守神"的问题。而认为当时是将唯物论者（守形的）当作粗工，而唯心论者（守神的）当作上工了，这话真能这样解释吗？可不可以说成所谓"粗工"就是指只知道机械的、片面的、教条的来看问题，而"上工"则是能很全面的、很灵活的来看问题呢？事实上中医书中所谓的"形"与"神"则正是这样解释。中医诊断上常说什么"形神合参"，西医看病也首先注意病者神志，这样的"神"也可以说成是"唯心论"吗？显然是不可以的。于此可见"神"的含义是多方面的，岂能根据一个字来遽下断语。再说，如果守形就是唯物论者，那么魏尔啸就应该是典型的唯物论者了，那么我们为什么却说魏尔啸氏的细胞病理学说是唯心的，是反动的呢？我们读中医书必须要从本质上来认识它，从多方面来分析它，一家之言尚不可从，更何况是一字一句！荆小俦同志这样的读书方法，我想是应该值得考虑的，从前余云岫骂中医的唯一法宝就是专门从中医书上许多字面上来推敲，结果是他认为中医一无是处。而今余云岫死了，盖棺定论，余云岫已经成为了阻止中国医学进步的一个罪人，对余云岫思想现在已正在继批判王斌思想之后而展开批判，我们还能继续用余云岫的观点来对待祖国医学遗产吗？显然是不能的。

其次，再谈一谈“那时代”可能不可能有预防为主的进步思想的问题。按照荆小俦同志的意思是：“那时代也不可能有预防为主的进步思想的”，并且说：“这种思想一定要在进行社会主义建设时代，政府一心一意为人民谋福利的时代，才能具体产生，文化是政治经济的反映”。这些话表面上看好象是振振有词，其实这些话是完全错了，不过说这样话的在荆小俦同志以前还有人在，最典型的就是王斌。王斌就是认为在一定的政治经济基础上，产生一定的医药卫生组织形式与思想作风，因此认为中医是“封建社会”的“封建医”，而把中医医学与“封建文化”同等看待，把中医的真正价值一笔抹煞。在今天医药界正在大张旗鼓批判王斌思想的时候，而荆小俦同志却发出了与王斌类似的论调，如果不是有意，那么我认为荆小俦同志的思想是够疏忽的。现在我摘录一段本年四月八日《健康报》载董和知同志批判王斌的“封建医学”的文章与荆同志看看：“我们都知道，马克思列宁主义者认识客观世界，要看各种事物的社会联系及其作用，并从而获得对待一切客观事物的态度，医学是一种社会现象，它既不算作社会基础，也不是上层建筑，它不过是能为社会基础和上层建筑服务罢了，所以它也不会随着社会基础的消灭而消灭，医学是由历代人们的知识发展和随着其他科学的进步而逐步提高起来的，医学的作用，主要是给人们治疗和预防疾病。医学本身能为封建阶级服务，同时也能为农民服务，它使用在资本家和工人身上的效果是同样的，它在哪个社会里，都可以不变的为社会服务，所以医学本身是没有阶级性的。王斌把中医医学与‘封建文化’同等看待，是不对的，因为医学并不反映地主思想，也不反映农民思想，当然也不反映阶段斗争的情绪，医学还不能算作阶级的意识形态，它不过是以一种科学技术的活动出现的，医学通过技术活动与人的机体发生作用，既使是公共卫生学，能改变人民的风俗习惯，但它本身不固定表现某个阶级的利益，所以医学不能与宗教道德艺术哲学文化相提并论”。荆小傣同志在文章里不是也把《庄子》、《孙子兵法》等书的形容语句拉来和《黄帝内经》混在一起么？不也提到文化是政治经济的反映么？当然医学也不可能脱离当代哲学的影响，所以董和知同志在文中也提到：“在封建社会里，许多学者自觉不自觉的把时代的世界观带进医学中去，不可避免的受着当时哲学思想的影响，但是医学本身始终还是一种自然科学，它的阶级性是使用者的问题，所以对于任何医学，不管它是成熟的、不成熟的，中国的、外国的，都应该加以重视和批判的使用，新的医学是从旧的医学中提高起来的，新医学、旧医学同样可以成为治病的技术，把它硬作为‘上层建筑’对医学来说是毫无意义的。”我决无丝毫意图认为中医学术理论是百分之百的完善无缺，《中医杂志》五月号拙著《试论“中医治疗体系”中的几点基本认识》一文中也曾提到，中医学术体系中实包含着有两种成份，一种是合理核心即中医临床实际应用部分，另一种是核外赘生物即其穿凿附会的玄诞理论部分。我们应接受其合理核心部分而摒弃其核外赘生的玄诞部分是完全应该的。如何鉴别什么是合理部分呢？简单的以现在的尚幼稚的科学水平来作尺度是不行的，只有以能否实际应用为标准，能用之于实际的就接受它，不能实际应用的，只好暂时保留它。“上工治未病”的基本精神是正确的，其具体内容如前文所举是可以用之于实际的，所以我们说它是合理的，是祖国医学的宝贵遗产；而后人在某些地方解释它的理论如《难经》有关各条是穿凿附会的，是无法用于临床的，所以暂时还只能认为它是核外赘生物，是不合理的部分，只能暂时保留它。这两方面是不能混淆的，如果我们因为《难经》有了这样一些空洞不着边际的解说，就把“上工治未病”的基本精神及其他各方面的具体内容都加以一概抹煞，那样作可以吗？这恐怕才不是严谨的治学态度。至于荆小俦同志提出那些应该学习的材料，不能算是错，但以步骤上来说，现在提出未免太早了，那是属于今后中国医学进一步的研究问题，目前西医中医还只能在交流的阶段，还只是在一般学习的阶段，由交流到合流，由合流到提高，中间还要经过一个相当长的过程的，哪里是那样简单的事。

（原载《江西中医药月刊》，1955年）

用砒治疗哮喘的我见（1956年）

《上海中医药杂志》本年二月号刊出了姜春华先生著《砒对于支气管哮喘之特殊疗效》文章一篇，看完之后，心里有点意见想谈一谈，可能很不成熟，但仍然愿意提出来与姜春华先生讨论一下。

砒剂能治疗哮喘，根据中医临床经验及姜春华先生的许多引证，这当然是可以肯定的。不过砒剂是不是肯定能治支气管哮喘？砒剂能治的喘究竟应该是哪一类哮喘？这就是我要想谈的问题。

我认为支气管哮喘症是一个现代医学所用的独立病名。病原方面大家都一致认为属于过敏性疾患。支气管哮喘在症状上有哮喘，但哮喘仅属一个症状，并非支气管哮喘症所独具，它可以发生在许多疾病之中，因此如在未经详细科学诊断除外其他疾病以前，仅仅根据症状或依据中医文献中“哮喘”之名，就加以肯定为支气管喘息而认为砒剂对之有特殊疗效，我想这样恐怕是不很合适的。

砒剂能治哪一类的哮喘呢？笔者的意见是：应该说砒剂对

于“热带嗜酸性白细胞增多性哮喘症”有特效，这样比较更为合适些。这个病虽然为现代医学知道至少已有30年之久，但在国内报告尚不很多，因此略加简单介绍。

本病病原现在尚非十分明确，但在所有各项病因假说中，以滤过性病毒感染为最有力。这个病以热带为多见，我国上海、广州等地均有病例报告。发病季节每年九、十月雨季开始后，发病数有明显增加，在一般慢性病例中，咳嗽每于冷天吹风加重。本病临床症状，据文献报告，起病多属徐缓，主要症状为咳嗽气喘，早期一般为干咳，无痰，少数有痰，可极粘稠而呈玻璃样透明，发亮，咳嗽渐频发，尤以夜间及清晨为显著，若干例于白昼毫无咳嗽，此种刺激性之咳嗽，每于寒冷或阴雨湿度增加时加剧。晚期病例，痰量可增加，但多无脓性痰亦无恶臭，咳嗽剧烈时，痰中偶有鲜明血液出现，咳嗽逐渐加重，渐至每次发作均伴有喘鸣及呼气性困难。若干病例有规则地于夜间或清晨发生类似支气管性哮喘之发作，有时一夜可发数次，至次晨乃渐缓解，至于体征方面多数病例均有支气管痉挛现象，全胸部均可于呼气时听到响亮性鼾音，可以有脾肿大及淋巴腺肿大。化验方面，主要为嗜酸性白细胞高度增加，一般百分率在20%至70%之间，最高者可达92%。本病一般治疗无效，砷剂治疗有特效，一般应用之砷剂有卡巴砷，醋阿砷，马法生等。由于本病与支气管哮喘症状有相似处，往往单根据症状与体征甚难鉴别，同时支气管哮喘亦有嗜酸性白细胞增多，因此即使根据化验有的亦难免发生错误诊断，所以事实上对本病误诊为支气管哮喘者亦并不少见，但是如加注意，仍然可以根据下列各点加以鉴别：

1. 支气管哮喘常有过敏性家族历史；2. 无发热；3. 白细胞总数不增多；4. 嗜酸性白细胞甚少超过30%；5. 无脾脏肿大；6. 无X片胸像上的特殊变化；7. 砷剂治疗无效。

由于上述，可见砷剂对治疗热带嗜酸性白细胞增多性哮喘是特效，而对支气管哮喘症是无效。现代医学并且以这个作为鉴别诊断之一。据此，所以笔者认为砒剂治疗哮喘是有效的，中医的经验及中医文献上的报告都是具体的事实，不过究属于哪一类的哮喘，这是我们应当加以区别的问题。因此，根据以上所述，则中医文献中所谓的砒治哮喘，笔者认为与其是指治疗支气管哮喘有效，则宁勿说是指治疗热带嗜酸性白细胞增多性哮喘有特效，比较更接近实际一些。因为在现代医学鉴别诊断困难时，以治疗来确定诊断，亦为不得已而常用的一种方法。当然，在姜春华先生文中所介绍的各种方剂，亦并非仅止砒剂一种，尚有其他药物。这类药物是否可能对于支气管哮喘有疗效，我们暂不考虑，但对于“砒对支气管哮喘有特殊疗效”一点来说，我认为仅就文中所介绍的材料而言，是不能令人满意的，希望能提出更多的材料，以资证实。

现代医学发现砷剂对于本病有治疗作用，还不过10多年的历史，而且出于偶然。1936年末Weisgarten氏用“914”治疗一染有梅毒之热带嗜酸性白细胞增多症患者，注射后发现白细胞总数及嗜酸性白细胞数均有下降，自觉症状亦同时消失。1938年开始了解砷剂治疗嗜酸性白细胞增多症的价值，乃开始有计划的应用“914”治疗，并证实其为一迅速有效的特效药物，而祖国医学早在宋代就已经开始用砷剂治疗哮喘，这是祖国医学的光辉，同时为我们今后应该如何去开发与探讨祖国医药文化遗产的宝藏指出了方向。我们值得骄傲，也值得加倍努力。

（原载《上海中医药杂志》，1956年11月号）

再谈“砒对支气管哮喘之特殊疗效”问题（1957年）

《上海中医药杂志》本年一月号姜春华同志就我去年十一月号《用砒治疗哮喘的我见》一文提出了“砒对嗜伊红性哮喘

有效，是否可以因此否定了它对支气管哮喘有效?”的问题，这个意见我认为很好，值得我们对此问题进一步深入分析研究。因此再来谈谈我对姜同志所提出来的问题的一些个人看法，可能还是不成熟的，仍希望姜同志多加指教!

首先我想谈谈关于嗜酸性白细胞增多性哮喘症，在国内发病情况是不是真正很少见的问题。如果仅据以往文献上的病例报告来说，好像这个病在中国确实是少见的；不过这当中有一点我认为是值得注意的，即这个病在解放前几乎没有一例报告，解放以后，则几乎年年均有。这是什么原因呢?以前的“少见”，是真正的少见?还是诊断上的问题呢?作为一个研究来说，我认为这是应该值得来考虑的问题。1954 年第二号《中华内科杂志》阎林肯氏在《热带嗜伊红白细胞增多兼哮喘症》一文中谓：“所谓热带嗜伊红白细胞增多症，在我国文献中虽仅有数例报告，但据我个人观察，该病并不少见，仅作者在东北某院作短期会诊工作中于三百余例结核病患者中即发现该症约二十例，以后在南京方面亦续有发现。”1954 年第六号《中华内科杂志》楼方岑氏在《热带嗜酸性白细胞增多症》一文中亦谓：“根据本病分布广泛，国内存在，或不如想像之少，因此值得我们加以注意。”可见现代医学者也已经早就考虑到了这方面的问题而初步认为本病并不少见。事实上在西医临床方面从前认为非常罕见的疾病，现在由于诊断技术及认识上的提高而屡有发现者甚多。因此我们似乎不能因为过去文献上对本病报告不多，而毫不考虑我们用含砒药物治疗有效的“哮喘”患者，其中有为嗜酸性白细胞增多症的可能。我认为砒剂治疗嗜酸性白细胞增多性哮喘症有特效，已经成为今天医学界所肯定了的事实，而砒剂治疗支气管性哮喘，到现在为止，仍只能说正在研究的过程中。在尚未得出肯定的结论以前，对于砒剂所能取效的患者首先考虑一下嗜酸性白细胞增多症，其次再来考虑另一方面的问题，以求所得出的结论是更有根据的结论，我想在研究方法上来说这总是应该的。

至于嗜酸性白细胞增多症的诊断及与支气管哮喘症的鉴别诊断方面，血象上的变化虽然是特点之一，但这并不是完全绝对的。嗜酸性白细胞增多性哮喘症，其嗜酸性白细胞据文献报告一般虽均在20%～70%之间，但其间变化甚大，楼方岑氏在1954年第六号《中华内科杂志》《热带嗜酸性白细胞增多症》一文中报告谓："血液检查有时须反复行之，因若干病例中白细胞总数及嗜酸性白细胞的数值可有甚大波动，Treu氏曾见一例患病已十年，病史及症状均甚典型，但嗜酸性白细胞仅5%，因此未予特效治疗，半年后复诊时，病情并未改变，但嗜酸性白细胞高达75%，另一例嗜酸性白细胞于五个月时间，由7%升高至80%，通常认为白细胞总数在一万以上，嗜酸性白细胞在15%以上即有诊断意义。"由于嗜酸性白细胞增多症，其血相中嗜酸性白细胞变化波动如此之大，加以支气管性哮喘患者一般嗜酸性白细胞也有增加，高者可达30%。因此这就大大地增加了本病与支气管性哮喘症鉴别诊断方面的困难。也正因为如此，西医在本病诊断及鉴别诊断方面，除了提出须根据患者之病史及体征多方面来观察分析以外，更特别提出了砷剂的疗效是本病诊断鉴别诊断上的重要特点。楼方芩氏在上述文献报告中对于本病与支气管性哮喘症的诊断及鉴别诊断方面也特别指出了砷剂对热带嗜酸性白细胞增多症疗效佳良为其特点，而认为对支气管性哮喘症无效，楼氏这篇文章是温习了国内外数十种有关文献的总结性报告，是有根据的。因此我认为如果在我们尚未得到砒剂治疗支气管性哮喘确亦具有特殊疗效的肯定结论以前，即置前人报告于不顾，这是不很合适的。

其次我再想谈谈的是，我完全相信姜春华同志的临床观察及天津寒喘丸的疗效统计；不过我认为这当中值得注意的是天津市立总医院所用来作治疗统计的验方是寒喘丸而并非纯砒。寒喘丸的成份据天津市立总医院报告所载为生信石、淡豆豉、江米粉，按照中医文献记载其中淡豆豉为发汗解表下气药物亦有平喘作用，更何况据我所闻有的药肆制淡豆豉时往往系合用麻黄制作，这就更有可能加强淡豆豉的平喘作用，虽然其用量不多，但作为研究工作来说，如果在未作分组对照研究以前，即单凭主观想像以为淡豆豉仅为赋形剂并无治疗作用而置淡豆豉本身性能，或砒石与淡豆豉合用情况之下所可能产生的作用不顾，我想这是值得考虑的。事实上天津市立总医院的报告也只是"寒喘丸治疗支气管喘息的观察报告"而并没有结论出："砒对于支气管哮喘之特殊疗效"；报告的是寒喘丸的疗效而不是单纯报告砒的疗效，这样说我认为还是合适的。至于姜春华同志是不是在临床上作过这种对照研究，单用纯砒作过治疗观察，从文章中我看不出来。从砒剂治疗哮喘有特殊效果这一节中只能看出姜春华同志是习用紫金丹，而紫金丹中也有淡豆豉，因此令人难作结论。其他治疗方面，如天津市总医院还用化痰粉，化痰粉的成份，据报告为贝母、炮姜、半夏，这些药物临床上一般均认为有祛痰平喘作用。姜春华同志在临床上除了用上述紫金丹外，是否还用过其他对症药物呢？我不清楚。不过这些方面，作为疗效统计来说，我想都应当列入分析之中，至于姜春华同志要我提出用砒治疗支气管哮喘无效的病例来作证明的问题，遗憾得很，我个人没有用单味药物治病的习惯，加以我思想上目前也没有考虑用西医的办法来作单味药物肯定疗效的工作，所以我不敢随便根据印象提出结论。我对姜春华同志文章之所以提出一点个人看法，其理由是：一方面因为有西医文献中的根据，二方面是姜同志文章中对于："砒对于支气管哮喘之特殊疗效"这一点结论，我认为根据不足，事实上我在十一月号拙见中也并没有完全否定姜同志的意见，我记得我是这样说："但对于砒对支气管哮喘有特殊疗效一点来说，如仅就文中所介绍的材料而言是不能令人满意的，希望能提出更多的材料以资证实。"我的目的只是希望姜同志能够多提出一些材料来证实"砒对于支气管性哮喘的特殊疗效"以便大家能根据这些材料更好的来认识此一问题而已。好在姜同志在最近的文章中已经谈到有关疗效的分析正在研究中，以后将要公布。我想我所提出的一些问题一定都能在这个分析材料中得到解答。如果通过这个材料能把砒对于支气管性哮喘的特殊疗效肯定下来，那么不单我可以于此学习到许多东西，而且还可以改变国内外西医学者们“砷剂对于支气管性喘息无效”的这一认识。对今后的诊断及治疗上来说，都是有很大贡献的，我企盼着。

（原载《上海中医药杂志》，1957 年 7 月）

反对抛开中医理论进行中医研究工作
(1957 年)

最近《健康报》发表了龙伯坚同志所写的《中医研究工作中的几个问题》一文。文中所提出的某些论点，我认为还有值得商榷的地方。龙伯坚同志主张动员全国高等医药学院找线索，虽然没有详细谈找的方法，但从其所要动员的人力以及对于中医理论体系的看法暂不考虑来说，大概不外是拿着西医的认识为标准来找，也就是觉得还可以用西医知识来理解，或者印象中这是西医的什么病而用中医某方某药治疗有效的就是线索。我认为这是一个很笨的方法，会像龙伯坚同志所说的“大海摸鱼”。我认为科学的找线索方法，应该是首先找规律，中医临床治疗规律就是中医的理论体系，绝大多数的中医在临床上都是根据它处理疾病，绝大多数的中医文献也都是根据这些规律来认识与分析问题。因此，我们如果要找线索，我认为第一个线索是中医的理论体系。而龙伯坚同志提出找线索却主张暂时不考虑中医理论体系，这样，把可以作为指导性的线索——中医理论搁在一边，而发动广大人力漫无边际地去找所谓“线索”，我体会不出这种研究方法的科学性究竟在什么地方！

至于肯定疗效方面，我不反对应该利用现代科学的成就来进一步的肯定中医的临床治疗效果，但我却不同意用现在的一些病名诊断作标准来肯定中医疗效。因为科学的诊断应该能够从这个诊断上看出这个病人的全身情况，而不是仅仅能看出这是个什么病。现在的西医诊断，据我所知的或者是根据病原的类别，或者是根据病变的部位，或者是根据某一个局部方面的特征，因此它所能诊断的，顶多也只是这个“病”，而不一定能完全诊断这个具体的“病人”。而中医治疗的对象，则往往是针对治疗这个“病人”，而不一定是针对这个“病”，所以西医的诊断与中医的治疗本身就存在着一定程度上的矛盾。举例来说，同一被西医诊断为“肾炎”的患者，中医由于患者全身综合症状的性质不同，因而在诊断与治疗上也就往往不同。《中华医学杂志》1955 年第 5 号北京医学院王叔咸教授等发表的十一例肾炎治疗结果报告，其中所举治疗上有显著效果的两例，按照西医诊断都是肾炎，但第一例中医认为属“阴”，予“实脾饮”及“金匮肾气丸”而见效。第二例则认为属“阳”，予“舟车丸”而见效。这两类方剂，其性质是一“攻”、一“补”，是迥然不同的。试问假如我们要以西医诊断来作为肯定中医疗效的唯一标准的话，那么，“实脾饮”、“金匮肾气丸”是治疗肾炎的有效方呢？还是“舟车丸”是治疗肾炎的有效方呢？我想单凭西医的肾炎诊断来作标准，不从中医体系上来加以认识的话，恐怕就很难据此作出结论了，再如 1955 年中医治疗的乙型脑炎，据报告一般效果很好，但 1956 年乙型脑炎流行时，仍按 1955 年的治疗方法进行治疗，效果非常不好，以后改变了方法，治愈率又显著增高。这个现象又如何解释呢？这类例子在临床上所见很多。假如有这样一些研究中医的同志，他们根本不重视这些现象，只抱着一个西医诊断来统计中医疗效，其结果必然觉得中医治疗方法往往是验于此而不验于彼，对这个病人特效而对那一个病人也许就无效。例如所举肾炎患者的治疗，如只顾西医的诊断，不管中医“辨证”的这一套，“阳证”的患者偏偏用实脾饮。“阴证”的患者，却用舟车丸，其结果恐怕不但不能达到治疗的效果，反而会出大的问题。这样，我们如不检查自己的研究方法，反而埋怨中医夸大疗效经不起科学考验，这是公平的么？这是科学的研究态度么？龙伯坚同志虽然在研究的方法中还提出了临床生理和病理的观察，周密的对照，详尽可靠的记录，长期追踪，足够的病例统计等等。如果首先在“西医诊断”这一大前提下来谈观察、对照、追踪、统计，必然只能围绕着西医诊断来进行，因此，就绝对不能发挥这些科学研究方法应有的作用。也许龙伯坚同志会问，西医诊断不能肯定中医疗效，指导中医治疗，那么何以能肯定西药疗效，指导西医治疗呢？我认为这是一个体系问题。西医诊断是在西医体系上建立的，比如大叶肺炎，西医在发病机转上认为多半是由于肺炎双球菌的感染，其病理变化上主要认为是肺的一叶或肺叶的一个肺段有了病变，因此在诊断方面，不论是细菌学检查、X光检查、物理诊断、病历采取等各方面也就处处不离上述病变引进的征象，而青霉素则正是抑制球菌生长甚至有杀菌作用的特效药物，因此也可以肯定青霉素对于大叶肺炎的治疗特效。其病因、病理、药理是在一个体系上的。所以西医诊断在目前来说虽然有其局限的一面，但因其体系一致，它还能肯定西医的疗效，因而也就可以用来直接指导西医的临床。而中医治疗体系，至少在目前来说，不是从病原着眼，主要是综合患者全身情况，区分其症状属性来作治疗。因此不管你是什么病，只要你表现的症状性质属于那方面，中医就可以按那方面来作治疗。比如说乙型脑炎与流行性脑脊髓膜炎在西医的认识上是两回事，因为它们在病原上不同，治疗效果也不同。但中医则不是这样认识，虽然在具体处理上，中医还是因人因地而异，但一般来说，中医认为其症状性质是近似的。因此在治疗上也往往采用同一类治疗方法。

也许有人说：如此说来，中医不过是对症疗法而已，西医也有对症疗法，有什么特别呢？这样说法也是不对的，因为中医的对症是针对症状的性质处理，而不是仅仅针对症状。西医的对症疗法除了对某种对症药物过敏外，或对于某种药物的解毒作用机构有障碍者……以外，一般对症处理方面，例如头痛者，似乎任何人都可以给点 APC 一类的药物；失眠患者，任何人都可以给点鲁米那一类的药物；便秘患者，任何人都可以给点硫酸镁一类的药物；腹痛患者，任何人都可以用点颠茄一类的药物……。这样对症处理，虽然在西医临床上也有一定作用，但往往不能根本解决问题，而且有时也不一定能产生真正的对症作用。而中医的“对症”则与此大不相同，事实上中医药物中也很少有像上述西药一样的对症药物。任何一个症状，中医认为在性质上都有表、里、寒、热、虚、实之不同，因此，其诊断上也首先综合患者全身情况来区分其性质，然后再针对其性质来具体处理。以“头痛”来说，桂枝汤可以治头痛，承气汤也可以治头痛，吴茱萸汤也可以治头痛，十枣汤也可以治头痛……；以腹痛来说，芍药甘草汤可以治腹疼，承气汤也可以治腹疼，理中汤可以治腹疼，建中汤也可以治腹疼……；以便秘来说，承气汤可以通便，补中益气汤也可以通便……；以失眠来说，酸枣仁汤可以治失眠，栀子豉汤也可以治失眠，温胆汤也可以治失眠……。例子很多，举不胜举。但是这些方剂在性质上都是各不相同，有的甚至相反，应该用承气汤治头痛的，如用桂枝汤必定痛得更厉害。应该用大承气汤通便的，如用了补中益气汤，大便必然更加秘结。如何来鉴别这些症状的不同性质，中医是有一套理论来作指导的，我们要作中医研究工作，要肯定中医疗效，如果离开了中医理论体系，硬拿西医的诊断作标准来生吞活剥，这就好像用话剧的艺术形式来评论京剧，用西洋画的笔调来衡量国画，除了觉得一无可取以外，必定是格格不入了。

中医的这一套治疗体系是不是永远停留在现阶段，永远与西医格格不入呢？我认为不论从哪方面来说都不是的。为了使将来中西医合流及为新中国新医学的成长打下基础，我个人完全赞同利用现代科学方法来进行中医研究工作。不过我认为应该是有步骤地来进行，必须分为三步走：

第一步应该先从整理研究中医文献着手：要求通过中医文献的研究整理，把中医的理论和临床系统起来，使中医本身能够通过这一步骤获得一个初步的共同标准，不至于再象过去一样因宗派门户之见而人人言殊。整理的方法可以采用现代科学形式按基础与临床两大部分进行研究和整理，理论部分以确能指导临床者为搜集内容，临床部分以确能实践于临床者为搜集内容。收罗文献不必太广泛，初步以中医经典著作及各代具有代表性的一些中医文献及近代一般中医经验为基础，先求一般，然后再求深入。在一般的基础上，如有新的发现可以随时增加内容。作这项工作的目的有二个，一个是可以为学习中医者提供系统的、全面的中医教材，减少初学者在学习过程中不必要的困难和障碍；另一个是可以为以后中医进一步的科学研究提供系统的材料，减少在进一步研究过程中的盲目摸索。这项工作可以完全交由中医来担任，如果所组织的力量是真正能够产生力量的力量，我估计两年到三年之内是可以初步完成的。

第二步，是用较新的方法来肯定疗效，为今后的中西医学合流创造条件，我认为可以采取中西医双重诊断的办法来肯定中医的疗效，也就是在西医病名诊断之下同时注出中医诊断，初步可以采取中医对于症状性质方面的诊断如阴、阳、寒、热、表、里、虚、实……，以及中医病理、生理方面的诊断如风、寒、暑、湿、燥、火等名称即可。举个例来说，比如一个腹疼、腹泻、里急后重、脓血便的患者，假使经西医检查确诊为细菌性痢疾以后，我们就可以根据其全身症状及其病史，依据中医的认识划分其性质，在西医细菌性痢疾诊断下加具属“表”、属“里”、属“实”、属“虚”、挟“风”、挟“寒”、挟“湿”、挟“燥”等等诊断。这样的诊断方法，我认为至少有下列三点好处：其一，可以因此把中医的治疗与中医的理论体系有机的联系起来，可以真正的据此来肯定与分析中医的治疗效果，不至于只单纯的在验方验药上下工夫。其二，可以借此初步的把中西医在临床上直接结合起来，同时还可以初步弥补目前西医病名诊断上所存在的机械性与局限性的某些缺点，使医生可以借这样一个综合性的诊断而对于这个患者大致能有一个整体轮廓。其三，可以在诊断与观察治疗的过程中，通过综合诊断和综合认识，逐渐摸出一些规律。从而可以逐渐使中医由症状上的归纳、分析得出来一些概念，得到一些现代科学的论证，为将来中医的进一步科学研究工作创造良好的物质基础。这项工作，可以通过一般中西医共同来作。在这种诊断方法的原则下，龙伯坚同志所提的肯定疗效的六项手续，如正确诊断、病理和生理的观察、对照、可靠记录、长期追踪、病例统计等都用得上，因为只有在这种诊断原则之下，这些方法才能对肯定中医临床疗效产生真正的临床效果。

第三步，是要在前两步已经有了初步结论之后才能找进一步的理论根据，来研究具体的治疗机转。这项工作是极其艰巨的工作，应该有完善的研究条件与高水平的科学研究人员。研究人员中还不能单纯是第一流西医专家，恐怕还需要其他有关科学家及有丰富学识经验的中医共同来合作。龙伯坚同志所提的研究方法，我认为放在这一步，大致上来说还是合适的。

中医研究工作是一个复杂而艰巨的工作，因此我们的研究方法必须是要有步骤、有计划地来进行，绝对不是单凭主观意向一蹴而成的。中西医学合流，必须是先要经过一个交流过程，在这过渡时期中的研究工作，必然也需要一个过渡时期的研究办法。龙伯坚同志提出的一些意见，其主观意图可能是好的，大概是要想一下就用现代科学为标准来对中医作结论。不过科学上的结论我认为不是那样简单的，西医里面的好多东西，据我所知，现在还画着问号，搞不清楚的还多得很呢！因此我认为龙伯坚同志所提出来的一些研究问题，即使有其正确的一面，但在现在来说，似嫌过早。

（原载《健康报》1957年2月16日）

评五行学说及其对中医学正反两方面的影响（1976年）

《新医药学》杂志一九七五年第十期发表了陈建中同志《对五行学说的形而上学论必须批判》的文章，读了之后，有些不同看法。为了使这个问题在讨论上能够更加深化一步，以利于更好更快地发掘、整理、提高祖国医学遗产，也想谈谈自己对这个问题的认识。

一、关于五行学说的产生与发展问题

早期的五行学说，大约产生在我国古代殷周之际，它是我国古代劳动人民在长期的生活和生产实践中对物质世界的一种认识。它首先指出了水、火、木、金、土这五种物质是当时人民生活、生产中所不可缺少的东西，也是构成自然界正常变化的五种重要物质元素，如所谓："水火者，百姓之所饮食也；金木者，百姓之所兴生也；土者，万物之所资生，是为人用。"（《尚书·大传》）

其次，早期的五行学说也同时指出这五种物质之间是互相联系的，互相作用的。只有在这五种物质互相作用的情况下，这五种物质才能更好地为人们生活和生产产生作用，上引《尚书·大传》文中明确地把水火和饮食联系起来，把金木同兴生，亦即与生产劳动联系起来；把土同万物生长联系起来。春秋时代宋国的子罕也指出："天生五材，民并用之，废一不可。"（《左传·襄公二十七年》）周幽王时，史官伯也提出：

"以土与金木水火杂，以成百物。"（《国语·郑语》）这里一则曰："民并用之，废一不可。"再则曰："以土与金木水火杂。"亦即认为只有在木、火、土、金、水互相作用之下，才能"成百物"。十分明确地指出了木、火、土、金、水这五种物质之间的互相作用，互相联系的密切性及其与人类当时生产生活中的重大意义，这实际上也是五行学说中生克概念最早的萌芽。

再其次，早期的五行学说也同时运用了木、火、土、金、水这五种物质之间密不可分的相互联系、相互作用的关系，以推论自然界中一切物质变化都是一个相互联系、相互作用的统一体。早在殷代甲骨文卜辞中，就已经有了东、南、西、北、中五方的概念，《尚书·洪范》中，更明确地提出了五行的特性，并把它与五味联系起来，如所谓："水曰润下，火曰炎上，木曰曲直，金曰从革，土爰稼穑，润下作咸，炎上作苦，曲直作酸，从革作辛，稼穑作甘。"《内经》中则更进一步提出了自然界中一切物质变化，都同木、火、土、金、水这五种物质一样，它们之间都是一个互相联系、互相作用的统一体，如所谓："木得金而伐，火得水而灭，土得木而达，金得火而缺，水得土而绝，万物尽然，不可胜竭。"（《素问·宝命全形论》）应该说明，这里所引的《尚书·洪范》一书，虽然在本书的作者方面，现在看法还并不一致，有人认为《尚书》中的《洪范》一篇，是子思一派儒家所伪作，但也有人认为《洪范》中只是有些部分是后人的解释混入正文，不承认完全是伪书。我认为即使此书是子思一派的儒家所伪作，但荀子的提法，亦只认为是："按往旧造说。"（《荀子·非十二子篇》）这里所谓"按往旧造说"，实际上也就是说是按以往的说法加以歪曲和篡改。杨荣国同志说："……子思所'按'的五行的'往旧'，这五行的'往旧'，也就是殷周之际的民间所传播的五种朴素的物质原素说。"（杨荣国：《中国古代思想史》）"这种朴素唯物主义的五行说，当是长期地在民间普遍流传，所以古代文献中才有这方面的记载。"（杨荣国：《简明中国哲学史》）我同意杨荣国同志的看法，因此我认为对于《尚书·洪范》中所述的内容，也要认真分析，区别对待。上引《洪范》中的内容，我认为是从水、火、木、金、土这五种物质本身的特性及其与其他物质变化现象来联系的，是具有朴素的唯物主义认识的，是子思“按往旧造说”的“往旧”，不能因为以后混入的一些“五事”、“五福”等“造说”，便把《洪范》中所述的内容全部抹煞。

根据以上所述，我认为已不难看出，早期的五行学说，其中心思想是，自然界是物质构成的，并以五行之间的相互关系和作用，联系到自然界中的一切物质变化也都是互相联系，互相作用的。从这一基本认识出发，所以尽管其中所述相互关系上或联系归类自然物质变化上有其不够确切或以偏概全之处，但其基本认识则是具有朴素的辩证唯物主义内容的。陈建中同志在所著文中把早期的五行学说，仅仅提到了“这种把世界本源看成是五种物质的认识，否定了上帝主宰创造世界的神话”的地位。并认为，“原始五行说是没有生克概念的，也没有按行归纳事物的含义”，我不能同意这种看法。

由于这种朴素的唯物主义的五行学说是我国古代劳动人民在生活与生产的实践中，对物质变革的一种认识，因此从西周至春秋战国时期，五行学说便常常和阴阳学说一起，被发展运用于对自然现象的解释，并逐渐成为解释天文、历法、医药等自然科学的理论工具，但同时也被儒家思孟学派所歪曲、篡改，用以附会人事，解释社会，使之为反动统治服务。由于早期的五行学说曾被儒家所剽窃、歪曲和篡改，因此流传下来的五行学说，便有了极其复杂的内容，其朴素的辩证唯物主义认识论与形而上学、唯心主义认识论同时存在，精华与糟粕混淆不清，因此如何正确对待和运用五行学说，儒家和法家便各有其截然不同的两种态度，两种认识而成了历史上儒法斗争中的一个重要内容。

二、历史上儒法两家在对待和运用五行学说上的两种态度

在如何对待和运用五行学说方面，历史上的儒家和法家是针锋相对的，截然相反的。儒家硬把五行学说附会政治人事，硬把五行之间的相互关系看成固定不变的东西，并与“天意”直接联系起来，说成是非人力所能改变的，完全歪曲、篡改了五行学说的朴素辩证唯物本来面目，把它变成了形而上学，唯心主义的东西，企图以此来为其反动政治目的服务。例如：战国时期的思孟学派，在《尚书·洪范》中便硬把五行学说附会到人类行为的“五事”上去，并把“五事”与“五福”、“六极”等联系起来，孟轲更提出了什么“……五百年必有王者兴。”（《孟子·公孙丑下》）战国末期邹衍则把思孟对五行学说的歪曲和篡改更推进一步运用到历史的更替方面，以五行生克而论著所谓“终始五德之运”。如所谓：“木德代土德”，“火德代金德”，“水德代火德”，“土德代水德”等等。汉董仲舒也硬说什么“人副天数”，把一年春夏秋冬四时天气变化，硬说成是由于天的爱严乐哀的结果，如所谓：“是故气暖者，天之所以爱而生之，秋气清者，天之所以严而成之，夏气温者，天之所以乐而养之，冬气寒者，天之所以哀而藏之。”（《春秋繁露·阳尊阴卑》）“春气爱，秋气严，夏气乐，冬气哀，爱气以生物，严气以成功，乐气以养生，哀气以丧终，天之志也。”（《王道·通三》）硬说：“王道之三纲，可求于天。”（《春秋繁露·基义》）硬说“五行”是“天次之序”，五行相生，体现天的恩德，五行相胜，体现天的刑罚，并大叫：“道之大，原出于天，天不变，道亦不变。”（《汉书·董仲舒传》）而宋代朱熹也硬说：“气则为金木水火，理则为仁义礼智。”（《文集·答陈器之》）等等。

与此相反，历史上的法家在运用五行学说方面，多数则只限于用以解释自然现象，根本不涉及政治人事。《内经》中有

大量篇幅谈到“五行”的归类问题，但却没有一个字涉及到儒家所谓的“五事”，“五福”，“三纲”，“五常”等内容。法家在对待“五行”的态度上，强调“五行”之间的一切变化，都只是一种自然现象，与“上天”毫不相干，认为一切在人，只要认识并掌握了自然现象的变化规律，人就可以胜天。早在战国时期，荀子就对儒家鼓吹的天命观针锋相对地提出了“天行有常，不为尧存，不为桀亡。”“疆本而节用，则天不能贫；养备而动时，则天不能病；循道而不贰，则天不能祸。”“大天而思之，孰与物蓄而制之，从天而颂之，孰与制天命而用之?”（《荀子·天论》）并对思孟之流歪曲、篡改五行学说大加抨击，骂他们是“造说”，是“僻远而无类，幽隐而无说，闭约而无解。”（《荀子·非十二子篇》）对于一年春夏秋冬四时气候与生长收藏的关系问题，《内经》更直接驳斥了董仲舒之流把自然界的生产收藏现象，归之于天之喜怒哀乐的反动谬论，明确提出了：“夫气之生与化，衰盛异也，寒暑温凉，盛衰之用，其在四维，故阳之动，始于温，盛于暑，阴之动，始于清，盛于寒。春夏秋冬各差其分。”（《素问·至真要大论》）“生因春，长因夏，收因秋，藏因冬。”（《素问·阴阳离合论》）“成败倚伏生乎动，动而不已，则变作矣。……故非出入则无以生长壮老已，非升降则无以生长化收藏。”（《素问·六微旨大论》）认为自然界中的生长收藏现象，春之生是因为春温，夏之长是因为夏热，秋之收是因为秋凉，冬之藏是因为冬寒，而季节气候的变化，则又是由于自然界中不断运动变化的结果，并且认为这种变化不但是可以认识的，而且还可以根据它的变化规律而加以控制的，所谓：“通天之纪，从地之理，和其运，调其化，使上下合德，无相夺伦，天地升降，不失其宜，五运宣行，勿乖其政。”（《素问·六元正纪大论》）明张介宾更进一步强调了人的作用，明确地提出了：“栽之培之，倾之覆之，此天之制命于人。……成我之天成于有而由乎我。……慎则人能胜天。”（《景岳全书·先天后天论》）在具体运用五行学说方面，法家从来不主张机械地生搬硬套五行学说中的一些具体内容，而认为有常有变，要根据具体情况，具体分析，区别对待，并强调要把五行学说中的一些推断和具体实际表现结合起来，而最后仍以实际表现为准。早在战国时期的墨家就明确地指出了："五行无常胜，说在宜（多）"（《墨子·经下》）。《内经》虽然在《天元纪大论》等七篇大论中用了大量篇幅介绍了运用五行学说推算气候变化的公式，但同时却又十分明确地指出对于这些运算公式还必须通过实际测定和观察来验证它，如所谓："因天之序，盛衰之时，移光定位，正立而待之。""夫六气者，行有次，止有位，故常以正月朔日平旦视之，睹其位而知其所在矣，运有余，其至先，运不及，其至后。"（《素问·六元正纪大论》）这些运算正确与否，主要是看它与自然气候变化的实际情况是否相应，如所谓："燥胜则地干，暑胜则地热，风胜则地动，湿胜则地泥，寒胜则地裂（固），火胜由地固（裂）。"（《素问·五运行大论》）明确地提出绝对不能机械地运用这些运算公式，如所谓："至高之地，冬气常在，至下之地，春气常在。"（《素问·六元正纪大论》）"地有高下，气有温凉，高者气寒，下者气热。"（《素问·气交变大论》）不能把它看成完全绝对不变的东西，如所谓："时有常位，而气无必也。"（《素问·至真要大论》）强调五行学说在具体问题运用方面的当否，最重要的是看其能否确切反应于具体实践之中，明确地指出："善言天者，必应于人，善言古者，必验于今，善言气者，必彰于物。"（《素问·气交变大论》）以后历代不少法家人物在对待和运用五行学说方面，也都是一方面承认五行学说的一些朴素辩证唯物认识内容，但另一方面也都认为不能机械地生搬硬套，如宋·李觏就曾提出五行之间，"相生未必吉，相克未必凶，用之得其宜，则虽相克而吉，用之失其宜，则虽相生而凶。"（《删定易图序论》）沈括也明确提出："大凡物理有常有变，运气所主者常也，异夫所主者，皆变也，常则为本气，变则无所不至。"并且认为有的人运用不灵，实际上都是

由于不善于运用和生搬硬套的结果，如所谓："今人不知所用而胶于定法，故其术皆不验。"（《梦溪笔谈·卷七》）

综上所述，可以明显地看出，历史上的儒法两家在学术上都涉及到五行学说，但是他们在对待和具体运用上，则完全是针锋相对的。历代的法家人物对于五行学说，总是给以唯物的解释，在运用上总是辩证地来运用它，而儒家则总是歪曲、篡改五行学说中的朴素唯物辩证内容来宣扬他们的唯心主义思想，并以之为他们的反动政治立场服务。因此历史上儒法两家在对待和运用五行学说方面的分歧，绝对不是一个单纯的学术争论问题，而是两个立场，两种世界观，两条路线斗争在这个问题上的反映。近代对于五行学说特别是对于祖国医学中运用五行学说，长期以来也存在着不同意见和争论，多数同志我认为是学术见解上的分歧，这不奇怪，相信通过讨论，一定会得出一个正确结论。但也有极少数的人，坚决站在民族虚无主义立场上，硬把儒家歪曲、篡改了的"五行"内容，强加在中医学中的"五行"运用上，硬把某些法家人物旨在批判儒家对朴素五行学说的歪曲篡改的论述，断章取义的拿过来转向中医学中丰富的理论知识和宝贵的临床经验进攻，企图以此达到废医存药的罪恶目的。余云岫就是其中一个代表人物，早在1917年，他就抛出了他所著的《灵素商兑》坚决站在崇洋媚外、民族虚无主义的立场上，猖狂地向中医进攻，余云岫企图消灭中医的手法是十分狡猾而恶毒，他所用的手法大致有这么几手，其一：他打起所谓的"医学革命"的旗号，大叫："废除旧医，是为了科学。"实际上却大肆贩卖崇洋媚外，全盘西化的货色；其二：为掩盖他的崇洋媚外的本来面目，有时他也故作姿态地把中医学中的某些认识摆到历史地位上，当古董来评头评足，实际上则完全否定中医学的现实作用和当前研究它的现实意义；其三：突出地攻击我国古代劳动人民与疾病作斗争的经验总结性著作《内经》，在攻击《内经》之中又集中矛头攻击《内经》中的阴阳五行学说，并在此基础上全部否定中医学理论，如所谓："通观灵素全书，其为推论之根据，演绎之纲领者，皆以阴阳五行为主，故阴阳五行之说破，而灵素全书几无尺寸完肤。"（《医学革命论集·卷一·灵素商兑》），其实他在《灵素商兑》中对于五行学说，既无商，也无兑，综观全文，寥寥数行，只不过剽窃了《荀子·非十二子篇》中的一段话，就来了个："乌足与议论哉，故一切不复置辩。"把法家旨在驳斥儒家思孟之流歪曲篡改五行的"道说"的议论，别有用心地拿来攻击中医，想把《内经》这一部闪烁着辩证唯物主义思想光辉的我国古代人民与疾病作斗争的经验总结性著作一棍子打死，以期达到他"堕其道都，塞其本沅"从而全部否定中医的罪恶目的，其四：把中医临床治疗效果，诬蔑为："数千年以人命为尝试，积之既久，幸中偶合者，日益加多，犹多言之必有中。"（《灵素商兑·引说第一》）关于余云岫，二十多年前即受到了应有的批判，这里不想再多提他了，但是他攻击中医的手法，倒值得我们注意。我们对待我国古代文化遗产，究竟抱什么态度？对于中医学理论在临床实践中的重要作用，究竟抱什么态度，我认为值得我们认真地加以讨论。

三、对五行学说的分析与批判

前已述及，五行学说其中心思想是：自然界是物质构成和演化的。五行之间是一个互相联系，互相作用，密不可分的统一整体，并进而以五行之间的相互关系和相互作用，联系到自然界中一切物质变化也都同五行一样是一个互相联系，互相作用，密不可分的统一体。从这一基本认识出发，所以我认为五行学说是有其朴素的辩证唯物主义认识内容的，为了说清楚这个问题，这里我想着重从以下几个方面来对五行学说进行讨论和分析。

首先，谈谈五行学说产生的物质基础问题。

原始的五行概念的形成，看来是比较明显的，那就是我国古代劳动人民在生活与生产的实践活动中，发现了木、火、土、金、水这五种物质在当时人民生活和生产中的重要作用，并且从实践中逐步发现这五种物质之间的相互关系。但我认为这些认识恐怕还只能被认为只是对木、火、土、金、水这五种物质本身当时的认识和了解，而不能随便认为这就是五行学说，只有到了原始的五行概念逐步被抽象成为一种哲学概念，并用之以阐述说明自然界中的其他自然现象时，原始的五行概念才能被认为发展到五行学说阶段。因此我不能同意把原始的五行概念直接就上升到哲学概念而另提什么“五材说”的提法。

五行由原始的五行概念发展成五行学说，真是如陈建中同志文中所说的“人为的牵强附会成的，其主观臆测多，客观根据少”吗？我认为不对。早期的五行学说，其基本认识仍然来自于古代劳动人民的生活和生产实践；是在实践的基础之上上升成为哲学概念的。《周易》有记载：“古者庖牺氏之王天下也，仰则观象于天，俯则观法于地，观鸟兽之文，与地之宜，近取诸身，远取诸物，于是始作八卦，以通神明之德，以类万物之情。”（《周易·系辞》）《内经》也一再强调研究医学必须要：“上知天文，下知地理，中知人事。”（《素问·六元正纪大论》）“通天之纪，穷地之理”。（《素问·气交变大论》）高保衡，林亿等序《内经》也明确指出《内经》之作是“上穷天纪，下极地理，远取诸物，近取诸身，更相问难”（《重广补注黄帝内经素问序》）而成。这里所谓的“八卦”，其中包含着阴阳五行的内容。《内经》这部书确实是以阴阳五行学说为哲学思想来阐述中医学理论的医书，但是这些认识的提出，根据上述，明显地可以看出，绝对不会是由主观臆测而来，而是“仰观象于天，俯观法于地”，也就是仔细观察自然现象，“观鸟兽之文与地之宜”，也就是仔细观察自然界中各种动植物的生长变化情况，并“近取诸身，远取诸物”，也就是联系自己的切身感受以及周围环境对自己的影响分析总结而来，并用之“以通神明之德，以类万物之情”，也就是把它用来作为一般认识、分析、概括自然界事物变化的论理工具，基本上是来源于客观实践。这当中包含着古人大量的宝贵的实践经验。正因为五行学说基本上是来源于客观实践并上升成为理论作为一个古代哲学思想提出来的，所以在我们看到五行学说中的一些“比附”，“归类”运用时，便不能仍然简单地以原始的五行概念来对待它，而也要相应地把它上升到一种哲学思想来认识和分析它，不能一概都认为是“主观”。以自然界季节气候为例来说吧，从季节与风向的关系，风向与气候的关系，气候与生长的关系来看，每年春季，风向东风，气候温暖，树木生长；夏季，风向南风，气候炎热，盛夏潮湿，树木茂盛；秋季，西风，气候转凉，农作物成熟，树凋叶落；冬季，北风，气候寒冷，生物蛰藏，如此等等。五行学说就这样自然地把木、火、土、金、水的属性和春夏秋冬，东南西北，温热寒凉，生长收藏等自然现象联系和归属起来，而这些自然现象难道不基本符合我国自然气候的一般实际情况吗？当然由于历史条件的限制，而我们以后还要谈到，五行学说本身也还有其形而上学、唯心主义的内容，再加上历史上的儒家也有意识地加以歪曲篡改和利用，因此在有的比附归类中确有主观唯心的东西。但我们必须看到五行归类中，特别是在对古代自然科学如医学、历学、天文学等方面，也确有不少古代劳动人民在生活和生产实践中的宝贵经验在内，有它的客观物质基础，例如五味（酸、苦、甘、辛、咸）、五色（苍、赤、黄、白、黑）、五脏（肝、心、脾、肺、肾）、五脉（弦、钩、濡、毛、石）、五态（怒、喜、思、悲、恐）、五变（握、厥、哕、咳、慄）等等，都可以作如此观。尽管这些归属，从今天来看，还有其很大的局限性，不能说全无问题，但基本上是属于古代人民在实践中积累下来的可贵经验，而我们至今仍可运用之于医学实践之中，应当加以重视，不能因为它们头上也都标上了个“五”字，便与儒家所谓的“五伦”、“五事”等混淆起来，不能因为它们也属于五行中的比附归类而不加区别地一概抹杀。

其次，再谈谈五行学说中五行之间的相互关系问题。

五行学说中五行之间的相互关系有两个，一个是“相生”关系，一个是“相克”关系，所谓“相生”，即相互资生，如木生火，火生土，土生金，金生水，水生木等。所谓“相克”，即相互制约，如水克火，火克金，金克木，木克土，土克水等。五行之间任何一行与其他四行之间都同时具有这种生克关系，五行之间，不是生我，便是我生，不是克我，便是我克。以木为例，木与土的关系是相克关系，木与火的关系是相生的关系，木与金的关系是相克的关系，木与水的关系是相生的关系。木行如此，其他四行亦然。这就是说任何一行都与其他四行密切相关，任何一行的变化都可以直接或间接地影响其他四行，无一例外。并以此说明自然界中任何物质和物质现象都是互相联系，互相作用的，没有任何一个物质可以超然孤立于其他物质活动之外而毫不相干。这种认识，从哲学思想上来看，无疑的是一种朴素的辩证唯物主义的认识。

再其次，谈谈五行学说中五行之间的运动观念问题。

五行之间的生克关系，五行学说认为并不是绝对固定不变的，而是在那里不断地运动和变化着，而一切变化的发生则正是五行之间运动不已的结果。五行之间的运动不已，则又是由于五行之间盛衰盈虚的结果，强调了“气有多少，形有盛衰，上下相召，而损益彰。”“形有盛衰，谓五行之治。”“动静相召，上下相临，阴阳相错而变由生。”（《素问·天元纪大论》）“成败倚伏生乎动。”（《素问·六微旨大论》）“太虚寥廓，五运回薄，衰盛不同，损益相从。”（《素问·五常政大论》）《内经》中有大量篇幅论述五行之间的“太过”，“不及”，“胜复”，“乘侮”等，基本上都是从五行之间的运动观念来阐述和讨论。

五行之间的生克关系，五行学说认为主要是“克”。所谓“克”即制约。“相克”，即五行之间的相互制约，也可以理解为相互对立两方之间的斗争。五行学说认为事物的正常生长、发展和变化，主要依靠于这种“相克”关系的正常进行而进行。《内经》明确指出："亢则害，承乃制，制则生化。"（《素问·六微旨大论》）所谓"承乃制"，亦即指五行之间的互相制约。"制则生化"，亦即指只有在五行互相制约的情况下，才能产生正常的生长和变化，明确指出"制"，也就是"克"在生化中的决定性作用。这种亢害承制，制则生化的关系，实际上也就是一般所谓的"制化"作用。制化作用的产生，其关键又在五行之间的互相制约，但是应该指出，五行学说认为五行之间的这种互相制约现象，绝对不是静止的，不变的，而是随着五行之间的盛衰盈虚不断变化。五行之间的互相制约是在五行之间不断运动的情况下产生作用。"承乃制"，是针对着"亢则害"来提的，而五行之间的运动则又是由于五行之间盛衰盈虚的结果。因此"亢"的现象是必然存在的。没有盛衰盈虚，实际上也就没有运动，如果是"亢"而有"制"，那么这种现象仍属于五行之间的"相克"现象。这种"亢"和"制"之间的过程，也正是运动和变化的过程。这也就是《内经》中所说的："夫物之生从于化，物之极由乎变，变化之相薄，成败之所由也。"（《素问·六微旨大论》）"有胜则复，无胜则否。"（《素问·至真要大论》）"五运之政，犹权衡也，高者抑之，下者举之，化者应之，变者复之，此生长化成收藏之理，气之常也，失常则天地四塞矣。"（《素问·气交变大论》）把它视为是一种正常现象，反之，如果是"亢"而失"制"，那就是五行之间的相乘或相侮了，这也就是《内经》中所说的："气有余，则制己所胜而侮所不胜，其不及则己所不胜侮而乘之，己所胜轻而侮之，侮反受邪，侮而受邪，寡于畏也。"（《素问·五运行大论》）所谓"寡于畏"，即失去了制约，因此这就是一种反常的现象，于此可见，五行学说中的制化作用，实际上是指五行之间的互相制约，其关键在于"制"。这里不存在陈建中同志在文中所谈的"至于五行制化规律（如"火克金，金生水，水克火）则是一种三点平行的多元论思想"的说法。陈建中同志的这样提法，可能是根据过去某些新编的中医教科书中把五行之间的相互关系条列成“相生”，“相克”，“制化”，“母子主从”，“乘侮”等而来。这样条列法，我看可能是为了讲解的关系，其实是不必要的。因为五行之间的关系实际上就只是“相生”和“相克”两重关系。母子关系实际上就是相生关系，主从关系实际上就是相克关系。相克关系在正常情况下就是制化关系，在反常情况下就是相乘相侮关系。后世有的如“子复母仇”等说法，其目的无非想以此说明五行相关，其中心仍然是着重在五行之间的相互制约关系上，那种把五行生克同制化乘侮，母子主从平列的提法，反而混淆视听，我认为值得商榷。

根据上述三个方面的分析，我认为五行学说其中心思想与辩证唯物论的认识，在某些认识上是有其相似之处的。辩证唯物论认为：“辩证法不是把自然界看作什么彼此隔离，彼此孤立，彼此不相依赖的各个对象或各个现象的偶然堆积，而把它看作有内在联系的统一整体，其中各个对象或各个现象是互相密切联系着，互相依赖着，互相制约的。”（斯大林：《辩证唯物主义与历史唯物主义》）“我们所面对着的整个自然界形成一个体系，即各种物体的相互联系的总体。……这些物体是互相联系的，这就是说，它们是互相作用着的，并用正是这种相互作用构成了运动。”（恩格斯：《自然辩证法》）“有条件的相对的同一性和无条件的绝对的斗争相结合，构成了一切事物的矛盾运动”。“而斗争性即属于同一性之中，没有斗争就没有同一性。”（毛泽东：《矛盾论》）五行学说强调五行相关，强调运动，强调五行相克，制则生化。这些认识，我们认为与辩证唯物论的认识是有其相似之处。

但是五行学说还有其唯心主义，形而上学，违反辩证唯物论的另一面。五行学说违反辩证唯物论的地方，首先就是五行学说中对自然界一切事物均按五行机械归类，取类比象的认识。由于五行学说认为自然界中一切事物均可按五行归类和取类比象，因此在运用五行阐述自然界中各种事物时，便必然地受到了“五”数的限制和机械的套用而不能比较确切地反映出事物变化的本来面目。以自然气候变化为例来说，古人有："风"、"寒"、"暑"、"湿"、"燥"、"火"六气之说，但如运用五行学说阐述时，因为受到了"五"数的限制，六气便变成了"风"、"火"、"湿"、"燥"、"寒"五气。如果说所谓"暑"和"火"本属一类可归并或可勉强解释的话，那么其间的生克关系如风生火、火生湿、湿生燥、燥生寒、寒生风或风胜湿、火胜燥、燥胜风、湿胜寒、寒胜火等，就不能完全反映出自然气候互相调节的实际情况。再以人体孔窍为例来说，古人有眼二，鼻二，耳二，口一，前后阴各一窍共有九窍的说法。但如运用五行学说阐述时，因为受到了五数的限制，九窍便成了五窍，把眼耳鼻口和前后阴各视为一窍。如果眼、耳、鼻属于一类加以合并或可解释的话，那么前后阴并非一类加以合并，便很难解释了。由于如此，所以尽管古人在运用五行归类以阐述自然界事物变化过程中，其中包含着许多可贵的经验，如从哲学上来看，自然界中的各种事物变化，都各有其千差万别的内在实质，因而有些现象也很难完全用五行概念加以高度概括和具体说明，特别是以"五"为限的机械归类，取类比象的办法，那就不可避免地走上主观臆测、唯心主义、形而上学的道路去。

五行学说违反辩证唯物论的地方，其次是五行学说中的循环论认识。五行学说认为五行之间是运动不已的，但这种运动，五行学说则又强调是循环的，是周而复始的。《内经》中强调："有余而往，不足随之，不足而往，有余从之。"（《素问·天元纪大论》）"五运相袭而皆治之，终朞之日，周而复始。时立气布，如环无端"。（《素问·六节藏象论》）五行学说中的这种"五运相袭"，"周而复始"，"如环无端"的运动循环没有发展的认识，无疑是完全错误的。当然，五行学说中的这种"周而复始"，"如环无端"的认识，有其历史条件。这就是说古人虽然在生活和生产实践中，注意到了四时气候，暑往寒来，春来冬去，观察到了日月星辰的运行，今年如此，明年也如此，从而认识到了这一切都是在不断运动。但因为受到当时历史条件和科学发展的限制，不可能认识到事物运动和发展的真实面貌，所以很自然地从直观的、表面的现象来认识，并从而得出不完全正确、片面的结论。恩格斯在评论十八世纪欧洲机械唯物论时说："自然界是处在永久的运动中，当时人们也是知道这一点的，但是根据当时人们的想法，这种运动永远在同一圈子内旋转着，这也就永远是停留在同一点上，它总是导致同一结果。"（恩格斯：《费尔巴哈与德国古典哲学的终结》）毛泽东也指出："辩证法的宇宙观，不论在中国，在欧洲，在古代就产生了，但是古代的辩证法带着自发的朴素的性质，根据当时的社会历史条件，还不能有完备的理论，因而不能完全解释宇宙，后来就被形而上学所代替。"（毛泽东：《矛盾论》）看来五行学说也正是这样。

总的说来，五行学说从它的某些基本论点上来看，在一定程度上是与辩证唯物论的认识相接近的，但是由于历史条件的限制，其中有很大的局限性和直观性的地方，其中有很大的唯心主义，形而上学的成分，因而它也不能完全解释宇宙，而只能属于朴素的唯物辩证法范畴。子思、孟轲、邹衍、董仲舒之流的儒家之所以能把五行学说附会到政治人事方面，作为说明"王朝兴替"、"君权神授"、"三纲五常"的根据，这一方面固然是由于封建统治阶级对朴素的五行学说的歪曲篡改和利用，但另方面也确实由于五行学说本身有唯心主义，形而上学的另一面，所以也才能够为他们所利用，因此对于五行学说中唯心主义，形而上学的内容，我们必须加以批判并肃清其影响，这一点必须加以明确。

四、五行学说在中医学中正反两方面的影响及其地位

中医学是我国古代劳动人民在长期生产、生活及与疾病作斗争的实践进程中，逐渐积累经验，并逐渐形成理论体系的一

门自然科学。其指导思想，我们认为那也正是古人在长期的生产、生活及与疾病作斗争的实践过程中逐渐形成的一套整体观。中医学在理论上强调天地一体观，强调五脏一体观，强调人与天地相应。这就是说中医强调整个自然界是一个整体，人体内各个器官是一个整体，人与自然界又是一个整体。这种整体观念是中医学中的指导思想，也是中医学辨证论治的理论基础并贯穿在中医临床诊断、治疗、预防的各个方面。

前已述及，五行学说的形成，基本上是来自古人的生产和生活斗争实践之中，其中包含有朴素的辩证唯物主义认识。它在一定程度上也能反映出一些自然界复杂的情况。中医学中的整体观，在一定程度上也可以用它来作阐述和解释。在我国古代各种学术，一般来说都受阴阳五行学说影响的历史条件下，这正如恩格斯所指出的那样："不管自然科学家，采取什么样的态度，他们还是得受哲学的支配。"（恩格斯：《自然辩证法》）中医学也就很自然地采用了当时流行的五行学说来作为解释和阐述自己认识的论理工具，因而五行学说也就贯穿到了中医学中的各个方面。

由于五行学说中包含有朴素的辩证唯物主义认识，但同时也有很大的唯心主义，形而上学的成份，随着五行学说贯穿到中医学中的各个方面，因此这些内容也就随之而掺杂在中医学中，从而形成了中医学中现存的既有精华，也有糟粕的局面，对中医学产生着正反两方面的影响。

五行学说在中医学中所产生的正面影响主要是中医学的整体观和许多古人在与疾病长期作斗争中所积累的宝贵经验，通过五行学说的阐述，而更系统化起来。

在天地一体观方面，中医学运用了五行学说归类了季节、气候、地区、物候变化的不同特点并以此说明其间的相互关系，例如：五季（春、夏、长夏、秋、冬），五方（东、南、西、北、中），五气（风、火、湿、燥、寒），五应（生、长、化、收、藏）等。这些归类和阐述，尽管还有它的局限性或片面性，但也能反映出一些客观情况，从而说明整个自然界是一个整体。

在五脏一体观方面，中医学运用了五行学说归类了许多宝贵的经验，例如肝其华在爪，开窍于目，在声为呼，在志为怒，在变动为握，在色为青，在味为酸，在脉为弦等等。肾其华在发在齿，开窍于耳，在声为欠，在志为恐，在变动为慄，在色为黑，在味为咸，在脉为石等等。这些现象也就是五行学说中的"五窍"、"五声"、"五志"、"五变"、"五脉"等在临床中的具体运用。表面看来，好像也是属于机械归类，但实际上则均是古人在长期与疾病作斗争中的可贵经验，借五行归类而把它们联系起来。中医学还运用了五行学说中五行之间的生克关系，把人体中心、肝、脾、肺、肾五脏联系成了一个整体，即任何脏与脏之间，不是生我，便是我生，不是克我，便是我克，没有一个器官可以与其他器官无关而孤立于其他器官之外。中医学运用五行学说，把人体的各种生理外在表现用五行归类为五脏，然后再运用五行之间的相互生克关系把五脏互相联系起来，以五行之间的制化现象来说明人体各器官之间的正常生理状态，以五行之间的乘侮现象来说明人体各器官之间的病理状态。这样就把中医学中的五脏一体观在理论上系统化了起来，为中医学中的藏象学说提供了朴素的辩证唯物主义认识依据，并把古人在长期与疾病作斗争中所观察到的人体现象和宝贵的经验保留了下来，并从而说明了人体五脏之间是一个整体。

在人与天地相应方面，中医学运用了五行学说，在古人长期与疾病作斗争的经验基础上，把人与自然界统一了起来，例如季节、气候、精神情志、地区等与人体生理和病理的关系。如肝旺于春，春病在肝，风伤肝，郁怒伤肝，肝脉弦等等；肾旺于冬，冬病在肾，寒伤肾，恐伤肾，肾脉石等等。其中肝与春的关系，与风的关系，与郁怒的关系，与脉象的关系；肾与冬的关系，与寒的关系，与恐的关系，与脉象的关系等等，中医学均是运用五行学说把它们联系和统一起来，并从而说明人与自然界是一个整体。

中医学中的整体观过去一般均运用五行学说来加以阐述，因此五行学说也就大量被运用于中医学临床辨证论治之中。五行学说在中医临床辨证论治中最常用的就是用五行归类临床各种证候及体征，并据此确定疾病的部位和性质，例如，抽搐、拘急、色青、弦脉，属木、属肝、属风；神昏谵语、面赤、洪脉，属火、属心、属热；吐泻、色黄、濡脉，属土、属脾、属湿；咳喘、面苍白，毛脉，属金、属肺、属燥；遗精、阳痿、面色黑、石脉，属水、属肾、属寒等。关于疾病的定位、定性问题，上述不过略作举例，当非如此简单，但如根据五行学说在藏象上各方面的归类并结合阴阳学说八纲辨证的内容来综合分析，则中医学辨证中的定位、定性问题，基本上就是如此。其次就是运用五行学说中五行之间的相互关系来分析病机，指导治疗和预防。这就是说中医学中的辨证论治，除了根据临床表现及其与发病有关的各方面因素的条件确定了疾病部位和性质之后，还必须根据五脏相关的原理来进一步具体分析这个病位和病理的发病机转，找出这个脏器的病是怎么发生的，是这个脏器在病因作用之下直接发病呢？还是由于其他脏器的影响而发生疾病呢？疾病的性质分析也是如此，是阴病及阳呢？还是阳病及阴？是因热生湿呢？还是因湿化热呢等等。找出机转之后，即可根据病机辨证论治。举例来说，如果患者在症状表现是运动障碍或者痉挛拘急，这在五行归类上就可以列属木病，在脏器上也就属于肝病，在性质上也就属于风证。肝病的发病机转可以由于肝木自病，如郁怒伤肝，直接发病，但也可以由于其他脏器疾病影响之下发生，肝与心有我生的关系，肝与肾有生我的关系，因此心和肾有病都可以影响到肝。肝与脾有我克的关系，肝与肺有克我的关系，因此脾与肺有病也可以影响到肝。肝本脏自病在治疗上主要是直接治肝，由于其他脏器疾病的影响，那主要就要治疗其他脏器。从性质上来分析也是一样，是单纯的风证呢？还是继发于其他变化之后，是热极生风呢？还是寒盛拘急呢？还是血虚生风呢？如果单纯的风证，那在治疗上主要就是平肝熄风；如果是热极生风，那在治疗上主要应该是清热；寒盛拘急，那在治疗上主要则应该是温中；血虚生风，那在治疗上主要则应该是养血。这也就是《内经》中所强调的："谨守病机，各司其属，有者求之，无者求之，盛者责之，虚者责之，必先五胜，疏其血气，令其调达而致和平。"（《素问·至真要大论》）"治病必求于本。"（《素问·阴阳应象大论》）由于五行学说认为五行之间，母子主从相关，因此中医学在运用以说明五脏间关系时，认为子病可以及母，母病可以及子，主病可以及从，从病可以及主。这就是说一脏有病必然要影响到其他四脏。在临床上即可根据这个道理，早期处理，防患未然。这也就是中医学中所谓的"治未病"。但是应该指出，这种五脏相关认识具体运用在临床方面，必须是在"辨证"基础上进行的，说它是本脏自病或者是继发于其他器官，绝对不是陈建中同志在文中所谓的"五行学说可成为由人们采用实用主义的态度，随心所欲地加以应用的诡辩论"，而是必须在有"证"的原则下来作判断。说它是肝木自病，那就是说不论是从病变部位来说，从发病经过来说，从发病诱因来说，都只能找到与肝有关的"证"而不能找到其他。说它是继发于其他器官之后，那必须在病史上是有其他器官病变的证据，而绝对不是随你瞎说。中医学中一般所谓的："培土生金"、"益火生土"、"培土制水"、"滋水涵木"等治疗方法，都是在辨证论治的基础之上提出的，也就是说有条件的。例如"培土生金"法，只有在患者素体脾虚，脾病及肺为主的情况才用它作为主要的治疗方法，或者是在肺病已久，波及脾胃的情况下把它作为兼用的治疗方法，绝对不是一切肺病都是培土生金。《内经》中明确指出："五脏六腑皆令人咳，非独肺也。"（《素问·咳论》）提出了心、肝、脾、肾、胃、胆、大肠、小肠、膀胱、三焦诸种咳嗽，并提出脏腑不同，治疗不同，何尝把“只补脾土”当成是“治疗肺病的大法”呢？“培土生金”法如此，其他也莫不如此。至于陈建中同志在文中所提到的其他一些看法，如：“补肾水以抑肝木升发。”“木旺才能克土”而临床上，肝虚之病导致脾病的事实都是大量的。“母气盛才能生子，水亏就不能生木，出现水亏木气反旺，这不是自打嘴巴吗?”等等。看来对于中医术语中如“升发”、“克”、“旺”、“肝虚”与“肝旺”的关系等等，我与陈建中同志的理解，并不一样，限于篇幅，容以后有机会再专门分析吧，这里就不一一讨论了。再其次还应该提出的，五行学说认为五行之间的相互关系重点在“相克”，因此中医学在借用五行学说来分析病机时，也着重在“亢害承制，制则生化”，把分析病机的重点放在五脏之间的相克关系上。《内经》明确提出了“气有余，则制己所胜而侮所不胜，其不及则己所不胜，侮而乘之，己所胜，轻而侮之”(《素问・五运行大论》)和“必先五胜”(《素问・至真要大论》)的认识。由于如此，所以中医学在辨证中的定位时，便常常除了考虑疾病的本脏以外，还要考虑它所胜和所不胜的其他两脏，例如：定位在肝，常常还要同时考虑到肺和脾；定位在肾，常常还要考虑到脾和心；再根据它的性质属虚、属实，亦即有余和不及来采取相应的措施。这一认识，应如何理解，我考虑还不十分成熟，但从临床实践中，则确有明显的指导作用。现在我举两个病例来说明这个问题。其一例是：洪某，女性，36岁。患者二十多天来视力明显减退，两眼干涩，眼科检查双眼角膜有多发性点状溃疡，诊断双眼浅层角膜炎。曾予中药滋肾平肝疏风清热药多剂并同服维生素多种均无效果，因来我处门诊。初诊时，考虑眼病定位主要在肝肾，一般多属肾虚肝旺之证，因此给予滋肾平肝佐以清肝法，采用杞菊地黄汤加谷精草、夏枯草等治疗。服药1周，根本无效。二诊时，分析了这个情况，认为原来的辨证并不错，但考虑不全，根据《内经》上述理论认识，除了治疗肝肾以外，还应考虑肺脾，因此我改用了补肺气以制肝木，补脾气以反制肝木与滋肾平肝同用，兼顾肝肺脾三脏的治疗方法，改用补中益气汤加枸杞子、杭菊花、细生地、谷精草。结果患者服药六剂后，即感症状明显减轻，视力显著好转。去眼科复查，角膜点状溃疡亦明显好转，以后继续服用本方3周，即完全痊愈，恢复工作。这个患者发病以来，除眼症状以外，并无有其他肺脾气虚症状和体征，但是根据了“气有余，则制己所胜而侮所不胜”的道理，即肝旺会反侮肺，从而使肝失制，肝旺会乘脾，从而使肝气横逆。因而一面仍用滋肾平肝的办法以治疗肝的本身，而另一面则补肺气以加强制肝的作用，补脾气以使肝不能乘脾。以肝为中心，联系其所胜所不胜的关系，把治疗重点放在相胜的关系上，所以除了仍用杞菊地黄汤以外，再加上了既补肺气又补脾气的补中益气汤，这就明显地提高了治疗效果。其二例是：于某，女性，69岁。患者就诊前以肝区肿物剧痛，牙衄，鼻衄，多汗，疲乏无力，动则心悸气短，纳减，便干等症状为某三个著名医院分别诊断为：肝癌，多囊肝及肝癌合并多囊肝。多方治疗无效来诊。初诊时根据患者病征，定位在肝，定性为气阴两虚，予服一贯煎加味。服药两周，无明显效果。以后分析了这个情况，认为对这个患者诊断肝气阴两虚，原则上并无错误，但考虑不全，根据《内经》上述认识，除了养肝，还应考虑肺脾，因此除了仍用一贯煎以外，还加用了清肺、清胃的治疗方法，在一贯煎的基础上加上了竹叶石膏汤，结果患者服药半月以后，症状即明显好转，肝区疼痛明显减轻，牙衄鼻衄完全消失，精神好转，食欲增进，大便转调，血小板原已下降至7万左右。现复查亦恢复正常。以后复诊，上述治疗方法基本不变，至今已近三年。目前患者除肝区肿物仍然存在，变化不大以外，其余自觉他觉症状均不明显，现仍在休息继续治疗中。这个患者本属虚证，但根据“其不及，则己所不胜，侮而乘之，己所胜，轻而侮之”的道理，即肝虚肺便会来乘，脾也会来侮，从而使肝更虚，补之无功，因而一方面仍用一贯煎以滋肾补肝，治疗肝的本身，而另一方面则清肺、清胃以减少这两个器官对肝的压力。以肝为中心，联系其所胜所不胜，把治疗重点放在相胜的关系上，因而采用了既有清肺、清胃作用而又不伤肺、伤胃的竹叶石膏汤，这就明显地提高了治疗效果。这两个病例，可能也有人会从其他角度来作解释，但我则确实是根据“必先五胜”这个道理来指导我的治疗的。于此说明了在当前这个道理还有其指导临床实践的重要现实意义。

由于五行学说在中医学中产生着如此大的正面影响，因此中医学对于五行学说是十分重要的。《内经》中明确提出来：“夫五运阴阳者，天地之道也，万物之纲纪，变化之父母，生杀之本始，神明之府也，可不通乎。”（《素问·天元纪大论》）说明了中医学对五行学说的高度评价。

但是五行学说中的唯心主义，形而上学内容也由于五行学说掺入中医学中而对中医学产生了极大的反面影响。五行学说中唯心主义、形而上学的认识掺入在中医理论中很多，表现得比较突出的就是五运六气学说。古人以十天干和十二地支相互配合来纪年，每六十年为一周，认为天地间万物的运动变化也以此为周期，每六十年周而复始；如此往返运行，万古长存。运气学说也就按这样的循环来解释六十年周期中各个年份中的周期变化，疾病流行和疾病的预后概况。这样的认识，如果仅用于自然科学方面，由于自然变化相对地比社会变化微小，正如毛泽东所指出的那样：“整个地球及地球各部分的地理和气候也是变化着的，但以它们的变化和社会的变化相比较，则显得微小，前者是以若干万年为单位而显现其变化的。”（毛泽东：《矛盾论》）因此在一定时间和范围之内，也能反映出一部分客观情况，这也就是运气学说中的部分内容，例如主运，主气，节序等等，在目前来说对于医学、历学、农学等自然科学，在一定程度上，还有一些指导实践作用的原因。

其次表现得比较突出的是以五行学说为基础的疾病传变认识。在脏腑疾病传变问题上，由于五行学说的影响，古人强调循相克之序而传，这就是肝病一定传脾，脾病一定传肾，肾病一定传心，心病一定传肺，并把各上器官的疾病转归，预后等等，密切地和五行生克机械地联系起来，例如《内经》中所谓的“病在肝，愈于夏，夏不愈，甚于秋，秋不死，持于冬，起于春”（《素问·藏气法时论》）等等。中医学中的这种脏腑疾病传变认识，尽管也有经验成份在内，但如过于机械地来运用它，显然是唯心主义、形而上学的，也不完全符合临床实际情况。

再其次就是用五行机械归类问题。中医学中的五行归类，我们前面已提到，有些是根据经验借用五行而加以归类的，这一部分我们要重视它。但也有些归类，则纯属主观臆测，生搬硬套，例如，数目也用五行加以归类，甲乙属木，丙丁属火，戊己属土，庚辛属金，壬癸属水。日数也按单数双数区分阴阳或根据干支区分五行，并以此来判断疾病预后，例如：“发于阳者七日愈，发于阴者六日愈，以阳数七，阴数六故也。”（《伤寒论》第7条）“肝病者，愈在丙丁，丙丁不愈，加于庚辛，庚辛不死，持于壬癸，起于甲乙。”（《素问·藏气法时论》）其他如“五位”、“五星”、“五数”、“五神”、“五虫”等等，均可作如是观，这些归类法，显然是唯心主义，形而上学的东西，也显然是受五行学说机械归类的影响。

由于五行学说中符合辩证法部分和唯心主义、形而上学部分同时贯穿到了中医学中的各个方面，因此中医学中的理论部分也就精粗兼有，真伪并见，既有精华，也有糟粕。但是医学毕竟是一门需要实践的科学，在实践中其唯心主义，形而上学部分，自然难以从实践中得到验证。而五行学说当时又成为风气，影响所及，因而中医学中也就形成了一方面普遍采用五行学说，而另一方面也对五行学说提出了疑问，摆出了自己的观点。例如前述的运气学说，虽然一方面《内经》中花了很大的篇幅来谈运气的机械运算，但同时又不主张机械对待；后世学者虽然有的受阴阳五行学说的影响很深，对于运气，十分机械地应用，例如《三因方》，《圣惠方》等，按照五运六气，胪列方药，把甲子一周六十年的处方都开了出来，如六壬年用苓术汤，六戊年用麦门冬汤，六甲年用熟附子山茱萸汤，六庚年用牛膝木瓜汤，六丙年用川连茯苓汤，六癸年有黄芪茯苓汤，六己年用紫菀汤，六辛年用五味子汤等等。但是多数学者，却都不主张机械对待，例如，沈括："医家有五运六气之术，大则候天地之变，寒暑风雨，水旱螟蝗，率皆有法，小则人之众疾，亦随气运盛衰，今人不知所用而胶于定法，故其术皆不验。……大凡物理有常有变，运气所主者，常也，异夫所主者，皆变也，常则为本气，变则无所不至。……随其所变，疾疠应之，皆视当时当处之候，虽数里之间，但气候不同，而所应全异，岂可胶于一定。"（《梦溪笔谈·卷七》）徐灵胎："当时圣人不过言天地之气运行旋转如此耳，至于人之得病，则岂能一一与之相合，一季之中，不许一人生他病乎。"（《医学源流论》）汪机："百里之内，晴雨不同，千里之邦，寒暖各异，此方土之候，各有不同，所生之病，多随土著，乌可皆以运气相比例哉，务须随机达变，因时识宜，庶得古人未发之旨而能尽其不言之妙也。"（《运气易览·序》）其他如张景岳，吴鞠通等具有一定代表性的人物，也都是一方面承认运气学说，但也都不主张机械对待，而认为应该综合各方面情况来综合分析。又如对于疾病传变问题上也是一样，一方面《内经》中提出了："五脏相通，移皆有次，五脏有病，则各传其所胜。"（《素问·玉机真藏论》）但同时又提出了："五脏六腑，寒热相移。"《素问·气厥论》篇中列举了许多："肾移寒于肝"，"脾移寒于肝"，"肝移寒于心"，"肺移寒于肾"，"脾移热于肝""肝移热于心"，"心移热于肺"，"肺移热于肾"，"肾移热于脾"，"脾移热于膀胱"，"膀胱移热于小肠"，"小肠移热于大肠"，"大肠移热于胃"，"胃移热于胆"，"胆移热于脑"，等五脏六腑寒热相移的情况，并不认为是一定要循相胜之序而传。根据以上所述，我们认为已经不难看出，五行学说虽然对中医学影响很大，但由于中医学在整体观思想指导之下，在“必应于人”，“必验于今”，“必彰于物”以实践为基础的思想指导之下，仍然是自有体系的。对于五行学说中的能用以阐述自己观点的部分则采用之，其不切合实际部分，则并不机械地生搬硬套，仍然有自己的看法。于此也就说明了五行学说在中医学中的地位。尽管古人把它与阴阳并列，摆得很高，但也不过是用以阐述自己的论点，归纳自己的经验，在当时的风尚之中，把它作为一个论理工具而已。

五、正确对待五行学说，继承发扬祖国医学遗产，加快中西医结合步伐，为创造中国的新医药学而努力

中医学是我国古代劳动人民在长期生产、生活及与疾病作斗争的实践过程中，逐渐积累经验并逐渐形成起来的一门自然科学，有其自己固有的一套理论体系。其指导思想，也正是古人在长期的生产、生活及与疾病作斗争的实践过程中所形成的整体观。整体观贯穿到了中医学中的各个方面，是中医学的指导思想。

五行学说如同阴阳学说一样是我国古代的一种哲学思想。阴阳五行学说的形成，也是来自古人的实践经验，因而其中某些论点也是有朴素的辩证唯物主义认识，因而它也能在一定程度上概括一些自然界中的变化。中医学中的整体观，在一定程度上也可以用它来作阐述和解释。在当时阴阳五行学说盛行的风尚之中，中医学也就很自然地运用了当时盛行的阴阳五行学说来阐述自己的观点，归纳自己的经验，以之作为论理工具并受其影响。

由于如此，所以我们在对待中医学中的五行学说运用时，便不能不持十分慎重的态度。因为这里面不但因为五行学说中还有朴素的辩证唯物认识的一方面应该加以重视，而且还由于中医学系借用五行学说来阐述自己的论点和归纳自己的经验，这其中就包含着中医学中许多可贵的认识和丰富的实践经验在内，绝不容许因为批判五行学说中的唯心主义、形而上学认识

而把中医学在运用五行学说中所归纳的许多宝贵经验混为一谈，加以一概抹煞。对于五行学说中的唯心主义、形而上学内容，必须加以批判。但是批判必须懂得，只有懂得了，才能批判到要害上。中医学中的宝贵经验，必须加以保存和发扬。我们必须遵循毛泽东的教导："中国的长期封建社会中，创造了灿烂的古代文化。清理古代文化的发展过程，剔除其封建性的糟粕，吸收其民主性的精华，是发展民族新文化提高民族自信心的必要条件；但是决不能无批判地兼收并蓄。必须将古代封建统治阶级的一切腐朽的东西和古代优秀的人民文化即多少带有民主性和革命性的东西区别开来。"（《新民主主义论》）这就是我的基本认识。

我主张对中医学中的五行学说运用问题要持慎重态度，丝毫没有丢了五行学说就无法解释中医学理论的含意；相反，我认为中医理论的阐述和解释，必须从阴阳五行学说解脱出来，必须用辩证唯物主义、历史唯物主义和现代科学知识来研究中医学，使中医学能够得到更好地发掘、整理和提高。但是由于中医学中不论在理论的阐述或经验的归纳上都大量地掺入了五行学说，而在当前的继承、发掘、整理、提高的过程中，如果不对中医学中五行学说的运用加以认真分析，区别对待，取其精华，弃其糟粕，涉及五行学说都加以抛弃，那么势必使中医学的许多可贵的经验和认识都会被视为主观臆测、形而上学而被抛入垃圾之中。其结果就必然会自觉或不自觉地走上了废医存药的道路。我主张对中医学中的五行学说运用持慎重态度，也正是为了加快中西医结合步伐，为创造我国统一的新医学、新药学创造条件。中西医结合，我的理解，绝对不是简单地中医加西医，也不是只满足于中医的理论和经验能够得到现代医学的解释，而是要中西医互相取长补短，获得新的认识，形成新的理论。中西医结合是创新，是质变，是革命。中医学中运用五行学说所归纳的一些经验，如肝归于春，郁怒伤肝，酸入肝，其华在爪，开窍于目，色青，脉弦等等，这当中如肝病的实质，与季节气候、精神情志的关系，与饮食的关系，体征的由来以及其在临床诊断治疗上的意义等等，我认为都是中西医结合创新的内容，我们没有理由完全置古人的这些宝贵经验于不顾，认真分析古人运用五行学说归纳的这些临床实践经验，去粗取精、去伪存真，这只能使中医中的一些理论性、规律性的认识，得到更好地发掘和整理，中西医结合的步伐走得更快而绝不是相反。慎重的、有区别的、分析批判的来对待五行学说在中医学中的运用和作用，并给以一个恰如其分的评价，我认为这正是我们运用辩证唯物主义和历史唯物主义来继承发掘、整理、提高祖国医药学遗产的具体体现。由于如此，所以我认为必须正确对待五行学说，特别是要正确对待中医学中对五行学说的运用，要认真分析，区别对待，要采取十分慎重的态度。只有这样，才能更好地继承发扬祖国医学遗产，才能加快中西医结合步伐，才能更好地总结出中医学中理论性、规律性的东西，为创造新医学新药学准备条件。让我们遵照毛泽东教导的："中国医药学是一个伟大的宝库，应当努力发掘，加以提高。""古为今用，洋为中用，推陈出新。"为创造我国统一的新医药学而努力奋斗吧！

以上的一些认识，由于自己水平很差，错误之处，一定很多，希望能够得到大家的指正和批评。

（原载江西中医学院《新医药资料》，1976年第2期）

回首学医四十年（1981年）

一、我的老师

我于1921年出生于四川省重庆市。祖父是一位中医，父亲也深知医理。在我懂事以后，父亲就在谋生之余，教我读

《医学三字经》、《医学实在易》、《汤头歌诀》、《药性赋》、《针灸百症赋》一类医书。这样，我自幼就对中医感兴趣，希望自己将来能当一个医生。

我 19 岁时高中毕业，由于家境不宽裕，便考入重庆市邮局作邮务员。工作是很繁忙的，但一有空，就读些医书。其时正值抗战期间，南京医界名流云集山城，如陈逊斋、张简斋、承淡安等等，俱属当时宿彦。他们在诊余举办中医讲座，我经常去听讲，因此有机会拜识陈逊斋老先生。我佩服陈老的学识，于是拜他为师。从此，我就正式走上了学习中医的道路。

我的老师在中医理论上造诣很深，临床经验十分丰富。他以研究《伤寒论》、《金匮要略》为主而兼及各家，著述甚多，曾汇集为《逊斋医学丛书》（其中有《中医生理学》、《中医病理学》、《伤寒论浅注补正》、《金匮要略浅注补正》、《新温病学》、《新针灸学》、《新中药学》等）。我从师后，陈老就给了这套书。我在侍诊之余，反复研读，使我对中医学有了比较系统的认识和了解，为我以后进一步学习打下了良好的基础。在当时的条件下，这套书没有机会正式出版，多系油印本，《伤寒补正》、《金匮补正》二书虽系石印本，但印数极少，因此流行不广。我手边仅有一套，焚于重庆解放前夕的“九·二”大火，片纸无存。近年来，本想着手整理一下老师的学术思想和临床经验，但几次提笔，均因手头没有原始资料而中止。愧对老师的培育和教诲，一想起来，心中就十分难过。

陈老师要求很严，又十分耐心。他很注意学习方法，强调立足点要高，一定要从经典学起，旁及各家，然后由博返约。他认为《伤寒论》、《金匮要略》应该是临床家的“看家本领”所在。在此基础上，上溯《内经》，下及后进，才能对中医学有系统的了解。在具体方法上，他十分推崇《素问·著至教论》中所提出的“诵”、“解”、“别”、“明”、“彰”五个字。他说：不能诵读，怎么对原书精神有所了解？不能理解，怎能区别什么是好的，什么是不好的？不能区分好坏，怎么能作到心中明了？要是你自己都不能明白清楚，又怎么能有所发挥？所以，我一开始学医，老师就要求我背诵《伤寒论》、《金匮要略》原文，背诵经络走向及穴位，并且在我侍诊时，经常结合病人情况提出问题要我当场回答，口述方名要我开药，口述穴位命我扎针，甚至何以用此方，何以用此穴，亦穷加诘问。一旦处方开不完全或找不到穴位，老师就勃然变色，自己提笔开方，自己动手扎针，弄得我面红耳赤，坐立不安，只好下死功夫，夜以继日，不敢稍懈。到今天我对于中医经典著作中的重要段落还能背诵一些，这与当年老师的严格要求分不开的。

老师治学十分强调“博学”、“审问”、“慎思”、“明辨”、“笃行”十个字。

老师博学。他不但精于中医，上至《灵》、《素》，下至各家都很熟悉，同时也注意西医之长。他常说，中西医学术理论体系不同，但都是一个目的治病救人，其间必有相通之处，不妨取它之长，为我所用，不必存门户之见，互相攻讦。因此他在注解《伤寒论》、《金匮要略》时，也曾经利用过某些西医的生理、病理知识来论证中医论点。

老师喜问。他十分重视他人的见解和经验。他常说：人外有人，天外有天，一个人知识是有限的，只有多学多问，而且不耻下问，才能不断提高自己。我在从师学习期间，经常见他就经络、穴位、针刺等问题，向承淡安先生请教。有时病人在叙述病史中，谈到过去服什么药有效时，他马上便深一步问下去，方药、剂量、服法，皆一一记录下来，有时，他甚至为某种药物的品种、规格、炮制方法去请教药店的老药工。

老师善思。他说，“尽信书不如无书”，学医一定要多动脑子，要多问几个为什么，要看它合理不合理，要反复深入，不惜打破砂锅问到底。有一次，一个病人拿出一张以前的处方，方上脉案中有“左脉数”之句，老师当时就问我：“左脉数，右脉数不数？”我一时不知所措。老师说：“你动动脑子嘛！左脉数，右脉不数，可能吗？”

老师明辨。他不迷信古人，不拘于注家之言，敢于以自己的理解和临床经验，提出新的看法，原文不可通之处，甚至改正原文。如《伤寒论·太阳篇》97条“血弱气尽，腠理开，邪气因入，与正气相搏，结于胁下”，他认为“气尽”不可解，改作“气少”；94条“太阳病，未解，脉阴阳俱停，必先振慄，汗出而解”，他改“停”为“弱”，《金匮·痉湿暍篇》：“病者身热足寒，颈项强急，恶寒，时头热，面赤目赤，独头动摇，卒口噤，背反张者，痉病也。若发其汗者，寒湿相得，其表益虚，即恶寒甚；若发汗已，其脉如蛇，暴腹胀大者，为欲解，脉如故，反伏弦者，痉。”他指出“其脉如蛇”句，诸注家皆在“蛇”字上做文章，什么样的脉象是“曲如蛇”呢？指下体会不到。其实应是指疾病的动态变化，以脉言证。一种情况是“暴腹胀大”，即由太阳而阳明，此际往往可一下而愈；如脉反伏弦者，为痉病未解。从全段来看，不外说刚痉可用汗法，汗后有三种转归：一是误汗虚其虚，一是欲解，一是原病仍在，无何变化。如此等等，皆能发前人所未发。

老师笃行。认为理论和实践要紧密结合。要在临床实践中运用所学到的理论，熟练它，印证它，发展它。老师诊务繁忙，日诊百人，审谛精思，俨若谳狱，是非明辨，赏罚分明。勤于实践，数十年如一日。

老师不论作文、教学，都主张要深入浅出，通俗易懂。我开始学医时，对表证发热、里证发热的机理，总理解不好。老师就以“有孔木桶”为例对我解释。他说：木桶上有许多孔，这个桶你放多少水进去，它都不会溢出来，因为你在加水，它却从桶旁的孔流出去了。如果这桶上的孔被阻塞了，那你放水放到一定时候，它就会满而上溢。这个桶的外层，就是表，桶里就是里。人体所以能维持恒温，就因为肌表不断地在那里放散。这就好像尽管在向水桶里加水，但因为桶身有孔，水不断外流，所以永运也不会上溢一样。假使肌表的作用失去正常，就好像桶身的孔被堵塞了一样，再加水，它就上溢出来了。这就是表证发热的道理。如果还是这只木桶，桶身的孔也没有堵塞，而且不断地从那里流水，但水却往上溢出了，那就一定是因为加水太多、太快，桶孔流散不及。拿人体来说，这就是里热太盛，尽管肌表不断散热，大量出汗，但毕竟生大于散，所以还是要发热。明乎此，对发热有汗与发热无汗是鉴别里证和表证的主要指标，就不难理解了。通过老师的启发，顿使我恍然大悟。

我随师的四年，是半工半学的四年。我必须坚持邮局的工作，因而主动申请去作长期夜班，以便白天能跟陈老学医。邮局夜班是晚六点上班，一般总要午夜一时邮件封发完毕以后才能下班。陈老那里上午八点就开始应诊，因此我一早就必须赶到。陈老诊务很忙，每天门诊量总在七、八十人左右，下午出诊一般也有四、五次之多。陈老要求背诵，但我的空时很少，怎么办？便只好利用零碎时间，诸如饭前饭后、走在路上、坐车，都想法用上。我用小纸片把要背的东西写上一小段，带在身上，反复默念，走到哪里，念到哪里，一天能背熟几个小段。这样，在陈老处侍诊半年以后，他一提方名，我就能把全方开出来；一提穴名，我就能按穴针灸。老师高兴，有时夸我几句，说我“还有点基础”。其实，我哪有什么基础呀！还不是逼出来的吗？现在，我教学时不大喜欢拿书本讲课，有的同志说我记忆力强，其实，是多亏当年老师严格要求，硬挤时间，勤以补拙而已。

老师给我的影响是巨大的、深远的。老师严格的治学精神一直鼓励着我，鞭策着我在教学、临床和科研方面不断前进。老师逝世已经三十多年了，每当忆及，音容宛在。老师永远活在我的心中。

二、行成于思

多年的实践，使我体会到，搞任何学问都要自己动脑子，不能取巧。建立在千百年实践基础之上、具有独特的理论体系和临床体系的中医学，内容极其丰富，即以《内经》而论，值得深研的东西就非常之多。我开始学医的时候，对有些问题糊里糊涂，读不懂就翻注释，但注家之言也未必尽能解惑，有的甚至比原文更费解，于是就只好自己苦思冥索，反复探寻其理义所在。多年以来，我逐渐养成了一个习惯，就是独立思考。注家有好的见解，可以择善而从，但不盲目跟着注家跑。如用注家之说来代替自己的思考，往往所得甚少。张三怎么说，李四怎么说，讲起来可以口若悬河，头头是道。这样作学问并不难，问题在于，这样作有多大用处?

我主张读古人书，一是要看它的科学性。怎样才算科学?科学就要有系统理论，就是通过实践而总结出来的规律性认识；二是要看它的逻辑性，看它是否真有道理，看它能否经得起推敲；三是看它的实践性，能否在实践中得到证实，能否指导实践，脱离实践的空谈，再多也没用。

如《素问·阴阳应象大论》里有一个“七损八益”的问题。历代注家，众说纷纭，莫衷一是。有谓七指女子，八指男子，七损则谓月经以时下，八益则指交会而泄精（王冰）；有谓七为阳，阳主生，故阳不当损，八为阴，阴主杀，故阴不当益（张介宾）；有谓七损指阳消，八益指阴长（李念莪）；有谓阴阳能互为损益，如阳过胜，则阴得平，阴不足，则阳能生，七能损八，八能益七（恽铁樵）。又有人说，从男女发育过程说，女子五七到七七为三损，男子从五八到八八为四损，合而为七损；女子自一七到四七为四益，男子自一八到四八为四益，合而为八益（丹波元简）。还有的说“七指女子，八指男子，意思是女子月经为生理正常现象，不来潮便是病，故称损；男子精气溢泄是一种生殖能力，应充实，不充实便是病。故称益”（秦伯未）。我认为这些解释皆不能令人满意。应该从本篇乃至整个《内经》的基本精神加以理解。本篇明明指出“能知七损八益，则二者可调，不知用此，则早衰之节也”，“知之者强，不知者老”，说明“七损八益”这一问题与养生有关。养生的基本原则是“法阴阳”，“七”，“八”当指阴阳而非指男女。八为偶数，为阴，阴精当益，这好理解；七为奇数，为阳，阳当损却不好理解。我认为，不能把这个“损”字理解为损害、损伤，而应作为“制”字来理解。制，就是限制、约束，意思就是不要使之过用。因此，“七损八益”的精神是：阳不要过用，阴就得以充盛。因为阴是物质基础，正常情况下，阳用（功能活动）要消耗一定物质，如过用，消耗就过多，愈过用而愈耗，结果就会导致供不应求终而匮乏了。这样，即阐明了阴阳二者之间的关系，也体现了《内经》关于养生的基本思想，对于临床也是有指导意义的。

再如《素问·六节藏象论》说“肝为罢极之本”，历代对此也聚讼纷纷。一般皆谓肝主筋，筋司运动，罢同疲等等，有的甚至说罢同罴，即如熊罴之耐疲劳（高士宗），都是在文字上打圈圈。我认为，对“罢极之本”的理解，要和“心者生之本，神之变也”，“肺者气之本，魄之处也”，“肾者主蛰，封藏之本，精之处也”一样，从脏器的主要生理功能方面去考虑。“肝者罢极之本，魂之居也”。什么是魂？《灵枢·本神》谓“随神往来谓之魂”。也就是说，魂是在神的指挥下反应最快，亦步亦趋的。因此所谓“罢”，即安静或抑制，“极”，指兴奋和紧张，“罢极之本”就是说魂的作用，是在心的指挥下所表现的正常的兴奋和抑制作用。这就是临床上对于兴奋或抑制功能失调的疾病，中医多从肝治的缘故。

又如《素问·刺禁论》说“鬲肓之上，中有父母，七节之傍，中有小心。”这里，父母是本源的意思，引申比喻为最重要者，对此争议不大。而“中有小心”，历代注家说法有四：一说心包络（马莳），一说命门（吴昆、张介宾），一说膈腧穴（张隐庵），一说膻中（丹波元简）。我认为“小心”如指命门，不符合《内经》原意。因为《内经》时代所谓“命门”是指目而言，提出“命门”为右肾的是《难经》，而命门学说则形成于明代，此其一。同时，须知本篇讲的是“刺禁”，即“藏有要害，不可不察”。因此，所列要害，皆当禁刺，而命门穴之旁是肾俞。命门穴、肾俞穴，用针皆不禁刺，且可深刺，此其二。此外，“七节”的数法，按照记数习惯，是从上往下数。脊椎共有二十一节，从上往下第七节则为后背，命门穴的部位则在十四节了，原文也没有逆行而数的意思，此其三。其余三种说法中，以张隐庵说为优，但他论据还有不足之处，且未很好解释心气如何出于膈腧之间。考《灵枢·背腧》：“膈腧在七焦之间，……皆挟脊相去三寸所，……灸之则可，刺之则不可”。这里明确指出，七节之旁即膈腧，也就是：“小心”之所在，当禁刺。临床上，误针胸部的穴位，便会成为“气胸”，即是很好的证明。因此，我认为：“中有父母，”是指心肺部位，“中有小心”，是指膈俞部位。从更大一点的意义上讲，“中有父母”，可以泛指前胸，“中有小心”，可以泛指后背。由于“小心”不拘于膈腧，那么张隐庵所说“心气之出于其间”的问题也可以迎刃而解了。当然，对于以上问题的理解是否正确，还可以讨论。我以上说明的是：无论读书临证，都要多想，善思，尤其要提倡独立思考。

三、他山之石可以攻玉

西医学中医，中医也可以学西医。中西医各有所长，也各有所短，通过学习，相互取长补短，使自己所学能够借助他方的长处得到更好的整理和发挥，我认为这就是“他山之石，可以攻玉”。

从学医之日开始，我就下定决心，要为中医事业奋斗终生，但我在一九五二年到北京医学院学了五年西医之后，感到中医有必要学点西医。为什么？一方面，我认为中西医现在是作为两种不同的医学客观存在着。究竟西医的长处在哪里？不足之处又在哪里？单凭一点皮毛了解不行，应该系统地学一下，以期“知己知彼”；另一方面，我认为祖国医学虽然是一个伟大的宝库，但由于各种历史原因，长期以来，没有得到系统的整理，在许多问题上，见仁见智，众说纷纭，莫衷一是，令人有多歧之惑，这对于继承发挥祖国医药学没有好处，而西医在方法学上，科学性和逻辑性上有其长，可以借 用这些优点来整理中医。

五年的学习，最大的收获是使我认识到了西医的长处和不足，也更清楚地看到了中医的长处和不足，而恰好中医之长，正是西医之短，西医之长，也正是中医之短。以“辨病论治”与“辨证论治”来说吧，中医有辨病论治，西医也有辨病论治，从表面上看，都是根据患者的病史、临床特点对疾病进行诊断和治疗，但从实质上看，却根本不同。西医的辨病论治是建立在近代自然科学发展的基础上的，是以病因学、病理学、解剖学为基础，以实验室检查等为依据的，因而其辨病较为深入、细致、具体，特异性比较强，相应地治疗上的针对性也就比较强。中医的辨病论治是建立在经验基础上的，几乎完全是以临床表现为依据。而不同的疾病具有相同的临床表现者又很多，因此中医辨病就不免显得粗糙和笼统，因而临床上针对性也就比较差，中医的辨病实际是单、验方的对症治疗。中西医比较，西医的辨病显然比中医的辨病要好。另一方面，中医讲“辨证论治”，西医也有对症治疗，从表面看似乎也有相似之处，但实质上又根本不同。中医的辨证论治是建立在中医的整体恒动观思想体系的基础之上。辨证论治是综合、归纳、分析有关患者发病（包括临床表现在内）的各种因素和现象而作出的诊断和治疗。它强调因时、因地、因人而给以不同的治疗方法，具体情况具体对待，同一临床表现，人不同，地不同，时不同，治疗方法也就不同，把病和人密切结合成一个整体，因而中医辨证比较全面、深入、细致、具体，特异性比较强，治疗上的针对性也就比较强。而西医的对症治疗，则完全是以单个症状为对象，而相同的症状，常常又有不同的性质，因而西医的对症治疗，也就不可避免地显得简单和机械，这与中医的辨证论治毫无共同之处。

同时，西医的辨病虽然有其明显的优越性，但却也有一定的局限性。如在某些地方过多地强调病变局部，相对地忽视整体，常常把病和病人分割开来，在一定程度上存在着机械唯物论的观点。再加上西医历史较短，自然科学到今天为止仍然是处于发展阶段，还有很多现象不能用今天的科学完全阐明，弄不清的问题还很多，因而在对某些疾病的认识上还不够深入，无法诊断的疾病还很多。因而在对疾病的某些防治措施上，相对来说还显得比较贫乏，束手无策的疾病还很多。我在学习期间，就看到不少同学，在理论学习过程中信心十足，因为教科书上有条有理、有板有眼，好像天下无不可识、不可治之病，然而一到临床学习，又产生了消极情绪：在病历分析、诊断上，医生可以一套又一套，而在治疗上，真正能治好的病并不多，个别同学甚至自怨自艾，出现了“早知如此，何必学医”的想法。因此，西医的辨病论治，尽管理论上看有很大优越性，但从发展上看，还必须在现有基础上加以提高。

中医辨证论治比西医的对症治疗有其明显的优越性。整体观念比较强，对疾病的发生、发展、预防、治疗，比较重视人体内在的抗病能力，其理论很多地方都具有朴素的唯物辩证观点。再加上历史悠久，相应地防治经验也比较丰富，特别是中医的辨证论治着重在临床分析，这在当前某些西医不能作出诊断、因而无法进行治疗的疾病上，中医辨证论治的实际临床意义也就显得更加突出。但是中医的辨证论治也有许多不足之处。由于历史条件的限制，中医学对疾病只能依靠直观来分析判断，因而对某些疾病的认识就不可避免的有不够确切的地方。再加上辨证论治的方法和步骤上没有统一的认识，有些地方，言人人殊，致使有的同志认为辨证论治真是“灵活无边”，无法掌握，无从总结。因此，中医的辨证论治，尽管有其很大的优越性，但从发展上看，也必须在原有的基础上提高一步。

由于在学习西医之后，有了上述认识，所以在以后的学习和工作中，我就常常想到如何以西医之长来补我之所短，以及如何以我之长来补西医之不足。一九五五年，我写《医学三字经浅说》时，就尽量采用了西医的归类方法，分别地以病因、发病机理、证候分类、诊断要点、治疗、预防等方面来归纳中医文献资料，从概念上来对比中西医的基本论点和原则认识，以后在中医研究院内科临床工作期间，不论是在病历的书写设计上，或者在临床诊疗上，我都采用了西医的许多方法来综合中医固有的理论认识和临床经验，并根据中西医的长短，互相补充。在中医教学中，在编写讲义和课堂讲课时，也用了不少西医方法学上的特点来整理、阐述、发挥中医的理论认识和临床经验，使我编写的讲义和教学内容，尽量做到系统化、通俗化。尽管其具体内容很少或者根本不谈西医的东西，但其中不少方法是借鉴于西医的。

总之，中西医学，各有所长，亦各有所短，因此需要互相取长补短，以利于相互结合，共同提高。就中医本身来说，还存在着一个自身的发展提高问题。发掘、整理、研究中医理论和治疗经验，需要汲取和运用现代科学、包括西医在内的多种知识和手段。但是，必须坚持扬长避短，而不是弃长取短或互相代替，否则，对中西医结合和中西医的发展都是不利的。“他山之石，可以攻玉”者，即取人之长，以克己之短。我认为，不论是对中医或是对西医来说，这都是值得借鉴的一句名言。

四、学然后知不足

刚刚开始学医的几年里，我觉得自己学得还不错。四十年代，就在当时的医学杂志上，就中医基础理论的某些问题和人辩论；解放以后，也写过好些文章。现在来看这些东西，虽然不是没有一点可取之处，但是不成熟，其中好多问题实在还没有深入理解。近十年来，在中医学的领域里有了更多的涉猎，特别是承担研究生教学以后的近几年中，才深深感到自己在许多方面还很贫乏，很多认识还很肤浅。还真是“学然后知不足"。

即以运气学说为例，一九五八年我就讲过，但体会不深。近年再深入地研究《素问》七篇大论，才认识到如果仅仅就五运六气的运算、推演讲运气学说，就把它看得太简单了。运气学说以整体恒动观为指导思想，以气化学说为理论基础，全面地、系统地阐述了自然气候的变化规律与人体发病病因、病机、诊断、治疗等方面的密切关系，从而演化出了中医理论体系，包括辨证论治等。所以对运气学说，不是存废的问题，而是如何深入领会它的精深内涵，加以运用、发展的问题。其中象天文、历法、气象、物候等方面的知识，我们还所知甚少，甚至根本不懂。因此，还需要开展多学科的综合研究，以利发掘和提高。

又如《素问·至真要大论》著名的病机十九条，历来研究者大都仅仅着眼于"诸风掉眩，皆属于肝"等十九个具体内容。在"诸"字、"皆"字上大做文章，就事论事加以发挥，很少考虑它的精神实质。说到"诸风掉眩，皆属于肝"，就介绍羚角钩藤汤、镇肝熄风汤；说到"诸胀腹大皆属于热"，就讲诸承气汤。有的说这十九条中，讲火讲得最多，所以火是主要病机，六淫可化火，五志也化火，因而力倡寒凉。有的说这十九条中没有燥，应该补进一条；有的说要补的还多，于是在十九条的基础上由几十条至百余条；然而意犹未尽。我以前在讲十九条时，就感到有问题。中医的病机学说，包括了病因学、病理生理学、发病学和症状学，岂是十九个具体内容所能概括？但《内经》把这十九条摆在篇中，是什么道理？虽有些看法，却一直未能深究。近年来，我才在《内经》教学和临床实际中体会到：十九条中，大有文章。问题在于研究者（包括我自己在内）丢掉了前后文关于病机的重要阐述，孤立地就十九条论十九条。古今都说十九条重要，重要在哪里？深入推敲，十九条不过是一些概略的举例，其精神实质是在于通过这些例子说明辨证论治的步骤和方法，阐述疾病发生的主要原因和人体在致病后所出现的以阴阳、气血、虚实为中心的病理生理变化以及疾病的定位、定性、各司其属、必先五胜、治病求本……这样一整套辨证论治的内容。在这一新认识的启发下，前些年我才提出了统一辨证论治的方法和步骤的“七步”的主张（详见《辨证论治研究七讲》一书）。鉴于对辨证论治的认识上很不一致，在辨证论治的内容、方法和步骤上很不统一。我希望以中医学基本理论为基础，对辨证论治的涵义加以明确和肯定，对其内容、步骤和方法作出明确而具体的要求。这样就可以逐步把辨证论治的认识统一在中医学基本理论体系的基础上，统一在理法方药的一致性上，统一在言必有据、无征不信的严谨的科学态度上。从一九五八年开始研究这一问题，近二十年时间，才算是有所领悟，可见做学问之难。“学然后知不足”，我愿与立志继承发扬祖国医学遗产的同志们共勉。

（原载《山东中医学院学报》1981 年第 2 期，
何绍奇、许家松记录整理）

以提高疗效为中心，加强中医临床研究工作（1984 年）

中国医药学是一个伟大的宝库，有完整的理论体系和丰富的临床经验，对保障我国人民的健康起着极其重要的作用。解放以来，在党的中医政策光辉照耀下，中医工作发生了根本的变化，并取得了很大的成绩。但是由于某些原因，中医学的发展还较缓慢，与党和人民的保健事业要求还有很大距离。存在着中医医院的数量少、规模少、设置陈旧、高级中医人才严重青黄不接等问题。党中央在一九七八年为此颁发了 56 号文件，重申了党的中医政策；卫生部在一九八二年又召开了高等中医教育和中医医院工作会议，进一步明确了中医机构必须保持和发扬中医特色，指明了办好高等中医教育和中医医院的方向，中医工作正在沿着正确的轨道前进。我认为要保持和发扬中医特色，必须以提高疗效为中心，加强中医临床研究工作，这也是振兴中医的重要方面。为此，特撰本文以就正于读者。

一、疗效是继承和发扬中医学的基础

中医学是我国一门古老的传统医学科学，它对疾病的认识、诊断和治疗手段，基本上仍然是离不开传统的理论体系和诊疗技术。两千多年前成书的《黄帝内经》至今仍然是中医学的经典著作，仍然具有指导中医临床的实际意义。在现代科学技术日新月异的今天，中医学虽然几经沧桑，却始终屹然卓立，为我国人民所信任，为世界各国医学家所重视。这是为什么？显然是因为中医有疗效。现代医学虽然发展很快，理论探讨很深，但对许多病疾的治疗仍未完全解决。中医学虽然古老，但有时确实解决了现代医学所不能解决的某些疾病的治疗问题。所以中医能够在二十世纪八十年代越来越为国内外科技界所重视，关键在于其疗效确切。解放以后，在党的中医政策光辉照耀下，中医在常见病、多发病的辨证治疗中，取得了较好的疗效。例如中医对于乙型脑炎的治疗，对于肝硬化腹水的治疗，对于血液病的治疗等等，都取得了好的疗效或出现了新苗头。但是由于多方面的原因，对这些疾病的治疗进展不快。直接威胁人民健康的一些常见病、多发病的治疗问题，并没有得到根本的解决，五十年代中所称的“八大堡垒”，现在看来仍然是有待于进一步研究，逐步各个击破。为此，在当前急需提倡对中医药学原有的理、法、方、药进行系统学习，全面掌握，发扬中医辨证论治的特长和优势，在普遍提高中医中药人员的业务素质和医疗水平的基础上，努力提高疗效，保持和发扬中医特色。

二、中医临床疗效发展缓慢的原因分析

五十年代，中医在大量的临床治疗中其疗效相对来说是较好的。但是为什么以后的进展不快，没有跟上时代的发展呢？这就值得我们认真加以分析。原因虽然是多方面的，我认为最重要的原因有三个方面。其一是中医专业队伍的水平参差不齐，整个中医队伍的人才结构和知识结构不合理。例如，中医队伍中经过系统学习，正规训练的高等中医学院本科毕业生所占比重极低，而未经系统学习和正规训练的中、初级中医人员所占比重过高。同时，在一些地方各级中医人才的安排使用上，也存在着高才低用，低才重用的不合理状况，影响了中医学水平的提高。其二是由于中医政策在不少地方还没有得到认真贯彻，中西医结合的方针被曲解，片面强调中西药物同用的综合疗法，在有的中医医疗机构里出现了西医打头阵，中医作陪衬，中药加西药，无法肯定和提高中医中药的治疗效果。还有在中医护理、饮食、药物的应用等方面，反被忽视，这些都不利于做到体现保持和发扬中医特色。其三是中药供应的质量和数量都存在着严重的问题。市售的中药品种杂乱，缺乏规范的质量标准，不管采集时间，不遵古法炮炙，缺药现象也非常严重，实际上就限制了中医使用中药的范围，也严重地影响了中医中药应有的临床疗效。因此，必须从根本上解决这三个方面的问题。

三、坚持“系统学习、全面掌握、整理提高”，是提高疗效、振兴中医的当务之急

中国医药学有自己完整的理论体系，有较丰富的临床经验，对某些疾病的治疗有较好的疗效这是肯定无疑的。早在五十年代，为了充分发挥中医中药在防治疾病中的作用，党中央领导同志就提出了“系统学习，全面掌握，整理提高”的要

求。这虽然是对西医离职学习中医班提出的号召和要求，但对当前来说，要提高中医疗效，还要提倡贯彻“系统学习，全面掌握，整理提高”要求。只有这样，才能切实提高中医的学术水平和临床医疗水平，达到提高现有疗效的目的。我个人的看法，要做到“系统学习，全面掌握”这八个字，就学习中医文献资料来说，起码要对《内经》以下的历代代表性论著有所了解。现在，研究《伤寒论》的，对《内经》甚至对《金匮要略》不甚了了。研究温病的，对《内经》、《伤寒论》也若明若暗，这恐怕也不是一个正常的现象。对某些专题研究的人来说，起码要对本门学科做到溯源知流，理论和实践相结合，如《内经》中所说的“善言天者，必验于人，善言古者，必验于今，善言气者，必彰于物”(《素问·气交变大论篇》)。现在还有这种现象，搞基础的不熟悉临床，搞临床的不熟悉基础，这种情况怎么行呢？要改变这种状况，必须在“系统学习，全面掌握”上狠下功夫，搞理论研究的不仅要有坚实的理论基础，而且还要具备较丰富的临床经验；搞临床工作的，也不能停留在临床经验阶段，必须系统掌握中医基础理论。这样，才能把理论和实践紧密结合起来，以中医理论来指导临床实践，提高临床疗效，以临床实践来充实和发展中医理论。如此循环往复，中医的临床疗效一定能不断提高，中医学也就能振兴起来，为四化作出贡献。

(原载《中医年鉴》1984年)

对中医改革工作的几点意见

(1984年)

中医药学是我国人民几千年来同疾病作斗争的智慧结晶，为中华民族的繁衍昌盛作出了巨大贡献。解放以后，我们党非常重视中医药学的发展，制定了正确的方针政策，特别是近几年来，中央正式下达了56号文件，相继召开了衡阳会议、石家庄会议、西安会议，明确提出了中医、西医、中西医结合三支力量都要发展、长期并存的方针；要求中医机构保持和发扬中医特色，遵循中医理论体系。从而进一步明确了中医工作的方向，促进了中医事业的发展。

但是，当前中医工作中还存在不同的问题。对于中医发展方向道路的认识还不一致；对中医基本理论的理解也不统一；多数中医单位的结构不能适应中医发展的需要；有些人对中医解决问题的实际能力缺乏实事求是的估计；也有些同志对中医工作问题的复杂性认识不足。目前中医的状况是缺乏真正的基地，缺乏高水平的人才，后继乏人，后继乏术，濒于衰落。中医一旦走到一无地，二无人，三无疗效的地步，那就不仅是“衰”了，而且是“亡”了。假若中医当真亡在我们这一代人手里，我们将愧为炎黄子孙，对不住祖先，也对不住后人。每个中医工作者和关心中医事业的同志，都应该为之而深思。

目前，全国各行各业都处在改革的热潮中。就当前中医的状况，急待改革。中医改革是势在必行，非改不可。我们应乘全国改革的东风，抓紧中医的改革工作。下面就中医改革问题谈几点意见。

一、统一认识

思想统一是步调一致的基础，中医政策贯彻不力，衡阳会议、石家庄会议、西安会议精神在有些单位不能落实，其根本原因在于认识上的不统一。例如：中医药学是不是一个伟大的宝库？它有没有理论？特别是有没有系统的理论体系？中医理论的基本内涵是什么？形成中医理论体系的物质基础又是什么？在这些重大问题上认识是有分歧的。有的同志虽然口头上承认中医学是宝库，但内心里却认为：“库”并没有什么“宝”，有的只是“古董”。有的同志不承认中医有理论，或者虽承认中医有理论，但认为它的理论是原始的、落后的、不科学的，把学习中医说成是“向后两千年看齐”。对中医理论基本内涵及其形成物质基础的认识就更是见仁见智。

又如，对当前卫生技术队伍的组成及发展方向也有不同看法。对“三支力量都要发展，长期并存”的方针，有人拥护，也有人反对。对于中医能不能独立发展，如何理解独立发展，认识上存在很大分歧。

再如，中医单位要不要突出中医特色，中医工作要不要遵循中医理论，观点大不相同。多数同志认为中医单位突出中医特色，遵循中医理论是由中医单位的性质和任务决定的，是理所当然的事。但有的同志却认为强调遵循中医理论会阻碍中医学的发展。

思想认识上的分歧导致了工作上的各行其是。当前中医单位的工作大体上有以下三种情况：

一种情况是从中医后继乏人，后继乏术的现状出发，把继承工作摆在首位，在继承的基础上开展中医的医疗、科研、教学工作。在中医理论学习中坚持“系统学习，全面掌握，整理提高”的方针。强调提高中医疗效，强调突出中医特色。

另一种情况是以现代科学（包括现代医学）研究中医为主，重点搞中西医结合。从中医药学的一法一方一药做起，不强调中医理论指导，不强调理法方药的一致性。

还有一种情况是废医存药的做法。不承认中医理论，只承认中医的某些治疗经验。强调以现代医学为主体，有选择地接受中医某些治疗方法和药物，用以补充西医的内容。

不同做法源于不同认识，要统一行动必须首先统一认识。我们认为统一认识的工作可以从两方面进行，一是在中医发展方向道路上统一认识，二是在中医基本理论上统一认识。

中医发展方向道路问题，统一认识的基础是党的方针政策，应该把认识统一到中医方针政策上来。中医药学是不是宝库，有没有理论，这不是理论问题，而是实践问题，两千多年的历史实践已作出了明确回答。我们党正是根据历史的肯定回答制定出中医政策，提出了三支力量都要发展，中医要保持特色的方针。对于“三支力量都要发展”有不同意见是很自然的，因为从长远发展趋势看，我国的医学只能是传统医学和现代医学两种。但当前强调三支力量都要发展有其现实意义，目前卫生技术队伍中实际存在中医、西医、中西医结合三部分人。这三部分人研究的对象虽然都是人体疾病，但是由于他们认识事物的层次不同，角度不同，他们的知识结构不同，思维方法不同，所以他们各有特点。中西医结合是个过程，中西医结合的工作决不是朝夕之功，当前中西医结合尚处于初级阶段。在一个相当长的时期内允许三支力量各自发展，使他们各有自己的基地，突出各自的特色，发挥各自的专长，这对我国卫生事业的发展大有好处，也是中西医结合向更高阶段发展的必由之路。

应该指出，中医学独立发展并不意味着“闭关自守”、“关门主义”，独立发展同与其他学科的相互渗透、相互吸收是不矛盾的。中医学自古以来就有吸收其他学科最新成果的优良传统，在现代科学飞速发展的今天，中医学的发展更需要自觉地吸收现代科学（包括现代医学）的成果。对于中医来说，不管是哪门学科的，只要对自己有用，就要统统“拿来”。但“拿来”的目的不是“消灭”自己，而是发展自己。因此，中医学的研究手段可以是传统的，也可以是现代的，甚至可以用哲学、天文、地理、历法等多学科的知识和方法进行研究。但是无论用什么方法，都必须在中医理论指导之下进行。有人说，科学发展需要突破、强调遵循中医理论会阻碍中医学的发展，这种意见初听起来似乎有道理，但仔细一想并非如此。西医学要不要发展？西医工作要不要遵循西医理论？回答只能是肯定的。西医工作遵循西医理论不会阻碍西医学发展，为什么单单中医工作遵循中医理论就会阻碍中医学发展呢？难道西医学发展不是突破，唯有中医学发展才是突破吗？不难看出，有这种顾虑的同志是把遵循理论和突破理论绝对的对立起来了。且不说发展不仅仅是突破，就是对已有理论的突破也是在已有理论指导下长期研究的结果，在研究过程中出现了旧理论不能解答的新事实，这就是理论突破的先兆。离开了已有理论指导下的长期研究工作，旧理论与新事实的矛盾就不会被发现，对已有理论的突破也就永远不可能。因此，中医单位必须突出中医特色，否则发展中医理论就是一句空话。卫生部门应该大张旗鼓地宣传党的中医政策，组织广大医务人员认真学习毛主席、周总理以及其他党和国家领导人对中医工作的重要指示，学习衡阳会议、石家庄会议、西安会议精神，尽快地把大家的思想统一到党的中医政策上来。

在中医基本理论问题上统一认识，很有必要。由于历史的原因，中医学主要是以师承形式继承下来的，造成了对中医基本理论认识的不统一和中医诊断治疗方法的不规范。这种情况给后学者带来很大困难，成为中医事业进一步发展的障碍。中医理论必须规范化，这种规范化不仅必要，而且可能。因为中医基本理论的内容是客观的，不是人为规定的。对于中医基本理论这个客观的认识对象，人们在医疗实践的基础上，总能够逐步达到基本一致的看法。当然，在中医基本理论上统一认识，不是靠行政命令所能达到的。必须通过医疗实践，通过学术讨论来实现。应该积极开展中医学术活动，充分发挥学术民主，不打棍子，不戴帽子，求大同，存小异，允许不同观点存在，对于中医基本理论，只要中医界多数人有一个基本一致的认识，中医工作就能有所遵循。

二、改 革 结 构

改革结构包括改革组织结构和人才结构两方面。

目前多数中医单位的组织结构是按照西医单位的要求设置的。中医院从疾病分科，到诊断手段，治疗措施，以至于病历书写、病房管理、护理、饮食等等，各方面都没有突出中医特点。这样的组织结构决定了具体工作中只能以西医为主体，因此在对人才的需求上，迫切需要的不是中医人员，而是西医人员。中医人员在这样的中医单位进病房和研究室都有一定困难。这一情况影响到中医院校毕业生的分配，造成了中医毕业生分配中的困难，出现了中医学生和西医学生搭配分配的不正常现象。可见，组织结构的不合理直接影响到人才结构的不合理，中医人员在中医单位不能占据优势。就拿我们中医研究院来说，中医在业务人员中的比例，住院医一级占三分之一，主治医一级占四分之一，副主任医师以上的中医人员只占五分之一，而且还有不少同志因年老体衰不能坚持上班。组织结构不合理和人才结构不合理相互影响，发生链锁反应，其结果不仅造成中医单位实际工作中不能突出中医特色，而且影响到中医人员专业思想的巩固。已经工作的中医同志为了应付工作，不得不放下自己的中医专业，拿出大部分时间和精力突击西医知识，以备后用。这种状况必然影响到中医学术的发展和中医疗效的提高，造成了中医后继乏人，后继乏术的局面。要提高中医疗效，发展中医学术，必须解决中医基地问题。中医单位的现实结构必须改革，组织结构和人才结构不合理的现象必须改变。

组织结构的改革，应该以提高疗效，方便病人为中心。在此前提出改革的方向是要便于在具体工作中体现中医理论体系和突出中医特色。结构改革是一件很复杂的工作，目前改革组织结构宜粗不宜细。比如说，科室的设置可根据国务院学位委员会所规定的临床学科进行调整。由于当前中医继承工作是一个薄弱环节，在中医单位各科室的结构设置中，应该把重点放在文献整理、当代名医经验总结、临床观察和验证等方面。用现代科学手段研究中医，从长远来看虽然很重要，但是由于中医理论的特点和现代科学技术发展水平的限制，这项工作不是短期内所能奏效的，实际做起来困难重重，目前只能以满足一般的诊断和观察需要为目标。有关中医理论机制的研究，可作为一个长期任务逐步完成，目前不宜把过多的人力物力集中在这一方面。

人才结构的改革，应该达到中医单位中医人员占百分之七十以上。当然，对“中医人员”这个概念的理解不能搞“唯成分论”，要看实际工作。不少西学中的同志从事中医工作已一、二十年，已具有扎实的中医基础，这些同志只要承认中医单位应以中医为主体，愿意继续从事中医工作，就应该是中医队伍中的一部分，而且有的已经成为中医队伍中的骨干力量。中医单位中的西医人员和其他学科的同志，数量不宜过多，其工作性质决定了他们在中医单位处于协助地位。从目前来说，他们的任务是协助中医诊断和总结疗效。现在多数中医单位的人才结构距上述要求还差很远，中医人员无论在数量上，还是在质量上，都不能满足要求。为了尽快改变中医单位的人才结构，建议在加强中医本科生培养的同时，加强中医研究生培养工作，可以在全国分区建立研究生院，或者中医研究生培养中心。根据中医学特点，改革招生条件和招生办法，扩大招生名额，适当集中师资力量，把有培养前途的中青年中医培养成为具有较高中医理论和较丰富临床经验的中医骨干。把中医研究生院和中医研究生培养中心作为解决中医基地问题和队伍问题的试点，在这里把中医的医疗、科研、教学有机地结合起来，影响并带动中医工作的开展。

三、实事求是

在对中医解决问题能力的认识上存在两种倾向，一种倾向是过高地估计中医治疗疾病的能力，认为中医辨证论治威力无比，什么疑难大症都能解决，于是大吹大擂，大包大揽，处处要与西医比高低。另一种倾向是完全否定中医治疗疾病的能力，认为中医治病是“贪天之功”，是“鸡叫天也亮，鸡不叫天也亮”。某些西医治不好的病再请中医看看，无非是对病人进行精神安慰。这两种倾向都不够实事求是。实际上，中医既非万能，亦非无用。对中医解决问题的实际能力应该作实事求是的科学分析。

中西医是在不同历史条件下形成的两种不同的医学理论体系，它们各有特点，在治疗疾病的能力上各有长短利弊。对某些疾病，可能西医比中医疗效好一些，但是对另一些疾病，就可能西医疗效不如中医，中西医都不是万能的。比如说，有的病西医治不好，中医也同样无能为力，有些疾病西医治疗比中医更方便。就拿中医急诊来说，解放以来，北京、上海、天津、重庆等许多地方和单位都开展过中医急诊，但是由于困难太多，不少单位相继下马。在中医急诊方面重庆中医研究所坚持的比较好，集中开展内科热病急诊。中医在工作中决不能大包大揽，中医能解决什么问题，不能解决什么问题，能解决到什么程度，都要作实事求是的估计，而不能搞浮夸，不能过分夸大中医的作用，这样对中医学的发展是不利的。同样，也不能否定中医疗效，抹煞中医的作用也是不对的。中医院每天那么多病人看病就是明证。许多领导、专家，甚至西医人员喜欢看中医也说明了中医的疗效。到中医院就诊的患者中，不少是经西医治疗无效后又找中医的，说明中医在西医疗效不理想的某些疾病上还是有些办法。中医从全身调整、扶持人体正气着眼，对于目前西医办法不多的某些疾病，或者能减轻症状，或者能延长寿命，甚至有的能完全治愈。以我自己治疗的病人为例，有一位姓尹的男性病人，1972 年 5 月诊断为肝癌，8 月开始中医治疗，经半年治疗基本痊愈，现在已经生存 10 年以上，并能正常上班工作。还有一位姓马的女性病人，患血小板减少，她本人是西医大夫，西医专家曾断定她的病非手术不可，但她坚决中医治疗，只是服中药就已使血小板上升。这样的例子真是俯拾皆是，举不胜举。活生生的事实说明中医疗效是客观的，中医确有它的特点和优势。中医不应该和西医打擂台，争高低，某些方面不如西医就老老实实承认，重要的是要实事求是地分析自己的长短利弊，竭力发挥自己的专长，充分发挥自己的优势，注意多在那些西医目前办法尚不多的疾病上想办法，在西医的空点、中医的特点上下功夫。对于那些疑难大症，如果中医能解决几个问题，那就是非常了不起的贡献了。

四、稳步前进

中医工作的改革迫在眉睫，非改不可，但具体作起来却不是一件简单的事。有的同志对于中医工作中问题的复杂性认识不足，急于求成，其结果是所行不通，造成思想混乱，造成一部分同志的抵触情绪。弄得不好，还会引起中医、西医、中西医结合三部分卫生技术人员之间的磨擦和矛盾，产生内耗，这对于卫生事业的发展是非常不利的。中医工作改革的决心要大，但步子要稳。中医工作中存在问题的原因是很复杂的，就拿中医单位结构不合理的问题来说，形成目前这种状况有其历史原因，并不是哪个人的过错。所以中医改革工作是一件非常细致、非常复杂的工作，万万不可操之过急，草率从事。

中医工作改革首先必须解决领导班子问题，应该把那些拒不执行中医政策的同志尽快地从领导岗位上撤下来，换上那些热爱中医事业，有知识、有能力、年富力强的中医同志。这是搞好中医改革工作的关键。卫生部门和中医单位，应该成立负责改革工作的专门班子，深入进行调查研究，摸清情况，广泛听取中医专家和学者们的意见，积极组织学术活动，对中医理论规范化问题作出规划，有计划有步骤地进行。改革中要作深入细致的思想工作，要先搞试点，从点到面，一个单位一个单位地解决，各个单位也要一个科室一个科室地进行。改革中需要解决的问题很多，不能一把抓，要先易后难，逐步进行。结构调整中不仅会有大量的思想工作，而且会随之带来大量的实际问题。比如，对各类人员是不是都作到了专业对口，用其所长。这个问题解决不好，就会影响积极性的发挥。另外，还有房子问题、家属问题、孩子问题等等。这些工作问题和生活问题都应该妥善安排。

中医工作中虽然存在不少问题，但我们相信，在党中央和卫生部的正确领导下，这些问题是能够解决的。中央已为中医事业的发展制定了正确的方针政策，下一步的工作就是要中医界的同志们去贯彻执行，付诸实施。中医界本身的团结是至为重要的，中医界的同志们应该携起手来，为振兴中医事业而团结奋斗。

（方药中与曲峰合写于1984年，1988年《中国中医研究院院刊》发表）

关于中医现代化问题——与印会河先生商榷（1985年）

印会河先生在《中西医结合杂志》1985年第5卷第3期上，发表了《当今中医必须走向现代化》一文，读后令人愕然。实在没有想到，印先生作为一个知名老中医，在中医现代化这样一个重大问题上认识竟是如此肤浅。说老实话，像您这样来认识问题，我本来不想和您谈什么，因为我们之间看来并没有共同的认识基础，但我想到我们也曾有数面之缘，而且也都是中医，知而不言，觉得有点对不起您，所以还是想就您在文章中所提出的三个问题，谈一谈个人的看法。

一、关心继承和发扬的问题

关于中医的继承和发扬，党早就明确地提出了“中国医药学是一个伟大的宝库，应当努力发掘，加以提高。”并明确地制定了“系统学习，全面掌握，整理提高”十二字方针。在党的中医政策提出以后，在全国中医界中我没有看到或听到任何人公开发表过像您在文章中所说的那样要搞“不求发扬的继承”，“百世不改”，“百世可知”的文章和言论。既然中医界中没有人提出要搞“不发扬的继承”，那么在您的文章中却大谈其继承论者要搞“不发扬的继承”，目的又是什么呢？如果您不承认我的话，硬说有人要搞“不发扬的继承”，那就请您提出证据来！信口开河，危言耸听是不行的啊！

至于您在文章中所谈的“继承发扬阶段论”者所提出的“先继承后发扬”的主张，这样认识倒是确有人在。虽然从我个人来说我并不主张在整体上把继承和发扬截然划分，但是在具体工作中，我认为这样认识也并非毫无道理，因为饭总得一口一口地来吃，事总得一件一件地来做，任何一个科研项目，总有一个先调查研究，掌握了解情况，然后再在充分占有资料的基础上来进行研究提高的过程。先学后用，是众所周知的常识。“系统学习，全面掌握，整理提高”也是党的方针。由于历史的原因，当今的中医中称得上“系统学习，全面掌握”中医学理论体系的人还不多，这更是毋容置疑的事实。试问在这样的客观形势下，在一定范围内，特别是专门培养中医的中医学校中，主张以学为主，先学后用，先继承后发扬，又有什么可以指责的呢？中医学院不把中医放在首位，那又何必叫做中医学院呢？按照您的说法，中医书籍汗牛充栋，浩如烟海，“继承没完没了，则发扬遥遥无期”，因而您主张“吐故纳新”，即不要“故”，只要“新”，也就是不要继承，只要发扬。试问没有继承，又发扬什么呢？您的所谓“吐故纳新”的主张，我认为既不符合党对发展我国传统文化的方针政策，也不符合我国四个现代化的要求。须知我国四个现代化的要求，也是在我国原有的基础上提出来的。仔细想来，“中医书籍浩如烟海，继承没完没了，中西医结合遥遥无期”等提法，并不是什么新的提法，记得在十年浩劫中，有人在攻击“系统学习，全面掌握，整理提高”十二字方针时就这样讲过。你在文章中批判孔夫子“述而不作，信而好古”，以及中医“由于受到发肤不可毁伤和守身为孝的影响……”等等内容，似乎在十年浩劫中的所谓批儒批孔声中也听到过。没想到在彻底否定文化大革命的今天，居然却有人再来一个旧调重弹，实在令人瞠然！

二、关于“纯中医”的问题

“纯中医”三字，不知出于何人之口。如果说所谓“纯中医”就是指以中医传统的理论作为指导来进行医疗、教学、科研的医务工作者，或者是象您在文章中所说的“他们主张在中医院校内只准教授中医故有的一套”的人，那是有的，但我认为这是正常的。因为我国现在确实有中医和西医两种医务工作者，国家也有中医师和西医师两种法定的技术职称，医学院校也确实有中医学院校和西医学院校的区别，比如您就只能是中医教授而不能混称西医教授。这就是说，从学有专长的角度来看，“中医就是中医”，“中医学院就是中医学院”，这样说并没有错。但是如果从中医学的成长和发展来看，则无所谓纯不纯，因为中医学从来就是广搜博采，不分中外只要能为我所用，都可以把它纳入到自己的理论体系之中。比如说，您文章中所说的西洋参、安南桂、诃梨勒等等，中医就有自己的用法。在当前我还没有看到或听到任何一个真正的中医反对以现代科学方法来研究中医和发展中医。主张运用现代科学、多学科来研究中医，已经成为当前中医界的一致意见。充其量也不过就是有人反对完全以现有西医的一套认识来代替科学而已。这样认识，从中医和西医各有特色的角度来看，从科学发展与医学发展的远景来看，又有什么值得大惊小怪的呢？难道西医就能完全代表现代科学，西医就是现代科学的顶峰，西医就不需要用现代科学来充实和发展自己？主张用现代多学科知识来研究中医、发展中医，把眼光放远一点，不要完全局限在现有的西医范围，这难道就叫做“闭关自守”？就是唯我独尊、不讲道理吗？拿我自己来说，我是一个在解放前从师学徒出身的中医。解放以后，在党的培养下，我又以中医学西医的身份到北京医学院医疗系学了五年西医，毕业后调到中医研究院，多年来一直从事中医的教学和临床医疗工作。我是科班出身的中医，也是医学院毕业的西医，人家说我中西皆通，但我不承认，我认为我还是一个中医，因为人贵有自知之明，我的专长是中医而不是西医。学了五年西医，虽然对我有很大的帮助，使我在某些地方知己知彼，和西医交往中也有点共同语言，但是，毕竟我学得太少了！特别是我学的东西都是四十、五十年代的东西，老掉牙了，毕业以后的年代，由于我的专业原因，人生精力有限，不能中西医同时并取，齐头并进，我现在的那一点西医知识，应付一般日常工作尚感不足，临床上也很难把我所学的这一点西医知识较好地纳入到传统的辨证论治体系中来具体运用，哪里还谈得上进行高水平的研究？我不反对中西医结合，但我认为中西医结合是一个总的方向，只有高水平的中医和高水平的西医结合才能产生出高水平的中西医结合成果。我的中医水平不高，但毕竟从事中医四十余年，因此我只能从中医方面来要求自己，提高自己。用现代科学（包括现代医学）来研究中医，我还不具备这个条件，如果有人因为我是北医毕业，硬说我是中西皆通，那我只有脸红。如何来完成中医现代化这个总任务，我只能在中医方面尽我最大的努力。总任务的完成，我寄希望于真正具备高水平的现代科学（包括现代医学）工作者的相互协作和真正的通力合作。您说读书信书的中医不能看病，我说：不对！我就是一个读书信书的医生，但我四十年来从来也没有脱离过临床，我管过病房，值过夜班，门诊上找我看病的不少，西医同道找我看病的也很多，随我临床见习的研究生天天有，我在课堂上讲什么，临床上就用什么，还没有听人说过我不会看病或者是讲的一套用的一套。我自己或家人有病，特别是那些西医办法不多，治疗效果不那么好的病，例如癌症、病毒性感染性疾病等等，我从来就是以中医中药为主来进行治疗，这难道就是读书信书的中医不会看病、不信中医、不服中药的证明吗？“善言古者，必验于今”，“善言天者，必应于人”，“善言气者，必彰于物”，把理论和实践紧密结合起来，以理论来指导临床实践，以实践来论证理论，这是《内经》的基本精神。这一点我认为您应该有所了解，怎么可以闭目塞耳，视而不见，听而不闻，信口胡云呢？足下高论，实在不敢苟同。

至于您说的有些中医自己不信中医、不服中药的情况有没有呢？我说可能有，但这种现象我认为要具体情况具体分析。一种情况是中西医各有所长也各有所短，有些病西医治疗效果较好，中医治疗效果较差，在这种情况下，中医有病请西医看看，这正是取长补短，实事求是的态度，有什么不可以？再一种情况是中药剂型目前还没有较好地解决，还不能完全适应当前的实际需要。中医有时在集体生活中或外出旅游时，为了方便及时，吃了几片西药，这又有什么不可以？难道这就能证明中医自己也不相信中医、不相信中药吗？西医同志自己生病时不也有不少同志常常找中医看病，服中药治疗吗？我这里就常常有西医同志来找我看病，有的还是专家、教授，我能说这些西医同志来找我看病就是不相信西医、自己有病不服西药吗？显然不能。当然，中医队伍中也确有极个别人自己是中医，但不信中医，他们把中医做幌子，并打着中医这个幌子进行投机活动。当中医被攻击为“不科学”，濒于被取消的时候，他们也跟着大骂中医，以他们那点极其可怜的一点点西医皮毛知识作为武器猖狂地向中医理论进攻，自命开明，自称“科学”。当解放以后，党提出中医政策时，他们又摇身一变，一方面专门在古书堆中寻章摘句，为自己树碑立传，俨然以卫道者自居；而另一方面则又向攻击中医者暗送秋波，迎合讨好。他们把中医作为护身符、上天梯、敲门砖，并打着中医招牌向组织上伸手，要地位，要职称，要待遇，实则对中医知之甚少，不学无术，甚至根本不懂，当然也就不相信中医真能治病。一旦自己及家人有病时，当然也就心中空空，图穷匕现，为了活命，所以也就自然盲目乱撞了。但是这种人只是中医中的败类，也是极少数，他们早已为真正的中医所不齿。而你却把这种人封为“纯中医”，这是抬举他们了，符合实际情况吗？我看您还是调查研究一下，严肃一点的好。

总的说来，我不反对中西医结合，也不反对用现代科学方法来研究中医，更不反对中医也学点西医。中医界也从来没有像您在文章中所说的那样，凡是中医学了点西医的人，就被排斥在中医大门之外，仍以我为例，我是中医，但我学了西医，而且还学了五年，可是，现在谁也没有说我不是中医，这不就是铁的证据！不过从当前来看，中医西医客观存在，中医就是中医，西医就是西医，国家对中西医也都有质的要求，货真才能价实，冒名顶替，以假乱真是不行的。至于从中医学术发展本身来说，中医从来就不反对运用现代科学来发展自己，希望您不要混淆界限，更不要在“纯中医”这个问题上再做什么文章了。

三、关于西医能否吃掉中医的问题

西医能否吃掉中医？我同意您的结论：“关键在于自身”。但这个“自身”。我的理解和你不同。我认为中医到现在为止还没有被吃掉的原因，关键在于中医还有疗效。临床上西医在理论方面头头是道，但在实际上解决问题不多者大有病在，由西医院向你送来或自己走投无路走来的病人更是大有人在。正因为如此，所以尽管在解放前中医濒于被取消但始终没有取消得了；就目前情况看，虽然目前有的医院门诊寥寥，但前些时历史博物馆的一次义诊，三元一号，自费不报销，仍然是门庭若市，这是为什么？不就是证明了中医在人民中还有威信，还有强大的生命力吗？从这个角度来说，西医吃不了中医。但值得忧虑的是，真正有水平的中医越来越少了，疗效也相应地下降了。确实存在着后继乏人、乏术的情况。如果这个现象得不到根本的扭转，尽管你医院大，装备好，病人也不会上门的，到了那时，中医就真有可能被西医吃掉了。所以说，西医能否吃掉中医，关键在于自己，关键在于中医的疗效，而疗效的提高又关键在于能否突出中医特色、正确对待中医理论与临床实践的关系。“以铜为鉴，可正衣冠，以古为鉴，可知兴衰”，“前事不忘，后事之师”，历史经验，值得总结。

读尊文后，感慨万端，信笔挥来，已数千言，忠言可能逆耳，有冒昧之处，还望原谅，知我罪我，愿在足下。

（原载《湖南中医杂志》1985年第3期）

谈中医研究工作中的传统方法研究问题
（1988年）

中医学研究方法，党中央早就明确：一种是用现代科学的方法进行研究，一种是用中医传统方法进行研究。但是，这些年来，在中医科研工作中，在用中医学的传统方法进行中医学的研究方面，似乎并未得到应有的重视和提倡，因而也就使中医学的科研工作受到了一定程度的限制，影响了中医工作的更好开展。为此，笔者愿意就此谈谈自己的一些看法以就正同道，不当之处，还请批评。

一、中医药传统科研方法的内涵

什么是中医药研究的传统方法？这个问题现在还似乎并不十分明确。如何才能加以明确？我的看法，必须是首先从中医药理论体系的产生和发展以及中医临床经验的积累上追本溯源，看看中医药理论体系和临床经验究竟是怎样形成和发展的，才能据此明确什么是中医学研究的传统方法，以及我们今天为什么要运用中医药学传统的科研方法来进行中医药科研及其重大的现实意义。

中医药学理论体系和临床丰富实践经验究竟是怎样形成和

发展的？根据中医书上的提法，那就是“候之所始，道之所生”。“候”就是表现于外的各种现象。“道”，就是规律和法则。《素问・五运行大论》谓：“夫候之所始，道之所生。”这句话意译之，即：根据事物的外在表现，就可以总结出事物固有的规律。中医学对自然变化和人体生理、疾病规律的认识，基本上还是通过对客观现象的观察而来。因此，中医学十分强调“候”、“象”，认为“道”源于“候”，“候”是中医理论体系形成的物质基础。

中医学所谓的“候”，一般可以分为气候、物候、病候三个方面。所谓“气候”，指日月星辰的运行变化与风、火、热、湿、燥、寒气候变化的客观表现；所谓“物候”，指自然界动植物的生长化收藏等客观表现；所谓“病候”，指人体疾病的各种临床表现。《素问・五运行大论》谓：“夫变化之用，天垂象，地成形，七曜纬虚，五行丽地。地者，所以载生成之形类也；虚者，所以列应天之精气也。形精之动，犹根本之与枝叶也。仰观天象，虽远可知也。”《素问・六微旨大论》谓：“呜乎！远哉，天之道也，如迎浮云，若视深渊，视深渊尚可测，迎浮云莫知其极，……天之道也。此因天之序，盛衰之时也。”这是说，天道是玄远的，但由于天地相关，我们除了直接观察日月星辰的运动变化而外，还可以通过观察季节气候的变化以及地面上万物生长的物候现象来探索和总结大自然变化的规律。《素问・五运行大论》谓：“燥以干之，暑以蒸之，风以动之，湿以润之，寒以坚之，火以温之……故燥胜则地干，暑胜则地热，风胜则地动，湿胜则地泥，寒胜则地裂，火胜则地固矣”。这就是说，自然界的六气，各有其不同的特点和作用，因此，我们也就可以根据这些待点和对万物的作用来总结其规律。《素问・天元纪大论》又谓：“夫变化之为用也，在天为玄，在人为道，在地为化，化生五味，道生智，玄生神。神在天为风，在地为木。在天为热，在地为火。在天为湿，在地为土。在天为燥，在地为金。在天为寒，在地为水。故在天为气，在地成形，形气相感而化生万物矣"。《素问·五运行大论》还谈到"怒伤肝……风伤肝。……喜伤心……热伤气。……思伤脾……湿伤肉。……风胜湿……。忧伤肺……热伤皮毛。……恐伤肾……寒伤血"等等。这就是说，自然气候的变化与地面上的物化现象密切相关，与人体的生理和病理密切相关。因而也就可以根据自然气候变化有关的各方面因素与人体的生理病理密切联系起来，把它视为一个整体。由此来寻找和总结人体疾病的防治规律，并运用于指导临床。这也就是《素问·阴阳应象大论》所说的："论理人形，列别脏腑，端络经脉，会通六合，各从其经，气穴所发，各有处名，溪谷属骨，皆有所起，分部逆从，各有条理。四时阴阳，尽有经纪，外内之应，皆有表里。"由此可见，中医理论的物质基础就是自然界客观存在着的气候变化以及生物（包括人体在内）对这些变化而产生的相应反应。中医理论把自然气候现象和生物现象统一起来，把自然气候和人体发病统一起来，从客观表现上来探讨气候变化和人体健康与疾病的规律，并把它广泛运用于临床实践，并在实践的基础之上逐步形成了中医学的理论体系。《素问·天元纪大论》谓："至数之机，迫迮以微，其来可见，其往可追。""善言始者，必会于终，善有近者，必知其远，是以至数极而道不惑。""推而次之，令有条理，简而不匮，久而不绝，易用难忘，为之纲纪。"《素问·气交变大论》谓："善言天者，必应于人；善言古者，必验于今；善言气者，必彰于物；善言应者，同天地之化。"《素问·灵兰秘典论》谓："恍惚之数，生于毫氂，毫氂之数，起于度量，千之万之，可以益大，推之大之，其形乃制。"《内经》是中医理论的经典著作，《内经》的产生，据宋臣高保衡、林忆等谓："夭昏札瘥，国家代有，将欲敛时五福，以敷锡厥庶民，乃与岐伯上穷天纪，下极地理，远取诸物，近取诸身，更相问难，垂法以福万世。于是雷公之伦，授业传之，而内经作矣 。"在《内经》"候之所始，道之所生"的思想指引下，历代医家代有发挥。

汉·张仲景据此“勤求古训，博采众方，撰用《素问》、《九卷》、《八十一难》、《阴阳大论》、《胎胪药录》，并《平脉辨证》，为《伤寒杂病论》，合一十六卷”（《伤寒杂病论·序》）；晋唐诸家据此撰写了《肘后方》、《诸病源候论》、《千金方》、《外台秘要》；金元时期，刘河间、李东垣、朱丹溪、张从正据此形成了金元四家；明清以降，据此形成了温热学派。

从上述可见，中医药理论体系正是古人把天地人作为一个统一的整体，通过认真、细致、长期观察自然变化和人体疾病变化逐步总结出来的。中医理论体系的产生和临床丰富经验的形成，是来自我们祖先长期与疾病作斗争的生活实践和医疗实践，是古人仰观天、俯察地，远取诸物，近取诸身，通过长期的、大量的临床资料积累，总结出来的。以整体恒动观为指导思想，把天地人密切结合起来，以外候为依据，认真观察、分析、总结人体健康与疾病的变化规律，并探索其防治手段，这就是所谓的“候之所始，道之所生”，这也就是中医药学研究的传统方法。

二、以传统方法为主进行中医药科研的初步设想

中医药学传统的研究方法的概念既如上述，那么，当前如何以中医药传统的研究方法来进行中医药的研究工作呢？我个人则有以下几方面的初步设想。

（一）关于中医药文献的整理研究方面

中医药古文献是我国古代医药学家在长期与疾病作斗争过程中的经验总结，是古人遗留给我们的极其宝贵的一份医药遗产，是我们今后中医药学向前发展的原始资料，因此我们必须认真地加以发掘、继承、整理、提高。过去，我国的文史工作者对此作了不少工作，取得了很大的成绩，但未尽善，我们还必须在前人工作的基础上运用传统方法向前再进一步。我认为可以围绕以下选题进行研究：

1. 从历史发展的角度提出一整套能反映中医药基本理论体系和临床各种病证诊疗经验的中医药各种代表性论著。之所以要这样做，是因为中医药文献浩如烟海，在一个人身上，即使是皓首穷经，亦未必能得其全。我认为，这也就是我们提出“系统学习，全面掌握，整理提高”十二字方针多年而始终未能较好落实的主要原因所在。如果我们能提出一套能基本反映中医理论体系和各类病证的诊断和治疗经验的代表性论著，掌握了这套论著，就算做到了“系统学习，全面掌握”，就能把系统学习，全面掌握具体化，那我们也就能在中医药从业者的基本质量上有一个起点和基本要求，也才有可能在这个起点上继续完善，不断提高。

2. 根据近代有关中医药理论探讨和临床报导，分别就理论研究和临床研究，以专题总结形式，总结出当代医药工作者在前人认识和经验的基础上的新认识和新经验。

3. 在前面两项工作基本完成以后，再加以综合、分类，形成中医药的新文献，并在此基础上编写出中医药学教材，然后在此基础上不断完善和提高。这样做，我认为就有可能使“系统学习，全面掌握，整理提高”十二字方针得到较好的具体落实，并能使文献研究更好地直接为科研、教学、医疗服务。

（二）关于中医药的理论研究方面

中医药学有着它独有的理论体系，直接指导着中医的临床实践。但是，中医理论体系是否构成一个专业体系？如果能成为一个完整体系，其基本内涵是什么？这些问题至今中医药学术界认识并不一致，因此，必须加以认真研究，否则，在中医药科研工作中遵循中医理论体系，便成了一句空话。

如何进行？我认为可以围绕以下选题进行研究：

1. 中医药指导思想的研究：作为一个学术体系，必须有它自己固有的指导思想。中医药学有否它固有的指导思想，这个问题必须明确。

2. 中医药学理论基础的研究：中医药学属于生物科学。中医药学的自然观、生物观是什么？有没有它固有的认识？中医药的基本理论又是建筑在什么基础之上？这是中医药学能否形成自己固有的理论体系的关键所在，因此，必须加以认真研究和明确起来。

3. 中医药学对人体结构及生理、病理认识的研究：中医药学既然属于医药学范围，对于人体结构及生理、病理，应该有它固有的认识，并据此以防病、治病，否则它就无所谓有它的理论体系，因此也必须加以认真研究。

4. 中医药学对人体病因及发病认识的研究：中医药学属于医药学范围，对于人体病因及发病必须要有它自己固有的认识，并据此以防治疾病，才能够说到它有自己的理论体系，否则就不可能称之为体系，因此，必须加以认真研究。

5. 中医药学对人体疾病病机认识的研究：人体在病因作用下发病后的发病机理，中医药学必须有它自己固有的认识，并据此以处理临床疾病，才能称之为有它自己的理论体系，反之则否。

6. 中医药学对人体疾病诊断治疗上，必须有它自己的特有形式，并能据此处理临床常见病、多发病，并取得相应的临床疗效，才能称之为有自己的理论体系，反之则否。

7. 中医药学在阐述它的理论认识和处理临床疾病时，必须有它自己固有的说理工具，只有这样，才能说有自己的理论体系，反之则否。

根据以上七个方面的要求，我认为中医药确有它固有的、完整的理论体系，那就是：

中医药学的指导思想是“整体恒动论”。

中医药学的理论基础是“气化论”。

中医药学对人体结构及生理、病理认识是“藏象论”。

中医药学对人体病因及发病认识是“正邪论”。

中医药学对人体病机认识是“求属论”。

中医药学对人体疾病在诊断治疗上的特点是“辨病论治与辨证论治相结合”。

中医药学在理论及临床上的说理工具是“阴阳五行学说”。

以上七个方面是我个人的学术观点，也是我运用中医传统方法研究中医基本理论的举例。

（三）关于中医药的临床研究方面

中医药临床应用是中医药研究的最终目的，也是中医药研究的关键所在。我们研究中医文献、中医理论的目的，最终都是为中医临床服务。因此我们必须在中医临床上狠下功夫，它是中医药兴亡的关键中之关键。

如何进行？我认为可以围绕以下选题进行研究：

1. 以当前的常见病或常见证为研究对象，从中选择出西医办法少或疗效差而中医办法较多、疗效较好的病证为中医临床研究对象。例如急性病中某些病毒感染性疾病，慢性病中某些功能衰退或衰竭性疾病，或某些现代不能确诊而在改善症状、延长生命方面，中医药确有疗效的疾病等等。

2. 在临床研究中，不排除现代医学的临床诊断，但在治疗中必须坚持中医手段，要遵循中医药理论体系，要有中医辨病与辨证相结合的内容，要有治则、治法、处方及加减用药，要有反映中医药特色的病历记录。辨病辨证根据病史；治则、治法、处方及加减用药乃要根据辨病和辨证，要做到“言必有据，无征不信”。在疗效观察及总结中，不排斥现代实验指标，但在观察中及疗效总结中，必须要有中医症状、体征的动态观察，并从中总结出中医自己的规律来。

3. 在临床研究中，要善于应用某些新提出的药物、处方以及任何新手段，但要认真总结其适应证，总结出它的临床应用规律，并把它纳入中医药固有理论体系之中。要善于作更仔细的临床观察，从中发现新的证候和新的体征，总结出它的新的规律，并把它纳入中医固有理论体系之中。这就是古人在用传统方法研究中医过程中，中医药学不断丰富完善和发展的原因所在。

三、中医药传统研究方法与现代科学研究方法之间的关系

中医药传统研究方法与现代科学研究方法都是科学的研究方法，应该说并无本质上的不同。之所以现在作为两种方法加以区别者，我的理解可能是由于此两种方法在其研究范围、深度以及在研究中所采用的技术手段有所不同，所以才加以区分。中医传统研究方法，在研究范围上重点是整体上的宏观研究。它把天地人密切结合起来，把气候、物候、病候密切结合起来，把自然环境、社会环境、个人条件密切结合起来，因而也就比较强调疾病和患病者的个体差异，并从而提出因人、因时、因地的辨证论治原则。在研究中所采用的技术手段，由于历史原因，所以主要依靠直观、直觉，依靠综合、分析、比较的方法来探索人体健康和疾病及其防治规律。现代科学研究方法，我的认识是：由于现代科学的进步，所以现代科研的方法主要是以现代科学技术为手段，因而在研究范围上也就自然的向具体的、局部的、微观的方面发展。比较强调疾病和患病者的共性、而在宏观的、整体的、动态等方面的研究，与中医传统研究方法比较，相对较少。由于如此，所以我认为当前的中医学研究，现代科学方法研究与中医传统方法研究，也就各有特色。不但它们之间不是相互排斥，而是两者之间相辅相成。所以，我认为党中央提出的在中医研究工作中现代科学方法研究与中医传统方法研究同时进行，是完全正确的。而在当前来说，中医传统研究方法对中医研究工作更具有十分重大的现实意义。

四、用中医传统研究方法研究中医的现实意义

概言之，有以下三个方面：

其一，由于生命科学的极度复杂性，迄今为止，现代科学

技术手段还远远达不到应有的要求，许多生命现象还不能得到完全确切的回答和解释，因而现代医学在发展上较之其他学科也就相对缓慢。就目前情况来看，对于严重威胁人类的许多老大难疾病，仍然处于探索者多，真正有所突破，解决实际治疗问题者还不很多的局面。而中医药学是从宏观入手，是从认真观察临床表现，总结临床经验入手，所以在解决临床实际方面，相对来说，反而占有一定程度的优势。许多现代医学治疗乏术的老大难疾病，都在中医临床治疗中出现了可喜的苗头，取得了某些新的进展，在解决许多老大难疾病对人类健康的严重威胁方面，取得事半功倍的效果，同时也可以为现代科学研究方面，提供大量的新的临床资料，从而加快现代科学研究的进程，为现代医学发展作出贡献。

其二，中医传统研究方法，由于其方法特色是以宏观、整体、恒动为指导思想，一切从临床实际出发，注意疾病和患病者的个体差异，因人、因时、因地制宜，这样的思路方法，如果得到了应有的重视和推广，它就必然会使当前的医学科学研究受到较大的影响，从而克服当前医学科学研究中的某些片面性和局限性，使现代医学科学研究达到一个新的认识水平，并逐步形成一个具有中国特色的医学科学体系，甚至会因此导致一场世界科学革命，对全世界人民作出巨大的贡献。

其三，我国是一个发展中国家，家底甚薄，用现代科学方法研究中医，具备条件者并不多。如果我们提倡和运用中医传统研究方法研究中医，则这个局面马上就可以根本改变。

根据上述三点可以看出，用中医药传统研究方法进行中医药研究工作是有其现实意义的，是符合我国当前实际情况的，是建设具有中国特色的社会主义的具体措施之一。谨陈述鄙见如上，希望能得到有关领导部门的认真考虑。

（原载《中医杂志》1988 年第 9 期，原文发表时有删节。今据《吉林中医药》1989 年特刊《全国中医药传统科研方法研讨会论文专集》所发之全文补出）

谈中医药的科技优势及主攻方向
——为《中医药科技优势论证会》所作的书面发言提纲
（1989年）

一、我国中医药科技优势具体表现在哪些方面

（一）传统的中医药系统理论认识，这是我国中医药所独有的。

（二）丰富的临床实践经验，尤其是对当前某些西医疗效较差的疾病，中医药在稳定病情、改善症状、减轻痛苦、延长生命方面确有疗效。

（三）治疗手段丰富多彩。

（四）信仰中医药的人数不少。

（五）党的方针政策及组织上的保证。

二、为充分发挥中医药科技优势，应采取哪些必要措施

（一）加强人才培养，保证从事中医药科研人员的中医药技术质量，制定从事中医药科研人员在中医药技术质量方面的具体要求，宁缺勿滥。

（二）当前应缩短战线，集中力量，先抓并抓好一个或几个点（学院、医院、研究单位），保证这一个或几个点真正作到：掌握中医药理论体系的系统认识；具有中医临床各科的诊断治疗及养生防病的可靠经验；处理好中医本身继承和发扬的

关系，处理好传统中医药理论认识、临床经验与现代科学的关系；国家要在人力物力上真正保证重点单位的实际需要。

（三）通过上述措施，使重点单位能正确反映当代中医药的最高水平，然后在此基础上以点带面，逐步发展。

三、当前中医药科技的主攻方向和重点是什么

继承传统，认真贯彻“系统学习，全面掌握，整理提高”十二字方针。

当前的主攻方向和重点：

（一）中医药文献研究

1. 传统中医药文献研究。

（1）从传统文献的准确性上进行研究。

（2）从传统文献的历史发展与系统性上进行研究。

（3）从传统文献的基本精神上进行研究。

（4）从传统文献中理论与实践关系上进行研究。

（5）从传统文献在表达形式上如何提高到现代要求方面进行研究。

2. 现代中医药文献研究

（1）广泛收集资料：报刊、杂志、书籍、内部资料等。

（2）阐明理论认识上的源和流及其与传统理论认识的关系。

（3）临床资料的准确性。

3. 整理出总结性资料，要求反映出当代中医药学术的最高水平。

（二）中医药基础理论研究

1. 中医药基础理论的系统性研究，包括：

（1）指导思想。

（2）理论基础。

（3）对人体生理及病理生理的固有认识。

（4）对病因和发病的固有认识。

(5) 对发病机理的固有认识。

(6) 对疾病诊断治疗及养生防病的固有认识。

(7) 说理工具。

2. 中医药基础理论与临床实践关系的研究

(1) 传统中医药理论与实践的关系。

(2) 在实践中丰富、完善、发展中医药传统理论。

3. 中医药基础理论的现代研究

这一步难度较大，不宜求急。当前只能在前两步已有基础之上逐步进行。

(三) 中医药临床研究

1. 中医方面

(1) 中医临床优势的调查研究。

(2) 中医临床诊断治疗规范化的研究。

(3) 西医疗效不高，中医疗效较好的疾病研究。

(4) 中医各种治疗手段的单一疗法和综合疗法研究。

2. 中药方面

(1) 中药质量规范化研究。

(2) 中药剂型研究。

(3) 中药合理用药量及合理服法研究。

3. 中医药临床方面的实验研究。

这一研究难度较大，不宜求急。当前只能在上述有关研究的现有基础上，才能逐步进行。应把中医药临床研究首先落实在临床应用上。

四、国家“八·五”科技攻关项目和局级科研课题在中医药基础理论、临床、中药、针灸、文献等方面应列哪些重大项目

(一) 中医药基础理论研究方面

1. 中医药基本理论的系统性研究。

2. 气化学说的研究：这是中医药的理论基础，但是至今还是空白，研究难度大，人力物力花费多，必须国家组织研究。这个问题解决了，中医药理论体系的形成及其应用问题也就解决了。

（二）中医临床研究方面

1. 中医临床诊断治疗的规范化研究。

2. 对西医疗效差而中医相对有效的疾病的临床研究，如某些病毒性感染疾病或传染病、慢性病、癌症等。

（三）中药研究方面

1. 常用中药的合理用药量研究。

2. 传统方剂的合理剂型改革研究。

3. 中药质量标准研究。

（四）针灸研究方面

1. 针灸适应证的研究。

2. 针药合用的研究。

3. 针灸时间、针刺手法的研究。

4. 针具、灸具的研究。

5. 循经取穴与经穴配伍的研究。

（五）文献研究方面

1. 历代代表性中医论著书目及其基本内容的整理研究，要求通过本研究能够基本达到“系统学习、全面掌握”的目的。

2.《内经》、《伤寒论》、《金匮要略》、《温病条辨》四部代表性中医古籍的讲解。

3. 中医对某种病或某种药或某种治疗措施的认识及其发展的分析研究。

（写于 1989 年 3 月 3 日，系为国家中医药管理局召开《中医药科技优势论证会》所写的书面发言）

我的经历
（1991年）

1991年的1月25日，我请药中谈谈他的经历。我说："您的学医经历，多年前，已经讲过了，后来已整理成《回首医学四十年》一文，但是您的生活、工作经历……"，他欣然同意了。以下就是根据当时的口述记录稍加整理而成。

一、童　　年

1921年的农历10月14日寅时，我出生在四川重庆市一个叫"大巷子"的院落里。父亲为我取名叫方衡。

我的爷爷早在我出生前就已经过世了。我只知道他是一位中医，后来还当过县官。我的父亲叫方用之。他跟随爷爷学医，也给人看病处方，写的一手好字。那时候单靠作中医已经维持不了家中生活，所以只好改为经商。但是他非常喜欢中医，认为医乃仁术，这个职业清高，还是希望把儿子培养成一名中医。

小时候，父亲让我读了三年经书。他专门请了一位有功名的老者，为我和附近亲友们的孩子在家中教授四书五经。不知为什么，那时候我最喜欢读《孟子》。直到现在还能背得出许多篇。《孟子》那种善于取象比类的说理和论辩方法，那种浩浩荡荡、行云流水般的文风和气势，在潜移默化中影响了我。这期间，父亲还教我背诵了《医学三字经》、《药性赋》、《汤头歌诀》及《幼学故事琼林》等。

在我三岁的时候，得了一场严重的腹泻。看来，属于中毒性消化不良之类，百药无效。这可急坏了我母亲。有一天，母亲做了一个梦，梦见一个老太婆抱着我在河里给我洗澡，并且对母亲说："你去找他父亲去，他有办法。醒后母亲让父亲想办法。父亲终于在庄在田的《福幼编》中找到了"理中地黄汤"，认为最为合适。服后果然获愈。于是父亲给我起了个乳名——"田生"。意即庄在田先生给了我第二次生命。母亲还说："那个老太婆就是观音菩萨啊。"规定以后逢三月、六月、九月的十九日，家中都要吃斋，以感念菩萨保佑。可是唯独我不听话，闹着吃肉，父母拿我没办法。

读了三年私塾，我已经七八岁，父亲把我送到当时有名的巴蜀小学读书。这所小学到现在仍很有名。这是一所寄宿学校。收费高，管理很严格，也很舒适。我很快就习惯了这种集体寄宿生活。在我八岁那年，父亲因病去世了。但家中留有些房产，母亲带着我和弟弟一起生活。1940 年我在北碚的兼善中学高中毕业。

二、我考取了邮务员，同时拜师学中医

高中毕业了，但家道中落，难以供我上大学。我决定去重庆市邮局报考邮务员。邮局规定，高中毕业，经考试外语合格，可以录取乙等邮务员。月薪四十块大洋，每年增加十元，年底发双薪，还不服兵役。待遇不错。我考上了。抗战期间，重庆成了陪都。山城云集了全国名医。我的同学王寄云拜被誉为"京都四大名医"之一的张简斋先生为师。张老的诊所在石辉寺附近。我经常云找王寄云玩。那时，我患有严重的疟疾。气候变化、饮食不周均能引起发作，长期靠服抗疟药维持，停药则复。人瘦如柴，黑发变半百。有一次遇上了张老，张老打量我一下就问："年轻人怎么这么虚弱？你有病吧？"我就说了上述情况。张老说："这样吧，先吃个偏方。"叫我用一斤狗肉，加二两黄芪，炖汤，每周服一次，连服两次。并嘱停服抗疟药。我立即遵嘱如法。自服用上方 3 日起，至今四十多年了，未再发过疟疾，健康很快恢复，白发也转黑了。通过亲身体验，我更加信服中医。那时名医宦士安先生举办了一个中医

进修班，请名医讲课。我经常去听课。让我最敬佩的，也是“四大名医”之一的陈逊斋先生。陈老是清代著名医家陈修园的后人，很有学问。于是经人引见，我正式拜陈老为师。拜师时，陈老对我说：“改个名字吧，医生嘛，就是要一生沉潜于方药之中，也希望你方某的药必能中病，就改叫方药中吧！”这就是我名字的来历。当时，还和陈老一起拍照留念。据说，这也是陈老仅存的一张珍贵照片，福建纪念陈修园、陈逊斋时，用的就是这张照片。陈老教我们，用的就是自著教材——《逊斋医学丛书》。包括《伤寒论改正并注》、《金匮要略改正并注》、《新温病学》、《新中药学》、《新针灸学》等。写的很好。可惜，我手边已经没有这套书，都毁于重庆“九·二”大火了，未能使老师的书流传，愧对老师了。当时和我一起拜陈老为师的，记得还有仲以生、肖纲朴、陶知甫、许亚福等五六个人。陈老上午在“太知堂”坐诊，下午还要出诊，每天要看五六十号。为了能跟随陈老学习、侍诊，我不得不在邮局申请长期做夜班。这夜班一上就是十年。1944 年满师后，我开始独立执业。1948 年陈老因患急性胸膜炎辞世。老师祖籍福建长乐，在重庆，除了师母外别无亲人，也无甚资产。我们几个同学操办了后事，把老师安葬在重庆南岸的黄角椏附近。

三、中医生涯的起步

在重庆行医，先要向国民党政府的考试院提出申请，经考核合格颁发给证书后再向卫生署申请中医证书，向重庆市卫生局申请开业执照。

1944 年，在办完上述审批手续后，在重庆市姚家巷开设了“方药中诊所”。主治内、妇、儿、针，以脾胃病为主。作为青年中医，一般都必须坐几年“冷板凳”。那时，离我诊所很近就是名医唐阳春先生的诊所。他上午坐诊，中午回家时必经我这里。唐先生总是拎着用大手帕包着的一包银元，边走边发出悦耳的声音，看着我冷落的诊所，总是露出得意的微笑。

“冷板凳”坐了一年左右就改变了局面。姚家巷离长江边的朝天门一带很近。这一带是重庆的贫民区，经常出现霍乱、天花、肠伤寒等急性传染病流行。有名望的中医多半不去应诊。一来怕传染，二来这类传染病死亡率高，医不好反而坏了自己名声，再说诊费高，穷人也请不起。我是初生犊儿不怕虎，在没有任何防护措施的情况下前去出诊或应诊，收费多少不拒，有时不给也就算了。所幸一来自己身体好，抵抗力强，二来我用伤寒、温病的一套方法，疗效居然还不错。这样很快就有了点小名。瘟疫流行过去后，遇到其他疾病，他们也来找我。一般一个上午可以看到一二十号，下午出诊。我就这样很快度过了“冷板凳”期，迈出了中医生涯的第一步。同时，我也开始在重庆的中医杂志上发表文章，如《霍乱声中答客问》。还发表了一些维护中医的一些论辩性文章，如《目前中医界一个最大的危机——一般人所说的中医科学化》等。

1945年抗战胜利后，大批人员北上。1946年，我抱着试试看的想法去了上海。我曾在丁甘仁先生之子丁仲瑛先生设在四马路的诊所见习三个月。在上海行医很困难，首先要有财力，仅仅房子的“顶费”就要8条黄金，还要和帮会、地方势力打通关系。打消了在上海行医的念头之后，我去了苏州、杭州、无锡、南京、济南转了一大圈。这时钱也花得差不多了，又返回上海，从水路沿长江逆流而上回到了重庆。此行约9个月时间。回重庆后，上午在诊所继续开诊，下午到太平门附近的“桐君阁”坐堂，而邮局的夜班也照上不误，就这样直到1950年重庆解放。

这一时期，我的收入不少。我爱好京剧、骑马和游泳。忙里偷闲，星期日，我会去请当时重庆最好的京剧团（厉家班）的琴师帮我吊嗓子，还练点武功。直到现在，还能来个“鹞子翻身”。后来，认识了著名京剧武生厉慧良一家。有时候，也去骑马、游泳。不过都遇上过险事，但都化险为夷，才活到了今天。

四、去西南卫生部工作，后来北京学西医

1950 年重庆解放。

1951 年 3 月 3 日，我应西南卫生部中医科龚志贤科长之邀，正式调入西南卫生部中医科工作。当时一起应邀的还有：任应秋、熊寥生、沈仲圭、艾伯庸各位。定为卫生 10 级，月工资 106 元。科长龚志贤是一位中医，他为人谦和，对我这个年轻气盛的小兄弟十分爱护、鼓励和尊重。

这时，湖南的一位老中医又南坡给刘少奇建议，选拔一批有培养前途的青年中医系统学习西医，为发展中医培养人才。刘少奇采纳了这一建议并很快作出批示。1952 年，中央卫生部在全国范围内选拔了一批具有高中毕业水平、有行医资质的青年中医到北京医学院（1952 年院系调整前的北京大学医学院）医疗系系统学习西医。我在重庆应试并被录取。

来北京前，就告知是带工资学习。但是到了北京以后，在卫生部中医科工作的魏龙骧先生接待了我们。他说：一律不带工资了，每月发给 42 元的助学金。如果愿意回去还可以回原单位。当时大家都已是有家室的人了，这样一来，生活有困难的，有一部分人就回到了原单位。原计划招收 60 名，实际报到入学的只有 43 名。当时我想，我热爱中医，相信中医。但是，百年来，中医学不断地被冲击、被检验、被否定。我要学西医，了解西医。“他山之石，可以攻玉”，“知己知彼，百战不殆”。咬咬牙，五年也就过去了。于是，我还是决定留下来了。从月薪 106 元改为靠 42 元助学金生活并养家。

我们这批“中学西”，来到了北京医学院医疗系，住北大沙滩的西斋。我们和应届毕业生混合编为一班——“丙班”。共 100 多人，中医 43 名。

系统学习西医三年之后，也就是 1955 年，我开始尝试运用西医的方法来系统整理中医医籍，开始写《医学三字经浅

说》。为什么选择这本书？其一，《医学三字经》是清代著名医家陈修园先生所著，他以喜闻乐见的“三字经”韵语形式深入浅出地讲解了中医的历史、内、妇、儿科常见病的诊治。长期以来，已经成为学习中医的一本启蒙读物，影响很广。一些初学中医的西学中的同志不少人都是从《医学三字经》起步的。但是，这种韵语形式过于简约，特别是用于指导临床，需要结合临床补充具体内容。其二，我从小就熟背《医学三字经》，学中医，又是拜门于陈修园的后人陈逊斋先生。对于陈氏学术及著作比较熟悉。于是，从1955年起，《医学三字经浅说》就开始在张海峰先生主编的《江西中医药月刊》上连载发表了，前后达三年之久。杂志每月寄给我40元稿费，这对已经捉襟见肘的我来说，可谓雪中送炭了。从重庆来京时，倾家荡产也只有几百元钱。要维持家人生活，要租房，每月往里添补点儿，三年下来，也已是山穷水尽了。当时我在景山东街的中老胡同租了一间9平米的房子，还时常漏雨，没有一张正式的桌子。每天晚上伏在床上写作，一般要写到一两点钟。后来，人民卫生出版社的贾谋范同志和我联系，希望能在三个月内交稿，签合同，付稿费，正式出版。但是我觉得，时间过于仓促，难以保证质量。那时，我非常需要钱，也很希望出书，但是思考再三，我还是婉拒了。后来，《医学三字经》正式在“人卫”出版，还是在我全部完稿、统稿、修完之后的1959年。书出之后，很受欢迎，多次重印。有些单位就把它作为西学中的教材，1983年，我重新修订、补充，出了现在这一版“修订版”。这一段时间，我还在北京、上海的中医杂志上发表了不少文章。大部分是论述中医学的学术体系，关于如何学习《伤寒论》、《金匮要略》方面的文章。其中有两篇关于用“砒剂”治疗哮喘的文章，和上海的姜春华先生论争了一番。真是“不打不成相识”，此后我们就成了很好的朋友。这五年，基本上是白天上课、见习、实习、去实验室，夜晚伏案写作，夜以继日。这真是多亏我在重庆为学医为生活做了十年夜班练就的熬夜功夫。

我在紧张清贫的生活中，还能穷中找乐。到了北京，哪能不看京戏？有时咬咬牙还是买票去看几场好京戏。那时，厉慧良先生已调到天津市京剧团，时常来京。他常到我的陋室，他生活极为简朴，我们常常是煮碗面吃，然后去看京戏，聊京戏。

五、在中医研究院的三十年——我的半生缘

1957 年，从北京医学院医疗系毕业后，我和施奠邦、费开扬、唐由之、闫润茗、傅东藩等“中学西”同学一起，分配到中医研究院，继续从事中医工作。

我到了西苑医院。先到内科病房，分管 15 张床。内科主任有：徐季含、黄坚伯、时逸人，都是名老中医。这时院办两年制的中医研究班（西学中）第一班已经进入实习阶段。作为主治医，我要带实习，出门诊，上辅导课。这一阶段，在病房开展了中医中药治疗大叶性肺炎。用麻杏石甘汤、竹叶石膏汤、小陷胸汤加减治疗，疗效很好，共报道 20 余例，全部中药治愈。

1958 年，中医研究院第二期开班，我被调到广安门医院教书。这个班由赵金铎任书记，杨树千任班主任，师资力量很强。《伤寒论》由陈慎吾、朱颜主讲，《金匮要略》由谢仲墨主讲。任应秋讲《内经》，傅东藩讲《诊断学》，杨树千讲《温病学》，我讲《内科学》、《方剂学》，以及《伤寒论》、《金匮要略》的某些专题。也就是从那时起，我开始讲《素问·运气七篇》。学员的水平也很高，像协和医院的朱钰、葛庆生，当时已经是教授了。我院的赵树仪、钱振淮、王岱、时振生等也是这一期的，大家学习都非常认真。

1958 年以后，开始了大规模的“西学中”。除院内讲课，我还兼任了北京市如军事医学科学院、协和医院、北京医学

院、铁路医院等十个医学院所共十个单位的“西学中”讲课任务。安排在周一至周六的晚上讲课。十点多钟回到家中再赶写讲义。《中医学基本理论通俗讲话》就是那时夜以继日写成的。好多单位印成了多种铅印本，但是一直未正式出版。当时讲课没有报酬，过年过节请吃一顿，但是干劲十足，备受尊重，感到非常充实。这种日夜兼程的教书生活，持续到 1961 年。1961 年第三期结束后没有再办。我仍回西苑医院搞临床。

北医毕业后的第二年我才恢复到 1951 年在西南卫生部卫 10 级的工资。由于工作成绩突出，1959 年给我提了一级——卫 9 级，121 元，直到文革后期。这时母亲、儿子先后来京，女儿方芳也已出世，加上不善理财，仍然是寅吃卯粮。我比喻成“十个罈子九个盖儿”——得来回倒腾着来。

这时西苑医院已成立了消化科，由黄坚白先生负责。我在消化科主要从事肝硬化腹水的观察治疗。那时肝硬化腹水被列为疑难病的“八大堡垒”之一。院里很重视，由严荣院长亲自领导。她不是空头领导，连煎药都要亲自过问、查看。共观察了 22 例，其中 21 例腹水消退。说起来还有一段趣事。当时有位基层医生王老先生专治腹水，据说百发百中。后来，我们请他来到病房。他在一一察看病房腹水患者后说：“你们这些病人我一个也治不了”然后离去。有人说他吹牛，动真格的就不行了，老先生知难而退了。这却引起了我的思考，我想老先生治疗腹水，有可治和不可治两种情况。哪种可治？哪种又不可治？根据是什么？中医治病，靠的是望、闻、问、切。以后，我认真细致的观察了每一个患者的舌象、脉象、腹围、腹型等，从中总结了某些规律性的认识。用之临床，对判断轻重、愈后很有效，在方药上我对利水、消水、逐水药也一一加以研究筛选。我治疗肝腹水的经验方——苍牛防己汤，就是从那时候开始应用和总结的，至今疗效可靠。

1961 年，三年困难时期，北京的生活也很艰苦。我经常和同事骑车出去，比较谁家的窝窝头个大就买谁的。这一年，甘肃通渭县是重灾区，发生了浮肿、干瘦病。院领导高鹤年书记亲自带医疗队前去。西苑医院的张贻芳、李保平、靖玉珍、时振声等许多老同志都参加了这次的医疗队。我和黄坚白主任具体负责了一个小队。这次来去大概有五个多月。这里的群众生活异常艰苦。我们三个多月没有洗过澡，一身虱子。回西苑后，我仍在门诊病房工作。这一阶段，肝病看得最多，也逐渐形成了我的肝病系列方。

1965 年，由陆树棠带医疗队，我们到了山东临沂的福庄区，主要从事血吸虫病的防治工作。我和曲光义同志到了窑南头大队。这里是沂蒙山区，虽是一个煤矿区，但是群众没有煤烧。老百姓经常端个小簸箕买点煤烧。我吃住在一个名叫李小岩的农民家里，他和我年纪相仿，四十来岁，家有五口人，全家只有一床被子。我们吃的主要是白薯干。一周只能起一次火烧饭。临沂人民极为纯朴、老实。我走时把被子、毛毯等留给了李小岩。没想到，临行前，他却悄悄把家中唯一的一个小猪崽卖了十块钱塞给我。按照山东人的习惯，这叫“送盘缠”。我当然坚决不收，但是人家已经把小猪给卖了。这件事让我至今难忘。也不知道李小岩一家过得好吗？

“文革”十年，我没有受到太大冲击，除了仍在消化科工作，经常骑着车到处去看大字报，还经常去颐和园游泳。我还和小女芳儿一起参加了横渡昆明湖。1969 年，中医研究院大批人员下到山西省稷山县，准备建立“中医研究院农村疾病研究所”。那时我们主要是从事布氏杆菌病的防治。布病患者出汗很多，我们就自采麻黄根等药物，还自制药物。我大部分时间是骑自行车下到最基层。还经常带上不会骑车的傅方珍老大夫。遇到崎岖山路或小河，还要扛起自行车爬山涉水。在两年多的时间里，我去过山西的稷山、闻喜，去过甘肃的山丹、张掖，还到了新疆的阿里地区、塔城、乌鲁木齐等地。我对农村的艰苦生活很快就能习惯。吃的经常是窝窝头蘸盐末加辣椒，也能适应。记得研究院动员大家下去以后，我很快带上户口本自己去办理迁户到山西的手续，结果没有给我办，说中医研究院下去的人一律不迁户口。说真的，我不是迂腐，也不是矫情，农村也是一片天地嘛，有苦有乐。艰苦的生活压不倒我，倒是农村的极度贫困和缺医少药，还有农民的质朴，时时牵动和震撼着我的心。这一阶段，我几乎是每年都被评为先进。

1971年初，我们回到了北京，回到了西苑。院里分给了房子、床和桌子，我们又从院子里乱堆放的破家具中找到了一个破柜子，就这样重新建立了北京的家。我仍在消化科工作并给西学中班讲课。

这时，文革并未结束。全国掀起了“批林批孔”，中医界大批五行。大有黑云压城，山雨欲来之势。我感到“批五行”的实质是以此来否定中医借助阴阳五行这一论理工具所建立的理论体系和积累的宝贵经验。我写了《评五行学说及其对中医学正反两方面的影响》一文。发表后，同道们都为我“引火烧身”捏了一把汗，也有同道书写“中流砥柱”来鼓励我。我知道这一次要冒很大风险，思想上有准备，但是我不能不说话。好在天助人佑，1976年10月，“四人帮”垮台了，十年文化浩劫终于结束了。

早在1974年，在我院岳美中老大夫和多位名老中医的呼吁下，为了改变中医“后继乏人、乏术”的局面，经李先念、余秋里、汪东兴等中央领导同志批准，决定由中医研究院创办全国中医研究班。我被调出来筹建该班。1976年正式开班，办了一期。

1978年，我国恢复研究生制度，中医开始招收硕士研究生。中医研究班改成中医研究生班。从一千三百名考生中录取了五十名首届研究生。岳老任班主任，我做副主任，并主持工作。研究生班怎么办？中医研究生该怎么培养？无可借鉴，只有在工作中探索，例如：构建由《内经》、《伤寒论》、《金匮要略》、《温病条辨》四部古医著组成的课程体系；倡导“自学为主，提要钩玄”的学习方法；实行导师、研究生双向选择；摸索研究生培养模式等等。我们还聘请了一大批一流中医专家来研究生班讲学，形成了“百家争鸣”的学术氛围。这些和以后的事情你都亲身感受了，不用再谈了吧。

我们愉快地结束了这次长谈。

后来，我曾非常认真地问过他：“你认为自己在学术上最主要的成就是什么？哪些在前人基础上有所创建？”他考虑了片刻说：“其实最多也只是小成，有点虚名而已。我所作的基本上还是对前人理论和经验的整理、研究。其中，中医理论体系的研究，“辨证论治五步”的提出，算是在前人基础上往前走了一步。”他谦逊、朴实、客观地评价了自己的学术贡献。

家松补记：

1979年，出版了中医第一部研究辨证论治的专著——《辨证论治研究七讲》。

1980～1984年我们合著出版了《黄帝内经素问运气七篇讲解》。1989年获国家中医药管理局科技进步一等奖。

1982年由国务院学位委员会授予他首批博士研究生导师。共培养了硕士、博士约50名。

1986年我们编著出版了《温病汇讲》，收录了12位著名中医关于温病学理论与临床经验研究的论文汇编，其中包括方先生的文章，我的几篇论文也收录了。

1985年，与黄星垣等主编《实用中医内科学》出版。

1986～1990年完成国家“七·五”攻关课题《著名中医方药中对慢性肾功能衰竭的诊治经验研究》，（附107例住院病历的观察验证总结）由方药中任课题组长，许家松任副组长。1991年获国家中医药管理局科技进步三等奖。

1988年我们合著出版了《温病条辨讲解》。

1988年发表论文《谈中医研究工作中的传统方法研究问题》，为中医科研工作中运用传统方法力争一席之地。

1990年获国务院首批对做出突出贡献专家的政府特殊津贴。同年，获“阿尔伯特·爱因斯坦世界科学奖”荣誉证书。

1993 年出版医学论文集——《医学承启集》。

改革开放，焕发了他极大的工作热情。他除了主持研究生部的工作，承担繁重的研究生教学和研究生指导教师工作之外，还承担了国家科技进步奖评审委员、国家自然科学基金评审委员、国务院学位委员会学科评议组成员、卫生部药典委员会委员、中华全国中医学会常务理事等大量的社会工作，并多次到全国各地、日本、泰国等地讲学。

1995 年 3 月 3 日，病逝于北京，终年 74 岁。

（许家松记录整理）

附：承前启后　卫道创新
——纪念中医学家方药中先生辞世十周年
（2005 年）

1995 年 3 月 3 日，著名中医学家方药中先生辞别了他终生热恋、奋力卫护、耕耘开拓了半个多世纪的中医沃土而鹤归。十年过去了。他那捍卫中医大业的铮铮傲骨仍历历在目，他那坚定不移地从继承和实践中求发展创新的治学思想仍发人深思，他那丰厚的学术成就，给杏林留下了一份珍品而长存。

先生在他的学术论文集《医学承启集·自序》中写道："五十年来，我是努力沿着'承启'这个大方向在走的。在'承'的方面，我非常拥护党所提出的'系统学习，全面掌握，整理提高'十二字方针，力争能较好地学习和掌握前人给我们遗留下来的中医药系统理论知识和丰富的临床经验。在'启'的方面，我强调了'师古而不泥古'，'古为今用'，要对前人给我们留下来的理论知识和临床经验不断地进行整理提高；要在临床实践的基础上，以能否提高疗效为中心进行再实践，去粗存精，去伪存真，从发展的角度来进一步研究和总结中医药在防治疾病方面的新认识、新经验、新规律；并在确具疗效、又能体现中医药优势的前提下，充分利用现代科技手段，使中医药学逐步走向现代化，并弥补现代医学之不足，从而形成具有中国特色的新医药学体系，为我国和世界人民的健康造福。”这一段自述，不但总结了先生从医的人生轨迹，而且也体现着中医药学在继承发展创新上的正确方向和道路。

本文将从先生毕生实践述其承前启后、卫道创新之路。

一、从“病机十九条”的新诠释到“辨证论治新模式”的创建

1978年，作为中医的首届研究生，先生要求我们逐篇学习《内经》原著。由先生和任应秋先生主讲。《至真要大论》由先生主讲。他重点讲授了“病机十九条”。我想，从刘完素的《素问玄机原病式》开其端，到当代医家，对“病机十九条”的解读，古往今来，可谓作尽了文章。基本都是循着或扩大病候，或推演治疗，或顺文释义这一套路。先生大概也难以脱其窠臼吧？没想到，他根本没有讲十九条的具体内容，而是单刀直入提出：“病机十九条”的基本精神是什么？那就是，强调分析病机的重要性和提出分析病机的基本方法。如何分析病机？第一，就是确定病变的所在部位——进行脏腑定位。这就是‘……皆属于肝。……皆属于肾。……皆属于肺。……皆属于脾……皆属于心。’诸条，提出了以五脏确定病位。第二，就是确定证候的性质——以六气来定性。这就是属热、属风、属火、属湿、属寒等诸条所提示的。至于为什么没有提‘燥’？十九条属举例性质，可以提，也可以不提。但是‘七篇’中的‘阳明所至’，‘阳明所胜’等都详述了‘燥’气所伤的证候。所以《内经》并不如后世所说‘脱却燥证’。第三，在上述定位定性分析的基础之上，更重要的是要分析起主导作用的病理生理变化，这就是‘必先五胜’。例如十九条中，同一个强直

抽搐，可以属火、属热，也可以属风、属湿。这说明相同的临床表现，可以是不同的病机所致；不同的临床表现，可以是相同的病机所致。要在变化多端的临床表现中，根据其发生发展变化过程，确定其五脏中的哪一脏腑，六气中的哪一气出现了偏胜在起主导作用，这就是‘必先五胜’。临床上如何‘必先五胜’？可以从两个方面入手，如果病变属于本脏本经本气，这种比较简单，病机就在本脏本经本气。但是，由于五脏相关，寒热相移，虚实互化，当前的临床表现可以是其他器官对它的影响的结果，是继发于它脏它经它气。那么，它脏它经它气才是原发，原发才是病机之本。”为了说明这种因果关系，先生举了一个例子：“家里停水了，你上班时忘了关水管。下班回家：啊！门外门里，水流满地。这时你是先扫水呢？还是先去关水管？当然还是先去关水管，然后再来扫水。因为水是从家中水管流出来的嘛。关水管，这就是找原发，治原发，找病机之本。水流满地是继发，是病机之标。‘必先五胜’这一步，是中医病机理论的精华所在。离开了这一步，就会把中医的‘辨证论治’降低到‘对症处理’的地步。”听后，大家顿觉别开洞天，豁然开朗。

先生并没有停留在对经典理论的阐发和继承上。他认为理论研究的终点还是要落实到指导和运用于临床。有鉴于长期以来对“辨证论治”认识众说纷纭，莫衷一是。在新时代，迫切需要形成共识，进行新的规范。在上述研究的基础之上，先生提出了辨证论治的新模式——“辨证论治五步”，并于 1979 年出版了专著《辨证论治研究七讲》。“五步”在汲取“病机十九条”基本精神和前人辨证论治方法的基础之上，融外感内伤于一体，对辨证论治的步骤和方法作了程序化的新设计。“五步”是：第一步，脏腑经络定病位；第二步，以阴阳、表里、气血、虚实、风、火、湿、燥、寒、毒十四字定病性；第三步，必先五胜，即上述分析病机之本。第四步，治病求本，即提出相应的治疗方、法和药物；第五步，治未病，即在五脏相关理论指导下，通过调节相关的未病脏腑，来协助治疗已病脏腑，进行整体调控以提高疗效。二十多年来，“五步”经历了临床、教学和科研课题的具体验证，证实了这一在继承基础上的创新设计，具有先进性、科学性和易操作性。对辨证论治的研究与发展，具有承前启后的作用，影响深远。

二、从对“运气七篇”的全新解读到中医学理论体系的构建

《素问·运气七篇》集中论述了中医气化学说。气化学说是研究自然气候变化规律与生命活动相应关系的理论，其篇幅约占《素问》全书的三分之一。由于文字古奥，且广泛涉及古代天文、气象、地理、物候、历法等多学科知识，更加上后人披挂神秘外衣，历来被视为中医的“天书”，使学者望而却步，或浅尝辄止。但是其中却蕴涵着中医理论的精华和待发掘的潜能。五十年代，先生在卫生部举办的全国西学中班上开始讲授其中的“五运六气”部分。六十年代文革浩劫中，气化学说首当其冲被封杀。1976 年，在全国中医研究班上，先生再提要讲，由于要求“每讲一段，必须用马列主义毛泽东思想批判一段，并写出讲稿审查”，再度被封压。1978 年，改革开放的东风终于冲破多年的尘封，先生开始系统讲授“运气七篇”。1980 年，在先生的指导下，我们开始了对“运气七篇”的系统研究。回顾既往，古人有“注”，今人有“白话解”。但是上述方法，许多难点、疑点、重点往往被略过，因此仍然还是看不懂，更不要说指导临床。先生提出了解读方法的要求：一是要让大家看得懂；二是要提炼其最基本精神和正确评估；三是联系临床运用。为此，先生设计了“讲解”的方法：在整体上设“总论”全面系统阐述“七篇”的基本内容、核心精神和理论体系。在“各论”中逐句、逐段进行原文讲解，逐篇加以小结。作到不遗漏、不回避。对疑点、难点，在比较各家观点的基础上，提出了个人认识。四度春秋，夜以继日，全书终成，

凡八十余万言。在鉴定会上，众多中医前辈一致高度评价这一对经典著作解读的全新方法，誉为是自唐代王冰补注“运气七篇”以来的第一个全文讲解本。后被授予国家中医药局科技进步一等奖。对我来说，沉潜于“七篇”之中探赜索隐，聆听先生不厌其烦地解答，是我一生中最难得的一次学习机会，给了我一把开启中医理论大门的金钥匙并留下了最美好的回忆。对先生来说，他也不止一次地提到，这也是一次对气化学说认识上的深化和升华过程。在解读“七篇”中，我们越来越认识到：中医理论正是从“气化”的角度，从人与天地相应，服从同一规律的角度来认识生命过程、人体生理、病理、疾病诊断和治疗、养生、康复规律的。因此，气化学说应该是中医学的理论基础、渊源，并形成了中医理论的特点。

在研读“七篇”中，不难发现，其广博精深的内容已经基本具备了中医学理论体系的构成诸要素。在上述研究的基础上，先生开始了中医学理论体系的全面系统构建研究。1983年10月，在成都举行的“中医学模式研讨会”上，先生和我联名报告了题为《论中医学理论体系的基本内涵及其产生的物质基础》的论文。对中医学理论体系从七个方面加以阐述和构建：一、中医学的指导思想——整体恒动观；二、中医学的理论基础——气化论；三、中医学对人体生理和病理生理的认识——藏象论；四、中医学对人体疾病病因的认识——正邪论；五、中医学对人体疾病病机的认识——求属论；六、中医学在疾病诊断上的特点——辨证论治；七、中医理论产生的物质基础——“候之所始，道之所生。”尽管这一工作，未尽完善，但是这毕竟是在中医学术界首次对中医学理论体系各主要组成要素及其在体系中的地位、作用、相互关系、结构所作的一次全面、系统和明确的表述。与此同时，卫生部在西安召开了“全国中医中西医结合科研工作会议”，会上首次明确提出了中医工作必须“以中医理论体系为指导，突出中医特色”，并形成指令性文件。遗憾的是，对“中医理论体系”的具体内涵未能明确表述，从而给执行和落实留下了太多的理解空间和操作的随意性。

回忆这几年的工作，苦乐尽在其中。同时也为我们从师生到相知相爱的过渡，开始搭起那坚实而绚丽的鹊桥。

三、源古出新的方氏肝肾系列方

在我陪同先生外出讲学时，经常会听到对他的如下介绍：方药中教授是一位具有丰富临床经验的中医理论家，又是一位具有高深理论水平的临床家。这并非过誉之辞。从1940年拜门于著名中医陈逊斋先生（清代名医陈修园之后）之日起，到他去世前的数月，他从未脱离过临床。临床中又以肝肾病的诊治最为见长。先生对肝肾病的诊治，从理论到方药均提出了系统认识。特别是他的肝肾系列方，颇具特色，疗效显著。方氏肝肾系列方多源于古方，但是又都注入了他的个人经验。源古而出新。肝病系列方的加味一贯煎，源于清代魏玉璜的一贯煎。加味异功散，源于宋代钱乙的异功散。在养肝健脾的基础上，两方均合进了他的“疏肝饮”（柴胡、姜黄、郁金、薄荷），并作了药物增损。至于“加味黄精汤”，则另有一段故事。1952年，先生抱着“他山之石，可以攻玉”之心，放弃了在重庆待遇优厚的工作，来到北京大学医学院系统学习西医。行前，一位朋友说：“我这老胃病总也治不好，肝区还痛。听说北京同仁堂有很多好药，合适的给我买点儿。”在北医求学的五年中，每月靠四十多元助学金维持一家老小的生活，手头拮据，时时捉襟见肘。但是受人之托，不能不办。又不好意思收钱。在同仁堂转来转去，终于找到了适合病人、又便宜的“九转黄精丹”，五十个大蜜丸一桶，几块钱。后来他回重庆，那位朋友特地来感谢：“这药真好！把我多年的胃病治好了，肝也不痛了。”这引起了先生的思考，并开始在方中合入黄精丹滋养肝胃，颇见功效。后来形成了他的自拟方加味黄精汤及其加味方，用于治疗慢性肝病肝脾气阴两虚、气滞血瘀者。以后又扩大治疗脂肪肝、早期肝硬化，均收良效。他的肾病系列方，源于张仲景的“肾气丸”和宋代钱乙的“地黄圆”。而其中的山药，则改为苍、白术。每次介绍这些方子，他总要说明这一改动是源于老师陈逊斋的经验，具有健脾燥湿又不碍胃的优点，从不掠人之美，据为已有。多年来，不时有人对先生说：某某拿您的方子当自己的方子，某某的文章就是抄您的文章等等。但是先生从不理会。有一次，我问他为什么这么无所谓，他说：“这有什么！方子嘛，不就是为了治病，让人用的嘛！”见我一脸认真，他反而轻松地拍着我的肩膀风趣地说：“这说明你丈夫的方子好用嘛。你丈夫的文章写得好啊。”让我轻松对待这些事情。他的方子从不保密，还打印成小册子，发给病房医生使用。他，就是这样地坦荡和大度。

在先生辞世十年后的今天，我仍然经常收到来自全国各地询问肝肾系列方的患者来信。这些源古出新的方子仍在广大患者中流传应用。

四、逆流中挺身卫五行，科研中为“传统方法”争一席之地

文革的逆流浊浪，冲击了中华文化的各个方面，中医学自然难逃此劫。1975 年，“批林批孔”批五行的风浪，重重地撞击着先生忠诚于中医事业的惓惓之心：中医数千年的理论知识和丰富经验，正是借助于阴阳五行学说作为论理方法进行总结和表述的。“批五行”、“废五行”的最终后果，将是废医存药、医药俱废啊！铁肩担道义，棘手著文章。先生奋笔疾书，写成《评五行学说及其对中医学正反两方面的影响》一文。文章从五行学说的产生、发展特别是在中医学中的运用和地位进行了有理有据的论述。文中横眉直斥这次的批五行，“不是一场单纯的学术论争”，而是“向中医学丰富的理论知识和宝贵的临床经验的进攻，企图从此达到废医存药的罪恶目的。”浩然正气，犀利文笔，跃然纸上。发表后，有的中医前辈书赠“中流

砥柱”四字以示敬意。这就是魏龙骧先生。1952 年，正是魏老在卫生部中医处接待了这位决意放弃工资北上“中学西”的年轻中医。更多的同道则为他捏一把汗，担心先生会为此招来横祸。所幸天助人佑，1976 年那红色的十月结束了十年浩劫，翻开了中国历史上的新篇章。

为捍卫中医力排众议，仗义执言，早在先生从医之初就开始了。1944 年的《目前中医界最大危机》，1945 年的《读“张简斋先生论阴阳”一文后之商榷》等文已初露锋芒。记得有一次我们去石家庄开会，一位扶杖的老中医来访，一见面那人就紧握先生的手激动的说：“我终于见到您了！谢谢您三十年前为我解困，对我的支持啊。”先生也热情的说：“您就是田成庆老大夫吧。”原来 1955 年，田成庆发表了论中医“上工不治已病治未病”的文章而受到攻击，说“治未病”不过是“中医惯有的吹牛话”，古代中医不可能“有预防为主的进步思想”。先生为此写了《我对“上工不治已病治未病”的认识》，从《内经》、《难经》有关治未病的认识加以系统论述，支持了田文。

1985 年，一位知名中医发表了《当今中医必须走向现代化》一文，文中无根据的攻击当前中医是在作“不求发扬的继承”，中医院校突出中医教学内容是在搞“纯中医”，要“吐故纳新”等。先生连夜著文，与之论战。文成之后，得到了许多中医同道的一致支持，这篇文章几乎同时分别在《湖南中医》、《北京中医》、《吉林中医药》上发表。

多年来，一提起中医科研，就是指采用现代医学方法，就是生化指标、动物实验……。运用现代方法手段进行中医研究工作，先生从未反对。但是不能搞“惟一”，更不能排斥中医传统方法。为此先生写了《论中医研究工作中的传统方法研究问题》。文中指出：“以整体恒动观为指导思想，把天、地、人密切结合起来，以外候为依据，认真观察、分析、总结人体健康与疾病的变化规律，并探索其防治手段，这就是所谓的‘候之所始，道之所生’，这也就是中医药学传统研究的方法。”并指出，其与现代研究方法各有特色，相辅相成。特别是在现阶段，在发展中的中国，在基层，对广大中医来说，传统方法更具现实意义和可行性。多年来，先生的文章，报刊都会欣然接受，这一次却不见下文了。后被告之，这一提法前所未有，非同一般，需要请示。直到 1988 年，中医局在威海专门召开了《全国中医药传统科研方法研讨会》。会上先生的观点得到中医前辈的一致支持和领导认可，这篇文章也终于得以发表。与此同时，先生主持的科研课题《著名中医方药中对慢性肾衰的诊治经验研究》就采用了以传统方法为主。这也是国家"七五"攻关中医药课题中唯一一个采用传统科研方法的课题。终于为中医传统科研方法争得了一席之地。

回忆起来，先生挺身卫道的事情还很多，他的胆识和论辩才华也广为中医同道叹服。有一次，我对他说："人家都说方某人好辩善辩。"他沉思了许久，引了一句韩愈的话"孟轲好辩，孔道以明。"又说孟子曾自解："予岂好辩哉，予不得已也。"是啊，一个献身中医事业的人，怎能不以卫道为己任?!

五、为中医研究生教育奠基铺路

自五十年代起，先生即从事中医教育工作。1978 年，中医开始招收研究生。先生以极大的热情投入了中医研究院研究生班的创建，并进行了一系列具有开拓创新性的实践：

1. 不拘一格选学生。面对中医乏人乏术的严峻局面，先生经常慨叹："人才难得啊！不拘一格才能降人才。"在先生的主持下，首先把文革中失去深造机会长期工作在基层的十几届中医院校优秀毕业生作为主要生源。此外，还破例为传统师带徒或自学成才的优秀中青年中医敞开了大门。但是都必须具备三年以上临床并经过严格考试。从一千三百名初试者中选取百名优胜者参加了复试和口试。由岳美中、方药中、任应秋、刘渡舟四位亲自主持了口试，其中五十名成为我院首届中医研究生。事实证明，这些来自五湖四海、有着不同学医经历的学子们各有所长，他们在研究生班的熔炉里都得到了修炼和升华。

2. 百家荟萃聘名师。先生一贯奉行学术开放、百家争鸣的原则，不拘一家之言，关键是真才实学。他聘请了约百名、几乎囊括了全国一流中医、中西医结合专家来班讲学，如吴考槃、张赞臣、岳美中、王文鼎、任应秋、董建华、姜春华、金寿山、邓铁涛、黄星垣等，都在研究生班的五尺讲台上留下了身影。可谓群贤毕至，名医荟萃。师生在学术面前人人平等，各抒己见，质疑问难、高谈阔论、意气风发、深夜不散、乐而忘返。当时由于经费限制，先生经常自掏腰包，设简朴而热诚的“家宴”款待诸贤。而前辈们也都有请必到，把来班讲学作为平生一大乐事而欣然前往，从不提及报酬。正是这种高水平的教与学，浓厚创新的学术空气使研究生班很快成为中医研究生教育的一面旗帜，赢得了“中医之黄埔”的美誉，国务院学位委员会也把当时唯一的“中医基础理论”博士授予点授予了研究生班。先生成为首批博士导师。

3. 精心设计系列教材。在浩如烟海的中医医籍中精选哪些才能较好体现“系统学习、全面掌握、整理提高”的方针呢？先生设计了以研读《内经》、《伤寒论》、《金匮要略》、《温病条辨》四部古典医籍作为主干课程。考虑到中医学术发展的连续性和学术流派纷呈的特点，开设《中医各家学说研究》。考虑到吸纳中医新理论、新经验的创新成果，又开设了《系列专题讲座》，从而共同组成了中医研究生的课程体系。经过26届研究生的实践检验，证明了这一体系的科学性、系统性和必要性。

4. 倡“提要钩玄”教法。先生倡导“自学为主，提要钩玄”的教学方法。即要求研究生按规定的教学进度进行自学，由教师进行提要钩玄、答疑解惑、作专题报告、主持课堂讨论等。没有沿袭本科生的以课堂讲授统编教材为主的教学方法。

5. 探索培养方式和模式。研究生班采取了集体培养和导师指导相结合的培养方式，经过基础课的学习，师生之间和对专业都比较了解，然后填报志愿、师生双向选择来确定导师，从而避免了选专业的盲目性，师生融洽也便于学习和交流。在培养模式上用先生的话来说，就是要培养“有理论、会看病、能研究、会讲会写”的复合型高级中医人才，认为这样适应性强，符合中国国情。二十多年过去了，从早期研究生来看，大都“四艺”齐备，因此毕业后，都能根据需求，分别承担起临床、教学、科研、文献、编辑、管理等多方面的工作，并已成为本专业的学术带头人、著名专家和各级领导。

6. 医文融合理情并茂的讲课风采。先生先后承担了约五十名研究生的导师，同时还承担着几乎各门课程的教学工作。他讲经典著作，基本都是边背诵边讲解，不需查看原文。包括最深奥的“运气七篇”，也都能深入浅出、巧用比喻和联系临床运用，并在讲课中很自然的倾注进他对中医深厚的感情。听过他讲课的人，无不为他那深邃的说理，行云流水般的语言，滔滔江河般的气势，以及那弘道启新的风采所折服和感动。他具有很高的古典文学修养，如在讲一年四时中的“秋气”带来的气候、物候特点时，顺口背诵起欧阳修的《秋声赋》。一幅雾露清凉、惨淡凄切、凋零肃杀的秋景秋声呈现眼前。这种医文融合、理情并茂的大师讲课风采，实在是达到了出神入化、精彩绝伦的地步。

先生在中医研究生培养方面倾注的大量心血，实践与创新，使他不愧为中医研究生教育的奠基者和开拓者之一。

光阴荏苒，先生长眠于青山已十度春秋。我和学生们手植的棵棵翠柏也已亭亭入云，环绕在先生墓地的周围。在墓碑上，我写下了如下碑文：

创辨证五步，贯古今精华，融内外一系，起沉疴重症，誉重医林。

彰大论七篇，究天人之际，探岐黄渊源，成一家之言，功垂医史。

育杏林英才，心血铸金针，春风化细雨，硕果遍华夏，一代宗师。

卫中医大业，曾愤笔横眉，中流一砥柱，惟笑轻名利，精诚照人。

结恩爱夫妻，共著文弘道，两心同一脉，悲一人独去，痛断肝肠。

作为对先生人生价值和从医轨迹，或许这只是一笔淡描轻写吧！

值此先生辞世十周年之际，仅以此文献上我深深的思念和绵绵无尽的爱与敬。

（许家松）

二〇〇五年三月于西苑

（原载《中国中医药报》2005年2月25日第5版）